实用急危重症诊疗与护理

宋方强等主编

 吉林科学技术出版社

图书在版编目（CIP）数据

实用急危重症诊疗与护理 / 宋方强等主编. -- 长春：
吉林科学技术出版社, 2020.10
ISBN 978-7-5578-7719-4

Ⅰ. ①实… Ⅱ. ①宋… Ⅲ. ①急性病—诊疗②险症—
诊疗③急性病—护理④险症—护理 Ⅳ. ①R459.7
②R472.2

中国版本图书馆 CIP 数据核字(2020)第 199204 号

实用急危重症诊疗与护理

主 编	宋方强等
出 版 人	宛 霞
责任编辑	王聪慧 郝沛龙
书籍装帧	裴立娟
开 本	185mm×260mm 1/16
字 数	914 千字
页 数	586
印 张	36.75
印 数	1-1500 册
版 次	2020 年 10 月第 1 版
印 次	2021 年 5 月第 2 次印刷

出 版	吉林科学技术出版社
发 行	吉林科学技术出版社
地 址	长春市南关区福祉大路 5788 号出版集团 A 座
邮 编	130118
网 址	www.jlstp.net
电 话	0431-81629511
印 刷	保定市铭泰达印刷有限公司

书 号	ISBN 978-7-5578-7719-4
定 价	128.00 元

编 委 会

王翠翠　大连医科大学附属第二医院
沈兆媛　中国人民解放军第九八七医院
李丽云　山东省胸科医院
刘爱霞　陕西中医药大学附属医院
陈会娟　河北井陉县医院
逯彩虹　陆军军医大学士官学校附属医院
周紫茹　贵州省印江土家族苗族自治县中医院
梁艳琴　巴彦淖尔市中医医院
盛云姣　济南市中医医院

前　言

　　危重病是指各种危及患者生命或重要器官功能的疾病。随着科学和医疗技术的进步,越来越多的重症患者有更多的机会得到救治。本书介绍了急危重症中常用的各种治疗方法及护理措施,以各个系统为基础,介绍了每个系统常见的急危重症的诊断、处理治疗以及护理措施等。全书力求突出临床医生需要掌握和了解急危重症患者特有的诊治思路、重点基础理论和诊治方法与护理措施,具有实用性和先进性。希望本书能成为各级临床医生诊治急危重症患者的得力助手。本书内容丰富、简洁明了、贴近临床,是一本具有针对性、实用性的专著。

　　本书的编写设置:主编宋方强编写了前言、第二章第一节至第四节、第五章、第九章至第十章第三节,共75.23千字;主编张宇明编写了第二章第五节至第七节、第十章第四节至第五节,共35.85千字;主编毛远红编写了第三章第一节至第八节,共103.54千字;主编柴雪珺编写了第十九章第一节至第十八节,共103.51千字;主编冉爱霞编写了第十七章第一节至第三节,共24.36千字;主编颜慧玲编写了第十六章第一节至第四节,共24.21千字;副主编卜庆霞编写了第七章第一节至第五节,共24.11千字;副主编周自福编写了第十二章,共33.48千字;副主编褚慧彬编写了第二章第八节,共13.35千字;副主编石红燕编写了第十三章第一节至第五节,共44.56千字;副主编逯振利编写了第十四章第二节至第十四节,共53.52千字;副主编郑朝平编写了第一章第五节至第七节,共23.26千字;副主编张赛鸿编写了第十三章第八节至第十九节、第十五章,共53.48千字;副主编王浩编写了第一章第一节至第四节、第一章第八节,共53.41千字;副主编武晓荣编写了第十八章,共53.28千字;副主编佟志红编写了第十四章第一节,共5.52千字;副主编郑丽丽编写了第十七章第四节至第五节,共5.49千字;副主编李文娟编写了第十三章第二十节,共13.11千字;副主编敖新珍编写了第十一章,共53.16千字;副主编孙建芳编写了第四章,共12.85千字;副主编任爱民编写了第八章第一节至第三节,共22.35千字;副主编晏歌编写了第十三章第六节,共6.89千字;编委刘辉编写了第十六章第五节,共3.56千字;编委梅华宜编写了第八章第四节,共3.54千字;编委王翠翠编写了第六章第二节,共3.51千字;编委沈兆媛编写了第十三章第七节,共3.49千字;编委李丽云编写了第十四章第十五节,共3.46千字;编委刘爱霞编写了第六章第一节,共3.44千字;编委陈会娟编写了第七章第八节,共3.41千字;编委逯彩虹写了第七章第六节至第七节,共3.38千字;编委周紫茹编写了第三章第九节,共3.35千字;编委梁艳琴编写了第三章第十节,共3.32千字;编委盛云姣编写了第十九章第十九节,共3.11千字。

由于危急重症医学的快速发展,急重症疾病繁多,新的药物和新的技术不断涌现、监测技术不断创新,加之我们水平所限,故本书内容难免有不足或错漏之处,请读者批评指正。

《实用急危重症诊疗与护理》编委会

目　录

第一章　呼吸系统急危重症

第一节　急性呼吸衰竭

一、概述

呼吸系统主要包括气管、支气管和肺泡及 与之伴行的血管。正常的呼吸功能以摄取足量的 O_2 并排除多余的 CO_2，满足机体有氧代谢的需要，保持内环境的稳定。当这一功能受到损害时，机体出现缺 O_2 伴有或不伴有 CO_2 潴留，从而引起机体一系列生理功能紊乱及代谢障碍。这一病理生理综合病症称之为呼吸衰竭。

呼吸衰竭并非独立疾病，很多原因或病种均可引起呼吸衰竭，从临床角度看，各个病种、发病个体对缺 O_2 和 CO_2 潴留的感受不同，难以从患者的症状体征上划出诊断呼吸衰竭的界线，主要靠实验资料即动脉血气分析加以判定。

目前一般认为：在海平面上或接近标准大气压下，静息地呼吸空气，如动脉血氧分压（PaO_2）低于 60mmHg（1kPa = 7.5mmHg）；有或无动脉血一氧化碳分压（$PaCO_2$）高于 50mmHg 时即可诊断为呼吸衰竭。不伴有 $PaCO_2 > 50mmHg$ 者称为 Ⅰ 型呼吸衰竭，伴有 $PaCO_2 > 50mmHg$ 者称为 Ⅱ 型呼吸衰竭。由于 PaO_2 为 60mmHg 时，正处于氧合解离曲线拐角处，此点以下，PaO_2 的轻微下降，则可致血氧饱和度大幅度降低，机体出现缺氧表现。所以将此点作为判定呼吸衰竭的界点是根据机体生理特点确定的。

根据气体交换异常发生持续时间将呼吸衰竭分为急性和慢性两类。急性呼吸衰竭是指原来肺部正常，由于外伤、感染、休克、电击、溺水、中毒神经系统病变等原因引起的呼吸衰竭。多在几个小时或几日内迅速发生，起病急剧，机体不能代偿、耐受，病死率高，以急性呼吸窘迫综合征（ARDS）为代表。慢性呼吸衰竭则常是在原有慢性胸肺疾病基础上发生、发展而来，病情逐渐发展，进展慢，PaO_2 缓慢降低，$PaCO_2$ 慢升高，机体通过代偿而适应，所以显得不很凶险。而且部分患者仍能从事轻工作，生活自理。慢性阻塞性肺疾病（COPD）是引发慢性呼吸衰竭的重要疾病。慢性呼吸衰竭可因突然出现的外因如感染、过敏等，使呼吸功能在原有稳定代偿的基础上迅速恶化，缺 O_2 或 CO_2 潴留短时间内进一步加重，机体不能代偿，出现类似急性呼吸衰竭的病状，称之为失代偿性慢性呼吸衰竭。此时临床处理除原发病外基本同急性呼吸衰竭。所以此类型呼吸衰竭应等同于急性呼吸衰竭，及时有效的处理可使患者重新回到"稳定、代偿、适应"的状态而能长时间生存。可见急性呼吸衰竭的及时救治其临床意义非常之大。

二、发病原因

急性呼吸衰竭的病因很多，肺内、肺外因素均较常见。

（一）肺实质和间质疾病

各种重症肺炎、弥散性肺间质纤维化、各类肺泡炎、尘肺、放射性肺炎、结缔组织疾病肺侵害、吸入有害气体、溺水、氧中毒和广泛肺切除等。

（二）气道阻塞性疾病

支气管哮喘、COPD 急性发作、气道内异物、肿瘤、淋巴结肿大堵塞或压迫气道致呼吸道阻塞,通气量降低。

（三）肺水肿和肺血管病变

各种心脏病引起心功能不全致心源性肺水肿,ARDS、急性高山病、复张性肺水肿、肺血栓栓塞肺脂肪栓塞等造成严重气体交换障碍。

（四）胸膜、胸壁疾病

大量胸腔积液、气胸、胸壁外伤、胸廓畸形、广泛胸膜粘连肥厚等。

（五）神经肌肉系统疾病

多发性肌炎、重症肌无力、脊髓灰质炎、多发性神经炎、严重低血钾、急性有机磷中毒中间综合征等影响呼吸肌收缩,镇静剂中毒、麻醉剂过量、脑血管疾病、脑外伤、脑炎、脑肿瘤等影响呼吸中枢驱动和调节,致使肺通气功能降低,肺泡通气量减少。

（六）睡眠呼吸障碍

表现为睡眠中呼吸暂停,频繁发生并且暂停时间显著延长,可造成肺泡通气量降低,出现缺 O_2 和 CO_2 潴留。主要原因是呼吸中枢驱动不足或(和)上呼吸道阻塞。

三、发病机制

正常呼吸功能包括通气、弥散、灌注和呼吸调节四个过程,每个过程对维持机体正常血气状态均有独特的作用。任何一项发生异常则将出现呼吸衰竭。通气不足、弥散障碍、通气/血流(V/Q)比例失调,血液右向左分流和吸入氧分压(PaO_2)降低均可引起低氧血症,仅有通气不足可引起高碳酸血症,即 CO_2 潴留。

（一）通气功能障碍

临床上通气功能障碍有三种临床类型,即因肺泡胀缩受限引起的限制性通气功能障碍;因气道阻力增高引起的阻塞性通气功能障碍和前二者皆有的混合性通气功能障碍。通气不足使 O_2 的摄入减少,CO_2 排除受阻,故出现 PaO_2 降低和 $PaCO_2$ 升高。单纯通气不足可通过吸氧即提高 PaO_2,进而使肺泡 PaO_2 抬高,可使缺氧缓解或减轻。$PaCO_2$ 则不可能通过调节吸入气的气体,成分来降低,所以通气不足最常见的危害是 $PaCO_2$ 升高。

（二）弥散功能障碍

弥散面积减少(肺实变、肺气肿、肺不张)和弥散膜增厚(肺间质纤维化、肺水肿)是引起弥散量降低的常见原因。弥散障碍主要引起 PaO_2 降低,因 CO_2 弥散能力是 O_2 的 20 倍,故 $PaCO_2$ 通常不会升高,反而因低氧血症刺激通气过度而降低。轻度弥散量降低可通过吸氧纠正缺 O_2,重症则吸氧无效。

（三）通气/血流(V/Q)比例失调

V/Q 失调是指肺通气和肺灌注不匹配。正常肺泡通气 4L/min,肺灌注 5L/min,比值为 0.8 可以达到最好气体交换效果,维持正常血气值。若 $V/Q>0.8$,示肺灌注不足,形成残腔效应;若 <0.8,示肺通气不足,此时肺动脉血未经交换即进肺静脉,形成分流效应。V/Q 失调以低氧血症表现为主,CO_2 潴留不明显,原因是 V/Q 失调区域所造成的未排出的 CO_2 可通过健

康肺泡区域的过度通气而排出,而整体不产生 CO_2 潴留。当健康肺泡减少到不足以代偿 V/Q 失调区域时才再现 $PaCO_2$ 升高。V/Q 失调所造成该区的缺 O_2 则不能通过健康区域的过度通气来代偿,因为氧解离曲线呈"S"型,当 PaO_2 大于 60mmHg 时氧饱和度(SaO_2)处于氧合解离曲线的平坦段,即 PaO_2 再增加也不会使 SaO_2 明显增加,而且 PO_2 一定时肺通气量增加并不能显著提高 PaO_2。

$$PaO_2 = P_1O_2 - PaCO_2/0.8$$

因此 V/Q 失调所致的缺 O_2 不能通过 V/Q 正常区域得以代偿,从而出现低氧血症。但是氧疗可以提高低通气区 PaO_2,使进入该区的动脉血得以氧合,可改善缺氧状况。

四、病理生理

呼吸衰竭时除呼吸系统异常外,缺 O_2 和 CO_2 潴留也会影响到各个系统,出现多个器官功能减退,酸碱平衡失调和电解质紊乱。

(一)缺氧

供氧不足时组织细胞通过增强氧的利用能力和增强无氧酵解过程以获取能量,同时造成乳酸堆积导致代谢性酸中毒。PaO_2 低于 30mmHg 时细胞膜、线粒体和溶酶体受损伤,引起一系列复杂的代谢变化和机体组织的进一步损伤。缺氧时间过长导致氧自由基成增加,清除自由基的超氧化物歧化酶(SOD)则减少。

1. 缺氧对脑的影响

大脑占人体重量的 2% ~ 2.5%,而氧耗量则占全身的 20% ~ 25%,儿童高达 40%。脑组织的有氧代谢又占全部代谢的 85% ~ 95%。因此,脑组织对缺氧非常敏感,大脑皮层尤甚。缺氧时脑细胞代谢立即发生障碍,ATP 无法合成,钠钾泵失去动力,造成细胞内水肿和细胞外液钾离子浓度过高,从而引发一系列电生理变化,不能形成电活动,神经细胞失去产生和传导神经冲动的功能。短暂缺氧可引起毛细血管通透性增加和脑水肿。脑含水量增加 2.5% 则颅内压增加 4 倍。停止供氧 4 ~ 5min 则可发生不可逆损伤。轻、中度缺氧可引起中枢激惹,兴奋性增强。重度缺氧则抑制中枢,以至昏迷。

2. 缺氧对循环系统的影响

心脏耗氧量也较大,约 10mL/(100g·min),其中 2/3 用于心脏收缩,1/3 用于代谢功能。急性缺氧使心输出量增加,心脑血管扩张,其他内脏血管收缩。心肌对缺氧有一定的耐受性。缺氧时间过长则引起心肌不可逆损伤,如脂肪性变、小灶性坏死及出血等,心输出量下降。缺氧同样引起心肌及传导细胞内外钠、钾、钙离子分布紊乱,导致心律失常发生。缺氧时还可发生某些介质释放增多,如组胺、5 - 羟色胺、血管紧张素Ⅱ、前列腺素类(包括白三烯)、血小板活化因子、心房肽、血栓素等。其总效应可引起肺血管的收缩,加上缺氧时肺血管自身调节性痉挛、血管平滑肌的增生、内源性内皮细胞松弛因子的减少等综合因素导致肺动脉高压和肺心病。

3. 缺氧对呼吸系统的影响

PaO_2 低于 60mmHg 刺激颈动脉窦和主动脉弓化学感受器反射性兴奋呼吸、加强通气,具有代偿意义。长期缺氧化学感受器敏感性降低,肺通气量减少。

4. 缺氧对肾脏的影响

缺氧可引起肾功能减退,出现少尿、氮质血症、水电解质失调。随着缺氧的改善,肾功能可以完全恢复。

5.缺氧对血液系统的影响

短暂缺氧对血液系统影响不大，长期缺氧可刺激肾脏产生肾性红细胞生长因子，再作用肝脏合成的促红细胞生成素原转变为促红细胞生成素，促进骨髓造血功能。使红细胞增多，增强氧的运输能力。但红细胞过多，加上缺氧时红细胞体积增大，变形能力差，脆性增加，血小板聚集性增强以及缺氧时血管内皮细胞损伤等，可使血液黏滞性增强，易发生血栓，严重者导致弥散性血管内凝血（DIC）。

6.缺氧对肝脏、消化系统的影响

轻度缺氧可使血清谷丙转氨酶（SGPT）升高，多为功能性改变，缺氧纠正后肝功能可恢复正常。严重缺氧可发生肝小叶中心肝细胞变性、坏死，甚至大块坏死。严重缺氧胃壁血管收缩，胃黏膜屏障作用降低，胃酸分泌增多，胃黏膜由于缺血及胃酸的作用发生糜烂、坏死、出血与溃疡。

7.缺氧对呼吸肌功能的影响

缺氧对呼吸肌的影响主要是膈肌。呼吸衰竭时膈肌负担加重，供氧又不足，加上酸中毒，气道阻力增加，营养不良，很易产生膈肌疲劳。膈肌疲劳后肺通气进一步降低，形成恶性循环。动物试验发现缺氧可使膈肌的琥珀酸脱氢酶（SDH）活性降低，Ⅰ类纤维减少，Ⅱb类纤维增加，线粒体肿胀变性，膈肌运动终板胆碱酯酶活性降低，乙酰胆碱不能有效水解，而使冲动有规律终止，最终因持续兴奋而疲劳。

（二）二氧化碳潴留（高碳酸血症）

CO_2 潴留对机体的影响，不仅取决于体内 CO_2 过剩的量，而且取决于 CO_2 潴留发生的速度。快速发生的 CO_2 潴留可致全身器官功能紊乱，而 CO_2 缓慢上升，机体可发挥代偿功能。

1.CO_2 潴留对中枢神经系统的影响

正常时脑脊液的 pH、碳酸氢盐（HCO_3^-）低于动脉血，CO_2 却高于动脉血。这是因为脑脊液中碳酸酐酶含量极少，不易形成 HCO_3^-。CO_2 脂溶性强，易透过血—脑屏障使脑脊液 CO_2 浓度升高，pH 下降，引起脑细胞功能和代谢紊乱，出现神经精神症状，临床上称之为"肺性脑病"。其实 CO_2 潴留引起的血管扩张、酸中毒以及缺氧共同所致脑水肿也参与"肺性脑病"的发病。

2.CO_2 潴留对循环系统的影响

$PaCO_2$ 升高时心率加快，心输出量增加，血压上升。这与 CO_2 刺激交感神经以及过度通气增加静脉回流有关。但是 CO_2 潴留使 H^+ 浓度增高，毛细血管前括约肌对儿茶酚胺的反应性降低而松弛，毛细血管床开放，又使回心血量减少，从而降低血压。H^+ 竞争性地抑制 Ca^{2+} 与肌钙蛋白结合亚单位结合，又使心肌收缩力下降。当 pH 在 7.40～7.20 时，酸中毒对循环系统的抑制作用与 CO_2 刺激交感神经的升压作用相抵消，心功能变化不大。当 pH 小于 7.20 时，心肌收缩力减弱，心输出量下降，综合结果是，血压下降，严重者出现休克或心力衰竭。所以 pH 小于 7.20 时，就应采取措施予以纠正。

3.CO_2 潴留对呼吸系统的影响

CO_2 是呼吸中枢的兴奋剂，轻度 CO_2 潴留可使肺通气量明显增加。当 $PaCO_2$ 大于 80mmHg 且持续时间较长时，化学感受器敏感性和反应性降低，出现呼吸抑制。

4. CO_2 潴留对酸碱平衡的影响

碳酸 (H_2CO_3) 和 HCO_3^- 是人体重要的缓冲系统。$H_2CO_3 = 0.03 \cdot PaCO_2$,0.03 为 CO_2 的溶解系数。CO_2 对酸碱度的影响可用 H－H 公式表示:

$$pH = PK + log(HCO_3^-/0.03 \cdot PaCO_2)$$

$PaCO_2$ 升高,pH 则降低,出现呼吸性酸中毒。

5. CO_2 潴留对电解质的影响

呼吸性酸中毒时,细胞外液 H^+ 增高,H^+ 进入细胞内与 K^+ 交换,一般 3 个 H^+ 可置换 2 个 Na^+ 和 1 个 K^+ 导致高钾血症。急性 CO_2 潴留时,肾脏尚未产生 HCO_3^- 来代偿,Cl^- 可无明显变化。长期 CO_2 潴留,HCO_3^- 代偿性升高,由于 Cl^- 与 HCO_3^- 是细胞外液的主要阴离子,二者之和是一常数,HCO_3^- 的增高必导致低 Cl^- 血症。

五、临床表现

1. 呼吸困难

呼吸困难表现为呼吸节律和频率的变化,点头和提肩呼吸。但呼吸困难并不意味着一定是呼吸衰竭,如癔症、肺气肿时,相反,呼吸衰竭时也不一定表现为呼吸困难,如严重呼吸衰竭,中枢抑制药物过量或中毒时。

2. 青紫

这是缺氧的典型症状。当毛细血管的还原血红蛋白高于每升 50g 时在口唇、黏膜和甲床处易看到青紫。所以同样缺氧水平下血红蛋白愈高愈易看到青紫。相反,严重贫血时虽有缺氧也可能看不到青紫。

3. 神经精神症状

缺氧和 CO_2 潴留均使中枢神经系统紊乱。轻者有智力和定向功能障碍以及血管搏动性头痛。重者出现神志淡漠,肌肉震颤,多汗抽搐,甚至嗜睡、昏迷。

4. 循环系统症状

早期可出现心动过速、血压升高,严重时血压下降,甚至休克。各种心律失常也常见。呼吸衰竭的诊断除依靠临床表现外,血气分析起重要作用。它可直接提供 PaO_2 和 $PaCO_2$ 的数据,作为诊断的依据,对鉴别 Ⅰ、Ⅱ 型呼吸衰竭更有意义。

六、治疗

急性呼吸衰竭由于病情轻重不一,并发症多少各异,十分复杂。有人认为治疗呼吸衰竭比治疗其他器官的衰竭要困难得多。它的治疗是一门"艺术"。不但应当知道其治疗原则,还应熟悉其治疗机制、各种仪器的操作方法、各类治疗之间如何配合,并监测好患者对治疗的反应,随时纠正治疗方案,做到迅速、果断、正确。

1. 氧疗

吸氧的目的是提高 PaO_2,进而提高 PaO_2,是治疗呼吸衰竭必要的手段,而且简捷快速有效。氧疗也是一种治疗用药,应遵循正确的治疗原则和方法。急性呼吸衰竭严重缺氧时可引起死亡,应立即给高浓度吸氧,然而紧急情况稳定后必须将吸氧浓度调节到纠正缺氧的最低水平,因为长时间吸入高浓度(FiO_2 60% 超过 24h)可引起氧中毒,且可抑制巨噬细胞功能和黏液纤毛清除功能。慢性 Ⅱ 型呼吸衰竭伴有 CO_2 潴留,高浓度吸氧使 PaO_2 明显升高,可使低 O_2

对化学感受器的刺激减弱,通气量降低,导致 $PaCO_2$ 进一步升高。故应以低浓度给氧($FiO_2 = 0.25 \sim 0.30$)使 SaO_2 达 90% 即可。一时性 $PaCO_2$ 升高不一定有碍病情好转,CO_2 潴留的症状往往是可逆的。严重缺氧则可致不可逆损伤。所以在给氧纠正缺氧与 CO_2 潴留加重矛盾时,应首先纠正缺氧。对 $PaCO_2$ 仅低度升高就使 $PaCO_2$ 明显上升的病例,可考虑应用其他措施,如呼吸兴奋剂、消除呼吸道分泌物、建立人工气道实施机械通气、保持气道通畅、支气管扩张剂等,不可以降低 PaO_2 来换取 $PaCO_2$ 的降低。

低浓度氧疗及伴有 CO_2 潴留者,可用鼻塞、双鼻孔细管给氧。不影响进食和谈活。不伴有 CO_2 潴留及需高浓度氧疗者则以通气面罩,注意 Ⅱ 型呼吸衰竭者不宜用面罩给氧,因面罩增加残腔量,呼出的 CO_2 部分又重新吸入,导致 PaO_2 和 $PaCO_2$ 升高。建立人工气道者给氧,可将头皮针塑胶细管(外径 2mm)插入导管内,不可用粗鼻导管插入,这样可堵塞人工气道,增加通气阻力,导致通气不足及增加呼吸功。

2. 支气管扩张剂的应用

呼吸衰竭常有支气管痉挛、气道分泌物增多、气道水肿,所以在呼吸衰竭的治疗中,常规应用支气管扩张剂。常用药物种类有 β 受体兴奋剂、糖皮质激素、氨茶碱、M 受体阻断剂(溴化异丙托品)等。

3. 保持呼吸道通畅

呼吸道分泌物较多时,应及时采取措施消除,如湿化痰液(湿化空气、雾化吸入祛痰剂)、体位引流、机械拍击、吸痰等。上述方法不奏效时,也可采用纤维支气管镜深部吸引或建立人工气道充分湿化后再行吸引。

4. 呼吸兴奋剂的应用

一轻度呼吸衰竭患者应用呼吸兴奋剂可改善通气状况,重症患者往往分泌物堵塞、气道炎性水肿、支气管痉挛,此时应用呼吸兴奋剂只增加呼吸肌做功和氧耗,并不能提高肺泡通气量。急性呼吸衰竭呼吸中枢兴奋性较强,更不宜使用。故呼吸兴奋剂的应用应根据临床实际,权衡利弊,灵活掌握,大多不作为常规用药。

5. 建立人工气道和机械通气

经上述紧急处理病情不缓解或突然意识丧失、呼吸微弱,估计经药物治疗短时间内不能纠正严重缺氧和 CO_2 潴留,有生命危险或影响预后以及气道分泌物较多,一时难以消除者应考虑立即建立人工气道。

(1)口咽导管:对麻醉过深、镇静过量或中毒、脑血管意外等昏迷的患者,由于咽、软腭及舌后部肌肉失去张力致舌根后坠、堵塞上呼吸道,可插入口咽导管以暂时改善通气。因导管细短,不能有效清除分泌物,且不能实施机械通气,只能短时间应用。

(2)气管插管:是人工气道最常用的方法,有经口、经鼻两种途径。经口插管操作较简便、快速,成功率高,但患者不易耐受,口腔分泌物不易消除,且保留时间短,多不超过 10d,适用于病情危重,随时有呼吸心跳停止或已经停止的患者。经鼻可盲插或借助喉镜、纤维支气管镜的引导沿后鼻道插入,操作上较有难度、费时,成功率低,管腔内径较细,不利于吸痰,但导管易固定,患者易耐受,可维持较长时间是其优点。适用于病情相对较轻,有足够的时间进行操作,以及带管时间长的患者。插入后要检查两肺是否等同通气,过深可进入右侧主支气管,造成左侧肺无通气,过浅则气囊不能有效堵塞气管而使机械通气时漏气或气体进入消化道,而且容易脱管,理想的位置是管端在隆突上 $2 \sim 5cm$ 处。

(3)气管切开:气管切开是人工气道的最终手段,可重复操作性低,且有感染、出血、气管损伤等并发症。因此,对气管切开应持慎重态度。其适应证为:①需建立较长期(大于3周)的人工气道;②有大量分泌物生成聚积,经气管插管难以吸出;③上呼吸道梗阻,如咽喉创伤或灼伤;④患者不耐受插管或插管失败。气管切开置管残腔小,便于吸痰,可长期留置,固定容易。

建立人工气道后,失去了鼻咽部对吸入气的加温、湿化、净化功能。所以患者的吸入气要人工净化、加温及湿化,应用呼吸机者可调节呼吸机相关参数以达到类似鼻咽部的效果。人工气道口开放者要注意患者周围空气的消毒、净化、加温及加湿,必要时经人工气道口向气管滴入生理盐水,100~200mL/d。湿化好的标志为气道通畅,痰液稀薄而易于吸出。

(4)机械通气治疗:机械通气的目的是维持必需的肺泡通气量和纠正低氧血症或严重的 CO_2 潴留,它能在最短的时间内改善患者的通气和氧合状态,使患者尽快脱离致死的血气环境,在外界力量的帮助下机体恢复到呼吸衰竭前的氧合通气状态,使各器官功能正常维持。为治疗原发病提供时间保证。近20年来呼吸机的性能日益完善,人们对呼吸生理和机械通气理论的认识不断加深。操作水平不断提高,各种多功能呼吸机和通气模式增加了临床医师结合病情进行选择的机会,也显示了良好的临床效果。总的看来,通气模式分全部通气支持(FVS)和部分通气支持(PVS)。前者含容量控制(VC)和压力控制(PC)等,由呼吸机提供所需通气量,患者不需自己做功。后者有间歇指令同步通气(SIMV)和压力支持通气(PSV)等模式。一般地上机后12~24h内宜采用FVS,让患者充分休息,待血气改善,原发病好转,呼吸功能趋于恢复时,实施PVS,锻炼自主呼吸功能,最后撤离呼吸机,完成机械通气的使命。

6.抗感染治疗

呼吸衰竭常因感染引起或继发感染,故应常规给抗感染治疗。理论上应根据微生物培养和药物敏感实验选用抗生素,但一则时间不能等待,二则由于技术原因培养结果仍需结合临床资料做出合理的判断。痰革兰染色检查。快速、简单,虽不能确定细菌种类,但大致上可判断是哪类细菌感染。另外尚可根据患者临床表现、痰色、痰量、气味、发病季节、医院内、医院外感染、病史长短、治疗经过等资料来初步估计感染的病原体。如院外感染以肺炎球菌流感嗜血杆菌、大肠杆菌为主,长期应用广谱抗生素治疗,感染仍严重者可能是产生 β 内酰胺酶的耐药细菌或继发真菌感染。根据临床估计的可能病原体,选择1~2种具有协同作用的敏感抗生素给予治疗。治疗2~3d无效者及时调整。

7.病因治疗及对症治疗

病因治疗是呼吸衰竭治疗的根本。除抗感染外,如合并心力衰竭、心律失常、休克、肝肾功能障碍、酸碱平衡失调都应认真及时纠正。药物中毒、神经肌肉病变、支气管哮喘、气胸等引起急性呼吸衰竭的病因不消除,其治疗呼吸衰竭将毫无结果。所以,对于急性呼吸衰竭在紧急纠正缺氧和 CO_2 潴留等危及生命因素的同时,认真检查寻找引发急性呼吸衰竭的病因和影响呼吸衰竭转归的并发症、伴发症,予以祛除。

（王　浩）

第二节　急性呼吸窘迫综合征

急性呼吸窘迫综合征(ARDS)是由多种病因,如:严重的创伤、烧伤、休克、感染、大手术抢救过程中继发的以急性进行性呼吸窘迫和低氧血症为特点的弥散性肺浸润、肺血管阻力增高、肺顺应性降低、肺泡萎陷、分流量增多、氧转运障碍、PaO_2严重降低,一般氧疗无效的急性进行性呼吸衰竭。其肺组织广泛受损,病死率高达 50% 以上。

一、病因

引起 ARDS 的原发病或基础病繁多,简要分为以下 10 类。

1. 任何原因的休克

尤其是感染性休克、出血性休克、过敏性休克。

2. 严重感染

严重感染主要是肺部感染、细菌性肺炎、病毒性肺炎、真菌性肺炎、肺孢子性肺炎、结核病、$G-$细菌感染等。

3. 严重创伤

肺挫伤、内脏创伤、头部创伤、烧伤、骨折、脂肪栓塞等。

4. 误吸液体

胃液、淡水、海水(淹溺)。

5. 吸入毒气

NO_2、NH_3、Cl_2、光气、镉、烟、高浓度氧等。

6. 药物

噻嗪类、巴比妥类、丙氧吩、Dextran40,水杨酸盐、海洛因、秋水仙素等。

7. 代谢性疾病

糖尿病酸中毒、尿毒症、急性胰腺炎等。

8. 血液疾病

弥散性血管内凝血、输入大量库存血液、体外循环。

9. 放射线照射

放射性肺炎、癌瘤等。

10. 妇产科疾病

羊水栓塞、子痫、死胎等。

二、病理改变

病理改变按病变程度分三级,其主要改变如下。

Ⅰ级:①无透明膜形成;②主要是肺间质水肿、出血;③肺重量大于正常 50% 以上。

Ⅱ级:①有少量透明膜形成;②肺泡水肿、出血、纤维素渗出;③肺重量大于正常 2 倍以上。

Ⅲ级:①明显的透明膜形成;②广泛的肺泡水肿;③严重的肺间质血管广泛扩张,微血管栓塞,肺泡群陷闭,肺泡腔内纤维素沉着,肺泡上皮增生,渗出物纤维化,继发肺泡炎、细支气管炎;④肺重量大于正常 3 倍以上。

三、发病机制

（一）肺毛细血管内皮细胞通透性增加

在正常生理情况下,肺内液体不断从肺毛细血管渗出,又不断从肺淋巴管回收引流,方可保持肺间质液体总量的动态平衡。

其能否动态平衡与下列因素有关。

1.肺毛细血管内皮细胞通透性。

2.肺毛细血管液体静水压与胶体渗透压。

3.肺间质液体静水压与胶体渗透压。

4.淋巴回收引流。

肺毛细血管不断向间质渗漏液体,同时间质内液体又不断被淋巴管抽吸回收引流。故在正常情况下不易发生肺水肿。然而,在 ARDS 时肺毛细血管内皮细胞通透性增加,肺毛细血管内液外渗增多,而淋巴回收引流又不能相应提高,则使液体滞留,导致肺间质和肺泡水肿。由于肺泡陷闭,肺间质负压增高,促使肺间质水肿形成;同时因淋巴循环功能障碍,间质积液回收引流受阻,加重肺间质水肿;另外,因肺毛细血管内皮通透性增加,肺间质液体蛋白含量增加,接近血浆蛋白浓度,致使血浆蛋白渗透压的“保护”作用消失,肺间质水肿更加严重。因此,肺毛细血管内皮细胞通透性增加是 ARDS 最基本的发病机制之一。

肺毛细血管内皮细胞损伤与许多物质有关,例如,花生四烯酸及其代谢产物(前列腺素、白细胞三烯)、纤维蛋白降解产物、补体、多形核粒细胞、血小板、游离脂肪酸、缓激肽、蛋白溶解酶、溶酶体等。

（二）肺表面活性物质减少

吸纯氧、低灌流、缺氧、水肿、出血、感染等因素,均可影响肺表面活性物质的合成与代谢。因肺表面活性物质减少,可导致肺泡陷闭,功能残气量减少,肺间质负压增加,肺间质与肺泡水肿。

肺毛细血管内皮细胞通透性增强与肺表面活性物质合成减少,可导致如下病理生理改变。

1.肺泡毛细血管膜弥散功能降低

正常毛细血管菲薄,平均厚度 $0.7\mu m$。ARDS 时,因肺间质、肺泡水肿、肺泡上皮增生肥厚,肺泡透明膜形成,使肺泡与肺毛细血管之间的气体交换障碍,V/Q 比例失调,缺氧严重。

2.肺内血流动力学异常

正常肺泡毛细血管流速 0.7s,其气体交换平衡时间 0.3s。ARDS 时,因严重缺氧,使肺毛细血管内血液流速增快,流经时间缩短,又因肺泡毛细血管壁增厚,使气体交换达到平衡的时间延长。因此,“流经时间缩短”,“平衡时间延长”,流经肺泡的静脉血液得不到充分氧化,返回左心的动脉血中必然含有一定数量的静脉血,称之静脉血掺杂或静动分流。

3.肺内分流增加

正常肺内分流最小于3%～6%,ARDS 时 V/Q 比例失调,肺泡处于无气或仅含有少量气体时,流经于肺毛细血管内的静脉血得不到充分氧化,回流到左心,动脉血中含有静脉血大于30%。

4.生理残腔增加

正常肺通气量 4L/min,肺血流量 5L/min,即通气/血流(V/Q)比值等于 0.8 时,可维持机体正常气体交换功能。

ARDS 时,肺内通气分布不匀,肺内分流量增加导致 V/Q 比值减小,生理残腔增加,导致 V/Q 比值增大。故 V/Q 比值的增大或减少,均可致肺内分流量大于 30%。

5.功能残气量减少

功能残气量指平静呼吸时参与气体交换的肺容量或指平静呼气后残留肺内的气量。正常均值 1580mL(女)和 2300mL(男)。其意义是在呼吸周期中可避免肺泡氧分压发生过大的波动而起到缓冲作用。ARDS 时,由于肺泡陷闭与肺泡水肿,肺内"氧储"减少,则 V/Q 比值变小,导致严重低氧血症。

6.肺顺应性降低

肺顺应性指在单位压力改变时所引起的肺容量的改变或者把肺顺应性理解为肺的弹性。肺顺应性下降即肺弹性减弱、变硬。当 ARDS 时,因功能残气量减少,肺间质与肺泡水肿、充血及肺表面活性物质减少,导致肺顺应性降低。呼吸运动作用的耗氧量增加,呼吸浅而快,潮气量减少,使有效的肺泡通气量降低而加重缺氧。

四、ARDS 的临床表现特点

(一)损伤期(过度换气期或复苏期)

1.原发病初发后 4~6h 至 1~2d。

2.原发病情稳定后,出现过度通气。

3.临床体征不明显。

4.呼吸性碱中毒(呼碱),导致血 pH 上升,PaO$_2$ 正常或稍低,PaO$_2$ 下降。

5.胸片正常。

(二)相对稳定期(循环稳定,呼吸困难)

1.周围循环、肾功能、组织灌流量、血压均正常。

2.原发病 3~5d 后出现呼吸困难,频率加快,进行性加重。

3.肺内分流量增加达 15%~30%,氧分压 60~70mmHg,PaO$_2$ 分压降低。

4.胸片出现轻度网状浸润阴影,肺间质水肿。

5.听诊双肺可闻及细小湿啰音。

(三)呼吸功能衰竭期(肺功能进行性恶化期)

1.严重呼吸窘迫,急促、呼吸表浅、费力。呼吸频率 35~50 次/分钟。

2.严重青紫及 PaO$_2$ 和 PaCO$_2$ 均明显下降。常规氧疗无效,呈代谢性酸中毒合并呼吸性碱中毒(代谢呼碱)。

3.胸片出现散在斑片状浸润阴影,呈毛玻璃样改变。

4.听诊双肺可闻及广泛湿啰音。

(四)终末期(心肺功能衰竭期)

(1)昏迷、皮肤花斑,严重青紫。

(2)心率由快变慢,心律失常,甚至停搏。

(3)乳酸明显升高,大于正常值的 1~2 倍。

(4)PaO$_2$ 严重下降,PaCO$_2$ 显升高,pH 下降至 7.0 以下。呈混合性酸碱失衡。

(5)胸片融合成大片浸润影,支气管充气征阳性。

（五）ARDS 酸碱和电解质失衡的 6 大特点

ARDS 早、中期表现为严重低氧血症常伴低碳酸血症,呈现代酸呼碱,随着病情发展,各脏器衰竭和电解质失衡可出现复杂双重或三重型酸碱失衡。

1. 呼吸性碱中毒合并代谢性碱中毒(呼碱合并代碱)

ARDS 早期,过量使用碱性药物、排 K^+ 利尿剂和糖皮质激素等因素引起代碱。当 HCO_3^- 代偿性下降误认为代酸而不适当补碱,势必造成呼碱基础再合并代碱,严重者可危及生命,需注意“低钾性碱中毒,碱中毒并低钾”,故当血 HCO_3^- 下降同时伴血 K^+ 下降,应想到有呼碱的可能。

呼碱并代碱特点:①呼吸深、大、快,过度换气;②$PaCO_2$ 多下降;③HCO_3^- 多升高或正常;③pH 极度升高;⑤血 K^+ 下降;⑥血下降或正常;⑦血 Na^+ 下降或正常;⑧PaO_2 下降;⑨AG 阴离子间隙正常或轻度升高。

2. 呼吸性酸中毒合并代谢性酸中毒(呼酸合并代酸)

在 ARDS 病程晚期出现,其特点:①临床上常有休克、微循环障碍、心肺肾等功能损害、感染、高代谢和呼吸浅快等;②$PaCO_2$ 多升高或正常;③PaO_2 下降;④pH 极度下降;⑤血 K^+ 升高;⑥血 Cl^- 多升高或正常;⑦血 Na^+ 下降或正常。

3. 呼碱并代酸

危重病救治中代酸是主要的,而呼碱常是继发代偿出现,但 ARDS 早期应首先低氧血症伴呼碱,其特点:①临床可有休克、低氧血症、脏器缺血功能受损、呼吸深、大、快;②pH 可正常;③$PaCO_2$ 下降;HCO_3^- 多下降;⑤PaO_2 下降;⑥ABE 常负值;⑦AG 升高。

4. 呼吸性酸中毒合并代谢性碱中毒(呼酸合并代碱)

常出现在重症 ARDS 合并低钾低氯高钠时,其特点:①临床病情危重多行机械通气;②pH 可正常;③$PaCO_2$ 升高;④HCO_3^- 升降均可;⑤PaO_2 下降;⑥ABE 正值;⑦血 K^+,Cl^- 下降,Na^+ 可升高。

5. 代谢性酸中毒合并代谢性碱中毒(代酸合并代碱)

代酸合并严重呕吐或补碱过多,血 pH 可正常。BE、BB、$PaCO_2$ 均可互相抵消,但 AG > 16mmol/L。

6. 三重酸碱失衡(TABD)

三重酸碱失衡(TABD)是近来提出的新型混合型酸碱失衡。因 ARDS 患者严重缺氧、休克、肝肾功能损害、使用糖皮质激素、排 K^+ 利尿剂、不适当补碱和上消化道出血等,均可出现呼碱型 TABD,即呼碱 + 代酸 + 代碱。其特点:①$PaCO_2$ 多下降;②HCO_3^- 多下降或正常;③pH 升高或正常;④血 K^+ 多下降;⑤血 Cl^- 升高或正常;⑥血下降或正常;⑦AG 升高;⑧PaO_2 下降。

呼酸型 TABD 即呼酸 + 代酸 + 代碱在 ARDS 晚期亦可发生,但较少见。

总之,危重患者的酸碱失衡往往比较复杂,当代酸时 HCO_2 下降,但呼酸 + 代酸时 HCO_3^- 可无变化。在高氯性代酸并代碱时血 Cl^- 和 HCO_3^- 可以正常。当腹泻呕吐并存时亦可发生酸碱失衡相互抵消。

因此在诊断酸碱紊乱时需注意下列几点。

（1）除同步查血气与电解质外,尚需查尿素氮、肌酐、乳酸、葡萄糖和渗透压等。

（2）危重病时除有代谢和呼吸两因素变化外，查明谁是原发或继发。

（3）注意动态观察和自身前后对照。

（4）当 BUN/Cr 比例明显升高时，往往提示失水。

五、ARDS 的诊断

在危重病症的抢救中，尤其是存在 ARDS 的各种致病因素时，须高度警惕本综合征的发生。应密切监视呼吸情况及血气分析的变化，结合肺部 X 线片及呼吸生理方面的检查可早期做出诊断。

连续测定动脉血氧分压是早发现早诊断的最佳指标。

1. 高危病例

凡具备可引起 ARDS 的原发病，呼吸频率有增加趋势者。>20 次/分钟，应严密观察。

2. 可疑病例

对呼吸频率进行性加快，>28 次/分钟或（和）PaO_2、PaO_2/FiO_2 进行性下降者，应高度怀疑 ARDS。

3. 急性肺损伤（ALI）

（1）有发病的高危因素。

（2）急性起病，呼吸频率有增加趋势。

（3）PaO_2 在氧疗条件下有进行性下降趋势（不论吸氧浓度高低），$200mmHg \leqslant PaO_2/FiO_2 < 300mmHg$。

（4）胸部 X 线检查可有或无两肺浸润阴影。

（5）肺毛细血管楔压 $PCWP \leqslant 18mmHg$ 或除外心源性因素。

凡符合以上五项可诊断为 ARDS。

六、ARDS 的鉴别诊断

ARDS 必须与心源性肺水肿、急性心肌梗死、自发性气胸鉴别。

（一）心源性肺水肿

肺毛细血管楔压可反映左室功能，有助于鉴别肺水肿的产生是由左心衰竭还是由 ARDS 所致。肺毛细血管楔压 >15mmHg 表示为心源性，若 <15mmHg 表示为肺源性。此外若患者有颈静脉怒张、双肺底细小湿啰音、心率快、奔马律、早期即有肺淤血、水肿表现，经用强心、利尿及一般氧疗，迅速缓解，可支持心源性肺水肿的诊断。

（二）急性肺栓塞

急性肺栓塞多见于手术后或长期卧床者，血栓来自下肢深静脉或盆腔静脉。起病突然常有咳嗽、胸痛、咯血、烦躁、冷汗、昏厥、恶心、呕吐等症状。

体征：气急、脉细速、青紫、肺部湿啰音、哮鸣音、胸膜磨擦音、第二心音亢进、血栓性浅表静脉炎体征和急性右心衰竭体征。

（三）重度肺炎

重度肺炎可引起 ARDS，但亦有些肺炎（如军团菌肺炎）虽有呼吸困难、低氧血症，但并未发生 ARDS，此类肺炎胸部 X 线片有肺实质大片浸润性炎症阴影，感染症状明显，氧疗有改善，应用敏感抗生素可获治愈。

（四）慢性阻塞性肺病

当肺有感染时,亦可呼吸困难、低氧血症,但常有慢性支气管炎、支气管哮喘反复发作,肺功能进行性减退,小气道阻塞,肺气肿等临床表现,注意不要与 ARDS 相混淆。

（五）特发性肺间质纤维化

此病病因未明常为慢性过程,但亦可呈亚急性发展,有 I 型呼吸衰竭表现,尤其在合并肺部感染加重时,与 ARDS 表现相似,但本病胸部 X 线片呈网状、结节状或蜂窝状改变,病程发展较 ARDS 缓慢可作鉴别。

（六）急性心肌梗死与自发性气胸

多具有各自特征性的临床表现,通过心电图和胸部 X 线片的检查不难鉴别。

七、抢救治疗

ARDS 的病情危急、预后严重、病死率高。临床上若能早发现、早诊断、早治疗,可有效地降低病死率。因此要求治疗迅速、果断、有力,任何犹豫、迟延,都可导致心、脑、肺、肝、肾重要的生命脏器不可逆转的损害,从事急诊急救的医护人员必须熟悉呼吸生理,要对 ARDS 发生、发展过程中的生理改变做到心中有数,对所采取的方法、措施熟练掌握,精益求精。

（一）有效治疗基础病与积极预防 ARDS

对可能导致 ARDS 的基础病的抢救治疗,应坚持合理、正确、积极、谨慎的原则。对所采取的抢救措施,既肯定其有利一面,又要看到不利的一面(可能将成为 ARDS 的诱发因素)。故在抢救基础病过程中,要特别注意以下五点。

1. 纠正休克

及时纠正休克,改善微循环,不仅维持了生命脏器的正常生理功能,而且也避免了因休克导致的生命脏器功能的不可逆的损害。抗休克应着重于体液容量的合理补充,微循环功能状态的维持,机体代谢功能的正常恢复与调整。

2. 合理补液

能否成功地抢救 ARDS 的患者,保持水的平衡极为重要。因 ARDS 的患者的病理改变多有肺内水潴留,这是造成肺功能残气量减少和肺顺应性下降的主要原因。

因此,补液时应防止医源性因素导致肺内水潴留。

(1)以最低有效的血管内容量来维持有效循环功能,使肺处于"干肺"状态,使肺小动脉楔压(PAWP)维持在 $14 \sim 16cmH_2O$,必要时适当利尿。

(2)目前国内外在 ARDS 的补液性质上尚有争议:①ARDS 早期应补高渗晶体液(10% 葡萄糖、1.3% ~1.5% 氯化钠)防止肺水肿恶化;②ARDS 因低蛋白血症,胶体渗透压下降,而加重肺水肿。补充清蛋白,有保护代偿机制作用。但是,一旦出现全身渗漏综合征,则补胶体液也无效,反使渗漏加重。

补入晶体液过多,可使血液胶体渗透压下降而导致体液外渗与间质水肿。因静脉补入大量晶体液,可直接进入肺脏,使肺毛细血管内晶体渗透压升高,胶体渗透压下降。尤其是在严重缺氧时,更诱发肺毛细血管的外渗液量增多,而加重肺间质与肺泡的水肿。故在补液时应参考中心静脉压、肺动脉楔压、动脉血压、脉压、尿量等监测指标,合理调整补液量。在补液方面,应严格掌握水、电解质、胶体和携氧物质的适当配伍。若单纯补入大量生理盐水或等渗葡萄糖液可导致"低渗综合征"。故根据病情适当补入血浆蛋白、新鲜血、右旋糖酐等胶体液。一般掌握晶体液：胶体液 = 1：1 为宜。

3. 注意输血

因大量输血可导致不良后果,尤其是库存血液中含有大量微粒(纤维条索、变性血小板、脂肪颗粒等)栓塞肺循环,诱发肺水肿。而脂肪酸中的油酸,可刺激肺间质引起化学性肺炎和肺泡活性物质的破坏。因此,当需要大量输血时,应尽量少用库存血。输血前应仔细过滤,且要复温到体温水平。

4. 正确吸氧

应避免长时间高浓度吸氧。因长时间超过60%的吸氧浓度,可使 PaO_2 迅速增高,损伤肺泡上皮细胞和毛细血管内皮细胞,导致肺间质水肿,毛细血管—肺泡壁增厚,局灶性肺不张与透明膜形成。吸纯氧可产生与呼吸窘迫相同的肺部病理变化。氧中毒不单是高浓度氧对肺组织的直接作用,而且与动脉血高氧分压有关。因此,一般情况下吸氧浓度不宜超过40% ~50%,若病情允许,尽量使用持续低流量吸氧(29% ~33%),使 PaO_2 保持在 60mmHg 即可。同时要注意吸入氧的湿度和温度应适宜。

5. 加强护理

防止感染对严重创伤、休克危重患者应注意口腔卫生,定时翻身拍背,促使引流排痰。室内通风、消毒,避免交叉感染。

(二)控制补液、维持体液负平衡

肺间质与肺泡水肿存在于 ARDS 的发生与发展之中,同时人工呼吸器的应用使抗利尿激素分泌增多,促使体内液体潴留,不仅加重肺间质与肺泡内水肿,且成为肺内分流量增加、缺氧、呼吸窘迫、频数的主要原因。因此,严格控制补液,维持体液负平衡,有效解除水肿是成功抢救 ARDS 的重要手段。补液量以不超过 1500 ~2000mL/d 为宜。急诊临床掌握的补液原则有以下四点。

1. 在维持适当的动脉压的前提下,入量应少于出量。

2. 合理使用利尿脱水剂,加速水肿液的排出。

3. ARDS 的早期宜补充晶体液,不宜过早、过多地补入胶体液。

4. ARDS 的恢复期,在肺毛细血管内皮细胞损伤恢复后,可以补入血浆清蛋白、血浆,使胶体渗透压提高,有利肺间质与肺泡内液的回吸收。

(三)有效纠正急性贫血(失血),改善左心功能

导致 ARDS 致命的直接危害不是低氧血症,而是严重的组织缺氧。因为正常呼吸功能的终点是通过血流向组织供氧排除 CO_2。通过血流供给组织细胞的氧量称为氧的输送量。PaO_2、SaO_2、血红蛋白浓度及心输出量(CO)的水平与氧的输送量成正比。因此,氧的输送量与 PaO_2、SaO_2、CO、Hb 成正相关。

公式:氧的输送量 = $[SaO_2(Hb \times 1.34) + (PaO_2 \times 0.0031)] \times CO$

可看出:决定氧输送量多少的主要因素是血红蛋白浓度及心输出量水平,PaO_2 及 SaO_2 的高低是次要因素。尽管 PaO_2 及 SaO_2 均正常,若血红蛋白浓度和心输出量显著降低,则氧的输送量肯定显著减少。故在 ARDS 的抢救中,不仅要提高 PaO_2 及 SaO_2 的水平,更重要的是纠正急性贫血及左心功能不全。

(四)改善微循环药物的合理应用

在 ARDS 的发生与发展过程中不仅有肺小动脉痉挛,而且还有组织灌流不足,组织细胞缺

氧等微循环障碍,需要合理应用如下药物治疗。

1. α受体阻滞剂

这类药物可扩张肺血管,减轻心脏前后负荷,降低肺静脉压,减轻肺水肿,改善微循环,解除支气管痉挛,有利于改善通气,纠正低氧血症。临床选用苄胺唑啉或酚苄明。使用时要严密监测血压,收缩压不应低于90mmHg。

2. 强心药物的应用

应用强心药可增加心排出量,改善心功能。多采用10%葡萄糖20mL + 去乙酰毛花苷0.2mg静脉缓注,必要时4h后重复1次。

3. 糖皮质激素的应用

糖皮质激素的作用有:①抗感染,加速肺内水肿液的吸收;②减轻脂肪栓塞或吸入性肺炎的局部反应;③在出血性休克时,阻挡白细胞附着于肺毛细血管床,防止溶蛋白酶的释放,保护肺组织;④增加肺表面活性物质的分泌,保持肺泡的稳定性;⑤抑制后期肺组织纤维化;⑥减轻肺泡上皮与肺毛细血管内皮细胞的损害,提高组织细胞耐缺氧的能力,缓解支气管痉挛;⑦应用激素的原则与方法是:ARDS早期应用中、大剂量的激素:地塞米松10 ~ 20mg,6h/次,静脉注射。3 ~ 4d后迅速减量,1 ~ 2周内减毕。

4. 低分子右旋糖酐

可减少红细胞凝聚及微血栓形成,扩充血容量,促进利尿。每天用量不宜超过1000mL。少尿、无尿患者不宜应用。

5. 低分子肝素

当血流停滞、缓慢时可诱发血栓形成,而血栓可分解释放出有损血管、支气管的活性物质,将损伤肺泡毛细血管内膜及肺泡组织。理论上认为使用抗凝剂可改善局部或全身循环。但是ARDS的微血栓形成机制尚未完全了解,考虑到肝素抗凝集的不良反应及广泛软组织损伤并有出血倾向,目前应用尚有争议。

(五)防治并发症的发生

ARDS的发生发展过程中,可发生脏器功能衰竭,最常见的并发症。ARDS伴多脏器功能衰竭,病死率高达93%,仅一个肺外器官受累时病死率54%,累及4个器官者,病死率高达99%。

(六)迅速有效纠正缺氧

纠正缺氧是抢救ARDS的关键所在,若缺氧迁延过久,往往使机体生命脏器(心、脑、肺、肝、肾)发生不同程度、难以恢复的组织损害和功能障碍。因此在抢救ARDS时若出现如下3种情况,应使用持续正压呼吸:①鼻导管吸氧不能缓解缺氧状态;②呼吸频数且窘迫症状加重;③PaO_2持续降低。

持续正压呼吸(PEEP):持续正压呼吸是一种人工呼吸装置,不仅吸气相而且呼气相,均保持正压的一种人工呼吸装置。

PEEP的最简单装置是在呼吸机的呼气口上连接一条粗而短的皮管(内径2 ~ 3cm,长度100cm),皮管的另一端置于调压装置的水封瓶内。皮管插入液面下的深度,即为调节所需的呼气终末正压。平常在开始时,呼气终末正压以3 ~ 5cmH₂O为宜。然后根据病情增加,但最高附加压力不应大于15cmH₂O。应用PEEP可在呼吸时使呼吸道内保持正压,不仅可防止小气道与肺泡的早期关闭,且可使部分关闭的小气道与肺泡得到重新充气,促使肺泡内水肿液的回吸收,增加功能残气量,减少肺内分流,改善严重缺氧状态。

PEEP 使用不当,可导致严重并发症。因正常呼吸时胸腔内压小于大气压,保持负压则有利于上腔静脉血的回心循环。PEEP 时,胸腔内压从负压升为正压,若正压过高,胸腔内上腔静脉受压增高,外周静脉回心血量减少,导致左心室排出血量减少,血压下降,加重休克。

(王 浩)

第三节 重症肺炎

一、基本概念

肺炎是指终末气道、肺泡及肺间质的炎症改变。其中,细菌性肺炎是肺炎及感染性疾病中最常见的类型之一。此病的诱发因素主要有病原微生物感染、理化因素、免疫损伤、药物及过敏等。本节讨论的是由病原微生物感染引起的重症肺炎。

重症肺炎是由各种病原微生物所致的肺实质性炎症,进而造成严重血流感染。临床上伴有急性感染的症状,多见于老年人,青壮年也可发病。临床表现呼吸频率 ≥30 次/分,低氧血症,$PaO_2/FiO_2 < 300mmHg$,需要机械通气支持,肺部 X 线显示多个肺叶的浸润影,脓毒性休克,需要血管加压药物支持 >4h 以上,少尿,病情严重者可出现弥散性血管内凝血、肾功能不全而死亡。参考肺炎的分类,重症肺炎也可分为重症社区获得性肺炎(SCAP)和重症医院获得性肺炎(SHAP),SHAP 又可分为两类,入院后 4d 以内发生的肺炎称为早发型,5d 或以上发生的肺炎称为迟发型,两种类型 SHAP 在病原菌分布、治疗和预后上均有明显的差异。在 SHAP当中,呼吸机相关性肺炎(VAP)占有相当大的比例,而且从发病机制、治疗与预防方面均有其独特之处。此外,还包括医疗护理相关性肺炎(HCAP)。据估计我国每年约有 250 万人患肺炎,年发病率约 2/1000,年死亡 12.5 万例,病死率 10/10 万人,SCAP 的病死率为 21% ~58%,而 SHAP 的病死率为 30% ~70%。在美国约 75% 的 CAP 患者是在急诊科进行初始诊断和治疗的,在我国也占 70% ~80%。

二、常见病因

(一)易感因素

SCAP 最常见的基础病是慢性阻塞性肺疾病(COPD);其次是慢性心脏疾病、糖尿病、酗酒、高龄、长期护理机构居住等;约有 1/3 的 SCAP 患者在发病前是身体健康的。SHAP 的发生与患者的个体因素、感染控制相关因素、治疗干预引起的宿主防御能力变化等有关。患者相关因素包括多方面,如存在严重急性/慢性疾病、昏迷、严重营养不良、长期住院或围手术期、休克、代谢性酸中毒、吸烟、合并基础性疾病、中枢神经系统功能不全、酗酒、COPD、呼吸衰竭等。

(二)病原微生物

病原体可以是单一致病微生物,也可以是混合致病微生物。SCAP 最常见的病原体为肺炎链球菌(包括 DRSP)、军团菌属、流感杆菌、革兰阴性肠杆菌(特别是克雷伯杆菌)、金黄色葡萄球菌、肺炎支原体、铜绿假单胞菌、呼吸道病毒及真菌。SHAP 早发型的病原体与 SCAP 者类似;晚发型 SHAP 多见革兰阴性菌为铜绿假单胞菌、鲍曼不动杆菌、嗜麦芽窄食单胞菌、大肠埃希菌、肺炎克雷伯菌、阴沟肠杆菌、洋葱伯克霍尔德菌;革兰阳性菌为金黄色葡萄球菌、肠球菌属、凝固酶阴性葡萄球菌;真菌以念珠菌为主。

然而临床上常用的致病微生物检测方法只能检测出不足一半的致病微生物,我国台湾的研究显示,在所有 CAP 中,不明原因肺炎占 25%。

1. 肺炎链球菌

肺炎链球菌为革兰阳性双球菌,属链球菌的一种。有 20% ~ 40%（春季可高达 40% ~70%）的正常人鼻咽部分可分离出呼吸道定植菌—肺炎链球菌。肺炎链球菌可引起大叶肺炎,皆为原发性。

2. 军团杆菌

军团杆菌为需氧革兰阴性杆菌,以嗜肺军团菌最易致病。此类细菌形态相似,具有共同的生化特征,引起疾病类似。

3. 流感嗜血杆菌

流感嗜血杆菌是一种没有运动力的革兰阴性短小杆菌。所致疾病分原发感染和继发感染两类,前者为急性化脓性感染,以小儿多见;后者常在流感、麻疹等感染后发生,多见于成人。

4. 克雷伯菌

克雷伯菌为革兰阴性杆菌。主要有肺炎克雷伯氏菌、臭鼻克雷伯菌和鼻硬结克雷伯菌。其中肺炎克雷伯菌对人致病性较强,是重要的条件致病菌和医源性感染菌之一。

5. 大肠埃希菌

大肠埃希菌为条件致病菌,属肠杆菌科,埃希杆菌属,革兰阴性,兼性厌氧,该菌为肠道正常菌群。

6. 金黄色葡萄球菌

金黄色葡萄球菌是人类的一种重要病原菌,隶属于葡萄球菌属,有"嗜肉菌"的别称,是革兰阳性菌的代表,可引起许多严重感染。

7. 铜绿假单胞菌

铜绿假单胞菌是条件致病菌,属于非发酵革兰阴性杆菌。为专性需氧菌。正常人皮肤,尤其潮湿部位如腋下、会阴部及耳道内,呼吸道和肠道均有该菌存在,但分离率较低。铜绿假单胞菌感染常在医院内发生,医院内多种设备及器械上均曾分离到本菌,通过各种途径传播给患者,患者与患者的接触也为传播途径之一。

8. 鲍曼不动杆菌

鲍曼不动杆菌为非发酵革兰阴性杆菌,广泛存在于自然界、医院环境及人体皮肤。估计 0.5% ~7.6% 健康者的皮肤上带有鲍曼不动杆菌,住院患者则高达 20%,属于条件致病菌,甚至是造成重症监护病房(ICU)、医院感染暴发的主要致病菌。

9. 肺炎支原体

肺炎支原体是人类支原体肺炎的病原体。支原体肺炎的病理改变以间质性肺炎为主,有时并发支气管肺炎,称为原发性非典型性肺炎。主要经飞沫传染,潜伏期 2 ~3 周。

10. 呼吸道病毒

呼吸道病毒包括导致 SARS 的冠状病毒、新甲型 H1N1 流感病毒、H3N2 流感病毒、H5N1 流感病毒、H7N9 流感病毒、高致病性禽流感病毒等。

11. 真菌

在真菌感染方面,除了曲霉病、念珠菌病外,隐球菌病及肺孢子菌肺炎感染日益增多。隐球菌病最常见病原为新型隐球菌。

(1)念珠菌:病原主要为白色念珠菌,此菌正常情况与机体处于共生状态,不引起疾病。当某些因素破坏这种平衡状态时,白色念珠菌便由酵母相转为菌丝相,在局部大量生长繁殖,引起皮肤、黏膜甚至全身感染。另外念珠菌属还有少数其他致病菌,如克柔念珠菌、类星形念珠菌、热带念珠菌等。

(2)曲霉:是腐物寄生性真菌,曲霉为条件致病性真菌。可导致各种感染、过敏反应和肺曲霉球等疾病,也可在人体内定植。大多数是在原有肺部疾患的基础上或因长期使用抗生素和激素后继发感染。

(3)新型隐球菌:又名溶组织酵母菌,是土壤、鸽类、牛乳、水果等的腐生菌,也可存在人口腔中,可侵犯人和动物,一般为外源性感染,但也可能为内源性感染,对人类而言,它通常是条件致病菌。

(4)肺孢子菌:肺孢子菌为单细胞生物,兼有原虫及真菌的特征,具有两种生活周期的形态特征:包囊和滋养体。主要通过呼吸道(空气、飞沫)传播,少数可为先天性感染,健康成人感染肺孢子菌呈亚临床表现,而血清中可检出肺孢子菌抗体,但当免疫功能受到抑制时,肺孢子菌则迅速大量繁殖,引起肺孢子菌肺炎(PCP)。

三、发病机制

足够数量的具有致病力的病原菌侵入肺部,可引起肺部上皮细胞及间质的结构、功能损害,从而引起呼吸困难、低氧血症、ARDS 甚至呼吸衰竭。另一方面是机体防御反应过度。一旦炎性细胞高度活化,进一步引起炎症介质的瀑布样释放,而机体的抗炎机制不足与之对抗,出现全身炎症反应综合征(SIRS)/代偿性抗炎反应综合征(CRS),其结果是全身炎症反应的失控,从而引起严重脓毒症、脓毒性休克,并可引起全身组织、器官的损害,出现 MODS。

四、临床特征

1. 一般症状与体征

寒战,高热,但亦有体温不升者。可伴头痛、全身肌肉酸痛,口鼻周围出现疱疹。恶心、呕吐、腹胀、腹痛。体温在 39℃ ~ 41℃,脉搏细数,血压下降 < 90/60mmHg。神志模糊,烦躁不安、嗜睡、谵妄,抽搐和昏迷,四肢厥冷,出冷汗,少尿或无尿。

2. 呼吸系统

(1)咳嗽、咯痰、咯血:可为干咳、咯黏痰或脓性痰,有时咯铁锈痰或血痰,甚至咯血;伴发肺脓肿(厌氧菌感染)时可出现恶臭痰。

(2)胸痛:多为尖锐的刺痛,咳嗽吸气时加重。

(3)呼吸困难:表现为气促、进行性呼吸困难、呼吸窘迫等。

(4)体征:呼吸急促无力或为深大呼吸,呼吸频率 >30 次/分,鼻翼扇动,口唇及肢端发绀。肺病变部位语颤增强,叩诊浊音或实音,肺泡呼吸音减弱,可闻及干湿啰音,部分患者可闻及胸膜摩擦音。

3. 并发症

炎症反应进行性加重,可导致其他器官功能的损害。常并发脓毒症、脓毒性休克、MODS。

五、辅助检查

1. 病原学检查

（1）血培养：严重感染伴血流感染者，于抗菌药物使用前，可在血液中培养出致病菌。因此对所有重症患者均应留取两套血培养。

（2）有创检查：应用其他有创操作取得原本无菌部位的标本对肺炎诊断具有重要意义。有创检查包括：胸腔穿刺、经皮肺穿刺、支气管镜保护性毛刷、支气管肺泡灌洗、支气管吸取物定量、支气管镜。

（3）痰培养：痰培养在 24～48h 可确定病原菌。重症肺炎患者如有脓痰则需要及时进行革兰染色涂片，出现单一的优势菌则考虑为致病菌，同时可解释痰培养的结果。与革兰染色相符的痰培养结果可进行种属鉴定和药敏试验。某些特殊染色如吉曼尼兹染色，可见巨噬细胞内呈紫红色细菌应考虑为军团杆菌可能。诊断卡氏肺孢子虫病（PCP）的金标准是在肺实质或下呼吸道分泌物中找到肺孢子菌包囊或滋养体。

（4）抗原检测：对住院的重症肺炎患者以及任何出现肺炎伴胸腔积液的患者均需要应用免疫层析法进行尿肺炎链球菌抗原检测。因病情严重以及流行病学或临床怀疑军团菌感染患者，需要进行尿液及血清军团菌抗原检测。其中，尿军团菌 I 型抗原检测是最快捷的诊断或排除诊断方法，试验阴性则表明军团菌感染可能性不大，但并不能完全排除。隐球菌荚膜多糖抗原，对隐球菌感染均有非常好的诊断特异性。

（5）血清学试验：对于肺炎支原体、肺炎衣原体和军团菌感染，血清学试验在流行病学研究中的作用比个体诊治更重要。如果在治疗过程中考虑有非典型病原感染可能（例如患者对 β 内酰胺类抗生素治疗无反应），那么血清学试验不应作为唯一的常规诊断试验，联合应用病原 IgM 抗体和 PCR 检测可能是最敏感的检测方法。真菌由于痰培养阳性较低，近年来研究发现通过测定真菌的细胞壁成分半乳甘露聚糖（GM）和代谢产物 1,3 - p - D 葡聚糖（G 试验）可提高对真菌感染的诊断能力。

GM 试验对肺曲霉病的诊断价值非常大，其诊断的敏感度和特异度均高达 90% 左右。怀疑病毒感染者应进行病毒抗体检测。

（6）分子生物学试验：对于 CAP 患者，应用定量分子检测方法进行痰和血液中肺炎链球菌的检测可能有效，尤其是对于已经开始抗生素治疗患者，可以作为一个评估病情严重度的有用工具。

在检测冬季流行常见的流感和呼吸道合胞病毒感染以及非典型病原体方面，分子生物学试验提供了可行的检测方法，其结果可以及时地用于指导临床治疗。

2. 血常规

白细胞 >（10～30）×10⁹/L，或 <4×10⁹/L，中性粒细胞多在 80% 以上，并有中毒颗粒，核左移。累及血液系统时，可有血小板计数进行性下降，导致凝血功能障碍。卡氏肺孢子虫病白细胞计数正常或稍高，约 50% 病例的琳巴细胞减少，嗜酸性粒细胞轻度增高。

3. 胸部 X 线片

早期表现为肺纹理增多或某一个肺段有淡薄、均匀阴影，实变期肺内可见大片均匀致密阴影。SARS 肺部有不同程度的片状、斑片状浸润性阴影或呈网状改变，部分患者进展迅速，呈大片状阴影；常为多叶或双侧改变，阴影吸收消散较慢；肺部阴影与症状、体征可不一致。卡氏肺孢子虫病影像学表现主要涉及肺泡和肺间质改变。

4. 胸部 CT

胸部 CT 主要表现为肺多叶多段高密度病灶,在病灶内有时可见空气支气管征象,于肺段病灶周围可见斑片状及腺泡样结节病灶,病灶沿支气管分支分布。

5. 血气分析

动脉血氧分压下降,$PaO_2/FiO_2 < 300mmHg$。早期产生呼吸性碱中毒,晚期出现代谢性酸中毒及高碳酸血症。

六、诊断与鉴别诊断

(一)重症肺炎的诊断

1. 出现意识障碍。

2. 呼吸频率≥30 次/分。

3. 呼吸空气时,$PaO_2 < 60mmHg$、$PaO_2/FiO_2 < 300mmHg$,需行机械通气治疗。

4. 动脉收缩压 <90/60mmHg,并发脓毒性休克。

5. 胸部 X 线片显示双侧或多肺叶受累,或入院 48h 内病变扩大≥50%。

6. 血尿素氮 >7mmol/L,少尿,尿量 <20mL/h,或 <80mL/4h,或并发急性肾衰竭需要透析治疗,但晚发性发病(入院 >5d,机械通气 >4d)和存在高危因素者,如老年人、慢性肺部疾病或其他基础疾病、恶性肿瘤、免疫受损、昏迷、误吸、近期呼吸道感染等,即使不完全符合重症肺炎规定标准,亦视为重症。

(二)肺炎发生的状态

1. 病程

根据肺炎发生的时间可有急性(病程 <2 周)、迁延性(病程 2 周~3 个月)和慢性(病程 >3 个月)肺炎。

2. 病理

根据肺炎的病理形态分为大叶性肺炎、支气管肺炎、间质性肺炎和毛细支气管炎。

3. 病原

由于微生物学的进展,同一病原可致不同类型的肺炎,部分肺炎可同时存在几种病原的混合感染,临床上主要区分为细菌、病毒、真菌、支原体等性质的肺炎。

4. 来源

根据肺炎发生的地点不同可分为社区获得性和医院内获得性肺炎。

5. 途径

根据肺炎发生的方式不一,应特别分析肺炎属于吸入性(如羊水、食物、异物、类脂物等)、过敏性外源感染性、血行迁徙性(败血性)等。

6. 病情

根据肺炎发生的严重程度分为普通肺炎和重症肺炎。

(三)鉴别诊断

1. 肺结核

肺结核与急性干酪性肺炎及大叶性肺炎的临床表现、X 线特征颇相似,但前者患者的病程较长,对一般抗生素无效,痰中可找到结核分枝杆菌,以资鉴别。

2.非感染性呼吸系统急症

由于本节主要讨论的是感染引起的重症肺炎，因此，在鉴别诊断时，亦需与一些非感染原因引起的呼吸系统急症进行鉴别，如吸入性损伤、非感染原因引起的急性呼吸窘迫综合征（ARDS）、急性放射性肺炎等。

七、救治方法

（一）一般治疗

卧床休息，注意保暖，摄入足够的蛋白质、热量和维生素，易于消化的半流质。监测呼吸、心率、血压及尿量。高热时可予前额放置冰袋或酒精擦浴，不轻易使用阿司匹林或其他退热剂。剧烈咳嗽或伴胸痛时可予可待因15～30mg口服。烦躁不安，谵妄者可服安定5mg或水合氯醛1～1.5mg，不应用抑制呼吸的镇静剂。

（二）抗菌治疗

1.初始经验性抗菌治疗

对于经验性治疗重症肺炎患者应采取重锤猛击和降阶梯疗法的策略，在获得细菌学培养结果之前应早期使用广谱足量的抗生素，以抑制革兰阴性和革兰阳性的病原菌。抗生素应用原则是早期、足量、联合、静脉应用。查清病原菌后，可选用敏感抗生素。

早期经验性抗菌治疗参考因素应包括：①社区感染还是医院感染；②宿主有无基础疾病和免疫抑制；③多种药物耐药（MDR）和特殊（定）病原体发生的危险因素是否存在；④是否已接受抗菌药物治疗，用过哪些品种，药动学/药效学（PK/PD）特性如何；⑤影像学表现；⑥病情的严重程度、患者的肝肾功能以及特殊生理状态如妊娠等。

（1）SCAP治疗：合理运用抗生素的关键是整体看待和重视初始经验性治疗和后续的针对性治疗这两个连续阶段，并适时实现转换，一方面可改善临床治疗效果，另一方面避免广谱抗生素联合治疗方案滥用而致的细菌耐药。早期的经验性治疗应有针对性地全面覆盖可能的病原体，包括非典型病原体，因为5%～40%患者为混合性感染；2007年美国胸科协会和美国感染性疾病协会（ATS/IDSA）建议的治疗方案：A组无铜绿假单孢菌感染危险因素的患者，可选用：①头孢曲松或头孢噻肟联合大环内酯类；②氟喹诺酮联合氨基糖苷类；③β内酰胺类抗生素/β内酰胺酶抑制剂（如氨苄西林/舒巴坦、阿莫西林/克拉维酸）单用或联合大环内酯类；④厄他培南联合大环内酯类。B组含铜绿假单孢菌的患者选用：①具有抗假单孢菌活性的β内酰胺类抗菌药物包括（如头孢他啶、头孢吡肟、哌拉西林/他唑巴坦、头孢哌酮/舒巴坦、亚胺培南、美罗培南等）联合大环内酯类，必要时可同时联用氨基糖苷类；②具有抗假单胞菌活性的β内酰胺类联合喹诺酮类；③左旋氧氟沙星或环丙沙星联合氨基糖苷类。

（2）SHAP治疗：SHAP早发型抗菌药物的选用与SCAP相同，SHAP迟发型抗菌药物的选用以喹诺酮类或氨基糖苷类联合β-内酰胺类。如为MRSA感染时联合万古霉素或利奈唑胺；如为真菌感染时应选用有效抗真菌药物；如流感嗜血杆菌感染时首选第二、三代头孢菌素、新大环内酯类、复方磺胺甲恶唑、氟喹诺酮类。

若有可靠的病原学结果，按照降阶梯简化联合方案调整抗生素，应选择高敏、窄谱、低毒、价廉药物，但决定转换时机除了特异性的病原学依据外，最重要的还是患者的临床治疗反应。如果抗菌治疗效果不佳，则应"整体更换"。抗感染失败常见的原因有细菌产生耐药、不适当的初始治疗方案、化脓性并发症或存在其他感染等。疗程长短取决于感染的病原体，严重程度、基础疾病及临床治疗反应等,一般链球菌感染者推荐10d。

非典型病原体为14d,金黄色葡萄球菌、革兰阴性肠杆菌、军团菌为14~21d。SARS对抗感染治疗一般无效。

(3)抗病原微生物治疗方案有:①铜绿假单胞菌可选择抗假单胞菌活性头孢菌素(头孢吡肟、头孢他啶)或抗假单胞菌活性碳青霉烯类(亚胺培南、美罗培南)或哌拉西林/他唑巴坦,同时联合用环丙沙星或左氧氟沙星或氨基糖苷类;②超广谱β内酰胺酶(ESBL)阳性的肺炎克雷伯菌、大肠埃希菌可选择头孢他啶、头孢吡肟或哌拉西林/他唑巴坦、头孢哌酮/舒巴坦或亚胺培南、美罗培南,可同时联合用氨基糖苷类;③不动杆菌可选择头孢哌酮/舒巴坦或亚胺培南、美罗培南,耐碳青霉烯不动杆菌可考虑使用多黏菌素;④嗜麦芽窄食单胞菌可选择氟喹诺酮类抗菌药物特别是左旋氧氟沙星或替卡西林/克拉维酸或复方新诺明;⑤耐甲氧西林的金黄色葡萄球菌可选择万古霉素或利奈唑胺;⑥嗜肺军团菌可选择新喹诺酮类或新大环内酯类;⑦厌氧菌可选青霉素、甲硝唑、克林霉素,β内酰胺类/β内酰胺酶抑制剂;⑧新型隐球菌、酵母样菌、组织胞浆菌可选氟康唑,当上述药物无效时可选用两性霉素B;⑨巨细胞病毒首选更昔洛韦或联合静脉用免疫球蛋白(IVIG)或巨细胞病毒高免疫球蛋白;⑩卡氏肺孢子虫首选复方磺胺甲恶唑(SMZ+TMP),其中SMZ 100mg/(kg·d)、TMP 20mg/(kg·d),口服或静脉滴注,q6h。替代:喷他脒2~4mg/(kg·d),肌内注射;氯苯砜100mg/d联合TMP 20mg/(kg·d),口服,q6h。早期恶化(48~72h)或改善后有恶化,应加强针对耐药菌或少见病原菌治疗。

重症肺炎抗菌治疗疗程通常为7~10d,但对于多肺叶肺炎或肺组织坏死、空洞形成者,有营养不良及慢性阻塞性肺病等基础疾病和免疫性疾病或免疫功能障碍者、铜绿假单胞菌属感染者,疗程可能需要14~21d,以减少复发可能。

2.抗真菌治疗

根据患者临床情况选择经验性治疗、抢先治疗或针对性治疗的策略。目前应用的抗真菌药物有多烯类、唑类、棘白菌素类等。多烯类如两性霉素B虽然广谱、抗菌作用强,但毒性很大,重症患者难于耐受,近年研制的两性霉素B脂质体毒性明显减轻,且抗菌作用与前者相当。唑类如氟康唑、伊曲康唑及伏立康唑等,氟康唑常应用于白念珠菌感染,但对非白念珠菌及真菌疗效较差或无效;伏立康唑对念珠菌及真菌均有强大的抗菌作用,且可透过血—脑屏障。

棘白菌素类如卡泊芬净,是通过干扰细胞壁的合成而起抗菌作用,具有广谱、强效的抗菌作用,与唑类无交叉耐药,但对隐球菌无效。对于病情严重、疗效差的真菌感染患者,可考虑联合用药,但需注意药物间的拮抗效应。抗真菌治疗的疗程应取决于临床治疗效果,根据病灶吸收情况而定,不可过早停药,以免复发。

3.抗病毒治疗

抗病毒药物分为抗RNA病毒药物、抗DNA病毒药物、广谱抗病毒药物。

(1)抗RNA病毒药物:①M2离子通道阻滞剂:这一类药物包括金刚烷胺和金刚乙胺,可通过阻止病毒脱壳及其核酸释放,抑制病毒复制和增生。M2蛋白为甲型流感病毒所特有,因而此类药物只对甲型流感病毒有抑制作用,用于甲型流感病毒的早期治疗和流行高峰期预防用药。但该类药物目前耐药率很高;②神经氨酸酶抑制剂:主要包括奥司他韦、扎那米韦和帕拉米韦。各型流感病毒均存在神经氨酸酶,此类药物可通过黏附于新形成病毒微粒的神经氨酸酶表面的糖蛋白,阻止宿主细胞释放新的病毒,并促进已释放的病毒相互凝聚、死亡;③阿比多尔:阿比多尔是一种广谱抗病毒药物,对无包膜及有包膜的病毒均有作用,其抗病毒机制主要是增加流感病毒构象转换的稳定性,从而抑制病毒外壳 HA 与宿主细胞膜的融合作用,并能穿入细胞核直接抑制病毒 RNA 和 DNA 的合成,阻断病毒的复制,另外还可能具有调节免疫和诱导干扰素的作用,增加抗病毒效果;④帕利珠单抗:帕利珠单抗是一种 RSV 的特异性单克隆抗体,可用于预防呼吸道合胞病毒感染。

(2)抗 DNA 病毒药物:①阿昔洛韦:又称无环鸟苷,属核苷类抗病毒药物,为嘌呤核苷衍生物,在体内可转化为三磷酸化合物,干扰病毒 DNA 聚合酶从而抑制病毒复制,故为抗 DNA 病毒药物。②更昔洛韦:又称丙氧鸟苷,为阿昔洛韦衍生物,其作用机制及抗病毒谱与阿昔洛韦相似。③西多福韦:是一种新型开环核苷类抗病毒药物,与阿昔洛韦不同的是,该药只需非特异性病毒激酶两次磷酸化催化,即可转化为活性形式,故对部分无法将核苷转化成单磷酸核苷(核酸)的 DNA 病毒有效。西多福韦具有强抗疱疹病毒活性,对巨细胞病毒感染疗效尤为突出,可用于免疫功能低下患者巨细胞病毒感染的预防和治疗。

广谱抗菌药:①利巴韦林:广谱抗病毒药物,其磷酸化产物为病毒合成酶的竞争性抑制剂,可抑制肌苷单磷酸脱氢酶、流感病毒 RNA 聚合酶和 mRNA 鸟苷转移酶,阻断病毒 RNA 和蛋白质合成,进而抑制病毒复制和传播。②磷甲酸钠:为广谱抗病毒药物,主要通过抑制病毒 DNA 和 RNA 聚合酶发挥其生物效应。

(三)抗休克治疗

感染性休克属于血容量分布异常的休克,存在明显的有效血容量不足,治疗上首先应进行充分的液体疗法,尽早达到复苏终点:中心静脉压 8 ~ 12cmH$_2$O、平均动脉压(MAP)≥ 65mmHg,尿量≥0.5mL/(kg·h),混合血氧饱和度(SvO$_2$)≥70%。在补充血容量后若血压仍未能纠正,应使用血管活性药物。根据病情可选择去甲肾,上腺素等;若存在心脏收缩功能减退者,可联合应用多巴酚丁胺,同时应加强液体管理,避免发生或加重肺水肿,影响氧合功能及抗感染治疗效果。

(四)肾上腺糖皮质激素

肾上腺糖皮质激素具有稳定溶酶体膜,减轻炎症和毒性反应,抑制炎症介质的产生,对保护各个脏器功能有一定作用。

常用甲泼尼龙,主张大剂量、短程(不超过 3d)治疗,必须在有效控制感染前提下应用,在感染性休克中,糖皮质激素的应用越早越好,在组织细胞严重损害之前应用效果尤佳。一般建议应用氢化可的松 200 ~ 300mg/d,分 2 ~ 3 次,疗程共 5 ~ 7d。

(五)呼吸支持

呼吸支持同急性呼吸窘迫综合征。

(六)加强营养支持

重症肺炎患者早期分解代谢亢进,目前建议补充生理需要量为主,过多的热量补充反而对预后不利,且加重心脏负荷。病情发展稳定后则需根据患者体重、代谢情况而充分补充热量及蛋白,一般补充热量 30 ~ 35kcal/kg,蛋白质 1 ~ 1.5g/kg。改善营养状态,有利于病情恢复及呼吸肌力增强、撤离呼吸机。

(七)维持或纠正重要器官功能

随着病情进展,重症肺炎可引起多器官功能损害,常见有肾、消化道、肝、内分泌、血液等器官或系统的功能损害,故在临床上应密切监测机体各器官功能状况。一旦出现器官功能受损,根据程度的不同而采用相应的治疗措施。

(王　浩)

第四节　慢性阻塞性肺疾病急性加重

慢性阻塞性肺疾病(COPD)是一种具有气流受限特征的疾病,气流受限不完全可逆、呈进行性发展,与肺部对有害气体或有害颗粒的异常炎性反应有关。在漫长的病程中,反复急性加重发作,病情逐渐恶化,呼吸功能不断下降,最终导致呼吸衰竭,以致死亡。因此加强对COPD急性加重期(AECOPD)的判定与治疗是治疗和控制COPD进展的关键。

一、COPD 急性加重的原因

1. 基本原因

(1)吸烟:吸烟既是COPD重要的发病因素,也是促使COPD不断加重的诱发因素。吸烟者肺功能的异常发生率高,FEV_1的年下降率较快,死于COPD的人数较非吸烟者明显多。

(2)职业性粉尘和化学物质:当职业性粉尘及化学物质(烟雾、过敏原、工业废气及室内空气污染等)的浓度过大或接触时间过久,均可导致COPD发生,进而使气道反应性增加,使COPD急性加重。

(3)空气污染:化学气体如氯、氧化氮、二氧化硫等,对支气管黏膜有刺激性和细胞毒性作用。空气中的烟尘或二氧化硫明显增加时,COPD急性发作显著增多。其他粉尘如二氧化硅、煤尘、棉尘、蔗尘等也刺激支气管黏膜,使气道清除功能受损害,为细菌侵入创造了条件。烹调时产生的大量油烟和生物燃料产生的烟尘与COPD发病有关,生物燃料所产生的室内空气污染可能与吸烟具有协同作用,可引起COPD急性发作。

(4)感染:呼吸道感染是COPD发病和加剧的另一个重要因素,肺炎链球菌和流感嗜血杆菌可能为COPD急性发作的主要病原菌。病毒也对COPD的发生和发展起作用。儿童期重度下呼吸道感染和成年时的肺功能降低及呼吸系统症状发生有关。

(5)气道功能受损:吸烟、氯气污染、有害颗粒均损害支气管纤毛上皮;支气管黏膜过度产生黏液,抑制分泌物的正常排泄;巨噬细胞和中性粒细胞的吞噬功能受损,影响下气道的清除功能。

(6)社会经济地位:COPD的发病与患者社会经济地位相关,社会经济地位相对差的人群发病率较高,这可能与各自的生活环境、空气污染的程度不同、营养状况、医疗水平不同等因素有关。

2. 诱发因素

常见诱发因素有:①寒冷、气候变化或受凉;②空气污染;③劳累、精神刺激等;④上呼吸道感染,大约2/3的病例由感染所致,其中非典型微生物和病毒感染约占1/3。COPD急性加重的诱因与引起COPD发病因素往往一致,这些因素促使COPD发生、发展,因此避免这些诱发因素,可预防COPD的发生,对于COPD患者来说,可预防急性加重的发作,避免病情恶化。

二、COPD 所致呼吸衰竭的病理生理

COPD 是一种具有气流受限特征的疾病,其气流受限不完全可逆,呈进行性发展,与肺部对有害气体或有害颗粒的慢性异常炎性反应有关,慢性炎性反应累及全肺,在中央气道(内径 $>2\sim4mm$)主要改变为杯状细胞和鳞状细胞化生、黏液腺分泌增加、纤毛功能障碍,临床表现为咳嗽、咳痰;外周气道(内径 $<2mm$)的主要改变为管腔狭窄,气道阻力增大,延缓肺内气体的排出,使患者呼气不畅、功能残气量增加。其次,肺实质组织(呼吸性细支气管、肺泡、肺毛细血管)广泛破坏导致肺弹性回缩力下降,使呼出气流的驱动压降低,造成呼气气流缓慢。这两个因素使 COPD 患者呼出气流受限,在呼气时间内肺内气体呼出不完全,形成动态肺过度充气(DPH)。由于 DPH 的存在,肺动态顺应性降低,其压力容积曲线趋于平坦,在吸入相同容量气体时需要更大的压力驱动,从而使吸气负荷增大。DPH 时呼气末肺泡内残留的气体过多,呼气末肺泡内呈正压,称为内源性呼气末正压(PEEPi)。由于 PEEPi 存在,患者必须首先产生足够的吸气压力以克服 PEEPi,才可能使肺内压低于大气压而产生吸气气流,这也增大了吸气负荷。肺容积增大造成胸廓过度扩张,并压迫膈肌使其处于低平位,造成曲率半径增大,从而使膈肌收缩效率降低,辅助呼吸肌也参与呼吸。但辅助呼吸肌的收缩能力差,效率低,容易发生疲劳,而且增加了氧耗量。COPD 急性加重时上述呼吸力学异常进一步加重,氧耗量和呼吸负荷显著增加,超过呼吸肌自身代偿能力,使其不能维持有效的肺泡通气,从而造成缺氧及 CO_2 潴留,严重者发生呼吸衰竭。

三、COPD 急性加重期的判断

1. 根据临床表现判断

COPD 急性加重是患者就医住院的主要原因,但目前尚无明确的判断标准。一般来说,是指原有的临床症状急性加重,包括短期咳嗽、咳痰、痰量增加、喘息和呼吸困难加重,痰呈脓性或黏液脓性,痰的颜色变为黄色或绿色提示有细菌感染,有些患者会伴有发热、白细胞升高等感染征象。此外,亦可出现全身不适、下肢水肿、失眠、嗜睡、日常活动受限、疲乏、抑郁和精神错乱等症状。

2. 辅助检查

诊断 COPD 急性加重需注意除外其他具有类似临床表现的疾病,如肺炎、气胸、胸腔积液、心肌梗死、心力衰竭(肺心病以外的原因所致)、肺栓塞、肺部肿瘤等。因此,当 COPD 患者病情突然加重,必须详细询问病史、体格检查,并作相应的实验室及其他检查,如胸部 X 线、肺 CT、肺功能测定、心电图、动脉血气分析、痰液的细菌学检查等。

(1)肺功能测定:急性加重期患者,常难以满意地完成肺功能检查。当 $FEV_1 < 50\%$ 预计值时,提示为严重发作。

(2)动脉血气分析:静息状态下 $PaO_2 < 60mmHg$ 和(或)$SaO_2 < 90\%$,提示呼吸衰竭。如 $PaO_2 < 50mmHg$,$PaCO_2 > 70mmHg$,$pH < 7.30$ 提示病情危重,需进行严密监护或入住 ICU 进行无创或有创机械通气治疗。

(3)胸部 X 线影像、心电图(ECG)检查:胸部 X 线影像有助于 COPD 加重与其他具有类似症状的疾病相鉴别。ECG 对心律失常、心肌缺血及有心室肥厚的诊断有帮助。螺旋 CT、血管造影和血浆 D－二聚体检测在诊断 COPD 加重患者发生肺栓塞时有重要作用,低血压或高流

量吸氧后 PaO_2 不能升至 60mmHg 以上可能提示肺栓塞的存在,如果临床上高度怀疑合并肺栓塞,则应同时处理 COPD 和肺栓塞。

(4)实验室检查:血红细胞计数及血细胞比容有助于了解有无红细胞增多症或出血。血白细胞计数增高及中性粒细胞核左移可为气道感染提供佐证。但通常白细胞计数并无明显改变。有脓性痰者,同时应进行痰培养及细菌药物敏感试验。血液生化检查有助于确定引起 COPD 加重的其他因素,如电解质紊乱(低钠、低钾和低氯血症等)、糖尿病、营养不良等。

3. COPD 严重程度分级

COPD 严重程度评估分级需根据患者的症状、肺功能改变程度、是否存在合并症(呼吸衰竭、心力衰竭)等确定,其中反映气流受限程度的 FEV_1 下降有重要参考意义。根据肺功能检测结果,将 COPD 严重性分为 4 级。

Ⅰ级(轻度 COPD):其特征为轻度气流受限,患者的 $FEV_1/FVC < 70\%$,但 $FEV_1 \geq 80\%$ 预计值,通常可伴有或不伴有咳嗽、咳痰。

Ⅱ级(中度 COPD):其特征为气流受限进一步恶化,$50\% \leq FEV_1 < 80\%$ 预计值,并有症状进展和气短,运动后气短更为明显。

Ⅲ级(重度 COPD):其特征为气流受限进一步恶化 $30\% \leq FEV_1 \leq 50\%$ 预计值,气短加剧,并且反复出现急性加重,影响患者的生活质量。

Ⅳ级(极重度 COPD):为严重的气流受限,$FEV_1 < 30\%$ 预计值,或者合并有慢性呼吸衰竭。

此时,患者的生活质量明显下降如果出现急性加重则可危及生命。

四、COPD 急性加重期的治疗

COPD 急性加重期的治疗,需在缓解期治疗的基础上有所加强,如用抗胆碱药物与 β_2 受体激动剂雾化治疗,以尽快缓解症状,常用药物有异丙托溴铵及沙丁胺醇。对呼吸困难、喘息症状明显者,全身应用糖皮质激素,可使症状缓解,病情改善。由于细菌感染是 COPD 急性加重的常见原因,尤其是病情较重者,痰量增加及痰的性状改变并为脓性者,合理使用抗菌药物对其预后至关重要。

由于 COPD 急性加重反复发作的患者常常应用抗菌药物治疗,加之细菌培养影响因素较多,痰培养阳性率不高,且难以及时获得结果,初始经验治疗显得尤为重要。因此应根据患者临床情况、痰液性质、当地病原菌感染趋势及细菌耐药情况选用合适的抗菌药物,除非病原菌明确,否则选择药物的抗菌谱不宜太窄。

对伴有呼吸衰竭的患者,早期应用无创正压通气可以改善缺氧,降低动脉血二氧化碳分压,减少有创呼吸机的应用。对于痰液黏稠、气道分泌物多,容易误吸者等不适合进行无创通气者,可根据病情考虑气管插管或气管切开进行机械通气。

1. 控制性氧疗

氧疗是 COPD 急性加重期住院患者的基础治疗。无严重并发症的 COPD 急性加重期患者氧疗后易达到满意的氧合水平($PaO_2 > 60mmHg$ 或 $SaO_2 > 90\%$)。但宜给予低浓度吸氧,吸入氧浓度一般不超过 35%,吸入氧浓度过高,可能发生潜在的 CO_2 潴留及呼吸性酸中毒。给氧途径包括鼻导管或 Venturi 面罩,其中 Venturi 面罩能更精确地调节吸入氧浓度。氧疗 30min 后应复查动脉血气,以确认氧合满意,且未引起 CO_2 潴留及(或)呼吸性酸中毒。

2. 抗感染治疗

COPD急性加重多由细菌感染诱发,故抗生素治疗在COPD急性加重期治疗中具有重要地位。当患者呼吸困难加重,咳嗽伴有痰量增多及脓性痰时,应根据COPD严重程度及相应的细菌分布情况,结合当地常见致病菌类型及耐药流行趋势和药物敏感情况尽早选择敏感抗生素。如对初始治疗方案反应欠佳,应及时根据细菌培养及药敏试验结果调整抗生素。通常COPD Ⅰ级(轻度)或Ⅱ级(中度)患者加重时,主要致病菌多为肺炎链球菌、流感嗜血杆菌及卡他莫拉菌;属于Ⅲ级(重度)及Ⅳ级(极重度)COPD急性加重时,除以上常见细菌外,尚可有肠杆菌科细菌、铜绿假单胞菌及耐甲氧西林金黄色葡萄球菌。发生铜绿假单胞菌的危险因素有:近期住院、频繁应用抗菌药物、以往有铜绿假单胞菌分离或寄植的历史等。要根据细菌可能的分布采用适当的抗菌药物治疗。抗菌治疗应尽可能将细菌负荷降低到最低水平,以延长COPD临床缓解期的持续时间。长期应用广谱抗生素和糖皮质激素易继发深部真菌感染,应密切观察真菌感染的临床征象并及时采用防治真菌感染的措施。

3. 支气管舒张药的应用

短效β_2受体激动剂较适用于COPD急性加重期的治疗,若效果不显著,可加用抗胆碱能药物,如异丙托溴铵,噻托溴铵等。对于较严重的COPD急性加重者,可考虑静脉滴注茶碱类药物。由于茶碱类药物血药浓度个体差异较大,治疗窗较窄,监测血清茶碱浓度对于评估疗效和避免不良反应的发生都有一定意义。β_2受体激动药、抗胆碱能药物及茶碱类药物由于作用机制不同,药代及药动学特点不同,且分别作用于不同大小的气道,所以联合应用可获得更大的支气管舒张作用。但联合应用β_2受体激动剂和茶碱类时,应注意心脏方面的不良反应。

4. 糖皮质激素的应用

COPD急性加重期住院患者宜在应用支气管舒张药的基础上,口服或静脉滴注糖皮质激素,其剂量要权衡疗效及安全性,建议口服泼尼松30~40mg/d,连续7~10d后逐渐减量停药,也可以静脉给予甲泼尼龙40mg,每日1次,3~5d后改为口服。延长给药时间或加大激素用量不能增加疗效,反而会使不良反应增加。

5. 机械通气治疗

可根据病情需要给予无创或有创机械通气,一般首选无创性机械通气。机械通气,无论是无创或有创方式,都只是一种生命支持方式,在此条件下,通过药物治疗消除COPD急性加重的原因,使急性呼吸衰竭得到逆转。

(1)无创性机械通气(NIPPV):使用NIIPPV要注意掌握合理的操作方法,提高患者依从性,避免管路漏气,从低压力开始,逐渐增加辅助吸气压和采用有利于降低$PaCO_2$的方法,从而提高NIPPV的效果。

NIPPV的适应证(至少符合其中2项):①中至重度呼吸困难,伴辅助呼吸肌参与呼吸,并出现胸腹矛盾运动;②中至重度酸中毒(pH 7.30~7.35)和高碳酸血症($PaCO_2$ 45~60mmHg);③呼吸频率>25次/分钟。禁忌证(符合下列条件之一):①呼吸抑制或停止;②心血管系统功能不稳定,如出现低血压、心律失常、心肌梗死等;③嗜睡、神志障碍及不合作者;④易误吸者(吞咽反射异常,严重上消化道出血);⑤痰液黏稠或有大量气道分泌物,不易自行排出者;⑥近期曾行面部或胃食管手术者;⑦头面部外伤,固有的鼻咽部异常;⑧极度肥胖;⑨严重的胃肠胀气。

(2)有创性机械通气:在积极药物和NIPPV治疗后,患者呼吸衰竭仍进行性恶化,出现危及生命的酸碱失衡和(或)神志改变时,宜用有创性机械通气治疗。病情好转后,根据情况可采用无创机械通气进行序贯治疗。

有创机械通气指征:①严重呼吸困难,辅助呼吸肌参与呼吸,并出现胸腹矛盾运动;②呼吸频率 >35 次/分钟;③危及生命的低氧血症($PaO_2 < 40mmHg$ 或 $PaO_2/FiO_2 < 200mmHg$);④严重的呼吸性酸中毒($pH < 7.25$)及高碳酸血症;⑤呼吸抑制或停止;⑥嗜睡、神志障碍;⑦严重心血管系统并发症(低血压、心律失常、心力衰竭);⑧其他并发症,如代谢紊乱、脓毒血症、肺炎、肺血栓栓塞症、气压伤、大量胸腔积液等;⑨无创通气失败或存在无创通气的禁忌证。

临床使用最广泛的三种通气模式为辅助控制通气(A - CMV),压力支持通气(PSV)或同步间歇指令通气(SIMV)与 PSV 联合模式(SIMV + PSV)。因 COPD 患者广泛存在内源生呼气末正压(PEEPi),为减少因 PEEPi 所致吸气功耗增加和人机不协调情况,可常规加用一适度水平(为 PEEPi 的 70% ~80%)的外源性呼气末正压(PEEP)。COPD 的撤机可能会遇到困难,需设计和实施一周密方案。有创—无创序贯机械通气被用于帮助早期脱机,并已取得良好的效果,可推荐应用。

6. 其他治疗措施

在严密监测液体出入量和血电解质的情况下,适当补充液体和电解质,注意维持液体和电解质平衡;注意补充营养,对不能进食者需经胃肠补充要素饮食或给予静脉高营养;对卧床、红细胞增多症或脱水的患者,无论是否有血栓栓塞性疾病史,均需考虑使用肝素或低分子肝素,预防深静脉血栓形成和肺栓塞;采用物理方法排痰和应用化痰排痰药物,积极排痰治疗;识别并治疗冠心病、糖尿病、高血压等伴随疾病和其他并发症,如休克、弥散性血管内凝血、上消化道出血、肾功能不全等。

(王　浩)

第五节　重症哮喘

长期以来教科书中多提到哮喘持续状态。指哮喘发作,用一般的抗哮喘治疗病情并无改善,严重发作超过 24h 不缓解者,谓之哮喘持续状态。但近年多不再用这个名称,因为:①哮喘持续状态指的是发作严重程度,而重点不是指时间;②有些患者几小时或仅数十分钟的发作,即有致命的危险。故现在多数主张用重度哮喘这一名称。并有人提出潜在致命性哮喘(PFA)即指有高度死亡危险的哮喘患者:①曾有因呼吸停止而进行人工通气治疗者;②因哮喘发作而导致呼吸性酸中毒者;③每年有两次因哮喘加重而入院进行抢救者;④哮喘发作严重而有纵隔气肿或发生自发性气胸者。

一、发病因素

(一)诱发因素

1. 接触大量致敏原和精神创伤

这类患者 34 例曾进行气管插管并未发现大量分泌物,主要是气管高度痉挛引起的气管狭窄,对通气治疗反应良好、常经处理后迅速缓解。

2.呼吸道感染,诱发致死性哮喘的可能因素

(1)细菌的内毒素在自然界普遍存在,随时可吸入体内作为变应原。

(2)感染原在肺内刺激中性粒细胞在支气管聚积。

(3)细菌内毒素可引起气道狭窄。

(4)细菌内毒素吸入后 FEV_1 下降,可持续 5h 以上。

3.过量使用 $β_2$ 受体激动剂

长期的、过量的使用 $β_2$ 激动剂、症状可缓解掩盖了炎症进展,造成气道反应性增高。大量 $β_2$ 激动剂可导致室性心律失常,也是哮喘突然死亡的原因之一。

4.对病情缺乏恰当的评估与监护

对咳嗽性哮喘误诊为炎性病变或心功能不全,因而导致治疗上失误,增加致死性的危险。

(二)发展为重症哮喘的因素

1.与医生有关因素

(1)未能正确估计病情,轻中度哮喘未能认识到有发展为重度哮喘的可能。

(2)对中度哮喘激素应用量不足。

(3)对皮质类固醇应用有恐惧心理。

(4)缺乏对哮喘病的理解。

(5)过多依靠支气管扩张剂。

(6)不能坚持有效地治疗方案,过多地使用其他无效方案。

2.发展为重症哮喘与患者有关的因素

(1)未按医吃用药。

(2)恐惧使用激素的心理、自己减量使用。

(3)不去医院就诊,希望能自己缓解或自己改变治疗方案。

(4)缺乏必要的治疗。

(5)急救就诊过晚。

(6)经济困难无钱治疗。

(7)心理障碍或对疾病缺乏正确认识。

(8)拒绝治疗,对治疗缺乏信心。

(9)过敏原未除。

(10)家庭不和。

二、致死性哮喘病理生理

(一)呼吸功能损害

(1)气道阻力增加、肺泡空气滞留和过度充气。

(2)胸膜腔负压增加。

(3)增加呼吸功。

(4)残气、功能残气、全肺体积增加。V/Q 比值异常。

(5)肺泡残腔和肺泡通气增加(最后发生全身耗竭)。

(二)心血管功能的改变

(1)肺动脉压上升。

(2)右心损伤。

(3)左右心室后负荷增加。

(4)趋向于发生肺水肿。

(5)心率、血压升高。

三、气道严重阻塞的心搏骤停可能发生的指征

(1)神志改变,如昏迷、恐慌、精神异常。

(2)发绀,$PaO_2 < 8kPa(60mmHg)$。

(3)奇脉,吸气时收缩压下降$>2kPa(15mmHg)$。

(4)心动过速,心率>110次/分钟。

(5)不能说出一句完整的话(单音吐字)。

(6)胸部听诊呼吸音低,无哮鸣及啰音,心音减弱。

(7)心动过缓。

(8)耗竭状态,全身冷汗,面色灰暗。

(9)呼吸频率>30次/分钟。

(10)$PaCO_2$趋于正常或上升,$PaCO_2 > 0.23PaO_2 + 2.128kPa(15.96mmHg)$。

(11)pH下降。

四、严重程度的判定

(一)病史

既往多有因哮喘急性发作而急诊看病或住院史。或在病史中可询问出上述导致重症哮喘的原因。此外,重症哮喘患者多有体力活动明显受限,生活自理困难,夜间睡眠受到严重干扰等情况。

(二)临床表现

1. 神志,精神障碍;焦急、烦躁、嗜睡、意识模糊。

2. 只能用单音节说话,或根本不能说话。

3. 端坐呼吸,前倾位。

4. 出冷汗或大汗淋漓,四肢末端发凉。

5. 口唇,甲床发绀。

6. 辅助呼吸肌过度运动,出现三凹征,胸腹部矛盾运动。

7. 双肺弥散性哮鸣音,或哮鸣音由响亮转为微弱乃致消失。

8. 即使安静状态下亦出现显著呼吸困难,RR>33次/分钟,呼吸幅度浅,或有节律异常。

9. hR>120次/分钟(应除外发热、贫血及药物作用),心律不齐。

10. 血压降低。

11. 奇脉,收缩压下降$2.4 \sim 3.3kPa(18 \sim 25mmHg)$。

(三)实验室检查及特殊检查

1. 床旁肺功能测定

FVC$<1.0L$,$FEV_1 < 0.5L$或$FEV_1 < 30\%$预计值。PEER$<50\%$预计值(或平素最佳值)或PEER$<100L/min$。

2.动脉血气分析

普通哮喘发作时多表现为 PaO_2 降低，$PaCO_2$ 也降低（过度通气），如果 $PaO_2 < 8kPa$（60mmHg），同时 $PaCO_2$ 由降低转为"正常"，甚至高于正常（高碳酸血症），pH 值降低，提示气道阻塞严重，呼吸肌疲劳，呼吸衰竭。

3.心电图

心电图可有肺型 P 波，或 ST－T 改变、心律失常。

4.X 线检查

X 线检查有助于发现肺不张、自发性气胸、纵隔气肿等并发症。

五、治疗

抢救致命性哮喘的成功要点首先是分析哮喘加重的原因并及时解除。无诱因的恶化者预示着病情加重，有诱因而不能及时发现对症治疗可致疾病继续恶化。第二，对病情要有正确的估计，并识别有无并发症的存在。避免使患者发展为多脏器功能衰竭，使治疗更加困难。第三，合理的重症治疗，必须在全面治疗的基础上加特殊治疗。

（一）恶化诱因必须及时消除

哮喘湿化不足，激素量不足，必须及时纠正。哮喘伴发咳嗽时，有时误认为感染的存在，只重视抗生素的治疗而忽视支气管扩张者和抗变应性反应的治疗，则使病情加重。其他如气胸、纵隔气肿、肺感染等必须检胸片证实。及时血气检查，以帮助制订合理的抢救方案。

（二）客观评估病情

对病情客观估计是抢救成功与否的另一重要环节，有的患者发病后很快昏迷，故有人主张用重症哮喘患者代替持续性哮喘一词。重症哮喘的处理主要是防止心搏骤停，一旦发生则复苏比较困难。故有心跳呼吸暂停较大可能者则应及时插管，以保证氧的供给和适当的通气。$PaCO_2$ 高一些关系不大，但 PaO_2 一定要保证在 $8kPa$（60mmHg）以上。

（三）气道分泌物湿化

气道分泌物湿化包括充足液体的供应及雾化吸入，松解痰液是哮喘的基本治疗。保持尿量 $50mL/h$，$1000mL/d$ 以上，是液体足量的标志。雾化液化的盐水加支气管扩张药为宜，但氨苯碱吸入无效。达先片不增加痰的体积，但稀化痰液为比较理想的祛痰药。

（四）支气管哮喘治疗的新概念

哮喘的处理分为两大类。支气管扩张药属于症状治疗、对症治疗，即刻效应明显。但药物作用消失后症状再次出现，不能真正的持久的缓解病情。特异性治疗如激素类药物属于根本治疗，但需要一定时间，数小时、数日、数周才起作用。缓解症状后就可以稳定一段时间，数周、数月不等。Cockcroft 指出，临床上治疗支气管哮喘，单纯用支气管扩张剂控制症状，不用抗变应性炎症治疗，使之潜伏发展，这可能是近年来哮喘死亡逐年增加的原因之一。哮喘发病机制中气道变应性炎症重要性远远大于支气管平滑肌痉挛，变态反应性炎症是哮喘病理的基础，而支气管高反应性是生理功能的异常表现。其治疗原则为持续的抗炎症治疗辅以支气管扩张药的治疗。在急性加重期应两者并重。支气管扩张药可以缓解症状，抗炎症治疗可以使哮喘得到长期稳定的症状改善。

近年来国内外报道 NO 是一种重要的支气管扩张剂，可用于支气管哮喘，作为支气管痉挛缓解的一个手段。吸入 NO 对正常人气道无影响。但对抗甲酰胆碱激发的支气管收缩，对支气管哮喘患者的气道有舒张作用,对 COPD 慢性气道阻塞无作用。其治疗机制可能与抑制炎症介质释放有关,扩张支气管是通过升高细胞内的 cGMP 水平有关。

(五)支气管哮喘处理包括以下措施

1. 确认患者有无恶化诱因。

2. 保证氧的供给,特别是组织的氧运送。

3. β_2 受体兴奋药

如给沙丁胺醇,博利康尼等治疗。当前气雾剂吸入是首推给药方式,今后发展方向是粉剂吸入,不久的将来气雾剂将禁止使用。该法作用快,药物直接作用于靶细胞,并按需使用。间歇雾化吸入沙丁胺醇 1mg 稀释成 5～10mL,每次 5～10min,每隔半小时 1 次,对持续急、重症哮喘有较好效果。

亦有报告用气雾剂 4～6 喷于容器中进行吸入者。也有报告持续雾化吸入舒喘灵 10mL,历时 45min,治疗致死性哮喘,取得理想效果。

有报告沙丁胺醇 500mg 静脉滴入于第 1h,以后 5～20μg/min 滴入,止喘效果较好,有少数报告可有轻度心肌损伤。

4. 皮质激素类

重症哮喘原则上是给大量、症状缓解后给维持量。抢救患者时必须及时全身给药,但静脉给药亦需数小时才发挥作用,故为了急救必须同时给支气管扩展药。

(1)甲泼尼龙 40～120mg,静脉,每 6h 1 次,或氢化考的松 100～200mg,静脉,每 4～6h 1 次。

(2)皮质类固醇吸入:多用于中轻度哮喘,有布地奈德、倍氯米松双丙酸脂,(BDP)等。

有人报告布地奈德局部抗感染作用强,全身作用小,800μg/d 没有全身不良反应出现,并产生下丘脑—垂体—肾上腺轴(HPA)的抑制作用小,对骨代谢也很少发生影响。激素对哮喘的治疗作用是多重性,作用机制的分子生物学来考虑,皮质激素是高度亲脂性的,因而能很快地进入细胞内,与肾上腺糖皮质激素受体(GR)结合。激素与 GR 结合后,GR 活化后结构及形态均发生改变。激素的抗炎作用主要是通过增加脂皮素－1 的合成,脂皮素－1 能抑制磷酸酯 A_2 和减少前列腺素,白三烯和血小板活化因子的产生。今后有人工脂皮素－1 合成后/则大大减少激素的应用不良反应,另外 GR 与 GRE(肾上腺皮质激素反应元)的相互作用也会增加气道平滑肌的细胞中的 β_2 受体,并阻止 β_2 受体调节功能下降。激素治疗哮喘更主要的机制是细胞因子基因转录使哮喘炎症得到控制。气道上皮细胞是细胞因子,如 GM－GSF、IL8、RANTS 等重要来源。吸入激素后,支气管上皮细胞是其直接作用的靶细胞,故很快减少炎症反应。激素治疗哮喘作用是多重性,表现有能阻止嗜酸细胞、肥大细胞、巨噬细胞和淋巴细胞浸润;抑制前列腺素、白三烯、血小板活化因子的合成,干扰花生四烯酸的代谢;减少微血管的渗漏,抑制黏液的分泌,阻止炎症的趋化和激活,增加气道平滑肌细胞中 β_2 受体和阻止其活性下降。

(六)其他支气管扩张剂

1. 氨茶碱

前几年强调氨茶碱血中浓度低于 10mg/L 则无扩张支气管的作用。近年来研究 5～10mg/L 仍有作用。急性哮喘发作首次剂量茶碱 6mg/kg 半小时内快速滴入,以后以 0.2～0.9mg/(kg·h),维持。其 FEV_1 与血中茶碱浓度相关。

2. 抗胆碱能药物

异丙托品缓解气道狭窄速度较慢,对急性哮喘效果不甚肯定。近年认为对 COPD 扩张支气管作用优于 β$_2$ 受体兴奋剂。

3. 氯胺酮

氯胺酮可减少气道阻力。用此药必须有呼吸机做好准备,插管前或插管后仍气道痉挛严重者可短期应用。镇静药物在重度哮喘,PaCO$_2$ 上升趋势者,不宜应用,人工通气后则无禁忌。

4. 硫酸镁

轻度哮喘可试用,重症哮喘效果不肯定。

5. 挥发性麻醉剂

如乙醚、氟烷。异氟烷和安氟醚,这些药物常用于各种药物治疗无效的患者,因该类药可以松弛支气管平滑肌痉挛,故有时这些挥发性麻醉剂可起到满意效果,但这些药物应用中存在一定的问题。

第一问题:即给药技术问题,必须有一个特殊装置送入气道,同时这些药物可污染室内空气。

第二问题:即该药对心脑抑制和低通气后 PaCO$_2$ 上升,脑血管扩张,脑血流和颅内压增加导致脑水肿问题。

以上两个问题在应用时必须给予注意。

（七）人工通气是致死性哮喘抢救的最后一个手段

碱性药物的治疗对部分致命性哮喘特别是有代谢性酸中毒的患者,NaHCO$_3$ 可恢复支气管对拟肾上腺素药物的反应性。有人认为 pH 在 7.20 以下即可给 NaHCO$_3$,但若以呼吸性酸中毒为主者,还是主张以迅速用人工通气降低 PaCO$_2$ 为宜。在不具备血气分析的单位,对顽固性哮喘可以试用小量 NaHCO$_3$,首次剂量为 90mmol,以后每隔 15～30min 可继用 44mmol。

乙醚应用于治疗重度哮喘已有多年历史。氟烷有扩张支气管作用,它能松弛平滑肌和拮抗气道由组织胺和乙酰胆碱作用,对循环系统可引起心律不齐及血压下降。本文用肌肉松弛剂司可林及氯胺酮各 50mg 先后静脉推注,同时给予气管插管人工通气并用安定及氯丙嗪维持患者安静,甚至打断自主呼吸,使患者脱离危险。麻醉药的使用必须有人工通气做后盾,否则是十分危险的。各国文献报道,人工通气抢救危重哮喘病死率为 10%～15%。危重哮喘人工通气的指征:①全身衰竭;②PaCO$_2$ >6kPa 的通气功能衰竭。关于 PaCO$_2$ 上升到什么程度即使用人工通气意见尚不一致;③意识障碍,因低氧或二氧化碳潴留;④心血管虚脱、休克与机械通气时有矛盾。但由于呼吸衰竭引起的心血管虚脱,人工通气之后常能立即见功效;⑤有心搏骤停病史或可能性者,应早期使用人工通气。

支气管哮喘患者呼吸机使用注意事项:①须选用定容呼吸机,以保持所需的潮气量,对哮喘患者近年多主张用呼气末正压呼吸,低潮气量容许性高碳酸血症可以试用。用呼气延迟对防止肺泡过度充气还是有益的;②满意氧疗法是保持吸氧浓度的 40% 以下,PaO$_2$ >8kPa;③气管插管内径尽量大些,成年人气管插管内径一般不小于 8mm。因管径小不但增加呼气阻力而且吸痰不便;④清醒而不安患者,最好在镇静剂和肌肉松弛剂下进行气管插管。插管必须争取时间,否则可发生危险;⑤PaCO$_2$ 下降速度要及时控制,特别是 HCO$_3$$^-$ 升高的患者不要使PaCO$_2$ 下降至正常,以防止 pH 偏碱而引起心律不齐或抽搐;⑥呼吸次数尽量适当降低,以增加呼气时间减少过度通气;⑦呼吸机最大气道压一般不超过 5.4kPa(40cmH$_2$O);⑧随时测血

气作为调节呼吸机的依据;⑨气道阻力过大时,加用 β_2 受体兴奋剂或 0.5% 氟烷吸入;⑩气管内湿化,每半小时给 10mL 左右 1.4% $NaHCO_3$ 防止黏液栓形成。

上述两种治疗手段虽然有效,但 $NaHCO_3$ 并非对每个有酸中毒的患者都有良好的作用。我们对呼吸机的应用也只是把它作为抢救致命性哮喘患者的最后一个措施。人工通气只是协助患者渡过短暂的危险阶段。支气管痉挛的缓解还必须靠支气管扩张药,糖皮质激素治疗。特别是氨茶碱的应用,近年来有较大的进展,通过血液药物浓度的监测疗效有明显提高。总之,特殊治疗的成功是在全面完善基础治疗配合下进行的。近年有人报告在无使用呼吸机条件的基层单位,气管切开或气管插管后尽量湿化气道后吸痰使哮喘危重持续状态者得以缓解,此方法仅提供试用。

(郑朝平)

第六节　哮喘持续状态与猝死

迄今,国内外学者很难给哮喘下一个确切的定义。尽管如此,对哮喘基本特征有一个共同的看法,即气道慢性非特异性炎症和产生突发突止的气流阻塞,其原因是:①气道平滑肌对收缩性刺激敏感性增强;②炎性细胞浸润与水肿使气道壁增厚;③刺激气道内腺体的分泌及损伤气道上皮;④气流阻塞可以由一定的药物诱发(组胺、甲酰胆碱)或发作时可用某些药物缓解(β^- 肾上腺素受体兴奋剂与氨茶碱)。

一、病因和发病机制

发病与环境内的各种过敏原、物理因素,化学因素以及神经精神因素有关,其发病机制和支气管炎性细胞所产生的许多不同介质有关。

(一)过敏原

1. 外源性过敏

原过敏原通过吸入、食入、接触三途径侵入机体而发生速发型变态反应。过敏原首次进入机体之后,刺激单核巨噬细胞系统的浆细胞,使其产生抗体 IgE(反应素、免疫球蛋白),IgE 随血流附着于支气管黏膜下的肥大细胞膜上,使肥大细胞致敏。当相同过敏原再次进入机体,其过敏原与肥大细胞膜上的抗体 IgE 结合后,便促使致敏的肥大细胞膜的通透性增强,导致肥大细胞破裂而释放出大量活性物质(组胺、缓激肽、5 - 羟色胺、嗜酸粒细胞趋化因子、慢反应物质),直接刺激或作用迷走神经传入部分和支气管平滑肌,使支气管平滑肌痉挛收缩,黏膜水肿,黏液腺分泌增多,最终导致支气管的管腔狭窄而发生哮喘。

2. 内源性过敏

指细菌、真菌、病毒感染的代谢产物,首次进入机体之后,作用于 B 细胞,使其产生抗体 IgG、IgM(沉淀素)。当同类过敏原再次进入机体,其过敏原与抗体 IgG、IgM 结合后产生抗原抗体复合物,沉淀于支气管黏膜下血管壁的内膜上,然后在补体的作用下,使粒细胞受到严重破坏,便释放出大量慢反应物质(组胺、激肽类、前列腺素 F_2),导致支气管平滑肌的痉挛收缩,黏液腺的分泌增多,使气道狭窄发生哮喘。

（二）自主神经功能紊乱

1. 当交感神经抑制,使肾上腺素 β 受体功能低下或腺苷酸环化酶活性降低时,在腺苷酸环化酶作用下促使细胞内的三磷酸腺苷(ATP)生成环磷酸腺苷(CAMP),在磷酸二酯酶(PDE)的作用下使其水解大量的 5 - 环磷酸腺苷(5 - CAMP),因此使细胞内 CAMP 浓度相对降低,便失去对支气管平滑肌细胞膜电位的稳定作用,导致支气管平滑肌收缩而哮喘发作。

2. 当迷走神经兴奋时,使胆碱能 M 受体功能亢进,在鸟苷酸环化酶作用下,使细胞内的三磷酸鸟苷(GTP)生成大量环磷酸鸟苷(CGMP),在 PDE 的作用下使其水解大量的 5 - 环磷酸鸟苷(5 - CGMP),则细胞内 CGMP 浓度较 CAMP 的浓度相对增高,便引起生物活性物质释放,导致支气管平滑肌收缩而哮喘发作。

概括上述,因支气管平滑肌受交感神经和副交感神经支配,所以交感神经兴奋时使支气管平滑肌舒张,副交感神经兴奋时使支气管平滑肌收缩,CAMP 浓度增高时,使平滑肌舒张;CGMP 浓度增高时,平滑肌收缩,故 CAMP/CGMP 增大,则平滑肌松弛。CAMP/CGMP 减小,则平滑肌收缩。因 CAMP 和 CGMP 是相互制约的,当 CGMP 浓度增高,便抑制 PDE,阻止 CAMP 水解成 5 - CAMP,从而使 CAMP 浓度增高,则导致平滑肌松弛。若 CAMP 浓度减低,便激活 PDE,使 CAMP 水解成大量 5 - CAMP,从而使 CAMP 浓度减低,则导致平滑肌收缩。

（三）其他因素

1. 精神刺激

条件反射可引起哮喘发作,焦虑、恐惧可诱发哮喘:当大脑皮层受刺激,使支气管黏膜下迷走神经感受器兴奋性增强,便作用于致敏的支气管而发生哮喘。

2. 内分泌因素

前列腺素 E_1、E_2(PGE_1、PGE_2)能激活腺苷酸环化酶,使支气管平滑肌扩张。而前列腺素 F_2(PGF_2)使 CAMP 的浓度降低,至平滑肌收缩。

3. 代谢因素

钙离子可增加肥大细胞膜外的 Ca^{2+} 浓度,使抑制介质的释放,但是,当 Ca^{2+} 一旦进入细胞内,则又参与介质的释放,此时 CAMP 可使进入细胞内的的 Ca^{2+} 变成结合钙,便可抑制其介质的释放。

4. 相关诱发因素

气候、气压、温度、过敏、上感、剧烈运动、药物(阿司匹林、吲哚美辛)均可诱发哮喘。哮喘患者肺病理的大体解剖显示肺脏过度通气,黏液阻塞管腔。而镜下表现为嗜酸性粒细胞浸润性气管炎,广泛黏膜水肿与上皮脱落,上皮下基底膜增厚,平滑肌细胞膜肥厚或化生,且处于收缩状态。

其临床病理活检报告:气管上皮基底膜下胶原沉积,黏膜嗜酸粒细胞浸润,肥大细胞脱颗粒及上皮损伤。

二、哮喘持续状态的病因

重度哮喘持续 24h 以上,经过常规平喘治疗不能缓解者,称为顽固性哮喘或哮喘持续状态。其原因有如下几种。

（一）感染未控制

特别是呼吸道感染引起的气道黏膜严重充血水肿及过多的支气管分泌物阻塞气道。

（二）过敏原持续存在

吸入抗原性或刺激性气体的持续存在。

（三）精神过度紧张

因急性反复性极度呼气性呼吸困难,长时间不能缓解,使患者焦虑、烦躁、窒息、恐怖而导致哮喘持续状态。

（四）黏液痰栓阻塞气道

哮喘急性发作、张口呼吸、出汗过多、体液丢失使痰液黏稠而形成痰栓,阻塞气道难以咳出,不仅使肺通气功能障碍,造成急性Ⅱ型呼吸衰竭,也可因痰栓广泛嵌塞细支气管或阻塞大气道而出现闭锁肺,甚至窒息或猝死。

（五）严重的体液丢失

因发病时除张口呼吸、大量出汗、摄入过少及茶碱类药物的利尿作用,引起严重脱水,导致低血容量休克,诱发哮喘持续状态。

（六）复合性酸中毒

痰栓阻塞气道,使 CO_2 潴留引起呼吸性酸中毒及严重的缺氧,热量不足、脱水与肾功能不全,出现代谢性酸中毒。因此,呼吸性酸中毒加代谢性酸中毒,pH < 7.20,使缺氧酸中毒进一步恶化,致动脉压急剧增高,右心负荷增加,出现右心衰而恶化哮喘。

（七）电解质紊乱

因出汗过多、摄入不足及不恰当的应用大剂量激素和排钾利尿剂而引起低血钾,使心肌应激性增高,导致心律不齐,若复合性酸中毒,pH 明显下降,导致高血钾酸中毒,使心肌与心传导系统受到抑制,便出现传导阻滞,甚至心搏骤停。

（八）耐药产生

少数反复性顽固性哮喘患者,由于长期反复使用异丙肾上腺素等各种平喘药,造成耐药,使病情恶化,致哮喘难以缓解。

（九）医源性因素

当用药不当,不仅达不到平喘的有效血浓度,且可出现药物的不良反应,如:①氨茶碱平喘的有效血浓度是 $10 \sim 15 \mu g/mL$,若血浓度过低则平喘无效,反之,血浓度若高于 $20 \mu g/mL$ 为中毒浓度,则出现心律失常甚至心搏骤停;②异丙肾上腺素若长期使用,因其代谢产物 3 - 甲氧基异丙肾上腺素,使心肌缺氧,致心肌灶性坏死和纤维化而诱发心律失常,同时由于长期不适当使用异丙肾上腺素,易造成急性缺氧和闭锁肺,导致哮喘猝死;③当激素应用的过晚或剂量不足及突然停用激素,均可诱发哮喘以至于恶化病情。

（十）其他原因

若哮喘患者的一般状况衰竭、心肺功能不全、肾上腺皮质功能低下,及哮喘发作过程中出现气胸、肺不张、右心衰竭、休克、消化道出血等均可导致哮喘持续状态。

三、顽固性哮喘的临床先兆表现、猝死信号和猝死原因

（一）先兆表现

①意识障碍;②PaO_2 < 60mmHg,$PaCO_2$ > 60mmHg;③全身明显衰竭状态;④1s 最大呼气量（FEV_1）< 0.5L 或肺活量（VC）< 1L;⑤对支气管扩张剂反应不明显;⑥出现严重并发症,如水

电、酸碱失衡及气胸或纵隔气肿。

（二）猝死信号

据 Rubuch 报道:①1s 最大呼气量(FEV₁)显著下降至占预计值 30%;②应用足量的强有力支气管扩张剂无明显疗效;③严重的意识障碍;④中心型青紫明显;⑤PaO₂ 突然降至 60mmHg;⑥PaCO₂ 突然升高至 50mmHg 以上;⑦体检胸片提示肺的严重过度通气;⑧出现奇脉;⑨异常心电图;⑩严重并发症,如气胸、纵隔气肿、复合性酸碱失衡。

（三）死亡原因

①严重脱水酸中毒及呼吸道干燥;②黏液痰栓广泛阻塞大中小支气管;③镇静、镇咳剂使用不当而抑制呼吸中枢;④突然停用激素造成支气管痉挛加重,分泌物增多而导致窒息;⑤不适当应用异丙肾上腺素而引起严重心律失常;⑥突然出现严重的气胸或纵隔气肿,导致急性呼吸衰竭进一步恶化。

四、诊断与鉴别诊断

根据哮喘病史并除外其他心肺疾病及上呼吸道梗阻,且具有发作性的急性严重呼气性呼吸困难,持续 24h 以上者,便可做出诊断,但必须与心源性哮喘、代谢性酸中毒的过度通气、喘息性支气管炎、过敏性嗜酸性粒细胞肺炎、过敏性肉芽肿、过敏性肺泡炎、自发性气胸鉴别。

五、平喘药的种类、作用机制、应用方法

（一）β 肾上腺素能受体兴奋剂

这类平喘药包括肾上腺素、异丙肾上腺素、间羟异丙肾上腺素、羟甲异丁肾上腺素、间羟异丁肾上腺素等。其平喘机制是兴奋支气管平滑肌细胞膜上的 β 受体,激活腺苷酸环化酶,使 ATP 转变成 CAMP 致平滑肌细胞内的 CAMP 浓度增高,稳定平滑肌细胞膜电位,使平滑肌松弛,同时也兴奋了纤毛运动,更有利黏液的清除。因为支气管平滑肌细胞上的受体主要是 β－受体,而心肌细胞上主要是 β－受体,所以临床上应首选主要作用于 β－受体上的兴奋剂,如羟甲异丁肾上腺素气雾剂,每次 100~200mg,3 次/天,最多不超过 8 次。其片剂每次 2.4~4.8mg,3 次/天。

（二）茶碱类

包括氨茶碱、二羟丙茶碱(喘定)、胆茶碱,其平喘机制:①因其具有共同的嘌呤基团,有抑制细胞内 PDE 的作用,阻断 CAMP 转变为无活性的 5－CAMP,从而提高 CAMP 的浓度,抑制介质释放,使支气管扩张;②阻断嘌呤能神经受体,松弛支气管平滑肌;③抑制迷走神经轴索反射;④兴奋脑干交感神经支气管运动中枢。临床平喘效果虽然很好,但因其治疗量与中毒量界限很接近(10~25mg/L),所以静脉用药应严格掌握最大剂量 1.5~2.0g/d。

（三）抗胆碱类药

因其抑制胆碱能 M 受体,使血中 CGMP 浓度下降,相对使血中 CAMP 浓度升高,抑制介质释放,导致支气管平滑肌舒张。近几年德国合成一种抗胆碱药:溴化异丙阿托品(ipratrplne-bromLde)气雾剂,4µg/次,雾化吸入。国产洋金花制剂 250µg/次,雾化吸入。

（四）α 受体阻滞剂

α 受体阻滞剂包括酚妥拉明、莫西赛利、吲哚派胺。此类药可有效地降低气道阻力,缓解支气管痉挛。部分顽固性哮喘既有 β 受体功能低下,也有 α 受体功能亢进,所以 α 受体阻滞

剂酚妥拉明与 β 受体兴奋剂沙丁胺醇联合用药,平喘疗效最佳。临床应用酚妥拉明气雾剂 5μg/L,配伍沙丁胺醇气雾剂 100～200mg/L,雾化吸入。

(五)激素

短期激素疗法的强抗感染作用治疗顽固性哮喘的安全性与疗效已经肯定。因激素减少白细胞介素、前列腺素及血栓素的合成、抑制巨噬细胞及 T 淋巴细胞释放细胞因子,降低内皮细胞黏附因子以抑制炎性细胞向气道逆行,增加神经肽酶的表达,降解调解炎症的神经肽,减少腺体细胞的分泌,临床以甲基泼尼松龙、氢化可的松、地塞米松多用,ACTH 因可引起过敏而慎用。

其平喘机制:①抑制浆细胞及蛋白质的合成,阻碍抗体生成,干扰免疫反应;②稳定肥大细胞膜,防止介质释放;③激活腺苷酸环化酶,使 CAMP 浓度增高,抑制鸟苷酸环化酶使 CGMP 浓度下降;④抑制透明质酸酶的活性,降低毛细血管通透性;⑤增加溶酶体膜的稳定性,减少水解酶的释放,从而减轻炎性反应;⑥抑制支气管腺体中性粘多糖的合成,降低痰液黏稠度。临床应用静脉最大剂量:氢化可的松 500～1000mg/d,地塞米松 50～100mg/d。甲基泼尼松龙 60～80mg,每 6h 一次。但对顽固性哮喘长期依赖激素者及陷于肾上腺皮质功能不全者,应常规首选甲基泼尼松龙 40mg/次肌内注射。若长期使用激素,查 24h 尿钙总量 >150mg,提示骨质疏松。

(六)前列腺素 E_1、E_2(PGE_1、PGE_2)

当氨茶碱和激素等药物治疗无效时,改用 PGE_1 180～600μg/d,静脉滴注疗效显著。

六、急救措施

(一)消除精神紧张与恐怖感

哮喘患者当神志清楚时精神高度紧张焦虑,烦躁不安,有死亡恐怖感,更加重支气管痉挛,给治疗带来困难。因此,医护人员对患者要特别关心体贴,使其配合治疗。通常不用或慎用镇静剂,防止抑制呼吸中枢而猝死,禁用杜冷丁和吗啡。若万般无余时,依患者具体情况,可用 10% 水合氯醛 10mL 保留灌肠。用药时,要严密观察患者的呼吸情况。

(二)消除过敏原,控制感染

认真询问患者,明确过敏原并给以及时清除。临床为有效控制呼吸道感染,多按下列指征联合选用抗生素:①哮喘继发于寒热之后;②哮喘常在伤风感冒或呼吸道感染后引起;③既往的哮喘常用抗生素缓解;④喘前、喘时或喘后均以咳嗽为主;⑤痰色黄绿或咽后壁前后滤泡增生及脓性分泌物;⑥白细胞及中性粒细胞增高(除外哮喘发作本身及应用激素的因素);⑦胸透或胸片提示肺部炎性病变(除外肺结核或过敏性肺炎);⑧痰涂片革兰染色找到细菌。

(三)补充体液纠正脱水

由于哮喘患者张口呼吸,出汗太多及摄入不足而丢失大量水分,同时吸氧时湿化不充分而加重呼吸道黏液痰栓的形成,是导致哮喘持续状态的死因之一。临床根据中心静脉压补液,多数学者以休克指数来判断体液丢失量给以补充。休克指数 = 脉率 + 收缩压 = 0.5,示体液正常;若 =1,示体液丢失 20%～30%。若 >1,示体液丢失 30%～50% 以上。补液量多少必须考虑患者心肺功能情况。每日补液 2000～3000mL 为宜。

(四)纠正酸碱失衡及电解质紊乱

当 pH≤7.2 时,BE 值明显增大时,支气管解痉药的作用受到抑制,故应及时补充

NaHCO₃。用量根据病情灵活掌握:补碱量宜小不宜大,补碱后 pH 接近 7.35 即可。

单纯代酸时补碱公式:所需 5% NaHCO₃(mL) = (24 - 实测 HCO₃⁻)×0.2×体重×1.7 (1.68mL 5% NaHCO₃ = 1mmolHCO₃⁻)

当临床抢救患者的特殊情况下,首次补入 5% NaHCO₃,可按 2 ~ 4mL/kg 计算入量。由于 NaHCO₃ 只分布于细胞外液,故按 0.24×千克体重计算,只代表细胞外液需要量。因此,首次补入量,按计算总量的 1/3 或 1/2 即可。

然后复查 HCO₃⁻ 或 BE 值,再进一步调整其补入量。另外根据血清 K⁺、Na⁺、Cl⁻ 的报告,临床上应及时纠正电解质紊乱。

(五)正确的氧疗

因哮喘状态低氧血症严重,加上支气管扩张剂的应用,使 V/Q 比例失调,而加重缺氧,氧疗不仅可以解除低氧血症的神经与心脏损伤,同时也减少快速应用 β 肾上腺素能受体激动剂,引起低氧血症的危险,降低缺氧性血管收缩引起的肺血管压力升高。因此临床常规在湿化条件下给予低流量吸氧,其吸氧浓度 29% ~ 33% 为宜。

(六)清除呼吸道分泌物

在有效控制感染的前提下,湿化呼吸道,防止黏液痰栓形成,是改善肺通气功能的重要措施,因此临床多采用超声雾化吸入或气管内滴入疗法,即:①5% 乙酰半胱氨酸 5mL + 1:200 异丙肾上腺素 0.5mL + α 糜蛋白酶 5mg + 生理盐水 20mL 超声雾化吸入或气管滴入;②必嗽平 8mg 肌内注射,每天两次;③鲜竹沥 30mL 每天 3 次或急支糖浆 10mL 每天 3 次;④湿化呼吸道,同时鼓励患者咳嗽,变换体位,轻拍胸背部,帮助痰液引流咳出;⑤当黏液栓阻塞呼吸道难以咳出时,可在严密监护条件下,施行纤维支气管镜吸痰或灌洗。

(七)支气管扩张剂的应用

1. 氨茶碱 0.25 + 10% 葡萄糖 40mL 静脉缓注 10 ~ 15min。若平喘无效,则按 0.9mg/(kg·h)计算静脉滴注总量。临床多采用 10% 葡萄糖 500mL + 氨茶碱 0.5g 静脉滴注,但滴速不宜过快,控制血清茶碱浓度不超过 20μg/mL 的中毒量为宜。严防心律失常或心搏骤停发生。

2. 肾上腺素是具有肾上腺素 α、β 两种受体效应的快速平喘药,临床上应用 0.1% 肾上腺素 0.25mL 皮下注射,但高血压及心脏病患者禁用。

3. 异丙肾上腺素是强有力的平喘药之一,可用 1:200 溶液 0.5mL + 生理盐水 20mL 超声雾化吸入,但严防过量用药,诱发心动过速及严重心律失常。

4. 沙丁胺醇气雾剂,每天 3 ~ 4 次,最多不超过 8 次,高血压,甲亢患者禁用。

5. 克仑特罗片剂,40μg,每天 3 次。

6. 0.025% 异丙阿托品气雾剂吸入疗法,每次 20 ~ 80μg,每天 3 ~ 6 次。

7. 由于激素可增加儿茶酚胺对 β 受体的作用,也可抑制磷酸二酯酶,以达平喘目的。

临床应用应注意几点:①激素与氨茶碱合用,有明显的平喘协同作用;②首次氢化可的松用量 100 ~ 200mg,并可反复应用,日总量最大 1000mg 为宜;③哮喘症状缓解必须逐渐减量,且勿骤停激素,防止不良反应的发生;④激素若同抗生素合用时,应在抗生素应用之后使用,若停用激素必须先于抗生素,若大量应用激素,一般不超过 7d,即应逐渐减量停药;⑤为增加激素的效力和降低激素对垂体肾上腺皮质轴的抑制作用,可将全日用量于晨 6 ~ 9 时内一次投入。

8. 前列腺素 E_1（PGE_1）180~600μg/d，静脉滴注，每天 1 次。

（八）气管插管、气管切开与机械通气的应用

1. 气管插管或切开的指征

（1）$PaCO_2$ >60mmHg 或迅速升高每小时达 5mmHg 以上。

（2）吸氧条件下，PaO_2 <50mmHg。

（3）呼吸暂停或不规则，其频率每分钟 >60 次或 <14 次。

（4）心率每分钟 >140 次。

2. 机械通气的指征

①心率 >140 次/min；②$PaCO_2$ >60mmHg；③PaO_2 <40mmHg；④血 pH <7.30；⑤一般情况衰竭。

3. 机械通气时注意要点

（1）国外学者提出：①控制潮气量为 5~7mL/kg；②呼吸频率 10~12 次/分钟；③送气压力不超过 50cmH_2O；④吸氧浓度不超过 50%；⑤可选用 3~5cmH_2O PEEP 或实施允许性高碳酸血症通气（PHV）。

（2）有学者认为：①于机械通气的同时应配伍支气管扩张药的雾化吸入，并积极清除呼吸道黏液痰的栓塞，以达有效的肺泡通气量；②送气压力不宜过大，防止肺泡内压过大，而发生破裂造成气胸；防止肺毛细血管网受压，使肺血灌流量减少，导致 V/Q 比例失调而难以提高 PaO_2，降低 $PaCO_2$；③严格的血气监护措施，严防水电、酸碱失衡发生；④吸氧浓度以 29%~33% 为宜，并严格要求温热，用湿化装置吸氧；⑤一般机械通气治疗 1~3d 后，应考虑是否符合撤机指标，若不宜撤机，则应注意预防。

（郑朝平）

第七节　肺栓塞

一、概述

肺栓塞是指各种栓子堵塞肺动脉或其分支后引起的以肺循环障碍为主要表现的临床和病理生理综合征。少数患者肺栓塞后会发生肺出血或坏死，称作肺梗死。引起肺栓塞的栓子有血栓栓子、脂肪栓子、羊水栓子以及空气栓子等，以血栓栓子最为常见，称作肺血栓栓塞症，其栓子常源于下肢深静脉血栓脱落。

肺血栓栓塞症的临床表现复杂多样，易于漏诊及误诊，大块肺栓塞常导致患者出现显著的低血压和严重的呼吸困难，可导致患者猝死。

二、临床表现

1. 急性肺心病

急性肺心病表现为突然呼吸困难、濒死感、发绀、右心衰竭、低血压、指端湿冷，见于突然栓塞两个肺叶以上的患者。

2. 肺梗死

肺梗死有不足 1/3 的患者表现为突然呼吸困难、胸痛、咯血及胸膜摩擦音或胸腔积液。

3. 不能解释的呼吸困难

不能解释的呼吸困难表现为原因不明的呼吸困难及气促,尤以活动后明显,是肺栓塞症最常见的临床表现。

4. 慢性反复性肺血栓

慢性反复性肺血栓表现为发病隐匿,进展缓慢的重度肺动脉高压和右心功能不全。

5. 猝死

少部分患者表现为猝死,常是大块栓子栓塞肺动脉主干引起的。

6. 肺部体征

常出现呼吸急促、发绀、肺部啰音等,也可以在合并肺不张或胸腔积液时出现相应的体征。此外,有相当一部分患者无肺部体征。

7. 循环系统体征

有心动过速,血压变化,严重者出现血压下降,甚至休克;颈静脉充盈或异常搏动;肺动脉瓣第二心音(P_2)亢进及分裂,三尖瓣区收缩期杂音。

8. 其他体征

可以有发热,多在 38.5℃ 以下,合并感染时可有高热。肺血栓栓塞症的患者常可见下肢深静脉血栓形成的体征。

9. 一般检查

(1)血气分析:常表现为呼吸性碱中毒伴低氧血症。血气分析正常不能除外诊断。

(2)心电图检查:典型表现为 $S_IQ_{Ⅲ}T_{Ⅲ}$,电轴右偏。但更多见的是非特异性 ST－T 波改变及心律失常等。

(3)胸部 X 线检查:胸部 X 线检查多正常或大致正常。有肺梗死时,可见楔形阴影。此外有时可见并发肺不张或胸腔积液的表现。

(4)血生化检验:血常规可见中性粒细胞升高,肌酸肌酶、胆红素轻度升高,肌钙蛋白阳性。

(5)超声心动图:对诊断不特异,但可以除外其他原因引起的右心室压力升高。偶可见到肺动脉内血栓。

10. 特殊检查

(1)D－二聚体:具有较高的敏感性,阴性结果可以除外诊断,而阳性结果则需做更进一步检查。

(2)通气/血流(V/Q)肺扫描:典型表现为呈肺段分布的灌注缺损,与通气显影不匹配。

(3)螺旋 CT 和电子束 CT 肺血管造影(CTPA):能够发现肺段以上的肺动脉内栓子。

(4)磁共振肺动脉造影(MRPA):对肺段以上的肺动脉栓塞敏感性和特异性均较高。

(5)肺动脉造影:是肺栓塞症诊断的金标准,直接征象有肺动脉内造影剂充盈缺损伴或不伴有轨道征的血流阻断;间接征象有肺动脉造影剂流动缓慢,局部低灌注、静脉回流延迟等。

11. 下肢静脉血栓形成的检查

(1)血管超声多普勒检查:常用于检查股静脉、腘静脉和胫后静脉,该方法的准确性为93%。

（2）放射性检查静脉造影：常见血流梗阻，侧支循环形成静脉瓣功能不全，血流逆流入浅静脉，浅静脉代偿性增粗、扭曲等。

（3）静脉造影：可显示静脉堵塞的部位、范围、程度及侧支循环的情况。

（4）肢体阻抗容积波图：表现为阻抗上升或下降速度均明显减慢。

三、诊断要点

1. 有肺栓塞症的危险因素，尤其是有血栓形成的高危因素等，多出现下肢深静脉血栓形成的症状和体征时。

2. 当临床上出现以下情况时应考虑成栓塞症：①下肢无力，静脉曲张，不对称性下肢水肿，血栓性静脉炎；②原有疾病突然发生变化，呼吸困难加重或创伤后呼吸困难、胸痛、咯血；③不明原因的低血压、休克、昏厥及呼吸困难等。

3. 对可疑患者行 D－二聚体检查，阳性患者可进一步选择通气/血流（V/Q）肺扫描、CT－PA、MRPA 或肺动脉造影，可明确诊断。

4. 下肢血管超声多普勒检查，放射性核素静脉造影，静脉造影及下肢肢体阻抗容积波图均可发现下肢的深静脉血栓形成，从而为肺栓塞症提供佐证。

5. 需要与冠心病、肺炎、原发性肺动脉高压、主动脉夹层以及其他原因所致的胸腔积液、昏厥、休克等鉴别。

四、治疗方案及原则

1. 一般处理及支持治疗

（1）应对患者的呼吸、心率、血压、血气等进行严密监测。

（2）绝对卧床休息，保持大便通畅，避免用力，可给予镇静止痛及镇咳祛痰治疗。

（3）吸氧纠正低氧血症。

（4）限制输液量纠正低血压。

2. 抗凝治疗

（1）肝素：3000～5000IU 或按 80IU/kg 静脉注射后以 18IU/（k·h）持续静脉滴注，再根据 APTT 调整用量，使 INR 值在 1.15～2.5。

（2）低分子肝素：不能监测 APIT 时，而肾功能正常者，可以用低分子肝素替代肝素。

（3）华法林：肝素或低分子肝素治疗 5～10d 后，可口服华法林 3.0～5.0mg/d，调整剂量使 INR 值在 2.0～3.0。

华法林应与肝素或低分子肝素重叠应用 4～5d。

3. 溶栓治疗

（1）尿激酶：负荷量 4400IU/kg，静脉注射 10min。随后 2200IU/（kg·h），持续 12h 或按 20000IU/kg 持续静脉注射 2h。

（2）链激酶：负荷量 250000IU/kg，静脉注射 30min，随后 100000IU/（kg·h），持续静脉注射 24h。

（3）rt－PA：50mg，持续静脉滴注 2h。当应用尿激酶和链激酶时，不强调应用肝素治疗，但以 rt－PA 溶栓时，则必须同时使用肝素。

4. 肺动脉取栓术

肺动脉取栓术用于致命性的肺动脉主干或主要分支堵塞的大面积肺栓塞症。

5. 下腔静脉放置滤器

下腔静脉放置滤器适用于有抗凝治疗禁忌证、充分抗凝治疗失败后及高危患者,如进展性深静脉血栓、严重的肺动脉高压征象。

五、处置

1. 所有怀疑为肺栓塞症的患者,均应入住 ICU 病房密切观察生命体征,并积极完成常规检查,及必要的特殊检查,直至排除或明确诊断。

2. 对于病情稳定的患者,在一般处理及对症治疗的基础上,要积极给予抗凝治疗,标准的疗程是:①仅有一过性危险因素,如因手术或外伤需要卧床者,抗凝治疗 4～6 周;②因先天性因素所致者,抗凝 3 个月;③其他原因者抗凝治疗 6 个月;④对于复发的患者或有潜在复发性血栓症患者(抗磷脂抗体综合征),需终身抗凝治疗。

3. 对于血流动力学不稳定的患者如低血压、休克、急性心功能不全,昏厥以及心脏猝停者,应积极溶栓治疗。

4. 对于高度怀疑大块肺栓塞引起心搏骤停者,在积极进行心肺复苏的同时,进行 rt－PA 溶栓治疗。短时间内复苏不能成功者可考虑介入碎栓治疗或手术取栓治疗。

六、注意事项

1. 肺栓塞症的症状及体征均缺乏特异性,应在有危险因素的患者出现相关症状时警惕肺栓塞症的发生。

2. 肺栓塞症,尤其是肺血栓栓塞症可以因反复多次栓子脱落引起症状,因此初始症状稳定的患者,必须严密观察防止症状再发或加重。

3. 心电图检查缺乏特异时,阴性结果不能排除诊断,有异常发现时应与冠心病等鉴别。

4. 溶栓治疗适用病程在 2 周以内的患者。进行溶栓治疗时,注意溶栓的适应证和禁忌证。肺梗死,引起的咯血不是溶栓的禁忌证。

5. 肺动脉取栓术,风险大,病死率高,技术要求高,除非危及生命的紧急情况,要慎重。

（郑朝平）

第八节　呼吸危重症机械通气治疗

在临床上,对各种原因引起的呼吸衰竭,经常规治疗效果不佳且病情进一步加重者,均应给予人工呼吸机通气支持疗法。

人工呼吸机简称呼吸机,实际上它并不能代替患者呼吸。

一、机械通气的适应证和禁忌证

（一）机械通气的适应证

1. 慢性阻塞性肺病（COPD）所致的呼吸衰竭

在合理氧疗的情况下,出现下列指征应行机械通气:①$PaCO_2$ 进行性增高,伴有意识障碍或昏迷;②$PaO_2 < 45mmHg$;③呼吸频率 > 30 次/分钟或呼吸浅慢,呼吸抑制;④$PaCO_2 >$

70～80mmHg；⑤pH＜7.25。

2. 重症支气管哮喘

经积极的内科治疗，患者于24～48h症状无好转或恶化，且出现下列指征之一者：①严重的呼吸肌疲劳；②$PaCO_2$＞6kPa（45mmHg），且呈上升趋势；③由低氧或二氧化碳潴留引起神志改变；④极度呼吸困难，但哮鸣音明显减轻。

3. 急性呼吸窘迫综合征（ARDS）

患者行早期机械通气治疗可改善预后，故其指征应放宽。在60%吸氧浓度下，若PaO_2＜8kPa（60mmHg）或$PaCO_2$＞6kPa（45mmHg），pH＜7.30，氧合指数＜200时，即可考虑行机械通气治疗。

4. 神经肌肉疾患

神经肌肉疾患引起的呼吸衰竭患者，若出现下列指征之一，即可行机械通气治疗：①最大吸气负压＜2.45kPa（25mmHg）；②肺活量＜15mL/kg；③RR＞30～40次/分钟。

5. 上呼吸道梗阻所致的呼吸衰竭

首先畅通呼吸道（如气管插管或气管切开），然后据病情决定是否机械通气。

6. 术后呼吸支持

术后患者若吸氧浓度＞40%（PaO_2＜8kPa或$PaCO_2$＞6.67kPa），即应考虑机械通气治疗。其中行心胸外科，脑外科及上腹部手术患者如术前VC＜50%预计值或FEV_1/VC＜70%，术后为阻止或预防呼吸衰竭的发生，可行预防性机械通气。

7. 药物过量所致的呼吸衰竭

如镇静药引起的呼吸中枢受抑制导致的呼吸衰竭患者应保持呼吸道通畅，早期开始机械通气治疗。

8. 急性左心衰竭

单纯急性左心衰竭引起的呼吸衰竭及低氧血症，应用药物效果不佳的可应用无创加压呼吸机辅助呼吸，效果较好。

（二）机械通气的禁忌证

气胸，特别是张力性气胸，或伴有纵隔气肿，应首先进行胸腔闭式引流术，再行机械通气；巨大肺大疱或肺囊肿；大咯血所致的急性呼吸衰竭及窒息；低血容量性休克所致的呼吸衰竭；急性心肌梗死或严重冠脉供血不足伴左心功能不全；大量胸腔积液。禁忌证多为相对禁忌，应视病情变化灵活掌握。

二、机械通气的模式

（一）无创与有创机械通气的选择

1. 无创通气

无创通气一般用于心源性肺水肿、慢性呼吸衰竭急性加重、睡眠呼吸暂停综合征、低氧血症性呼吸衰竭以及有创通气撤机拔管后过渡阶段，但前提是患者神志清楚、合作、气道分泌物较少、呼吸道通畅，护理上的责任心非常重要，带机后2h查血气分析，如患者情况不改善甚至加重，应果断采取气管插管或气管切开，行有创机械通气。

2. 有创机械通气

需行机械通气又不能用无创通气的可通过气管插管或气管切开行有创机械通气。

（二）通气模式的选择

机械通气分为 4 类：指令（控制、辅助、支持和自主呼吸。根据机械通气为患者提供的呼吸功多少可分为完全通气支持或部分通气支持，后者又分为可调性与不可调性部分通气支持。如患者呼吸中枢严重抑制、呼吸肌麻痹或极度疲劳，则应给予完全通气支持，如容积控制通气（VCV）或压力控制通气（PCV）。随着患者呼吸中枢和呼吸肌功能的恢复，可改用不可调性或可调性部分通气支持，以加强呼吸肌锻炼，避免呼吸肌萎缩和呼吸机依赖；同时利于人机协调，减轻机械通气的循环干预。但应注意支持条件过低可造成呼吸肌疲劳。而正压通气又分为压力预设通气＜PPV）和容积预设通气＜VPV）两大类型。PPV 预设气道压力，其通气量可随呼吸道阻力和胸肺顺应性的变化而改变，故应监测通气量。VPV 预设通气量和流速，但由于气道压不断变化，故应予以监测。PPV 人机协调性好，气压伤发生率低，可改善肺内气体交换和 V/Q 比值，但无通气量保障。而 VPV 可保障通气量，但人机协调性及 V/Q 比值的改善不及 PPV 且气压伤的发生率高。故近年来很多专家倡导 PPV 通气，而二者有机的结合将是未来机械通气的发展方向。

三、呼吸机监测与报警

机械通气是一种专业性较强的疗法，需要正确地设定和监测来保证达到疗效。随着患者病情变化，应随时将设定条件和报警限调整在合理的范围，监测患者的自主呼吸、呼吸力学、患者与呼吸机的同步性以及机械通气对于患者不利影响等。一般情况下应将报警限设定在正常运行条件下不报警，而在病情变化或呼吸机工作状态异常时能敏感地发出报警的合理范围内。呼吸机报警的目的是为了保证患者的安全。当呼吸机发出声光报警信号时，应立即得到责任医务人员的察看与处理，禁止不经认真察看与处理就盲目按下静音键终止报警声。应当强调的原则是：在察看与处理报警时，应将患者的安全放在首位。首先应当注意患者情况，如呼吸运动、氧饱和度、心率和血压等监测指标，必要时以手动复苏气囊给予患者有效的通气，以保证患者的安全。一般呼吸机在发出报警声的同时，具体报警内容的指示灯会亮起并闪烁，近代较先进的呼吸机还有报警提示信息。同时对于不同的报警情况会发出不同危险等级的报警信号，以便医务人员及时发现与处理。

（一）压力报警

1. 气道压过高

一般情况将气道压上限设定在 $40cmH_2O$，气道压超过 $40cmH_2O$ 导致气压伤的可能性较大。有化学性误吸或胸部钝性伤的患者应将气道压上限设定在更低的范围（如 $25\sim30cmH_2O$）。当气道压达到该设定上限，或在压力控制的通气条件下超过设定吸气压力 $10cmH_2O$ 时呼吸机发出声光报警。多数呼吸机在气道压力达到设定的气道压力上限时在发出报警信号的同时会终止吸气相，并切换为呼气。气道压过高临床较常见，导致气道压过高的原因如下。

（1）气道阻塞：气道内痰液或痰栓可导致气道通畅性降低或完全不通畅，吸痰时痰液较多或有痰栓。如经吸痰仍不能改善，应及早更换气管导管。气管导管位置异常也会导致气道部分或完全阻塞，并引起气道压力升高。必要时应考虑用纤维支气管镜检查来确认气管导管的情况和患者气管本身的病变等。

（2）人—机对抗：人机对抗是较常见的导致气道压过高的原因，其原因包括机械通气刚开始,自主呼吸急促的患者不适应,不能与呼吸机协调;患者病情发生变化,因呼吸道刺激所致咳嗽,PaO_2 降低或 $PaCO_2$ 升高,心功能不全等;呼吸机设定条件不当,人工气道出现问题等。人—机对抗应及时、有效的处理,否则机械通气治疗难以达到目的。低氧、疼痛是导致患者呼吸急促的常见原因。除了对具体患者设定恰当的呼吸机通气条件外,还应当根据患者的具体情况适当应用镇静剂、肌松剂或精神治疗药物,使患者的神经精神状态平静,氧耗量与循环系统负担降低。

(3)人工气道部分或全部脱出:气管插管与气管切开均可能发生导管部分或全部脱出,并可能导致严重后果,是机械通气治疗中可能发生的危险情况,需要及时发现和有效处理。

发现后应尽快重建人工气道,妥善固定。并分析脱出的原因,给予有效的措施防止再次发生。尤其是气管切开术后早期的患者,应高度重视导管固定的可靠性,一旦发生导管脱出,可能产生严重后果。

(4)支气管痉挛:亦可导致气道压升高,听诊可闻及哮鸣音,有监测条件时可见呼气流速降低,PEEPi 升高。可经静脉或吸入支气管扩张剂处理之。

(5)气胸:有肺大泡、胸部钝挫伤或胸部手术后的患者应警惕气胸的发生。一旦发生气胸,在气道压升高的同时,患侧呼吸音明显降低,胸部 X 线片可以确诊气胸及其程度,发现后应及时行胸腔闭式引流。部分患者还可能伴有纵隔气肿或皮下气肿。

(6)肺顺应性降低:ARDS 患者病情加重,心源性肺水肿突然发生,均可使肺顺应性降低,气道压升高。处理时应注意与气道阻力增大的鉴别。

(7)气管导管滑入一侧支气管:气管插管的患者在确认导管位置后,气管导管应得到妥善的固定,并每班记录其深度。气管导管滑入一侧支气管后气道压将升高,并可出现 PaO_2 降低和人机对抗等,甚至影响患者循环状态。

(8)呼吸机设定不当:机械通气设定条件不当可导致气道压升高。在容量控制型通气,应设定适当的吸气流速;在压力控制型通气,应设定适当的吸气时间;在压力支持通气,应设定适当的压力上升时间和吸气终止条件。

2.气道压过低

设定气道压报警的下限是为了在呼吸机管路脱开,或呼吸机不能维持气道压时,及时发出报警信号,以保证机械通气的安全。一般情况下设定气道压报警的下限在 PEEP 以上 $2cmH_2O$。气道压过低报警常见于呼吸机管路脱开或漏气。在大多数呼吸机,如果气源压力逐渐降低,例如使用逐瓶更换的氧气源时,气源报警将早于气道压过低报警,使医务人员有时间更换气瓶,也能保证患者安全。通气管道中如果出现较大的漏气,也会导致气道压力降低,出现气道压过低报警。

(二)通气量报警

1.通气量(V_E)下限

V_E 下限的设定是为了保证 V_E 不低于最小安全值。一般情况下成人可将通气量下限设定在 4L/min,也可根据患者的具体身高、体重与病情特点而设定。在多数呼吸机,通气量下限在各种模式下是患者实际的呼出通气量。在 MMV、DMMV 模式下,当患者通气量低于设定值时,呼吸机将自动予以指令通气,以达到设定的通气量下限。通气量不足的常见原因有以下几种。

(1)吸机管路漏气或脱开,应及时得到纠正。

(2)无创通气(NPPV)时,面罩或鼻罩周围漏气太大,无法保证通气的有效性。应及时调整面罩或鼻罩的位置,如有可能,可教会患者自己来调整面罩/鼻罩。

（3）呼吸机支持程度不够,过早改 SIMV,或指令通气频率太低,或过早改为 CPAP,患者自主呼吸不足以达到安全的通气量。应适当恢复通气设定条件,待患者自主呼吸充分恢复后再作脱呼吸机的过渡。

（4）人工气道异常人工气道脱出、阻塞、打折等均可造成通气量降低,应及时识别和纠正。

（5）呼吸机故障如系呼吸机发生故障,应立即用手动复苏气囊保证通气,同时排除故障或更换呼吸机。

2.通气量上限

一般成人可将 V_E 上限设定在 12～15L/min,或根据患者具体情况而设定。通气量过大常见于患者缺氧未得到纠正、自主呼吸强烈或人机对抗。必要时使用镇静药、肌松剂,并调整通气设定参数,使患者得到安全有效的最佳机械通气治疗效果。如果在脱机过渡过程中,发现患者自主呼吸急促,通气量较大(≥20L/min),提示患者的条件尚未到脱机的条件,应缓慢逐步脱机,防止出现因脱机失败而造成病情加重。

3.潮气量上、下限

根据患者的身高、体重的具体情况,设定呼出潮气量的上、下限。在容量控制的通气条件下该项报警提示人工气道异常、呼吸机管路脱开与漏气等。在其他的通气条件下,如 CPAP、PSV、BiPAP、BiLevel 等模式下对患者自主呼吸与机械辅助效果发生的变化做出及时的警示。

（三）呼吸频率和呼吸时间报警

1.呼吸频率

一般情况下可将呼吸频率,上限设定在 20～25 次/分钟,当患者呼吸频率达到设定上限时呼吸机即做出报警提示,也可根据病情的具体情况设定呼吸频率上限。呼吸机一般均有很宽的报警限设定范围,但不宜将呼吸频率上限设定得太高,以免当患者自主呼吸急促、人—机对抗时不能得到及时的发现和处理。

2.呼吸时间

一般当吸气时间达到一个呼吸周期的 50%（包括吸气停顿时间）,呼吸机将做出报警提示,多见于自主呼吸急促或人—机对抗。反比通气指吸气时间超过一个呼吸周期的 50%,即 1∶E＞1∶1,可以用于特殊患者的机械通气治疗。部分呼吸机设有反比通气键,在人为反比通气时按下该键,即终止报警。

（四）其他报警

1.断电

当呼吸机的交流电源被切断,呼吸机发出较长时间的特殊报警声,同时断电警示灯闪烁,有备用蓄电池者自动切换到蓄电池供电。但蓄电池只供应呼吸机用电,而不供应空气压缩机。无备用蓄电池的呼吸机切换到安全阀打开状态,患者可依靠自主呼吸得到室内空气。

2.气源

多数呼吸机均有较宽的气源供应范围,当空气或氧气供应的压力低于呼吸机所要求的压力范围时,呼吸机和空气氧气混合器发出报警提示,同时呼吸机切换到压力正常的氧气或空气供应源上,如果空气源与氧气源供应同时发生故障,呼吸机切换到安全阀打开状态,让患者呼吸室内空气。部分新一代的呼吸有一氧化氮吸入治疗（iNO）模块,使用时应将气源供应调节到呼吸机所要求的水平,当气源压力低于呼吸机所要求的范围时,呼吸机会发出报警信号,这时应及时调整气源压力。

3. 窒息

当相邻的二次吸气间隔的时间过长时,超过呼吸机设定的窒息时间,呼吸机发出窒息报警,同时启动窒息后备通气。多数呼吸机的窒息后备通气用 100% 的氧气,较大的潮气量和较快的呼吸频率。在患者连续 2 次触发呼吸之后自动复位,或情况得到处理之后,按下复位键复位。有些呼吸机固定窒息报警时间,例如在 Servo300:成人 20s,儿童 15s,新生儿 10s。而 PB840,7200 等为手工设定窒息时间,以及窒息后备通气条件。在麻醉未醒,没有自主呼吸的患者,当窒息情况得到处理,患者得到适当通气之后,应手工按下复位键,使呼吸机恢复到正常的通气工作条件。为了保证患者的安全,一般不要将窒息时间设定得过长,成人 20s,小儿 15s,新生儿 10s 可以作为通常的设定值。

4. 吸氧浓度

在有吸入氧浓度监测功能的呼吸机,当实际吸入氧浓度低于或超过设定氧浓度的一定范围时,呼吸机发出报警信号。吸入氧浓度异常可见于氧气源故障,空—氧混合器故障或氧电池失效。

5. 吸入气温度

加温湿化器应加入蒸馏水,并定时更换湿化纸,有温度传感器者应正确安置在呼吸机管路吸气支的患者端。当湿化器发出温度报警时,应仔细检查温度传感器连接与安置是否正确,湿化器内水量是否在正常范围。毛细管型加温湿化器应特别注意使用蒸馏水,以防止毛细管被水垢堵塞。Fisher & Paykel MR730、850 等加温湿化器应将保温电缆正确安置在管路的吸气支内,并保证连接正确,尤其是患者端的温度传感器安放位置要正确,否则会导致过度加热。

四、并发症及防治

由于施行机械通气的患者意识丧失或不能说话,很难主诉病情变化;而且有些患者本已处于垂危状态,若进一步受到并发症的威胁,则有造成死亡的危险,应及早发现和加以防治。按照并发症发生的原因,可分为 3 种情况。

1. 气管插管、套管产生的并发症

(1)导管进入支气管:导管插入过深或外固定不确实而移动位置,导管易进入右侧支气管,使对侧肺不张而导致缺氧。临床体征为左侧呼吸音减低,而在不完全阻塞或管尖端在隆突处或隆突下,呼吸音可能正常,但此时不能从左侧吸出分泌物。预防方法为每次插管后注意听两侧呼吸音,有困难时可摄床边胸片,以肯定导管位置已正确无误,才能用胶布沿门齿与口塞和面颊部牢固固定,以免移动。如有条件建议插管后行常规床旁胸片,因各人身高及颈部长度差别较大,建议的导管距门齿长度有时不能适合个别患者。

(2)导管或套管阻塞:分泌物多而稠厚是引起导管或套管阻塞的常见原因,分泌物常积聚和粘附在导管的尖端,发生阻塞而引起窒息,出现呼吸困难和严重青紫。为此,在机械通气期间应及时吸引清除分泌物,如下吸痰管已不通畅或听到管腔内痰鸣的声音一定要警惕痰栓堵管,气管导管在必要时应重新更换。此外,还应注意雾化器湿润气体的效果,同时适当补液,防止分泌物浓缩黏稠。套囊过度充盈而疝出至导管末端是堵塞呼吸道的另一原因,当发现呼吸道压力峰值骤增或潮气量降低,可用手控呼吸,感呼吸道阻力增加,吸引管不能通过气管导管,吸气时有异常的管性呼吸音。因此,当患者发生呼吸道阻塞时应立即将套囊放气,或减少套囊充气,如还不改善,必须紧急调换气管导管。

(3)气管黏膜坏死、出血:由于套囊长期过度充盈,压力太大,压迫气管壁,气管黏膜缺血坏死,糜烂形成溃疡,也可损伤血管而出血,甚至发生气管食管瘘和无名动脉破裂而造成死亡。故遇有导管明显搏动,提示导管尖端或套囊位于动脉附近,应引起注意。长期施行机械通气者,应采用低压力容量套囊,避免充气过多,定时松气囊。

(4)导管脱出或自动拔管:可造成急性呼吸道梗阻而窒息,必须立即再插管。一般情况下,急性呼吸衰竭患者不宜多用镇静药,若劝告或其他使患者安静的措施无效时为防止骚动和昏迷患者的过早拔管,可适当给予镇静、催眠药物。

2.呼吸机故障引起的并发症

(1)漏气潮气量不足:可观察到胸廓活动幅度减少,呼吸道峰压降低,低容量报警器发出警报。发现漏气时,应先排除套囊充气不足或破裂,接着寻找常见的呼吸机漏气的原因,如雾化器贮水瓶是否旋紧,吸气等管道系统的接头是否松脱等,若一时仍找不出原因,则应用手控呼吸,然后进行彻底检查。潮气量测定是一重要步骤,一方面可提示有否漏气,另一方面如潮气量低而未发现漏气,则可能是产生潮气量的机械装置失效。

(2)接管脱落:呼吸机与气管导管的接头及本身的管道完全脱开或扭曲,可使机械通气完全停止或呼吸道阻塞,气源或电源中断也会有致命危险。

(3)管道接错:如把吸气端和呼气端管道倒接,就没有气体输出,患者可能发生呼吸困难或窒息,应暂停使用呼吸机,按说明书图纸详细检查安装。

(4)报警装置失灵:患者通气良好时,报警器可发出声音,这是假报警,而有时患者通气不足而警报器又不响,所以使用呼吸机时也不能完全依赖报警装置。

3.长期机械通气的并发症

(1)通气不足:原因分两方面:①机械性问题,包括漏气和阻塞;②慢性肺部疾患,肺功能障碍,肺弹性和总顺应性降低及呼吸道分泌物增多,需要较大潮气量,才能避免通气不足;③呼吸机参数调节不当。所以应经常测定潮气量和进行血气分析,观察患者临床症状,及时发现和排除机械故障,调整潮气量,保证有效通气。

(2)通气过度:呼吸频率过快或潮气量太大,可引起过度通气,使$PaCO_2$下降到呼吸停止阈以下($PaCO_2$ 30 ~ 32mmHg),发生呼吸性碱中毒,低碳酸血症常伴有心排出量和心肌供血减少、脑血流降低和加重脑缺氧,孕妇子宫血管收缩,胎盘血供减少而致胎儿缺氧,肺顺应性和功能残气量减少,通气/血液比例不当,右向左分流增加,氧消耗及氧与血红蛋白的亲和力也增强,氧离曲线左移,此外还有细胞外液中钾降低。严重碱中毒,可出现兴奋、谵妄、抽搐和肌痉挛,甚至低血压、昏迷。文献报道有因严重碱中毒(pH 7.54)而引起死亡的病例。预防方法为:①$PaCO$ 节通气频率和潮气量;②应用适量镇静,提高呼吸停止的$PaCO_2$阈值。

(3)低血压:机械通气需要用正压,跨肺压和胸膜腔内压升高,阻碍静脉回流,继发心排出量降低,因而发生低血压。低血压的程度与正压高低和持续时间长短呈正比。为防止低血压,可采取以下措施:①选用最佳 PEEP,一般限制在 5 ~ 10cmH₂O 以内,对循环扰乱较少,如 >10cmH₂O 则发生低血压的可能较大,尤其是心功能差和休克患者,应限制使用较高正压;②补充血容量,适当补充血容量,使静脉回流增加,心输出量(CO)可恢复正常;③应用增强心肌收缩药。在 CPPV 期间,患者的 CO 也常用肾上腺能兴奋药加以维持。多巴胺使轻度低血容量患者的外周血管阻力(SVR)上升,而不必再补充过多的液体。多巴酚丁胺为 β 受体兴奋剂,可增强心肌收缩。CO 增多,用以改善心功能。

(4)肺气压伤:机械通气时,由于气道内压过高或潮气量太大,或患者肺顺应性差,或原有肺气肿、肺大疱、哮喘和肺脓肿等慢性肺部病变,易致肺泡破裂而使空气扩散进入颈部皮下组织,甚至扩大到头、胸、腹及躯干其他部位。如空气进入破裂血管可引起气栓。用 PEEP 时胸膜腔内压较高也容易发生气压伤,防治方法包括:①正确调节呼吸机各项参数,避免气道内压过高,尤其是有慢性肺部病变者;②加强生命体征监测,经常听呼吸音;③病情危急时可先用粗针插入锁骨中线第二肋间外侧紧急放气,然后放置胸腔闭式引流管,可继续进行机械通气。

(5)呼吸道感染:可因呼吸机和各种管道和器械消毒不严格,护理措施不力而继发肺部感染,特别是铜绿假单胞菌感染,须积极预防和治疗。

(6)缺氧及氧中毒:机械性意外,分泌物潴留及气管内吸引时间过长等可引起急性严重缺氧,原则上每次吸痰时间不 >15s。长期机械通气的患者,吸入氧浓度过高,可发生氧中毒,控制吸气压力和氧浓度非常重要,一般认为吸入氧浓度应维持在 50% 以下,如必须用 100% 的氧,不可 >24h,若氧浓度必须高于 50%,应采取措施,加用 PEEP,在短期内吸入尽可能低的氧浓度。

(7)胃肠道并发症:胃肠道充气膨胀,胃肠道出血,胃、十二指肠溃疡穿孔。

(8)少尿:长期机械通气患者可以影响肾功能,常伴有少尿和钠与水潴留。

(9)其他:偶然会发生肺水肿、肺栓塞及精神情绪改变等。机械通气时发生的并发症,大多表现为呼吸困难及其引起的烦躁不安、青紫和意识障碍等。所以在出现上述症状时,如不能立即解决,应暂时停用呼吸机,改用浓度氧气手控呼吸,再分析原因。根据患者体检发现,结合动脉血气分析和血流动力学变化,做出综合判断,争取早期诊断和及时处理,才能避免发生危险。

(王　浩)

第二章 消化系统急危重症

第一节 消化性溃疡急性发作

消化性溃疡泛指胃肠道黏膜在某种情况下被胃消化液所消化所致的溃疡,可发生于食管、胃及十二指肠,也可发生于胃—空肠吻合口以上,以及含胃黏膜的 Meckel 憩室内。因为胃溃疡和十二肠溃疡最常见,故一般所谓的消化性溃疡,是指胃溃疡(GU)和十二指肠溃疡(DU)。

一、病因及发病机制

消化性溃疡的发生是一种或多种有害因素对黏膜破坏超过黏膜抵御损伤和自我修复的能力所引起的综合结果。本病的病因和发病机制目前尚未完全阐明。1910 年,Schwartz 首次提出"无酸无溃疡"的概念,这是消化性溃疡的病因认识起点,也是治疗消化性溃疡的理论基础之一。1983 年,Marshall 和 warren 从人体胃黏膜活检标本中找到了幽门螺杆菌(Hp),晚近认为 Hp 与消化性溃疡有密切的关系。

(一)胃酸和胃蛋白酶

胃酸和胃蛋白酶自身消化是形成消化性溃疡的原因之一。胃酸的存在是溃疡发生的决定因素之一。

胃酸分泌受神经体液调节,经过不同步骤引起的质子泵泌酸的一个最终的共同环节。引起胃酸分泌的因素有:①壁细胞数量增多;②壁细胞对刺激物质的敏感性增强;③胃酸分泌正常反馈抑制机制的缺陷;④迷走神经张力增高。

(二)幽门螺杆菌

大量研究证实 Hp 感染是引起胃溃疡发作的重要原因。十二指肠溃疡患者 Hp 感染率高达 95% ~ 100%,胃溃疡为 70% 以上。Hp 感染导致消化性溃疡的发生机制尚未完全阐明。目前有以下几种假设。

1. Hp – 促胃液素(胃泌素)—胃酸学说

Hp 感染引起高胃泌素血症,机制包括:①Hp 的尿素酶产生氨,局部的黏膜 pH 增高,破坏胃酸对 G 细胞释放促胃液素(胃泌素)反馈抑制作用;②Hp 引起胃窦黏膜 D 细胞的数量减少,影响生长抑素的释放,减少促胃液素(胃泌素)的分泌,高促胃液素(胃泌素)刺激胃酸的分泌。

2. 屋漏顶学说

Hp 感染损害了局部黏膜防御和修复。Hp 的某些抗原成分与胃黏膜的某些细胞成分相似,导致胃黏膜细胞免疫原性损伤,胃黏膜的屏障功能减弱,如"漏雨的屋顶",在胃酸作用下形成溃疡,给予抑酸治疗后,溃疡愈合,只能获得短期疗效,根除 Hp 后,溃疡不易复发。

3. 十二指肠胃上皮化生学说

十二指肠胃上皮化生是十二指肠对酸负荷的一种代偿发硬,Hp 感染导致十二指肠炎症,黏膜屏障破坏,最终导致 DU 发生。

（三）非类固醇消炎药

非类固醇消炎药常见的有阿司匹林、舒林酸、对乙酰氨基酚(扑热息痛)和保泰松等。通过直接局部作用和系统作用损伤黏膜。其是弱酸脂溶性药物,在胃酸环境下溶解成非离子状态,药物使黏膜的通透性增加,破坏黏液碳酸氢盐的屏障稳定性,干扰细胞的修复和重建。非甾体抗炎药(NSAID)进入血液循环后和血浆清蛋白结合,抑制环氧合酶 – 1(COX – 1)活性,导致内源性的前列腺素的合成减少,削弱胃黏膜屏障对侵袭因子的防御能力。

（四）胃黏膜防御机制的障碍

正常的胃黏膜的防御机制包括黏膜屏障的完整性、丰富的黏膜血流、细胞更新、前列腺素、生长因子等。当外界的食物、理化因素和酸性胃液损伤上述屏障后,可导致溃疡的发生。

（五）胃十二指肠运动异常

胃排空加快,十二指肠的酸负荷增加,导致黏膜受损,诱发十二指肠溃疡,胃溃疡患者存在胃排空的延迟和十二指肠—胃反流,影响食糜的推进速度,刺激胃窦部 G 细胞分泌促胃液素(胃泌素),增加胃酸分泌。

（六）遗传因素

消化性溃疡患者一级亲属中发病率明显高于对照组人群,单卵双生儿患相同溃疡病者占50%,因此遗传特质可能是消化性溃疡的因素之一。

（七）环境因素

本病具有显著地理环境的差异和季节性,在美英等国,十二指肠溃疡比胃溃疡多见,在日本则相反,秋冬和冬春之交是溃疡的好发季节。

（八）精神因素

心理因素可影响胃酸的分泌,例如愤怒使胃酸分泌增加,抑郁使胃酸分泌减少。

（九）与消化性溃疡相关的疾病

有些疾病的胃溃疡的发病率明显增高,密切相关的疾病有胃泌素瘤、系统性肥大细胞储积病、肝硬化、尿毒症、肾结石等。

二、临床表现及特征

（一）临床表现

本病的临床表现不一,多表现为中上腹部反复发作性节律性疼痛,少数患者无症状,或以出血穿孔等并发症为首发症状。

1.疼痛部位

患者多数以中上腹部疼痛为主要症状。十二指肠溃疡的疼痛多位于中上腹部,或在脐上方;胃溃疡的疼痛多位于中上腹部偏高处,或剑突下、剑突下偏左处。胃或十二指肠后壁溃疡,特别是穿透性溃疡可放射致背部。

2.疼痛的程度和性质

疼痛多呈隐痛、钝痛、刺痛、灼痛或饥饿样疼痛,一般可以耐受,剧烈疼痛提示溃疡穿透或者穿孔。

3.疼痛的节律性

溃疡疼痛与饮食之间可有明显的关系。十二指肠溃疡的疼痛好发于两餐之间,持续到下次进食时,表现为"饥饿痛",个别患者由于夜间胃酸偏高,可发生"夜间痛"。胃溃疡的疼痛发生不规则,常在餐后一小时内发生,经1~2h缓解,下次进餐时再次出现。

4.疼痛的周期性

反复发作时消化性溃疡的特征之一,尤以十二指肠溃疡更为突出。秋末至春初季节常见。

5.影响因素

疼痛受精神刺激、过度劳累、饮食不慎、药物影响、气候变化时加重,休息、进食、服用制酸药、以手按压疼痛部位、呕吐等方法而减轻和缓解。

(二)体征

溃疡发作期,中上腹部可有局限性的压痛,程度不重,其压痛部位多于溃疡的位置基本一致,有消化道出血者可有贫血和营养不良的体征。

(三)辅助检查

1.内镜检查

内镜检查是确诊消化性溃疡的主要方法,在内镜直视下可确定溃疡的部位、大小、形态、数目,结合活检组织病理检查,可以判断溃疡的良恶性以及分期。日本内镜学会将消化性溃疡的内镜表现分为3期:活动期(A期)、愈合期(H期)、缓解期(S期)。

2.X线钡餐检查

钡剂填充溃疡的凹陷部分所造成的龛影是诊断溃疡的直接征象。正面观龛影呈圆形或者椭圆形,边缘整齐。四周皱襞呈放射状向壁龛集中,直达壁龛边缘。

3.Hp检测

对消化性溃疡进行Hp检测已成为消化性溃疡的常规检查项目,但应该在排除近期使用质子泵抑制剂、铋剂、胃黏膜保护剂和抗生素等药物造成的假阴性结果。

三、诊断及鉴别诊断

病史是诊断消化性溃疡的初步依据,根据本病的具有的慢性病程,周期性发作、节律性中上腹部疼痛等,可做出初步诊断。内镜检查和X线钡餐检查是确诊手段。鉴别诊断如下。

1.胃癌

两者的鉴别比较困难,除病史和报警症状外,主要依靠内镜活检组织病理学检查。

2.功能性消化不良

患者常表现为上腹部疼痛、反酸、嗳气、胃灼热、上腹部饱胀不适等。内镜检查呈正常或仅为轻度的胃炎。

3.慢性胆囊炎并胆结石

疼痛与进食油腻有关,位于右上腹部、并放射致背部,伴发热、黄疸的典型病例不难鉴别,不典型者可通过腹部超声或者ERCP鉴别。

4.促胃液素(胃泌素)瘤

促胃液素(胃泌素)瘤又称Zollinger - Ellison综合征,由于胰腺非B细胞瘤分泌大量的促胃液素(胃泌素)所致,肿瘤往往较小,生长慢,多为恶性。大量的促胃液素(胃泌素)可致胃酸的分泌量显著增高,引起顽固的多发的溃疡,异位溃疡,易发生出血、穿孔、多伴有腹泻和明显消瘦。胃液分析、血清促胃液素(胃泌素)检查和激发试验有助于促胃液素(胃泌素)瘤的定性诊断。

四、治疗

本病的治疗应该采取综合性的措施,治疗目的是在于缓解临床症状,促进溃疡愈合,防止溃疡复发,减少并发症。

(一)基本治疗

避免过度紧张和劳累,溃疡活动期应该卧床休息,少食多餐,戒烟酒,避免食用咖啡、浓茶、辛辣刺激性食物以及损伤胃黏膜的药物;不过饱,防止胃窦部过度扩张而增加胃泌素的分泌,适当镇静,避免服用诱发溃疡的药物:NSAIDs、利血平等,若必须使用,应同时服用黏膜保护剂和抑酸剂。

(二)抑酸治疗

常用的降低胃酸的药物主要有:①碱性制酸药:能够中和胃酸,降低胃蛋白酶的活性,缓解疼痛,促进溃疡的愈合,包括碳酸氢钠、碳酸钙、氢氧化铝等;②H_2 受体拮抗剂:选择性竞争结合 H_2 受体,使胃酸的分泌减少,促进溃疡的愈合,现多选用不良反应小的二代药物雷尼替丁 20mg,2 次/天,维持量 20mg,1 次/天。一代药物西咪替丁因其不良反应较大而逐渐被淘汰;③质子泵抑制剂(PPI):能减少任何通路引起的酸分泌,有奥美拉唑、兰索拉唑、泮托拉唑、雷贝拉唑等。

(三)保护胃黏膜治疗

1. 胶体铋

在酸性环境下铋剂与溃疡表面的粘蛋白形成螯合剂,覆盖于胃黏膜上发挥作用,促进胃上皮细胞分泌黏液,抑制胃蛋白酶的活性,促进前列腺素的分泌,对胃黏膜是保护作用,干扰 Hp 的代谢,使菌体和黏膜上皮失去黏附作用,有杀灭 Hp 的作用。

2. 硫糖铝

在酸性胃液中,凝聚成糊状黏稠物,附于黏膜表面,阻止蛋白酶侵袭溃疡面,有利于黏膜上皮细胞的再生和阻止氢离子的向黏膜内弥散,促进溃疡愈合。宜在饭前 1h 口服,每次 1g,每日 3 次,连服 4~6 周为一个疗程。

3. 前列腺素

米索前列醇能够抑制胃酸的分泌,增加胃十二指肠黏液碳酸氢盐分泌,增加黏膜的供血量加强胃黏膜的防护能力,使黏膜免受伤害,加快黏膜的修复。

(四)根除 Hp 治疗

临床上常用的一线方案是质子泵抑制剂或铋剂加两种抗生素,为减少耐药的发生,也可选用铋剂加质子泵抑制剂加两种抗生素的四联治疗方案。

(五)并发症的治疗

1. 大量出血

有休克者,密切观察生命体征,补充血容量,纠正酸中毒;局部应用止血药物;生长抑素和 PPI 抑制胃酸分泌;内镜下止血治疗。

2. 急性穿孔

禁食,胃肠减压、防止腹腔继发性感染,饱食后穿孔需在 6~12h 内实施手术。

3. 幽门梗阻

静脉输液,纠正水电解质紊乱和酸价平衡失调,放置胃管、胃肠减压,解除胃潴留,口服

H$_2$RA 或 PPI 制剂;不全肠梗阻可应用促动力药。

（六）外科手术治疗

主要应用于急性溃疡穿孔、穿透性溃疡、大量反复出血、内科治疗无效、器质性肠梗阻、胃溃疡癌变或者癌变不能排除、顽固性或难治性溃疡。

（宋方强）

第二节　急性出血坏死性肠炎

急性出血坏死性肠炎(acute hemorrhagic necrotizing enteritis, AHNE)是一种以小肠广泛出血坏死为特征的急性非特异性炎症,临床以腹痛、腹泻、便血、腹胀、呕吐、发热为主要表现,严重者可发生小肠坏死、穿孔、休克、DIC 等,病情凶险,病死率高。此病各年龄均有发病,但以青少年多见。

一、病因与发病机制

急性出血坏死性肠炎的病因仍不十分清楚,目前认为可能是感染、免疫、饮食不当等多因素共同作用、相互影响的结果,其中产气荚膜杆菌感染在本病发病中的作用受到相当的关注,被认为可能起重要作用。

产气荚膜杆菌感染假说认为,当产气荚膜杆菌感染时,此菌产生 β 毒素,由于机体肠腔内缺乏能破坏 β 毒素的蛋白酶,致 β 毒素使肠绒毛麻痹破坏肠道的保护屏障,使细菌引起肠黏膜的变态反应,肠黏膜微循环发生障碍,进而引起肠黏膜的坏死性改变。

二、病理

本病病理表现以累及小肠,多以空肠下段为重,也可出现胃、十二指肠、结肠受累。病变多呈节段性分布,可融合成片。病变多自黏膜下层发生,向黏膜层发展,出现黏膜肿胀增厚、黏膜粗糙呈鲜红色或暗褐色,可见片状坏死和散在溃疡,黏膜下层水肿。患者则表现以腹泻为主,出现黏膜广泛坏死脱落则有大量便血。病变向浆肌层发展时,可出现肠蠕动障碍,患者出现麻痹性肠梗阻,肠壁肌层或全层炎症、坏死,肠内细菌或毒素外渗,甚而肠壁穿孔,出现严重的腹膜炎和中毒性休克。

三、诊断要点

（一）症状

1. 腹痛、腹胀

腹痛、腹胀多为急性起病,起初较轻,渐加重,腹痛以脐周或上腹部多见,也可表现为左下腹或右下腹,甚至全腹,腹痛渐呈持续性,剧烈,难以忍受,可有阵发性加剧。疼痛部位常有压痛,可有反跳痛提示存在腹膜炎,病情较重。

2. 腹泻、便血

病初常为黄色稀水样便或蛋花样便,每日 2～10 余次,不久出现血便,可以为鲜血、果酱样或黑便,有恶臭。多无里急后重。轻症只表现腹泻无便血,但大便潜血多为阳性。

3.恶心、呕吐

恶心、呕吐与腹痛、腹泻常同时出现。呕吐物可有胆汁或咖啡样胃内容物。

4.中毒症状

早期发热在38℃左右,有时可达40℃以上可出现四肢厥冷、皮肤花纹、血压下降等中毒性休克症状,及抽搐、昏迷、贫血、腹腔积液、电解质紊乱、DIC等表现。

(二)体征

查体可见腹部饱满,有时可见肠型,腹部有压痛。有腹肌紧张和反跳痛时,提示有急性腹膜炎。渗出液较多时可叩出移动性浊音,腹腔积液可呈血性。早期肠鸣音亢进,有肠梗阻时可有气过水声、或金属音,腹膜炎加重时肠鸣音减弱或消失。

(三)辅助检查

1.血常规检查

血常规检查可有不同程度的贫血,中性粒细胞可正常或升高,肠坏死明显时可出现类白血病反应,核左移明显,部分患者可出现中毒性颗粒。

2.大便常规检查

粪便呈血水样或果酱样,镜检可见发现大量红细胞,中等量白细胞,大便潜血实验阳性。部分病例大便培养可获得产气荚膜梭状芽胞杆菌可确诊。

3.X线检查

早期可发现局限性小肠积气和胃泡胀气,部分患者可有胃内液体潴留。其后可见肠管扩张、黏膜皱襞、模糊、粗糙,肠腔内有大小不等的液平面,肠壁水肿增厚,肠间隙增宽。坏死肠段可显示规则致密阴影,肠穿孔时可有膈下游离气体。急性期为避免加重出血和肠穿孔,一般不做钡灌肠检查。

四、分型

临床一般分为5型。各型之间无严格界限,以临床表现特点突出为主,病程中可发生转化。

(一)肠炎型

临床最常见,以腹痛、腹泻、恶心、呕吐等症状为主要表现。病变常侵犯黏膜和黏膜下层,以渗出性炎症为主。

(二)便血型

本型以便血为主要表现。是由于肠黏膜及黏膜下层的严重出血坏死所致。

(三)肠梗阻型

患者恶心、呕吐、腹胀、腹痛,伴停止排气、排便,肠鸣音消失。腹透有肠梗阻表现。肠壁肌层受累导致麻痹性肠梗阻所致。

(四)腹膜炎型

本型主要表现为腹痛较重,有腹膜刺激征表现。与肠壁缺血坏死炎症反应较强及肠壁穿孔有关。

(五)中毒休克型

本型患者全身症状较重,发热、谵妄、昏迷、低血压、休克表现突出。其发生与病变广泛,大量毒素和血管活性物质吸收有关。本型最为凶险、病死率很高。

五、病情判断

本病肠炎型、便血型,病情多轻、预后好。肠梗阻型、腹膜炎型、中毒休克型,病情多重,预后差,病死率可达30%。

六、治疗

(一)内科治疗

1. 禁食

轻症患者可进食流质易消化的碳水化合物。病情较重腹胀、腹痛、恶心、呕吐明显者应禁食,并行胃肠减压。经治疗病情好转可逐渐由流质、半流质、软饭过渡到普通饮食。

2. 支持治疗

急性出血坏死性肠炎发病后,由于经消化道进食摄入营养受限,机体消耗增加,应注意加强静脉补液及能量和营养物质的补偿。一般成人每天补液在2000~3000mL,使尿量维持在1000mL以上。能量补给注意葡萄糖、氨基酸、脂肪乳剂的合理搭配,注意微量元素、维生素的补充。重症患者适当补充悬浮红细胞,血浆或清蛋白。有休克表现的应积极抗休克治疗。包括补足血容量,适当补充胶体液,对血压恢复不好的可应用血管活性药物。

3. 抗生素治疗

应针对病原菌选用抗生素,常用抗生素有氨基苷类,青霉素类,头孢类、喹诺酮类及硝咪唑类。抗生素宜早期、足量联合应用。多主张两种作用机制不同的药物联合应用,可得到较好的疗效。

4. 肾上腺皮质激素治疗

肾上腺皮质激素可抑制炎症反应,改善和提高机体的应激能力,减轻中毒症状。一般可每日用地塞米松10~20mg或氢化可的松200~400mg静脉滴注。一般用药3~5d,不宜过长。

5. 对症治疗

腹痛可用阿托品、山莨菪碱,如效果不佳可在严密观察下用布桂嗪(强痛定)、曲马多,甚至哌替啶。便血可用维生素K、酚磺乙胺(止血敏)、巴曲酶(立止血)等,大出血可用善宁或施他宁静脉滴注,有输血指征者可输血治疗。

(二)外科治疗

本病经内科积极治疗,大多可痊愈。对积极治疗,病情无明显好转,有如下情况者应积极考虑手术治疗。

(1)有明显肠坏死倾向。

(2)疑有肠穿孔。

(3)疑有绞窄性肠梗阻及不能排除其他急腹症者。

(4)便血或休克经内科积极保守治疗无效者。

(宋方强)

第三节　肝性脑病

肝性脑病(hepatic encephalopathy,HE)是由于各种急慢性严重肝病或门体分流引起的,以机体代谢紊乱为基础、中枢神经系统功能失调的综合征,其主要临床表现为行为,精神失常,智力减退、意识障碍甚至昏迷。临床上以慢性肝病,主要是肝硬化多见,门脉高压导致门腔静脉之间建立侧支循环,从而使大量的门静脉血绕过肝脏进入体循环,是脑病发生的病理生理基础。肝性脑病随着诱发因素的去除,大多可以恢复,但易反复发作。近年,更强调亚临床型肝性脑病的早期识别。

所谓亚临床型肝性脑病指无明显临床表现和生化异常,只能通过精细的心理测试和(或)电生理检测才能做出诊断的肝性脑病,现在主张称为轻微型肝性脑病。

一、诊断步骤

(一)病史采集要点

1. 起病情况

急性肝衰竭所致肝性脑病通常起病较急,发展较快;慢性肝病引起者多数缓慢起病,但可反复发作,又可分为发作性、持续性、轻微型肝性脑病;存在明显门体分流,但无肝病者少见,起病多数与门体分流量有关。

2. 主要临床表现

肝性脑病的临床表现因原有肝病的性质、肝功能损害的轻重以及诱因的不同而很不一致。急性肝性脑病常见于暴发型病毒性肝炎和药物性肝损伤,有大量肝细胞坏死和急性肝衰竭,诱因不明显,患者可无前驱症状,起病数日内即进入昏迷直至死亡。慢性肝性脑病多见于肝硬化患者,由于门体侧支循环和慢性肝衰竭所致,可反复发作,常有上消化道出血、感染、便秘、放腹腔积液、进食高蛋白饮食、大量排钾利尿等诱因。

肝硬化终末期肝性脑病逐渐加重,最后导致患者死亡。根据神经系统表现、意识障碍程度和脑电图改变,将肝性脑病分为 5 期:即 0 期(亚临床期)、Ⅰ 期(前驱期)、Ⅱ 期(昏迷前期)、Ⅲ期(昏睡期)、Ⅳ期(昏迷期)。

实际各期之间常无明确界限,可重叠症状。

3. 既往病史

注意有无药物、毒物接触史,有无代谢性肝病、病毒性肝炎、酒精性肝病史,有无门体分流手术史。

(二)进一步检查项目

1. 肝功能检查

肝功能明显损害,胆红素升高,胆酶分离,凝血酶原时间延长,低清蛋白。

2. 血氨

静脉血氨多升高,但急性肝性脑病血氨可以正常。血氨并不总与症状平行,所以连续监测血氨对诊断有帮助,属诊断所必需。

3. 其他生化检查

其他生化检查如血电解质、血糖、肾功能等。

4. 脑电图

肝性脑病患者脑电图节律变慢，正常 a 波减少，可出现三相波，但脑电图对轻微 HE 和 I 期 HE 诊断价值不大，其改变特异性不强。

5. 心理智能测验

心理智能测验包括数字连接试验、连线试验、语言试验、韦氏成人智力量表等，对轻微 HE 有诊断价值。

6. 脑电诱发电位检测

脑电诱发电位检测包括脑干听觉诱发电位、视觉诱发电位和体表诱发电位对轻微 HE 有诊断价值。

7. 影像技术

影像技术如 CT、MRI、PET、磁共振光谱分析，对 HE 的诊断有一定作用，但费用贵。

二、诊断对策

（一）诊断要点

(1) 严重肝病和(或)广泛门体侧支循环。

(2) 临床表现有精神错乱、行为失常、意识障碍。

(3) 肝性脑病的诱因。

(4) 明显肝功能损害或血氨升高。

扑翼样震颤和典型的脑电图改变有重要参考价值。轻微型 HE 诊断依靠智能测试和诱发电位检查。

（二）鉴别诊断

对 HE 的诊断，必须排除代谢性脑病、颅内感染、脑血管意外、颅内占位病变等。

1. 精神病

以精神症状为唯一突出表现的 HE 易被误诊为精神病。因此遇到精神错乱而原因不明的患者，应警惕肝性脑病。

2. 其他昏迷性疾病

(1) 代谢性脑病：如糖尿病酮症酸中毒、低血糖、尿毒症、低钠、高钠血症等。根据基础疾病史，结合实验室检查易于鉴别。

(2) 颅脑病变：各种脑血管意外、颅内肿瘤、脑炎、脑膜炎、脑脓肿，根据神经系统症状体征，结合头颅 CT、MRI 检查以及脑脊液检查，可明确诊断。

(3) 中毒性脑病：因酒精中毒、戒酒、药物中毒、毒物及重金属中毒所致的脑病，根据相关病史，结合实验室检查可做出鉴别诊断。

三、治疗对策

（一）治疗原则

去除诱因，防治并发症。

（二）治疗计划

1. 消除诱因

出血、感染、低钾碱中毒、水电解质紊乱是肝硬化常见并发症，也是 HE 诱因，应及时预防及处理。原则上禁用吗啡、哌替啶等镇静镇痛药。如患者有烦躁不安或抽搐,可减量使用地西泮、组织胺 H_1 受体拮抗剂。

2.减少肠源性毒物来源、生成及吸收

(1)饮食管理:禁食蛋白质,供给足够热能和维生素,神志恢复后,逐渐增加蛋白质摄入,植物蛋白含支链氨基酸较多,因此较动物蛋白好。

(2)清洁肠道、降低肠道内 pH:可减少肠内毒性代谢产物产生与吸收,口服轻泻剂、乳果糖、山梨醇、大黄可清除肠内积血及积粪,醋酸灌肠可降低血氨浓度。乳果糖在肠道内不吸收,可被肠道内细菌分解成乳酸和醋酸,使肠道 pH 降低,肠腔中 NH_4^+ 增加,氨吸收减少,同时血中的氨向 pH 低的肠腔渗透,形成 NH_4^+ 排出体外。乳果糖还有利于益生菌如双杆菌等生长,抑制分解蛋白细菌的生长,从而使肠道产氨减少。乳果糖使肠道渗透压增高,减少结肠内水分吸收,小分子酸可促进肠蠕动,从而引起腹泻,不利于氨和其他有害物质的吸收。乳果糖储存方式可采用口服和灌肠两种方法,口服剂量视个人情况调整,对不能口服的患者可采取灌肠。

(3)抑制肠道细菌:口服新霉素、氟哌酸或甲硝唑可抑制肠菌生长,减少氨的生成。

3.促进体内毒物消除

肝性脑病时,血氨大多升高,常用去氨药物有谷氨酸、精氨酸、门冬氨酸钾镁、乙酰谷氨酰胺等静脉滴注。

4.补充支链氨基酸

补充支链氨基酸可纠正氨基酸失衡,减少进入脑内的芳香氨基酸,降低假性神经递质对大脑的抑制作用,纠正负氮平衡,促进蛋白合成。

5.人工肝

人工肝可代偿肝脏解毒和生物合成功能,稳定内环境,提供肝细胞再生的条件和时间,也可作为等待肝移植的过渡治疗手段。如血液滤过、血浆置换、生物透析吸附及生物人工肝支持系统。

6.肝移植

肝移植对无法逆转的肝性脑病,肝移植不失为一种有效的治疗方法。

四、预后评估

肝性脑病预后主要与原发病性质、程度及有无诱因,以及诱因能否去除有关。无诱因的暴发性肝衰竭及终末期肝病预后较差,随着移植手术技术的进步和抗排斥药物的发展,肝移植给肝性脑病的治疗带来了新希望,但价格昂贵及供体不足仍是目前主要困难。

(宋方强)

第四节　门静脉高压症

门静脉高压症是由不同原因所致肝硬化以及一些非肝硬化病因造成的门静脉系统回流受阻、内脏血流量增加、内脏血管床扩张、血流淤滞使门静脉压力超过正常范围,1.27~2.35kPa(13~24cmH_2O),一般可为 2.942~4.903kPa(30~50cmH_2O),而表现出来的一组综合征,临床上主要表现为门体循环间侧支循环大量开放形成静脉曲张、腹腔积液、脾大、脾功能亢进,最主要的并发症是食管胃底静脉曲张破裂出血,常因此导致患者死亡。

造成门静脉高压症患者食管胃底静脉曲张破裂出血的因素是多方面的,即与门脉压力升高的程度有关,也与反流性食管炎等因素有关,目前尚不能准确预测哪部分患者将发生曲张静脉破裂出血,但普遍认为门静脉压力低于 $2.452kPa(25cmH_2O)$ 时一般不会发生曲张静脉破裂出血。另有研究表明:门静脉与腔静脉系统压力梯度低于 $1.6kPa(12mmHg)$ 时,不会形成食管胃底静脉曲张;即使压力梯度高于 $1.6kPa(12mmHg)$ 时,这种压力梯度与食管胃底静脉曲张的形成和破裂出血之间也没有很强的相关性。

一、病因及分类

按门静脉血流受阻部位不同,门静脉高压症可分为肝前型、肝内型和肝后型 3 类。肝内型在我国最常见,占 95% 以上。在肝内型,按病理形态的不同又可分为窦前阻塞、肝窦和窦后阻塞三种。窦前型以及窦后型梗阻可以发生在肝内或肝外。这种分类方法的实用价值在于将非肝硬化性门脉高压症(窦前型)与肝细胞损害造成的门脉高压症(窦型和窦后型)区别开来。

1. 肝前型

肝前型主要病因是门静脉主干的血栓形成(或同时有脾静脉血栓形成存在),在儿童约占 50%,这种肝前阻塞同样使门静脉系的血流受阻,门静脉压增高。

2. 肝后型

肝后型是由于肝静脉和(或)其开口以及肝后段下腔静脉阻塞性病变引起的,其典型代表就是巴德—吉利亚综合征,这是由肝静脉、下腔静脉直至下腔静脉汇入右心房处任何水平的梗阻引起的一组综合征。其病因不明,但往往与肾上腺和肾肿瘤、创伤、妊娠、口服避孕药、肝细胞瘤、静脉阻塞性疾病、急性酒精性肝炎以及肝静脉内膜网状组织形成有关。临床上首先表现为腹腔积液,伴有轻度肝功能异常。由于肝尾叶静脉多独立于肝内其他静脉汇入下腔静脉,病变往往不累及此静脉,所以肝扫描仅见肝尾叶放射性密集。血管造影可以发现肝静脉或下腔静脉内血栓。肝活检表现为特征性的中央静脉扩张伴小叶中心性坏死。

3. 肝内型

肝内型包括窦前、肝窦和窦后阻塞 3 种。

(1)肝内窦前型梗阻:①最主要的病因是血吸虫病(世界范围内门脉高压症最常见的病因)。血吸虫病患者血吸虫卵沉积在肝内门静脉,引起门静脉壁肉芽肿性炎症反应,进而发生纤维化及瘢痕化,最终导致终末门静脉梗阻。而患有骨髓增生性疾病时,原始细胞物质在门静脉区的沉积也可以造成窦前型门脉高压症。也表现为直接门静脉压升高,肝静脉楔压正常,肝实质无损害。食管静脉曲张破裂出血,也往往可以通过非手术治疗得到控制;②造成窦前型门脉高压症的另一个常见原因是先天性肝纤维化,这是由于广泛浓密的纤维索条包绕、压迫门静脉,导致其梗阻造成的;③慢性的氯乙烯和砷化物中毒也可以引起肝内门静脉纤维化、肉芽肿形成,压迫门静脉,导致窦前型梗阻;④原发性胆汁性肝硬化在形成再生结节以前,也是由肝内门静脉纤维化造成的窦前型梗阻。

(2)肝内窦型梗阻:肝内窦型梗阻往往是由乙型、丙型病毒性肝炎和急性酒精中毒引起的肝硬化发展而来,一般不仅仅是窦型梗阻,多表现为窦前型、窦型、窦后型的复合型梗阻,只是为区别于单独的窦前型梗阻和窦后型梗阻而称之为窦型梗阻。主要病变是肝小叶内纤维组织增生和肝细胞再生。由于增生纤维索和再生肝细胞结节（假小叶）的挤压,使肝小叶内肝窦变窄或闭塞,以致门静脉血不易流入肝小叶的中央静脉或小叶下静脉,血流淤滞,门静脉压就增高。又由于很多肝小叶内的肝窦变窄或闭塞,导致部分压力高的肝动脉血流经肝小叶间汇管区的动静脉交通支而直接反注入压力低的门静脉小分支,使门静脉压增高。

由于患者往往表现为不同程度的肝损害以及凝血机制障碍,食管静脉曲张破裂出血,故一般较难通过非手术治疗控制。

（3）肝内窦后型梗阻:肝内窦后型梗阻往往不是一个独立的现象,其处理也往往很困难。其病因包括酒精性和坏死后性肝硬化以及血红蛋白沉着症。病理表现主要是酒精性肝炎引起中心玻璃样硬化以及再生结节压迫肝实质导致小叶内肝小静脉消失。

另外,肝内淋巴管网同样可被增生纤维索和再生肝细胞结节压迫而扭曲、狭窄,导致肝内淋巴回流受阻。肝内淋巴管网的压力显著增高,这对门静脉压的增高也有影响。

二、病理

门静脉高压症形成后,可以发生下列病理变化。

1. 脾大、脾功能亢进

门静脉系压力增高,加之其本身无静脉瓣,血流淤滞,可出现充血性脾大。长期的脾窦充血引起脾内纤维组织增生和脾组织再生继而发生不同程度的脾功能亢进。长期的充血还可引起脾周围炎,发生脾与膈肌间的广泛粘连和侧支血管形成。

2. 交通支扩张

由于正常的肝内门静脉通路受阻,门静脉又无瓣膜,为了疏通淤滞的门静脉血到体循环去,门静脉系和腔静脉系间存在的上述4个交通支(胃底、食管下段交通支,直肠下端、肛管交通支,前腹壁交通支,腹膜后交通支)大量开放,并扩张、扭曲形成静脉曲张。临床上特别重要的是胃冠状静脉、胃短静脉与奇静脉分支间的交通支,也就是食管胃底静脉丛的曲张。它离门静脉和腔静脉主干最近,压力差最大,因而受门静脉高压的影响也最早、最显著。由于静脉曲张导致黏膜变薄所以易被粗糙食物所损伤;又由于胃液反流入食管,腐蚀已变薄的黏膜;特别在恶心、呕吐、咳嗽等使腹腔内压突然升高,门静脉压也随之突然升高时,就有可能引起曲张静脉的突然破裂,导致急性大出血。其他交通支也可以发生扩张,如直肠上、下静脉丛的扩张可以引起继发性痔;脐旁静脉与腹上、下深静脉交通支的扩张,可以引起腹壁脐周静脉曲张,所谓海蛇头症;腹膜后静脉丛也明显扩张、充血。

3. 腹腔积液

门静脉压力升高,使门静脉系统毛细血管床的滤过压增加,组织液吸收减少并漏入腹腔而形成腹腔积液。

特别在肝窦和窦后阻塞时,肝内淋巴液产生增多,而输出不畅,因而促使大量肝内淋巴自肝包膜表面漏入腹腔,是形成腹腔积液的另一原因。但造成腹腔积液的主要原因还是肝损害,血浆清蛋白的合成减少,引起血浆胶体渗透压降低,而促使血浆外渗。肝损害时,肾上腺皮质的醛固酮和垂体后叶的抗利尿激素在肝内分解减少,血内水平升高,促进肾小管对钠和水的再吸收,因而引起钠和水的潴留。以上多种因素的综合,就会形成腹腔积液。

4. 门静脉高压性胃病

约20%的门静脉高压症患者并发门静脉高压性胃病,并且占门静脉高压症上消化道出血的 5%。在门静脉高压时,胃壁淤血、水肿,胃黏膜下层的动—静脉交通支广泛开放,胃黏膜微循环发生障碍,导致胃黏膜防御屏障的破坏,形成门静脉高压性胃病。

5. 肝性脑病

门静脉高压症是由于自身门体血流短路或手术分流,造成大量门静脉血流绕过肝细胞或因肝实质细胞功能严重受损,导致有毒物质(如氨、硫醇和 γ 氨基丁酸)不能代谢与解毒而直接进入人体循环,从而对脑产生毒性作用并出现精神神经综合征,称为肝性脑病,或称门体性脑病。门静脉高压症患者自然发展成为肝性脑病的不到 10%,常因胃肠道出血、感染、过量摄入蛋白质、镇静药、利尿药而诱发。

三、临床表现

门静脉高压症多见于中年男子,症状因病因不同而有所差异,但主要是脾大和脾功能亢进、呕血或黑便、腹腔积液。

1. 脾大和脾功能亢进

所有患者都有不同程度的脾大,大者脾可达盆腔。巨型脾大在血吸虫病性肝硬化中尤为多见。早期,脾质软、活动;晚期,由于纤维组织增生而脾的质地变硬,如脾周围发生粘连可使其活动度减少。脾大常伴有脾功能亢进,白细胞计数降至 $3 \times 10^9/L$ 以下,血小板计数减少至 $(70 \sim 80) \times 10^9/L$,逐渐出现贫血。

2. 食管静脉曲张、破裂出血

呕血和(或)黑便,半数患者有呕血或黑便史,出血量大且急。由于肝损害使凝血酶原合成发生障碍,又由于脾功能亢进使血小板减少,以致出血不易自止。患者耐受出血能力远较正常人差,约 25% 患者在第 1 次大出血时可直接因失血引起严重休克或因肝组织严重缺氧引起肝急性衰竭而死亡。

由于大出血引起肝组织严重缺氧,容易导致肝性脑病。部分患者出血虽然自止,但常又复发,约半数患者在第 1 次出血后 1～2 年内,约半数患者可再次大出血。

3. 腹腔积液

约 1/3 患者有腹腔积液,腹腔积液是肝损害的表现。大出血后,往往因缺氧而加重肝组织损害,常引起或加剧腹腔积液的形成。有些"顽固性腹腔积液"很难消退。此外,部分患者还有黄疸、肝大等症状。

体检时如能触及脾,就可能提示有门静脉高压。如有黄疸、腹腔积液和前腹壁静脉曲张等体征,表示门静脉高压严重。如果能触到质地较硬、边缘较钝而不规整的肝脏,肝硬化的诊断即能成立,但有时肝硬化缩小而难以触到。还可有慢性肝病的其他征象如蜘蛛痣、肝掌、男性乳房发育、睾丸萎缩等。

四、诊断及鉴别诊断

根据病史(肝炎或血吸虫)和三个主要临床表现:脾大和脾功能亢进,呕血或黑便以及腹腔积液,一般诊断并不困难。但由于个体反应的差异和病程的不同,实验室检查和其他辅助检查有助于确定诊断。下列辅助检查有助于诊断。

1. 血液学检查

脾功能亢进时,血细胞计数减少,以白细胞和血小板计数减少最为明显。出血、营养不良、溶血或骨髓抑制都可以引起贫血。

2.肝功能检查

肝功能检查常反映在血浆清蛋白降低而球蛋白增高,清蛋白、球蛋白比例倒置。由于许多凝血因子在肝合成,加上慢性肝病患者有原发性纤维蛋白溶解,所以凝血酶原时间可以延长。天冬氨酸转氨酶和丙氨酸转氨酶超过正常值的 3 倍,表示有明显肝细胞坏死。碱性磷酸酶和 γ–谷氨酸转肽酶显著增高,表示有淤胆。在没有输血因素影响的情况下,血清总胆红素超过 $51\mu mol/L(3mg/dL)$,血浆清蛋白低于 $30g/L$,说明肝功能严重失代偿。

肝功能检查并进行分级,可评价肝硬化的程度和肝储备功能,还应做乙型肝炎病原免疫学和甲胎蛋白检查。肝炎后肝硬化患者,HBV 或 HCV 常为阳性。

3.B 超和多普勒超声

B 超和多普勒超声可以帮助了解肝硬化的程度、脾是否增大、有无腹腔积液以及门静脉内有无血栓等。门静脉高压时,门静脉内径通常不小于 1.3cm,半数以上患者肠系膜上静脉和脾静脉内径不小于 1cm。通过彩色多普勒超声测定门静脉血流量是向肝血流还是逆肝血流,对确定手术方案有重要参考价值。

Child 肝功能分级 ABC;血清胆红素($\mu mol/L$)低于 34.2、34.2 ~ 51.3、超过 51.3;血浆清蛋白(g/L)高于 35、30 ~ 35、低于 30;腹腔积液无、易控制、难控制;肝性脑病无轻昏迷、重昏迷;营养状态优、良、差。

4.食管钡剂 X 线造影检查

在食管为钡剂充盈时,曲张的静脉使食管的轮廓呈虫蚀状改变;排空时,曲张的静脉表现为蚯蚓样或串珠状负影,阳性发现率为 70% ~ 80% 。

5.腹腔动脉造影的静脉相或直接肝静脉造影

腹腔动脉造影的静脉相或直接肝静脉造影可以使门静脉系统和肝静脉显影,确定静脉受阻部位及侧支回流情况,对于预备和选择分流手术术式等有参考价值。

6.胃镜检查

胃镜检查能直接观察到曲张静脉情况以及是否有胃黏膜病变或溃疡等,并可拍照或录影。

7.CT、MRI 和门静脉造影

如病情需要,患者经济情况许可,可选择 CT、MRI 和门静脉造影检查。

五、治疗

治疗门静脉高压症,主要是针对门静脉高压症的并发症进行治疗。

(一)非外科治疗

肝硬化患者中仅有 40% 出现食管胃底静脉曲张,而有食管胃底静脉曲张的患者中有 50% ~60% 并发大出血。这说明有食管胃底静脉曲张的患者不一定发生大出血。临床上还看到,本来不出血的患者,在经过预防性手术后反而引起大出血。尤其鉴于肝炎后肝硬化患者的肝损害多较严重,任何一种手术对患者来说都有伤害,甚至引起肝衰竭。因此,对有食管胃底静脉曲张但并没有出血的患者,不宜做预防性手术,重点是内科的护肝治疗。外科治疗的主要目的在于紧急制止食管胃底静脉曲张破裂所致的大出血,而决定食管胃底曲张静脉破裂出血的治疗方案,要依据门静脉高压症的病因、肝功能储备、门静脉系统主要血,管的可利用情况和医师的操作技能及经验。评价肝功能储备,可预测手术的后果和非手术患者的长期预后。目前常用 Child 肝功能分级来评价肝功能储备。Child A 级、Child B 级和 Child C 级患者的手术病死率分别为 0～5%、10%～15% 和超过 25%。

1. 非手术治疗的禁忌证和适应证

①对于有黄疸、大量腹腔积液、肝严重受损的患者发生大出血,如果进行外科手术,病死率可为 60%～70%。对这类患者应尽量采用非手术疗法;②上消化道大出血一时不能明确诊断者,要一边进行积极抢救,一边进行必要的检查,以明确诊断;③作为手术前的准备工作。食管胃底静脉曲张破裂出血,尤其是对肝功能储备 Child C 级的患者,尽可能采用非手术治疗。

2. 初步处理

(1) 输血、输液、防止休克:严密观测血压、脉搏变化。如果收缩压低于 10.7kPa(80mmHg),估计失血量以达 800mL 以上,应立即快速输血。适当地输血是必要的,但切忌过量输血,更不能出多少输多少,绝不能认为输血越多越好,因为过多过快地输血,使血压迅速恢复到出血前水平,常可使因低血压已暂时停止出血的曲张静脉再次出血。必要时可输入新鲜冷冻血浆、血小板,但应避免使用盐溶液,这是因为肝硬化患者多表现为高醛固酮血症,水盐代谢紊乱,盐溶液的输入可以促进腹腔积液的产生。患者如在加强监护病房(ICU)监测及处理,必要时放置 Swan-Ganz 管,以监测患者的循环状态,指导输液。

(2) 血管加压素:可使内脏小动脉收缩,血流量减少,从而减少了门静脉血的回流量,短暂降低门静脉压,使曲张静脉破裂处形成血栓,达到止血作用。常用剂量:每分钟 0.2～0.4U 持续静脉滴注,出血停止后减至每分钟 0.1U,维持 24h。使门静脉压力下降约 35%,一半以上的患者可控制出血。对高血压和有冠状血管供血不足的患者不适用。如必要,可联合应用硝酸甘油以减轻血管加压素的不良反应。特利加压素的不良反应较轻,近年来较多采用。生长抑素能选择性地减少内脏血流量,尤其是门静脉系的血流量,从而降低门静脉压力,有效地控制食管胃底曲张静脉破裂大出血,而对心排出量及血压则无明显影响。

首次剂量为 250μg 静脉冲击注射,以后每小时 250μg 持续滴注,可连续用药 3～5d。生长抑素的止血率(80%～90%)远高于血管加压素(40%～50%),不良反应较少,是目前治疗食管胃底静脉破裂出血的首选药物。

(3) 三腔管压迫止血:原理是利用充气的气囊分别压迫胃底和食管下段的曲张静脉,以达止血目的。

通常用于对血管加压素或内镜治疗食管胃底曲张静脉出血无效的患者。该管有三腔,一通圆形气囊,充气 150～200mL 后压迫胃底;一通椭圆形气囊。充气 100～150mL 后压迫食管下段;一通胃腔,经此腔可行吸引、冲洗和注入止血药。Minnesota 管还有第 4 个腔,用以吸引充气气囊以上口咽部的分泌物。

三腔管压迫止血法:先将 2 个气囊各充气约 150mL,气囊充盈后,应是膨胀均匀,弹性良好。将气囊置于水下,证实无漏气后,即抽空气囊,除上石蜡油,从患者鼻孔缓慢地把管送入胃内;边插边让患者做吞咽动作,直至管已插入 50～60cm,抽到胃内容物为止。先向胃气囊充气 150～200mL 后,将管向外提拉,感到管子不能再被拉出并有轻度弹力时予以固定,或利用滑车装置,在管端悬以重量约 0.5kg 的物品,做牵引压迫。接着观察止血效果,如仍有出血,再向食管气囊注气 100～150mL,压力 1.3～5.3kPa(10～40mmHg)。放置三腔管后,应抽除胃内容物,并用生理盐水反复灌洗,观察胃内有无鲜血吸出。

如能清除胃内积血及血凝块,则可利于早期的内镜检查和采取进一步的止血治疗。如无鲜血,同时脉搏、血压渐趋稳定,说明出血已基本控制。有人认为洗胃时加用冰水或血管收缩药,但近来普遍认为这并不能起到止血作用。

三腔管压迫可使 80% 的食管胃底曲张静脉出血得到控制,但约一半的患者排空气囊后又立即再次出血。再者,即使技术熟练的医师使用气囊压迫装置,其并发症的发生率也有 10% ~ 20%,并发症包括吸入性肺炎、食管破裂及窒息。故应用三腔管压迫止血的患者,应放在监护室里监护,要注意下列事项:患者应侧卧或头部侧转,便于吐出唾液,吸尽患者咽喉部分泌物,以防发生吸入性肺炎;要严密观察,谨防气囊上滑堵塞咽喉引起窒息;三腔管一般放置 24h,如出血停止,可先排空食管气囊,后排空胃气囊,再观察 12 ~ 24h,如确已止血,才将管慢慢拉出。放置三腔管的时间不宜持续超过 5d,否则,可使食管或胃底黏膜因受压迫太久而发生溃烂、坏死、食管破裂。因此,每隔 12h 应将气囊放空 10 ~ 20min;如有出血即再充气压迫。

3. 内镜治疗

经纤维内镜将硬化剂(国内多选用鱼肝油酸钠)直接注射到曲张静脉腔内,使曲张静脉闭塞,其黏膜下组织硬化,以治疗食管静脉曲张出血和预防再出血。纤维内镜检查时可以见到不同程度的食管静脉曲张。曲张静脉表面黏膜极薄,有多个糜烂点处极易发生破裂大出血。硬化剂的注射可在急性出血期或在出血停止后 2 ~ 3d 内进行。注射后如出血未止,24h 内可再次注射。注射疗法只有短暂的止血效果,近期效果虽较满意,但再出血率较高,可高达 45%,且多发生在治疗后 2 个月内。对于急性出血的疗效与药物治疗相似,长期疗效优于血管加压素和生长抑素。主要并发症是食管溃疡、狭窄或穿孔。食管穿孔是最严重的并发症,虽然发生率仅 1%,但病死率却高达 50%。比硬化剂注射疗法操作相对简单和安全的是经内镜食管曲张静脉套扎术。方法是经内镜将要结扎的曲张静脉吸入到结扎器中,用橡皮圈套扎在曲张静脉基底部。最近发现,此法治疗后近期再出血率也较高。硬化剂注射疗法和套扎术对胃底曲张静脉破裂出血无效。

4. 经颈静脉肝内门体分流术

经颈静脉肝内门体分流术(TIPS)是采用介入放射方法,经颈静脉途径在肝内肝静脉与门静脉主要分支间建立通道,置入支架以实现门体分流,展开后的支架口径通常为 7 ~ 10mm。TIPS 实际上与门静脉—下腔静脉侧—侧吻合术相似,只是操作较后者更容易、更安全,能显著地降低门静脉压,控制出血,特别对顽固性腹腔积液的消失有较好的效果。TIPS 适用于食管胃底曲张静脉破裂出血经药物和内镜治疗无效,肝功能失代偿(Child C 级)不宜行急诊门体分流手术的患者。TIPS 最早用于控制食管胃底曲张静脉破裂出血和防止复发出血。特别适用于出血等待肝移植的患者。

TIPS 的绝对禁忌证包括右心衰竭中心静脉压升高、严重的肝衰竭、没有控制的肝性脑病、全身细菌或真菌感染以及多囊肝。TIPS 的相对禁忌证包括肝肿瘤和门静脉血栓。

对于经内镜硬化或结扎治疗效果不满意,肝功能储备较差(Child B 或 Child C 患者)或不能耐受手术治疗的患者,可采用 TIPS 治疗。TIPS 治疗的目的是:控制出血和作为将来肝移植的过渡治疗。

TIPS 用于控制出血的目的主要是改善患者的生存质量,对于延长生存期并没有帮助。其存在的问题主要是再出血率较高,原因主要是支架管堵塞或严重的狭窄。TIPS 1 年内支架狭窄和闭塞发生率高达 50%。为什么在有些患者支架管可长期保持通畅,而在有些患者很快堵塞? 因此,研究方向主要是如何改进支架管以及放置技术,保证其长期通畅。

对于适合进行肝移植的患者,作为过渡性治疗方法,TIPS 可以使患者有机会等待供体,同时由于降低了门脉压力可减少肝移植术中出血。但为这部分患者进行 TIPS,技术要求更高,应当保证支架管位于肝实质内,避免其游走进入肝上下腔静脉、门静脉甚至肠系膜上静脉内,否则将对日后的肝移植带来很大的困难。

（二）手术疗法

对于没有黄疸和明显腹腔积液的患者(Child A、B 级)发生大出血,应争取及时手术;或经非手术治疗 24~48h 无效者即行手术。因为,食管胃底曲张静脉一旦破裂引起出血,就会反复出血,而每次出血必将给肝带来损害。积极采取手术止血,不但可以防止再出血,而且是预防肝性脑病的有效措施。可在食管胃底曲张静脉破裂出血时急诊施行,也可为预防再出血择期手术。手术治疗可分为分流术和断流术,目前仍是国内治疗门静脉高压症最为常用和经典的 2 种手术方法。通过各种不同的分流手术,以降低门静脉压力;通过阻断门奇静脉间的反常血流,从而达到止血目的。

（宋方强）

第五节　急性重症胰腺炎

一、概述

急性胰腺炎是指多种病因导致胰酶在胰腺内被激活后引起胰腺自身消化的炎症反应。临床上以急性腹痛及血、尿淀粉酶的升高为特点,病情轻重不等。按临床表现和病理改变,可分为轻症急性胰腺炎(MAP)和重症急性胰腺炎(SAP)。前者多见,临床上占急性胰腺炎的90%,预后良好;后者病情严重,常并发感染、腹膜炎和休克等,病死率高。

二、病因和发病机制

（一）胆管疾病

胆石、蛔虫或感染致使壶腹部出口处梗阻,使胆汁排出障碍,当胆管内压超过胰管内压时,胆汁、胆红素和溶血磷脂酰胆碱及细菌毒素可逆流入胰管,或通过胆胰间淋巴系统扩散至胰腺,损害胰管黏膜屏障,进而激活胰酶引起胰腺自身消化。

（二）十二指肠疾病与十二指肠液反流

一些伴有十二指肠内压增高的疾病,如肠系膜上动脉压迫、环状胰腺、胃肠吻合术后输入段梗阻、邻近十二指肠乳头的憩室炎等,常有十二指肠内容物反流入胰管,激活胰酶,引起胰腺炎。

（三）大量饮酒和暴饮暴食

大量饮酒和暴饮暴食可增加胆汁和胰液分泌、引起十二指肠乳头水肿和 Oddi 括约肌痉挛;乙醇还可使胰液形成蛋白"栓子",使胰液排泄受阻,引发胰腺炎。

（四）胰管梗阻

胰管结石或蛔虫、狭窄、肿瘤、胰腺分裂症等均可引起胰管阻塞,管内压力增高,胰液渗入间质,导致急性胰腺炎。

（五）手术与外伤

腹部手术可能直接损伤胰腺或影响其血供。ERCP 检查时可因重复注射造影剂或注射压力过高,引起急性胰腺炎(约3%)。腹部钝挫伤可直接挤压胰腺组织引起胰腺炎。

（六）内分泌与代谢障碍

甲状旁腺功能亢进症、甲状旁腺肿瘤、维生素 D 过量等均可引起高钙血症,产生胰管钙化、结石形成,进而刺激胰液分泌和促进胰蛋白酶原激活而引起急性胰腺炎。高脂血症可使胰液内脂质沉着,引起血管的微血栓或损坏微血管壁而伴发胰腺炎。

（七）感染

腮腺炎病毒、柯萨奇病毒 B、埃可病毒、肝炎病毒感染均可伴急性胰腺炎,特别是急性重型肝炎患者可并发急性胰腺炎。

（八）药物

与胰腺炎有关的药物有硫唑嘌呤、肾上腺糖皮质激素、噻嗪类利尿药、四环素、磺胺类、甲硝唑、阿糖胞苷等,使胰液分泌或黏稠度增加。

另外,有5%~25%的急性胰腺炎病因不明,称之为特发性胰腺炎。

急性胰腺炎的发病机制尚未完全阐明。相同的病理生理过程是胰腺消化酶被激活而造成胰腺自身消化。胰腺分泌的消化酶有两种形式:一种是有活性的酶,如淀粉酶、脂肪酶等;另一种是以前体或酶原形式存在的无活性酶,如胰蛋白酶原、糜蛋白酶原、弹性蛋白酶原、磷脂酶 A、激肽酶原等。胰液进入十二指肠后被肠酶激活,使胰蛋白酶原转变为胰蛋白酶,胰蛋白酶又引起一连串其他酶原的激活,将磷脂酶原 A、弹性蛋白酶原、激肽酶原分别激活为磷脂酶 A、弹性蛋白酶、激肽酶。磷脂酶 A 使磷脂酰胆碱转变为溶血磷脂酰胆碱,破坏胰腺细胞和红细胞膜磷脂层,使胰腺组织坏死与溶血;弹性蛋白酶溶解血管壁弹性纤维而致出血;激肽酶将血中激肽原分解为激肽和缓激肽,从而使血管扩张和通透性增加,引起水肿和休克。脂肪酶分解中性脂肪引起脂肪坏死。激活的胰酶并可通过血行与淋巴途径到达全身,引起全身多脏器(如肺、肾、脑、心、肝)损害和出血坏死性胰腺炎。研究提示,胰腺组织损伤过程中一系列炎性介质(如氧自由基、血小板活化因子、前列腺素、白三烯、补体、肿瘤坏死因子等)起着重要介导作用,促进急性胰腺炎的发生和发展。

三、临床特点

（一）症状

1. 腹痛

腹痛为本病最主要表现。95% 急性胰腺炎患者腹痛是首发症状,常在大量饮酒或饱餐后突然发作,程度轻重不一,可以是钝痛、钻顶或刀割样痛,呈持续性,也可阵发性加剧,不能为一般解痉药所缓解。多数位于上腹部、脐区,也可位于左右上腹部,并向腰背部放射。弯腰或起坐前倾位可减轻疼痛。轻症者在 3~5d 即缓解;重症腹痛剧烈、且持续时间长。由于腹腔渗液扩散,可弥散呈全腹痛。

2. 恶心、呕吐

大多数起病后即伴恶心、呕吐,呕吐常较频繁。呕吐出食物或胆汁,呕吐后腹痛不能缓解。

3. 发热

大多数为中等度以上发热。一般持续 3~5d,如发热持续不退或逐日升高,则提示为出血坏死性胰腺炎或继发感染。

4. 黄疸

黄疸常于起病后 1 ~ 2d 出现,多为胆管结石或感染所致,随着炎症消退逐渐消失,如病后 5 ~ 7d 出现黄疸,应考虑并发胰腺假性囊肿压迫胆总管的可能,或由于肝损害而引起肝细胞性黄疸。

5. 低血压或休克

重症常发生低血压或休克,患者烦躁不安、皮肤苍白湿冷、脉搏细弱、血压下降,极少数可突然发生休克,甚至猝死。

(二)体征

轻症急性胰腺炎腹部体征较轻,上腹有中度压痛,无或轻度腹肌紧张和反跳痛,均有腹胀,一般无移动性浊音。重症急性胰腺炎上腹压痛明显,并有腹肌紧张及反跳痛,出现腹膜炎时则全腹明显压痛、腹肌紧张,重者有板样强直。伴肠麻痹者有明显腹胀、肠鸣音减弱或消失,可叩出移动性浊音。腹腔积液为少量至中等量,常为血性渗液。少数重症患者两侧胁腹部皮肤出现蓝—棕色淤斑,称为 Grey – Turner 征;脐周皮肤呈蓝—棕色淤斑,称为 Cullen 征,系因血液、胰酶、坏死组织穿过筋膜和肌层进入皮下组织所致。起病 2 ~ 4 周后因假性囊肿或胰及其周围脓肿,于上腹可扪及包块。

(三)并发症

1. 局部并发症

(1)胰腺脓肿:一般在起病后 2 ~ 3 周,因胰腺或胰周坏死组织继发细菌感染而形成脓肿。

(2)假性囊肿:多在起病后 3 ~ 4 周形成。由于胰液和坏死组织在胰腺本身或胰周围被包裹而形成囊肿,囊壁无上皮,仅为坏死、肉芽、纤维组织。囊肿常位于胰腺体、尾部,数目不等、大小不一。

2. 全身并发症

重症急性胰腺炎常并发不同程度的多脏器功能衰竭(MOF)。

(1)急性呼吸衰竭(呼吸窘迫综合征):呼吸衰竭可在胰腺炎发病 48h 即出现。早期表现为呼吸急促,过度换气,可呈呼吸性碱中毒。动脉血氧饱和度下降,即使高流量吸氧,呼吸困难及缺氧也不易改善,乳酸血症逐渐加重。晚期 CO_2 排出受阻,呈呼吸性及代谢性酸中毒。

(2)急性肾衰竭:少尿、无尿、尿素氮增高,可迅速发展成为急性肾衰竭,多发生于病程的前 5d,常伴有高尿酸血症。

(3)心律失常与心功能不全:胰腺坏死可释放心肌抑制因子,抑制心肌收缩,降低血压,导致心力衰竭。

心电图可有各种改变,如 ST – T 改变、传导阻滞、期前收缩、心房颤动或心室颤动等。

(4)脑病:表现为意识障碍、定向力丧失、幻觉、躁动、抽搐等,多在起病后 3 ~ 5d 出现。若有精神症状者,预后差,病死率高。

(5)其他:如弥散性血管内凝血(DIC)、糖尿病、败血症及真菌感染、消化道出血、血栓性静脉炎等。

(四)辅助检查

1. 白细胞计数

白细胞计数多有白细胞增多及中性粒细胞核左移。

2.淀粉酶测定

淀粉酶升高对诊断急性胰腺炎有价值,但无助于水肿型和出血坏死型胰腺炎的鉴别。

(1)血淀粉酶:在起病后 6～12h 开始升高,24h 达高峰,常超过正常值 3 倍以上,维持 48～72h 后逐渐下降。若淀粉酶反复升高,提示复发;若持续升高,提示有并发症可能。需注意:淀粉酶升高程度与病情严重性并不一致。在重症急性胰腺炎,如腺泡破坏过甚,血清淀粉酶可不高,甚或明显下降。某些胰外疾病也可引起淀粉酶升高,如胆囊炎、胆石症、溃疡穿孔、腹部创伤、急性阑尾炎、肾功能不全、急性妇科疾病、肠梗阻或肠系膜血管栓塞等,均可有轻度淀粉酶升高。

(2)尿淀粉酶:尿淀粉酶升高较血淀粉酶稍迟,发病后 12～24h 开始升高,下降缓慢,可持续 1～2 周,急性胰腺炎并发肾衰竭者尿中可测不到淀粉酶。

3.血清脂肪酶测定

急性胰腺炎时,血清脂肪酶的增高较晚于血清淀粉酶,于起病后 24～72h 开始升高,持续 7～10d,对起病后就诊较晚的急性胰腺炎患者有诊断价值,而且特异性也较高。

4.血钙测定

急性胰腺炎时常发生低钙血症。低血钙程度和临床病情严重程度相平行。若血钙低于 1.75mmol/L,仅见于重症胰腺炎患者,为预后不良征兆。

5.其他生化检查

急性胰腺炎时,暂时性血糖升高常见,与胰岛素释放减少和胰高糖素释放增加有关。持久性的血糖升高(>10mmol/L)反映胰腺坏死。部分患者可出现高三酰甘油血症、高胆红素血症。胸腔积液或腹腔积液中淀粉酶可明显升高。如出现低氧血症、低蛋白血症、血尿素氮升高等,均提示预后不良。

6.影像学检查

超声与 CT 显像对急性胰腺炎及其局部并发症有重要的诊断价值。急性胰腺炎时,超声与 CT 检查可见胰腺弥散性增大,其轮廓及其与周围边界模糊不清,胰腺实质不均,坏死区呈低回声或低密度图像,并清晰显示胰内、外组织坏死的范围与扩展方向,对并发腹膜炎、胰腺囊肿或脓肿诊断也有帮助。肾衰竭或因过敏而不能接受造影剂者可行磁共振检查。

胸部 X 线片可显示与胰腺炎有关的肺部表现,如胸腔积液、肺不张、急性肺水肿等。腹部平片可发现肠麻痹或麻痹性肠梗阻征象。

四、诊断和鉴别诊断

急性上腹痛,血、尿淀粉酶显著升高时,应想到急性胰腺炎的可能,但重症胰腺炎淀粉酶可能正常,故诊断必须结合临床表现、必要的实验室检查和影像检查结果,并排除其他急腹症者方能确立诊断。具有以下临床表现者有助于重症胰腺炎的诊断:①症状:烦躁不安、四肢厥冷、皮肤呈斑点状等休克征象;②腹肌强直,腹膜刺激征阳性,Grey – Turner 征或 Cullen 征出现;③实验室检查:血钙降至 2mmol/L 以下,空腹血糖 >11.2mmol/L(无糖尿病史),血尿淀粉酶突然下降;④腹腔穿刺有高淀粉酶活性的腹腔积液。

前已述及,胰腺外疾病也可出现淀粉酶升高,许多胸腹部疾病也会出现腹痛,故在诊断急性胰腺炎时,应结合病史、体征、心电图、有关的实验室检查和影像学检查加以鉴别。

五、治疗

（一）一般处理

1. 监护

严密观察体温、脉搏、呼吸、血压与尿量。密切观察腹部体征变化，不定期检测血、尿淀粉酶和电解质（K^+、Na^+、Cl^-、Ca^{2+}）、血气分析、肾功能等。

2. 维持血容量及水、电解质平衡

因呕吐、禁食、胃肠减压而丢失大量水分和电解质，需给予补充。尤其是重症急性胰腺炎，胰周大量渗出，有效血容量下降将导致低血容量性休克。每天补充 3000～4000mL 液体，包括晶体溶液和胶体溶液，如输新鲜血、血浆或清蛋白，注意电解质与酸碱平衡，尤其要注意低钾和酸中毒。

3. 营养支持

营养支持对重症胰腺炎尤为重要。早期给予全胃肠外营养（TPN），如无肠梗阻，应尽早进行空肠插管，过渡到肠内营养（EN）。可增强肠道黏膜屏障，防止肠内细菌移位。

4. 止痛

止痛可用哌替啶 50～100mg 肌内注射，必要时可 6～8h 重复注射。禁用吗啡，因吗啡对 Oddi 括约肌有收缩作用。

（二）抑制或减少胰液分泌

1. 禁食和胃肠减压

禁食和胃肠减压以减少胃酸和胰液的分泌，减轻呕吐与腹胀。

2. 抗胆碱能药物

抗胆碱能药物如阿托品 0.5mg，每 6h 肌内注射 1 次，能抑制胰液分泌，并改善胰腺微循环，有肠麻痹者不宜使用。

3. 制酸药

制酸药如 H_2 受体拮抗药法莫替丁静脉滴注，或质子泵抑制剂奥美拉唑 20～40mg 静脉注射，可以减少胃酸分泌以间接减少胰液分泌。

4. 生长抑素及其类似物奥曲肽

生长抑素及其类似物奥曲肽可抑制缩胆囊素、促胰液素和促胃液素释放，减少胰酶分泌，并抑制胰酶和磷脂酶活性。

（三）抑制胰酶活性

抑制胰酶分泌及已释放的胰酶活性，适用于重症胰腺炎早期治疗。

1. 抑肽酶

①抑制胰蛋白酶；②抑制纤溶酶和纤溶酶原的激活因子，从而阻止纤溶酶原的活化，可以防治纤维蛋白溶解引起的出血。

2. 加贝酯

加贝酯是一种合成胰酶抑制药，具有强力抑制胰蛋白酶、激肽酶、纤溶酶、凝血酶等活性作用，从而阻止胰酶对胰腺的自身消化作用。

（四）抗生素

因胆管感染、急性胰腺炎继发感染及肠道细菌移位，故可给予广谱抗生素。

（五）并发症的处理

急性呼吸窘迫综合征除用地塞米松、利尿药外,还应做气管切开,并使用呼吸终末正压人工呼吸器。

有高血糖或糖尿病时,使用胰岛素治疗;有急性肾衰竭者采用透析治疗。

（六）内镜下 Oddi 括约肌切开术（EST）

内镜下 Oddi 括约肌切开术适用于胆源性胰腺炎合并胆管梗阻或胆管感染者,行 Oddi 括约肌切开术和（或）放置鼻胆管引流。

（七）手术治疗

手术治疗适应证有:①急性胰腺炎诊断尚未肯定,而又不能排除内脏穿孔、肠梗阻等急腹症时,应进行剖腹探查;②合并腹膜炎经抗生素治疗无好转者;③胆源性胰腺炎处于急性状态,需外科手术解除梗阻;④并发胰腺脓肿、感染性假性囊肿或结肠坏死,应及时手术。

（张宇明）

第六节　急性上消化道出血

一、概论

上消化道出血是指屈氏韧带以上的消化道包括食管、胃、十二指肠、胆管及胰管的出血,胃空肠吻合术后的空肠上段出血也包括在内。大量出血是指短时间内出血量超过 1000mL 或达血容量 20% 的出血。上消化道出血为临床常见急症,以呕血、黑便为主要症状,常伴有血容量不足的临床表现。

（一）病因

上消化道疾病和全身性疾病均可引起上消化道出血,临床上最常见的病因是消化性溃疡、食管胃底静脉曲张破裂、急性胃黏膜损害及胃癌。糜烂性食管炎、食管贲门黏膜撕裂综合征引起的出血也不少见。

（二）诊断

1. 临床表现特点

（1）呕血与黑便:是上消化道出血的直接证据。幽门以上出血且出血量大者常表现为呕血。呕出鲜红色血液或血块者表明出血量大、速度快,血液在胃内停留时间短。若出血速度较慢,血液在胃内经胃酸作用后变性,则呕吐物可呈咖啡样。幽门以下出血表现为黑便,但如出血量大而迅速,幽门以下出血也可以反流到胃腔而引起恶心、呕吐,表现为呕血。黑便的颜色取决于出血的速度与肠道蠕动的快慢。粪便在肠道内停留的时间短,可排出暗红色的粪便。反之,空肠、回肠,甚至右半结肠出血,如在肠道中停留时间长,也可表现为黑便。

（2）失血性周围循环衰竭:急性周围循环衰竭是急性失血的后果,其程度的轻重与出血量及速度有关。少量出血可因机体的代偿机制而不出现临床症状。中等量以上出血常表现为头晕、心悸、口渴、冷汗、烦躁及昏厥。体检可发现面色苍白、皮肤湿冷、心率加快、血压下降。大量出血者可在黑便排出前出现昏厥与休克,应与其他原因引起的休克鉴别。老年人大量出血可引起心、脑方面的并发症,应引起重视。

(3)氮质血症:上消化道出血后常出现血中尿素氮浓度升高,24~28h达高峰,一般不超过14.3mmol/L(40mg/dL),3~4d降至正常。若出血前肾功能正常,出血后尿素氮浓度持续升高或下降后又再升高,应警惕继续出血或止血后再出血的可能。

(4)发热:上消化道出血后,多数患者在24h内出现低热,但一般不超过38℃,持续3~5d降至正常。

引起发热的原因尚不清楚,可能与出血后循环血容量减少,周围循环障碍,导致体温调节中枢的功能紊乱,再加以贫血的影响等因素有关。

2. 实验室及其他辅助检查特点

(1)血常规:红细胞及血红蛋白在急性出血后3~4h开始下降,血细胞比容也下降。白细胞稍有反应性升高。

(2)隐血试验:呕吐物或黑便隐血反应呈强阳性。

(3)血尿素氮:出血后数小时内开始升高,24~28h内达高峰,3~4d降至正常。

3. 诊断与鉴别诊断

根据呕血、黑便和血容量不足的临床表现,以及呕吐物、黑便隐血反应呈强阳性,红细胞计数和血红蛋白浓度下降的实验室证据,可做出消化道出血的诊断。下面几点在临床工作中值得注意。

(1)上消化道出血的早期识别:呕血及黑便是上消化道出血的特征性表现,但应注意部分患者在呕血及黑便前即出现急性周围循环衰竭的征象,应与其他原因引起的休克或内出血鉴别。及时进行直肠指检可较早发现尚未排出体外的血液,有助于早期诊断。

呕血和黑便应和鼻出血、拔牙或扁桃体切除术后吞下血液鉴别,通过询问发病过程与手术史不难加以排除。进食动物血液、口服铁剂、铋剂及某些中药,也可引起黑色粪便,但均无血容量不足的表现与红细胞、血红蛋白降低的证据,可以借此加以区别。呕血有时尚需与咯血鉴别,支持咯血的要点是:①患者有肺结核、支气管扩张、肺癌、二尖瓣狭窄等病史;②出血方式为咯出,咯出物呈鲜红色,有气泡与痰液,呈碱性;③咯血前有咳嗽、喉痒、胸闷、气促等呼吸道症状;④咯血后通常不伴黑便,但仍有血丝痰;⑤胸部X线片通常可发现肺部病灶。

(2)出血严重程度的估计:由于出血大部分积存于胃肠道,单凭呕出或排出量估计实际出血量是不准确的。根据临床实践经验,下列指标有助于估计出血量。出血量每日超过5mL时,粪便隐血试验则可呈阳性;当出血量超过60mL,可表现为黑便;呕血则表示出血量较大或出血速度快。若出血量在500mL以内,由于周围血管及内脏血管的代偿性收缩,可使重要器官获得足够的血液供应,因而症状轻微或者不引起症状。若出血量超过500mL,可出现全身症状,如头晕、心悸、乏力、出冷汗等。若短时间内出血量>1000mL,或达全身血容量的20%时,可出现循环衰竭表现,如四肢厥冷、少尿、昏厥等,此时收缩压可<12.0kPa(90mmHg)或较基础血压下降25%,心率>120次/min,血红蛋白<70g/L。事实上,当患者体位改变时出现血压下降及心率加快,说明患者血容量明显不足、出血量较大。因此,仔细测量患者卧位与直立位的血压与心率,对估计出血量很有帮助。另外,应注意不同年龄与体质的患者对出血后血容量不足的代偿功能相差很大,因而相同出血量在不同患者引起的症状也有很大差别。

(3)出血是否停止的判断:上消化道出血经过恰当的治疗,可于短时间内停止出血。但由于肠道内积血需经数日(约3d)才能排尽,因此不能以黑便作为判断继续出血的指征。临床上出现以下情况应考虑继续出血的可能:①反复呕血,或黑便次数增多,粪质转为稀烂或暗红;②周围循环衰竭经积极补液输血后未见明显改善;③红细胞计数、血红蛋白测定与血细胞比容继续下降,网织红细胞持续增高;④在补液与尿量足够的情况下,血尿素氮持续或再次增高。

一般来讲,一次出血后48h以上未再出血,再出血的可能性较小。而过去有多次出血史,本次出血量大或伴呕血,24h内反复大出血,出血原因为食管胃底静脉曲张破裂、有高血压病史或有明显动脉硬化者,再出血的可能性较大。

(4)出血的病因诊断:过去病史、症状与体征可为出血的病因诊断提供重要线索,但确诊出血原因与部位需靠器械检查。①内镜检查:是诊断上消化道出血最常用与准确的方法。出血后24~48h内的紧急内镜检查价值更大,可,发现十二指肠降部以上的出血灶,尤其对急性胃黏膜损害的诊断更具意义,因为该类损害可在几日内愈合而不留下痕迹。有报道,紧急内镜检查可发现约90%的出血原因。在紧急内镜检查前需先补充血容量,纠正休克。一般认为患者收缩压>12.0kPa(90mmHg)、心率<110次/分钟、血红蛋白浓度≥70g/L时,进行内镜检查较为安全。若有活动性出血,内镜检查前应先插鼻胃管,抽吸胃内积血,并用生理盐水灌洗至抽吸物清亮,然后拔管行胃镜检查,以免积血影响美观;②X线钡餐检查:上消化道出血患者何时行钡餐检查较合适,各家有争论。早期活动性出血期间胃内积血或血块影响观察,且患者处于危急状态,需要进行输血、补液等抢救措施而难以配合检查。早期行X线钡餐检查还有引起再出血之虞,因此目前主张X线钡餐检查最好的出血停止和病情稳定数日后进行;③选择性腹腔动脉造影:若上述检查未能发现出血部位与原因,可行选择性肠系膜上动脉造影。若有活动性出血,且出血速度>0.5mL/min钟时,可发现出血病灶。可同时行栓塞治疗而达到止血的目的;④胶囊内镜:用于常规胃、肠镜检查无法找到出血灶的原因未明消化道出血患者,是近年来主要用于小肠疾病检查的新技术。国内外已有较多胶囊内镜用于不明原因消化道出血检查的报道,病灶检出率在50%~75%,显性出血者病变检出率高于隐性出血者。胶囊内镜检查的优点是无创、患者容易接受,可提示活动性出血的部位。缺点是胶囊内镜不能操控,对病灶的暴露有时不理想,也不能取病理活检;⑤小肠镜:推进式小肠镜可窥见Treitz韧带远端约100cm的空肠,对不明原因消化道出血的病因诊断率可达40%~65%。该检查需用专用外套管,患者较痛苦,有一定的并发症发生率。近年应用于临床的双气囊小肠镜可检查全小肠,大大提高了不明原因消化道出血的病因诊断率。据国内外报道双气囊全小肠镜对不明原因消化道出血的病因诊断率在60%~77%。双气囊全小肠镜的优势在于能够对可疑病灶进行仔细观察、取活检,且可进行内镜下止血治疗,如氩离子凝固术、注射止血术或息肉切除术等。对原因未明的消化道出血患者有条件的医院应尽早行全小肠镜检查;⑥放射性核素^{99m}Tc:标记红细胞扫描注射^{99m}Tc标记红细胞后,连续扫描10~60min,如发现腹腔内异常放射性浓聚区则视为阳性。可依据放射性浓聚区所在部位及其在胃肠道的移动来判断消化道出血的可能部位,适用于怀疑小肠出血的患者,也可作为选择性腹腔动脉造影的初筛方法,为选择性动脉造影提供依据。

(三)治疗

上消化道出血病情急,变化快,严重时可危及患者生命,应采取积极措施进行抢救。这里叙述各种病因引起的上消化道出血的治疗的共同原则,其不同点在随后各节中分别叙述。

1.抗休克

上消化道出血的初步诊断一经确立,则抗休克、迅速补充血容量应放在一切医疗措施的首位,不应忙于进行各种检查。可选用生理盐水、林格液、右旋糖酐或其他血浆代用品。出血量较大者,特别是出现循环衰竭者,应尽快输入足量同型浓缩红细胞或全血。出现下列情况时有紧急输血指征:①患者改变体位时出现昏厥;②收缩压 <12.0kPa(90mmHg);③血红蛋白浓度 <70g/L。对于肝硬化食管胃底静脉曲张破裂出血者应尽量输入新鲜血,且输血量适中,以免门静脉压力增高导致再出血。

2. 迅速提高胃内酸碱度(pH)

当胃内 pH 提高至 5 时,胃内胃蛋白酶原的激活明显减少,活性降低。而 pH 升高至 7 时,则胃内的消化酶活性基本消失,对出血部位凝血块的消化作用消失,起到协助止血的作用。自身消化作用的减弱或消失,对溃疡或破损部位的修复也起促进作用,有利于出血病灶的愈合。

3. 止血

根据不同的病因与具体情况,因地制宜选用最有效的止血措施。

4. 监护

严密监测病情变化,患者应卧床休息,保持安静,保持呼吸道通畅,避免呕血时血阻塞呼吸道而引起窒息。严密监测患者的生命体征,如血压、脉搏、呼吸、尿量及神志变化。观察呕血及黑便情况,定期复查红细胞数、血红蛋白浓度、血细胞比容。必要时行中心静脉压测定。对老年患者根据具体情况进行心电监护。

留置鼻胃管可根据抽吸物颜色监测胃内出血情况,也可通过胃管注入局部止血药物,有助于止血。

二、消化性溃疡出血

胃及十二指肠溃疡出血占全部上消化道出血病因的 50% 左右。

(一)诊断

(1)根据本病的慢性过程、周期性发作及节律性上腹痛,一般可做出初步诊断。出血前上腹部疼痛常加重,出血后可减轻或缓解。应注意约 15% 患者可无上腹痛病史,而以上消化道出血为首发症状。也有部分患者虽有上腹部疼痛症状,但规律性并不明显。

(2)胃镜检查常可发现溃疡灶。对无明显病史、诊断疑难或有助于治疗时,应争取行紧急胃镜检查。

若有胃镜检查禁忌证或无条件行胃镜检查,可于出血停止后数日行 X 线钡餐检查。

(二)治疗

治疗原则与上述相同。一般少量出血经适当内科治疗后可于短期内止血,大量出血则应引起高度重视,宜采取综合治疗措施。

1. 饮食

目前不主张过分严格的禁食。若患者无呕血或明显活动性出血的征象,可予流质饮食,并逐渐过渡到半流质饮食。但若患者有频繁呕血或解稀烂黑便,甚至暗红色血便,则主张暂时禁食,直至活动性出血停止才予进食。

2. 提高胃内 pH 的措施

主要措施是静脉内使用抑制胃酸分泌的药物。静脉使用质子泵抑制剂如奥美拉唑首剂 80mg,然后每 12h 40mg 维持。国外有报道首剂注射 80mg 后以每小时 8mg 的速度持续静脉滴注,认为可稳定提高胃内 pH,提高止血效果。当活动性出血停止后,可改口服治疗。

3.内镜下止血

其是溃疡出血止血的首选方法,疗效肯定。常用方法包括注射疗法,在出血部位附近注射1∶10000 肾上腺素溶液,热凝固方法(电极、热探头、氩离子凝固术等)。目前主张首选热凝固疗法或联合治疗,即注射疗法加热凝固方法,或止血类加注射疗法。可根据条件及医生经验选用。

4.手术治疗

经积极内科治疗仍有活动性出血者,应及时邀请外科医生会诊。手术治疗仍是消化性溃疡出血治疗的有效手段,其指征为:①严重出血经内科积极治疗仍不止血,血压难以维持正常,或血压虽已正常,但又再次大出血的;②以往曾有多次严重出血,间隔时间较短后又再次出血的;③合并幽门梗阻、穿孔,或疑有癌患者。

三、食管胃底静脉曲张破裂出血

食管胃底静脉曲张破裂出血为上消化道出血常见病因,出血量往往较大,病情凶险,病死率较高。

(一)诊断

(1)起病急,出血量往往较大,常有呕血。

(2)有慢性肝病史。若发现黄疸、蜘蛛痣、肝掌、腹壁静脉曲张、脾大、腹腔积液等有助于诊断。

(3)实验室检查可发肝功能异常,特别是白/球蛋白比例倒置、凝血酶原时间延长、血清胆红素增高。血常规检查有红细胞、白细胞及血小板减少等脾功能亢进表现。

(4)胃镜检查或食管吞钡检查发现食管静脉曲张。

值得注意的是,有不少的肝硬化消化道出血原因不是食管胃底静脉曲张破裂出血所致,而是急性胃黏膜糜烂或消化性溃疡。急诊胃镜检查对出血原因部位的诊断具有重要意义。

(二)治疗

除按前述紧急治疗、输液及输血抗休克、使用抑制胃酸分泌药物外,下列方法可根据具体情况选用。

1.药物治疗

药物治疗是各种止血治疗措施的基础,在建立静脉通路后即可使用,为后续的各种治疗措施创造条件。

(1)生长抑素及其类似品:可降低门静脉压力。国内外临床试验表明,该类药物对控制食管胃底曲张静脉出血有效,止血有效率在 70% ~90% ,与气囊压迫相似。目前供应临床使用的有 14 肽生长抑素,用法是首剂 250μg 静脉注射,继而 3mg 加入 5% 葡萄糖液 500mL 中,250μg/h 连续静脉滴注,连用 3 ~5d。因该药半减期短,若输液中断超过 3min,需追加 250μg 静脉注射,以维持有效的血药浓度。奥曲肽是一种合成的 8 肽生长抑素类似物,具有与 14 肽相似的生物学活性,半减期较长。其用法是奥曲肽首剂 100μg 静脉注射,继而 600μg,加入 5% 葡萄糖液 500mL 中,以 25 ~50μg/h 速度静脉滴注,连用 3 ~5d。生长抑素治疗食管静脉曲张破裂出血止血率与气囊压迫相似,其最大的优点是无明显的不良反应。在硬化治疗前使用有利于减少活动性出血,使视野清晰,便于治疗。硬化治疗后再静脉滴注一段时间可减少再出血的机会。

（2）血管加压素：作用机制是通过对内脏血管的收缩作用，减少门静脉血流量，降低门静脉及其侧支的压力，从而控制食管、胃底静脉曲张破裂出血。目前推荐的疗法是 0.2U/min，持续静脉滴注，视治疗反应，可逐渐增加剂量，至 0.4U/min。如出血得到控制，应继续用药 8～12h，然后停药。如果治疗 4～6h 后仍不能控制出血，或出血一度中止而后又复发，应及时改用其他疗法。由于血管加压素具有收缩全身血管的作用，其不良反应包括血压升高、心动过缓、心律失常、心绞痛、心肌梗死、缺血性腹痛等。

目前主张在使用血管加压素同时使用硝酸甘油，以减少前者引起的全身不良反应，取得良好效果，尤以有冠心病、高血压病史者效果更好。具体用法是在应用血管加压素后，舌下含服硝酸甘油 0.6mg，每 30min 1 次。也有主张使用硝酸甘油 40～400μg/min 静脉滴注，根据患者血压调整剂量。

2. 内镜治疗

（1）硬化栓塞疗法（EVS）：在有条件的医疗单位，EVS 为当今控制食管静脉曲张破裂出血的首选疗法。多数报道 EVS 紧急止血成功率超过 90%，EVS 治疗组出血致死率较其他疗法明显降低。

适应证：一般来说，不论什么原因引起的食管静脉曲张破裂出血，均可考虑行 EVS，下列情况下更是 EVS 的指征：重度肝功能不全、储备功能低下如 ChildC 级、低血浆蛋白质、血清胆红素升高的病例；合并有心、肺、脑、肾等重要器官疾病而不宜手术者；合有预后不良或无法切除之恶性肿瘤者，尤以肝癌为常见；已行手术治疗而再度出血，不可再次手术治疗，而常规治疗无效者；经保守治疗（包括三腔二囊管压迫）无效者。

禁忌证：有效血容量不足，血循环状态尚不稳定者；正在不断大量呕血者，因为行 EVS 可造成呼吸道误吸，加上视野不清也无法进行治疗操作；已濒临呼吸衰竭者，由于插管可加重呼吸困难，甚至呼吸停止；肝性脑病或其他原因意识不清无法合作者；严重心律失常或新近发生心肌梗死者；出血倾向严重，虽然内科纠正治疗，但仍远未接近正常者；长期用三腔二囊管压迫，可能造成较广泛的溃疡及坏死者，EVS 疗效常不满意。

常用的硬化剂有下列几种：乙氧硬化醇（AS）：主要成分为表面麻醉剂 polidocanol 与乙醇；AS 的特点是对组织损伤作用小，有较强的致组织纤维作用，黏度低，可用较细的注射针注入，是一种比较安全的硬化剂；AS 可用于血管旁与血管内注射，血管旁每点 2～3mL，每条静脉内 4～5mL，每次总量不超过 30mL；乙醇胺油酸酯（EO）：以血管内注射为主，因可引起较明显的组织损害，每条静脉内不超过 5mL，血管旁每点不超过 3mL，每次总量不超过 20mL；十四羟基硫酸钠（TSS）：据报道硬化作用较强，止血效果好，用于血管内注射；纯乙醇：以血管内注射为主，每条静脉不超过 1mL，血管外每点不超过 0.6mL；鱼肝油酸钠：以血管内注射为主，每条静脉 2～5mL，总量不超过 20mL。

术前准备：补充血容量，纠正休克；配血备用；带静脉补液进入操作室；注射针充分消毒，检查内镜、注射针、吸引器性能良好；最好使用药物先控制出血，使视野清晰，便于选择注射点。

操作方法：按常规插入胃镜，观察曲张静脉情况，确定注射部位。在齿状线上 2～3cm 穿刺出血征象和出血最明显的血管，注入适量（根据不同硬化剂决定注射量）硬化剂。每次可同时注射 1～3 条血管，但应在不同平面注射（相隔 3cm），以免引起术后吞咽困难。也有人同时在出血静脉或曲张最明显的静脉旁注射硬化剂，以达到直接压迫作用，继而化学性炎症、血管旁纤维结缔组织增生，使曲张静脉硬化。每次静脉注射完毕后退出注射针，用附在镜身弯曲部的止血气囊或直接用镜头压迫穿刺点 1min，以达到止血的目的。若有渗血，可局部喷洒凝血酶或 25% 孟氏液，仔细观察无活动性出血后出镜。

术后治疗：术后应继续卧床休息，密切注意出血情况，监测血压等生命指征，禁食 24h，补液，酌情使用抗生素，根据病情继续使用降低门静脉压力的药物（后述）。首次治疗止血成功后，应在 1~2 周后进行重复治疗，直至曲张静脉完全消失或只留白色硬索状血管，多数病例施行 3~5 次治疗后可达到此目的。

较常见的并发症有：①出血：在穿刺部位出现渗血或喷血，可在出血处再补注 1~2 针，可达到止血作用；②胸痛、胸水和发热：可能与硬化剂引起曲张静脉周围炎症、管溃疡、纵隔炎、胸膜炎的发生有关；③食管溃疡和狭窄；④胃溃疡及出血性胃炎：可能与 EVS 后胃血流淤滞加重、应激、从穿刺点溢出的硬化剂对胃黏膜的直接损害有关。

（2）食管静脉曲张套扎术（EVL）：适应证、禁忌证与 EVS 大致相同。其操作要点是在内镜直视下把曲张静脉用负压吸引入附加在内镜前端特制的内套管中，然后通过牵拉引线，使内套管沿外套管回缩，把原放置在内套管上的特制橡皮圈套入已被吸入内套管内的静脉上，阻断曲张静脉的血流，起到与硬化剂栓塞相同的效果。每次可套扎 5~10 个部位。和 EVS 相比，两者止血率相近，可达 90% 左右。其优点是 EVL 不引起注射部位出血和系统并发症，值得进一步推广。

（张宇明）

第七节　暴发性肝衰竭

暴发性肝衰竭（FHF）是指原来无肝炎病史，急骤发病后 8 周内肝细胞大块变性、坏死，导致肝功能衰竭的综合征。本病预后险恶，病死率可达 40% 以上。

一、病因与发病机制

（一）病因

1. 病毒感染

（1）肝炎病毒：包括各型肝炎病毒，其中以乙肝病毒所致者占首位。

（2）其他病毒：如 EB 病毒、巨细胞病毒、疱疹病毒及柯萨奇病毒等。

2. 药物及化学毒物

（1）药物性肝损伤最常见，如抗结核药、对乙酰氨基酚（扑热息痛）、四环素、甲基多巴、氟烷、单胺氧化酶抑制剂及磺胺药等。

（2）化学性毒物如四氯化碳、毒蕈及无机磷等。

3. 代谢异常

代谢异常如急性妊娠期脂肪肝、半乳糖血症、遗传性酪氨酸血症、Reye 综合征及 Wilson 病等。

4. 肝脏缺血及缺氧

肝脏缺血及缺氧如各种原因所致的充血性心力衰竭、感染性休克、肝血管阻塞等。

5. 肿瘤

肿瘤如原发性或继发性肝癌,以后者为常见。

(二)发病机制

1. 致病因素对肝细胞损伤

(1)肝炎病毒导致肝细胞坏死:急性肝炎有 3.8% ~6.7% 可发生 FHF。这取决于肝炎病毒的致病力和机体对该病毒敏感性。

其机制是:①病毒直接使肝细胞变性坏死;②机体产生的免疫抗体对病毒感染的肝细胞(靶细胞)发生免疫破坏作用。

(2)药物或毒物对肝细胞损伤:某些药物(如抗结核药)在肝脏内分解代谢,其代谢产物以共价键与肝细胞连接,形成新的大分子结构,是造成肝细胞坏死的重要原因之一;酶诱导剂能增强单胺氧化酶抑制剂的肝细胞毒性作用;四环素可结合到肝细胞的 tRNA 上,影响肝细胞的合成作用;毒蕈含有蝇蕈碱,能抑制肝细胞 RNA 聚合酶,抑制肝细胞蛋白质合成。

2. 肝内代谢物浓度的影响

肝细胞大量坏死导致肝功能严重损伤,因此,与肝脏有关的体内许多代谢产物浓度也发生显著变化,表现为内源性和外源性异常物质增多,如血氨、短链脂肪酸(SCFA)、硫醇、乳酸等毒性物质增加;反之,维持人体正常功能的物质,如支链氨基酸、α - 酮戊二酸、延胡索酸及草酰乙酸减少,干扰脑组织代谢,可产生精神、神经症状,严重时可发生肝性脑病。

二、诊断

(一)临床表现

临床表现取决于原发病及肝损害程度,而且常伴有多脏器功能受累。

1. 神经系统障碍(脑病)

疾病早期因两侧前脑功能障碍,表现为性格改变和行为异常,如情绪激动、视幻觉、精神错乱、睡眠颠倒。病情加重后累及脑干功能受损,出现意识障碍,陷入昏迷,称为肝性脑病。

2. 黄疸

出现不同程度的黄疸,且进行性加重。

3. 脑水肿

50% ~80% 患者有脑水肿表现,如呕吐、球结膜水肿,并使昏迷程度加深。当发生脑疝时两侧瞳孔大小不等,可致呼吸衰竭死亡。

4. 出血

因肝功能严重受损使凝血因子合成减少,故常伴有严重出血倾向,危重者可发生急性DIC。主要表现上消化道出血及皮肤黏膜广泛出血。若发生大出血后,血容量减少,血氨增高,诱发或加重肝性脑病。

5. 肺部病变

患者可发生多种肺部病变,如肺部感染、肺水肿及肺不张等,其中肺水肿的发生率异常增高,可导致突然死亡。

6. 肾衰竭

FHF 患者合并急性肾衰竭的发生率 70% ~80%。出现少尿、无尿、氮质血症及电解质紊乱的表现。

7. 低血压

大多数患者伴有低血压,其原因是出血、感染、心肺功能不全及中枢性血管运动功能受损所致。

(二)辅助检查

1. 血清转氨酶

早期升高,晚期可降至正常。

2. 血清胆红素

血清胆红素以结合胆红素升高为主,并出现"酶胆分离"现象,即胆红素进行性升高时转氨酶却降低,提示预后不良。

3. 凝血与抗凝功能检查

多种凝血因子活性降低,凝血酶原时间延长,且用维生素 K 不能纠正。抗凝血酶川和 a 血浆抑制物合成障碍,与肝脏受损程度呈正相关,可用于对预后判断。

4. 血清蛋白与前清蛋白

早期患者血清前清蛋白及清蛋白即可明显降低,可用于早期诊断。

5. 血浆氨基酸

FHF 患者血液芳香族氨基酸显著增高,支链氨基酸降低。

6. 甲胎蛋白

血清甲胎蛋白轻度升高。

7. 影像学检查

影像学检查如腹部超声、CT、磁共振等检查,可观察肝脏萎缩和坏死程度。

8. 脑压检测

颅内压升高,常用持续导管测压。

(三)诊断标准

1983 年 Koretz 提出早期诊断要点如下。

(1)患者无肝炎病史,体检时肝脏明显缩小,周身情况渐差。

(2)神志模糊,或新近有性格、行为改变。

(3)肝功能检查异常、凝血酶原时间延长,超过对照3s 以上。

(4)低血糖。

(5)重度高胆红素血症。

(6)血氨升高。

(7)脑电图异常。

三、治疗

FHF 的病因复杂,病情变化多端,进展迅速,治疗上必须采取综合措施才能降低病死率,具体措施如下。

(一)严密监护及支持疗法

(1)患者应安置在监护病房。严格记录各项生命体征及精神、神经情况,预防感染,对病情变化应及时处理。

(2)补充足够的热量及营养,每日热量至少 1200 ~1600kJ,必须输注 10% 葡萄糖液、多种维生素,适当辅以新鲜血浆、全血和清蛋白等。

(3)维持电解质和酸碱平衡,特别应纠正低血钾,如出现稀释性低血钠,应限制入水量。

(二)护肝治疗

1.胰高血糖素

胰岛素疗法可用胰高血糖素1mg,正规胰岛素8u,溶于10%葡萄糖溶液250~500mL中静脉滴注,每日1次,2周为一个疗程。本疗法可阻止肝坏死,促进肝细胞再生。

2.能量合剂

能量合剂每日一剂,同时可给肝素250mL。

3.六合或复方氨基酸

复方氨基酸250mL,或支链氨基酸250~500mL静脉滴注,可调整体内氨基酸失衡。

4.促肝细胞生长因子(HGF)

促肝细胞生长因子每日80~120mg,溶于5%~10%葡萄糖溶液250~500mL中静脉滴注。该药可促进肝细胞再生,保护肝细胞膜,并能增强肝细胞清除内毒素的功能。

(三)并发症的治疗

1.出血倾向

对皮肤黏膜出血可用足量维生素K_1,输注新鲜血浆以及补充凝血因子、凝血酶原复合物、止血敏等;消化道常发生急性胃黏膜病变而出血,可用组织胺H_2受体阻滞剂及壁细胞质子泵阻滞剂洛赛克,或口服凝血酶;若发生DIC出血时应使用肝素每次0.5~1mg/kg,加入5%~10%葡萄糖溶液500mL中静脉滴注,用试管法测定凝血时间,维持在20~25min左右,出血好转后停药。在肝素化的基础上,给予新鲜血浆或全血。

2.脑水肿

限制输液量,常规应用脱水剂,如20%甘露醇200mL,快速静脉滴注,每6~8小时1次;地塞米松5~10mg,静脉滴注,每8~12小时1次。

3.肾衰竭

早期可常规使用利尿剂,如尿量仍不增加,按功能性肾功衰竭处理,或行透析疗法。

4.感染

必须尽早抗感染治疗。

应避免使用有损肝功能和肾功能的抗生素,如红霉素、四环素和氨基苷类药物。常选用氨苄青霉素和头孢菌素类抗生素。

5.调整免疫功能

可用胸腺肽20mg加入10%葡萄糖内静脉滴注;干扰素100万U,每周2~3次,肌内注射。

(四)肝移植

肝移植是目前较新的治疗方法,但价格昂贵、条件受限,目前尚难普及应用。

(张宇明)

第八节 病毒性肝炎

病毒性肝炎(viral hepatitis)是由多种肝炎病毒引起的,以肝脏损害为主的传染病。各型肝炎临床表现相似,以乏力、食欲减退、厌油、肝大、肝功能异常为主。部分患者出现黄疸。急性期病程一般在2~4个月后恢复。部分患者呈慢性感染,少数病例可发展为肝硬化或肝细胞癌。

一、病因和发病机制

肝炎病毒感染机体可引发病毒性肝炎的发生,目前已证实的肝炎病毒有甲、乙、丙、丁、戊型5种。庚型肝炎病毒(GB virus – C,GBV – C)、输血传播病毒(transfusion transmited virus,TTV)、Sen病毒(sen vims,SENV)等是否引起病毒性肝炎尚无定论,也不能排除尚未发现的肝炎病毒的存在。一些病毒,如巨细胞病毒、EB病毒、单纯疱疹病毒、风疹病毒、黄热病毒、新型冠状病毒、血吸虫等感染也可引起肝脏炎症,均不包括在"病毒性肝炎"范畴内。

(一)甲型肝炎

由甲型肝炎病毒(hepatitis A virus,HAV)感染所致,HAV经口至肠道进入血流,引起短暂病毒血症,约1周后到达肝细胞并在其内繁殖复制,2周后经胆汁排出体外。HAV在肝内复制的同时,也进入血液循环引起低浓度病毒血症。感染早期,HAV大量增生,使肝细胞轻微破坏。随后细胞免疫起重要作用,因HAV抗原性较强,容易激活特异性CD_8^+ T淋巴细胞,经直接作用分泌细胞因子(如干扰素)使肝细胞变性、坏死。在感染后期,体液免疫也参与其中,抗HAV产生后可能经免疫复合物机制使肝细胞破坏。

HAV感染人体后,产生的抗HAV有两种,早期为IgM型抗体,一般持续8~12周,少数可延续24周;IgG型抗体可长期存在。IgM型抗体是近期感染的标志,IgG型抗体则是过去感染的标志。

(二)乙型肝炎

由乙型肝炎病毒(hepatitis B virus,HBV)感染所致。HBV通过血液途径或破损的皮肤、黏膜进入机体后,迅速通过血流到达肝脏和其他器官,包括胰腺、胆管、肾小球基底膜、血管、皮肤、白细胞和骨髓细胞等。HBV在肝脏复制并致病,也可在肝外组织中潜伏下来并导致相应病理改变和免疫功能的改变。

HBV感染人体后,其所致的肝脏和其他脏器病变,以及疾病的发生、发展,一般并非病毒本身所致,而主要与人体的免疫状态有关。HBV进入人体后,侵袭肝细胞,在其中复制繁殖,然后从肝细胞中逸出,一般并不引起肝细胞的损害,但在肝细胞膜表面形成特异性的病毒抗原。从肝细胞逸出的病毒进入血液循环后,可刺激免疫系统(T淋巴细胞和B淋巴细胞),产生致敏淋巴细胞(细胞免疫)和特异性抗体(体液免疫)。进入血液循环的病毒被具有免疫活性的T淋巴细胞识别,后者致敏增生。此种致敏淋巴细胞与肝细胞膜表面的病毒抗原相结合,使致敏淋巴细胞释放出各种体液因子,如淋巴毒素、细胞毒因子、趋化因子、移动抑制因子、转移因子等,结果将病毒杀灭,肝细胞亦遭受损害,引起坏死和炎症反应。

免疫反应强烈的患者可能发生急性重型肝炎(暴发性肝炎);细胞免疫功能低下者,感染HBV后易演变为慢性肝炎或携带者;免疫功能正常且侵及肝细胞的病毒量较多时,临床表现多为一般的急性黄疸型肝炎。导致慢性持续 HBV 感染的机制,可能包括病毒和宿主两方面的因素。

HBV DNA 可与宿主肝细胞基因组整合,病程越长,整合的机会越多,而肝细胞内 HBV DNA 的整合与原发性肝细胞癌的发生亦有密切关系。HBV 致病过程必须有宿主免疫细胞或抗体参与。特异性细胞免疫反应是引起乙型肝炎慢性化的重要原因之一,其中细胞毒性 T 细胞(Tc)在清除肝细胞内 HBV 中起着主要作用,Tc 能识别表面附有病毒抗原的肝细胞,在巨噬细胞的协同下,攻击肝细胞使其破坏,同时杀灭肝细胞破坏时释放的 HBV。

宿主细胞免疫功能低下或缺陷时,Tc 功能亦低下,致使不能消灭和清除肝细胞内的 HBV。Tc 清除细胞内 HBV 的效率不仅取决于肝细胞表面病毒抗原的表达,同时也有赖于 HLA(组织相容抗原)的密度。

肝细胞表面 HLA 表达的减少可能是 Tc 不能有效地清除细胞内肝炎病毒抗原的机制之一。自然杀伤细胞(NK)和干扰素在抗病毒机制中具有相当重要的作用,慢性乙型肝炎患者的 NK 活力低于正常,其干扰素产量亦低下,而干扰素活力低下可能与 HBV 感染慢性化有关。

此外,慢性乙型肝炎的发病亦与细胞膜成分的自身免疫反应有关,主要表现为抗肝细胞膜成分抗体的出现,这些抗体可能对肝细胞有直接的损伤作用,亦可介导抗体依赖性淋巴细胞毒(ADCC),导致肝细胞损伤。

(三)丙型肝炎

由丙型肝炎病毒(hepatitis C virus,HCV)感染所致。HCV 致肝细胞损伤有下列因素参与,其中免疫应答起更重要的作用。

1. HCV 直接杀伤作用

HCV 在肝细胞内复制干扰细胞内大分子的合成,增加溶酶体膜的通透性而引起细胞病变;HCV 表达产物(蛋白)对肝细胞有毒性作用,在体外表达 HCV 某些蛋白(如包膜蛋白)时,对宿主菌或细胞有毒性作用。

2. 宿主免疫因素

已证实肝内存在的 HCV 特异性细胞毒性 T 淋巴细胞(CD_8^+ T)可攻击 HCV 感染的肝细胞;另外 CD_4^+ Th 细胞被致敏后分泌淋巴因子,在协助清除 HCV 的同时,也导致免疫损伤。

3. 自身免疫

HCV 感染者常伴自身免疫改变,如胆管病理损伤与自身免疫性肝炎相似,常合并自身免疫疾病,血清中可检出多种自身抗体,如抗核抗体(ANA)、抗核蛋白(DNP)抗体、肝膜抗体(LMA)、平滑肌抗体(SMA)、肝细胞可溶性胞质抗体(SLA)等,均提示自身免疫机制的参与。

4. 细胞凋亡

正常人肝组织内无 Fas 分子的表达,HCV 感染肝细胞内有较大量 Fas 表达,同时 HCV 可激活 CTL 表达 FasL,Fas 和 FasL 是一对诱导细胞凋亡的膜蛋白分子,两者结合导致细胞凋亡。

HCV 感染后容易慢性化,50% 以上的 HCV 感染者转变为慢性。慢性化的可能原因:①HCV高度变异性:在其复制过程中由于依赖 RNA 的 RNA 聚合酶缺乏校正功能,复制容易出现错误;同时由于机体免疫压力使 HCV 不断发生变异,甚至在同一个体出现多种病毒株,以逃避宿主的免疫监视,导致慢性化;②HCV 对肝外细胞的泛嗜性:特别是存在于外周血单核细胞(PBMC)中的 HCV,可能成为反复感染肝细胞的来源;③HCV 在血液中浓度低,免疫原性弱,机体对其免疫应答水平低,甚至产生免疫耐受,造成病毒持续感染。

（四）丁型肝炎病毒

发生机制未完全阐明，目前认为 HDV 本身及其表达产物对肝细胞有直接作用，但缺乏证据。此外，HDAg 的抗原作用较强，此为特异性 CD_8^+T 淋巴细胞攻击的靶抗原，宿主较强的免疫反应导致肝细胞毒损害。

（五）戊型肝炎病毒

HEV 经口进入体内后，到肝细胞内复制，从潜伏期后半段开始在胆汁中出现，随粪便排出体外，并持续至起病后 1 周左右。同时病毒进入血流导致病毒血症，此病毒血症可为一过性，也可持续 3 个月。引起肝损害的原因可能主要由免疫应答介导。

二、流行病学

我国是病毒性肝炎的高发区。甲型肝炎无病毒携带状态，传染源为急性期患者和隐性感染者，主要经由粪—口途径传播，其人群流行率（抗 HAV IgG 阳性者）约 80%。乙型肝炎传染源主要是急慢性乙型肝炎患者和病毒携带者，人类主要因含有 HBV 血液或体液经破损的皮肤和黏膜进入机体而获得感染，母婴传播也是重要的传播途径。

由于实行新生儿 HBV 计划免疫，我国人群乙肝表面抗原携带率从 1992 年的 9.75% 下降至 2006 年的 7.18%。此外，HBV 的传播途径亦发生了改变，母婴传播比例下降，而医源性传播、性传播及肠道外传播（如静脉内注射毒品等）明显上升。

据 WHO 统计，全球 HCV 的感染率约为 3%，热带地区可高达 6%，估计约 1.7 亿人感染了 HCV。我国一般人群抗 HCV 阳性率为 3.2%，不同地区抗 HCV 阳性率有一定差异；但尚缺乏近年的流行病学调查数据。丙型肝炎传染源为急慢性丙型肝炎患者和病毒携带者，自 1992 年对献血员筛查抗 HCV 后，经输血和血制品传播途径得到了有效控制，目前最主要的传播方式是经破损的皮肤和黏膜传播，在某些地区，因静脉注射毒品导致 HCV 传播占 60%~90%。丁型肝炎传染源和传播途径与乙型肝炎相似，与 HBV 以重叠感染或同时感染形式存在，以前者为主。人类对 HDV 普遍易感，我国报道的 HDV 感染率为 1.8%~12.66%，以西南地区较高。戊型肝炎的传染源和传播途径与甲型肝炎相似，健康人群中戊型肝炎流行率随年龄递增，在 20 岁以内流行率为 1%~5%，一般在 20 岁以后明显升高达 10% 左右，30 岁达到顶峰，40 岁后略有下降。

三、病理

（一）基本病变

肝损害为主，肝外器官可有一定损害。肝脏的基本病变是弥散性肝细胞变性、坏死，同时伴不同程度的炎症细胞浸润、间质增生和肝细胞再生。

（二）各型肝炎的病理特点

1. 急性病毒性肝炎（acute viral hepatitis）

肝大、肝细胞气球样变性和嗜酸性变性，形成点灶状坏死；坏死区肝细胞再生，汇管区可见炎症细胞浸润，网状支架和胆小管结构正常。小叶轮廓清楚。黄疸型病变较非黄疸型重，有明显肝细胞内胆汁淤积。急性肝炎如出现碎屑状坏死，提示可能转变为慢性。甲型和戊型肝炎时，存汇管区可见较多的浆细胞；乙型肝炎时汇管区炎症不明显；丙型肝炎有滤泡样淋巴细胞聚集和较明显的脂肪变性。

2. 重型肝炎(severe hepatitis)

(1)急性重型肝炎:发病初期肝脏无明显缩小,约1周肝细胞呈大块坏死或亚大块坏死或桥接坏死,坏死肝细胞占2/3以上,周围有中性粒细胞浸润,无纤维组织增生,也无明显肝细胞再生。肉眼见肝体积明显缩小,由于坏死区充满红细胞而呈红色,残余肝组织内淤胆而呈黄绿色,故称为红色或黄色肝萎缩,网状支架塌陷。

(2)亚急性重型肝炎:肝细胞呈亚大块坏死,坏死面积小于1/2,肝小叶周边出现肝细胞再生,形成再生结节,周围被增生胶原纤维包绕,伴小胆管增生,淤胆明显,肉眼见肝脏表面大小不等的结节。

(3)慢性重型肝炎:在慢性肝炎或肝硬化病变基础上,出现亚大块或大块坏死,多数病例可见桥状及碎屑状坏死。

3. 肝炎后肝硬化(posthepatitic cirrhosis)

(1)活动性肝硬化:即肝硬化伴明显炎症,假小叶边界不清楚。

(2)静止性肝硬化:即肝硬化结节内炎症轻,假小叶边界清楚。

4. 淤胆型肝炎(cholestatic hepatitis)

除有轻度急性肝炎病变外,还有毛细胆管内胆栓形成,肝细胞内胆色素滞留,出现小点状色素颗粒。严重者肝细胞呈腺管状排列,吞噬细胞肿胀并吞噬胆色素。汇管区水肿和胆小管扩张,中性粒细胞浸润。

5. 病毒携带

肝组织正常约占10%,称为非活动性携带。轻微病变占11.5%～48.2%,称为非特异性反应炎症,以肝细胞变性为主,伴轻微炎症细胞浸润。其他病例表现为慢性肝炎,甚至肝硬化病理改变。由于病变分布不均匀,取材部位对病理诊断可能有一定影响。根据HBV标志物不同,可分为慢性HBV携带者和非活动性HBsAg携带者。

以上病理改变与临床诊断符合率为40%～80%,可能与肝脏代偿功能强及肝组织病理改变恢复慢等因素有关。

四、临床表现

各种肝炎病毒感染引起的临床表现相似,临床分为急性肝炎(包括急性黄疸型和急性无黄疸型)、慢性肝炎(再分为轻、中、重三度)、重型肝炎(包括急性、亚急性、慢性三型)、淤胆型肝炎、肝炎后肝硬化。

(一)潜伏期

甲型肝炎为2～6周,平均4周;乙型肝炎为1～6个月,平均3个月;丙型肝炎为2周至6个月;丁型肝炎为4～20周;戊型肝炎为2～9周,平均6周。

(二)临床经过

1. 急性病毒性肝炎

各种病毒均可引起,病程6个月以内。甲型、戊型一般不转变为慢性,成年急性乙肝10%～20%转为慢性,而丙肝为50%～80%、丁肝约70%转为慢性。

(1)急性黄疸型肝炎。临床绎过阶段性明显,可分为三期,病程为2～4个月。

黄疸前期:甲型、戊型肝炎起病较急,可有畏寒、发热,约80%体温在38～39℃,一般不超过3天。乙型、丙型、丁型肝炎起病相对较缓,仅少数有发热。少数患者有头痛、四肢酸痛等,类似感冒。此期主要症状有全身乏力、食欲下降、厌油、恶心、呕吐、腹胀、肝区疼痛、尿色逐渐加深,肝功能异常主要是 ALT 升高。本期持续 1~21 天,平均 5~7 天。

黄疸期:巩膜、皮肤出现黄疸,但症状好转,发热减退、肝大,有压痛及叩击痛,于 1~3 周内达高峰,持续 2~6 周。部分患者可有一过性粪便颜色变浅、皮肤瘙痒、心动过缓等胆汁淤积性黄疸表现,肝大,质软,边缘锐利。部分病例有轻度脾脏增大。肝功能检查 ALT 和胆红素增高,尿胆红素阳性。本期持续 2~5 周。

恢复期:黄疸逐渐消退,症状减轻至消失,肝功能逐渐恢复正常,肝脾可以回缩。本期持续 2 周至 4 个月,平均 1 个月。

(2)急性无黄疸型肝炎。远多于黄疸型肝炎。除无黄疸外,其他表现与黄疸型相似。可有肝区疼痛、肝大、轻微压痛或叩击痛等。恢复较快,病程多不超过 3 个月。有些病例无症状,容易被忽视。

急性乙肝起病较慢,常无发热,但很多病例实际是在慢性带毒状态基础上的急性发作。急性丙肝表现与乙肝相似而较轻,可无症状,无黄疸型占 2/3 以上。多无发热,血清 ALT 轻度或中度升高。血清总胆红素常低于 $50\mu mol/L$。急性 HDV 感染可与 HBV 感染同时发生或继发于 HBV 感染(重叠感染),其临床表现与 HBV 感染状态相关。同时感染者 HBV 复制常短暂,因此 HDV 的复制受影响,其表现与急性乙肝相似,多为黄疸型,有时可见双峰型 ALT 升高,分别表示 HBV 和 HDV 感染,预后较好,极少数发展为肝衰竭。重叠感染者 HBsAg 与 HDV 核心成分充分装配,使 HDV 大量复制,因此病情较重,部分发展为暴发型肝炎,此种类型多可向慢性化发展。急性戊肝临床表现与甲肝相似,但黄疸前期较长,平均 10 日,症状至黄疸出现后 4~5 日可缓解,病程较长。淤胆症状较常见,尤其妊娠后期合并戊型肝炎容易发生重型肝炎。HBV 慢性感染重叠戊肝时病情较重,病死率较高。一般认为戊肝无慢性化过程,也无慢性携带状态。临床观察、流行病学调查和肝组织学检查均发现,3%~10% 的戊肝患者病程可超过 6 个月。

2. 重型肝炎

重型肝炎占全部肝炎的 0.2%~0.5%,但病死率甚高。所有肝炎病毒均可引起重型肝炎,甲型、丙型少见。

(1)急性重型肝炎。又称暴发型肝炎,发病多有诱因。以急性黄疸型肝炎起病,但病情发展迅速,2 周内出现极度乏力、严重消化道症状,出现神经精神症状,表现为嗜睡、性格改变、烦躁和谵妄、昏迷等。体检可见扑翼样震颤及病理反射,肝性脑病 Ⅱ 度以上(按 Ⅳ 度划分)。黄疸迅速加深,酶胆分离,肝浊音界缩小,有出血倾向,PTA <40%,中毒性鼓肠、腹腔积液、肝臭、肝肾综合征(HRS)、肝肺综合征等。本型病死率高,病程一般不超过 3 周。

(2)亚急性重型肝炎。又称亚急性肝坏死,急性黄疸型肝炎起病 15 天至 24 周出现极度乏力、食欲缺乏、频繁呕吐、腹胀等中毒症状,黄疸进行性加深,胆红素每天上升 >17.1μmol/L 或大于正常值 10 倍,明显鼓肠、出血倾向,肝性脑病 Ⅱ 度以上,腹腔积液、HRS,肝性脑病出现相对较迟。晚期出现严重并发症,如脑水肿、上消化道大出血、严重感染,电解质紊乱等。本型病程较长,可达数月,容易发展为坏死后性肝硬化。

(3)慢性重型肝炎。临床表现见亚急性重型肝炎,但有下列发病基础:①慢性肝炎或肝硬化基础;②慢性 HBV 携带史;③无肝病史及无 HBV 携带史,但有慢性肝病体征(肝掌、蜘蛛痣等)、影像学改变(如脾脏增厚等)及生化检测改变(如 A/G 比值下降或倒置,丙种球蛋白升高);④肝穿刺检查支持慢性肝炎;⑤慢性乙肝或丙肝,或慢性 HBV 携带者重叠甲型、戊型或其他肝炎病毒感染时应具体分析,应除外甲型、戊型或其他肝炎病毒感染引起的急性或亚急性重型肝炎。

3. 淤胆型病毒性肝炎

淤胆型病毒性肝炎亦称毛细胆管炎型肝炎,以肝内淤胆为主。急性淤胆型肝炎起病相似于急性黄疸型肝炎,但自觉症状较轻,黄疸较深,持续 3 周以上,或 8~16 周或更长,皮肤瘙痒、大便颜色变浅、肝大。血清胆红素明显增高,以结合胆红素增高为主。PTA >60% ,γ - 谷氨酰转肽酶(γ - GT 或 GTT)、碱性磷酸酶(ALP)、总胆汁酸(TBA)、胆固醇(CHO)等升高,ALT 初期升高,其后可降到正常。大多数患者可顺利恢复。在慢性肝炎或肝硬化基础上发生淤胆者预后较差。

五、诊断

乏力、食欲缺乏、厌油、肝区不适、皮肤巩膜黄染等表现是提示病毒性肝炎的重要线索,确诊依赖于病毒病原学检测。诊断内容包括病因、临床类型及有无并发症。

(一)确定病因

1. 甲型肝炎

发病前是否到过疫区,是否进食未煮熟海产品,如毛蚶,及饮用污染水;多发生于冬春季,儿童多见。

2. 乙型肝炎

输血、不洁注射史,与 HBV 感染者密切接触史,家庭成员中有无 HBV 感染者,尤其是婴儿母亲是否为 HBsAg 阳性等有助于乙肝的诊断。

3. 丙型肝炎

有输血及血制品、静脉吸毒、血液透析、多个性伴侣、母亲为 HCV 感染者等病史的肝炎患者应疑丙肝。

4. 丁型肝炎

同乙型肝炎,我国以西南地区感染率较高。

5. 戊型肝炎

基本同甲型肝炎,暴发以水传播为主,多为成年人患病。

(二)病原学检测

1. 甲型肝炎

抗 HAV IgM 阳性是早期诊断甲型肝炎最简便而可靠的血清学标志,在发病后数天即可阳性。单份抗 HAV IgG 阳性表示受过 HAV 感染,如果急性期及恢复期双份血清抗 HAV IgG 滴度有 4 倍以上增长,亦可诊断为甲型肝炎。

2. 乙型肝炎

略。

3. 丙型肝炎

抗 HCV 阳性和(或)HCV RNA 阳性,可以诊断为丙型肝炎。

4. 丁型肝炎

有现症 HBV 感染,同时血清 HDVAg 或抗 HDV IgM 或高滴度抗 HDV IgG 或 HDV RNA 阳

性,或肝内 HDVAg 或 HDV RNA 可诊断为丁型肝炎。

5.戊型肝炎

抗 HEV IgM 阳性是目前诊断戊型肝炎的主要指标。急性肝炎表现,同时 HEV RNA 阳性,或粪便检出 HEV 颗粒可确诊。抗 HEV IgG 高滴度,或由阴性转为阳性,也可诊断为 HEV 感染。

血中 HBV DNA 或 HCV RNA 的存在是 HBV 或 HCV 感染最为直接、最为灵敏和最为特异的指标,也是抗病毒治疗的依据和疗效监测指标。由于 PCR 法特异性及敏感性较高,以及试剂的最低检测下限问题,须注意假阳性和假阴性结果。近年有研究报道,病毒不同基因型有致病性差异,且病毒基因某些位点突变亦会带来病毒本身生物学特征及其致病性的改变,因此在病原学检测工作中,必要时可对病毒基因型及耐药变异进行分析。

(三)确定疾病临床类型

根据起病情况、症状、体征、肝功能等实验室检测、影像学检查及肝组织病理学检查的资料,可将病毒性肝炎分为急性、慢性、重症等临床类型。

(四)明确有无并发症

严重病毒性肝炎可导致肝性脑病、上消化道出血、肝肾综合征及继发感染等。

六、鉴别诊断

(一)以黄疸为主要表现

需与溶血性、肝外胆汁淤积性黄疸鉴别。

(二)以肝功能损害为主要表现

需与其他原因引起的肝炎鉴别。

1.其他病原体

CMV 或 EB 病毒感染、细菌、立克次体、钩端螺旋体感染,流行性出血热、阿米巴肝病、急性血吸虫病、华支睾吸虫病等都可引起肝脏炎症,应根据原发病的临床特点和病原学检查加以鉴别。

2.药物引起的肝损害

有用过损肝药物的历史,停药后肝功能可逐渐恢复。肝炎病毒标志物阴性有助于鉴别。

3.酒精性肝病

长期嗜酒史,肝炎病毒标志物阴性有助于鉴别诊断。

4.自身免疫性肝病

有原发性胆汁性肝硬化(PBC)、自身免疫性慢性肝炎(ACAH)等。PBC 主要累及肝内胆管,ACAH 主要破坏肝细胞。可根据肝功能检测的特点和自身肝病抗体检测的结果或肝活检结果进行诊断。

5.脂肪肝及妊娠急性脂肪肝

脂肪肝常继发于肝炎后或身体肥胖者,血中三酰甘油多增高,超声检查有较特异发现。妊娠急性脂肪肝多以急性腹痛起病,或并发急性胰腺炎,黄疸深,肝缩小,严重低血糖及低蛋白血症,尿胆红素阴性。

七、治疗

根据不同病原、不同临床类型及组织学损害等情况进行综合治疗,其中抗 HBV 和抗 HCV

的目的是持续抑制或清除体内病毒,以改善或减轻肝损害,阻止进展为肝硬化、肝衰竭或HCC,并提高患者的生活质量。

(一)急性肝炎

对症支持治疗为主,急性期应隔离至起病后第3周,症状明显者及有黄疸者应卧床休息,辅以适当药物,用药宜简不宜繁,注意维生素的补充。恢复期可逐渐增加活动量,避免饮酒、过度劳累和损害肝脏的药物。本病多为一种自限性疾病,除急性丙型肝炎外,一般无须抗病毒治疗。急性丙型肝炎(无黄疸型)可使用干扰素 + 利巴韦林进行抗病毒治疗,疗程24～48周,可减少慢性化率。

(二)重型肝炎

以支持治疗为基础的综合治疗,包括减少肝细胞坏死、促进肝细胞再生、免疫调节、抗病毒及治疗各种并发症。对药物治疗难以恢复者,可采用人工肝支持系统,争取肝移植。

1. 一般支持治疗

绝对卧床休息,防止交叉和继发感染,以清淡低脂流质饮食为主,昏迷患者应鼻饲,通过胃管注意有无胃肠道出血,有肝性脑病前期症状者,不能食高蛋白饮食,有腹腔积液者适当限制补液量。

2. 减少肝细胞坏死,促进肝细胞再生

促肝细胞生长素能刺激受损肝细胞合成DNA,促进肝细胞再生,降低体内肿瘤坏死因子,从而达到治疗重型肝炎的目的。临床报道对重型肝炎应早期、大剂量应用(160～200mg/d),极重者可用至300～400mg/d,若合并用大剂量胸腺素(100～200mg/d),可提高疗效。

3. 免疫调节

有学者认为,对早期患者免疫学检查有较强免疫反应者,可选用琥珀酰氢化可的松,可减轻肝细胞损害。但对其疗效和安全性尚存在争议,故未在临床广泛使用。

4. 抗病毒治疗

重症乙型肝炎患者HBV DNA复制活跃(HBV DNA≥10^4拷贝/mL),应尽早抗病毒治疗;抗病毒治疗药物选择以核苷(酸)类似物为主,一般不主张使用干扰素;抗病毒治疗对患者近期病情改善不明显,但对长期治疗及预后有重要意义。目前多数学者认为抗病毒药物的选择应以能快速抑制病毒复制为原则。目前临床应用较多的药物有拉米夫定和恩替卡韦,考虑到长期用药面临的耐药性问题,目前多选择恩替卡韦(0.5mg/d,口服)。

5. 人工肝支持系统

可选用非生物型人工肝支持系统,主要是清除患者血中的有毒物质及补充生物活性物质,对早期重型肝炎疗效相对较好,对晚期病例有助于争取肝细胞再生的时间,如血浆交换加血液滤过治疗等,一般治疗3～5次,隔日或每日1次,效果更佳,每次使用新鲜血浆3000mL进行交换。生物型人工肝研究进展缓慢,有分离的猪肝细胞用于生物型人工肝的报道,其效果及安全性有待评估。

(三)淤胆型肝炎

早期治疗同急性黄疸型肝炎,黄疸持续不退可加用泼尼松40～60mg/d,口服或静脉滴注地塞米松20～30mg/d,1～2周后如血清胆红素显著下降,可逐渐减量至停药,疗程4～6周。

(褚慧彬)

第三章　神经与精神系统急危重症

第一节　高血压脑病

高血压脑病是伴随着血压升高而发生的一种暂时性急性脑功能障碍综合征，是高血压危象之一。临床表现起病急骤，以血压升高和全脑或局灶性神经损害为主要症状。早期及时降血压处理后，各种症状或体征可在数分钟或数天内部分或完全恢复，如得不到及时治疗，可致死亡。

一、病因及病理

（一）病因和发病机制

各种病因所致的动脉性高血压，无论是原发性还是继发性，均可引起高血压脑病，其中最重要的是恶性高血压。长期服用抗高血压药物的患者，突然停药可诱发高血压脑病。服用单胺氧化酶抑制药的患者，同时用酪胺（奶油、乳酪）也可激发血压升高而引起高血压脑病。

高血压脑病的发病机制尚未完全清楚。但可以肯定的是与动脉血压增高有关。至于动脉血压升高如何引起脑部损害，目前主要有两种学说。

1. 脑内小动脉痉挛学说

高血压脑病常发生在血压极度且急剧升高时，此时由于脑血流自身调节作用存在，因而脑内小动脉强烈收缩而痉挛，从而导致毛细血管缺血，通透性增加，血管内液体渗透到细胞外间隙，引起脑水肿。同时，脑以外的其他器官也存在血管痉挛，如视网膜血管痉挛导致一过性失明，肢体末端血管痉挛引起缺血性坏死等，均支持脑血管痉挛学说。

2. 自动调节崩溃学说

动物实验研究发现，血压急剧升高致血脑屏障破坏时，该区域的脑血流量大于血脑屏障完整区，血管扩张区的血脑屏障破坏比收缩区更明显，提示导致血脑屏障破坏的主要因素是血管扩张，而不是痉挛。因此，有研究者认为脑血流自动调节功能崩溃或被动性血管扩张才是高血压脑病的真正发病机制。脑内小动脉收缩是脑血流自动调节的早期表现。当急剧升高的血压超过脑血流自动调节的上限时，脑内小动脉就被动扩张而不再收缩，从而使自动调节功能崩溃，结果导致脑血流被动增加，脑组织因血流过度灌注而发生脑水肿，毛细血管壁被破坏，从而引起继发性小灶性出血和梗死。

事实上，高血压脑病的发生，除与血管痉挛、自动调节功能崩溃外，血管内皮细胞损伤、血小板激活导致广泛性微血管闭塞、凝血机制紊乱、前列腺素－血栓素失平衡、内皮细胞源性舒张因子释放减少等均可能有联系。

（二）病理

高血压脑病的脑外观呈水肿、发白，脑沟消失，脑回扁平，脑室缩小，脑实质最具特征性的变化是表面或切面可见瘀点样或裂隙状出血及微梗死灶。有的可见海马沟回疝及小脑扁桃体疝形成。脑血管病变特征性的改变是脑内细小动脉节段性、局灶性纤维性样坏死;非特征性的改变有脑内细小动脉透明样变性、中层肥厚、大中动脉粥样硬化等,还可见小动脉及毛细血管内微血栓形成。

二、临床表现

高血压脑病的发病年龄以原有的疾病而定,如急性肾小球肾炎多见于少年儿童,慢性肾小球肾炎多见于青年或成年人,子痫仅见于妊娠期妇女,恶性高血压在 30~45 岁多见。

(一)症状与体征

高血压脑病的发病特点为起病急骤,病情进展非常迅速,在数小时或数 10h 可达十分严重的程度主要临床表现有以下几点。

1.动脉血压增高

原有高血压的患者,脑病起病前血压进一步升高,收缩压可超过 26.7kPa(200mmHg),舒张压达 16.0kPa(120mmHg)以上。但急性起病的继发性高血压患者,血压水平可能不甚高,收缩压可在 24.0kPa(180mmHg)以下,也发生脑病。这主要与慢性高血压患者脑血流自动调节的上限上调有关。

2.头痛

几乎所有高血压脑病患者均有头痛。可局限于后枕部或全头痛,初起时呈隐痛、胀痛或搏动性痛,严重时表现为持续性压榨样或刀割样剧痛,伴恶心、呕吐或视力模糊。

3.抽搐

抽搐发生率可高达41%,多为全身性,亦可局灶性,表现为癫痫样发作。严重者发展成癫痫持续状态,并致死亡。

4.颅内高压

主要症状为头痛、恶心、呕吐、视盘水肿。视盘水肿可在高血压脑病发生后数分钟内出现,严重者可在视盘周围出现火焰状出血。

5.脑功能障碍的其他表现

全脑功能障碍除头痛、呕吐、全身抽搐外,意识障碍是常见表现,其程度与病情严重程度有关,轻者反应迟钝,也可出现定向、记忆、判断、计算障碍,甚至冲动、谵妄或精神错乱等精神症状;重者浅昏迷,甚至深昏迷。局灶性脑功能障碍可表现为短暂性失语、偏瘫、偏身感觉障碍、视力或听力障碍等。

6.内脏并发症

当脑水肿影响到丘脑下部和脑干时,可出现上消化道出血、应急性溃疡和急性肾衰竭等。

7.呼吸和循环障碍

脑干受损时,出现中枢性呼吸循环衰竭。

以上症状一般只持续数分钟至数小时,经适当降压治疗后完全缓解。但有尿毒症的患者可持续较长时间,甚至 1~2 个月。癫痫持续状态、急性心力衰竭或呼吸衰竭是本病的主要致死原因。本病可反复发作,每次发作的症状可以相似或不同。

(二)辅助检查

1.血尿常规和生化检查

血常规可有白细胞计数增高,尿常规可发现蛋白、红细胞、白细胞和管型。

2.脑脊液检查

腰穿脑脊液压力多数明显增高,少数可正常。脑脊液中蛋白轻度增高,偶有白细胞计数增多或有少量红细胞。必须注意的是有明显颅内高压表现的患者,腰穿宜慎重,以免诱发脑疝。

3.眼底检查

眼底除有视盘水肿、渗出、出血和高血压所致的眼底动脉改变外,视网膜荧光造影可见水肿的视盘周边有扩张的毛细血管,且有液体渗出。

4.脑电图

可出现双侧同步的尖、慢波,α节律减少或消失,有些区域可描记到局灶性异常,严重脑水肿时可显示广泛性慢节律脑电活动。

5.经颅多普勒超声(TCD)

表现为舒张期流速降低,收缩峰上升支后 1/3 倾斜,$P_1 = P_2$ 或 $P_1 < P_2$,P_1 和 P_2 融合成圆钝状,有时可监测到涡流 TCD 信号。颅内高压明显时,收缩峰变尖,舒张峰减低或消失,舒张期峰速和平均速度降低,收缩期血流速度也降低,脑周围血管阻力增加,RI 值增大可达 0.8~0.9,PI 值增大可达 1.55~1.61。

6.CT、MRI 及 SPECT

CT 可显示低密度区,主要位于枕叶,但不甚敏感。MRI 敏感性高,可在血脑屏障破坏区显示 T_2 加权像高信号,主要位于枕叶、额叶前部皮质、基底节和小脑皮质,也可见小灶性出血或梗死灶。SPECT 显示 MRI T_2 高信号区与脑血流量增加。经适当降血压治疗后,这些影像学改变可很快恢复正常。但小灶性出血或梗死灶持续较长时间。

三、诊断与鉴别诊断

根据起病急骤,发病时有明显血压增高,剧烈头痛、抽搐、意识改变、眼底病变等表现,应考虑为高血压脑病。治疗后,血压一旦被降低,神经症状立即消失,不留后遗症,即可确诊为高血压脑病。

对血压降低后,症状体征持续数日或数月仍不消失者,应注意是否有尿毒症存在,否则即提示脑内有出血灶或梗死灶。如果血压正常后,局灶性神经体征(偏瘫、失语)等仍持续较长时间,即要注意是脑出血或脑梗死所致。表现为癫痫或癫痫持续状态的高血压脑病,必须与原发性或其他原因的继发性癫痫鉴别;原有心房颤动病史,突发抽搐者,须注意脑栓塞;青壮年突发头痛、抽搐、血压升高应注意蛛网膜下隙出血。小儿急性肾炎所致的高血压脑病,尿和血的化验有异常;妊娠毒血症所致的高血压脑病多发生在妊娠 6 个月以后,一旦有水肿和蛋白尿,不难鉴别。头痛伴眼底改变须与青光眼鉴别,后者除头痛外,还有眼部表现,如视盘凹陷、眼压增高等。

四、治疗与预防

(一)治疗

原则是安静休息,立即控制血压,制止抽搐,减轻脑水肿,降低颅内压,保护心、肺、肾等重要脏器。

1.一般治疗

应在重症监护病房治疗。卧床休息、保持呼吸道通畅、给氧,心电、血压监护。严密观察神经系统的症状和体征。勤测血压(每隔 15~30min1 次)。

2.降低血压

应选用强效、作用迅速、低毒、易于撤离、不影响心输出量、对神经系统影响小的药物,静脉使用。力求简单,避免降血压幅度过大、速度过快,短期内不要求血压降至完全正常水平;对老年人或原有高血压患者,更应警惕降压过度所致的脑缺血。最初目标一般是在数分钟至 2h 内使平均动脉压(舒张压 + 1/3 脉压)下降不超过 25%,以后的 2~6h 使血压降至 160/100mmHg。也有建议静脉用药的近期目标是在 30~60min 以内使舒张压下降 10%~15%,或者降至 110mmHg 左右。一旦血压降至目标水平,应开始口服给药维持。

快速和不可控制的血压下降可以导致心、脑、肾缺血或坏死,或者原有的缺血或坏死加重。有些既往推荐用于静脉给药的降血压药物,由于其不良反应,目前不再主张用于治疗高血压脑病。如静脉使用肼屈嗪(肼苯哒嗪)可以导致严重、长时间和不可控制的低血压。不再推荐用于高血压脑病。舌下含服硝苯地平或者硝苯地平胶囊口服无法控制降压的速度和幅度,并可能导致严重后果,应禁止用于高血压脑病。降血压药物的选择是控制血压的关键,可选用的降血压药物有以下几种。

(1)拉贝洛尔(labetalol):静脉注射 2~5min 起效,5~15min 达高峰,持续 2~4h。常用剂量为首次静脉推注 20mg,接着 20~80mg/次静脉推注,或者从 2mg/min 开始静脉注射;24h 最大累积剂量 300mg。

(2)尼卡地平:静脉使用起效在 5~15min,作用持续 4~6h。常用剂量为 5mg/h,根据效果每 5min 增减 2.5mg/h,直至血压满意控制,最大剂量 15mg/h。

(3)硝普钠:静脉给药数秒钟至 1min 起效,通过扩张周围血管,明显降低外周阻力而降血压,但失效快,停药后仅维持 2~15min,因此,必须静脉维持用药,在监护条件下,采用输液泵调节滴入速度,可将血压维持在理想水平;如无监护条件,应在开始治疗后每隔 5~10min 测血压 1 次。常用剂量为硝普钠 50mg 溶于 5% 葡萄糖注射液 1000mL 内,以每分钟 10~30 滴 0.25~10g/(kg·min)的速度静脉滴入,因性质不稳定、易分解。必须新鲜配制,并于 12h 内用完;滴注瓶应用黑纸遮住,避光使用。停药时应逐渐减量,并加服血管扩张药,以免血压反跳。滴速过快可引起严重低血压,必须警惕。用药超过 24h 者,可引起氰化物中毒,从而导致甲状腺功能减退。如果剂量过大,可引起脑血流量减少。

(4)非诺多泮(fenoldopam):静脉使用 5min 内起效,15min 达到最大效果,作用持续 30~60min。常用剂量为初始 0.1μg(kg·min),每次增量 0.05~0.1μg(kg·min),最大 1.6μg (kg·min)。

(5)二氮嗪:静脉注射后 1min 内起效,2~5min 降压作用明显,可维持 2~12h。一般将二氮嗪 200~400mg 用专用溶剂溶解后,快速静脉注射,在 15~20s 内注完。必要时可在 0.5~3h 内再注射 1 次,1d 总量不超过 1200mg 由于该药起效快,持续时间长,以前被作为高血压脑病的首选降压药物,但由于不良反应多,且引起脑血流量减少,现认为宜慎重选用。

(6)甲磺酸酚妥拉明:常用剂量为 5~10mg 静脉注射,使用后应严密监测血压。注射量大时可引起体位性低血压及较严重的心动过速。消化性溃疡病患者慎用。

(7)硫酸镁:用 25% 硫酸镁溶液 5~10mL 加入 50% 葡萄糖溶液 40mL 中,缓慢静脉注射,2h 后可重复使用 1 次。但注射过快可引起呼吸抑制,血压急剧下降,此时,可用葡萄糖酸钙对抗。血压降低后,即用口服降血压药物维持,可选用血管紧张素转换酶抑制药、长效钙拮抗药

或 β 阻滞药等。利血平和甲基多巴由于具有较明显的镇静作用,影响意识观察,故被认为不宜用于高血压脑病急性期的降压治疗。

3. 控制抽搐

对于频繁抽搐或呈癫痫持续状态者,可用地西泮 10~20mg 缓慢静脉注射,注射时应严密观察有无呼吸抑制,抽搐控制后用地西泮 40~60mg 加入 5% 葡萄糖溶液中维持点滴。也可选用鲁米那钠 0.1g 肌内注射,每 4~6h1 次;或 10% 水合氯醛 15mL 灌肠,抽搐停止后,应鼻饲或口服苯妥英钠 0.1g 或丙戊酸钠 0.2g,每日 3 次,以控制抽搐复发。

4. 降低颅内压

可选用 20% 甘露醇 125mL 快速静脉点滴,每 6~8h1 次。静脉注射呋塞米 40~80mg 也有明显的脱水、降颅压效果,且能减少血容量,降低血压。可单独应用或与甘露醇交替使用。甘油制剂脱水起效慢,人血清蛋白可加重心脏负荷,在高血压脑病时使用应慎重。

5. 其他治疗

有心力衰竭者可用洋地黄治疗。有明显脑水肿、颅内高压时,使用吗啡必须慎重,以免抑制呼吸。合并应激性溃疡者应使用抗酸药和胃黏膜保护药。严重肾功能不全者可配合透析治疗。

(二)预防

早期发现高血压病积极治疗是预防高血压脑病的关键。对各种原因引起的继发性高血压应积极治疗病因,同时有效地控制血压。原发性高血压患者平时须注意劳逸结合,生活规律化,避免过度劳累和紧张,戒烟戒酒,限制食盐每天 4~5g。有药物治疗适应证者必须长期规则服用抗高血压药物,绝不能突然停药。

(毛远红)

第二节 癫 痫

一、概述

(一)定义

1. 癫痫

癫痫是一组由不同病因所引起,脑部神经元高度同步化,且常具有自限性的异常放电所导致的综合征,以发作性、短暂性、重复性及通常为刻板性的中枢神经系统功能失常为特征。

2. 痫性发作

痫性发作为大脑神经元的一次不正常的过度放电,并包括高度同步的一些行为上的改变。

3. 急性发作

急性发作是由于大脑结构出现损害或代谢障碍,或急性全身性的代谢紊乱而引起的痫性发作,如低血糖、乙醇中毒等可能引起易感个体痫性发作。

(二)病因

癫痫的病因复杂,是获得性和遗传性因素等多因素共同作用的结果。目前根据病因分为三类,即症状性、特发性(遗传性)和隐源性。病因与年龄有明显的关系。在新生儿期病因主要为感染、代谢异常(如维生素 B₆ 依赖、低血糖、低钙血症)、出生时缺氧、颅内出血、脑部发育异常;婴儿或年龄小的儿童的病因主要为热性惊厥、遗传代谢性或发育异常性疾病、原发性/遗传性综合征、感染、发育异常、退行性变化;儿童和青春期年轻人主要病因为海马硬化、原发性/遗传性综合征、退行性疾病、发育异常、创伤、肿瘤;成年人最常见的病因为创伤、肿瘤、脑血管病、先天性代谢病、乙醇/药物、海马硬化、感染、多发性硬化、退行性疾病;老年人的主要病因为脑血管病、药物/酒精、肿瘤、创伤、退行性变化(如痴呆病)。

(三)发病机制

发病机制尚不完全清楚,但一些重要的发病环节已为人类所知。

(四)分类

1981 年国际抗癫痫联盟关于癫痫发作的分类参照两个标准:①发作起源于一侧或双侧脑部;②发作时有无意识丧失。

(五)癫痫发作的临床表现

癫痫发作的共同特征:发作性、短暂性、重复性、刻板性。不同类型癫痫发作的特点分述如下。

1. 部分性发作

此类发作起始时的临床表现和脑电图均提示发作起源于大脑皮质的局灶性放电,根据有无意识改变和继发全身性发作又分为以下几类。

(1)单纯部分性发作:起病于任何年龄,发作时患者意识始终存在,异常放电限于局部皮质内,发作时的临床表现取决于异常放电的部位。分为以下 4 类。①部分运动性发作:皮质运动区病灶诱发的局灶性运动性癫痫表现为身体相应部位的强直和阵挛。痫性放电按人体运动区的分布顺序扩展时称 Jackson 发作,多起始于拇指和示指、口角或趾和足。阵挛从起始部位逐渐扩大,可以扩展至一侧肢体或半身,但不扩展至全身。神志始终清楚。发作过后可有一过性发作的肢体瘫痪,称 Todd 瘫痪,可持续数分钟至数日。病灶位于辅助运动区时,发作表现为头或躯体转向病灶的对侧、一侧上肢外展伴双眼注视外展的上肢;②部分感觉(体觉性发作或特殊感觉)性发作:不同感觉中枢的痫性病灶可诱发相应的临床表现,如针刺感、麻木感、视幻觉、听幻觉、嗅幻觉、眩晕、异味觉等;③自主神经性发作:包括上腹部不适感、呕吐、面色苍白、潮红、竖毛、瞳孔散大、尿失禁等;④精神性发作:表现为情感障碍、错觉、结构性幻觉、识别障碍、记忆障碍等。

(2)复杂部分性发作:起病于任何年龄,但青少年多见。痫性放电通常起源于叶内侧或额叶,也可起源于其他部位。发作时有意识障碍,发作期脑电图有单侧或双侧不同步的病灶。常见以下类型:①单纯部分性发作开始,继而意识障碍;②自动症系在癫痫发作过程中或发作后意识朦胧状态下出现的协调的、相适应的不自主动作,事后往往不能回忆。自动症可表现为进食样自动症、模仿样自动症、手势样自动症、词语性自动症、走动性自动症、假自主运动性自动症和性自动症等;③仅有意识障碍;④意识障碍伴有自动症。发作后常有疲惫、头昏、嗜睡,甚至定向力不全等。

(3)部分性发作进展为继发全面性发作:部分性发作进展为继发全面性发作可表现为全身强直、强直或阵挛,发作时脑电图为部分性发作迅速泛化成为两侧半球全面性发放。单纯部分性发作可发展为复杂部分性发作,单纯或复杂部分性发作也可进展为全面性发作。

2.全面性发作

全面性发作的临床表现和脑电图都提示双侧大脑半球同时受累,临床表现多样,多伴有意识障碍并可能是首发症状,分为6类。

(1)全面性强直-阵挛发作(generalized tonic-clonic seizure,GTCS):GTCS是最常见的发作类型之一,以意识丧失和全身对称性抽搐为特征,伴自主神经功能障碍。大多数发作前无先兆,部分患者可有历时极短含糊不清或难以描述的先兆。其后进入:①强直期,患者突然出现肌肉的强直性收缩,影响到呼吸肌时发生喘鸣、尖叫、面色青紫,可出现舌咬伤、尿失禁,持续10~30s进入阵挛期;②阵挛期,表现为一张一弛的阵挛惊厥性运动,呼吸深而慢,口吐白沫,全身大汗淋漓,持续30s至数分钟;③阵挛后期,阵挛期之末出现深呼吸,所有肌肉松弛。整个发作过程持续5~10min。部分患者进入深睡状态。清醒后常感到头昏、头痛和疲乏无力。发作间期脑电图半数以上有多棘慢复合波、棘慢复合波或尖慢复合波。发作前瞬间脑电活动表现为波幅下降,呈抑制状态,强直期呈双侧性高波幅棘波爆发,阵挛期为双侧性棘波爆发与慢波交替出现,发作后为低波幅不规则慢波。

(2)强直性发作:多见于弥散性脑损害的儿童,睡眠中发作较多。表现为全身或部分肌肉的强直性收缩,往往使肢体固定于某种紧张的位置,伴意识丧失、面部青紫、呼吸暂停、瞳孔散大等。发作持续数秒至数十秒。发作间期脑电图可有多棘慢复合波或棘慢复合波,发作时为广泛性快活动或10~25Hz棘波,其前后可有尖慢复合波。

(3)阵挛性发作:几乎都发生于婴幼儿,以重复性阵挛性抽动伴意识丧失为特征。持续1至数分钟发作间期脑电图可有多棘慢复合波或棘慢复合波,发作时为10~15Hz棘波或棘慢复合波。

(4)肌阵挛发作:发生于任何年龄。表现为突发短促的震样肌收缩,可对称性累及全身,可突然倒地,也可能限于某个肌群,轻者仅表现为头突然前倾。单独或成簇出现,刚入睡或清晨欲醒时发作频繁。发作间期脑电图呈现双侧同步的3~4Hz多棘慢复合波或棘慢复合波,发作时可见广泛性棘波或多棘慢复合波。

(5)失神发作:失神发作分为典型失神和非典型失神发作。①典型失神发作:儿童期起病,预后较好,有明显的自愈倾向。表现为突然发生和突然终止的意识丧失,同时中断正在进行的活动。有时也可伴有自动症或轻微阵挛,一般只有几秒钟。发作后即刻清醒,继续发作前活动。每日可发作数次至数百次。脑电图在发作期和发作间期均可在正常的背景上出现双侧同步对称的3Hz棘慢复合波;②非典型失神发作:多见于有弥散性脑损害的患儿,常合并智力减退,预后较差。发作和终止均较典型者缓慢,肌张力改变明显。发作期和发作间期脑电图表现为不规则、双侧不对称、不同步的棘慢复合波。

(6)失张力发作:多见于发育障碍性疾病和弥散性脑损害,儿童期发病。其表现为部分或全身肌肉张力突然丧失,出现垂颈、张口、肢体下垂、跌倒发作或猝倒等。持续数秒至1min。可与强直性、非典型失神发作交替出现。发作间期脑电图为多棘慢复合波,发作时表现为多棘慢复合波、低电压、快活动脑电图。

(六)常见癫痫及癫痫综合征的临床表现

1.与部位有关的癫痫

(1)与发病年龄有关的特发性癫痫

1)具有中央-颞区棘波的良性儿童性癫痫:好发于2~13岁,有显著的年龄依赖性,多于

15~16岁前停止发作。男女比例为1.5：1。发作与睡眠关系密切,大约75%的患儿只在睡眠时发生。多表现为部分性发作,出现口部、咽部、一侧面部的阵挛性抽搐,偶尔可以涉及同侧上肢,有时会发展为全面强直阵挛发作,特别是在睡眠中。一般体格检查、神经系统检查及智力发育均正常。脑电图显示中央颞区单个或成簇出现的尖波或棘波,可仅局限于中颞或中央区,也可向周围扩散。异常放电与睡眠密切相关,睡眠期异常放电明显增多。

2)具有枕区放电的良性儿童癫痫:好发年龄1~14岁,4~5岁为发病高峰。发作期主要表现为视觉异常和运动症状。一般首先表现为视觉异常,如一过性视力丧失、视野暗点、偏盲、幻视等。视觉异常之后或同时可出现一系列的运动症状,如半侧阵挛、复杂部分发作伴自动症、全身强直阵挛发作。发作后常常伴有头痛和呕吐,约30%的患者表现为剧烈的偏侧头痛。17%还伴有恶心、呕吐。发作频率不等,清醒和睡眠时都有发作。一般体格检查、神经系统检查及智力发育均正常。

典型发作间期脑电图表现为背景正常,枕区出现高波幅的双相棘波。棘波位于枕区或后,单侧或双侧性。

3)原发性阅读性癫痫:由阅读引起,没有自发性发作的癫痫综合征。临床表现为阅读时出现下颌痉挛,常伴有手臂的痉挛,如继续阅读则会出现全身强直-阵挛发作。

(2)症状性癫痫

1)颞叶癫痫:主要发生在青少年,起病年龄为10~20岁,62%的患者在15岁以前起病。发作类型有多种,主要包括单纯部分性发作、复杂部分性发作及继发全身性发作。发作先兆常见,如上腹部感觉异常、似曾相识、嗅觉异常、幻视、自主神经症状等。复杂部分性发作多表现为愣神,各种自动症如咀嚼、发音、重复动作及复杂的动作等。发作间期脑电图正常或表现为一侧或双侧区尖波/棘波、尖慢波/棘慢波、慢波。蝶骨电极或长程监测可以提高脑电图阳性率。

2)额叶癫痫:发作形式表现为单纯性或复杂性部分性发作,常伴有继发全身性发作。丛集性发作,每次发作时间短暂,刻板性突出,强直或姿势性发作及下肢双侧复杂的运动性自动症明显,易出现癫痫持续状态。发作间期脑电图可显示正常、背景不对称、额区尖波/棘波、尖慢波/棘慢波、慢波。

3)枕叶癫痫:发作形式主要为伴有视觉异常的单纯性发作,伴有或不伴有继发全身性发作。复杂部分性发作是因为发放扩散到枕叶以外的区域所致。视觉异常表现为发作性盲点、偏盲、黑矇、闪光、火花光幻视及复视等,也可出现知觉性错觉,如视物大小的变化或距离变化及视物变形;非视觉性症状表现为眼和头强直性或阵挛性向病灶对侧或同侧转动,有时只有眼球转动,眼睑抽动或强迫性眼睑闭合,可见眼震。发作间期脑电图表现为枕部背景活动异常,如一侧性α波波幅降低、阙如或枕部尖波/棘波。

4)顶叶癫痫:发作形式为单纯部分性发作,伴有或不伴有继发全身性发作。通常有明显主观感觉异常症状。少数有烧灼样疼痛感。

5)儿童慢性进行性局限型癫痫状态:表现为持续数小时、数天,甚至数年的,仅影响身体某部分的节律性肌阵挛。脑电图表现为中央区局灶性棘慢波,但无特异性。

6)有特殊促发方式的癫痫综合征:指发作前始终存在环境或内在因素所促发的癫痫。有些癫痫发作由特殊感觉或知觉所促发(反射性癫痫),也可由高级脑功能的整合(如记忆或模式认知)所促发。

2. 全身型癫痫和癫痫综合征

（1）与发病年龄有关的特发性癫痫

1）良性家族性新生儿惊厥：发病年龄通常在出生后 2 ~ 3d。男女发病率大致相当。惊厥形式以阵挛为主，有时呈强直性发作，也可表现为呼吸暂停，持续时间一般不超过 1 ~ 3min。起病开始日内发作频繁，以后发作减少，有些病例的散在发作持续数周。发作期脑电图可见快波、棘波。发作间期脑电图检查正常。部分有病例局灶性或多灶性异常。

2）良性新生儿惊厥：发作常在出生后 3 ~ 4d 发生，男孩多于女孩。惊厥形式以阵挛为主，可从一侧开始，然后发展到另一侧，很少为全身四肢同时阵挛，发作持续时间为 1 ~ 3min，发作频繁。1/3 患儿出现呼吸暂停。惊厥开始时神经系统检查正常，惊厥持续状态时可出现昏睡状态及肌张力低下。60% 病例发作间期脑电图可见交替出现的尖样 θ 波，部分可显示局灶性异常。发作期 EEG 可见有规律的棘波或慢波。

3）良性婴儿肌阵挛癫痫：病前精神运动发育正常。发病年龄为出生后 4 个月至 3 岁，男孩多见。部分患者有热性惊厥史或惊厥家族史。发作表现为全身性粗大肌阵挛抽动，可引起上肢屈曲，如累及下肢可出现跌倒。发作短暂，约 1 ~ 3s。发作主要表现在清醒时。无其他类型的发作。脑电图背景活动正常，发作间期脑电图正常或有短暂的全导棘慢波、多棘慢波爆发，发作期全导棘慢波或多棘慢波爆发。

4）儿童失神发作：发病年龄 3 ~ 10 岁，发病高峰年龄为 6 ~ 7 岁，男女之比约为 2：3。发作形式为典型的失神发作。表现为突然意识丧失，但不跌倒，精神活动中断，正在进行的活动停止，两眼凝视前方，持续数秒钟，绝大多数在 30s 以内，很少超过 45s，随之意识恢复。发作频繁，每天数次至数百次。临床表现可分为简单失神和复杂失神两种。简单失神发作仅有上述表现，约占 10%。复杂失神发作占大多数，表现为失神发作同时可伴有其他形式的发作，常见为轻微阵挛、失张力、自动症、自主神经的症状。患儿智力发育正常，神经系统检查无明显异常。脑电图表现为正常背景上双侧同步的 3Hz 的棘慢波综合。光和过度换气可诱发发作。

5）青少年期失神发作：在青春期或青春期前开始发作，无性别差异。发作形式为典型的失神发作，但其他临床表现与儿童失神癫痫不同。约 80% 伴有强直 - 阵挛发作。大部分病侧在醒后不久发生。15% ~ 20% 的病例伴有肌阵挛发作。发作频率明显少于儿童失神发作。智力发育正常。脑电图背景正常，发作期和发作间期显示 3Hz 弥散性棘慢波综合。

6）青少年肌阵挛性癫痫：发病年龄主要集中在 8 ~ 22 岁，平均发病年龄 15 岁，发病无性别差异。发作形式以肌阵挛为主。约 30% 的患者发展为强直 - 阵挛、阵挛 - 强直 - 阵挛和失神发作。发作常出现在夜间、凌晨或打盹后。最早的症状往往是醒后不久即出现肌阵挛或起床不久手中所拿的物品突然不自主地掉落。85% 的患儿在起病数月或数年后出现全面性强直 - 阵挛发作，10% ~ 15% 的患儿有失神发作。

患者神经系统发育及智能均正常，神经影像学检查正常。一般不能自行缓解，亦无进行性恶化。发作期脑电图表现为广泛、快速、对称的多棘慢波，随后继发少数慢波。发作间期脑电图可有快速、广泛、不规则的棘慢波放电，睡眠剥夺、闪光刺激等可诱发发作。

7）觉醒时全身强直阵挛发作的癫痫：起病于 10 ~ 20 岁，主要于醒后不久发作，第 2 个发作高峰为傍晚休息时间，绝大部分以全身强直阵挛发作为唯一发作形式。剥夺睡眠和其他外界因素可激发发作。常有遗传因素。

8）其他全身性特发性癫痫：指其他自发性癫痫，如不属于上述综合征之一，可归于本项内。

9）特殊活动诱导的癫痫：包括反射性癫痫及其他非特异因素（不眠、戒酒、药物戒断、过度换气）诱发的癫痫。

（2）隐源性或症状性癫痫

1）West 综合征（婴儿痉挛）：是一类病因不同几乎只见于婴儿期的有特异性脑电图表现且抗癫痫药物治疗效果不理想的癫痫综合征。由特异性三联征组成：婴儿痉挛、精神运动发育迟滞及高度节律失调。85%～90%的患儿在出生后1年内发病，发病高峰为6～8个月。发病性别无显著差异。痉挛可为屈曲性、伸展性和混合性3种形式。

2）Lennox - Gastaut 综合征：特发性 LGS 无明确病因。症状性 LGS 的病因主要包括围生期脑损伤、颅内感染、脑发育不良、结节性硬化和代谢性疾病等。LGS 的主要特点包括：起病年龄早，多在4岁前发病，1～2岁最多见；发作形式多样，可表现为强直发作、肌阵挛发作、不典型失神发作、失张力发作和全身强直-阵挛性发作等多种发作类型并存；发作非常频繁；常伴有智力发育障碍。脑电图表现为背景活动异常、慢棘慢波复合（<3Hz）。

3）肌阵挛-起立不能性癫痫：常有遗传因素。起病年龄为6个月至6岁，发病高峰年龄为3～4岁。发作形式多样，常见轴性肌阵挛发作，以头、躯干为主，表现为突然、快速地用力点头、向前弯腰，同时两臂上举。有时在肌阵挛后出现肌张力丧失，表现为屈膝、跌倒、不能站立，故称之为站立不能发作。发病前智力发育正常，发病后有智力减退。脑电图早期有4～7Hz节律，余正常，以后可有不规则快棘慢综合波或多棘慢波综合波。

4）肌阵挛失神发作性癫痫：起病年龄2～12.5岁，发病高峰年龄为7岁，男性略多于女性。发作类型以失神发作和肌阵挛发作为主，表现为失神发作伴双侧节律性肌阵挛性抽动，发作持续时间较失神发作长，为10～60s。约一半患儿在发病前即有不同程度的智力低下，但无其他神经系统的异常发现。脑电图上可见双侧同步对称、节律性的3Hz棘慢复合波，类似失神发作。

（3）症状性全身性癫痫及痫综合征：症状性全身性癫痫及癫痫综合征包括无特殊病因的早期肌阵挛性癫痫性脑病、伴暴发抑制的早发性婴儿癫痫性脑病、其他症状性全身性癫痫和有特殊病因的癫痫。

1）早发性肌阵挛性脑病：出生后3个月内（多在1个月内）起病，男女发病率大致相当。病前无脑发育异常。初期为非连续性的单发肌阵挛（全身性或部分性），然后为怪异的部分性发作，大量的肌阵挛或强直阵挛。脑电图特征为"暴发-抑制"，随年龄增长可逐渐进展为高度节律失调。家族性病例常见，提示与先天代谢异常有关。

2）伴爆发抑制的早发性婴儿癫痫性脑病：又称大田原综合征。新生儿及婴儿早期起病，半数以上发病在1个月以内，男女发病率无明显差异。发作形式以强直痉挛为主。常表现为"角弓反张"姿势，极度低头、肢伸向前、身体绷紧。发作极为频繁。伴有严重的精神运动障碍，常在4～6个月时进展为婴儿痉挛。

脑电图呈周期性爆发抑制波形是本病的特点，但并非本病所特有。

3. 不能分类的癫痫

（1）新生儿癫痫：由于新生儿的特点，癫痫发作的临床表现常容易被忽略。发作包括眼水平性偏斜、伴或不伴阵挛、眼睑眨动或颤动、吸吮、咂嘴及其他颊-唇-口动作、游泳或踏足动作，偶尔为呼吸暂停发作。新生儿发作还见于肢体的强直性伸展、多灶性阵挛性发作、局灶性阵挛性发作。脑电图表现为爆发抑制性活动。

（2）婴儿重症肌阵挛性癫痫：起病年龄 1 岁以内，病因不清。发作形式以肌阵挛为主。早期为发热诱发长时间的全身性或一侧性惊厥发作，常被误诊为婴儿惊厥。1～4 岁以后渐出现无热惊厥，易发生癫痫持续状态，进行性精神运动发育倒退，特别是语言发育迟缓。60% 的患儿有共济失调，20% 的患儿有轻度的锥体束征。脑电图表现为广泛性棘慢波、多棘慢波。

（3）慢波睡眠中伴有连续性棘-慢波的癫痫：本型癫痫由各种发作类型联合而成。在睡眠中有部分性或全身性发作，当觉醒时为不典型失神，不出现强直发作。特征脑电图表现为在慢波睡眠相中持续的弥散性棘慢波。

（4）获得性癫痫性失语：又称 Landau－kleffner 综合征（LKS），主要特点为获得性失语和脑电图异常。本病的病因尚未明确，发病年龄在 18 个月至 13 岁，约 90% 在 2～8 岁起病。男性发病略高于女性。发病前患儿语言功能正常。失语表现为能听到别人说话的声音，但不能理解语言的意义，逐渐发展为不能用语言进行交流，甚至完全不能表达。患儿已有的书写或阅读功能也逐渐丧失。失语的发展过程有 3 种类型：突发性失语，症状时轻时重，最终可以恢复；失语进行性发展，最终导致不可恢复的失语；临床逐渐出现失语，病情缓慢进展，失语恢复的情况不尽一致。80% 的患者合并有癫痫发作。约一半患者以癫痫为首发症状，而另一半以失语为首发症状。

癫痫的发作形式包括部分运动性发作、复杂部分性发作、全面性强直阵挛发作、失张力发作或不典型发作。清醒和睡眠时均有发作，发作的频率不等。70% 的患儿有精神行为异常，表现为多动、注意力不集中、抑郁、暴躁、智力减退、易激动和破坏性行为，有些患儿可表现为孤独症样动作。发作间期清醒脑电图背景活动多正常，异常脑电活动可见于单侧或双侧颞区单个或成簇的棘波、尖波或 1.5～2.5Hz 的棘慢波综合。睡眠时异常放电明显增多，阳性率几乎 100%。有时异常放电呈弥散性分布。

4. 特殊癫痫综合征

热性惊厥：指初次发作在 1 个月至 6 岁，在上呼吸道感染或其他感染性疾病的初期，当体温在 38℃ 以上时突然出现的惊厥，排除颅内感染或其他导致惊厥的器质性或代谢性异常。其有明显的遗传倾向。发病与年龄有明显的依赖性，首次发作多见于 6 个月至 3 岁。

（七）癫痫的诊断思路

1. 确定是否为癫痫

（1）病史：癫痫有两个重要特征，即发作性和重复性。发作性是指突然发生，突然停止；重复性是指在一次发作后，间隔一定时间后会有第二次乃至更多次相同的发作。癫痫患者就诊时间多在发作间歇期，体格检查多正常，因此诊断主要根据病史。但患者发作时常有意识丧失，难以自述病情，只能依靠目睹患者发作的亲属及其他在场人员描述，经常不够准确。医生如能目睹患者的发作，对诊断有决定性的作用。

（2）脑电图检查：脑电图的痫性放电是癫痫的一个重要特征，也是诊断癫痫的主要证据之一。某些形式的电活动对癫痫的诊断具有特殊的意义。与任何其他检查一样，脑电图检查也有其局限性，对临床表现为痫性发作的患者，脑电图检查正常不能排除癫痫，脑电图出现癫痫波形，而临床无癫痫发作的患者也不能诊断癫痫，只能说明其存在危险因素。目前脑电图检查主要有常规脑电图检查、携带式脑电图检查及视频脑电图监测。随着视频脑电图监测的临床应用，提高了癫痫诊断的阳性率。

2. 明确癫痫发作的类型或癫痫综合征

不同类型的癫痫治疗方法亦不同,发作类型诊断错误可能导致药物治疗的失败。

3. 确定病因

脑部 MRI、CT 检查可确定脑结构性异常或损害。

二、全面性发作

全面性发作的神经元痫性放电起源于双侧大脑半球,特征是发作时伴有意识障碍或以意识障碍为首发症状。

(一)病因及发病机制

1. 与遗传关系密切

150 种以上少见的基因缺陷综合征是以癫痫大发作或肌阵挛发作为临床表现的,其中常染色体显性遗传疾病有 25 种,如结节性硬化和神经纤维瘤病;常染色体隐性遗传疾病约 100 种,如家族性黑矇性痴呆和类球状细胞型脑白质营养不良等,热性惊厥的全身性发作与编码电压门控钠通道 β 亚单位基因的突变有关。良性少年型肌阵挛性癫痫基因定位于 6q21.3。

2. 大脑弥散性损害

弥散性损害大脑的病因如缺氧性脑病、中毒等。皮层痫性放电病灶的胶质增生、灰质异位、微小胶质细胞瘤或毛细血管瘤改变。电镜下病灶的神经突触间隙电子密度增加,痫灶周围有大量星形细胞,改变了神经元周围的离子浓度,使兴奋易于向周围扩散。

(二)临床表现

1. 失神发作

(1)典型失神发作:典型失神发作通常称为小发作。①无先兆和局部症状:突然意识短暂中断,患者停止当时的活动,呼之不应,两眼瞪视不动,状如"愣神",3 ~ 15s;可伴有简单的自动性动作,如擦鼻、咀嚼、吞咽等,一般不会跌倒,手中持物可能坠落,事后对发作全无记忆,每日可发作数次至数百次;②EEG:发作时呈双侧对称,3 周/秒棘慢波或多棘慢波,发作间期可有同样的或较短的阵发活动,背景波形正常。

(2)不典型失神发作。①意识障碍发生及休止:较典型者缓慢,肌张力改变较明显;②EEG:较慢而不规则的棘慢波或尖慢波,背景活动异常。

2. 肌阵挛发作

(1)多为遗传性疾病。

(2)某一肌肉或肌群呈突然短暂的快速收缩,颜面或肢体肌肉突然短暂跳动,单个出现,或有规律的反复发生。发作时间短,间隔时间长,一般不伴意识障碍,清晨欲觉醒或刚入睡时发作较频繁。

(3)EEG 多为棘慢波或尖慢波。

3. 阵挛性发作

(1)年龄:仅见于婴幼儿。

(2)表现:全身重复性阵挛性抽搐。

(3)EEG:快活动、慢波及不规则棘慢波。

4. 强直性发作

(1)年龄:儿童及少年期多见。

（2）表现：睡眠中较多发作，全身肌肉强烈的强直性肌痉挛，使头、眼和肢体固定在特殊位置，伴有颜面青紫、呼吸暂停和瞳孔散大；躯干强直性发作造成角弓反张，伴短暂意识丧失，一般不跌倒，持续 30s 至 1min 以上，发作后立即清醒。

（3）常伴自主神经症状：面色苍白、潮红、瞳孔扩大等。

（4）EEG：低电位 10 周/秒波，振幅逐渐增高。

5. 全面性强直–阵挛发作（GTCS）

GTCS 是最常见的发作类型之一，也称大发作，特征是意识丧失和全身对称性抽搐。发作分为三期。

（1）强直期：①意识和肌肉：突然意识丧失，跌倒在地，全身骨骼肌呈持续性收缩；②五官表现：上睑抬起，眼球上窜，喉部痉挛，发出叫声；口先强张，而后突闭，或咬破舌尖；③抽搐：颈部和躯干先屈曲而后反张，上肢先上举后旋再变为内收前旋，下肢自屈曲转变为强烈伸直。④持续 10 ~ 20s 后，在肢端出现细微的震颤。

（2）阵挛期：①震颤：幅度增大并延及全身成为间歇性痉挛，即进入阵挛期；②每次痉挛都继有短促的肌张力松弛，阵挛频率由快变慢，松弛期逐渐延长，本期持续 1/2 ~ 1min；③最后一次强烈阵挛后，抽搐突然终止，所有肌肉松弛。

（3）惊厥后期：①牙和二便：阵挛期以后尚有短暂的强直痉挛，造成牙关紧闭和大小便失禁；②意识呼吸首先恢复，心率、血压、瞳孔等恢复正常，肌张力松弛，意识逐渐苏醒；③自发作开始至意识恢复历时 5 ~ 10s；④清醒后，常头昏、头痛、全身酸痛和疲乏无力，对抽搐全无记忆；⑤或发作后进入昏睡，个别在完全清醒前有自动症或暴怒、惊恐等情感反应。

强直期和阵挛期可见自主神经征象，如心率加快，血压升高，汗液、唾液和支气管分泌物增多，瞳孔扩大等。呼吸暂时中断，皮肤自苍白转为发绀，瞳孔散大，对光及深、浅反射消失，病理反射阳性。强直期逐渐增强的弥散性 10 周/秒波；阵挛期逐渐变慢的弥散性慢波，附有间歇发作的成群棘波；惊厥后期呈低平记录。

6 无张力性发作

（1）肌肉张力：①部分或全身肌肉张力突然降低，造成颈垂、张口、肢体下垂或躯干失张力而跌倒，持续 3s；②短暂意识丧失或不明显的意识障碍，发作后立即清醒和站起。

（2）EEG：多棘–慢波或低电位快活动。

（三）诊断及鉴别诊断

1. 诊断

（1）GTCS 的诊断依据：①发作史及其表现，关键是发作时有无意识丧失性；②间接证据：舌咬伤和尿失禁，或发生跌伤及醒后头痛、肌痛也有参考意义。

（2）失神发作：①特征性脑电表现；②结合相应的临床表现。

2. 鉴别诊断

（1）昏厥：①意识瞬时丧失：脑血流灌注短暂性全面降低，缺氧所致；②多有明显诱因：如久站、剧痛、见血情绪激动和严寒等，胸内压力急剧增高，如咳嗽、抽泣、大笑、用力、胀气、排便、解尿等诱发；③发作先兆：常有恶心、头晕、无力、震颤、腹部沉重感或眼前发黑等，与癫痫发作相比，摔倒时较缓慢；④自主神经症状：面色苍白、出汗，有时脉搏不规则，或伴有抽动、尿失禁；⑤四肢强直阵挛性抽搐：少数发生，多发生于意识丧失 10s 以后，持续时间短，强度较弱，与痫性发作不同；⑥脑电图和心电图监测：帮助鉴别。

（2）低血糖症：①血糖水平：发作低于 2mmol/L 时，可产生局部癫痫样抽搐或四肢强直发作，伴有意识丧失；②病因：胰岛 β 细胞瘤或长期服用降糖药的 2 型糖尿病患者；③既往病史：有助于确诊。

（3）发作性睡病：①鉴别：因意识丧失和摔倒，易误诊为癫痫；②突然发作的不可抑制的睡眠、睡眠瘫痪、入睡前幻觉及摔倒症等四联症。

（4）基底型偏头痛：①鉴别：因有意识障碍与失神发作鉴别；但发生缓慢，程度较轻，意识丧失前常有梦样感觉；②偏头痛：双侧，多伴眩晕、共济失调、双眼视物模糊或眼球运动障碍；③脑电图：可有枕区棘波。

（5）假性癫痫发作：①又称癔病性发作：多在情绪波动后发生，可有运动、感觉、自动症、意识模糊等类癫痫发作症状；②症状有戏剧性：表现双眼上翻、手足抽搐和过度换气，伴有短暂精神和情绪异常，无自伤和尿失禁；③特点：强烈的自我表现，精神刺激后发生，发作中哭叫、出汗和闭眼等，暗示治疗可终止发作；④脑电监测：有鉴别意义。

国外报道，假性发作患者中 10% 左右可患有癫痫，癫痫伴有假性发作者为 10% ~20%。

（四）治疗

癫痫是可治性疾病，大多数预后较好。在最初 5 年内 70% ~80% 缓解，其中 50% 可完全停药。精确定位癫痫源，合理选择手术治疗可望使约 80% 难治性癫痫病患者彻底治愈。

1. 药物治疗的一般原则

（1）明确癫痫诊断，确定发作类型。①及时服用抗癫痫药物（AEDs）控制发作；②首次发作者在调查病因之前，不宜过早用药，应等到下次发作再决定是否用药；③根据所用 AEDs 的不良反应，确定用药时间和预后。用药前说明治疗癫痫的长期性、药物毒不良反应及生活中注意事项。

（2）病因治疗：病因明确者如调整低血糖、低血钙等代谢紊乱，手术治疗颅内占位性病变，术后残余病灶使继续发作者，需药物治疗。

（3）根据发作类型选择 AEDs：根据发作类型选择 AEDs。

（4）常用剂量和不良反应。

药物监测：药物疗效受药物吸收、分布及代谢的影响，用药应采取个体化原则。儿童需按体重（kg）计算药量，婴幼儿由于代谢较快，用量应比年长儿童相对较大。多数 AEDs 血药浓度与药效相关性明显高于剂量与药效相关性，因此，测定血药浓度，即应进行药物监测（TDM），检测苯妥英钠、卡马西平、苯巴比妥及乙琥胺血药水平，可提高用药的有效性和安全性。

不良反应：所有 AEDs 都有，最常见剂量相关性不良反应，通常于用药初始或增量时发生，与血药浓度关；多数为短暂性的，缓慢减量可明显减少。进食时服药可减少恶心反应。

特异反应：与剂量无关，难以预测。严重的特异反应如皮疹、粒细胞缺乏症、血小板缺乏、再生障碍性贫血和肝衰竭等可威胁生命。约 1/4 的癫痫转氨酶轻度增高，但并不发展为肝炎或肝衰竭。

（5）坚持单药治疗原则：提倡小剂量开始的单药治疗，缓慢增量至能最大程度地控制发作而无不良反应或反应很轻的最低有效剂量。单药治疗癫痫约 80% 有效，切勿滥用多种药物。

（6）联合治疗。①原则：30% 以上患者需联合治疗。一种药物不能控制发作或出现不良反应，则需换用第 2 种 AEDs，如合用乙琥胺和丙戊酸钠治疗失神或肌阵挛发作，或其一加用苯二氮卓类可有效；②注意：化学结构相同的药物，如苯巴比妥和扑痫酮、氯硝西洋和地西泮等不宜联合使用。合用两种或多种 AEDs 常使药效降低,易致慢性中毒而使发作加频。传统 AEDs 都经肝脏代谢,通过竞争可能抑制另一种药的代谢。

(7)长期坚持:AEDs 控制发作后,必须坚持长期服用,除非严重不良反应出现,不宜随意减量或停药,以免诱发癫痫持续状态。

(8)增减药物、停药及换药原则:①增减药物:增药可适当的快,但必须逐一增加,减药一定要慢,以利于确切评估疗效和不良反应;②停药:遵循缓慢和逐渐减量原则,完全控制发作 4～5 年后,根据情况逐渐减量,减量 1 年左右时间内无发作者方可停药,一般需要半年甚至一年才能完全停用,以免停药所致的发作;③换药:应在第 1 种药逐渐减量时逐渐增加第 2 种药的剂量至控制发作,并应监控血药浓度。

2. 传统 AEDs

药物相互作用复杂,均经肝代谢,多数血浆蛋白结合率高,肝脏或全身疾病时,应注意调整剂量。

(1)苯妥英钠(PHT):PHT 对 GTCS 和部分性发作有效,加重失神和肌阵挛发作。胃肠道吸收慢,半清除期长,达到稳态后成人可日服 1 次,儿童日服 2 次。因治疗量与中毒量接近,不适于新生儿和婴儿。不良反应为剂量相关的神经毒性反应,如皮疹、齿龈增厚、毛发增生和面容粗糙,干扰叶酸代谢可发生巨红细胞性贫血,建议同时服用叶酸。

(2)苯巴比妥(PB):适应证同苯妥英钠。小儿癫痫的首选药物,对 GTCS 疗效好,或用于单纯及复杂部分性发作,对少数失神发作或肌阵挛发作也有效,预防热性惊厥。价格低廉,可致儿童兴奋多动和认知障碍,应尽量少用。

(3)卡马西平(CBZ):适应证同苯妥英钠,是单纯及复杂部分性发作的首选药物,对复杂部分性发作疗效优于其他 AEDs。治疗 3～4 周后半清除期降低一半以上,需增加剂量维持疗效。与其他药物呈复杂而难以预料的交互作用,20% 患者白细胞减少至 $4 \times 10^9/L$ 以下,个别可短暂降至 $2 \times 10^9/L$ 以下。

(4)丙戊酸钠(VPA):广谱抗癫痫药。良好控制失神发作和 GTCS,胃肠道吸收快,抑制肝的氧化、结合、环氧化功能,与血浆蛋白结合力高,与其他 AEDs 有复杂的交互作用。半衰期短,联合治疗时半清除期为 8～9h。因有引起致死性肝病的危险,2 岁以下婴儿有内科疾病时禁用此药治疗。也用于单纯部分性发作、复杂部分性发作及部分性发作继发 GTCS;GTCS 合并失神小发作的首选药物。

(5)扑痫酮(PMD):适应证是 GTCS,对单纯及复杂部分性发作有效。经肝代谢成为具抗痫作用的苯巴比妥和苯乙基丙二酰胺。

(6)乙琥胺(ESX):ESX 仅用于单纯失神发作和肌阵挛。吸收快,约 25% 以原型由肾排泄,与其他 AEDs 很少相互作用,几乎不与血浆蛋白结合。

3. 新型 AEDs

多经肾排泄,肾功能损害应调整剂量;血浆蛋白结合率低,药物间相互作用少。

(1)加巴喷丁(GBP):GBP 不经肝代谢,以原型由肾排泄。治疗部分性发作和 GTCS。

(2)拉莫三嗪(LTG):起始剂量应小,经 6～8 周逐渐增加剂量。对部分性发作、GTCS 和 Leonov - Gastaut 综合征有效。胃肠道吸收完全,经肝代谢。

(3)非氨酯(FBM):单药治疗部分性发作和 Lennox - Gastaut 综合征。胃肠道吸收好,90% 以原型经肾排泄。可发生再生障碍性贫血和肝毒性,其他 AEDs 无效时才考虑试用。

（4）氨己烯酸（VGB）：用于部分性发作、继发 GTCS 和 Tennox – Gastenlut 综合征，对婴儿痉挛症有效，也可用作单药治疗。经胃肠道吸收，主要经肾脏排泄。不可逆性抑制 GABA 转氨酶，增强 GABA 能神经元作用。有精神病史的患者不宜应用。

（5）托吡酯（TPM）：亦称妥泰。天然单糖基右旋果糖硫代物，可做为丙成酸的替代药物。对难治性部分性发作、继发 GTCS、Lennox – Gastaut 综合征和婴儿痉挛症等有效。远期疗效好，无明显耐受性，大剂量也可用作单药治疗。卡马西平和苯妥英钠可降低托吡酯麻药浓度，托吡酯也可降低口服避孕药的疗效及增加苯妥英钠的血药浓度。

4. AEDs 的药代动力学

（1）血药浓度：药物口服吸收后分布于血浆和各种组织内。多数 AEDs 部分地与血浆蛋白相结合，仅游离部分透过血脑屏障发挥作用。常规所测血药浓度是血浆内总浓度，当血浆蛋白或蛋白结合部位异常增多或减少时，虽药物血浆总浓度不变，其游离部分却异常减少或增多，出现药物作用与血药浓度的预期相矛盾的现象。

（2）药物半清除期：药物半清除期反映药物通过代谢或排泄而清除的速度；稳态是指药物吸收和清除阈达到平衡的状态，只有在达到稳态时测得的血药浓度才可靠，而一种药物达到稳态的时间大致相当于其 5 个半清除期的时间。为了减少 AEDs 血浓度的过大波动，应以短于稳态时的药物半清除期 1/3 ~ 1/2 的间隔服用。半清除期为 24h 或更长时间的 AEDs，每日服用 1 次即可维持治疗血药浓度，于睡前服可避免药物达峰浓度时的镇静作用。

5. 手术治疗

（1）考虑手术治疗基本条件：①长时间正规单药治疗，或先后用两种 AEDs 达到最大耐受剂量，或经一次正规、联合治疗仍不见效者；②难治性癫痫指复杂部分性发作患者用各种 AEDs 治疗难以控制发作，血药浓度在正常范围之内，并治疗 2 年以上，每月仍有 4 次以上发作者；③难治性部分性发作者最适宜手术治疗。

（2）最理想的适应证：最理想的适应证始自大脑皮质的癫痫放电。手术切除后不会产生严重神经功能缺损。

（3）常用的手术方法：①前颞叶切除术：难治性复杂部分性癫痫的经典手术；②颞叶以外的脑皮质切除术：局灶性癫痫治疗的基本方法；③癫痫病灶切除术；④胼胝体部分切除术；⑤大脑半球切除术；⑥多处软脑膜下横切术：适于致痫灶位于脑重要功能皮质区的部分性发作。如角回及缘上回、中央前后回、优势半球 Broca 区、Wernicke 区等，不能行皮质切除术时选用。

（五）预后

典型失神发作预后最好，药物治疗 2 年儿童期失神通常发作停止，青年期失神癫痫易发展成全身性发作，治疗需更长时间；原发性全身性癫痫控制较好；5 ~ 10 岁起病者有自发缓解倾向，易被 AEDs 控制；外伤性癫痫预后较好；无明显脑损伤的大发作预后较好，缓解率 85% ~ 90%；有器质性脑损伤及/或神经系统体征的大发作预后差；发病较早、病程较长、发作频繁及伴有精神症状者预后差；无脑损伤的肌阵挛性癫痫预后尚可，伴有脑部病变者难以控制。

三、部分性发作

（一）概述

1. 概念

痫性放电源于一侧大脑半球，向周围正常脑区扩散可扩展为全身性发作。成年期痫性发作最常见的类型是部分性发作。

2.分型

根据发作期间是否伴有意识障碍分为3型。

(1)无意识障碍:为单纯部分性发作。

(2)有意识障碍:发作后不能回忆,为复杂部分性发作。

(3)单纯和复杂部分性发作:均可能继发全身性强直－阵挛发作。

(二)病因及发病机制

1.病因

(1)单纯部分性发作:多为症状性癫痫,常见脑器质性损害,以脑外伤、产伤、脑炎、脑瘤和脑血管疾病及其后遗症居多。

(2)复杂部分性发作:多因产伤,或脑炎、脑外伤、肿瘤、脑血管意外、脑动脉硬化、脑血管畸形及脑缺氧等。

2.发病机制

异常神经元突触重建及胶质增生与复杂部分性发作密切相关。颞叶结构的异常放电引起复杂部分性发作,在痫性活动的发生、发展及传播中海马和杏仁核起重要作用。颞叶癫痫与诱发痫性发作的特定结构受损,或海马硬化(AH)相关。

(三)临床表现

1.单纯部分性发作

痫性发作的起始症状提示痫性灶多在对侧脑部,发作时限不超过1min,无意识障碍。分为4型。

(1)部分运动性发作:①表现:局部肢体抽动,一侧口角、眼睑、手指或足趾多见,或整个一侧面部或一个肢体远端,有时言语中断;②杰克逊癫痫:发作自一处开始后沿大脑皮质运动区分布顺序缓慢移动,如自一侧拇指沿腕部、肘部、肩部扩展;③Todd瘫痪:病灶在对侧运动区。部分运动性发作后遗留暂时性(数分钟至数日)局部肢体瘫痪或无力;④部分性癫痫持续状态:癫痫发作持续数小时或数日。

(2)体觉性发作或特殊感觉性发作。体觉性发作:肢体常麻木感和针刺感,多在口角、舌、手指或足趾发生,病灶在中央后回体感觉区,偶有缓慢扩散犹如杰克逊癫痫。

特殊感觉性发作:①视觉性:视幻如闪光,病灶在枕叶;②听觉性:幻听为嗡嗡声,病灶在颞叶外侧或岛回;③嗅觉性:焦臭味,病灶在额叶眶部、杏仁核或岛回;④眩晕性:眩晕感、漂浮感、下沉感,病灶在岛间或顶叶。特殊感觉性发作可是复杂部分性发作或全面强直－阵挛发作的先兆。

(3)自主神经发作:①年龄:以青少年为主;②临床症状:很少单独出现,以胃肠道症状居多,如烦渴、欲排尿感、出汗、面部及全身皮肤发红、呕吐、腹痛等;③病灶:杏仁核、岛回或扣带回;④EEG:阵发性双侧同步θ节律,率为4~7次/秒。

(4)精神性发作:①各种类型遗忘症:如似曾相识、似不相识、快速回顾往事、强迫思维等,病灶多在海马部;②情感异常:如无名恐惧、愤怒、忧郁和欣快等,病灶在扣带回;③错觉:如视物变大或变小,听声变强或变弱,及感觉本人肢体变化等,病灶在海马部或枕部。

精神症状可单独发作,常为复杂部分性发作的先兆,或为继发的全面性强直－阵挛发作的先兆。

2.复杂部分性发作

（1）占成人痫性发作50%以上：在发作起始精神症状或特殊感觉症状出现，随后意识障碍、自动症和遗忘症，或发作开始即意识障碍，又称精神运动性发作。病灶多在颞叶，故又称颞叶癫痫，或见于额叶、嗅皮质等部位。先兆或始发症状包括单纯部分性发作的各种症状，特别是错觉、幻觉等精神症状及特殊感觉症状。

（2）在先兆之后发生复杂部分性发作：患者做出似有目的的动作，即自动症。自动症是在痫性发作期或发作后意识障碍和遗忘状态下发生的行为，先瞪视不动，然后无意识动作，如机械地重复动作，或出现吮吸、咀嚼、舔唇、清喉、搓手、抚面、解扣、脱衣、摸索衣裳和挪动桌椅等，甚至游走、奔跑、乘车上船，也可自动言语或叫喊、唱歌等。病灶多在颞叶海马部、扣带回、杏仁核、额叶眶部或边缘回等。在觉醒时EEG仅30%呈发作放电。EEG表现为一侧或两侧颞区慢波，杂有棘波或尖波。

3.全面性强直－阵挛发作

全面性强直－阵挛发作多由单纯或复杂部分性发作继发而来：脑电图可见快速发展为全面性异常大发作之后可回忆起部分性发作时的情景。

（四）诊断及鉴别诊断

1.诊断

（1）首先确认癫痫是否发作：①详细了解首次发作的时间和情况，仔细排除内科或神经科急性疾病；②除单纯部分性发作外，患者并不能记忆和表述发作时的情景，需向目睹者了解整个发作过程，如发作的环境、时间，发作时姿态、面色、声音，有无肢体抽搐及大致顺序，发作后表现，有无怪异行为和精神失常等；③有多次发作的患者需了解发病后情况、发作形式、相关疾病及事件、可能的触发因素，及发作的频率下最长间隔、间隙期有无异常等；④了解家族史，怀孕期、分娩期和产后生长发育情况，有否热性惊厥、严重颅脑外伤、脑膜炎、脑炎、寄生虫感染史等。

（2）确定发作类型：依靠病史等确定发作类型及可能属于哪种癫痫综合征。

（3）最后确定病因：①首次发作者，排除内科或神经科疾病，如低血糖、高血糖、高渗状态、低钙血症、低钠血症、高钠血症、肝衰竭、肾衰竭、高血压脑病、脑膜炎、脑炎、脑脓肿和脑瘤等；②排除药物或毒物引起的痫性发作，如异烟肼、茶碱、氨茶碱、哌替啶、阿米替林、多塞平、丙米嗪、氯丙嗪、氟哌啶醇、氨甲蝶呤、环孢霉素A、苯丙胺等；③若先后用两种抗癫痫药治疗效果不佳，就应再次评估，复查EEG和高分辨率MRI。

2.鉴别诊断

（1）偏头痛：①应与复杂部分性发作持续状态鉴别；②多有头痛发作史和家族史；③主要症状为剧烈偏头痛，无意识障碍；④EEG正常或仅少数患者出现局灶性慢波，如有尖波常局限于头痛侧颞区；⑤如幻觉则以闪光、暗点、视物模糊为特征。

（2）短暂性脑缺血发作（TIA）：①一过性记忆丧失、幻觉、行为异常和短暂意识丧失等，可与复杂部分性发作混淆；②年龄大、脑动脉硬化及脑电图阴性。

（3）非痫性发作：详细询问病史与屏气发作、遗尿、梦魇、腹痛、低血糖发作等鉴别。

（五）预后

起源于脑结构性病变的部分性癫痫患者，预后与病因是否得到根除有关。这类癫痫对药物治疗有抵抗性，但经3～5年治疗后缓解率可达40%～45%。发作形式仅有一种的患者比多种发作形式预后好,缓解率达65%以上。复杂部分性发作停药后复发率高,应长期服药。

四、癫痫持续状态

（一）概述

1. 概念

癫痫持续状态指一次癫痫发作持续30min以上,或连续多次发作,发作间期意识或神经功能未恢复至通常水平称癫痫状态。

2. 特点

癫痫持续状态一般指全面强直 - 阵挛发作持续状态。神经科常见急诊,致残率和病死率高。任何类型癫痫均可出现癫痫持续状态。

（二）病因与病理生理

1. 常见原因和诱因

（1）常见原因:停药不当和不规范的 AEDs 治疗。

（2）常见诱因:感染、精神因素、过度疲劳、孕产和饮酒等。

（3）年龄不同,病因有异:①婴儿、儿童期:感染、产伤、先天畸形为主;②青壮年;多见于脑外伤、颅内占位;③老年:脑卒中、脑肿瘤和变性疾病等。

2. 病理生理

（1）持续或反复惊厥发作引起大脑耗氧和耗糖量急剧增加,使神经元内 ATP 减少,导致离子泵功能障碍,钾离子游离到细胞外,钙离子进入细胞内超载。兴奋性氨基酸及神经毒性产物（如花生四烯酸、前列腺素等）大量增加,导致神经元和轴突水肿死亡。

（2）低血糖、缺氧使脑损害出现不可逆;脑血流自动调节功能失调,脑缺血加重,相继出现代谢性并发症,如高热、代谢性酸中毒、休克、低血糖、高血钾、蛋白尿等,甚至因心、肝、肺、肾多脏器衰竭而死亡。

（三）分类与治疗

1. 惊厥性全身性癫痫持续状态

（1）临床表现:①最常见,主要是 GTCS 引起,其次为强直性、阵挛性、肌阵挛性等;②特征:全身性抽搐一次接一次发生,始终意识不清,不及时控制可多脏器损害,危及生命。

（2）对症处理

1）保持呼吸道通畅,面罩或鼻导管吸氧,必要时气管切开。

2）监护心电、血压、呼吸,定时血气、血化学分析。

3）查找诱发原因并治疗。

4）防止舌咬伤,牙关紧闭者应放置牙垫。

5）防止坠床,放置床档。

6）应及时处理常伴有的脑水肿、感染、高热等。①防治脑水肿:20% 甘露醇快速静脉滴注,或地塞米松 10 ~ 20mg 静脉滴注;②预防或控制感染:应用抗生素;③物理降温高热:④纠正代谢紊乱,如发作引起的低血糖、低血钠、低血钙;⑤纠正酸中毒,维持水及电解质平衡,营养支持治疗

（3）药物治疗:快速控制发作是治疗的关键,可酌情选用以下几种药物。

1）安定(地西泮):地西泮静脉推注对成人或儿童各型持续状态均为最有效的首选药物。

成人剂量通常为 10～30mg。单次最大剂量不超过 20mg，儿童用量为 0.3～0.5mg/kg，5 岁以上儿童 5～10mg，5 岁以下每岁 1mg 可控制发作。以每分钟 3～5mg 速度静脉注射。15min 后如复发可重复给药，或用 100～200mg 地西泮溶于 5% 葡萄糖或氯化钠溶液中，于 12h 内缓慢静脉滴注。地西泮偶可抑制呼吸，则需停止注射。

2）苯妥英钠：迅速通过血脑屏障，脑中很快达到有效浓度，无呼吸抑制，不减低觉醒水平，对 GTCS 持续状态尤为有效。成人剂量 15～18mg/kg，儿童 18mg/kg，溶于氯化钠溶液中静脉注射，静脉注射速度不超过 50mg/min。但起效慢，约 80% 患者 20～30min 内停止发作，作用时间长（半清除期 10～15h），可致血压下降及心律失常，需密切监控，有心功能不全、心律失常、冠心病及高龄者宜慎用和不用。

3）异戊巴比妥钠。

4）10% 水合氯醛：成人 25～30mL 加等量植物油保留灌肠。

5）副醛：8～10mL 肌内注射或 15～30mL 用植物油稀释保留灌肠。因引起剧咳，有呼吸疾病者勿用。

6）利多卡因：用于地西泮静脉注射无效者。2～4mg/kg 加入 10% 葡萄糖内，以 50mg/h 速度静脉滴注，有效或复发时均可重复应用。心脏传导阻滞及心动过缓者慎用。

7）氯硝安定（氯硝西泮）：药效是安定的 5 倍，半清除期 22～32h，成人首次剂量 3mg 静脉注射，数分钟奏效，对各型癫痫状态疗效俱佳，以后每日 5～10mg，静脉滴注。注意对呼吸及心脏抑制较强。

8）其他：上述方法均无效者，可用硫喷妥钠静脉注射或乙醚吸入麻醉控制发作。

（4）维持治疗

控制癫痫发作后，立即使用长效 AEDs，苯巴比妥 0.1～0.2g 转肌内注射，每 8h 一次，维持疗效。同时鼻饲卡马西平或苯妥英钠，待口服药达到稳态血浓度后逐渐停用苯巴比妥。

2. 非惊厥性全身性癫痫持续状态

（1）临床表现：主要为失神发作持续状态，发作持续可达数小时，表现意识障碍、失语、精神错乱等。

（2）快速控制发作：首选安定地西泮静脉注射，继之口服丙成酸钠或乙琥胺，或两者合用。

（3）预后较好：一般不导致死亡，治疗不及时可留智能障碍等后遗症。

3. 复杂部分性发作持续状态

（1）临床表现：复杂部分性发作持续状态的恢复时间较失神发作要慢；部分患者出现发作后水肿或记忆减退，记忆缺损可能成为永久性损害。

（2）快速控制发作：用地西泮或苯妥英钠静脉注射控制发作，继之以苯巴比妥肌内注射、口服苯妥英钠维持疗效。

4. 单纯部分性发作持续状态（又称 Kojewnikow 癫痫）

（1）临床表现：此型较难控制，由单纯部分性发作持续状态可扩展为继发性全身性发作，发作终止后可遗留发作部位 Todd 麻痹。

（2）快速控制发作：首选苯妥英钠以较大负荷剂量（20mg/kg）静脉滴注，然后再用常规剂量，可辅以苯巴比妥或卡马西平口服。

（毛远红）

第三节　帕金森

帕金森病(PD)又名震颤麻痹,由英国的帕金森于1817年描述而得名。PD是中老年常见的神经系统变性疾病,以黑质多巴胺(DA)能神经元变性缺失和路易小体形成为特征,以静止性震颤、运动迟缓、肌强直和姿势步态异常为主要临床表现。一般在50~65岁开始发病,发病率随年龄增长而逐渐增加,60岁发病率约为1‰,70岁发病率达3‰~5‰,我国目前大概有170多万人患有这种疾病。随着人口的老龄化,其发病率呈逐年上升趋势,给家庭和社会都造成了负面影响。

一、病因和发病机制

迄今为止,帕金森病的病因仍不完全清楚。目前的研究倾向于与年龄老化、遗传和环境毒素因素等综合因素有关。

(1)年龄老化:PD主要发生于中老年人,40岁以前发病少见,提示老龄与发病有关。随年龄增长,每10年纹状体的多巴胺量可减少5%~13%;当黑质内多巴胺能神经元损害达80%以上及纹状体的多巴胺量下降80%时则可引发本病。

(2)遗传性:绝大多数PD患者为散发性,约10%有家族史,呈不完全外显的常染色体显性内科学性遗传或隐性遗传。

(3)环境因素:流行病学调查结果发现,PD的患病率存在地区差异,与长期接触杀虫剂、除草剂或某些工业化学品等有毒物质相关。

此外,感染、中毒、药物、脑动脉硬化等原因均可产生与帕金森病类似的临床症状或病理改变,这些情况统称为继发性帕金森综合征或震颤麻痹综合征。

目前普遍认为,遗传因素可使患病易感性增加,只有在环境因素及衰老的相互作用下,通过氧化应激、线粒体功能衰竭、钙超载、兴奋性氨基酸毒性作用、细胞凋亡、免疫异常等机制才导致黑质DA能神经元大量变性丢失而发病。

帕金森病的主要病变是在脑部的黑质及纹状体。黑质为制造并贮存纹状体所需的神经递质－多巴胺的场所,并经黑质－纹状体环路向纹状体输送多巴胺。多巴胺为纹状体的抑制性神经递质,乙酰胆碱为纹状体的兴奋性递质。功能相互拮抗,维持两者平衡,对基底节环路活动起重要的调节作用。PD患者黑质DA能神经元变性丢失、黑质－纹状体DA通路变性,纹状体DA含量显著降低(>80%),造成ACh系统功能相对亢进,产生临床上的诸多症状。

二、病理

帕金森主要是黑质致密区含黑色素的神经元严重缺失,残余细胞发生变形,细胞质内出现同心形Lewy包涵体。此小体为圆形,分层状,可用HE染色法染出。

组织化学方面发现纹状体中的多巴胺和其代谢产物高香草酸明显减少,5－羟色胺和去甲肾上腺素亦稍有减少等变化,类似的改变也可见于蓝斑、迷走神经背核、脊髓侧角及交感神经节中。

三、临床表现

PD起病隐匿,缓慢进展。临床症状主要表现如下。

（一）震颤

典型的震颤以肢体远端部分为著，通常从一侧上肢的远端，随着病情的发展，对侧的肢体、口唇、下颌及舌部也可以出现。患肢的震颤主要是由拮抗的肌群出现 $4 \sim 8/s$ 有节律的收缩与松弛所引起。手的掌指关节和拇指震颤最为明显，呈"搓丸样"动作。震颤为静止性震颤，具有静止时发生、随意运动时减轻睡后消失、情绪激动时加重的特征。

（二）肌肉强直

伸肌和屈肌肌张力均增高，屈肌更为明显。如伸屈关节所受到的阻力比较均匀一致，称"铅管样强直"，若患者合并有震颤成分，在被动屈伸关节时感到阻力不均匀，不是一种流畅的运行，有断续的停顿感，称为"齿轮样强直"；肌张力增高常出现在四肢、颈区及面部的肌肉，表现为面部表情呆板，很少瞬目，称为"面具脸"；吞咽肌肌强直，表现为吞咽困难和流涎；与言语相关肌肉的强直，表现为言语单调而缓慢、声小及重复。

（三）运动迟缓

患者日常生活中的各种主动运动，如穿衣、扣纽扣、刷牙、洗脸、系鞋带等动作缓慢、减少。书写时越写越小，称为"写字过小征"。行走时两步之间的距离缩小，呈小碎步。讲话语音低沉，语言单调，后期可有吞咽困难，进食咳呛。

（四）姿势步态异常

由于四肢、躯干及颈区肌肉强直，患者出现特殊的姿势，站立时头颈与躯干前倾，膝关节微屈；上肢连带运动消失，患者越走越快，呈前冲姿势而不能突然停下来，称"慌张步态"。

（五）其他症状

可有大小便困难、出汗多、皮脂溢出和直立性低血压等自主神经失调症状；还可有情绪低落、性欲低下，智力和情感反应大多数正常，但偶有痴呆或精神异常。

四、并发症

病情晚期因患者生活不能自理，常出现肺部感染、压疮、骨折、关节固定而致功能丧失。

五、实验室和其他检查

（一）基因检测

在少数家族性 PD 患者，采用 DNA 印迹技术、PCR、DNA 序列分析等可能发现基因突变。

（二）CT 和 MRI 检查

可以排除某些病变，有助于鉴别诊断及进一步确定临床诊断

（三）脑脊液和尿中的高香草酸（HVA）检查

HVA 是多巴胺的代谢产物，PD 患者脑脊液和尿中的 HVA 含量降低。

六、诊断和鉴别诊断

PD 多中老年发病，缓慢进行性病程，具有震颤、肌强直、运动迟缓、姿势步态异常等临床表现，结合相应的辅助检查可做出诊断。需要与以下疾病相鉴别。

（一）特发性震颤

特发性震颤多在早年起病，属显性遗传病，表现为头、下颌、肢体不自主震颤，震颤频率可高可低，高频率者甚似甲状腺功能亢进症；低频者甚似帕金森震颤。本病无运动减少、肌张力

增高及姿势反射障碍,饮酒后或服普萘洛尔治疗有效。

(二)继发性帕金森综合征

有明确病因可寻,如脑外伤、脑卒中、病毒性脑炎、药物[神经安定药、利血平、甲氧氯普胺(胃复安)、甲基多巴、锂、氟桂利嗪(氟桂嗪)等]、金属及一氧化碳中毒等。

(三)帕金森叠加综合征

帕金森叠加综合征又称症状性帕金森综合征,在神经科临床上是指具有帕金森病的基本表现,但病因、发病机制和临床特征有所不同的一组锥体外系病变。常见的有:①进行性核上性麻痹,常出现双眼球的上下活动障碍;②直立性低血压综合征,于直立体位时可出现血压明显下降;③肝豆状核变性。可查到眼角膜色素环及血清铜氧化酶减少;④橄榄 – 脑桥 – 小脑萎缩症,在脑 MRI 影像学上表现为明显的脑干、小脑萎缩等,可以协助鉴别诊断。

七、治疗

本病的病程长,常需终身服药。一般从小剂量开始,缓慢加量,以最合适剂量,达到最佳疗效,并注意治疗方案的个体化。对于症状轻微的早期 PD 患者,如果没有影响到功能,可以先不服用药物,以加强功能锻炼为主,必要时服用一些神经保护药,如维生素 E、泛癸利酮(辅酶 Q_{10})、单胺氧化酶抑制药等。

(一)药物治疗

目标是延缓疾病进展、控制症状,并尽可能延长症状控制的年限,同时尽量减少药物的不良反应和并发症。目前应用的药物如下。

1. 抗胆碱药物

通过抑制乙酰胆碱的作用,纠正 DA 和乙酰胆碱的失调而缓解病情,对震颤的改善效果较好,用于早期和轻症患者。主要不良反应为口干、头晕、便秘、排尿困难、视力减退等。前列腺肥大、青光眼患者禁用。此类药可影响记忆和认知功能,所以对 70 岁以上 PD 患者应慎用。常用药物有:苯海索(安坦片)2mg,2 ~ 3 次/天;丙环定(开马君)2.5mg,3 次/天,可逐渐增加至 20mg/d。

2. 金刚烷胺

对少动、强直、震颤均有改善作用,对伴异动症患者可能有帮助。用法 50 ~ 100mg,每日总剂量不超过 300mg,2 ~ 3 次/天。肾功能不全、严重胃溃疡、肝病患者慎用,哺乳期妇女禁用。

3. 左旋多巴

左旋多巴是目前治疗帕金森病最有效的药物,其有效率可达 75% 或更高,适用于运动障碍较为严重的患者。常用剂量为 2.5 ~ 6g/d,分 3 次饭后服。一般从小剂量开始,逐渐增量,至显效后改为维持量。

4. 其他药物

(1)DA 受体激动药:溴隐亭可直接激活多巴胺受体,疗效迅速,作用持续时间较长,一般与左旋多巴类药物联合应用,以增加疗效。从小剂量开始,治疗剂量 7.5 ~ 15mg/d。不良反应有头痛、失眠、鼻塞、复视、呕吐、腹泻等。

(2)单胺氧化酶 β 抑制药。司来吉兰(丙炔苯丙胺)能阻断 DA 降解,增加脑内 DA 的含量,与维生素 E 合用,治疗早期患者,保护神经元,延缓疾病进展。用法为 2.5 ~ 5mg,2 次/天。不良反应有失眠、口干、直立性低血压等。

（二）外科治疗

早期药物治疗显效,而长期治疗疗效明显减退,同时出现异动症者并药物治疗难以改善者可考虑手术治疗。主要有神经核团细胞毁损手术与电刺激手术两种方式,原理都是为了抑制脑细胞的异常活动,达到改善症状的目的。前者是在异常活跃的神经核团上制造一个直径约3mm的毁损灶,后者则是埋植刺激器通过高频电刺激达到类似毁损的效果。手术对肢体震颤和(或)肌强直有较好疗效,但对躯体性中轴症状,如姿势步态异常、平衡障碍无明显疗效。

（三）针灸治疗

多以震颤熄风为主,常用穴位为四神聪、风池、曲池、合谷、阳陵泉、太冲、太溪等,留针时间30～50min,疗程以10～15d为佳。头皮针多以舞蹈震颤控制区为主要的刺激区域,根据症状可配合运动区、感觉区及其他头部经穴。本病的疗程较长,临床上常使用电针,常用频率为100～180次/分不等,以连续波为主,有时可选择疏密波。

（四）康复治疗

针对患者采用放松和呼吸锻炼,面部、头颈部、躯干、腹肌、手部、下肢、步态锻炼,平衡运动的锻炼,语言障碍的训练等康复治疗,可改善生活质量。

（五）心理治疗

心理因素在疾病治疗和康复过程中有着重要作用,心理治疗应该贯穿整个治疗过程之中。为患者创造良好的治疗和休养环境,给予充分的关心和爱护,帮助认识疾病的原因、表现、治疗和规律,树立战胜疾病的信心。

八、健康指导

（一）注意膳食和营养

饮食宜清淡、少盐,禁烟酒及刺激性食品。膳食中注意满足糖、蛋白质的供应,以植物油为主,少进动物脂肪。无机盐、维生素、膳食纤维供给应充足。多吃新鲜蔬菜和水果,能够提供多种维生素,并能促进肠蠕动,防治大便秘结。

（二）生活中的指导和帮助

疾病早期,应指导患者尽量参与各种形式的活动,坚持四肢各关节的功能锻炼。随着病情的发展,宜注意患者在活动中的安全问题。

（三）加强肢体功能锻炼

主动进行肢体功能锻炼,四肢各关节做最大范围的屈伸、旋转等活动,以预防肢体挛缩、关节僵直的发生;晚期患者做被动肢体活动和肌肉、关节的按摩,以促进肢体的血液循环。

（四）预防并发症

预防感冒。卧床患者要按时翻身,做好皮肤护理,防止尿便浸渍和压疮的发生。被动活动肢体,加强肌肉、关节按摩,对防止和延缓骨关节的并发症有意义。加强口腔护理,定时翻身、叩背,以预防吸入性肺炎和坠积性肺炎。

九、预后

PD是一种慢性神经系统变性性疾病,进展较缓慢,目前尚无根治方法。据统计,在应用左旋多巴治疗以前的年代,PD能减少患者的预期寿命,病死率为普通人群的3倍;应用左旋多巴替代治疗以后,PD患者与普通人的病死率大致持平。大多数患者药物治疗获得良好的症状控制的时间可维持 4~5 年,一般 5~8 年会逐渐药效减退,10~12 年出现生活自理能力的下降。目前认为帕金森病本身不会明显缩短患者的寿命,但疾病严重限制患者的活动能力,影响其生活质量,给患者造成极大痛苦,也给家庭和社会造成严重负担。

(毛远红)

第四节　周期性瘫痪

根据发作时血清钾的水平可将周期性瘫痪分为 3 种类型:低血钾性周期性瘫痪、高血钾性周期性瘫痪和正常钾性周期性瘫痪。国内以散发性、低血钾性周期性瘫痪最常见。根据病因又分为原发性低钾性瘫痪和继发性低钾性瘫痪,后者有甲状腺功能亢进、原发性醛固酮增多症、肾衰竭、代谢性疾病等。

一、低血钾性周期性瘫痪

低血钾性周期性瘫痪(HOPP)是 1863 年 Gavare 首先报道。临床特征为肌无力,血清钾水平降低,活动或高糖类饮食可诱发肌无力发作。1885 年,Goldflam 强调此病与遗传有关,故又称为家族性周期性瘫痪。在我国有家族史者极为罕见,以散发性最多见。

(一)病因及发病机制

家族性周期性瘫痪常见的遗传方式是常染色体显性遗传钙通道病,女性外显率低,男女比率为(3~4):1。该病是 1q32 染色体编码的二氢吡啶受体基因突变所致,也与 11q13 – q14 和 17q23.1 – q25.3 位点突变有关。

周期性瘫痪发作时血钾降低,肌细胞内钾增加,引起膜电位过度极化,膜电位下降,从而引起肌无力及瘫痪。细胞内钾的升高可能是泵的间断活动过度所致,泵对胰岛素或肾上腺素的反应增高会导致一过性钠钾泵转运的加速。也有认为是肾上腺素皮质激素间歇性分泌过多所致的钾功能紊乱,故患者在妊娠期少发病。另一种可能的缺陷是肌纤维膜的离子通透性异常。因在发作期间血清肌酸激酶亚单位 B(S – CKB)活性增加,血清肌球蛋白增高,说明肌膜有缺陷。

尚有认为与磷酸己糖原的合成有关。此外还证明了与胰岛素密切相关,因胰岛素有促进各种细胞转运钾的功能,故用氯苯甲嗪阻断胰岛素释放,就不致诱发肌无力;反之,静脉注入葡萄糖则可使胰岛素分泌增加而诱发肌无力,显示胰岛素在疾病发作中起重要的作用。糖类大量进入体内易诱发肌瘫痪的原因是葡萄糖进入肝脏和肌细胞合成糖原,代谢需要带入钾离子,使血液中钾离子浓度降低。由于钾内流过度,因而使不能透过膜的阳离子的数目增加,从而被动地引起水和阳离子的内流。也有指出本病的发生与神经机制有关,如间脑部病变可伴有周期性瘫痪,在睡眠时或过度疲劳时发生,这与大脑皮质进入抑制状态、失去其对下丘脑的控制有关。

(二)病理

病情较长者肌肉可有轻度改变,活检中可见肌纤维空泡变性。电镜检查见肌浆网小管局限性膨大,呈空泡状,内含糖原及糖类物质,肌肉钾及水分含量均升高。

（三）临床表现

周期性瘫痪以 20~40 岁多见,男多于女。剧烈运动后、疲劳、受凉、酗酒、饱餐、过量进食糖类、感染、创伤、月经、情绪激动、精神刺激等常为诱因。

发病前可有肢体酸胀、麻木、烦渴、多汗、少尿、面色潮红和恐惧等前驱症状,部分患者此时活动后可抑制发作。常于夜间入睡后或清晨转醒时发作,出现四肢肌肉对称性无力或完全瘫痪,可伴有肢体酸胀、针刺感等。瘫痪的肢体近端重于远端,下肢重于上肢,可以从下肢逐渐累及上肢。瘫痪肢体肌张力降低,腱反射减弱或消失。脑神经支配肌肉一般不受影响,膀胱直肠括约肌功能正常。症状于数小时至数天达到高峰。

少数严重患者可发生呼吸肌瘫痪,心动过速或过缓、室性期间收缩等心律失常和血压增高而危及生命。大多可以完全恢复。

发作数小时至数日逐渐恢复,瘫痪最早的肌肉先恢复。部分患者在肌力恢复时伴多尿、大汗及瘫痪的肌肉酸痛与僵硬。发作频率不等,数周或数月一次,个别病例每日发作,也有数年一次或终生仅发作一次。发作间歇一切正常。

（四）辅助检查

发作时血清钾含量减少,血清钾浓度往往低于 3.5mmol/L。尿钾减少,血清 CK 升高,血清肌球蛋白含量升高。心电图可见典型的低钾性改变:U 波出现,P－R 间期与 Q－T 间期延长、QRS 波群增宽、T 波平坦、S－T 段降低或显示传导阻滞。肌电图显示电位幅度降低,数量减少;完全瘫痪时运动单位消失、电刺激无反应、静息电位低于正常。运动感觉传导速度正常。

（五）诊断及鉴别诊断

1. 诊断

通常可根据:①典型的病史与症状;②血钾低;③心电图、神经电生理的特征性改变;④给予钾盐治疗效果好。

诊断有困难时,可行葡萄糖诱发试验,即口服葡萄糖 100g,或于 1h 内静脉滴注葡萄糖 100g 同时应用胰岛素 20U,0.5~2h 后随血糖降低而出现四肢无力或瘫痪为阳性。在瘫痪发生前,可见到快速感应电刺激引起的肌肉动作电位幅度的节律性波动,继而潜伏期延长,动作电位间期增宽,波幅降低,甚至反应消失。瘫痪出现后可给氯化钾 6~10g 加于盐水 1000mL 中静脉点滴,以中止发作。事前应取得患者及家属的了解和同意,必须严密观察,并作好应付一切可能发生意外(如呼吸肌瘫痪、心律失常)的准备。

2. 鉴别诊断

(1)高血钾性周期性瘫痪:发病年龄较早,发作多在白天,肌无力发作的时间较短,血钾含量升高,用钾后症状反而加重。

(2)正常血钾性周期性瘫痪:血清钾正常,补钾后症状加重,给予钠盐后症状好转,进食大量糖类不会诱发肌无力。

(3)继发性周期性瘫痪:①甲状腺功能亢进:常以低钾性瘫痪作为首发症状,T_3、T_4 增高,TSH 降低,及发作频率高,每次持续时间短以资鉴别;②原发性醛固酮增多症:常有高血压、高血钠和碱中毒;③肾小管酸中毒:多有高血氯、低血钠和酸中毒;④药物作用:应注意最近有无服用双氢克尿噻、肾上腺皮质激素等药物。其他如 17α－羟化酶缺乏症和腹泻造成短期内失钾过多等。

(4)吉兰－巴雷综合征:急性起病,四肢对称性弛缓性瘫痪,有神经根痛及四肢末梢型感觉障碍,可有脑神经损害;脑脊液呈蛋白 – 细胞分离,血清钾正常,肌电图呈神经源性改变;病程较长,少有反复发生。

(5)癔症性瘫痪:起病常有精神刺激因素,临床症状表现多样,暗示治疗有效,血清钾正常,肌电图无改变。

(六)治疗

1.控制急性发作

口服 10% 氯化钾溶液 30 ~ 40mL。24h 内再分次口服,隔 2 ~ 4h 可重复给药,总量不超过 10 ~ 15g,病情好转后逐渐减量。病情重者可用 10% 氯化钾溶液 20 ~ 30mL 加入生理盐水 1000mL 中静脉滴注,每小时输入量不超过 1g(20mmol/h)。严重心律失常应在心电监护下积极纠治;呼吸肌瘫痪应予辅助呼吸。

2.预防发作

频繁发作者,发作间期可选用钾盐 1g,每日 3 次口服;螺内酯(安体舒通)20 ~ 100mg,每日分次口服;或乙酰唑胺 250mg,每日 3 次口服。应避免各种诱发因素,如受凉、饱餐、饮酒、剧烈运动等,可减少复发。低钠低糖类高钾饮食,平时多食含钾丰富的食物及蔬菜水果,如肉类、香蕉、菠菜、薯类等有助于预防发作。预后良好,发作往往随年龄增大而逐新减少或停止。

二、高血钾性周期性瘫痪

高血钾性周期性瘫痪由 Tyler(1951 年)首先报道,Gamstorp(1956 年)称为遗传性发作无力临床罕见,主要在北欧国家。

(一)病因及发病机制

疾病的发生与膜电位下降,膜对钠的通透性增加或肌细胞内钾钠转换能力的缺陷有关。由于钠通道失活,肌细胞膜长时间去极化,抑制骨骼肌兴奋收缩。亦有提出钾的调节持续变化与胰岛素分泌异常有关。Lewis 认为疾病发作时,对外源钾比对血清钾含量更为敏感是该病的特点。遗传方式为常染色体显性遗传,外显率高。近年来认为这是由于钠通道基因突变引起,定位于 17q22 ~ 24。用连接酶链反应(LCR)方法,发现钠通道基因有两个新的突变点,即蛋氨酸 1592 变为缬氨酸,苏氨酸 704 变为蛋氨酸。

(二)病理

高血钾性周期性瘫痪与低血钾性周期性瘫痪相似。

(三)临床表现

多在 10 岁前起病,男性居多。饥饿、受凉、感染、情绪不佳、妊娠、全身麻醉、服用激素及钾盐时可诱发。肌无力症状与低血钾性周期性瘫痪者相似。常在剧烈运动后休息几分钟至几小时出现肌无力发作,住往从下肢近端开始,然后影响到上肢和脑神经支配的肌肉;常伴有肌肉的痛性痉挛,发作时腱反射减弱或消失。发作多见于白天,持续几分钟至几小时(通常 15 ~ 60min),发作频率可从每天数次至每年数次。久病者可有持续性肌无力和肌肉萎缩。可伴有轻度肌强直,常见于肌无力发作时,一些患者只在肌电图检查时出现肌强直放电,但当肢体浸入冷水中则易引起肌肉僵硬,故又称为肌强直性周期性瘫痪。

(四)辅助检查

肌无力发作时血钾及尿钾均升高,且无力程度与血钾量有密切的关系。血钙降低。心电图呈 T 波高尖等高钾表现。

肌电图在瘫痪发作间期检查,当肌肉放松时可有纤颤波,并有肌强直放电及运动电位时限缩短的肌源性变化。瘫痪发作时检查可见插入电位延长,主动收缩后移动针电极时,可出现肌强直样放电,随意运动时动作电位的数量、时限及波幅均减少。在发作高峰时肌电图呈电静息,自发的或随意的运动或电刺激均不见有关电位出现。肌纤维细胞内的静止电位在瘫痪发作时下降更明显,这与钠渗透性增加有关。

(五)诊断及鉴别诊断

1. 诊断

有家族史,发作性无力及血钾含量升高等作为临床诊断的根据。

如仍有困难,可做以下试验以助诊断:①钾负荷试验:口服 4 ~ 5g 氯化钾(成人量),30 ~ 90min 内出现肌无力,数分钟至 1 小时达高峰,可持续 20min 至 1d;②运动诱发试验:蹬自行车,并加有 400 ~ 750kg 的阻力,持续 30 ~ 60min,停止运动后 30min 诱发肌无力并伴血钾升高;③冷水诱发试验:将前臂浸入 11℃ ~ 13℃ 水中,20 ~ 30min 可诱发肌无力,停止浸冷水10min 后恢复。

2. 鉴别诊断

(1)低血钾性周期性瘫痪:发病年龄较晚,多在 20 ~ 40 岁,常见于晚上或早上起床时发作,肌无力的时间较长,饱食等常可诱发。血钾含量减低,用钾后症状明显好转。

(2)正常血钾性周期性瘫痪:肌无力持续时间较长,无肌强直表现,在肌无力发作时血钾正常,服钾后症状加重,但用钠后症状迅速好转。

(3)先天性副肌强直症:血钾正常,用钾负荷试验不会加重病情,肌电图检查可助区别。

(4)其他:尚需鉴别的疾病是肾功能不全、肾上腺皮质功能下降、醛固酮缺乏症及药物性高钾性瘫痪。

(六)治疗

无力发作时可用 10% 葡萄糖酸钙溶液 10 ~ 20mL 或氯化钙,缓慢静脉注射;或葡萄糖加胰岛素静脉滴注以降低血钾,或口服葡萄糖 2g/kg 和皮下注射胰岛素 10 ~ 20U;也可用呋塞米排钾。患者预感发作时,可吸入 β 肾上腺阻滞剂,必要时 10min 后重复 1 次,往往可避免发作。

发作频繁者口服乙酰唑胺(125 ~ 250mg,一日 3 次)、氢氯噻嗪(25mg,一日 3 次)或二氯苯二磺胺(100mg,一日 1 次),可帮助排钾,达到减少或防止发作。给予高糖类饮食可预防发作。规律而不是过剧的运动对患者有利。

三、正常血钾性周期性瘫痪

正常血钾性周期性瘫痪又名钠反应正常血钾性周期性瘫痪。

(一)病因及发病机制

有认为是常染色体显性遗传,但亦有人指出遗传方式未能确定。

(二)病理

肌肉活检有的可见肌质网纵管系统扩大、肌小管积贮、线粒体增大增多。

(三)临床表现

多在 10 岁以前发病,主要为发作性肌无力,多在晚上发生。诱发因素及发作形式与低血钾性周期性瘫痪相似,发作持续时间较长,往往持续数天到数周。限制钠盐的摄入或补充钾盐均可诱发,补钠后好转。

(四)辅助检查

血清钾浓度正常。肌活检可见线粒体增多等改变。

(五)诊断及鉴别诊断

1. 诊断

主要根据发作性无力,血清钾正常,大剂量生理盐水静脉滴注可使瘫痪恢复。如有困难可做钾负荷试验即口服氯化钾或其他钾制剂,如为本病则可出现肌无力而血钾正常。

2. 鉴别诊断

(1)高血钾性周期性瘫痪:发作多在白天,发作无力的时间较短,可有肌强直表现,血清钾偏高,给钾后症状加重,而补钙后好转。

(2)低血钾性周期性瘫痪:发病年龄较晚,多在 20~40 岁,常于晚上或早上起床时发作,肌无力的时间较长,服大量糖类后可以诱发。血钾含量减低,心电图检查有低钾表现,补钾后症状减轻或消失。

(六)治疗

瘫痪发作时,可给予下列药物:①10% 葡萄糖酸钙 10~20mL,每天 1~2 次,缓慢静脉注射;或用钙片,每天 0.6~1.2g,分 1~2 次口服;②碳酸酐酶抑制剂,口服乙酰唑胺,每日 250~500mg,分次口服;③每日摄入 10~15g 食盐,必要时用大剂量生理盐水静脉滴注使瘫痪消失。避免进食含钾多的食物。防止过劳或过度的肌肉活动,注意寒冷或暑热的影响。

间歇期可给氟氢可的松,每日 0.1~0.2mg 和乙酰唑胺 250mg,每日 2~4 次口服,可预防发作。

(毛远红)

第五节　阿尔茨海默症

Alzheimer 病(AD)或 Alzheimer 病性痴呆是 Alosis Alzheimer 于 1907 年首先描述,是最常见和最重要的脑变性病。早期认为 Alzheimer 病是早老性痴呆的主要原因之一。对于发生于老年期的痴呆是否就是 Alzheimer 病有很大争论。国际疾病分类诊断标准第 9 次修订(ICD-9)中,将本病于 65 岁以前起病者称早老性痴呆,65 岁以后起病者称老年性痴呆。近年的多数研究证明本病在以发病年龄分组的两组中,无论临床表现,还是神经病理学研究并无本质区别。因此提出两者均用老年性痴呆 Alzheimer 型(SDAT)一词表示。在国际疾病分类诊断标准第 10 次修订(ICD-10)中,应用 Alzheimer 病痴呆这一术语。在此条目下又列出:早发性 Alzheimer 病性痴呆;晚发性 Alzheimer 病性痴呆;Alzheimer 病性痴呆非典型或混合型;Alzheimer 病性痴呆未特定。因此按 ICD-10 规定,无论起病早晚,通称为 Alzheimer 病性痴呆,或惯用名 Alzheimer 病。

一、病因及发病机制

迄今对 Alzheimer 病的病因已做了大量的研究,病因仍不清楚。提出多种假说,包括遗传、慢病毒感染,免疫功能改变、铝中毒、神经递质障碍、细胞骨架改变及其他危险因素。

1. 遗传因素

1932 年 Schottky 首先报道 Alzheimer 病的家族倾向,以后的流行病学调查发现 Alzheimer 病患者的一级亲属有极大的患病危险性,约 10% Alzheimer 病患者有明确的家族史。近代分子生物学技术的应用及神经病理学对 Alzheimer 病的遗传研究取得很大的进展。迄今研究表明,与 Alzheimer 病有联系的基因至少有 5 个,分别位于第 14、19、21、1、12 号染色体上。第 21 号染色体上的类淀粉蛋白前体(APP)基因、第 14 号染色体上的早老素 1(PS1)基因和第 1 号染色体上的早老素 2(PS2)基因突变与早发的家族性 Alzheimer 病有关。位于第 19 号染色体上的载脂蛋白 E(apoE)等位基因 apoE4 与晚发家族性和散发的 Alzheimer 病的形成有联系。位于 12 号染色体上低密度脂蛋白受体相关蛋白基因可能增加患 Alzheimer 病的风险。神经病理证明,Alzheimer 病患者脑中神经元纤维缠结和老年斑及部分脑血管壁有淀粉样沉积物,即 β-淀粉样蛋白(AB),并证明它是由淀粉样前体蛋白裂解产生。大量 β-淀粉样蛋白及前体蛋白具有神经毒性反应,以上基因可能通过增加生成与积聚 Aβ,产生神经毒性反应,导致神经元坏死。

2. 神经递质障碍

研究发现 Alzheimer 病患者大脑中存在广泛的递质系统障碍,与 Alzheimer 病相关较为肯定的有乙酰胆碱系统、单胺系统、氨基酸类及神经肽类。而这些递质系统与学习和记忆等认知功能有密切关系 Alzheimer 病患者海马和新皮层胆碱乙酰转移酶(Ch AT)及乙酰胆碱(Ach)显著减少引起皮层胆碱能神经元递质功能紊乱,被认为是记忆障碍和其他认知障碍的原因之一;Alzheimer 病患者除有大脑皮层病变外还有皮层下神经元变性和神经元脱失,以 Meynert 基底核最明显,而 Meynert 基底核是胆碱能神经元的主要所在地。Alzheimer 病早期此区胆碱能神经元即减少,由于 Ach 合成明显不足,ChAT 减少与痴呆的严重性,老年斑及神经元纤维缠结数量增多有关。其他递质如去甲肾上腺素、5-羟色胺、谷氨酸,生长抑制素等改变是 Alzheimer 病的原因还是继发尚不清楚。

3. 细胞骨架改变

近年研究表明 Alzheimer 病的神经元纤维缠结是细胞骨架的异常改变,以成对螺旋丝为特征,而 tua 蛋白是成对螺旋丝的主要成分。tua 蛋白是一种功能蛋白,在正常细胞内形成细胞骨架,参与微管组装与稳定。而 Alzheimer 病脑中的 tua 蛋白被异常磷酸化,成为无功能的 tua 蛋白,从而降低了微管组装的能力。随之损害轴浆流动,致使递质及一些不被迅速降解的神经元成分聚集在受累神经元内,导致神经功能减低、丧失,直至神经细胞破坏。认为这是 Alzheimer 病临床症状的发病机制。

尽管在 Alzheimer 病的发病机制研究上已取得显著成绩,但无一个假说得到充分验证,能完满解释 Alzheimer 病的病因,目前大多研究支持 Alzheimer 病的遗传假说。有关 Alzheimer 病危险因素的研究中,唯一能证实的是年龄。

二、病理变化

Alzheimer 病患者大脑萎缩明显,以颞、顶及前额叶为主,重量常小于 1000g。组织学上其病理特征包括老年斑、神经元纤维缠结、神经元减少及轴索和突触异常、颗粒空泡变性、星形细胞和小胶质细胞增生和血管淀粉样改变。

神经元纤维缠结由扭曲、增厚、凝聚成奇特三角形和袢形的神经元纤维组成。是由异常细胞骨架组成的神经元内结构,为磷酸化 tua 蛋白的变异型,是微管相关蛋白的一种主要成分。神经元纤维缠结也可见于正常老年人和其他神经系统变性病中,但在 Alzheimer 病中神经元纤维缠结不仅数量上多于正常老年人,而且与神经元死亡及临床症状有关。在正常老年人神经元纤维缠结多见于颞叶,而 Alzheimer 病则遍及整个大脑,最常见于海马、杏仁核和新皮层的锥体细胞。

老年斑是 Alzheimer 病的特征性病理改变,呈不规则球形,直径 50～200μm,可以银深染。典型的老年斑有 3 层结构。核心由类淀粉前体蛋白组成,中层为肿胀的轴索和树状突,外层为变性的神经突起。电子显微镜观察,老年斑的组成为增厚的轴索、异常的树状突,和呈节状隆起的异常终端,及充满增厚神经元纤维的神经元突起和围绕淀粉样纤维中心区的致密层状体。整个老年斑中突触显著减少。组化上,在老年斑区域内早期有氧化酶活性增加,随后至晚期酶活性和线粒体内含物减少。在老年斑内,突触的连结性和功能改变损害了细胞间传送,破坏了突触在学习、记忆和认知上的主要作用。

颗粒空泡变性是细胞浆内的一种空泡结构,由一个或多个直径 3.5pm 的空泡组成,每个空泡的中心都有一个致密颗粒。在 Alzheimer 病中颗粒空泡变性高度选择地见于海马的锥体细胞。神经元的丢失主要是表浅皮层较大的胆碱能神经元,发病早的患者明显且往往伴有神经胶质细胞增生。Alzheimer 病神经元突触较正常人减少 36%～46%,多发生于老年斑部位,神经元和突触丢失与临床表现关系密切。

除以上的病理变化外,淀粉样血管病与 Alzheimer 病的关系不容忽视,淀粉样血管病又称嗜刚果或斑样血管病。继发于血管病的梗塞或脑内出血可与 Alzheimer 病的病理变化同时发生。也就是说 Alzheimer 病的患者常有淀粉样血管病的病理改变。Alzheimer 病与淀粉样血管病的主要病理改变,即淀粉样血管病、老年斑和神经元纤维缠结中有同一种 β - 淀粉样蛋白,又常并存于老年人,故认为两者的关系密切。

Alzheimer 病的病理组织改变有特殊的分布,颗粒空泡变性均发生于海马。神经元纤维缠结和老年斑也选择性累及皮质,以颞顶枕结合区最严重,且主要累及叶边缘区和扣带回部。

三、临床表现

多发生于 50 岁之后,65 岁左右多见,其临床特征为起病隐匿,持续进行性的智能衰退而无缓解。记忆障碍是本病的首发症状,判断力下降,患者不能对问题进行推理。工作和家务漫不经心,空间和时间定向障碍、情感淡漠和多疑较早出现,继之失语、失用和失认及其他认知缺陷同时出现。偶有尿失禁。最后所有智能都受损,出现明显的运动不能,以至瘫痪。

1. 记忆障碍

通常是家人和同事发现的最早的症状,当天发生的事不能回忆,常常忘记物品放在何处,刚刚说过的话或做过的事不记得,常用"丢三落四""说完就忘"来描述。但患者的记忆障碍常被认为是健康老年人的健忘而被忽视。Alzheimer 病的早期也可有远期记忆障碍,但程度较轻,至中期,远记忆也明显受损。

2. 视空间技能损害

早期即有,患者不能准确地判断物品的位置,常伸手取物而抓空;放物时不能正确判断应放的位置;在熟悉的环境中常常迷路或不认家门。至中期,甚至在家中找不到自己的房间或床,不能临摹几何图形。中期后连简单的平面图也难以画出。在日常生活中穿衣困难,甚至判断不出上衣和裤子。

3.语言障碍

语言障碍的特殊模式及变化过程有助于诊断本病。在自发言语中,明显的找词困难是首先表现的语言障碍,由于口语中缺乏实质词,而成为不能表达意思的空话或过多的解释而成赘语。表现为流利型失语口语特点。患者言语的发音,语调及语法相对保留至晚期,而语义方面进行性受损。早期物品的命名可能正常,至少可接受选词提示,列名受损则是 Alzheimer 病早期的敏感指标,随着病情的发展,语言的实用内容逐渐减少,命名不能亦愈明显,同时出现错语、新语等。与此同时,听理解能力明显地进行性下降,答非所问,交谈能力下降。阅读和书写障碍,中期后甚至不认识和不会写自己的名字。复述在早期可相对保留,至中期出现模仿语言,至晚期除模仿语言外不可能交谈,进一步恶化,发音不清楚,最终哑口无言。

4.认知功能损害

认知功能损害是 Alzheimer 病的特征性改变,判断力差,概括能力丧失,注意力分散,意志不集中均可在早期出现尽管有患者可继续工作,多是很熟悉的工作,或简单的重复,当向其提出新要求时,工作能力降低才表现出来。随病情的进展,主动性和解决问题的能力、逻辑和推理的能力进行性受损。计算障碍常在中期明显,但早期也可表现出来。如购物不会算账,付错钱,严重者连简单的加、减法也不会,甚至不认识数字和算术符号。Alzheimer 病的失用主要为观念性失用和意想运动性失用。常见于中期,表现为丧失已熟练的技能,严重者不会使用任何工具,甚至不能执筷或用勺吃饭。但仍保留运动的肌力和协调。

5.精神异常

早期出现,并常是患者就医的原因,包括情感淡漠、抑郁、躁狂、幻觉、妄想、性格改变及行为异常。白天自言自语或大声说话,恐惧独居,有的怀疑自己年老的配偶有外遇;怀疑子女偷他的钱物,把不值钱的东西藏起来。多数患者有失眠或夜间谵妄。

6.运动系统表现

本病早期运动系统常正常。至中期表现为过度活动不安,如无目的地在室内来回走动,或半夜起床摸东西等。早期与中期神经系统检查可无局部阳性体征,但原始轴反射可较早出现。晚期可出现运动障碍,锥体外系症状多见,主要为肌张力的增高,以后逐渐出现锥体系统症状和体征,或原有锥体外系体征加重,最后呈现强直性或屈曲性四肢瘫痪。

此外,Alzheimer 病患者伴发淀粉样脑血管病者可高达27%～89%,临床上可并发脑出血或皮质下白质脑病,则产生相应的局灶神经系统体征 Alzheimer 病患者视力、视野相对完整。无感觉障碍,少数患者晚期有癫痫发作。肌阵挛性抽跳并非少见。

四、实验室及其他检查

(1)目前尚无确诊 Alzheimer 病的实验室检查方法。血、尿常规及血清检查正常。脑脊液常规检查正常或仅有轻度蛋白增高。已开展对神经递质及一系列生物化学物质、放射免疫、微量元素的研究,试图从脑脊液检查中找出支持 Alzheimer 病的特异生物标志,至今未获得有诊断价值的标志物。脑脊液 β-淀粉样蛋白及其前体蛋白、tua 蛋白,尚处研究阶段。

(2)脑电图大多异常,早期仅有波幅下降或 α 节律变慢。随病情发展,背景脑电图为低和中波幅不规则活动。慢活动不对称也常见。在额叶逐渐重叠有明显的 θ 活动,快活动消失。

(3)CT 和 MRI 检查可见侧脑室扩大和脑沟增宽,额颞叶明显。随病情发展有明显加重的趋势。脑室扩大较皮层萎缩更具有临床意义、因早期 CT 也可能正常,或一部分正常老年人 CT 也可表现脑室扩大和脑沟增宽,因此,CT 对本病的诊断必须与临床结合。MRI 能清楚显示海马,测量海马体积或海马体积与全脑体积的比值,发现 Alzheimer 病患者小于对照组。虽然 MRI 优于 CT 但确诊仍需结合临床。

(4)SPECT(单电子发射计算机断层)显示,脑血流降低,且双颞叶后部和颞顶区血流减少明显,其减少程度与痴呆的严重性成正比,至中晚期则呈弥散性对称性血流减少。PET(正电子发射断层扫描)证明 Alzheimer 病患者的脑代谢活动降低。脑代谢普遍降低,且联合皮质下降显著;初级运动、感觉和视皮质及大部分皮质下结构的代谢活动正常,或轻度下降。95% 患者的葡萄糖代谢下降与其痴呆严重度一致。

(5)神经心理学检查有助于痴呆的诊断与鉴别诊断,但无助于痴呆的病因诊断。常用的痴呆量表有:简易精神状态量表(MMSE)、长谷川痴呆量表(HDS)、韦氏成人智力量表(WAIS - RC)、临床痴呆评定量表(CDR)、Blessed 行为量表(BBS)及 Hachinski 缺血积分量表(HIS)等。

五、诊断与鉴别诊断

(一)诊断

1. ICD - 10 提出的诊断要点

Alzheimer 病的诊断主要根据详尽的病史、临床症状的演变过程,结合神经心理学检查及有关辅助检查等。最终确诊靠病理。国际疾病分类诊断标准第 10 次修订(ICD - 10)提出 Alzheimer 病的诊断要点为以下。

(1)存在痴呆(痴呆描述及诊断要点见前)。

(2)隐袭起病,缓慢进展,通常难以指明起病的时间,但他人会突然察觉到症状的存在,疾病进展过程中会出现明显的高台期。

(3)无临床依据或特殊检查的结果能够提示精神障碍是由其他可引起痴呆的全身性疾病或脑的疾病所致(例如,甲状腺功能低下、高血钙、维生素 B_{12} 缺乏、烟酸缺乏、神经梅毒、正常压力脑积水或硬膜下血肿)。

(4)缺乏突然性、卒中样发作,在疾病早期无局灶性神经系统损害的体征,如轻瘫、感觉丧失、视野缺损及运动协调不良(但这些症状会在疾病晚期出现)。

以上对 Alzheimer 病诊断虽较明确,但临床诊断仍很困难。

2. NINCDS - ADRDA 的诊断标准

目前多采用 NINCDS - ADRDA 的诊断标准,其诊断正确率为 80% ~ 100% , NINCDS - ADRDA 专题工作组将 Alzheimer 病分为很可能、可能和确诊 3 种。很可能的诊断标准如下。

(1)根据临床确诊痴呆,用 MMSE 及 Blessed 痴呆量表等神经心理测试验证。

(2)认知功能有两方面或更多的缺损

(3)记忆和其他认知功能进行性衰退。

(4)无意识障碍,可有精神异常。

(5)发病年龄 40 ~ 90 岁,多在 65 岁以后。

(6)排除可导致记忆和认知功能进行性衰退的躯体疾病或其他脑部疾病。

确诊的标准,除符合以上标准外,并有活检或尸检的病理学依据。CT、MRI、SPECT、PET

等检查有助于诊断。

（二）Alzheimer 病的鉴别诊断

（1）正常老年人的健忘、抑郁症及神经官能症的鉴别。

（2）皮克病：与 Alzheimer 病有许多共同点，常难以鉴别。皮克病是以早期人格改变，自知力差和社会行为衰退为主，而遗忘出现较晚，空间定位和认知障碍也出现较晚。CT 显示额（或）叶萎缩与 Alzheimer 病的弥散性萎缩不同。

（3）脑血管性痴呆：有明确的卒中史、高血压及动脉粥样硬化；急性起病，神经系统有局灶受损的体征；头颅 CT 有局灶病灶等可鉴别（详见血管性痴呆）。

（4）皮质下痴呆：如帕金森病性痴呆、亨廷顿病性痴呆等。这类痴呆的记忆障碍主要是健忘（回忆障碍）而非遗忘。认知功能障碍与思维活动慢有关。无语言障碍但可有构音障碍。最具特点的是早期即出现运动系统不正常，不自主运动、步态不正常等。

六、治疗

本病无特效疗法，以对症治疗为主。

（一）改善脑循环和脑代谢的药物

SPECT 和 PET 已证实 Alzheimer 病患者有脑血流减少和糖代谢减退，使用扩张血管药物增加脑血流及脑细胞代谢的药物可能改善早期症状或延缓疾病的进展。常用的药物有银杏叶提取物、喜得镇、氢化麦角碱、脑通、脑复康、三乐喜、γ－氨酪酸、胞二磷胆碱、脑活素、都可喜等。Alzheimer 病脑血流的减少是因神经细胞退变的结果，故疗效有限。

（二）改善递质障碍有关的药物

Alzheimer 病患者存在递质系统障碍，近年来对胆碱能系统缺陷的治疗研究较多。常用的药物如下。

1. 增强乙酰胆碱合成和释放的突触前用药

如胆碱和卵磷脂。疗效不肯定。

2. 限制乙酰胆碱降解以提高其活性的药物

（1）毒扁豆碱：临床一般每次 6mg，每日 1 次，逐渐加量，显效范围每日 10～24mg，分 4～6 次服用，对学习、记忆、行为似有改善，但使用时间延长疗效降低，不良反应增加。

（2）四氢氨基吖啶或他克林：开始给药每日 40mg，每 6 周增加每日 40mg，第 19 周起每日 160mg，不良反应有恶心、呕吐及肝脏毒性，治疗中应查肝功能。

（3）石杉碱甲或哈伯因：是从中药千层塔中提取的胆碱酶抑制剂，临床观察可改善 Alzheimer 病患者的记忆障碍，每日 50～100μg，不良反应少。

3. 突触后用药即胆碱能激动剂

氨甲酰甲胆碱可显著提高乙酰胆碱系统的活性，但不能通过血－脑屏障，需通过导管脑室给药。治疗后认知、行为和生活能力有改善。不良反应有恶心，少有抑郁。

（三）基因治疗

利用基因重组技术将正常基因替换有缺陷的基因，以达到根治目的，目前尚处研究阶段。

（四）对症治疗

针对 Alzheimer 病患者不同的神经、精神障碍选择药物。行为障碍：合并抑郁者可选抗抑郁药，应选无抗胆碱不良反应的，可用苯环丙胺 10mg，每日 2 次，或苯乙肼 15mg，每日 2 次；对有精神运动兴奋、焦虑、激动、攻击行为者,可选用小剂量强安定剂如泰尔登、氯丙嗪等,但注意血压的下降,以防脑血流下降加重认知损害。

(五)康复治疗

应尽量鼓励患者参与社会和日常活动,包括脑力和体力活动。早期患者多下地活动,维持生活的能力,延缓衰退的速度。加强家庭和社会对患者的照顾、帮助及必要的训练。有视空间功能障碍者,应避免单独外出,以防意外。

七、预后

目前尚无有效抑制 Alzheimer 病进行性发展的方法。Alzheimer 病的病程 5～10 年,多死于并发症。

(毛远红)

第六节　血管性痴呆

血管性痴呆(vascular dementia,VD)是指由脑血管病变引起的认知功能障碍综合征。血管性痴呆是老年期痴呆最常见的类型之一,仅次于阿尔茨海默病。临床上通常表现为波动性病程及阶梯式进展,早期认知功能缺损呈"斑块"状分布。

一、流行病学

65 岁以上人群痴呆患病率为 5%,血管性痴呆患病率为 2%～3%。随年龄增长,血管性痴呆的发病率呈指数增长。卒中后痴呆患病率为 12%～31%。欧美老年期痴呆中血管性痴呆占 20%～30%。目前认为,血管性痴呆是我国老年期痴呆的主要组成部分。

二、危险因素

血管性痴呆的危险因素包括年龄、吸烟、酗酒、文化程度低、高血压病、动脉粥样硬化、糖尿病、心肌梗死、心房颤动、白质损害、脂代谢紊乱、高同型半胱氨酸血症等。负性生活事件、脑卒中家族史、高脂饮食等是血管性痴呆发病相关因素。apoE4 会增加血管性痴呆的危险性。

高血压病是血管性痴呆最重要的危险因素。有效控制高血压,尤其是收缩压,可明显降低血管性痴呆的发生。年龄是比较明确的危险因素。吸烟及酗酒能增加脑卒中和痴呆的危险性。文化程度与血管性痴呆的发病率成负相关。文化程度越高,血管性痴呆发病率越低。

三、病因

病因包括全身性疾病如动脉粥样硬化、高血压病、低血压、心脏疾病(瓣膜病、心律失常、附壁血栓、黏液瘤等)、血液系统疾病(镰状细胞贫血、血黏度增高、血小板增多)及炎性血管病,也可以由颅内病变如腔隙性梗死、Binswanger 病、白质疏松、皮质下层状梗死、多发性梗死、出血(外伤性、自发性、蛛网膜淀粉样血管病)、颅内动脉病、炎症性(肉芽肿性动脉炎、巨细胞性动脉炎)、非炎症性(淀粉样血管病、烟雾病)所致。

四、发病机制

（一）分子机制

神经递质功能异常。

1. 胆碱能通路受损

胆碱能神经元对缺血不耐受。基底前脑胆碱能神经元接受穿通动脉供血，而后者易受高血压影响而发生动脉硬化。缺血性卒中容易损仿胆碱能纤维投射，导致脑内胆碱不足。

2. 兴奋性氨基酸的神经毒性作用

细胞内过量谷氨酸受体激活，继发钙超载，导致大量氧自由基产生，造成线粒体与 DNA 损伤。

3. 局部脑血流改变

慢性脑内低灌注引起海马 CAI 区锥体细胞凋亡及神经元丧失，导致记忆功能障碍。血管性痴呆与脑缺血关系密切：缺血半暗带细胞内钙超载、兴奋性氨基酸、自由基及缺血后的基因表达、细胞凋亡、迟发性神经元坏死等。

（二）遗传机制

伴皮质下梗死和白质脑病的常染色体显性遗传性脑动脉病缺陷基因 Notch3 基因定位于19q12apoE 基因多态性与血管性痴呆关系密切。apoE4 等位基因增加了血管性痴呆的患病危险。

五、病理

血管性痴呆主要病理改变为脑微血管病变，包括脑卒中后严重的筛状变及白质病变。主要累及皮质海马、丘脑、下丘脑、纹状体、脑白质等，导致纹状体－苍白球－丘脑－皮质通路破坏。

六、临床表现

临床表现与卒中发生的部位、大小及次数有关。

（一）认知功能损害

突然起病，病情呈阶梯性进展。早期表现为斑片状认知功能损害，最后出现全面性认知功能障碍。病变部位不同，引起的认知功能障碍领域不同，可表现为皮质、皮质下或两者兼而有之，或仅表现为某一重要部位的功能缺失。左侧大脑半球（优势半球）病变可能出现失语、失用、失读、失写及失算等症状；右侧大脑半球皮质病变可能有视空间障碍。皮质下神经核团及其传导束病变可能出现强哭强笑等症。有时还可出现幻觉、自言自语、木僵、缄默、淡漠等精神行为学异常。

通常首先累及言语回忆和与视空间技能损害有关的执行功能，记忆障碍较轻。因此，血管性痴呆筛查量表不应以记忆障碍作为筛查和评估的主要标准，应改为存在两种以上认知领域损害，可以包括或不包括记忆损害。

（二）精神行为学异常

病程不同阶段出现精神行为学异常，如表情呆滞、强哭、强笑、抑郁、焦虑、情绪不稳和人格改变等。典型的抑郁发作更为常见。

（三）局灶性神经功能缺损症状和体征

多数患者有卒中史或短暂脑缺血发作史，有局灶性神经功能缺损的症状、体征及相应的神经影像学异常。优势半球病变可出现失语、失用、失读、失算等症；大脑右半球皮质病变可出现视空间技能障碍；皮质下神经核团及传导束病变可出现运动、感觉及锥体外系症状，也可出现强哭、强笑等假性球麻痹症状。影像学检查可见多发腔隙性软化灶或大面积脑软化灶，可伴有脑萎缩、脑室扩大及白质脱髓鞘改变。

（四）辅助检查

血液流变学异常、颅内多普勒超声检查可见颅内外动脉狭窄或闭塞。事件相关电位（P300）可辅助判断某些器质性或功能性认知功能障碍。脑电图可见脑血栓形成区域局限性异常。头颅 CT 或 MRI 可见新旧不等的脑室旁、半卵圆中心、底节区低密度病灶并存的特点。

七、临床类型

（一）多发梗死性痴呆

多发梗死性痴呆为最常见的类型，常有一次或多次卒中史，病变可累及皮质、皮质下白质及基底节区。当梗死脑组织容量累积达 80~150mL 时即可出现痴呆。常有高血压、动脉硬化和反复发作的卒中史。典型病程为突然发作、阶梯式进展和波动性认知功能障碍。每次发作遗留不同程度的认知功能损害和精神行为学异常，最终发展为全面性认知功能减退。临床上主要表现为局灶性神经功能缺损症状和体征（如偏瘫、失语、偏盲、假性球麻痹）和突发的认知功能损害。神经影像学可见脑内多发低密度影和脑萎缩。

（二）多发梗死性痴呆

多发梗死性痴呆为单次脑动脉主干闭塞引起的痴呆。大面积脑梗死患者常死于急性期，少数存活者遗留不同程度的认知功能障碍

（三）关键部位梗死性痴呆

关键部位梗死性痴呆是指与脑高级皮质功能相关的特殊部位梗死所致的痴呆，包括皮质（海马与角回）或皮质下（丘脑、尾状核、壳核及苍白球）。

（四）皮质下血管性痴呆

包括多发腔隙性梗死性痴呆、腔隙状态、Binswanger 病、伴皮质下梗死和白质脑病的常染色体显性遗传性脑动脉病、脑淀粉样血管病导致的痴呆，与小血管病变有关。主要表现为皮质下痴呆综合征，即执行功能障碍为主，记忆损害较轻，早期出现精神行为学异常。

（五）分水岭区梗死性痴呆/低灌注性痴呆

急性脑血流动力学改变（如心搏骤停、脱水、低血压）后分水岭梗死所致痴呆。

（六）出血性痴呆

出血性痴呆指脑出血及慢性硬膜下血肿造成的痴呆。蛛网膜下隙出血及正常颅压脑积水导致的痴呆是否包括在内尚有争议。

（七）其他病因引起的痴呆

其他病因引起的痴呆包括原因不明和罕见的脑血管病引起的痴呆，如烟雾病和先天性血管异常等合并的痴呆。

八、诊断标准

美国国立神经系统疾病与卒中研究所和瑞士国际神经科学研究协会（NINDS - AIREN）诊断标准如下。

（一）临床很可能（probable）血管性痴呆

1. 痴呆符合诊断标准

美国《精神障碍诊断与统计手册》第4版（DSM - N）- R诊断标准主要表现为认知功能明显下降，尤其是自身前后对比。神经心理学检查证实有两个以上认知领域的功能障碍（如记忆、定向、注意、计算、言语、视空间技能及执行功能），其严重程度已干扰日常生活，并经神经心理学测查证实。同时排除意识障碍、神经症、严重失语及脑变性疾病（额颞叶痴呆、路易体痴呆及帕金森痴呆等）或全身性疾病所引起的痴呆。

2. 脑血管疾病的诊断

符合1995年全国第四届脑血管病专题会议制订的相关标准。临床表现有脑血管疾病引起的局灶性神经功能缺损症状和体征，如偏、中枢性面舌瘫、感觉障碍、偏盲及言语障碍等，符合头颅CT或MRI上相应病灶，可有或无卒中史。Hachinski缺血评分≥7分。影像学检查（头颅CT或MRI）有相应的脑血管病证据，如多发脑梗死、多个腔隙性脑梗死、大血管梗死、重要部位单个梗死（如丘脑、基底前脑）或广泛的脑室周围白质病变。

3. 痴呆与脑血管疾病密切相关

卒中前无认知功能障碍。痴呆发生在脑卒中后的3个月内，并持续3个月以上。或认知功能障碍突然加重、波动或呈阶梯样逐渐进展。支持血管性痴呆诊断：早期认知功能损害不均匀（斑块状分布）；人格相对完整；病程波动，多次脑卒中史；可呈现步态障碍、假性球麻痹等体征；存在脑血管病的危险因素；Hachinski缺血量表≥7分。

（二）可能为（possible）血管性痴呆

（1）符合痴呆诊断。

（2）有脑血管病和局灶性神经系统体征。

（3）痴呆和脑血管病可能有关，但在时间或影像学方面证据不足。

（三）确诊血管性痴呆

（1）临床诊断为很可能或可能的血管性痴呆。

（2）尸检或活检证实不含超过年龄相关的神经元纤维缠结（NFTS）和老年斑（SP）数及其他变性疾患组织学特征。

当血管性痴呆合并其他原因所致的痴呆时，建议用并列诊断，而不用"混合性痴呆"的诊断。

九、鉴别诊断

（一）阿尔茨海默病

阿尔茨海默病患者的认知功能障碍以记忆障碍为主，呈进行性下降。血管性痴呆患者早期表现为斑片状认知功能损害，主要表现为执行功能受损。病程呈波动性进展或阶梯样加重。脑血管病史、神经影像学改变及Hachinski缺血量表有助于鉴别血管性痴呆与阿尔茨海默病。评分≥7分者为血管性痴呆；5~6分者为混合性痴呆；≤4分者为阿尔茨海默病。

（二）谵妄

谵妄是以意识障碍为特征的急性脑功能障碍综合征。除意识障碍外,还有丰富的视幻觉及听幻觉,症状在短时间(数小时或数天)内出现,并且1d中有波动趋势。

（三）正常颅压性脑积水

当血管性痴呆患者出现脑萎缩或脑室扩大时,需要与本病鉴别。后者主要表现为进行性认知功能损害、共济失调步态和尿失禁三大主征。隐匿起病,无明确的脑卒中史,影像学无脑梗死的证据。

（四）某些精神症状

卒中累及额颞叶可能出现某些精神症状,如淡漠、欣快、易激惹,甚至出现幻觉。优势半球顶叶损害可出现Gerstmann综合征(失写、失算、左右分辨障碍及手指失认)及体象障碍等,容易误诊为痴呆。但上述症状与脑血管病同时发生,随病情加重而加重,随病情好转而好转,甚至消失。症状单一,持续时间短暂不能认为是痴呆。

（五）去皮质状态

去皮质状态多由于严重或多次卒中所致双侧大脑半球广泛的损害。患者无思维能力,但保留脑干的生理功能,视、听反射正常。肢体可出现无意识动作。可以进食,但不能理解语言,不能执行简单的命令。而痴呆患者能听懂别人的叙述,执行简单的命令,保留一定的劳动与生活能力。

（六）各型失语

患者不能言语或者不能理解他人的言语,但患者一般能有条不紊地处理自己的日常生活和工作。行为合理,情绪正常。也可以借助某种表情或动作与他人进行简单的信息交流。痴呆患者早期一般无明显言语障碍。有自发言语,也能听懂别人的语言。

（七）麻痹性痴呆

麻痹性痴呆属于3期脑实质性梅毒。主要表现为进行性认知功能损害,常合并有某些神经系统体征如瞳孔异常、腱反射减低及共济失调步态等,有特异性血清学及脑脊液免疫学阳性结果。

（八）皮质－纹状体－脊髓变性

通常表现为迅速进展的痴呆,伴小脑性共济失调、肌阵挛。

十、血管性痴呆与血管性认知功能障碍

血管性痴呆传统的诊断标准要求患者有记忆力下降和其他认知领域功能损害,其严重程度达到痴呆标准,该诊断标准具有明显的局限性。首先,血管性痴呆诊断标准是建立在阿尔茨海默病的概念上,但记忆障碍并非是血管性痴呆的典型症状。其次,血管性痴呆的诊断需要认知功能损害程度达到痴呆诊断标准,客观上阻止了识别早期血管性痴呆患者,使其失去有效治疗和防止认知功能损害持续进展的最佳时机。为此,一些学者建议用血管性认知功能障碍(vascular cognitive impairment,VCD)取代血管性痴呆。

血管性认知功能障碍是指由脑血管病引起或与脑血管病及其危险因素密切相关的各种程度的认知功能损害,包括非痴呆血管性认知功能障碍、血管性痴呆和伴有血管因素的阿尔茨海默病即混合性痴呆。血管性认知功能障碍比血管性痴呆所包括的范围更为广泛,包括血管因

素引起的所有认知功能障碍。血管危险因素或脑卒中史是诊断血管性认知功能障碍所必需，局灶性神经功能缺损体征、突发性、阶梯样进展的病程特点不是血管性认知功能障碍诊断所必需。Hachinski 缺血量表对血管性认知功能障碍诊断非常有用。血管性认知功能障碍概念的提出为血管病所致认知功能损害的早期预防和干预提供了理论依据。

十一、混合性痴呆

混合性痴呆是指既具有阿尔茨海默病典型的临床表现，同时又具备血管性危险因素的痴呆患者。脑血管性损害和原发退行性改变同时存在。至少 1/3 的阿尔茨海默病患者存在血管性损害，而 1/3 的血管性呆患者存在阿尔茨海默病样病理学改变。阿尔茨海默病患者的血管性损害促进临床症状的发展，存在 1 次或 2 次腔隙性卒中时，表现出临床症状的风险增加 20 倍。最常见的混合性痴呆类型是具有典型阿尔茨海默病临床特征的患者在卒中后症状突然恶化。这种混合性痴呆类型称为"卒中前痴呆"。另一个常见的现象是有"单纯性"阿尔茨海默病症状的痴呆患者存在血管损害，这种"无症状"血管损害只有在神经影像学检查或组织活检时才能发现。目前很可能低估了在临床诊断为阿尔茨海默病的患者中血管损害对痴呆的促成作用。高龄个体中，单纯性阿尔茨海默病并不能在所有患者中出现临床痴呆症状。腔隙性卒中促成了许多阿尔茨海默病患者痴呆的临床表现。血管损害很可能在晚发性阿尔茨海默病患者中起非常重要的作用。为了描述痴呆的不同类型，Alaria 和 Ballard 提出了一种连续统一体，其中一端是单纯性阿尔茨海默病，另一端是单纯性血管性痴呆，在两者之间出现了不同的组合。单纯性血管性痴呆和单纯性阿尔茨海默病的诊断通常采用各自的标准（NINDS - AIREN 和 NINCDS - ADRDA），而阿尔茨海默病伴 CVD 或混合性痴呆的诊断则有困难。通过询问照料者以确定先前是否存在 MCI 症状有助于识别卒中导致症状加重的早期阿尔茨海默病患者。在某些患者中，缺血评分也可能提供倾向于血管性病因的证据。

十二、治疗

血管性痴呆的治疗分为预防性治疗和对症治疗。预防性治疗着眼于血管性危险因素的控制，即卒中的一级和二级预防。对症治疗即三级预防，主要包括痴呆的治疗。

（一）一级预防

主要是控制血管性痴呆危险因素如高血压病、糖尿病、脂代谢紊乱、肥胖、高盐高脂饮食、高凝状态、脑卒中复发、心脏病、吸烟、睡眠呼吸暂停综合征及高同型半胱氨酸血症等。积极治疗卒中急性期的心律失常、充血性心力衰竭、癫痫及肺部感染有助于血管性痴呆预防。颅内外血管狭窄者进行介入治疗、球囊扩张术、颈动脉支架成形术改善脑血供。有高血压病、脑动脉硬化及卒中史者，定期进行认知功能测查。一旦发现认知功能减退，应积极给予治疗。重点预防卒中复发。低灌注引起者应增加脑灌注，禁用降压治疗。

（二）二级预防

主要是指脑血管病的处理，包括脑卒中急性期与康复期治疗及脑卒中复发的防治。积极改善脑循环、脑细胞供氧，预防新血栓与再梗死等。脑卒中急性期积极治疗脑卒中，防治各种并发症，改善脑功能，避免缺血脑细胞受到进一步损害。

（三）支持治疗

维持良好的心肺功能，保持水、电解质和酸碱平衡；警惕心律失常、心肌梗死和心力衰竭的发生;保证营养摄入,必要时可采取鼻饲或静脉营养。

(四)血压的管理

合理缓慢降压对防治脑卒中极为重要。卒中急性期除非血压过高,一般不主张降压治疗,以免血压过低导致脑灌注锐减而使梗死加重。治疗收缩型高血压(收缩压高于 21.3kPa/160mmHg,舒张压低于 12.7kPa/95mmHg)比收缩一舒张型高血压(收缩压高于 21.3kPa/160mmHg,舒张压高于 12.7kPa/95mmHg)更为重要。可口服卡托普利,或静脉注射拉贝洛尔;对血压降低后血容量不足者可给予多巴胺等升压药物。

(五)溶栓及抗凝药物的使用

早期识别急性脑血管病,防止缺血半暗区进一步扩大并促使其恢复;预防脑卒中复发;消除或控制卒中后痴呆的危险因素;积极治疗并发症均可预防血管性痴呆的发生与发展。

(六)高压氧治疗

增加血氧含量、提高血氧分压、加大血氧弥散距离、改善脑组织病变部位血液供应,保护缺血半影区,促进神经组织的恢复与再生,减轻缺血再灌流脑损伤,减少自由基损伤,以改善血管性痴呆患者的认知功能及精神行为学异常。

(七)三级预防

主要指对认知功能障碍的处理。主要包括胆碱酯酶抑制药、神经营养和神经保护药、N-甲基-D 天冬氨酸(N-methyl-D-aspartate,NMDA)受体拮抗剂、抗氧化药、改善微循环、益智药、激素替代治疗和抗感染治疗等。目前血管性痴呆的治疗分为作用于胆碱能及非胆碱能系统两大类。

1. 作用于胆碱能的药物

胆碱酯酶抑制剂,如乙酰胆碱酯酶抑制剂(acetylcholinesterase inhibitor,Achel)已开始用于轻中度血管性痴呆治疗。代表药物有盐酸多奈哌齐、重酒石酸卡巴拉汀和加兰他敏等。

(1)多奈哌齐(donepezil,安理申):一日 5~10mg 口服能改善轻中度血管性痴呆和混合性痴呆患者的认知功能。不良反应有恶心、呕吐、腹泻、疲劳和肌肉痉挛;但在继续治疗中会消失。无肝毒性。

(2)重酒石酸卡巴拉河汀(rivastigmine,艾斯能):为丁酰胆碱酯酶和乙酰胆碱酯酶双重抑制剂。口服吸收好,易通过血-脑屏障,对中枢神经系统的胆碱酯酶具有高度选择性,改善皮质下血管性痴呆患者的注意力、执行功能、日常生活能力和精神行为学异常。

(3)加兰他敏(galantamine):具有抑制胆碱酯酶和调节烟碱型胆碱受体(NACHR)而增加胆碱能神经传导的双重调节作用。能明显改善血管性痴呆及轻中度阿尔茨海默病伴 CVD 患者的认知功能、整体功能、日常生活活动能力和精神行为学异常。

(4)石杉碱甲(huperzia A):是我国科技人员从植物药千层塔中分离得到的一种选择性、可逆性 AChEI,可选择性降解中枢神经系统的乙酰胆碱,增加神经细胞突触间隙乙酰胆碱浓度,适用于轻中度血管性痴呆患者。

2. 非胆碱能药物

(1)脑代谢活化剂:代表药物有吡拉西坦(脑复康)、奥拉西坦、胞二磷胆碱、氢麦角碱、都可喜、脑活素、双氢麦角碱等。吡拉西坦诱导钙内流,改善再记忆过程,还可提高脑葡萄糖利用率和能量储备,促进磷脂吸收及 RNA 与蛋白质合成,具有激活、保护和修复神经细胞的作用。

都可喜为阿米三嗪和萝巴辛的复方制剂。可加强肺泡气体交换。增加动脉血氧分压和血氧饱和度,有抗缺氧及改善脑代谢和微循环的作用,尚可通过其本身的神经递质作用促进脑组织新陈代谢。双氢麦角碱能改善脑循环,促进脑代谢,直接作用于中枢神经系多巴胺和 5 - 羟色胺受体,有增强突触前神经末梢释放递质与刺激突触后受体的作用;改善神经传递功能;抑制 ATP 酶、腺苷酸环化酶的活性,减少 ATP 分解,从而改善细胞能量平衡,使神经元电活动增加。甲氯芬酯(氯酯醒)可抑制体内某些氧化酶,促进神经元氧化还原作用,增加葡萄糖的利用,兴奋中枢神经系统。改善学习和记忆。另外,胞二磷胆碱、脑活素、细胞色素 c、ATP、辅酶 A 等亦可增强脑代谢。

(2)脑循环促进剂:减少脑血管阻力,增加脑血流量或改善血液黏滞度,提高氧利用度,但不影响正常血压。常用的有麦角衍生物,代表药物双氢麦角碱和尼麦角林,能阻断 α 受体,扩张脑血管,改善脑细胞代谢。

(3)脑血管扩张药:代表药物钙离子通道阻滞剂尼莫地平,属于二氢吡啶类钙通道阻滞药,作用于 L 型钙通道,具有良好的扩张血管平滑肌的作用,增加容量依赖性脑血流量,减轻缺血半暗带钙超载。每天口服 90mg,连续 12 周,可改善卒中后皮质下血管性痴呆的认知功能障碍。对小血管病特别有效,对皮质下血管性痴呆有一定益处。

(4)自由基清除剂,如维生素 E、维生素 C 及银杏叶制剂。早期给予银杏叶制剂可以改善脑血液循环、清除自由基,保护脑细胞,起到改善痴呆症状及延缓痴呆进展的作用。

(5)丙戊茶碱(propentofylline):抑制神经元腺苷重摄取、cAMP 分解酶,还可通过抑制过度活跃的小胶质细胞和降低氧自由基水平而具有神经保护作用,能改善血管性痴呆患者的认知功能和整体功能。

(6)N - 甲基 - D - 天冬氢酸(NMDA)受体阻断剂:代表药物有美金刚,被认为是治疗血管性痴呆最有前途的神经保护剂,能与 AChEI 联合应用。

(7)精神行为学异常的治疗:抗精神障碍药物用量应较成年人低。抑郁状态宜采用毒性较小的药物,如选择性 5 - 羟色胺再摄取抑制剂和 NE 再摄取抑制剂。还可配合应用情绪稳定剂如丙戊酸钠等。

十三、康复与护理

由于血管性痴呆患者通常表现为斑片状认知功能障碍,且常合并局灶性神经功能缺损体征,心理治疗、语言和肢体功能训练较阿尔茨海默病有一定的侧重性。

(毛远红)

第七节　脑损伤

脑损伤是指暴力作用于头部造成的脑组织器质性损伤。根据致伤物、受力程度等因素不同,将伤后脑组织是否与外界相通而分为开放性和闭合性脑损伤;前者多由锐器或火器直接造成,均伴有头皮裂伤、颅骨骨折、硬脑膜破裂和脑脊液漏;后者为头部受到钝性物体或间接暴力所致,往往头皮颅骨完整,或即便头皮、颅骨损伤,但硬脑膜完整,无脑脊液漏,为闭合性脑损伤。

根据脑损伤发生的时间,可将顿脑损伤分为原发性和继发性脑损伤,前者主要是指暴力作用在脑组织的一瞬间所造成损伤,即神经组织和脑血管的损伤,表现为神经纤维的断裂和传出功能障碍,不同类型的神经细胞功能障碍甚至细胞的死亡,包括脑震荡、脑挫裂伤等;后者是指受伤一定时间后出现的脑损伤,包括脑缺血、颅内血肿、脑肿胀、脑水肿和颅内压升高等。

一、脑震荡

脑震荡又称轻度创伤性脑损害,头部受力后在临床上观察到有短暂性脑功能障碍,系由轻度脑损伤所引起的临床综合征,其特点是头部外伤后短暂意识丧失,旋即清醒,除有近事遗忘外,无任何神经系统缺损表现。脑的大体标本上无肉眼可见到的神经病理改变,显微病理可有毛细血管充血、神经元胞体肿大、线粒体和轴索肿胀。

(一)临床表现

1. 意识改变

受伤当时立即出现短暂的意识障碍,对刺激无反应,可完全昏迷,常为数秒或数分钟,大多不超过半个小时。个别出现为期较长的昏迷,甚至死亡。

2. 短暂性脑干症状

伤情较重者在意识改变期间可有面色苍白、出汗、四肢肌张力降低、血压下降、心动徐缓、呼吸浅慢和各生理反射消失。

3. 无意识凝视或语言表达不清

4. 语言和运动反应迟钝

回答问题或遵嘱运动减慢。

5. 注意力易分散

不能集中精力,无法进行正常的活动。

6. 定向力障碍

不能判断方向、日期、时间和地点。

7. 语言改变

急促不清或语无伦次,内容脱节或陈述无法理解。

8. 动作失调

步态不稳,不能保持连贯的行走。

9. 情感夸张

不适当的哭泣,表情烦躁。

10. 记忆缺损

逆行性遗忘,反复问已经回答过的同一问题,不能在5min之后回忆起刚提到的3个物体的名称。

11. 恢复期表现

头痛、头昏、恶心、呕吐、耳鸣、失眠等症状。通常在数周至数月内逐渐消失,有的患者症状持续数月甚至数年,即称脑震荡后综合征或脑外伤后综合征。

12. 神经系统检查

可无阳性体征。

（二）辅助检查和神经影像检查

1. 实验室检查

腰椎穿刺颅内压正常；脑脊液无色透明，不含血，白细胞计数正常。

2. 神经影像检查

头颅 X 检查，有无骨折发现。

（三）诊断

诊断主要以受伤史、伤后短暂意识障碍、近事遗忘、无神经系统阳性体征作为依据。目前尚缺乏客观诊断标准，常需参考各种辅助方法，如腰穿测压、颅骨平片。

（四）治疗

1. 观察病情变化

伤后短时间内可在急诊科观察，密切注意意识、瞳孔、肢体运动和生命体征的变化。对于离院患者，嘱其家属在当日密切注意头痛、恶心、呕吐和意识障碍，如症状加重即来院检查。

2. 无须特殊治疗

卧床休息，急性期头痛、头晕较重时，嘱其卧床休息，症状减轻后可离床活动。多数患者在 2 周内恢复正常，预后良好。

3. 对症治疗

头痛时可给予罗通定等镇痛剂。对有烦躁、忧虑、失眠者可给予地西泮，三溴合剂等药物。

二、弥散性轴索损伤

弥散性轴索损伤（DAI）是指头部遭受加速性旋转暴力时，在剪应力的作用下，脑白质发生的以神经轴索断裂为特征的一系列病理生理变化。

病理改变主要以位于脑的中轴部（胼胝体、脑白质、脑干上端背外侧及小脑上脚等处）的挫伤、出血或水肿为主。

大体改变：组织间裂隙及血管撕裂性出血灶。镜下检查可见神经轴索断裂、轴浆溢出，并可见轴索断裂形成的圆形轴缩球及血细胞溶解后的含铁血黄素。

（一）临床表现

1. 意识障碍

意识障碍是其典型的表现，通常 DAI 均有脑干损伤表现，且无颅内压增高。受伤当时立即出现昏迷，且昏迷时间较长。神志好转后，可因继发性脑水肿而再次昏迷。

2. 瞳孔变化

如累及脑干，可有一侧或双侧瞳孔散大。对光反应消失，或同向性凝视。

（二）辅助检查

1. 血常规检查

了解应激状况。

2. 血生化检查

鉴别昏迷因素。

3. 头颅 CT 扫描

可见大脑皮质与髓质交界处、胼胝体、脑干、内囊区或第三脑室周围有多个点或片状出血灶，常以脑挫伤改变作为诊断标准。

4.头颅 MRI 扫描

可精确反映出早期缺血灶、小出血灶和轴索损伤改变。

(三)诊断

(1)创伤后持续昏迷 6h 以上。

(2)CT 扫描显示脑白质、第三脑室、胼胝体、脑干及脑室内出血。

(3)颅内压正常但临床状况差。

(4)无颅脑明确结构异常的创伤后持续植物状态。

(5)创伤后弥散性脑萎缩。

(6)尸检 DAI 可见的病理征象。

(四)治疗及预后

(1)对 DAI 的治疗仍沿用传统的综合治疗方式,无突破性进展。此病预后差,占颅脑损伤早期死亡的 33%。

(2)脱水治疗。

(3)昏迷期间加强护理,防止继发感染。

三、脑挫裂伤

暴力作用于头部时,着力点处颅骨变形或发生骨折,同时脑组织在颅腔内大幅度运动,导致脑组织着力点或冲击点损伤,均可造成脑挫伤和脑裂伤,由于两种改变往往同时存在,故又统称脑挫裂伤。前者为脑皮质和软脑膜仍保持完整;而后者,有脑实质及血管破损、断裂,软脑膜撕裂。脑挫裂伤的显微病理表现为脑实质点片状出血,水肿和坏死。脑皮质分层结构不清或消失,灰质与白质分界不清。脑挫裂伤常伴有邻近的局限性血管源性脑水肿和弥散性脑肿胀。外伤性急性脑肿胀又称弥散性脑肿胀(DBS),是指发生在严重的脑挫裂伤和广泛脑损伤之后的急性继发性脑损伤,以青少年多见。治疗以内科为主。

(一)临床表现

1.意识障碍

受伤当时立即出现,一般意识障碍时间均较长,短者半小时、数小时或数日,长者数周、数月,有的为持续昏迷或植物状态。

2.生命体征改变

常较明显,体温多在 38℃ 左右,脉搏和呼吸增快,血压正常或偏高。如出现休克,应注意全身检查。

3.局灶症状与体征

受伤当时立即出现与伤灶相应的神经功能障碍或体征,如运动区损伤的锥体束征、肢体抽搐或瘫痪,语言中枢损伤后的失语及昏迷患者脑干反应消失等。颅内压增高为继发脑水肿或颅内血肿所致。尚可有脑膜刺激征。

4.头痛、呕吐

患者清醒后有头痛、头晕、恶心呕吐、记忆力减退和定向力障碍。

(二)检查

1.实验室检查

(1)血常规:了解应激状况。

（2）血气分析：可有血氧低、高二氧化碳血症存在。

（3）脑脊液检查：脑脊液中有红细胞或血性脑脊液。

2. 神经影像学检查

（1）头颅 X 平片：多数患者可发现有颅骨骨折。

（2）头颅 CT 扫描：了解有无骨折、有无中线移位及除外颅内血肿。

（3）头颅 MRI 扫描：不仅可以了解具体脑损伤部位、范围及其周围脑水肿情况，而且尚可推测预后。

（三）常规治疗

（1）轻型脑挫裂伤患者，通过急性期观察后，治疗与弥散性轴索损伤相同。

（2）抗休克治疗：如合并有休克的患者首先寻找原因，积极抗休克治疗。

（3）重型脑挫裂伤患者，应送重症监护病房。

（4）对昏迷患者，应注意维持呼吸道通畅。

（5）对来院患者呼吸困难者，立即行气管插管连接人工呼吸机进行辅助呼吸。对呼吸道内分泌物多影响气体交换，且估计昏迷时间较长者（3～5d 以上），应尽早行气管切开术。

（6）对伴有脑水肿的患者，应适当限制液体入量，并结合脱水治疗。

（7）脱水治疗颅内压仍在 40～60mmHg（5.32～7.98kPa）会导致严重脑缺血或诱发脑疝，可考虑行开颅去骨瓣减压和（或）脑损伤灶清除术。

（8）手术指征：对于脑挫裂伤严重，局部脑组织坏死伴有脑水肿和颅内压增高的患者，经各种药物治疗无效，症状进行性加重者。具体方法：清除挫伤坏死的脑组织及小的出血灶，再根据脑水肿、脑肿胀的情况进行肌下减压或局部去骨瓣减压。

（四）其他治疗

（1）亚低温治疗，维持体温 33℃～34℃，多针对重型或特重型脑外伤患者。

（2）药物治疗：糖皮质激素、改善脑细胞代谢、止血剂等。

（3）高压氧疗法（HBO）。

四、脑干损伤

脑干原发损伤在头、颈部受到暴力后可以立即出现，多不伴有颅内压增高表现。病理变化有脑干神经组织结构紊乱、轴索断裂、挫伤和软化。由于脑干内除脑神经核团、躯体感觉运动传导束外，还有网状结构和呼吸、循环等生命中枢，故其致残率和病死率均较高。

原发性脑干损伤的病理变化常为脑挫伤伴灶性出血和水肿，多见于中脑被盖区，脑桥及延髓被盖区次之。继发性脑干损伤常因严重颅内高压致脑疝形成，脑干受压移位，变形使血管断裂可引起出血和软化等继发病变。

（一）临床表现

1. 典型表现

多为伤后立即陷入持续昏迷状态，生命体征多有早期紊乱，表现为呼吸节律紊乱，心跳及血压波动，双瞳大小多变，眼球斜视，四肢肌张力增高，去皮质强直状态，伴有锥体束征。多有高热、消化道出血、顽固性呃逆、甚至脑性肺水肿。

2. 中脑损伤表现

意识障碍突出，瞳孔可时大时小双侧交替变化，去皮质强直。

3.脑桥损伤表现

除持久意识障碍外,双瞳常极度缩小,角膜反射及嚼肌反射消失,呼吸节律不整,呈现潮式呼吸或抽泣样呼吸。

4.延髓损伤表现

主要为呼吸抑制和循环紊乱,呼吸缓慢、间断,脉搏快弱、血压下降,心眼反射消失。

(二)辅助检查

1.腰椎穿刺

脑脊液多呈血性,压力多为正常或轻度升高,当压力明显升高时,应除外颅内血肿。

2.头颅 X 线片检查

往往多伴有颅骨骨折。

3.头颅 CT 扫描

在伤后数小时内检查,可显示脑干有点片状高密度区,脑干肿大,脚间池、桥池、四叠体池及第四脑室受压或闭塞。

4.头颅及上颈段 MRI 扫描

有助于明确诊断,了解伤灶部位和范围。

5.脑干诱发电位

波峰潜伏期延长或分化不良。

(三)治疗

(1)一般治疗措施同脑挫裂伤。

(2)对一部分合并有颅内血肿者,应及时诊断和手术。对合并有脑水肿或弥散性轴索损伤及脑肿胀者,应用脱水药物和激素等予以控制。

(3)伤后 1 周,病情较为稳定时,为保持患者营养,应由胃管进食。

(4)对昏迷时间较长的患者,应加强护理,防止各种并发症。

(5)有条件者,可行高压氧治疗,以助于康复。

五、下丘脑损伤

单纯下丘脑损伤少见,多伴有严重脑干损伤和(或)脑挫裂伤,可引起神经－内分泌紊乱和机体代谢障碍。其损伤病理多为灶性出血、水肿、缺血、软化及神经细胞坏死,偶可见垂体柄断裂和垂体内出血。

(一)临床表现

(1)意识与睡眠障碍。

(2)循环及呼吸紊乱。

(3)体温调节障碍,中枢性高热,高达 41℃甚至 42℃。

(4)水电解质代谢紊乱,尿崩。

(5)糖代谢紊乱。

(6)消化系统障碍。

(7)间脑发作。

(二)诊断

通常只要有某些代表丘脑下部损伤的征象,即可考虑伴有此部位的损伤。

（三）治疗

与原发性脑干损伤基本相同。需加强监测。

（毛远红）

第八节　颅内血肿

一、概述

颅内血肿属颅脑损伤严重的继发性病变，在闭合性颅脑损伤中约占 10%；在重型颅脑损伤中占 40%～50%。颅内血肿继续发展，容易导致脑疝。因此，颅内血肿的早期诊断和及时手术治疗非常重要。

一般而言，急性颅内血肿量幕上超过 20mL，幕下 10mL 即可引起颅内压增高症状。由于脑实质不能被压缩，所以调节颅内压作用主要在脑脊液和脑血容量之间进行。颅内压增高时只有 8% 的颅腔代偿容积。若颅内高压的发生和发展较为缓和，颅腔容积的代偿力可以充分发挥，这在内压监测示容积压力曲线上可以看到。若颅内高压的发生与发展十分急骤，超出容积代偿力，越过容积压力曲线的临界点，则可很快进入失代偿期。此时，颅腔容积的顺应性极差，即使从脑室入出 1mL 脑脊液，亦可使压力下降 0.4kPa（3mmHg）以上。若颅内高压达到平均体动脉压水平时，脑灌注压已少于 2.6kPa（20mmHg），则脑血管趋于闭塞，中枢血液供应濒临中断，患者将陷于脑死亡状态。

颅内血肿类型如下。

1. 按血肿在颅内结构的解剖层次不同可分为 3 种类型

（1）硬脑膜外血肿：指血肿形成于骨与硬脑膜之间者。

（2）硬脑膜下血肿：指血肿形成于硬脑膜与蛛网膜之间者。

（3）脑内（包括脑室内）血肿：指血肿形成于脑实质内或脑室内者。

2. 按血肿的症状出现时间的不同亦分为 3 型

（1）急性型：伤后 3d 内出现者，大多数发生在 24h 以内。

（2）亚急性型：伤后 4～21d 出现者。

（3）慢性型：伤后 3 周以后出现者。

3. 特殊部位和类型的血肿

如颅后窝血肿、多发性血肿等。因其各有临床特点而与一般血肿有所区别。

（一）临床表现

1. 症状与体征

（1）头痛、恶心、呕吐：血液对脑膜的刺激或颅内血肿引起颅内压增高可引起症状。一般情况下，脑膜刺激所引起的头痛、恶心和呕吐较轻。在观察中若症状加重，出现剧烈头痛、恶心和频繁呕吐时，可能有颅内血肿，应结合其他症状或必要时采用辅助检查加以确诊。

（2）意识改变：进行意识障碍为颅内血肿的主要症状之一。颅内血肿出现意识变化过程，与原发性脑损伤的轻重有密切关系，通常有 3 种情况：原发性脑损伤较轻，可见到典型的"中间清醒期"（昏迷→清醒→再昏迷），昏迷出现的早晚与损伤血管的大小或出血的急缓有关，短者仅 20～30min，长者可达数日，但一般多在 24h 内。有的伤后无昏迷，经过一段时间后出现昏迷（清醒→昏迷），多见于小儿，容易导致漏诊；若原发性脑损伤较重，则常表现为昏迷程度进行性加深（浅昏迷→昏迷），或一度稍有好转后又很快恶化（昏迷→好转→昏迷）；若原发性脑损伤过于严重，可表现为持续性昏迷。一般认为，原发性昏迷时间的长短取决于原发性脑损伤的轻重，而继发性昏迷出现的迟早主要取决于血肿形成的速度。所谓的中间清醒期或中间好转期，实质上就是血肿逐渐长大，脑受压不断加重的过程，因而，在此期内，伤员常有躁动、嗜睡、头痛和呕吐加重等症状。在排除了由于药物引起的嗜睡或由于尿潴留等原因引起的躁动后，即应警惕有并发颅内血肿的可能。

（3）瞳孔改变：对于颅内血肿者，阳性体征的出现极为重要。一侧瞳孔进行性散大，光反应消失，脑幕切迹疝的重要征象之一。在瞳孔散大之前，常有短暂的瞳孔缩小，这是动眼神经受刺激的表现。瞳孔散大多出现在血肿的同侧，但约 10% 的伤员发生在对侧。若脑疝继续发展，则脑干受压更加严重，中眼神经核受损，可出现两侧瞳孔均散大，表明病情已进入垂危阶段。

一般情况下，出现两侧瞳孔散大，可迅速注入脱水药物，如一侧缩小而另一侧仍然散大，则散大侧多为脑疝或血肿侧；如两侧瞳孔仍然散大，则表示脑疝未能复位，或由于病程已近晚期，脑干已发生缺血性软化。若术前两侧瞳孔均散大，将血肿清除后，通常总是对侧瞳孔先缩小，然后血肿侧缩小；如术后血肿侧瞳孔已缩小，而对侧瞳孔仍然散大，或术后两侧瞳孔均已缩小，但经过一段时间后对侧瞳孔又再次散大，多表示对侧尚有血肿；如术后两侧瞳孔均已缩小，病情一度好转，但经一段时间后手术侧的瞳孔再度散大，应考虑有复发性血肿或术后脑水肿的可能，还应及时处理。瞳孔散大出现的早晚，也与血肿部位有密切关系。颞区血肿，瞳孔散大通常出现较早，额极区血肿则出现较晚。

（4）生命体征变化：颅内血肿者多有生命体征的变化。血肿引起颅内压增高时，可出现库欣反应，血压出现代偿性增高，脉压增大，脉搏徐缓、充实有力，呼吸减慢、加深。血压升高和脉搏减慢常较早出现。颅后窝血肿时，则呼吸减慢较多见。随着颅内压力的不断增高，延髓代偿功能衰竭，出现潮式呼吸乃至呼吸停止，随后血压亦逐渐下降，并在呼吸停止后，经过一段时间心跳亦停止。如经复苏措施，心跳可恢复，但如血肿未能很快清除，则呼吸恢复困难。一般而言，如果血压、脉搏和呼吸 3 项中有 2 项的变化比较肯定，对颅内血肿的诊断有一定的参考价值。但当并发胸腹腔脏器损伤并发休克时，常常出现血压偏低、脉搏增快，此时颅内血肿的生命体征变化容易被掩盖，必须提高警惕。

（5）躁动：常见于颅内血肿伤员，容易被临床医师所忽视，或不做原因分析即给予镇静剂，以致延误早期诊断。躁动通常发生在中间清醒期的后一阶段，即在脑疝发生（继发性昏迷）前出现。

（6）偏瘫：幕上血肿形成小脑幕切迹疝后，疝出的脑组织压迫同侧大脑肿，引起对侧中枢性面瘫和对侧上下肢瘫痪，同时伴有同侧瞳孔散大和意识障碍，也有少数伤员的偏瘫发生在血肿的同侧，这是因为血肿将脑干推移致对侧，使对侧大脑肿与小脑幕游离缘相互挤压，这时偏瘫与瞳孔散大均发生在同一侧，多见于硬脑膜下血肿；血肿直接压迫大脑运动区，由于血肿的位置多偏低或比较局限，故瘫痪的范围也多较局限，如额叶血肿和额颞叶血肿仅出现中枢性面瘫或中枢性面瘫与上肢瘫，范围较广泛的血肿亦可出现偏瘫，但一般瘫痪的程度多较轻，有时随着血肿的发展,先出现中枢性面瘫,而后出现上肢瘫,最后出现下肢瘫。矢状窦旁的血肿可出现对侧下肢单瘫,跨矢状窦的血肿可出现截瘫。左侧半球血肿还可伴有失语;由伴发的脑挫裂伤直接引起,这种偏瘫多在伤后立即出现。

(7)去脑强直:在伤后立即出现此症状,应考虑为原发性脑干损伤。如在伤后观察过程中出现此症状时,则为颅内血肿或脑水肿继发性脑损害所致。

(8)其他症状:婴幼儿颅内血肿可出现前囟突出。此外,由于婴幼儿的血容量少,当颅内出血量达 100mL 左右即可产生贫血的临床表现,甚至发生休克。小儿的慢性血肿可出现头颅增大等。

2.影像学检查

(1)颅骨 X 线片:在患者身情情况允许时,应行颅骨 X 线片检查,借此可确定有无骨折及其类型,尚可根据骨折线的走行判断颅内结构可能出现的损伤情况,利于进一步的检查和治疗。盖骨折 X 线片检查确诊率为 95% ~ 100%,骨折线经过脑膜中动脉沟、静脉窦走行区时,应注意有无硬脑膜外血肿发生的可能。颅底骨折经 X 线片确诊率仅为 50% 左右,因此,必须结合临床表现做出诊断,如有无脑神经损伤及脑脊液漏等。

(2)头颅 CT 扫描:是目前诊断颅脑损伤最理想的检查方法。可以准确地判断损伤的类型及血肿的大小、数量和位置。脑挫裂伤区可见点、片状高密度出血灶,或为混杂密度;硬脑膜外血肿在脑表面呈现双凸球镜片形高密度影;急性硬脑膜下血肿则呈现新月形高密度影;亚急性或慢性硬脑膜下血肿表现为稍高密度、等密度或稍低密度影。

(3)头颅 MRI 扫描:一般较少用于急性颅脑损伤的诊断。头颅 CT 和 MRI 扫描对颅脑损伤的诊断各有优点。对急性脑外伤的出血,CT 显示较 MRI 为佳,对于亚急性、慢性血肿及脑水肿的显示,MRI 常优于 CT。急性早期血肿在 T_1 及 T_2 加权图像上均呈等信号强度,但亚急性和慢性血肿在 T_1 加权图像上呈高信号,慢性血肿在 T_2 加权图像上可见低信号边缘,血肿中心呈高信号。应注意血肿与脑水肿的 MRI 影像鉴别。

(二)手术技术

1.早期手术

对有颅内血肿可能的伤员,应在观察过程先把头发剃光,并做好手术器械的消毒和人员组织的准备,诊断一经确定,即应很快施行手术。对已有一侧瞳孔散大的脑疝伤员,应在静脉滴注强力脱水药物的同时,做好各项术前准备,伤员一经送到手术室,立即进行手术。对双侧瞳孔散大、病理呼吸、甚至呼吸已经停止的伤员,抢救更应当争分夺秒,立即在气管插管辅助呼吸下进行手术。为了争取时间,术者可带上双层手套(不必刷手),迅速进行血肿部位钻孔,排出部分积血,使脑受压得以暂时缓解,随后再扩大切口或采用骨瓣开颅,彻底清除血肿。

2.钻孔检查

当病情危急,又未做 CT 扫描,血肿部位不明确者,可先做钻颅探查。在选择钻孔部位时,应注意分析损伤的机制,参考瞳孔散大的侧别、头部着力点、颅骨骨折的部位、损伤的性质及可能发生的血肿类型等安排钻孔探查的先后顺序。

(1)瞳孔散大的侧别:因多数的幕上血肿发生在瞳孔散大的同侧,故首先应选择瞳孔散大侧进行钻孔。如双侧瞳孔均散大,应探查最先散大的一侧。如不知何侧首先散大,可在迅速静脉滴入强力脱水药物过程中观察,如一侧缩小而另侧仍散大或变化较少,则首先在瞳孔仍然散大侧钻孔。

（2）头部着力部位：可借头皮损伤的部位来推断头部着力点。如着力点在额区，血肿多在着力点处或其附近，很少发生在对冲部位，应先探查额区和颞区。如着力点在颞区，则血肿多发生在着力部位，但也可能发生在对冲的颞区，探查时宜先探查同侧区，然后再探查对侧颞区。如着力点在枕区，则以对冲部位的血肿为多见，探查应先在对侧额叶底区和颞极区，然后同侧的额叶底区和颞极区，最后在着力侧的颅后窝和枕区。

（3）有无骨折和骨折部位：骨折线通过血管沟，并与着力部位和瞳孔散大的侧别相一致时，以硬脑膜外血肿的可能性为大，应首先在骨折线经过血管沟处钻孔探查。若骨折线经过上矢状窦，则应在矢状窦的两侧钻孔探查，并先从瞳孔散大侧开始。如无骨折，则以硬脑膜下血肿的可能性为大，应参考上述的头部着力部位确定钻孔探查顺序。

（4）损伤的性质：减速性损伤的血肿，既可发生在着力部位，也可发生在对冲部位，例如枕部着力时，发生对冲部位的硬脑膜下血肿机会较多，故应先探查对冲部位，根据情况再探查着力部位。前额区着力时，应探查着力部位。头一侧着力时，应先探查着力部位，然后再探查对冲部位。加速性损伤，血肿主要发生在着力部位，故应在着力部位探查。

3. 应注意多发血肿存在的可能

颅内血肿中约有15%为多发性血肿。在清除一个血肿后，如颅内压仍很高，或血肿量少不足以解释临床症状时，应注意寻找是否还有其他部位的血肿，如对冲血肿、深部的脑内血肿和邻近部位的血肿等怀疑多发血肿，情况容许时，应立即进行 CT 检查，诊断证实后再行血肿清除。

4. 减压术

清除血肿后脑迅速肿胀，无搏动，且突出于骨窗处，经注入脱水药物无效者，在排除多发性血肿后，应同时进行减压术。术中脑膨出严重，缝合困难者，预后多不良。

5. 注意合并伤的处理

闭合性颅脑伤伤员在观察过程中出现血压过低时，除注意头皮伤的大量失血或婴幼儿颅内血肿所引起外，应首先考虑有其他脏器损伤，而未被发现，必须仔细进行全身检查，根据脏器出血和内血肿的急缓，决定先后处理顺序。一般应先处理脏器出血，然后行颅内血肿清除手术。如已出现脑疝，可同时进行手术。

6. 复发血肿或遗漏血肿的处理

术后病情一度好转，不久症状又加重者，应考虑有复发性血肿或多发性血肿被遗漏的可能。如及时再次进行手术清除血肿，仍能取得良好效果。如无血肿，则行一侧或双侧颞肌下减压术，也可使伤员转危为安。

（三）并发症及其防治

部分颅内血肿患者同时伴有重型颅脑损伤，因全身处于应激状态和长期昏迷，极易造成全身并发症。其中肺部并发症、肾衰竭、严重上消化道出血及丘脑下部功能失调等严重并发症是临床患者死亡和伤残的主要原因之一，正确处理这些并发症是颅脑救治工作中的重要环节。

1. 肺部感染

肺部感染十分常见，它可进一步加重脑损害，形成恶性循环，是导致死亡的重要原因。防治措施如下。

（1）保持呼吸道通畅：①保持口腔清洁，及时彻底清除口腔及呼吸道的分泌物、呕吐物及凝血块等，做好口腔护理，用3%过氧化氢或生理盐水清洗口腔，防止口唇皮肤干燥裂开和及时治疗口腔炎、黏膜溃疡及化脓性腮腺炎等口腔感染;②定时翻身叩背,经常变换患者体位,以利于呼吸道分泌物排出,防止呕吐物误吸,并定时采用拍击震动法协助排痰。定时改变体位除能预防压疮形成外,尚能减轻肺淤血,提高氧气运送能力,克服重力影响造成的气体分布不均,改善通气与灌注的比例,并能促进分泌物的排出。拍击震动可使小支气管分泌物松动而易于排至中气管和大气管中,利于排出体外;③消除舌后坠,舌后坠影响呼吸通畅者,应取侧卧位并抬起下颌或采用侧俯卧位,仰卧时放置咽导管等,以改善呼吸道通气情况;④解除支气管痉挛,由于炎症的刺激,常引起支气管痉挛和纤毛运动减弱或消失,导致通气不畅和痰液积聚,故解除支气管痉挛对防治肺部感染甚为重要,严重支气管痉挛时可用氨茶碱或异丙肾上腺素肌内或静脉注射。一般可用雾化吸入;⑤及时清理呼吸道,彻底吸痰对预防颅脑损伤患者肺部感染是极其重要的,可经口腔、鼻腔或气管切开处吸痰。吸痰动作要轻柔,吸痰管自气管深部左右前后旋转,向外缓慢退出,防止因吸力过大或动作过猛造成口腔、气管黏膜损伤,引起出血;⑥纤维支气管镜吸痰和灌洗,主要用于严重误吸、鼻导管不易插入气管、插入气管内吸痰已无效、或已证实大片肺不张时,应尽早行纤维支气管镜吸痰。吸痰过程中要注意无菌操作。吸痰前要先从胸部X线片了解痰液积聚和肺不张的部位,进行选择性吸引;双侧肺病变时应先吸重的一侧,后吸轻的一侧,防止发绀发生。吸引时间不宜过长,一般不超过1min。吸痰过程中要进行心电、血压、呼吸和氧饱和度的监测,观察口唇、指甲颜色,遇到心率增快,血压过低或过高,氧饱和度下降明显或发绀严重时应暂停操作,予以大流量面罩吸氧,待情况稳定后重新进行。严重肺部感染患者,即使在纤维支气管镜直视下进行吸痰,有时也难将呼吸道清理干净,此时可采用灌洗方法,将气管插管放入左支气管或右支气管内,注入灌洗液,当患者出现呛咳时,立即向外抽吸。可反复灌洗,左右支气管交替进行,灌洗液中可加入相应的抗生素,目前认为灌洗是治疗严重肺部感染的有效措施;⑦气管切开,颅脑损伤患者咳嗽反应差,如出现误吸、呼吸道梗阻、气管内分泌物增多而排出不畅,或合并颅面伤、颅底骨折及昏迷或预计昏迷时间长的患者,均应尽早行气管切开。气管切开及时能有效解除呼吸道梗阻,易于清除下呼吸道分泌物阻塞,减少通气无效腔,改善肺部通气功能,保证脑组织供氧,对减轻脑水肿和防治肺部感染具有积极重要作用。

(2)加强营养支持治疗,提高机体免疫力:颅脑损伤患者基础代谢率升高,能量消耗增加,蛋白分解利用大于合成,呈低蛋白血症、负氮平衡状态,营养不良可以导致机体免疫力降低。因此,对颅脑损伤患者应采用高热量、高蛋白营养支持治疗,可采用胃肠道内营养和胃肠道外营养两种方式予以补充,必要时应给予输新鲜血及血液制品等支持,同时注意维持水电解质和酸碱平衡。

(3)抗生素的应用:正确及时地选用抗生素,是肺部感染治疗成功的关键。由于颅脑损伤合并肺部感染的致病菌株不断增多,菌群复杂,毒力和侵袭力强的致病菌表现为单纯感染,而毒力和侵袭力弱的致病菌则以混合感染的形式存在。因此,临床用药宜根据细菌敏感试验。在早期尚无药敏试验之前,可根据经验用药。采用足量针对性强的抗生素,严重的混合感染应采用联合用药。临床资料显示,颅脑损伤合并肺部感染的主要病原菌为革兰阴性杆菌,其病死率高达70%。颅脑损伤合并肺部感染诊断一旦明确,经验性给药应选用广谱抗菌力强的抗生素,如第2代或第3代头孢菌素类药物或氟喹诺酮类。在经验性给药后24～48h内必须密切观察患者病情,注意症状、体征、体温的变化,痰的性状和数量增减等,以评估患者病情是否好转,同时行必要的痰涂片、细菌培养及药敏试验或其他有助于病因学确诊的检查,为进一步更有效治疗提供依据。治疗中,患者体温持续不退,肺部感染症状体征及 X 线胸片检查无改善,应考虑是否存在混合感染、二重感染及抗药性病原菌。应根据反复呼吸道分泌物的培养结果,调整抗生素种类和剂量,或采用联合用药,以便达到最佳的治疗效果。抗生素的使用时间应该根据肺部感染的性质和轻重而定,不能停药太早,但也不宜长期用药。一般情况下,体温维持在正常范围 5d 左右,外周血白细胞计数已在正常范围,临床肺部感染症状体征消失者,即可考虑停药。对于严重感染、机体免疫功能低下者,疗程应适当延长。

2.上消化道出血

上消化道出血是颅脑损伤的常见并发症,文献报道其发生率为 16% ~ 47%,多见于下丘脑损伤、脑干损伤、广泛脑挫裂伤及颅内血肿等重症患者,对患者的生命有很大威胁。

(1)预防性措施:①积极治疗原发性病变,如降低增高的颅内压,纠正休克,维持正常血氧浓度,保持水电解质及酸碱平衡等措施,解除机体的持续应激状态;②早期留置胃管,抽吸胃液及观察其性状,有利于早期发现和及时处理;③应用抗酸药物。严重颅脑损伤尤其有下丘脑损伤时,可预防性应用如氢氧化铝凝胶、雷尼替丁或法莫替丁,抑制胃酸分泌,提高胃液 pH,减轻胃肠黏膜损害;④维持能量代谢平衡,予以静脉高价营养,纠正低蛋白血症,给予大剂量维生素 A,有助于胃黏膜的再生修复;⑤减少使用大剂量肾上腺皮质激素及阿司匹林等诱发应激性溃疡的药物。

(2)非手术治疗:①密切观察病情,注意血压、脉搏及呕血或黑便的数量;②持续胃肠减压,吸尽胃液及反流的胆汁,避免胃扩张;③停用肾上腺皮质激素;④应用维生素 K、酚磺乙胺(止血敏)、巴曲酶(立止血)、凝血因子 I(纤维蛋白原)及抗纤维蛋白溶解药等止血药物;⑤建立通畅的静脉通道,对大出血者应立即输血,进行抗休克治疗;⑥抗酸止血治疗,通过中和胃酸、降低胃液 pH 或抑制胃液分泌,达到抗酸止血目的。常用药物包括氢氧化铝凝胶、西咪替丁(甲氰咪胍)、雷尼替丁、法莫替丁(高舒达)、奥美拉唑(洛赛克)、生长抑素等;⑦局部止血治疗,胃管注入冰盐水去甲肾上腺素液(去甲肾上腺素 6 ~ 8mg 溶于 100mL 等渗冰盐水中),每 4 ~ 6h 可重复使用 1 次;⑧内镜止血治疗,可经内镜注射高渗盐水、肾上腺素混合液或注射医用 99.9% 纯乙醇,使血管收缩,血管壁变性及血管腔内血栓形成而达到止血目的;或经内镜通过激光、高频电凝、热探头及微波等热凝固方式,起到有效的止血作用;也可通过内镜活检管道将持夹钳送入胃腔,直视下对出血部位进行钳夹止血,适用于喷射性小动脉出血;⑨选择性动脉灌注血管紧张素胺(加压素),经股动脉插管,将导管留置于胃左动脉,持续灌注血管紧张素胺(加压素),促使血管收缩,达到止血目的。

(3)手术治疗:部分患者出血量大或反复出血,经非手术治疗无效,应考虑行手术治疗。可根据情况选择全胃切除、胃部分切除、幽门窦切除加迷走神经切除或幽门成形加迷走神经切除等手术方式。

3.急性肾衰竭(ARF)

颅脑损伤出现急性肾衰竭是一严重的并发症,其病情发展快,对机体危害大,如处理不当,可导致严重后果。

(1)预防性措施:①消除病因,积极抗休克,控制感染,及时发现和治疗弥散性血管内凝血,积极治疗脑损伤、清除颅内血肿,防治脑水肿,避免神经源性肾衰竭的发生;②及时纠正水、电解质失衡,对颅脑损伤患者,要补充适量的含钠盐溶液,避免过分脱水,维持有效循环血量,改善和维护肾小管功能和肾小球滤过率,减少肾衰竭的发生;③减轻肾脏毒性损害作用,避免或减少使用对肾脏有损害的抗生素及其他药物（如氨基糖苷类抗生素）；积极碱化尿液，防止血红蛋白在肾小管内形成管型；对已有肾功能损害者，减少或停用甘露醇降颅压，改用甘油果糖或呋塞米（速尿）注射液，可取得同样降颅压效果；积极控制感染消除内毒素的毒性作用；④解除肾血管痉挛，减轻肾缺血，休克患者伴有肾衰竭时，不宜使用易致肾血管收缩的升压药物（如去甲肾上腺素等）；如补充血容量后仍少尿，可用利尿合剂或扩血管药物（如多巴胺）以解除肾血管痉挛。

（2）少尿或无尿期的治疗：①严格控制液体入量，准确记录24h出入水量，包括显性失水、隐性失水及内生水，按"量出为入，宁少勿多"的原则进行补液；②控制高钾血症，高血钾是急性肾衰竭的危险并发症，可引起严重心律失常，威胁患者生命。因此，必须每日1或2次监测血清钾离子浓度及心电图变化，及时处理。措施包括禁用钾盐，避免使用含钾离子的药物（青霉素钾盐）、陈旧库存血及控制含钾离子饮食的摄入；彻底清创，减少创面坏死和感染引起的高血钾；积极预防和控制感染，纠正酸中毒，防治缺氧和血管内溶血；供给足够热量，减少蛋白质分解；高渗葡萄糖液加胰岛素静脉滴注，使钾离子转移至细胞内；5%碳酸氢钠对抗钾离子对心脏的毒性作用；应用阳离子交换树脂，每次15g，口服，每日3次；对抗心律失常：钙剂能拮抗钾离子的抑制心脏作用和兴奋、加强心肌收缩作用，减轻钾离子对心脏的毒性作用；③纠正酸中毒，可根据患者情况给予11.2%乳酸钠，5%碳酸氢钠或7.2%三羟甲基氨基甲烷溶液，每次100～200mL静脉滴注；④供给足够热量，减少蛋白分解，采用低蛋白、高热量、高维生素饮食，减少机体蛋白质的分解，减轻氮质血症及高血钾。同时应用促进蛋白质合成的激素苯丙酸诺龙或丙酸睾酮；⑤防治感染，患者应适当隔离，注意口腔、皮肤及会阴部的护理。在应用抗生素控制感染时，应考虑药物半衰期在肾功能不全时的延长因素，适当减少用药剂量及用药次数，避免引起肾脏毒性反应或选用对肾脏无毒性损害的抗菌药物；⑥透析治疗，随着透析设备的普及及技术上的提高，对急性肾衰竭患者，近年多主张早期进行透析治疗，对减轻症状、缩短病程、减少并发症和争取良好预后有着重要意义；对防治水中毒、高钾血症及其他电解质紊乱、消除体内代谢毒物或产物、纠正酸中毒、改善全身症状等都有肯定作用。

（3）多尿期的治疗：急性肾衰竭进入多尿期，病情初步好转，患者的尿量明显增加，体内电解质特别是钾离子大量丢失，需积极补充入量，以防止细胞外液的过度丧失造成缺水，补液量以每日出量的1/3～1/2为宜，每日根据电解质测定结果，来决定补充适量的钾盐、钠盐，以维持水电解质的平衡。

同时要补充足够的维生素，逐步增加蛋白质的摄入，以保证组织修复的需要，积极治疗感染，预防并发症的发生，纠正贫血，使患者迅速康复。

（4）恢复期的治疗：此期患者仍十分虚弱，还应加强支持治疗，增强抗病能力；定期复查肾功能，避免使用损害肾脏的药物，注意休息，积极治疗原发病，促进肾功能的完全恢复。

二、急性与亚急性硬脑膜外血肿

在颅脑损伤中，硬脑膜外血肿占30%左右，可发生于任何年龄，但以15～30岁的青年比较多见。

小儿则很少见，可能因小儿的脑膜中动脉与颅骨尚未紧密靠拢有关。血肿好发于幕上半球的凸面，绝大多数属于急性，亚急性型者少见，慢性型者更为少见。现在主要讨论急性与亚急性硬脑膜外血肿的内容。

（一）出血来源与血肿位置

1. 出血来源

（1）脑膜中动脉：为最为常见的动脉破裂出血点。脑膜中动脉经棘孔进入颅腔后，沿脑膜中动脉沟走行，在近翼点处分为前后两支，当有骨折时，动脉主干及分支可被撕破出血，造成硬脑膜外血肿。脑膜中动脉的前支一般大于后支，骨沟也较深，故前支较后支更容易遭受损伤，发生血肿的机会也更多，而且血肿形成的速度也更快。

（2）静脉窦：骨折若发生在静脉窦附近，可损伤颅内静脉窦引起硬脑膜外血肿，血肿多发生在矢状窦和横窦，通常位于静脉窦的一侧，也可跨越静脉窦而位于其两侧，称骑跨性血肿。

（3）脑膜中静脉：与脑膜中动脉伴行，较少损伤，出血较缓慢，容易形成亚急性或慢性血肿。

（4）板障静脉或导血管：颅骨板障内有网状的板障静脉和穿通颅骨的导血管。骨折时出血，流入硬脑膜外间隙形成血肿，系静脉性出血，形成血肿较为缓慢。

（5）脑膜前动脉和筛动脉：是硬脑膜外血肿出血来源中少见的一种，发生于前额部和颅前窝颅底骨折时，出血缓慢，易漏诊。

此外，少数病例并无骨折，可能是外力造成颅骨与硬脑膜分离，以致硬脑膜表面的小血管撕裂，此类血肿形成亦较缓慢。

2. 血肿位置

硬脑膜外血肿最多见于颞部区、额顶区和颞顶区。近脑膜中动脉主干处的出血，血肿多在颞区，可向额区或顶区扩展；前支出血，血肿多在额顶区；后支出血，则多在颞顶区；由上矢状窦出血形成的血肿则在它的一侧或两侧；横窦出血形成的血肿多在颅后窝或同时发生在颅后窝与枕区。脑膜前动脉或筛动脉所形成的血肿则在额极区或额叶底区。

（二）临床表现

1. 症状与体征

（1）颅内压增高：由于血肿形成造成颅内压增高，患者在中间清醒期内，颅内压增高症更为明显，常有剧烈头痛、恶心、呕吐、血压升高、呼吸和脉搏缓慢等表现，并在再次昏迷前患者出现躁动不安。

（2）意识障碍：一般情况下，因为脑原发性损伤比较轻，伤后原发性昏迷的时间较短，多数出现中间清醒或中间好转期，伤后持续性昏迷者仅占少数。中间清醒或中间好转时间的长短，与损伤血管的种类及血管直径的大小有密切关系。大动脉出血急剧，可在短时间内形成血肿，其中间清醒期短，再次昏迷出现较早，多数正数小时内出现。个别严重者或合并严重脑挫裂伤，原发性昏迷未恢复，继发性昏迷又出现，中间清醒期不明显，酷似持续性昏迷。此时，与单纯的严重脑挫裂伤鉴别困难。但可详细了解伤后昏迷过程，如发现昏迷程度有进行性加重的趋势，应警惕有颅内血肿的可能。

（3）神经损害症状与体征：硬脑膜外血肿多发生在运动区及其附近，可出现中枢性面瘫、偏瘫及运动性失语等；位于矢状窦的血肿可出现下肢单瘫；颅后窝硬脑膜外血肿出现眼球震颤和共济失调等。

（4）脑疝症状：当血肿发展很大，引起小脑幕切迹疝时，则出现 Weber 综合征，即血肿侧瞳孔散大，对光反射消失，对侧肢体瘫痪，肌张力增高，腱反射亢进和病理反射阳性。此时伤情多发展急剧，短时间内即可转入脑疝晚期，有双瞳散大、病理性呼吸或去皮质强直等表现。如抢救不及时,即将引起严重的脑干损害,导致生命中枢衰竭而死亡。

2.影像学检查

(1)颅骨 X 线片检查:颅骨骨折发生率高,硬脑膜外血肿患者约有 95% 显示颅骨骨折,绝大多数发生在着力部位。以线形骨折最多,凹陷骨折少见。骨折线往往横过脑及脑膜血管沟或静脉窦。

(2)CT 或 MRI 检查:对重症患者应作为首选检查项目,不仅能迅速明确诊断,缩短术前准备时间,而且可显示血肿发生的位置,为手术提供准确部位。一般而言,CT 的阳性发现在急性期优于 MRI。

(3)脑血管造影:在无 CT 设备时,如病情允许可行脑血管造影检查,在血肿部位显示典型的双凸形无血管区,并有中线移位等影像,在病情危急时,应根据受伤部位、局灶神经症状、体征及 X 线颅骨平片征象果断进行血肿探查和清除术。

(三)手术技术

1.适应证

(1)伤后有明显的中间清醒期,骨折线经过血管沟或静脉窦,伴有明显脑受压症状和(或)出现一侧肢体功能障碍及早期钩回疝综合征者。

(2)头颅 CT 检查,颅内有较大的血肿,中线明显移位者。

(3)经钻孔探查证实为硬脑膜外血肿者。

2.禁忌证

(1)双侧瞳孔散大,自主呼吸停止 1h 以上,经积极的脱水、降颅压治疗无好转,处于濒死状态者。

(2)患者一般状态良好,CT 检查见血肿量较小,且无明显脑受压症状者,在严密观察病情变化情况下,可先行非手术治疗。

3.术前准备

(1)麻醉:一般麻醉方法多采用气管插管全身麻醉,部分患者也可在局部麻醉下进行。可根据血肿部位。应采用相应的体位。

(2)术前认真采集病史,进行全身体格检查和神经系统检查,阅读辅助检查资料,明确诊断,讨论手术方案。

(3)向患者家属交代病情、手术必要性、危险性及可能发生的情况,以求理解。

(4)剃光全部头发,头皮清洗、消毒后用无菌巾包扎。

(5)备血及术前、麻醉前用药。

4.手术入路与操作

(1)皮瓣的大小依血肿大小而定,切口一般为马蹄形,基底部较宽。以保证有充足的血液供应。

(2)按常规行皮瓣、肌骨瓣或游离骨瓣开颅,部分患者可行骨窗开颅,开瓣大小要充分,以能全部或大部暴露血肿范围为宜。

(3)翻开骨瓣后可见到血肿,血肿多为暗红色血细胞凝集块,附着在硬脑膜外,可用剥离子或脑压板轻轻将血肿自硬脑膜上游剥离下来,亦可用吸引器将其吸除。血肿清除后如遇到活动小血,应仔细寻找出血来源,探明损伤血管后,应将其电凝或用丝线贯穿结扎,以期彻底止血。位于骨管内段的脑膜中动脉破裂时,可采用骨蜡填塞骨管止血处理。如上矢状窦或横窦损伤,可覆盖吸收性明胶海绵压迫止血,出血停止后,可于静脉窦损伤处,用丝线缝合对吸收性明胶海绵加以固定。对硬脑膜表面的小血管渗血,要一一予以电凝,务求彻底止血。

(4)血肿清除、彻底止血后,应沿骨瓣周围每隔 2~3cm,用丝线将硬脑膜与骨膜悬吊缝合。如仍存有渗血处,须在硬脑膜与颅骨内板之间放置吸收性明胶海绵止血。对骨瓣较大者,应根据骨瓣大小,于骨瓣上钻数小孔。做硬脑膜的悬吊,尽量消灭无效腔。

(5)硬脑膜外放置引流,回复骨瓣,缝合切口各层。

5. 术中注意事项

(1)在清除血肿过程中,如残留薄层血块与硬脑膜紧密粘连,且无活动出血时,不必勉强剥离,以免诱发新的出血。

(2)血肿清除后,如果发现硬脑膜张力很高,脑波动较弱,硬脑膜下方呈蓝色,说明硬脑膜下可能留有血肿,应切开硬脑膜进行探查,如发现有血肿,则按硬脑膜下血肿继续处理。如未见硬脑膜下有血肿并排除邻近部位的脑内血肿时,提示可能在远隔部位存在血肿,应行 CT 复查或钻孔探查,以免遗漏血肿。

(3)如果血肿清除后,受压的脑部不见膨起回复,已无波动,多因脑疝未能复位所致。可将床头放低,行腰椎穿刺,向内注入生理盐水 20~30mL,常能使脑疝复位,脑即逐渐膨起。若仍处于塌陷状态不见膨起,可经叶下面轻轻上抬钩回使之复位,或切开小脑幕游离缘,解除钩回的嵌顿。

(4)特殊紧急情况下,为争取抢救时间,可采取骨窗开颅清除血肿,但术后遗留有颅骨缺损,需后期修补。

6. 术后处理

术后处理方面与一般开颅术后处理相同,但出现下列 3 种情况应予特殊处理。

(1)脑疝时间较长,年老体弱,或并发脑损伤较重,脑疝虽已回复,但估计意识障碍不能在短时间内恢复者,宜早期行气管切开术,保持呼吸道通畅。

(2)对继发严重脑干损伤,术后生命体征不平稳。可采用人工呼吸机辅助呼吸,必要时进行冬眠低温疗法。

(3)对重症患者,如条件许可,应收入重症监护病房,进行监护。

(四)并发症及其防治

除一般颅脑损伤与开颅术后常易发生的并发症外,尤应注意:①术后应严密观察病情变化,发现复发血肿及迟发性血肿,应及时处理;②应妥善控制继发性脑肿胀和脑水肿;③重症患者可并发上消化道出血,术后早期应加以预防;④长期昏迷患者易发生肺部感染、水电解质平衡紊乱、下丘脑功能紊乱、营养不良、压疮等。在加强护理措施的同时,及时予以相应的处理;⑤出院后应于 1~3 个月内进行随访调查,以了解手术效果和可能存在的内并发症。

三、慢性硬脑膜外血肿

(一)概述

慢性硬脑膜外血肿较少见,系指伤后 2~3 周以上出现血肿者。一般而言,伤后 13d 以上,血肿开始有钙化现象即可做为慢性血肿的诊断依据。

慢性硬脑膜外血肿的转归与硬脑膜下血肿不同,通常在早期血细胞凝集块状,后期在局部硬脑膜上形成一层肉芽组织,这些肉芽组织可在 CT 上显示。仅有少数慢性血肿形成包膜及中心液化,但为时较久,一般约需 5 周。临床上可发现少数退发性硬脑膜外血肿:即首次 CT 扫描时无明显影像异常,但在相隔几小时甚至十多天之后再次 CT 扫描时,才发现血肿,这是指血肿的期龄或病程的急缓。此外,整个硬脑膜外血肿的 5% ~22% ,男性青年较多,原因可能是患者头部外伤时存在硬脑膜的出血源,但因伤后脑组织水肿、其他与此形成的血肿及某些引起颅内压增高的因素,形成了填塞效应而对出血源有压迫作用。但继后来采用过度换气、强力脱水、控制脑脊液漏、清除颅内血肿及手术减压等措施,或因全身性低血压的影响使颅内高压迅速降低,突然失去了填塞效应,故而造成硬脑膜自颅骨剥离,遂引起迟发性硬脑膜外血肿。

(二)临床表现

1. 症状与体征

以青年男性为多见,好发部位与急性或亚急性硬脑膜外血肿相似,多位于额区、顶区、枕区等处,位于颞区较少。临床出现慢性颅内高压症状,也可出现神经系统阳性体征,如意识障碍、偏瘫、瞳孔异常或眼部症状等。

2. 影像学检查

(1)慢性硬脑膜外血肿的诊断有赖影像学检查。绝大多数患者有颅骨骨折,骨折线往往穿越硬脑膜血管压迹或静脉窦。

(2)CT 扫描表现典型,见位于脑表面的梭形高密度影,周界光滑,边缘可被增强,偶见钙化。

(3)MRI 扫描 T_1 和 T_2 加权图像上均呈边界锐利的梭形高信号区。

(三)手术技术

1. 适应证

对已有明显病情恶化的患者,应及时施行手术治疗。除少数血肿发生液化,包膜尚未钙化者,可行钻孔冲洗引流之外,其余大多数患者须行骨瓣开颅清除血肿,达到暴露充分与不残留颅骨缺损的目的,同时,利于术中查寻出血点和施行止血操作。

2. 禁忌证

对个别神志清楚、症状轻微、没有明显脑功能损害的患者,亦有人采用非手术治疗,在 CT 监护下任其自行吸收或机化。术前准备、手术入路与操作、术中注意事项、术后处理与并发症及其防治与急性、亚急性硬脑膜外血肿处理基本相同。

四、急性与亚急性硬脑膜下血肿

(一)概述

硬脑膜下血肿可分为急性、亚急性和慢性 3 种。急性、亚急性硬脑膜下血肿在闭合性颅脑损伤中占 5% ~6% ,在颅内血肿中占 50% ~60% ,为颅内血肿中最常见者,也是颅脑伤患者死亡的主要原因之一。急性和亚急性硬脑膜下血肿与脑挫裂伤的关系密切,多发生在减速性损伤。大多数血肿的出血来源为脑皮质的静脉和动脉。血肿常发生在着力部位的脑凸面、对冲部位或着力部位的额、颞叶底区和颞极区,多与脑挫裂伤同时存在,其实为脑挫裂伤的一种并发症,称复合性硬脑膜下血肿。复合性硬脑膜下血肿受继发性脑水肿所引起的颅内压升高的限制,出血量多不大,多局限在挫裂伤部位,与挫伤的脑组织混杂在一起。当然,如脑挫裂伤和脑水肿不重,也可形成较大的血肿。另一种比较少见的称单纯性硬脑膜下血肿。由于桥静脉在经硬脑膜下隙的一段被撕裂或静脉窦本身被撕裂。血肿常分布于大脑凸面的较大范围,以位于额顶区者多见。如回流到矢状窦的桥静脉或矢状窦被撕裂,血肿除位于大脑凸面外,也可分布于两大脑半球间的纵裂内;如果回流到横窦或岩上窦的脑底区静脉撕裂,则血肿也可位于脑底区。单纯性硬脑膜下血肿伴有的原发性脑损伤多较轻,出血量一般较复合型者为多,如及时将血肿清除,多可获得良好的效果。

(二)临床表现

1.症状与体征

临床表现系在脑挫裂伤症状的基础上又加上脑受压的表现。

(1)意识障碍:复合性硬脑膜下血肿临床表现与脑挫裂伤相似,有持续性昏迷,或意识障碍的程度逐渐加重,有中间清醒期或中间好转期者较少,如果出现,时间也比较短暂。单纯性或亚急性硬脑膜下血肿由于出血速度较慢,多有中间清醒期。因此,在临床上,对伴有较重脑挫裂伤的伤员,在观察过程中如发现意识障碍加重时,应考虑有血肿存在的可能。

(2)瞳孔改变:由于病情进展迅速,复合性血肿多很快出现一侧瞳孔散大,而且由于血肿增大,对侧瞳孔亦散大;单纯性或亚急性血肿的瞳孔变化多较慢。

(3)偏瘫:主要有3种原因。伤后立即出现的偏瘫系脑挫裂伤所致;由于小脑幕切迹疝所致的偏瘫,在伤后一定时间才出现,常同时出现一侧瞳孔散大和意识进行性障碍;颅内血肿压迫运动区,也在伤后逐渐出现,一般无其他脑疝症状,瘫痪多较轻。复合性血肿时,上述3种原因均可存在,而单纯性血肿则主要为后两种原因。

(4)颅内压增高和脑膜刺激症状:出现头痛、恶心、呕吐、躁动和生命体征的变化,颈强直和克匿格征阳性等脑膜刺激症状也比较常见。

(5)其他:婴幼儿血肿时,可出现前囟隆起,并可见贫血,甚至发生休克。

2.影像学检查

(1)主要依靠CT扫描,既可了解脑挫裂伤情况,又可明确有无硬脑膜下血肿。

(2)颅骨X线片检查发现有半数患者可出现骨折,但定位意义没有硬脑膜外血肿重要,只能用作分析损伤机制的参考。

(3)磁共振成像(MRI)不仅能直接显示损伤程度与范围,同时对处于CT等密度期的血肿有独到的效果,因红细胞溶解后高铁血红蛋白释出,T_1、T_2加权像均显示高信号,故有其特殊优势。

(4)脑超声波检查或脑血管造影检查,对硬脑膜下血肿亦有定侧或定位的价值。

(三)手术技术

1.适应证

(1)伤后意识无明显的中间清醒期,表现有明显脑受压症状和(或)出现一侧肢体功能障碍者。

(2)伤后意识进行性加重,出现一侧瞳孔散大等早期脑疝症状者。

(3)头颅CT检查示颅内有较大血肿和(或)伴有脑挫裂伤,中线明显移位者。

(4)经钻孔探查证实为硬脑膜下血肿者。

2.禁忌证

(1)意识处于深昏迷,双侧瞳孔散大,去皮质强直,自主呼吸停止1h以上,经积极的脱水、降颅压治疗无好转,处于濒死状态者。

(2)患者一般状态良好,CT检查见血肿量较小和(或)伴有局灶性脑挫裂伤,且无明显脑受压症状,中线移位不明显者,在严密观察病情变化情况下,可先行非手术治疗。

3. 术前准备

(1)麻醉:一般麻醉方法多采用气管插管全身麻醉,部分患者也可在局部麻醉下进行。可根据血肿部位,应采用相应的体位。

(2)术前认真采集病史,进行全身体格检查和神经系统检查,阅读辅助检查资料,明确诊断,讨论手术方案。

(3)向患者家属交代病情、手术必要性、危险性及可能发生的情况,以求理解。

(4)剃去全部头发,头皮清洗、消毒后用无菌巾包扎。

(5)备血及术前、麻醉前用药。

4. 手术入路与操作

根据血肿是液体状(多为单纯性硬脑膜下血肿和亚急性硬脑膜下血肿)或固体凝血块(多为复合性硬脑膜下血肿),分别采用钻孔引流或骨瓣开颅两种不同的血肿清除方法。急性硬脑膜下血肿往往与脑挫裂伤和脑内血肿并存,且多位于对冲部位的额叶底区和颞极区,易发生于两侧,故多需采用开颅手术清除血肿。

(1)骨瓣开颅切口:按血肿部位不同,分别采取相应骨瓣开颅。因额叶底和额极的对冲伤最为多见,常采用额颞区骨瓣或双侧前额区冠状瓣开颅,具有手术野显露广泛和便于大范围减压的优点,但其缺点为不能充分显露额极区与颞极区及脑的底面,难以彻底清除上述部位坏死的脑组织,及对出血源止血。对损伤严重者可采用扩大的翼点入路切口,即在发际内起自中线旁3cm,向后延伸,在顶结节前转向额部,再向前下止于额弓中点。皮瓣翻向前下,额骨瓣翻向颞侧,骨窗的下界平颞弓,后达乳突,前达颞窝及额骨隆突后部。这种切口可以充分显露额叶前中区与其底面、外侧裂、颞极和颞叶底区。有利于清除硬脑膜下血肿及止血,易于清除额极区和颞极底区的挫裂伤灶。如血肿为双侧,对侧亦可采用相同切口。

(2)钻孔减压:对于脑受压明显,估计颅内压显著升高者,可先在设计的颞区切口线上做小的切开,颅骨钻孔后,切开硬脑膜,清除部分血肿,迅速减轻脑受压。如系两侧血肿,也用同法将对侧血肿放出后再继续扩大开颅完成手术全过程。这样可以避免加重脑移位,防止脑膨出和脑皮质裂伤,及损伤脑的重要结构。

(3)清除血肿:翻开硬脑膜瓣后,先用生理盐水冲洗术野及冲洗出骨瓣下较远部位脑表面的血液,吸除术野内的血块和已挫裂失活的脑组织。对脑皮质出血用积极电凝耐心细致地加以止血。然后分别从颅前窝底和颅中窝底将额叶和颞叶轻轻抬起,探查脑底面挫裂伤灶。用吸引器清除失活的脑组织,并彻底止血。最后用大量生理盐水冲洗出术野内积血。

(4)减压:应视情况而定。如损伤以出血为主,脑挫裂伤不重,血肿清除后见脑组织已自行塌陷、变软、波动良好者,只需将颞鳞区做适当切除,行颞肌下减压即可;如血肿量不太多,脑挫裂伤较重,血肿清除后仍有明显脑肿胀或出现急性脑膨出,并确已证明无其他部位血肿时,在应用脱水药物的同时将额极区和颞极区做适应切除,并弃去骨瓣,行颅内外减压术,否则,术后严重的脑水肿和脑肿胀常常导致脑疝或脑干功能衰竭,患者难免死亡。

(5)关颅:用生理盐水冲洗伤口内积血,用过氧化氢(双氧水)和电凝彻底止血后,将硬脑膜边缘缝在肌上,伤灶处置一引流,分层缝合切口。

5. 术中注意事项

(1)在翻开骨瓣切开硬脑膜时,要特别注意观察,如果硬脑膜很紧张,脑压很高,最好用宽的脑压板经硬脑膜的小切口伸入硬脑膜下将脑皮质轻轻下压,然后迅速将硬脑膜切口全部剪开,以免在切开硬脑膜的过程中,严重肿胀的脑组织由较小的切口中膨出,造成脑皮质裂伤。

(2)在清除血肿过程中,要特别注意多血管的活动出血。必须耐心细致地探查,避免遗漏并逐一加以电凝止血。

(3)对已挫伤失活的脑组织,必须彻底清除,否则术后脑水肿和颅内压增高难以控制。

6.术后处理

与一般颅脑损伤及开颅术后处理相同,但出现下列3种情况应予特殊处理。

(1)年老体弱,脑疝形成时间较长,原发脑损伤较重,虽经积极治疗脑疝已恢复,但估计意识障碍不能主短时间内恢复者,宜早期行气管切开术,保持呼吸道通畅。

(2)对继发严重脑干损伤,术后生命体征不平稳,可采用人工呼吸机辅助呼吸,必要时进行冬眠低温疗法。

(3)对重症患者,如条件许可,应收入重症监护病房,进行生命体征及颅内压动态监护。

(四)并发症及其防治

除一般颅脑损伤与开颅术后常易发生的并发症外,尤应注意下列4种情况。①术后应严密观察病情变化,发现复发性血肿及迟发性血肿,应及时处理;②应妥善控制继发性脑肿胀和脑水肿;③重症患者易并发上消化道出血,术后早期应采取相应措施加以预防;④长期昏迷患者易发生肺部感染、下丘脑功能紊乱、营养不良、压疮等,在加强护理措施的同时,应及时予以相应的处理。

五、慢性硬脑膜下血肿

(一)概述

慢性硬脑膜下血肿是指头部伤后3周以上出现症状者。血肿位于硬脑膜与蛛网膜之间,具有包膜好发于小儿及老年人,占颅内血肿的10%。占硬脑膜下血肿的25%。起病隐匿,临床表现多不明显,容易误诊。从受伤到发病的时间,一般在1~3个月。

一般将慢性硬脑膜下血肿分为婴幼儿型及成人型。成人型绝大多数都有轻微头部外伤史,老年人额前或枕后着力时,脑组织在颅腔内的移动较大,易撕破脑桥静脉,其次静脉窦、蛛网膜粒等也可受损出血。

非损伤性慢性硬脑膜下血肿十分少见,可能与动脉瘤、脑血管畸形或其他脑血管疾病有关。慢性硬脑膜下血肿扩大的原因。可能与患者脑萎缩、颅内压降低、静脉张力增高及凝血机制障碍等因素有关。婴幼儿慢性硬脑膜下血肿以双侧居多,除由产伤和一般外伤引起外,营养不良、维生素C缺乏病、颅内外炎症及有出血性素质的儿童,甚至严重脱水的婴幼儿,也可发生本病。出血来源多为大脑表面汇入上矢状窦的脑桥静脉破裂所致,非外伤性硬脑膜下血肿则可能由全身性疾病或颅内炎症所致的硬脑膜血管通透性改变引起。

(二)临床表现

1.症状与体征

存在很大差异,可将其归纳为3种类型。①发病以颅内压增高症状为主者较常见,表现为头痛、呕吐、复视和视盘水肿等,但缺乏定位症状,易误诊为颅内肿瘤;②发病以智力和精神症状为主者,表现为头昏耳鸣、记忆力和理解力减退,反应迟钝或精神失常等,易误诊为神经官能症或精神病;③发病以神经局灶症状和体征为主者,如出现局限性癫痫、偏瘫、失语等,易与颅内肿瘤混淆。婴幼儿型慢性硬脑膜下血肿,常表现有前囟突出、头颅增大类似脑积水的征象,常伴有贫血等症状。

2.影像学检查

(1)头颅 CT 扫描不仅能从血肿的形态上估计其形成时间。而且能从密度上推测血肿的期龄。一般从新月形血肿演变到双凸形血肿,需 3~8 周,血肿的期龄平均在 3.7 周时呈高密度,6.3 周时呈低密度,至 8.2 周时则为等密度。但对某些无占位效应或双侧慢性硬脑膜下血肿的患者,必要时尚需采用增强后延迟扫描的方法,提高分辨率。

(2)MRI 扫描更具优势,对 CT 呈等密度时的血肿或积液均有良好的图像鉴别。

(三)手术技术

1.适应证

慢性硬脑膜下血肿患者的病史相对较长,血肿体积多逐渐增大,大部分经钻孔冲洗引流的简单手术方法即可治愈,故确诊后有症状者都应手术治疗。

2.禁忌证

(1)血肿量过少,且无颅压增高和脑压迫症状者可暂不行手术。

(2)血肿已形成厚壁甚至钙化,且患者一般情况不佳,难以耐受血肿切除术者,可视为手术禁忌证。

3.术前准备

(1)麻醉:大部分患者可在局部麻醉下进行。可根据血肿部位,应采用相应的体位。

(2)术前认真采集病史,进行全身体格检查和神经系统检查,阅读辅助检查资料,明确诊断,讨论手术方案。

(3)向患者家属交代病情、手术必要性、危险性及可能发生的情况,以求理解。

(4)剃去全部头发,头皮清洗、消毒后用无菌巾包扎。

(5)备血及术前、麻醉前用药。

4.手术入路与操作

(1)钻孔冲洗引流术:①钻孔冲洗引流法。即在血肿最厚的位置将头皮切一个 3~5mm 小口,用骨钻经颅骨钻孔,骨缘周围涂抹骨蜡止血,可见硬脑膜发蓝,电凝硬脑膜外小血管,尖刀"十"字划开硬脑膜,可见暗红色陈旧性血液涌出,待大部血液流出后,放入带侧孔的引流管,用生理盐水反复冲洗,直至流出的液体清亮无色透明为止,保留引流管,将切口缝合,引流管接闭式引流装置,行闭式引流。这种方法简单易行,但遇血肿较大时,冲洗有时不易彻底;②双孔冲洗引流法。于血肿的后上方与前下方各钻 1 孔。切开硬脑膜后,用 2 支导管分别置于血肿腔中,用生理盐水反复冲洗,直至流出的液体清亮无色透明为止。然后将前方导管拔出缝合切口,保留后方导管,接闭式引流装置,做闭式引流。

(2)骨瓣开颅血肿切除术:根据血肿的部位,沿血肿边缘做一大型骨瓣开颅,皮瓣呈马蹄形。瓣状切开硬脑膜,向中线翻转;如血肿外侧囊壁与硬脑膜粘连致密不易分离时,可将其一同切开和翻转。从血肿上方内侧开始,逐渐将包膜从脑表面分离后切除。如粘连致密不易分离时可留小片包膜,亦可只将外侧包膜切除。严密止血后,按常规缝合关颅。腔内置引流管引流。

5.术中注意事项

(1)采用钻孔冲洗引流术式时,因骨孔较小,插入的导管不宜过硬,而且手法要轻柔,不可强行插入引流管,避免将导管穿过内侧包膜插入脑内造成脑组织损伤。可将骨孔适当扩大以便插入引流管冲洗引流。

(2)冲洗时避免将空气注入血肿腔,应使冲洗与排液均在密闭条件下进行,以防止空气逸入,形成张力性气颅。如用两管开放冲洗时,应用生理盐水填充残腔将空气排出后再行缝合引流。

(3)采用单孔冲洗引流法冲洗较大血肿时,应将引流管更换不同方向冲洗,尽量避免遗留残血。

(4)采用开颅清除血肿术时,提倡在手术显微镜下施行,可以使止血更为彻底,脑组织损伤轻微。

6.术后处理

(1)除一般常规处理外,可将床脚垫高,早期补充大量液体(每日3500～4000mL),避免低颅压,利于脑复位。

(2)记录每24h血肿腔的引流量及引流液的颜色,如引流量逐渐减少且颜色变淡,表示脑已膨胀,血肿腔在缩小,3～5d后即可将引流管拔除。如颜色为鲜红,多示血肿腔内又有出血,应及时处理。

(四)并发症及其防治

1.脑损伤

脑损伤因放置引流管时操作技术不当而引起,应仔细操作。

2.张力性气颅

张力性气颅发生原因及防止办法已如前述。

3.硬脑膜下血肿

硬脑膜下血肿多为血肿包膜止血不彻底所致,或血肿抽吸后颅内压急剧下降引起桥静脉的撕裂,应及时再次手术处理。

4.硬脑膜外血肿

硬脑膜外血肿多为钻孔时硬脑膜与颅骨间的血管被剥离撕裂引起出血,出血后又使剥离不断扩大,应及时开颅将血肿清除。

六、脑内血肿

(一)概述

外伤性脑内血肿,系指外伤后发生在脑实质内的血肿。它常与枕部着力的额、颞区对冲性脑挫裂伤并存,也可由着力部位凹陷骨折所致。在闭合性脑损伤中其发生率为0.5%～1%。外伤性脑内血肿多数属于急性,少数为亚急性。

一般分为浅部与深部两型,前者又称复合型脑内血肿,后者又称单纯型脑内血肿,临床上以浅部血肿较多见。

浅部血肿多由于挫裂伤的脑皮质血管破裂出血所引起,因此在血肿表面常可有不同程度的脑挫裂伤,时常与急性硬脑膜下血肿同时存在,一般而言,血肿多位于额叶和颞叶前区靠近脑底的部位。

深部血肿多位于脑白质内,系脑深部血管破裂出血所致,可向脑室破溃造成脑室内出血,脑表面无明显损伤或仅有轻度挫伤,触诊可有波动感。

（二）临床表现

1. 症状与体征

脑内血肿与伴有脑挫裂伤的复合性硬脑膜下血肿的症状相似,常出现以下症状与体征。

（1）颅内压增高和脑膜刺激症状:头痛、恶心、呕吐、生命体征的变化等均比较明显。部分亚急性或慢性脑内血肿,病程较为缓慢,主要表现为内压增高,眼底检查可见视盘水肿。

（2）意识改变:伤后意识障碍时间较长,观察中意识障碍程度多逐渐加重,有中间清醒期或中间好转期者较少。因脑内血肿常伴有脑挫裂伤或其他类型血肿,伤情变化多较急剧,可很快出现小脑幕切迹疝。

（3）多数血肿位于额叶、颞叶前区且靠近其底面,常缺乏定位体征,位于运动区附近的深部血肿,可出现偏瘫、失语和局限性癫痫等。

2. 影像学检查

（1）头颅 CT 扫描:90% 以上急性期脑内血肿可显示高密度团块,周围有低密度水肿带;2～4 周时血肿变为等密度,易于漏诊;至 4 周以上时则呈低密度。应注意发生迟发性脑内血肿,必要时应复查头颅 CT 扫描。

（2）紧急情况下可根据致伤机制分析或采用脑超声波定侧,尽早在颞区或可疑的部位钻孔探查,并行额叶及颞叶穿刺,以免遗漏脑内血肿。

（三）手术技术

1. 适应证

（1）CT 诊断明确,颅内压增高或局灶症状明显者。

（2）伤后持续昏迷,出现一侧瞳孔散大或双侧瞳孔散大,经积极的脱水和降颅压治疗一侧瞳孔回缩者。

（3）硬脑膜下或硬脑膜外血肿清除后颅内压仍高,脑向外膨出或脑皮质有限局性挫伤,触诊有波动者。

（4）血肿位于重要功能区深部,经穿刺吸引后,血肿无减少,颅内压增高不见改善者。

2. 禁忌证

（1）单纯型脑内血肿,血肿量较小,且无颅内压增高或仅轻度增高者。

（2）经穿刺吸引后,血肿已缩小不再扩大,颅内压增高已改善者。

（3）意识处于深昏迷,双侧瞳孔散大,去皮质强直,自主呼吸停止,经积极的脱水、降压治疗无好转,自主呼吸无恢复,处于濒死状态者。

3. 术前准备

（1）多采用气管插管全身麻醉,钻孔引流手术可采用局部麻醉,根据血肿部位不同,采用适当体位。

（2）术前认真采集病史,进行全身体格检查和神经系统检查,阅读辅助检查资料,明确诊断,讨论手术方案。

（3）向患者家属交代病情、手术必要性、危险性及可能发生的情况,以求理解。

（4）剃去全部头发,头皮清洗、消毒后用无菌巾包扎。

（5）备血及术前、麻醉前用药。

4. 手术入路与操作

（1）开颅脑内血肿清除术:选择血肿距表面最近且避开重要功能区处骨瓣开颅,翻开骨瓣时,如遇硬脑膜外或硬脑膜下有血肿时应先行清除。剪开硬脑膜后,检查脑表面有无挫伤,在挫伤重的位置常常可发现浅部的脑内血肿。如看不到血肿,可选择挫伤处为穿刺点,先行电凝脑表回小血管,然后用脑室针逐渐向脑内穿刺确定血肿位置。如脑表面无挫伤,则按 CT 确定的血肿方向在非功能区的脑回上选择穿刺点进行穿刺。确定深部脑内血肿的位置后,电凝脑表面小血管,切开 2～3cm 的脑皮质,然后用脑压板和吸引器按穿刺的方向逐渐向脑深部分离,直达血肿腔内。探及血肿后,直视下用吸引器将血肿吸除,如有活动性出血予以电凝止血。对软化、坏死的脑组织也要一并清除。彻底止血后,血肿腔内置引流管,关闭切口。

如脑组织塌陷,脑波动恢复良好,脑压明显降低,可缝合硬脑膜,还纳骨瓣,逐层缝合头皮关颅;如脑组织仍较膨隆,脑张力较高,可不缝合硬脑膜,去骨瓣减压,逐层缝合头皮关颅。

(2)脑内血肿钻孔穿刺术:适用于血肿已液化,不伴有严重脑挫裂伤及脑膜下血肿的患者。对虽未液化或囊性变,但并无颅内高压或脑受压表现的深部血肿,特别是脑基底核或脑干内的血肿,一般不考虑手术,以免增加神经功能损伤。手术方法:根据脑内血肿的定位,选择非功能区又接近血肿的部位切开头皮长 2～3cm,颅骨钻孔,孔缘涂抹骨蜡止血。电凝硬脑膜仁的血管,硬脑膜"十"字形切开,电凝脑回表面的血管,选择适当的脑针,按确定的部位,缓缓刺入,达到预定的深度时,用空针抽吸观察。证实到达血肿后,如果颅内压高,可自任血肿积液流出,然后用空针轻轻抽吸,负压不可过大。排除部分血肿积液后,即可抽出脑穿刺针,按脑穿刺针的深度,改用软导管插入血肿腔,用生理盐水反复冲洗,直至冲洗液变清亮为止。

留置导管经穿刺孔引出颅外,接闭式引流装置,术后持续闭式引流,持续引流期间,在严格无菌操作下,可经引流管注入尿激酶溶解固态血块,加强引流效果。

5. 术中注意事项

(1)清除脑深部血肿时,脑皮质切口应选择非功能区和距脑表面最近的部位,不宜过大,以免加重脑损伤。

(2)提倡在手术显微镜下进行手术,以期止血彻底,脑损伤轻微。

(3)在处理接近脑组织的血肿时,应减轻吸引力,以防出现新的出血和加重脑的损伤。对与脑组织粘连较紧的血块不必勉强清除,以防引发新的出血。

(4)钻孔穿刺冲洗时,应避免将空气带入血肿腔。

6. 术后处理

(1)对原发脑损伤较重,估计意识障碍不能在短时间内恢复者,应早期行气管切开术,保持呼吸道通畅。

(2)对继发严重脑干损伤,术后生命体征不平稳,可采用人工呼吸机辅助呼吸,在密切观察病情的前提下,可行冬眠低温疗法。

(3)对重症患者,如条件许可,应收入重症监护病房,进行生命体征及颅内压动态监护。

(四)并发症及其防治

(1)术后应严密观察病情变化,发现复发性及迟发性血肿,应及时处理。

(2)应妥善控制继发性脑肿胀和脑水肿。

(3)重症患者易并发上消化道出血,术后应早期采取相应措施加以预防。

(4)长期昏迷患者易发生肺部感染、水电解质平衡紊乱、下丘脑功能紊乱、营养不良、压疮等,在加强护理措施的同时,应及时予以相应的处理。

七、颅后窝血肿

（一）概述

颅后窝血肿包括小脑幕以下的硬脑膜外、硬脑膜下、脑内及多发性等4种血肿。按其出现症状的时间可分为急性、亚急性和慢性3种。颅后窝血肿较为少见，占颅内血肿的2.6%～6.3%，易引起小脑扁桃体疝及中枢性呼吸、循环衰竭，病情极为险恶，病死率达15.6%～24.3%。颅后窝血肿常由枕区着力的损伤所引起。颅后窝血肿中，以硬脑膜外血肿多见，出血多来自横窦，也可来自窦汇、脑膜血管、枕窦或乙状窦等。临床上以亚急性表现者为多见。硬脑膜下血肿较少见，常伴有小脑、脑干损伤，血肿主要来源于小脑表面的血管或注入横窦的静脉破裂，亦可来源于横窦和窦汇的损伤。小脑内的血肿罕见，因小脑半球挫裂伤引起。血肿范围以单侧者多见，双侧者较少。颅后窝血肿中约有1/3合并其他部位的颅内血肿，以对冲部位的额叶底区和颞极区硬脑膜下血肿为多见。颅后窝硬脑膜外血肿亦可伴发横窦上方的枕区硬脑膜外血肿（即骑跨性血肿）。

（二）临床表现

1.症状与体征

（1）枕部头皮伤：大多数颅后窝血肿在枕区着力部位有头皮损伤，在乳突区或枕下区可见皮下淤血（Battle 征）。

（2）颅内压增高和脑膜刺激症状：可出现剧烈头痛，频繁呕吐，躁动不安，亚急性或慢性血肿者可出现视盘水肿。

（3）意识改变：约半数有明显中间清醒期，继发性昏迷多发生在受伤24h 以后，若合并严重脑挫裂伤或脑干损伤时则出现持续性昏迷。

（4）小脑、脑干体征：意识清醒的伤员，半数以上可查出小脑体征，如肌张力低下、腱反射减弱、共济失调和眼球震颤等。部分患者可出现交叉性瘫痪或双侧锥体束征，或出现脑干受压的生命体征改变，如果发生呼吸障碍和去皮质强直，提示血肿对脑干压迫严重，必须迅速治疗，以免脑干发生不可逆的损害。

（5）眼部症状：可出现两侧瞳孔大小不等、眼球分离或同向偏斜。如伴有小脑幕切迹上疝，则产生眼球垂直运动障碍和瞳孔对光反射消失。

（6）其他：有时出现展神经和面神经瘫痪及吞咽困难等。强迫头位或颈部强直，提示有可能发生了枕骨大孔疝。

2.影像学检查

（1）X 线额枕前后位平片检查：多数可见枕骨骨折。

（2）头颅 CT 扫描：可见后窝高密度血肿影像。

（三）手术技术

1.适应证

颅后窝的容积较小，对占位性病变的代偿功能能力很差，加之血肿邻近脑干，故一旦诊断确定，除出血量小于 10mL，患者状态良好者外，都应尽早进行手术将血肿清除。

2.禁忌证

对于血肿量小于 10mL，患者意识清楚，无颅内压增高表现者，可在严密观察下行非手术疗法。

3.术前准备

(1)采用气管内插管全身麻醉。患者取侧卧位或侧俯卧位。

(2)术前认真采集病史,进行全身体格检查和神经系统检查,阅读辅助检查资料,明确诊断,讨论手术方案。

(3)向患者家属交代病情、手术必要性、危险性及可能发生的情况,以求理解。

(4)剃去全部头发,头皮清洗、消毒后用无菌巾包扎。

(5)备血及术前、麻醉前用药。

4.手术入路与操作

如为单侧硬脑膜外或脑内血肿,可于同侧枕下中线旁行垂直切口。如血肿位于中线或双侧或为硬脑膜下血肿时,则行正中垂直切口,切口应上超过枕外粗隆,或枕下弧形切口。遇骑跨性血肿时,可用向幕上延伸的中线旁切口,或将正中垂直切口在幕上做向病侧延伸的倒钩形切口。切开皮肤及皮下组织后,将枕下肌肉向两侧剥离,边电凝边剥离,用颅后窝牵开器牵开切口,探查有无骨折线存在。如有骨折线,应先在枕鳞区靠近骨折线处钻孔,并用咬骨钳逐渐扩大使之形成骨窗。亦可先在血肿周围做多处钻孔,而后用咬骨钳将各骨孔间咬断,骨瓣大小可按血肿的范围而定。见到硬脑膜外血肿后,清除血肿的方法与幕上硬脑膜外血肿相同。清除血肿后需彻底止血。对硬脑膜上的出血,电凝止血即可。如为横窦损伤,止血方法参照静脉窦损伤的处理。清除硬脑膜外血肿后,如见硬脑膜下呈蓝色且张力仍高时,则应将硬脑膜呈放射状切开进行探查,如发现硬脑膜下血肿或小脑内血肿,则予以清除。硬脑膜是否需要缝合,应根据血肿清除术后小脑的肿胀程度而定。为了防止术后脑肿胀对脑干的压迫,多采用不缝合的枕下减压术。仔细止血后,分层缝合切口。

5.术中注意事项

(1)要注意横窦损伤后形成的硬脑膜外骑跨性血肿,不可仅将幕下血肿清除而将幕上血肿遗漏。

(2)在未准确判断是否为非主侧横窦之前,不可轻易用横窦结扎法止血。

6.术后处理

除一般常规处理外,最好置脑室引流。

(四)并发症及其防治

除一般颅脑损伤与开颅术后常易发生的并发症外,尤应注意对呼吸道的管理。

八、多发性血肿

(一)概述

颅脑损伤后颅内同时形成一个以上不同部位及类型的血肿者称多发性血肿。该类血肿占颅内血肿总数的14.4%～21.4%。

多发性颅内血肿一般以减速伤较加速伤为多见,在减速伤中,枕区与侧面着力较额区着力者多见。根据部位和血肿类型的不同将血肿分为:①同一部位不同类型的多发血肿。其中以硬脑膜外和硬膜下血肿、硬脑膜下和脑内血肿较多见;硬脑膜外和脑内血肿较少;②不同部位同一类型的多发血肿,较多见。多数为一侧额底(极)区和颞极(底)区或双侧半球凸面硬脑膜下血肿,多发性硬脑膜外血肿则很少见;③不同部位不同类型的多发性血肿,较少见。以着力部位的硬脑膜外血肿和对冲部位的硬脑膜下血肿及脑内血肿为常见。

（二）临床表现

1. 症状与体征

症状比单发性颅内血肿更严重。

（1）伤后持续昏迷或意识障碍进行加重者较多见,很少有中间清醒期。

（2）伤情变化快,脑疝出现早,通常一侧瞳孔散大后不久对侧瞳孔也散大。

（3）颅内压增高、生命体征变化和脑膜刺激症状等都较明显。

2. 影像学检查

（1）当疑有多发性血肿可能时,应及早施行辅助检查如 CT、MRI 或脑血管造影。

（2）颅骨 X 线片可以提示有无跨越静脉窦或血管压迹的骨折线。

脑超声波探测若发现中线波无移位或稍有偏移而与临床体征不符时,即应考虑存在多发血肿。

（三）手术技术

根据损伤机制,估计多发血肿可能发生的部位和发生机会,合理设计手术入路、方法和先后顺序。酌情做骨窗或骨瓣开颅。依次清除血肿后,脑肿胀仍较重时,应进行一侧或两侧充分减压。

1. 适应证

病情危急,头颅 CT 检查,颅内有多发血肿者。

2. 禁忌证

双侧瞳孔散大,自主呼吸停止 1h 以上,经积极的脱水、降颅压治疗无好转,处于濒死状态者。

3. 术前准备

（1）采用气管内插管全身麻醉。视不同情况决定体位。

（2）术前认真采集病史,进行全身体格检查和神经系统检查,阅读辅助检查资料,明确诊断,讨论手术方案。

（3）向患者家属交代病情、手术必要性、危险性及可能发生的情况,以求理解。

（4）剃去全部头发,头皮清洗、消毒后用无菌巾包扎。

（5）备血及术前、麻醉前用药。

4. 手术入路与操作

根据血肿大小、部位,尤其是对颅内压增高或脑干受压的影响,确定对一个或几个血肿进行手术。

5. 术中注意事项

清除一个血肿后,其余血肿可能因为颅内压下降而增大,需提高警惕。术后处理、并发症及其防治与脑内血肿、急性硬脑膜下血肿基本相同。

九、脑室内出血

（一）概述

脑室内出血在重型颅脑损伤患者中,发生率为 1.5% ~5.7% ,在头颅 CT 检查的颅脑损伤患者中,占 7.1% 。外伤性脑室内出血大多数伴有脑挫裂伤,出血来源多为脑室附近的脑内血肿,穿破脑室壁进入脑室,或室管膜下静脉撕裂出血。

（二）临床表现

1. 症状与体征

（1）大多数患者在伤后有意识障碍,昏迷程度重、持续时间长。

（2）瞳孔呈多样变化,如出现两侧缩小,一侧散大或两侧散大,对光反射迟钝或消失。

（3）神经局灶体征比较少见,部分患者可有轻偏瘫,有的患者呈去皮质强直状态。

（4）出现明显脑膜刺激征,呕吐频繁,颈强直和克匿格征阳性比较常见。

（5）常有中枢性高热。

2. 影像学检查

头颅 CT 扫描:可见高密度影充填脑室系统,一侧或双侧,有时可见脑室铸形。

（三）手术技术

1. 适应证

（1）患者意识障碍进行性加重,脑室内积血较多或脑室铸形者。

（2）伴有严重脑挫裂伤,脑深部血肿破入脑室,或因开放性贯通伤继发脑室内积血者。

2. 禁忌证

（1）脑内血肿量较小,患者意识情况较好,无颅内压增高或仅轻度增高者。

（2）合并有严重的脑组织损伤,意识深昏迷,以侧瞳孔散大,自主呼吸停止,濒临死亡者。

3. 术前准备

（1）根据术式不同,采用局部麻醉或气管内插管全身麻醉及相应的体位。

（2）术前认真采集病史,进行全身体格检查和神经系统检查,阅读辅助检查资料,明确诊断,讨论于术方案。

（3）向患者家属交代病情、手术必要性、危险性及可能发生的情况。以求理解。

（4）剃上全部头发,头皮清洗、消毒后用无菌巾包扎。

（5）备血及术前、麻醉前用药。

4. 手术入路与操作

（1）脑室内血肿引流术:颅骨钻孔脑室引流的方法与传统的脑室穿刺引流相同。首先根据脑室内血肿的部位,按侧脑室穿刺的标准入路,施行穿刺,穿刺成功后,放入脑室引流管,然后再轻转向内送入 1~2cm,并检查确定导管确在脑室内。

用生理盐水 3~5mL 反复冲洗。待冲洗液转清时,留置引流管,经穿刺孔导出颅外,如常缝合钻孔切口。

（2）骨瓣开颅脑室内血肿清除术:骨瓣开,切开硬脑膜。于清除脑内血肿之后,可见血肿腔与脑室相通,此时即有血性脑脊液流出。用脑压板深入到脑室破口处。剥开脑室壁,正直视下吸出脑室内血细胞凝集块。可利用吸引器上的侧孔,调节负压强度,将血细胞凝集块吸住,轻轻拖出脑室。然后将引流管插入脑室,反复冲洗并留胃引流管,作为术后持续引流。仔细止血,分层缝合切口。

5. 术中注意事项

（1）穿刺脑室置引流管成功后,应注意小心冲洗交换,切不可用力推注和抽吸,以免引起新的出血。

（2）骨瓣开颅进入脑室显露血细胞凝集块后,应仔细操作,如血细胞凝集块与脑室壁粘连紧密,切忌粗暴强行完全剥离,避免损伤脑室壁引发新的出血。

6. 术后处理

（1）对原发脑损伤较重，估计意识障碍不能在短时间内恢复者，应早期行气管切开术，保持呼吸道通畅。

（2）对继发严重脑干损伤，术后生命体征不平稳，可采用人工呼吸机辅助呼吸，在密切观察病情的前提下，可行冬眠低温疗法。

（3）对重症患者，如条件许可，应收入重症监护病房，进行生命体征及颅内压动态监护。

（四）并发症及其防治

（1）术后应严密观察病情变化，发现复发性及迟发性血肿，应及时处理。并做影像复查。

（2）应妥善控制继发性脑肿胀和脑水肿。

（3）重症患者易并发上消化道出血，术后应早期采取相应措施加以预防。

（4）长期昏迷患者易发生肺部感染、水电解质平衡紊乱、下丘脑功能紊乱、营养不良、压疮等，在加强护理措施的同时，应及时予以相应的处理。

（毛远红）

第九节　急性脑出血

脑出血，俗称脑溢血，属于"脑中风"的一种，是中老年高血压患者一种常见的严重脑部并发症。脑出血是指非外伤性脑实质内血管破裂引起的出血，最常见的病因是高血压、脑动脉硬化、颅内血管畸形等，常因用力、情绪激动等因素诱发，故大多在活动中突然发病，临床上脑出血发病十分迅速，主要表现为意识障碍、肢体偏瘫、失语等神经系统的损害。它起病急骤、病情凶险、病死率非常高，是目前中老年人致死性疾病之一。

一、病因

（一）外界因素

气候变化，临床上发现，脑血管病的发生在季节变化时尤为多见，如春夏、秋冬交界的季节，现代医学认为，季节的变化以及外界温度的变化可以影响人体神经内分泌的正常代谢，改变血液黏稠度，血浆纤维蛋白质、肾上腺素均升高，毛细血管痉挛性收缩和脆性增加。短时间内颅内血管不能适应如此较为明显的变化，即出现血压的波动，最终导致脑出血的发生。

（二）情绪改变

情绪改变是脑出血的又一重要诱因，包括极度的悲伤、兴奋、恐惧等，临床工作中发现，多数脑出血患者发病之前都有情绪激动病史，甚至曾有人做过研究，证实临床上近30%的患者是因生气、情绪激动导致脑出血。究其原因主要是由于短时间情绪变化时出现交感神经兴奋，心跳加快、血压突然升高，原本脆弱的血管破裂所致。

（三）不良生活习惯

吸烟对人体有较为严重的健康影响是得到世界卫生组织公认的，长期吸烟可以使得体内血管脆性增加，对血压波动的承受能力下降容易发生脑血管破裂。而长期饮酒可引起血管收缩舒张调节障碍，并出现血管内皮的损伤，血管内脂质的沉积，使得血管条件变差，易发生脑出血。此外,经常过度劳累,缺少体育锻炼,也会使血黏度增加,破坏血管条件,导致脑出血的发生。

二、临床表现

脑出血的症状与出血的部位、出血量、出血速度、血肿大小以及患者的一般情况等有关,通常一般表现为不同程度的突发头痛、恶心呕吐、言语不清、小便失禁、肢体活动障碍和意识障碍。位于非功能区的小量出血可以仅仅表现为头痛及轻度的神经功能障碍,而大量出血以及大脑深部出血、丘脑出血或者脑干出血等可以出现迅速昏迷,甚至在数小时及数日内出现死亡。典型的基底节出血可出现突发肢体的无力及麻木,语言不清或失语,意识障碍,双眼向出血一侧凝视,可有剧烈疼痛,同时伴有恶心呕吐、小便失禁症状;丘脑出血常破入脑室,患者有偏侧颜面和肢体感觉障碍,意识淡漠,反应迟钝;而脑桥出血小量时可有出血一侧的面瘫和对侧肢体瘫,而大量时可迅速出现意识障碍、四肢瘫痪、眼球固定,危及生命;小脑出血多表现为头痛、眩晕、呕吐、构音障碍等小脑体征,一般不出现典型的肢体瘫痪症状,血肿大量时可侵犯脑干,出现迅速昏迷、死亡。

三、诊断

脑出血属于神经科急诊,需要在短时间内立刻明确诊断,目前辅助检查主要分为实验室检查和影像学检查两种,随着目前医疗水平的逐渐提高,影像学检查因为其具有时间短、无创、结果准确等优点,已逐渐成为首选的检查方法。

(一)头颅 CT 检查

临床疑诊脑出血时首选 CT 检查,可显示圆形或卵圆形均匀高密度血肿,发病后即可显示边界清楚的新鲜血肿,并可确定血肿部位、大小、形态以及是否破入脑室,血肿周围水肿带和占位效应等;如脑室大量积血可见高密度铸型,脑室扩张,1 周后血肿周围可见环形增强,血肿吸收后变为低密度或囊性变,CT 动态观察可发现脑出血的病理演变过程,并在疾病治疗过程中的病情变化时第一时间指导临床治疗。目前头颅 CT 已成为较为广泛的检查方法。

(二)MRI 检查

MRI 检查可发现 CT 不能确定的脑干或小脑小量出血,能分辨病程 4~5 周后 CT 不能辨认的脑出血,区别陈旧性脑出血与脑梗死,显示血管畸形流空现象,还可以大致判断出血时间,是否多次反复出血等,但 MR 检查需要患者较长时间(10min 以上)静止不动躺在扫描机内,对已有意识障碍的患者较难做到,一般不及 CT 检查应用广泛。

(三)DSA 全脑血管造影检查

脑血管造影曾经是脑出血的重要诊断手段,因其不能显示血肿本身,仅能根据血肿周围相关血管的移位来推测血肿的部位及大小,且 DSA 检查为一项有创检查,目前一线应用已明显减少。值得一提的是,DSA 在脑出血原因的鉴别上仍意义重大,因其可直观地看到脑血管的走行及形态,当怀疑有脑血管畸形或动脉瘤破裂的患者应该需要做 DSA 检查明确诊断。

(四)脑脊液检查

脑出血诊断明确者一般不做脑脊液检查,以防脑疝发生,但在无条件做脑 CT 扫描或脑 MRI 检查时,腰穿仍有一定诊断价值。脑出血后由于脑组织水肿,颅内压力一般较高,80% 患者在发病 6h 后,由于血液可自脑实质破入到脑室或蛛网膜下隙而呈血性脑脊液,所以脑脊液多数呈血性或黄色,少数脑脊液清亮。因此,腰穿脑脊液清亮时,不能完全排除脑出血的可能,术前应给脱水剂降低颅内压,有颅内压增高或有脑疝的可能时,应禁忌做腰穿。

四、治疗

(一)手术适应证

目前认为,患者无意识障碍时多无须手术;有明显意识障碍、脑疝尚不明是,外科治疗明显优于内科;深昏迷患者、双瞳扩大、生命体征趋于衰竭者,内外科治疗方法均不理想。

目前手术适应证主要参考以下几点考虑:大脑出血量大于30mL,小脑出血量大于10mL;患者出血后意识障碍情况,Ⅰ级一般不需手术,Ⅴ级病情处于晚期也无法手术,Ⅱ级~Ⅲ级需要手术治疗,Ⅱ级患者若一般情况可,也可首选内科保守治疗,根据病情变化再决定,Ⅳ级患者若出血时间短出血量大,进展快,脑疝形成时间长,则无法手术;另外,位置较为表浅的出血一般多可手术,而较为深在出血如脑干局部出血,若无意识障碍,可保守治疗。对于出血量较少但患者病情明显加重的需要警惕是否存在持续出血,术前应充分考虑。此外,患者的一般情况需要考虑,是否存在心肺功能下降,高龄患者手术后一般恢复较差,效果一般,选择手术需要慎重。

(二)手术前的准备

脑出血手术应尽早进行,长时间的血肿压迫可导致脑细胞功能受损,并出现较为严重的并发症,手术的早期进行有利于提高脑出血的治愈率以及患者的生活质量。脑出血虽然是一种急诊,但术前准备仍然要充分,术前正确处理患者的症状对手术的成功与否也有着重要的影响。术前应保证患者的呼吸道通畅,防止误吸,术前应用脱水降颅内压的药物,并有效控制血压防止在手术中出现再出血,术前常规需要进行头颅CT检查明确诊断,尽快排除手术禁忌证后进行手术治疗。

(三)手术方式的选择

手术方式的选择需要综合患者的一般情况、出血的部位、出血量等,常用的手术方式有开颅清除血肿、穿刺抽吸血肿、脑室穿刺引流血肿等。

1. 开颅清除血肿

开颅清除血肿是较为常用的脑出血治疗手段,出血量较大的患者常需行开颅手术,如基底节出血常需进行开颅清除血肿,传统的手段主要是行大骨瓣打开颅骨,剪开硬脑膜后暴露脑组织,以距离血肿最近处切开脑皮质,在直视下清除血肿,严密止血后关颅,根据手术中情况决定是否需要去除骨瓣。这种手术方式是急诊手术最常用的,也是较为紧急、快捷的手术方式,但其缺点在于手术创伤较大,术后恢复慢。目前主导开颅清血肿手术方式已基本改进,在急诊手术时首先行一较小手术切口,在去除小骨窗后进行显微镜下血肿清除,根据术中情况再决定是否扩大骨窗的面积以及是否进行去骨瓣等。目前小骨窗治疗脑出血已得到神经外科医师的广泛认可,并在临床上熟练运用。由于改进后手术创伤小,术后患者恢复快,手术效果好,值得推广,其缺陷在于部分基层医院并不具备一定的医疗条件,全面推广还需要一定的时间。

2. 穿刺抽吸血肿

这种治疗方式适用于各部位脑出血,深部脑出血尤为适用,主要方法是应用CT引导或者立体定向引导,选择距离血肿最近的穿刺点,并离开功能区,进行颅骨钻孔,在定位和定向的基础上向血肿内穿刺,再辅助以负压吸引,可一次去除较大部分的血肿。这种手术方式创伤很小,但其局限于仅为细针穿刺,血肿并非为均一圆形状态,一次手术仅能解除一部分血肿的压迫,剩余的血肿依然存在,其分解产物依旧会对脑细胞产生毒害作用,而且这种手术方式对手术者技术要求较高,若一次性抽吸过多血肿,可能造成远隔部位的再出血,所以临床上目前还没有广泛推广。

3. 脑室穿刺引流血肿

顾名思义,主要是进行脑室内穿刺,适应证主要是针对脑室内积血,手术常规行脑室角穿刺,放置引流管,术后应用尿激酶等融化血块药物,使得血肿能由引流管逐渐引出,当颅内压明显升高的时候,脑室外引流手术还可以有效减低颅内压,放止脑疝的形成。外科治疗脑出血是较为明确的方法,术后需要有较为妥善的患者管理,术后还要注意患者血压情况,控制性降压防止再次出血,术后应用脱水药物防止颅内压过高,防治并发症,监测患者的各重要脏器功能,加强术后护理,维持水电解质平衡。

(周紫茹)

第十节 癔 症

一、概述

癔症(hysteria)又称"歇斯底里"症,系由心理因素,如重大生活事件、内心冲突或情绪激动、暗示或自我暗示等作用于易患个体所引起的精神障碍。主要表现为感觉、运动和自主神经功能紊乱的各种躯体症状,或意识范围缩小、选择性遗忘、情感爆发和精神病样表现等精神症状;检查不能发现有相应的器质性改变。发病年龄多在 16~35 岁,以女性为多见。

二、体检要点

(1)躯体与神经系统检查无器质性损害体征。

(2)躯体症状与神经分布和检查结果不相符,以排除器质性疾病。

三、辅助检查

(1)肝、肾功能无异常。

(2)血氨测定正常。

(3)脑电图、心电图无异常发现。

(4)甲状腺功能检测 T_3、T_4 在正常范围内。

(5)血糖测定无异常。

四、诊断要点

(1)有心理-社会因素作为诱因。起病大多急骤,因暗示与自我暗示而发病。

(2)表现有下述情况之一。

1)癔症性遗忘:急性发作、突然忘记某阶段和某事有关系的经历。

2)癔症性漫游:突然离家外游,外表似常人、意识范围缩小、事后全部遗忘。

3)癔症性双重或多重人格:人格解体、神鬼附体。

4)癔症性精神病:突然的行为紊乱、哭笑无常、短暂的幻觉妄想,具有发泄、幼稚、做作。

5)转换性癔症:躯体感觉过敏、缺失,癔症球、失明、管窥、耳聋、痉挛发作、肢体震颤、瘫痪、起立步行不能、缄默、失音、亚木僵。

6)其他癔症形式:躯体化障碍,反复出现,经常变化的多种躯体症状。

(3)各种检查未能发现与症状相应的器质性病变,其体征不符合解剖生理规律。有充分根据排除器质性病变或非依赖性物质所致精神障碍。

(4)临床症状具有发作性、戏剧性,高度暗示性及丰富的情感色彩。

(5)病前常具有癔症性人格特点和(或)既往有相类似的癔症发作史。

(6)排除以下疾病。

1)器质性疾病:详细体检和辅助检查有阳性发现;中年以后首次发作,躯体症状源于特定器官的障碍,有明显器质性病变基础。疾病过程相对固定、持续存在,不受环境因素影响而发生急剧变化。

2)癫痫:意识丧失、出现病理反射、瞳孔散大、对光反应暂消失、脑电图发现异常。

3)散发性脑炎:多种神经系统体征阳性,病理征阳性,脑电图常为弥散性慢波异常、脑脊液异常。

4)反应性精神病:病前性格无特殊,无发作性特点,精神症状环绕精神创伤内容,不易受暗示影响、形成单纯、无运动感觉障碍。

五、处理

有兴奋躁动发作、情感爆发、不协调性行为紊乱难以控制的情况下,请精神科会诊、收住院观察治疗,以防自杀或伤人。

必须施以心理治疗,方法有:①支持性心理治疗:采用疏泄、解释方法。②暗示治疗:针刺、电针、导平仪或频谱治疗;言语暗示的同时采用药物,10%葡萄糖酸钙(或3%溴化钙)10mL,静脉注射。③催眠疗法:有言语性催眠法和药物催眠法。④精神分析治疗、行为治疗和家庭治疗。可转诊精神科,由心理治疗师进行专科心理咨询与治疗。

(1)有严重行为紊乱、兴奋和躁动等精神病性症状时,可短期予以适当剂量的抗精神病药物治疗。可用以下处方。

氟哌啶醇5mg×2支,用法:氟哌啶醇5~10mg+东莨菪碱0.3mg,肌内注射,立即。

或,氯硝西泮(氯硝安定)1mg×2支,用法:2mg,静脉缓慢注射。

或,氯丙嗪25mg×30片,用法:50~75mg,每晚1次,口服。

或,奥氮平5mg×30片,用法:5mg,每天1次,口服。

(2)有失眠症状或焦虑情绪明显者,可用以下处方。

阿普唑仑(佳乐定)0.4mg×20片,用法:0.4~0.8mg,一日1~2次,口服。

或,氯硝西泮(氯硝安定)1mg×20片,用法:1~2mg,一日1~3次,口服。

或,舒乐安定1mg×20片,用法:1~2mg,一日1~2次,口服。

或,丁螺环酮5mg×40片,用法:5~10mg,一日2~3次,口服。

(3)有抑郁情绪者,可用以下处方。

盐酸氟西汀(百忧解)20mg×7片,用法:20mg,每早1次,口服。

或,帕罗西汀(赛乐特)10mg×10 片,用法:20mg,每早 1 次,口服。

或,万拉法新(博乐欣)25mg×30 片,用法:25mg,一日 2~3 次,口服。

(梁艳琴)

第四章　循环系统急危重症

老年人原发性心包疾病罕见,大多属于继发性。同时由于其病因复杂、临床症状不典型,临床表现易被原发疾病所掩盖,故常造成误诊或漏诊。临床诊断老年心包疾病的发病率不到1%,而尸检证实其发病率可达4%~12%,提示许多老年心包疾病均未得到有效的诊断及治疗。老年人随增龄而产生疾病谱的变化,导致其心包疾病发病的流行病学及临床表现具有与年轻人不同的特点,下面分节进行阐述。

第一节　急性心包炎

一、病因

急性心包炎(acute pericarditis)是最常见的心包疾病,是心包脏层和壁层的急性炎症,可以同时并存心肌炎和心内膜炎。其病因极少仅限于心包本身,常常是全身疾病的部分或由邻近器官组织病变蔓延而来。

急性心包炎的发病与年龄和地区有一定的关系。国内的一些回顾性资料分析显示结核性、化脓性、非特异性及肿瘤性病因占我国心包炎发病原因的前四位。在老年人中,心包炎的病因以恶性肿瘤居首位,其余依次为心力衰竭、结核及非特异性等。

二、病理生理

急性心包积液是急性心包炎引起一系列病理生理改变的主要原因。当积液量很小并不增加心包内压力时,可以不出现临床症状。当渗液急速或大量蓄积,使心包腔内压力急剧上升,心脏受压,心室舒张充盈受限,血液进入心室减少,心搏量降低,动脉血压下降,周围组织灌注不足,循环衰竭而产生休克,即为心包压塞。心包腔内压力增加使静脉血液回流到右心困难,致使静脉压升高而出现体循环淤血征。老年人由于其心脏舒缩功能减退,同时往往合并多种疾病,发生急性心包炎时症状容易被其他疾病所掩盖,当发展到急性心包压塞时其病情十分凶险,病死率甚高。

三、临床特点

老年人随增龄而发生疾病谱的变化,使得老年人急性心包炎的临床特点具有其自身的特殊性,主要表现如下。

(1)男性多于女性:这可能与老年男性易患急性心肌梗死和恶性肿瘤,而老年人心包炎又多并发于这两种疾病有关。

(2)临床症状、体征不典型:老年人急性心包炎表现为心前区疼痛、心包摩擦音和奇脉少见,多数患者表现为乏力、心悸、气短和水肿等不典型症状。

(3)误诊率高:这在一定程度上与老年人疼痛阈值增高、反应迟钝和原发病的掩盖有关,故易造成漏诊或误诊,延误病情。

（4）住院病死率高：老年人急性心包炎住院病死率明显高于年轻人，这与老年人心包炎的原发病多是恶性肿瘤和急性心肌梗死，且老年人一般情况较差，合并其他器官疾病及并发症多见有关。

（5）老年人心包积液穿刺难度较大，危险性较高：由于老年人常合并有心律失常、肺气肿等原发心肺病变，心包穿刺过程中易发生严重的心律失常，甚至心搏骤停。

（6）心电图表现不典型：老年人急性心包炎心电图的 ST－T 改变、房性期间收缩和心房颤动明显高于年轻人，这可能与老年人心脏起搏、传导系统的退行性变和原有心脏的基础病变有关，这些改变增加了老年人心包炎病情的复杂性和治疗难度。

（7）X 线征象表现不典型：老年人心包渗液出现典型的心影增大，呈烧瓶状，心影随体位改变而发生变动少见，这可能是老年人大多合并有较严重的心脏病变如冠心病、高血压性心脏病等，其本身就已伴有心影的增大。

三、诊断及鉴别诊断

1.诊断

老年人急性心包炎的诊断与年轻人无异，但要注意老年人急性心包炎临床症状的不典型及对一些辅助检查的敏感性降低。其常见的诊断方法如下。

（1）心电图：急性心包炎时心电图异常来自心包下的心肌，主要表现为：①除 aVR 和 V1 外，所有导联 ST 段呈弓背向下抬高，T 波高耸直立；一至数日后，ST 段回到基线，T 波低平及倒置，数周后逐渐恢复正常；②心包积液时 QRS 低电压，大量积液时可见电交替；③无病理性 Q 波，常有窦性心动过速。

（2）超声心动图：这是诊断心包积液简便、安全、灵敏和可靠的无创性方法。超声心动图检查时可见一个无回声区（液性暗区）将心肌回声与心包回声隔开，这个区域即为心包积液。一般认为液性暗区直径 >8mm 时液量约 500mL，直径 >25mm 时液量 >1000mL 同时超声心动图可显示心脏压塞的特征，最主要表现为舒张期右室前壁受压塌陷、局限性左心房塌陷。此外，超声心动图亦可确定穿刺部位，指导心包穿刺。

（3）胸部 X 线片：X 线检查对渗出性心包炎有一定的价值。当心包渗液超过 250mL 以上时，可出现心影增大呈烧瓶状，心影随体位改变而变动。

（4）磁共振显像：可清晰显示心包积液的容量和分布情况，协助分辨积液的性质，如非出血性渗液大都是低信号强度；尿毒症性、外伤性、结核性渗液内含蛋白和信号较多可见中或高信号强度。

（5）心包穿刺和心包积液分析：当大量心包积液导致心脏压塞时，行心包治疗性穿刺抽液减压，或针对病因向心包腔内注入药物进行治疗。获取渗液送涂片、培养、生化及病理等分析有助于病因诊断。

（6）纤维心包镜检查：凡有心包积液需手术引流者，可先行纤维心包镜检查。心包镜在光导直视下观察心包病变特征，并可在明视下咬切病变部位做心包活检，从而提高病因诊断的准确性。

（7）血液分析：急性心包炎经常伴有非特异性炎症表现，包括白细胞增多、血沉增快、C 反应蛋白增高。

（8）其他实验室检查：根据患者病史及临床表现选择性进行如结核菌素皮肤试验，可用于疑为结核性心包炎者,血培养可除外感染性心内膜炎和菌血症。

2. 鉴别诊断

需与急性心包炎相鉴别诊断的疾病主要有急性心肌梗死、肺栓塞、肺炎、主动脉夹层、胸膜炎、自发性气胸等。

四、治疗

老年急性心包炎者应收住院,以评估病因,对症处理。最关键的是针对原发病因有效治疗,同时预防和治疗并发症。

1. 一般治疗

限制运动或卧床休息、镇痛、吸氧,积液量较大者应予以心电监护。

2. 心包积液的治疗

欧洲心脏病协会(FESC)《心包疾病诊断及治疗指南》

(1)心包穿刺术:少量心包积液不需行心包穿刺:当积液量较大甚至伴有心脏压塞危及患者生命时,抽液以缓解对心脏及邻近组织器官的压迫症状(Ⅰ类,B级):肿瘤性或化脓性心包积液时,可行心包腔内注入抗生素或化疗药物以避免全身的不良反应以提高疗效(Ⅱa类,B级)。

(2)心包切开术:对于恶性心包积液或其他原因所致的反复大量心包积液可行此手术,以达到持续引流的作用。

3. 药物治疗

非甾体类抗感染镇痛药(NSAIDs)为治疗急性心包炎镇痛治疗的基石药物(Ⅰ类,B级),对应用NSAIDs者必要时给予胃肠保护治疗。单用秋水仙碱或与NSAIDs合用对初发心包炎及预防复发有效(Ⅱa类,B级)。老年患者避免用吲哚美辛(消炎痛),因其可减少冠脉血流。

(孙建芳)

第二节　缩窄性心包炎

一、病因

缩窄性心包炎(constrictive pericarditis)是指当心包发生了纤维化、增厚、钙化、粘连限制了心脏的舒张充盈,导致了一系列循环障碍临床表现,其发病率占心脏病的1.5%,老年多见,男性多于女性。

缩窄性心包炎一般由急性心包炎发展而来,但多数病例因急性阶段起病隐匿,难于察觉,来院就诊时已成为缩窄性心包炎。与非老年人一样,结核也是我国老年人缩窄性心包炎的主要病因,肿瘤占第二位。其他还有感染性、创伤性、非特异性、药物性心包炎等也可发展为缩窄性心包炎。

二、病理生理

缩窄性心包炎常伴有心包积液,病理特点是纤维化沉积,以后逐步演变到机化积液吸收的亚急性期,继之为心包纤维瘢痕形成和增厚,造成心包腔部分或完全闭塞的慢性期。

绝大多数心包缩窄是均匀对称的,少数病例心包增厚或钙化于房室沟沿半月瓣环或主动脉沟,右室流出道及腔静脉开口处的环状狭窄。以上心包炎一系列的病理改变限制了心室的舒张期充盈,导致心排出量下降,阻碍静脉回流而引起体循环静脉压增高。此外,心肌萎缩和房室沟等部位的局限性缩窄又进一步加剧了心脏血流动力学障碍。老年人多是由于结核致心包渗液,进一步导致心包缩窄。

三、临床特点

老年人由于病情复杂,多合并有较多基础心肺疾病,故其发生心包缩窄的临床特点具有一定的特殊性,其主要表现如下。

1. 病程较短

老年人缩窄性心包炎的病程较非老年人短,这可能与老年人心肺功能减退、心脏舒张功能降低、代偿能力下降有关。许多患者心肌本身存在器质性改变,一旦出现心包病变或心包积液,心脏舒张功能受限,很快出现肺循环淤血引起症状促使患者就诊。

2. 临床症状不典型,误诊率高

老年人缩窄性心包炎多表现为呼吸困难、气短、咳嗽、咳痰,同时很多老年人多合并有一些基础疾病如冠心病、COPD 等,故老年患者诊为冠心病、心力衰竭而遗漏心包缩窄的发生率较高。

3. 心包积液的发生率高

其原因可能与老年患者结核性心包炎发生率甚高有关。同时老年患者易出现呼吸困难、水肿等症状,容易考虑为心脏疾病,在进行心脏超声检查时发现心包积液的机会多。

4. 易发生恶性心律失常

老年患者心律失常的程度比非老年人严重,均为不可逆性,这些心律失常主要与缩窄性心包炎有关,但也可能与原有的心脏病关联。

5. 并发症多,手术治疗率低

老年患者并发症明显多于非老年患者,且病情复杂、全身情况差、心肺功能和肝肾功能降低、手术风险大,而且预期疗效也欠佳,造成手术率低,住院病死率高。

四、诊断和鉴别诊断

1. 诊断

老年人缩窄性心包炎的诊断与年轻人无异,但应注意由于老年人缩窄性心包炎临床表现多不典型,且往往合并有许多基础心肺疾病如冠心病、高血压性心脏病、COPD 等,因此易造成误诊。其常见的辅助诊断方法如下。

(1)化验检查:可有轻度贫血,血沉正常或加快,肝功能障碍或低蛋白血症等。

(2)心电图:QRS 波低电压、T 波平坦或倒置,两者同时存在是诊断缩窄性心包炎的强力佐证。

(3)胸部 X 线片:心包钙化是曾患过急性心包炎最可靠的 X 线征象,在大多数缩窄性心包炎患者中均可见到,常呈不完整的环状。心影大小多正常。

(4)超声心动图:超声心动图虽然可见心包增厚,但没有特异性指标用于诊断缩窄性心包炎。可见心包增厚、钙化或心包腔内积液。

（5）CT 与 MRI 检查：CT 和 MRI 对缩窄性心包炎的确诊有重要价值，二者均能构划出心包厚度，有局部或环形增厚钙化的轮廓。

（6）心导管检查：缩窄性心包炎患者可通过左右心导管同时记录左右心的压力曲线。右心房压力曲线呈 M 或 W 波形，由增高并几乎相等的 α 波、V 波和加深的 Y 波及正常 X 波形成；右心室压力曲线呈现舒张早期下陷和舒张晚期的高原波即开方根号样曲线。

2. 鉴别诊断

缩窄性心包炎与限制型心肌病临床表现极为相似，鉴别甚为困难。此外，还需与肝硬化、结核性腹膜炎和其他心脏病引起的心力衰竭相鉴别。

五、治疗

缩窄性心包炎内科治疗只能暂时改善患者某些症状。有条件者应尽早争取外科心包剥离术（Ⅰ类，B 级），大部分患者术后症状改善。老年人由于并发症多，且病情复杂、全身情况差、心肺功能和肝肾功能降低、手术风险大，造成手术率低，住院病死率高。

（孙建芳）

第三节　肺动脉高压

肺动脉高压（pulmonary arterial hypertension，PAH）是一组以肺动脉阻力进行性升高为主要特征的临床综合征。肺血管收缩、肺血管结构重构和原位血栓的形成是 PAH 的主要病理表现。PAH 在老年人群中的发病率、致残率和病死率均较高，同时误诊率和漏诊率不低，因此，PAH 已经成为老年人群中一个重要的临床疾病。

一、定义和分级

欧美指南均指出确诊 PAH 需经右心导管检查证实，PAH 的血流动力学定义为平均肺动脉压在静息状态下大于 25mmHg。既往还认为运动时平均肺动脉压大于 30mmHg，伴肺毛细血管压或左房压力小于 15mmHg 也是 PAH。但是，欧洲指南将其定义简化，不支持将运动状态下平均动脉压大于 30mmHg 作为 PAH 的诊断标准。根据静息状态下平均肺动脉压的水平，PAH 可分为轻度（26 ~ 35mmHg）、中度（36 ~ 45mmHg）和重度（ >45mmHg）。根据肺动脉收缩压及心功能分级分为轻度（NYHA Ⅰ 级、40 ~ 55mmHg）、中度（NYHA Ⅱ 级、>55mmHg）、重度（NYHA Ⅲ 级、肺动脉压力升高伴中度右室功能障碍、静脉血氧饱和度 <60%）和极重度（NYHA Ⅳ 级、肺动脉压力升高伴重度右室功能障碍、静脉血氧饱和度 <50%）。

二、分类

美国心脏病学会基金会（ACCF）和美国心脏学会（AHA）共同编写了《ACCF/AHA 肺动脉高压专家共识》；欧洲心脏病学会和欧洲呼吸病学会合作编写了《肺动脉高压诊断和治疗指南》，该指南同时也被国际心肺移植学会认可。在美国加利福尼亚州的 Dana Point 举办的第四届肺动脉高压国际论坛上，根据近年对 PAH 病理生理和诊断技术的研究以及对新治疗方法和预防特点的认识，对 PAH 诊断分类标准进行了修订。

与年轻人常见的 PAH 类型不同,老年人最常见的 PAH 类型为:左心疾病相关肺动脉高压。其中,高血压病和冠心病等左心疾病是老年 PAH 最常见病因;其次,慢性阻塞性肺疾病相关肺动脉高压亦不少见。慢性阻塞性肺疾病引起的肺动脉高压的主要特征为慢性缺氧、肺动脉压的高低,直接关系到慢性阻塞性肺疾病患者的预后。而在中青年中占第一位的特发性肺动脉高压在老年人群中较少见。

三、病理生理

肺动脉高压是由多种病因引起肺血管床受累而使肺循环阻力进行性增加,最终导致右心衰竭的一类病理生理综合征;是以肺小动脉的血管痉挛、内膜增生和重构为主要特征的一种疾病。血管收缩与舒张的失衡是 PAH 的病理生理学本质。

肺动脉高压患者的各级肺动脉均可发生结构重建。肌型和弹性肺动脉、微细肺动脉的主要病理改变是中膜肥厚、弹性肺动脉扩张及内膜粥样硬化。肺动脉血管壁重构使肺动脉压升高变得持续并且不可逆。多种因素的作用导致血管收缩、血管重建和原位血栓形成,最终产生 PAH 的血流动力学改变和病理改变的恶性循环。

1. 肺循环的血流动力学改变

由于肺小动脉广泛狭窄或闭塞,肺循环阻力增加,导致肺动脉高压,右心室负担也不断增加,右心室肥厚进而扩张,右心室舒张压、右心房平均压显著增高,心排出量下降,最终发生右心衰竭。

2. 呼吸功能的改变

由于广泛的肺小动脉管腔狭窄,肺微血管血流充盈不足,因肺微血管床减少,随着病变的进展可引起弥散功能的下降,进而影响肺泡换气功能,通气/血流比例失调,出现动脉血氧分压和二氧化碳分压均下降。

四、临床表现

1. 症状

出现症状就诊时肺动脉平均压多已大于 45mmHg,其主要原因是症状的非特异性。最常见的首发症状是活动后气短、乏力,其他症状有胸痛、咯血、眩晕或昏厥、干咳。气短往往标志着肺动脉高压患者出现右心功能不全。而当发生昏厥或眩晕时,则往往标志患者心输出量已经明显下降。少见症状有声嘶和咯血。

2. 体征

主要是肺动脉高压和右心功能不全的表现,具体表现取决于病情的严重程度。最常见的是肺动脉瓣区第二心音亢进及时限不等的分裂。右心衰竭时可见颈静脉怒张。20%的患者可出现发绀,是由于右向左分流、心输出量明显下降或肺内气体交换功能障碍所致。

五、实验室检查

1. 心脏彩超

其是临床应用最广、操作最简便的无创影像诊断技术,既可估测肺动脉压,又可评价心脏的结构和功能。典型超声心动图常表现为右心室内径扩大、右室壁肥厚、室间隔向左移位、肺动脉明显增宽。以下表现提示 PAH 可能性较大:三尖瓣反流速度 >3.4m/s,肺动脉收缩压 >50mmHg(Ⅰ类,B 级)。

2. CT

CT 能准确显示主肺动脉及左右肺动脉均扩张,与周围肺血管的纤细对比鲜明,并能观察到右心肥厚与扩张(Ⅰa 类,C 级);CT 增强造影可帮助排除慢性栓塞性肺动脉高压;高分辨率 CT 有助于排除肺间质纤维化、肺泡蛋白沉积症等肺部疾病。

3. 肺通气灌注扫描

其是排除慢性栓塞性肺动脉高压的重要手段(Ⅰ类,C 级)。慢性栓塞性肺动脉高压有不同程度的灌注缺损,而特发性肺动脉高压患者可呈弥散性稀疏或基本正常。

4. 血管扩张试验

血管扩张试验是 PAH 一项重要的检查手段,因为只有对血管扩张剂反应迅速的肺动脉高压患者长期应用钙通道拮抗剂才可以提高生存率。目前美国胸科医师协会(ACCP 循证医学指南推荐:特发性肺动脉高压(IPAH)患者应进行肺血管反应性试验(Ⅰ类,A 级);存在基础疾病的肺动脉高压患者,如硬皮病或先天性心脏病,应进行急性血管反应性试验(Ⅰ类,C 级);肺动脉高压患者由具有肺血管疾病治疗经验的内科医师对其进行血管反应性试验(Ⅰ类,A 级)。

5. 胸片

胸片为临床常规检查,中到高度的 PAH 患者肺动脉段突出,肺门动脉明显扩张,左右肺动脉粗大;整个肺野清晰,纹理纤细,与扩张的肺门动脉形成鲜明对比(截断现象);右心房、右心室扩大。

6. 肺功能测定

可以排除明显的肺实质或气道疾患。PAH 患者可有轻度限制性通气障碍与弥散功能减低。部分重症患者可出现残余容积增加及最大通气量降低。如有其他表现,往往提示可排除特发性肺动脉高压。心肺运动试验表明患者运动能力受限,表现为最大氧耗量、最大氧峰值、最大每分通气量及缺氧阈值均降低,而肺泡动脉氧压差增大。

7. 心电图

主要心电图改变有:①肺动脉高压导致右室肥厚和右室扩张引起的心电图改变:电轴右偏,RV1 > 0.5mV,R/S > 1,V5、V6 导联呈 rS,R/S < 1 及右束支阻滞;②右胸前导联可出现 T 波低平或倒置:胸前导联 T 波倒置多见于有胸痛的患者,与右室肥厚及右心缺血有关;③右房扩大的心电图表现有:Ⅱ、Ⅲ 及 aVF 导联可出现 P 波高尖(≥2.5mm),P 波顺钟向转位≥75°。心电图对评估确诊肺动脉高压患者的预后也有一定价值。Ⅱ 导联 P 波≥0.25mV 的肺动脉高压患者,其病死率升高 2.8 倍,且Ⅲ导联 P 波每升高 1mm 则病死率升高 4.5 倍。

8. 肺动脉造影术

不常用于特发性肺动脉高压的诊断,当鉴别诊断有困难时,肺动脉造影可帮助排除肺栓塞、肺动脉肿瘤等继发性引起肺动脉高压的疾病。

9. 右心导管术

因右心导管术是唯一准确测定肺血管血流动力学状态的方法,所以严格讲,如无右心导管资料不能诊断特发性肺动脉高压。WHO 的原发性肺动脉高压资料登记委员会就明确规定入选患者必须有右心导管资料。

但因其有创、价格较高、操作复杂,有一定的危险性。建议有条件的医院,如患者无禁忌证应行此检查。

10. 多导睡眠监测

因 10% ～20% 的睡眠呼吸障碍患者合并有肺动脉高压,所以对可疑患者应行睡眠监测,排除缺氧性肺动脉高压。

11. 心肺功能评价

(1)WHO 肺动脉高压功能评级:可根据纽约心脏病协会心功能分级标准修订,并加入肺动脉高压症状的描述。肺动脉高压分级:Ⅰ级、有肺动脉高压,但一般的体力活动不受限,不会引起过度的呼吸困难、疲乏、胸痛或近乎昏厥;Ⅱ级,肺动脉高压导致活动轻度受限,静息时舒适,但一般的体力活动即会引起过度的呼吸困难、疲乏、胸痛;Ⅲ级,肺动脉高压引起明显的活动受限,静息时舒适,但小于一般体力活动强度即可引起过度的呼吸困难、疲乏、胸痛或近乎昏厥;Ⅳ级,肺动脉高压使患者不能承受任何体力活动,活动后都会出现症状,表现右心衰竭的病症。静息时即可出现呼吸困难或疲乏,任何体力活动都会加重不适症状。

(2)6min 步行距离试验(6 minutes walk test):肺动脉高压患者的活动耐量分级原则。6min 步行试验简单易行,患者容易接受,更能反映日常活动情况。试验方法:受试者在安静及空气流通的长 20～30m 的走廊上来回行走。试验前先让受试者熟悉测试方法和环境,并告之尽可能快地行走,必要时可自行调整速度(慢下来或稍作停歇),最后测量 6min 行走的距离。在试验过程中,若出现明显症状,如头晕、心绞痛、气短等,应立即停止试验。步行距离 <150m 重度心功能不全;150～425m 为中度;426～550m 为轻度。6min 步行试验已作为主要终点应用于一系列临床试验。该检查也可预测特发性肺动脉高压患者的预后。

建议对每例肺动脉高压患者都应该进行准确的功能评级。

六、诊断

早期肺动脉压轻度升高时多无自觉症状,随病情进展出现运动后呼吸困难、疲乏、胸痛、昏厥、咯血水肿等症状。本病体征主要是由于肺动脉高压,右心房、右心室肥厚进而右心衰竭引起。PAH 诊断标准为肺动脉平均压在安静状态下大于 25mmHg。

七、治疗

PAH 的治疗目标包括改善患者临床症状,增强患者心功能储备。

治疗原则:由于 PAH 是一种进展性疾病,目前还没有根治方法。治疗主要应针对血管收缩、内膜损伤、血栓形成及心功能不全等方面进行,旨在降低肺血管阻力和压力,改善心功能,增加心排出量,提高生活质量,改善症状及预后。由于老年人肺动脉高压多继发于基础心肺疾病,因此,对基础心肺疾病的治疗不容忽视。

(一)一般治疗

1. 健康教育

健康教育包括加强 PAH 的宣传教育及生活指导以增强患者战胜疾病的信心以及平衡膳食、合理运动等。

(1)饮食:肺动脉高压患者都需要控制体重,体重过高和过低都不利于疾病的恢复。

男性和体力活动较重的女性每天大约需要 2500cal 的热量,轻度体力活动的女性需要大约 2000cal 的热量。当肺动脉高压患者因病情需要多休息时每天大约需要 500cal 的热量。

良好的饮食不仅要考虑热量,还应注意食物中糖、脂肪、蛋白质的合理搭配,健康的饮食搭配是糖类占 55% 左右,蛋白质占 15% 左右,脂肪占 20% ~ 25% ,不超过 30% 。

蔬菜、水果、谷类、豆类、坚果及各种瓜子等食品可为机体提供维持其正常功能所需的维生素、矿物质以及防止自由基损伤的抗氧化剂。存在心功能不全的患者应注意吃较软而且易于消化的饮食,并应少吃多餐。

(2)运动:肺动脉高压的患者往往由于疾病的原因而使体力活动受限,并且过量的运动可增加患者的肺动脉压力并且加重心脏负担,因此肺动脉高压患者不适合跑步、有氧健身等较剧烈体育活动。鼓励患者保持积极主动的生活方式即可,包括坚持走路而不乘车,坚持完成日常生活中力所能及的家务劳动,继续从事一些日常的工作等等。尽管目前还没有运动和肺动脉高压的相关研究,但初步的动物实验发现长期运动与肺小血管壁变薄有关,说明适量的运动对肺动脉高压的恢复是有利的。运动时一旦出现头晕、心悸或胸部不适症状应立即停止。

(3)减轻心理压力,保持健康的心境:肺动脉高压的患者当得知自己的病情时往往出现惊讶、愤怒、焦虑和抑郁的情绪。精神压力可加重肺动脉高压患者的症状。医生应鼓励患者以一种积极向上的态度来面对疾病,增强患者战胜疾病的信心,并指导患者学会如何减轻精神压力。瑜伽、气功、催眠疗法,甚至是向亲友倾诉等等都是很好的减压方法。

(4)其他:感冒使肺动脉高压患者的症状加重,因此肺动脉高压患者应注意预防感冒。如果感冒应避免服用治疗鼻黏膜充血的药物,因为这些药中可能含有去氧肾上腺素和苯丙胺(PPA,已退出市场)和咖啡因,从而导致肺动脉高压加重和诱发心律不齐。

2.吸氧

低氧可引起肺血管收缩,红细胞增多,肺动脉重构引起肺血管床的闭合而加速 PAH 的进展。氧疗可用于预防和治疗低氧血症,PAH 患者的动脉血氧饱和度宜长期维持在 90% 以上。但氧疗的长期效应尚需进一步研究评估。

3.抗凝

PAH 存在凝血和纤溶系统方面的异常,导致部分患者的肺动脉出现血管内原位血栓形成。此外,PAH 患者血流缓慢,易发右心衰竭及继发静脉淤血,是肺动脉血栓栓塞的高危人群。对于 PAH 患者,可考虑使用华法林抗凝。研究证实口服抗凝剂可提高 PAH 患者的生存率。PAH 患者应用华法林治疗时,INR 目标值为 2.0 ~ 3.0。但是咯血或其他有出血倾向的患者应避免使用抗凝剂。

(二)肺动脉高压的药物治疗

目前临床上应用的血管扩张剂有:钙通道阻滞剂、前列环素及其结构类似物、内皮素受体拮抗剂和 5 型磷酸二酯酶抑制剂。这几种药物不仅可以单用也可以联合应用。

1.钙通道阻滞剂

钙通道阻滞剂(CCB)仅对少数患者有效。这些少数患者来自急性血管反应试验阳性的患者。CCB 类药物引起肺血管舒张,可使肺动脉压持续下降,心输出量增加,肺血管阻力减少。最常用的 CCB 是长效制剂,包括硝苯吡啶(nifedipine)、地尔硫卓(diltiazen)和氨氯地平(amlodipine)。应避免选择有明显负性肌力作用的药物如维拉帕米。CCB 对左心疾病相关 PAH、呼吸系统疾病相关 PAH、低氧相关性 PAH、栓塞性 PAH 无确切疗效。

2.前列环素及其结构类似物

前列环素类药物及内皮素受体拮抗剂效果较好,将成为主要治疗手段。但是前列环素类药物严重的并发症,包括给药终止时肺动脉高压的反弹,置管部位局限性感染、脉管炎等仍是限制这一治疗方法使用的主要缺陷。前列环素能明显扩张肺循环和体循环,抑制血小板聚集,抑制平滑肌细胞的迁移和增生,延缓肺血管结构重建,抑制内皮素合成和分泌等。目前临床应用的前列环素制剂包括:静脉用的依前列醇、皮下注射制剂曲前列环素、口服制剂贝前列环素、吸入制剂依洛前列环素。

3. 内皮素受体拮抗剂

在肺动脉高压患者的血浆和肺组织中 ET－1 表达水平和浓度都升高。内皮素受体拮抗剂可以减少血管收缩,逆转肺血管重塑。波生坦是非选择性内皮素受体拮抗剂,可以提高 PAH 患者的运动量,改善血流动力学,抑制病情的恶化,延长 PAH 患者的生存期。司他生坦和安贝生坦是高选择性内皮素受体拮抗剂,能改善 NYHA 分类为 III 和 IV 类的 PAH 患者的运动能力和血流动力学指标。

4. 一氧化氮(NO)

NO 治疗肺动脉高压选择性高、起效快,但作用时间短暂,临床长期应用尚有很多困难。吸入 NO 可选择性地引起肺血管舒张。

已发现通过外源给予 L－精氨酸可促进内源性 NO 的生成。目前国外已出现 L－精氨酸的片剂和针剂,临床试验尚在进行中。

5. 磷酸二酯酶抑制剂

西地那非是高选择性的 5 型磷酸二酯酶抑制剂,能够改善 PAH 患者运动能力,降低肺动脉压力和改善血流动力学。

(三)心功能不全的治疗

利尿剂是治疗合并右心衰竭(如有外周水肿或/和腹腔积液)PAH 的适应证。洋地黄治疗能使 PAH 患者的循环去甲肾上腺素迅速减少,心排出量增加,但长期治疗的效果尚不肯定,可用于治疗难治性右心衰竭。ACEI 类药物只推荐用于右心衰竭引起左心衰竭的患者。重症肺动脉高压的患者,改善心功能和微循环的血管活性药物首选多巴胺,其次为肾上腺素,而硝普钠的使用常常是有害的。

(四)外科手术治疗

经皮球囊房间隔造口术(balloon atrial septostomy,BAS)是一种侵袭性的手术,可做为肺移植治疗前的一种过渡治疗。肺移植和心肺联合移植术仅在严重 PAH 患者中使用。总之,PAH 的治疗是一项综合治疗。2009 年欧洲心血管病学会(ESC)肺动脉高压。

八、预后

肺动脉高压进展迅速,预后险恶,若未及时诊断、积极干预,患者一般在出现症状后 2～3 年内死亡。PAH 是一种进行性血管病,晚期 PAH 患者出现进行性右心功能障碍,血流动力学指标出现心输出量下降、右心房压力上升以及右心室舒张末压力升高表现,最终导致心力衰竭和死亡。

对于特发性肺动脉高压患者,在基础状态下评估以下参数,可能对于评估不良预后有用:①NYHA 分级级数高;②6min 步行距离短;③合并心包积液;④平均右房压高;⑤心指数低;⑥平均肺动脉压力高;⑦多普勒超声心动图检测出的右室心肌运动指数高;⑧心肺联合运动试验显示最大氧耗量降低和运动峰值时收缩压及舒张压降低;⑨心电图发现的 II 导联 P 波振幅增高,V1 导联呈 qR 型,以及符合世界卫生组织定义的右室肥大标准。另外,接受依前列醇治疗的肺动脉高压患者,治疗时间大于 3 个月后 NYHA 分级仍为Ⅲ级或Ⅳ级,也可能提示预后差。

由于近年来肺动脉高压发病机制研究的重大进展及治疗方面新的突破,新的治疗药物的诞生改变了 PAH 的进程,患者的预后明显改善。有报道无右室功能不全血流动力学证据的 PAH 患者可以存活 10 ~ 15 年。

（孙建芳）

第五章 泌尿系统急危重症

第一节 急进性肾小球肾炎

急进性肾小球肾炎系指迅速进行性肾小球肾炎。临床表现同急性肾小球肾炎,但症状重且日益加剧,肾功能急剧进行性恶化,未经治疗多数患者于数周或数月内发展成终末期肾功衰竭,死于尿毒症。病理上表现为新月体形成,即毛细血管外增生,故亦称新月体性肾小球肾炎。

一、病因

(一)原发性肾小球疾病

原发性弥散增生性新月体肾炎及其他原发性肾小球疾病伴广泛新月体形成。

(二)感染

细菌、病毒。

(三)多系统疾病

风湿类疾病,冷球蛋白血症、复发性多发性软骨炎、肺癌、淋巴瘤等。

二、病理

免疫病理分3型:Ⅰ型即抗基底膜抗体肾炎,Ⅱ型即免疫复合物性肾炎,Ⅲ型即细胞免疫介导急进性肾炎。

三、临床表现

(一)青壮年多见

男女比为2:1,具急性肾炎综合征表现,起病急,尿量显著减少,蛋白尿、血尿、水肿及高血压,进行性肾衰竭,半数患者有前驱感染史。

(二)尿改变

尿量减少甚至尿闭,肉眼血尿及持续性镜下血尿,中等量蛋白尿,2/3表现为肾病综合征。

(三)水肿

程度不一,可无水肿,亦可表现为肾病综合征样全身水肿。

(四)高血压

早期无或轻微升高,后期持续性增高,短期内出现心脑并发症。

(五)肾功能

进行性持续性肾功损害,至肾功能恶化、尿毒症终末期,表现为尿少、恶心、呕吐,严重者出现消化道出血、肺水肿、心包炎、高钾血症、酸中毒、脑水肿。

四、诊断

(1)成年人具典型急性肾炎综合征表现,尿量极度减少甚至无尿,持续性进行性肾功能恶化。

（2）特发性急进性肾小球肾炎,血 C3 正常,尿 FDP 增加。

（3）肾活检:可靠诊断有赖于肾活组织病理检查。

五、治疗

（一）一般治疗

绝对卧床休息;低盐或无盐、优质低蛋白饮食。

（二）药物治疗

1. 抗凝及抗血小板聚集药物

肝素 5000U 加入 5% 或 10% 葡萄糖溶液 500mL,静脉滴注,凝血时间延长至用药前 1 倍后以维持量滴注;双密达莫 50mg,每日 3 次,渐加至 100mg。

2. 肾上腺皮质激素及免疫抑制剂

（1）肾上腺皮质激素与细胞毒药物联合应用:泼尼松 1.0 ~ 1.5mg/kg,每日 1 次,8 周后逐渐减量,并辅以环磷酰胺 2 ~ 3mg/kg 加入生理盐水 20mL,静脉注射,隔日 1 次,累计总量应 <150mg/kg。

（2）甲泼尼龙冲击疗法:甲泼尼松龙 10 ~ 30mg/kg 加入 5% 或 100% 葡萄糖溶液 500mL,静脉滴注,每日 1 次,3 ~ 5d 为一个疗程。1 月后可重复冲击一个疗程,冲击治疗之间服泼尼松 1.0 ~ 1.5mg/kg,每日 1 次,6 周后逐渐减量,总疗程 1 ~ 5 年。必要时可重复冲击,激素撤减前可加用细胞毒药物,用法同上,可减少复发。

（3）四联疗法:泼尼松、环磷酰胺、肝素、双密达莫联合应用,用法用量参上。

（三）其他治疗

1. 血浆置换

每日或隔日置换 1 次,3 ~ 5 次后改为每周 3 次,12 次为一个疗程,每次置换容量 50mL/kg。

2. 透析及肾移植

上述诸治疗无效者,应予以透析治疗,半年后可行肾移植,移植前须行双肾切除,可降低急进性肾小球肾炎的复发率。

（宋方强）

第二节　急性肾衰竭

急性肾衰竭(acute renal failure,ARF)是由于各种病因引起肾功能急骤、进行性减退而出现的临床综合征。临床主要表现为肾小球滤过率明显降低所致的氮质血症,以及肾小管重吸收和分泌功能障碍所致的水、电解质和酸碱平衡失调。根据尿量减少与否分为少尿型和非少尿型。

一、病因及发病机制

导致急性肾衰的原发疾病涉及临床多个学科;肾毒物质亦有药物及毒物之分。为便于诊断、治疗,常将急性肾衰的病因分为3类:肾前性、肾实质性、肾后性(梗阻性)。

(一)肾前性

多种疾病引起的血容量不足或心脏排出量减少,导致肾血流量减少,灌注不足,肾小球滤过率下降,出现少尿。这方面的原发病有胃肠道疾病(吐、泻)、大面积创伤(渗出液)、严重感染性休克(如败血症)、重症心脏病(如心肌梗死、心律失常、心力衰竭)等。

此型肾衰竭有可逆性,如能及时识别,经积极处理,肾缺血得到及时改善,肾脏功能恢复,则少尿症状随之消失。反之,可因病情恶化,演变成肾实质性肾衰。

(二)肾实质性

本病中的急性肾小管坏死占全部肾衰竭的75%以上,其原发病因有:严重感染性休克(如败血症)、大面积创伤、挤压伤、大手术、妊娠毒血症等;肾毒物质有:抗生素类(如庆大霉素、头孢菌素)、金属类(如铜、汞)、生物毒类(如鱼胆、蕈类)等。上述病因引起肾脏急性缺血、灌注不足、肾小球滤过率下降;同时肾小管上皮细胞因缺血、缺氧,或肾毒物质的直接作用,发生变性坏死,管腔堵塞、溃破,肾间质广泛炎症、水肿,从而导致肾功能急剧下降,临床出现少尿、氮质潴留、水盐、酸碱代谢紊乱等急性肾衰竭的典型表现。此外,引起本型肾衰竭的疾病还有重症急性肾炎、急进性肾炎、恶性高血压、肾血管栓塞等。

(三)肾后性(梗阻性)

肾后性(梗阻性)主要由于下尿路梗阻致肾盂积水、肾间质损害,久之肾小球滤过率亦下降。此类原发病有:尿路结石、肿瘤、肾外压迫如前列腺肥大等。患者常突然无尿为本型特点,如能及时解除梗死常可迅速恢复排尿功能。反之也可演变成肾实质性肾衰。

关于急性肾衰竭的发病机制有如下几方面的理论:肾血流动力学改变(主要指急性肾衰竭早期肾内血管痉挛,继之缺血损伤)、肾小管堵塞、反漏,肾小管、上皮细胞的黏附改变、能量代谢紊乱、钙离子内流,以及表皮生长因子对急性肾衰竭修复的重要作用等。

为便于理解和指导临床诊疗,以下简述肾小管坏死所致急性肾衰竭。在发病的初期(初发期)和持续进展期(持续期)其发病机制与病理改变各有其特点。当原发病因(如肾缺血)作用于肾脏后6h以内,主要病理改变是肾血管收缩(特别是入球小动脉)、肾血流量减少,肾小球滤过率下降,临床出现少尿,此时肾小管上皮细胞虽有损伤,但尚无严重器质性病变。如原始病因未消除,肾血管持续收缩的结果,导致严重缺血、缺氧,肾小球滤过率进一步下降的同时肾小管上皮细胞发生变性、坏死、脱落,管腔被堵塞、管壁溃破、尿液回漏、溢流于外、间质炎症、淤血,形成尿流障碍。此发病机制对临床诊断治疗及预后均有重要意义。为防止器质性肾损害。保护肾功能,从而改善预后,关键是及早发现肾内血流动力学变化,及早进行有效处理。

二、临床表现

起病急骤,常在各种原发病的基础上或肾毒物质的作用下出现少尿、血尿素氮及血肌酐升高。临床症状包括原发病的表现,急性肾衰竭的表现,及并发症3方面。根据本病病情的演变规律,分为3期,即少尿期、多尿期、恢复期。部分患者发生急性肾衰竭时,其尿量并无减少,24h尿量可超过500mL以上,称之为"非少尿型急性肾衰竭"。

(一)少尿期

1. 尿量减少

尿量明显减少,24h少于400mL者为少尿,少于100mL者为无尿。一般少尿期持续时间平均10d左右,短则2d,长则4周;如超过4周提示肾实质损害严重。

2.氮质血症

由于代谢产物在体内滞留,血液中尿素氮(BUN)和肌酐(Scr)逐渐升高,其升高速度与患者体内蛋白质分解状态有关。一般情况下,每日 BUN 上升为 3.6 ~ 7.1mmol/L、肌酐 44.2 ~ 88.4μmol/L;如有继发感染发热、广泛组织创伤、胃肠道出血等,则蛋白质分解加速,每日 BUN 上升 10.1 ~ 17.9mmol/L、肌酐 176.8μmol/L,此为高分解代谢型肾衰竭,提示病情严重。与此同时出现各系统器官受损症状:消化系统可有厌食、恶心、呕吐,严重时不同程度消化道出血、黄疸等;心血管系统可有血压升高、心律失常、心力衰竭、心包积液等;神经系统表现为定向障碍、淡漠,严重者嗜睡、抽搐、昏迷;血液系统可有轻度贫血,皮肤黏膜出血,严重者可发生弥散性血管内凝血(DIC)。

3.水、电解质紊乱及酸碱平衡失调

(1)水潴留过多:由于肾缺血,肾小球滤过率下降,肾小管损害等排尿减少,水在体内积聚,如此时进液未予控制可发生"高血容量"危象,并由此导致脑水肿、肺水肿及充血性心力衰竭等严重并发症,为死亡原因之一。

(2)高钾血症:由于肾排钾减少、感染、创伤、出血,输入库存血液、进食含钾丰富的食物以及酸中毒等,血钾浓度可在短期内迅速升高,且临床症状不明显。高血钾对心脏有毒性作用,如不及时发现,进行有效处理(透析等),常可因心室颤动或心搏骤停而迅速导致死亡。

(3)代谢性酸中毒:由于酸性代谢产物在体内滞留所致。

4.继发感染

继发感染常见有肺部及尿路感染、皮肤感染等。

5.急性肾衰竭并发其他脏器衰竭,或多脏器衰竭中存在急性肾衰竭

此等重症常发生于严重败血症(最多见于革兰阴性杆菌败血症)、感染性休克、创伤、战伤、手术后、病理性妊娠等。临床除具备急性肾衰竭表现外,同时并存其他脏器衰竭危象,如呼吸衰竭、循环衰竭、肝功能衰竭、弥散性血管内凝血、广泛小血管栓塞等,预后恶劣。

(二)多尿期

经过少尿期后,排尿逐渐增加,当每日排尿量超过400mL时,进入多尿期。平均持续10d左右,此期尿量逐日增加,一般3000mL/d左右,也可高达5000mL/d以上。如补液不及时,可发生脱水、电解质丢失。此期尿素氮、肌酐经过短时间上升后,随之下降到正常范围。此时患者虚弱,抵抗力差,容易并发感染和发生水盐代谢紊乱等,不及时处理,也可引起严重后果。

(三)恢复期

排尿量进入正常,尿素氮、肌酐正常,患者症状改善,一般情况好转。此期长期因病情及肾损害程度而异,一般半年至1年肾功能可完全恢复,损害严重者,恢复期可超过1年,个别可遗留永久性损害。

非少尿型肾衰竭:排尿量每日超过400mL,甚至如常人,但其尿素氮和肌酐仍随病情进展而升高。其病因多与肾毒物质有关,其中又以庆大霉素的不合理使用最为常见,其发病与该类抗生素使用剂量过大或使用后抗体产生变态反应等有关。由于此型,肾衰竭症状不典型,容易为临床忽略或为原发病掩盖而延误诊断。非少尿型肾衰竭经及时发现,正确处理,一般预后较好,病死率比少尿型低。

三、实验室检查

1. 尿常规检查

尿常规检查是早期发现肾损害的重要指标之一。少尿期、无尿期尿颜色多呈酱油色或混浊,镜检有蛋白、红细胞、白细胞及管型。多尿期尿色清白。

2. 尿比重测定

少尿期尿比重常 > 1.025;多尿期和恢复期尿比重多在 1.010 ~ 1.016 范围,尿渗透压下降,接近血浆水平,多在 300 ~ 400mmol/L 范围。

3. 尿钠浓度测定

尿钠浓度常 > 400mmol/L,尿钠和血浆尿素氮之比 < 20,有助于急性肾衰竭的早期诊断。

4. 血生化检查

血尿素氮、肌酐、钾、磷进行性升高,二氧化碳结合力、血钠、钙降低,内生肌酐清除率明显下降,多在 5mL/min,血肌酐/尿肌酐 < 15。

5. 肾衰竭指数

血钠浓度/尿肌酐或血肌酐 > 2。

6. 其他

B 超、肾图、腹部 X 线片有助于本病的诊断和鉴别诊断,可酌情选用。

四、鉴别诊断

1. 肾前性氮质血症

肾脏本身无器质性病变,有循环衰竭和血容量不足病史,尿诊断指标可资鉴别。偶有休克患者收集不到尿标本,可测定中心静脉压,肾前性氮质血症常 < 0.49kPa(50mmH$_2$O)。而急性肾小管坏死则正常或偏高。对难于鉴别的患者,可行补液试验,用 5% 葡萄糖液或生理盐水500mL,在 30 ~ 40min 内输入,若血压升高,尿量增多,血尿素氮下降,提示为肾前性氮质血症。如果血容量已纠正,血压恢复正常,而尿量仍少,可予 20% 甘露醇 200 ~ 500mL,20min 内静脉滴注,或呋塞米 200 ~ 300mg 静脉注射,如尿量增加,提示为肾前性氮质血症,如尿量不增加,则支持肾小管坏死的诊断。

2. 肾后性氮质血症

尿路梗阻多有原发病史(如结石、盆腔肿瘤、前列腺肥大等),膀胱触诊和叩诊可发现膀胱因积尿而膨胀。直肠指诊和妇科检查也有助于发现梗阻原因。腹部 X 线片对诊断阳性尿路结石有帮助,B 超和静脉肾盂造影可发现双肾增大,有肾盏、输尿管扩张。同位素肾图示梗阻图形。CT、磁共振检查对诊断肾盂积水和发现结石、肿瘤均有帮助。

3. 肾实质疾病

急进性肾炎、重症链球菌感染后肾炎、肾病综合征大量蛋白尿期、系统性红斑狼疮肾炎、过敏性紫癜肾炎等均可引起急性肾衰竭。患者均有原发病的病史、症状和体征,尿蛋白多超过2g/d,多伴血尿、红细胞管裂、高血压及水肿。鉴别诊断有困难时,应行肾活检。

急性间质性肾炎多由药物过敏引起,突然发生少尿和急剧,肾功能减退,伴发热、皮疹、淋巴结肿大,血嗜酸性细胞及 IgE 增高,尿沉渣中有较多嗜酸性细胞,轻度蛋白尿,血尿及红细胞管型少见。

五、治疗

（一）少尿期的治疗

1. 饮食与维持水平衡

应严格限制蛋白质,可给优质蛋白 0.5g/kg,大量补充氨基酸,补充足够热卡,>8368kJ/d（2000kcal/d）,以减轻高分解代谢状态。控制液体入量,每日液体入量应≤前一日排尿量＋大便、呕吐、引流液量及创面渗液＋500mL（为不显性失水量－内生水量）。一般认为体温每升高 1℃,每小时不显性失水量增多 0.1mg/kg。少尿期应严密监测体重、液体出入量、血钠、血钾、中心静脉压、心率、血压、血尿素氮和肌酐。

2. 早期解除肾血管痉挛

（1）小剂量多巴胺每 1～4μg/kg,能扩张肾血管,其单用或与呋塞米合用能有效增加尿量。

（2）静脉滴注甘露醇亦能扩张血管,增加肾血流量和肾小球静脉压,并有助于维持肾小管液流量,防止细胞和蛋白质碎片堵塞肾小管。20% 甘露醇 60mL 于 3min 内静脉注射或 20% 甘露醇 200mL 于 15min 内静脉滴注。

（3）应用利尿合剂:普鲁卡因 0.5g、维生素 C 3g、咖啡因 0.25g、氨茶碱 0.25g 加入 20% 葡萄糖 200mL 中静脉滴注,也可在此基础上加用甘露醇 20～30g,加强其解痉利尿作用。

（4）苄胺唑啉（phentolamine）20～40mg 加入 5% 葡萄糖 500mL 中静脉滴注,滴速以 0.1～0.3mg/min 为宜。

3. 防止和治疗高钾血症

应严格限制摄入含钾过高的食物,包括橘子、香蕉、海带、紫菜、巧克力、豆类制品等。禁用含钾的药物（如青霉素钾盐、潘南金等）和保钾利尿剂。避免输注陈旧库存血液和清除体内感染病灶和坏死组织。当血钾高于 6mmol/L 时,可应用高渗葡萄糖和胰岛素滴注维持,每 3～5g 葡萄糖加 1U 胰岛素;伴有酸中毒者给予碳酸氢钠溶液;钙剂可拮抗高血钾对心肌的毒性;同时可予钠型离子交换树脂口服或灌肠。血钾 >7mmol/L,应采用透析治疗,以血透为宜。

4. 纠正酸中毒

轻度酸中毒（血 HCO_3^- <15mmol/L）不必特殊治疗。高分解代谢者酸中毒程度严重,并加重高钾血症,应及时治疗,常予 5% 碳酸氢钠 100～250mL 静脉滴注,并动态监测血气分析,以调整碳酸氢钠用量,如有心功能不全,不能耐受碳酸氢钠者,则应进行透析治疗。

5. 营养支持

营养补充尽可能部分利用胃肠道,重危患者多需要静脉营养,以提供足够热卡,使尿素氮升高速度减慢,增强机体抵抗力,降低少尿期病死率,产能减少透析次数。静脉营养液内含 8 种必需氨基酸、高渗葡萄糖、脂肪乳、各种微量元素及维生素。由于其高渗性须由腔静脉插管输入,为避免容量过多致心力衰竭,常需先施行连续性静脉—静脉血液滤过。

6. 抗感染治疗

感染是急性肾衰竭的常见并发症,多见于血液、肺部、尿路、胆管等部位感染,应根据细菌培养和药物敏感试验,选用那些对肾无毒性或毒性低的抗生素,并按肌酐清除率调整药物剂量。

7. 透析疗法

为抢救急性肾衰竭的最有效措施,可迅速清除体内过多代谢产物,维持水、电解质和酸碱平衡,防止发生各种严重并发症,使患者度过少尿期。透析指征为:①少尿或无尿 2d 以上;②血钾 > 6.5mmol/L(6.5mRq/L),内科处理无效者;③血尿素氮 > 21 ~ 28.7mmol/L(60 ~ 80mg/dL)或血 Cr > 530.4μmol/L(6mg/dL);④体液过多,有急性肺水肿、难控制的高血压、脑水肿和充血性心力衰竭征兆;⑤严重代谢性酸中毒,血 HCO_3^- < 12mmol/L(12mEq/L)。

血液透析适用于:高分解代谢型危重患者,心功能尚稳定,腹膜脏器损伤或近期腹部手术者。腹膜透析适用于:非高分解代谢型,心功能欠佳,有心律失常和血压偏低,血管通道建立有困难,有活动性出血或创伤,老年或儿童患者。连续性动(静)脉静脉血液滤过对心血管系统影响小,脱水效果好,可有效防止少尿期体液潴留导致肺水肿,并可保证静脉内高营养疗法进行。

(二)多尿期治疗

治疗重点仍为维持水、电解质和酸碱平衡,防止各种并发症。须注意防止脱水、低血钾和低血钙。患者每日尿量多在 4L 以上,补充液体量应比出量少 500 ~ 1000mL,尽可能经胃肠道补充。在多尿期 4 ~ 7d 后,患者可逐渐恢复正常饮食,仍适当地限制蛋白质,直至血尿素氮和肌酐恢复正常。

(三)恢复期治疗

恢复期治疗可增加活动量,补充营养,服用中药调治以促进肾功能恢复,避免使用对肾脏有害药物,定期随访肾功能。一般经 3 ~ 6 个月可恢复到原来的健康水平。个别患者遗留下永久性肾小球或肾小管功能损害,极少数患者可发展为慢性肾衰竭。

(宋方强)

第三节　肝肾综合征

肝肾综合征(hepatorenal syndrome,HRS)是严重肝病并发的无其他原因可解释的进行性肾功能衰竭,以肾功能不全、内源性血管性物质异常和血流动力学异常为特征。患者可突然出现少尿或无尿、氮质血症、稀释性低钠血症和低尿钠。常继发于胃肠道出血、感染、电解质紊乱、大量放腹腔积液、剧烈呕吐、严重腹泻。在肝功能衰竭患者中,HRS 发生率为 60% ~ 80%。一旦发生,治疗相当困难,预后差,3 个月病死率高达 80% ~ 100%。

一、发病机制

HRS 发生的基本过程:通常认为,肝硬化合并腹腔积液的患者存在典型的"高动力型血液循环",即外周及内脏动脉系统的广泛舒张,从而造成动脉血压和系统血管阻力下降。这种血流动力学改变的直接后果就是有效血容量的不足。作为代偿,机体增强内源性血管收缩反应,如激活肾素—血管紧张素醛固酮系统(RAS)和交感神经系统,分泌抗利尿激素和各种血管活性因子等,以代偿外周阻力及动脉压下降趋势;机体增强心输出量以代偿中心血容量下降。肾脏血管对这种代偿机制尤为敏感,从而引起肾血管的广泛收缩和钠水潴留,引起肾功能障碍。上述过程可以在肝硬化腹腔积液的患者中自然发生,也可以在某种(些)诱因(即所谓的"二次打击")的作用下出现(尤其是 Ⅰ 型 HRS),如自发性细菌性腹膜炎、上消化道出血和大量放腹水后未扩容等。参与这种功能改变的因素主要包括以下几个方面。

（一）代偿机制

肝硬化初期，全身血管阻力下降，心率增快，心输出量增加。当疾病进展、内脏小动脉进一步扩张时，有效血容量的下降和动脉低血压状态刺激压力感受器，激活 RAS 和交感神经系统，刺激抗利尿激素的分泌以尽量维持血流动力学的稳定，但同时也造成水钠潴留、稀释性低钠血症，成为 HRS 典型的临床特征。

除此之外，机体也通过分泌一些其他的缩血管因子来代偿有效血容量的下降，如内皮素-1（ET-1）。但由于内脏循环局部产生大量的扩血管因子如 NO 等，通过旁分泌方式加重内脏小动脉的扩张及局部高浓度的扩血管因子使内脏血管对代偿性缩血管机制的"反应迟钝"，上述代偿性反应并不能很好地纠正内脏循环小动脉的广泛性扩张，形成从内脏小动脉扩张到代偿性缩血管及钠水潴留的一种恶性循环，从而造成肾脏、脑及肝脏等脏器的血管床进一步收缩，诱发相应器官的功能障碍。在失代偿期肝硬化早期，由于肾内局部产生扩血管因子（主要是前列腺素），使肾脏灌注得以勉强维持。但随着疾病的进展，肾脏灌注进一步减少，肾脏内部代偿性分泌大量缩血管因子，促使肾灌注明显减少和肾小球滤过率的下降。

（二）内脏小动脉的舒张状态

在严重肝病时，内脏血管局部扩血管因子，包括一氧化氮、一氧化碳、胰高血糖素、前列环素、心房利钠钛等产生过多；同时，肝脏对这些因子的灭活减弱或摄取减少，引发扩血管的效应增大。内脏血管缩血管因子的产量也相对不足，并在各种扩血管因子的作用下，对缩血管因子的敏感性明显下降。以上两方面作用的结果最终使内脏小动脉广泛舒张。

（三）HRS 时心输出量的改变

血容量减少可能是心输出量下降的主要原因。当患者并发感染、出血或经历大量放腹腔积液而没有及时补液时，血容量进一步减少，结果使心输出量的下降更为显著。心肌本身的损伤也可能是造成心输出量下降的另一个原因。此外，如患者合并感染，则感染本身也可以影响到心肌的收缩功能使心输出量下降。

二、诊断

1996 年，国际腹腔积液俱乐部（the International Ascites Club, IAC）首次提出了 HRS 的诊断标准，2007 年 IAC 再次进行了修订。2009 年，《美国肝病学会成人肝硬化腹腔积液处理指南》及《2010 年欧洲肝病学会肝硬化腹腔积液、自发性细菌性腹膜炎、肝肾综合征临床实践指南》中均引用 IAC 修订后的诊断标准。其诊断的主要依据为：①肝硬化合并腹腔积液；②肌酐 >133μmol/L；③排除休克；④停利尿剂至少 2d 以上，并经清蛋白扩容后肌酐值没有改善（未降至 133μmol/L 以下），清蛋白推荐剂量为 1g/（kg·d），最大量可达 100g/d；⑤目前或近期没有应用肾毒性药物；⑥排除肾实质性疾病：尿蛋白 <0.5g/d、尿红细胞 <50 个/HP 和（或）超声下无肾实质病变。

三、临床分型

（一）肝肾综合征 I 型

肝肾综合征 I 型为急性型，以肾功能急剧恶化为主要临床特征，其标准为 2 周内肌酐超过原水平 2 倍至 >226μmol/L（2.5mg/dL）。常发生于大量应用利尿剂、消化道出血、大量排放腹腔积液(未补充清蛋白)、感染特别是自发性细菌性腹膜炎(SBP)后,也可发生于严重的肝脏疾病患者,进展快速,预后险恶。

(二)肝肾综合征Ⅱ型

肝肾综合征Ⅱ型呈现中等程度功能损害,肌酐为133～226μmol/L。进展较缓慢,较长时间内可保持稳定,常常自发性发生,SBP等亦可为诱发因素。通常见于肝功能相对稳定,但应用利尿剂无效的肝硬化难治性腹水患者。尽管HRSⅡ型患者平均存活时间长于Ⅰ型患者,为4～6个月,但预后仍十分险恶。

四、鉴别诊断

HRS需与下列疾病鉴别。

(一)急性肾小管坏死

肝硬化患者合并低血容量性或感染性休克、大手术、使用肾毒性药物时可发生急性肾小管坏死。特征为突发的肾功能损害,表现为高尿钠浓度、尿/血浆渗透压比小于1、异常尿沉淀等。

(二)肾小球疾病

如有明显的蛋白尿、镜下血尿或经超声证实肾脏大小异常,则应怀疑器质性肾脏疾病。肾脏活组织检查有助于拟定进一步治疗方案,包括评价肝肾联合移植的潜在需要。

(三)肾前性氮质血症

肾前性氮质血症的原因包括应用利尿剂、呕吐、腹泻、放腹腔积液等,充分扩容后能改善肾功能,对扩容缺乏反应是HRS的一个主要诊断依据。

(四)药物诱发的肾衰竭

氨基糖苷类抗生素和非类固醇类抗炎药物是导致肝硬化患者肾衰竭的最常见药物,临床表现类似急性肾小管坏死。

五、治疗

(一)一般支持疗法

食用低蛋白、高糖和高热量饮食,以降低血氨、减轻氮质血症,并使机体组织蛋白分解降至最低限度。

肝性脑病患者应严格限制蛋白摄入,并给予泻剂、清洁灌肠以清洁肠道内含氮物质。积极治疗肝脏原发病及其他并发症如上消化道出血、肝性脑病,维持水、电解质、酸碱平衡。如继发感染,应积极控制感染,宜选用第三代头孢菌素,避免使用氨基糖苷类等肾毒性较大的抗生素。应密切监测尿量、液体平衡、动脉压以及生命体征。

(二)药物治疗

1. 特利加压素

2010年欧洲肝病学会关于腹腔积液、自发腹膜炎以及肝肾综合征的指南建议特利加压素(1mg/4～6h,静脉推注)联合清蛋白作为Ⅰ型HRS的一线用药,对于改善患者的短期生存率有较好疗效。其治疗目标是充分改善肾功能至肌酐<133μmol/L(1.5mg/dL)(完全应答)。如治疗3d后肌酐未能下降25%,则应将特利加压素的剂量逐步增加,直至最大剂量(2mg/4～6h)。对于部分应答患者(肌酐未降至133μmol/L以下)或肌酐未降低的患者,应在

14d 内终止治疗。特利加压素联合清蛋白治疗对 Ⅱ 型 HRS 患者的有效率达 60% ~70% ,但尚无足够数据评价该治疗对临床转归的影响。特利加压素治疗的禁忌证包括缺血性心血管疾病。对于应用特利加压素治疗的患者应密切监测心律失常的发生、内脏或肢端缺血体征以及液体超负荷。治疗后复发的 Ⅰ 型 HRS 相对少见,可再次给予特利加压素治疗,且通常仍有效。

2. 米多君、奥曲肽、去甲肾上腺素

2009 年美国肝病学会成人肝硬化腹腔积液处理指南关于 HRS 部分建议 Ⅰ 型 HRS 可应用米多君加奥曲肽,并联合清蛋白治疗。该指南同时指出去甲肾上腺素联合清蛋白在一些研究中同样有效。米多君初始剂量为 2.5 ~7.5mg/8h ,口服,可增大至 12.5mg/8h 。去甲肾上腺素使用剂量为 0.5 ~3mg/h 持续静脉滴注。奥曲肽初始剂量为 100μg/8h ,皮下注射,剂量可增大至 200μg/8h 。

3. 其他药物

持续应用小剂量多巴胺 3 ~5μg/(kg · min) 可直接兴奋肾小球多巴胺受体,扩张肾血管,增加肾血流灌注,使尿量增多,单独应用多巴胺并不能使肾小球滤过率显著改善,与清蛋白和缩血管药物联合应用才可使肾功能得到一定改善。

(三)控制腹腔积液

支持 Ⅰ 型 HRS 患者应用腹腔穿刺放液的数据尚少,但如果存在张力性腹腔积液,腹腔穿刺放液联合清蛋白输注有助于缓解患者症状。对于 Ⅱ 型 HRS 患者,适度腹腔穿刺放液可减轻腹内压、肾静脉压力和暂时改善肾血流动力学。但大量放腹腔积液,特别是不补充清蛋白或血浆扩容,可诱发或加重肾衰竭。

(四)经颈静脉肝内门体分流术

经颈静脉肝内门体分流术(TIPS)是应用介入放射技术建立门静脉—肝静脉分流,对于提高肾小球滤过率,改善肾功能有肯定疗效。虽然 TIPS 支架置入可改善部分患者的肾功能,但目前尚无足够证据支持 TIPS 用 Ⅰ 型 HRS 的治疗。而有研究表明在 Ⅱ 型 HRS 患者中 TIPS 可改善肾功能并控制腹腔积液。由于 TIPS 可使肝窦血流减少、诱发肝性脑病、并发门静脉和肝静脉狭窄或栓塞等严重并发症,限制了其在临床的应用。

(五)连续性肾脏替代治疗

连续性肾脏替代治疗(continuous renal replacement therapy,CRRT)是近年在血液透析基础上发展起来的一种新型血液净化技术。CRRT 具有稳定血流动力学,精确控制容量,维持水、电解质酸碱平衡,改善氮质血症作用的血液净化技术,是治疗急、慢性肾功能衰竭的有效方法。CRRT 对 HRS 可能有一定疗效,但它仅起到血液净化作用,不能改善肝脏的合成和代谢功能。

(六)分子吸附再循环系统

分子吸附再循环系统(molecular adsorbent recirculating system,MARS)是改良的血液透析系统,含有清蛋白的透析液和活性炭—离子交换柱,可选择性清除与清蛋白结合的各种毒素及过多水分和水溶性毒素。目前认为,MARS 可以清除肿瘤坏死因子、白细胞介素 - 6 等细胞因子,对减轻炎性反应和改善肾内血液循环有益。一些患者经 MARS 治疗可改善肝肾功能,提高短期生存率。由于 MARS 只是一种过渡性治疗,多用于等待肝移植的患者。

(七)肝移植

肝移植是 Ⅰ 型和 Ⅱ 型 HRS 最有效的治疗方法。2009 年美国肝病学会成人肝硬化腹腔积液处理指南推荐存在肝硬化、腹腔积液、I 型 HRS 患者应尽快转诊行肝移植。HRS 患者的肝移植效果比无 HRS 的患者差。

因此,在肝移植前应采用前述手段治疗,尽量恢复肾功能,以达到无 HRS 患者的疗效。对血管收缩剂有应答的 HRS 患者,可仅给予肝移植治疗;对血管收缩剂无应答且需要肾脏支持治疗的 HRS 患者,一般亦可仅给予肝移植治疗,因为大多数患者的肾功能在肝移植后可完全恢复。需长期肾脏支持治疗(>12 周)的患者,应考虑肝肾联合移植。随着器官移植术的发展和术后抗排斥措施的完善,目前肝移植术已趋向成熟,但因供体肝源不足,使其应用受到限制。

六、预防

HRS 防治措施包括避免大量放腹腔积液和过度利尿;避免使用或慎用肾毒药物;同时防治消化道出血、感染、低血压、低血容量及电解质紊乱等。部分肾衰竭的诱因,如早期发现并得到合理治疗,常可改善预后。

2010 年欧洲肝病学会肝硬化腹腔积液、自发性细菌性腹膜炎、肝肾综合征临床实践指南建议对于存在 SBP 的患者,应给予静脉清蛋白治疗,可使 HRS 的发生率下降,并改善生存率。有数据表明,已酮可可碱(400mg,每日 3 次)可降低严重酒精性肝炎和晚期肝硬化患者的 HRS 发生率,诺氟沙星也可降低晚期肝硬化患者的 HRS 发生率,但尚需进一步研究。

(宋方强)

第六章 风湿免疫系统急危重症

第一节 痛 风

高尿酸血症(hyperuricemia)与痛风(gout)是嘌呤代谢障碍引起的代谢性疾病,但痛风发病有明显的异质性,除高尿酸血症外可表现为急性关节炎、痛风石、慢性关节炎、关节畸形、慢性间质性肾炎和尿酸性尿路结石。高尿酸血症患者只有出现上述临床表现时,才称为痛风。

临床上分为原发性和继发性两大类,前者多由先天性嘌呤代谢异常所致,常与肥胖、糖脂代谢紊乱、高血压、动脉硬化和冠心病等聚集发生,后者则由某些系统性疾病或者药物引起。本章重点讨论原发性痛风。

一、病因和发病机制

病因和发病机制不清。由于受地域、民族、饮食习惯的影响,高尿酸血症与痛风发病率差异较大。

尿酸是嘌呤代谢的终产物,主要由细胞代谢分解的核酸和其他嘌呤类化合物以及食物中的嘌呤经酶的作用分解而来。次黄嘌呤和黄嘌呤是尿酸的直接前体,在黄嘌呤氧化酶的作用下,次黄嘌呤氧化为黄嘌呤,黄嘌呤氧化为尿酸。从人体尿酸而来的为主要来源(称为内源性来源),大约占总尿酸的80%,从富含嘌呤或核酸蛋白食物而来的仅占20%。高尿酸血症的发生,内源性嘌呤代谢紊乱较外源性更重要。

1. 原发性痛风

发病因素主要有以下两个方面。

(1)尿酸排泄减少:尿酸排泄障碍是引起高尿酸血症的重要因素,包括肾小球尿酸滤过减少、肾小管重吸收增多、肾小管尿酸分泌减少以及尿酸盐结晶在泌尿系统沉积。痛风患者中80%~90%的个体具有尿酸排泄障碍,而且上述异常都不同程度地存在,但以肾小管尿酸的分泌减少最为重要;而尿酸的生成大多数正常。大多数原发性痛风患者有阳性家族史,属多基因遗传缺陷,但确切的发病机制未明。

(2)尿酸生成增多:限制嘌呤饮食5d后,如每日尿酸排出超过3.57mmol/L(600mg),可认为是尿酸生成过多。痛风患者中以尿酸生成增多者不足10%。酶的缺陷是导致尿酸生成增多的原因。酶缺陷已证实可引起临床痛风,经家系调查表明为性连锁遗传。

高尿酸血症者常伴有肥胖、糖尿病、动脉粥样硬化、冠心病、原发性高血压等,可能这些疾病都具有共同的发病基础,即胰岛素抵抗。

2. 继发性痛风

由于肾的疾病致尿酸排泄减少;骨髓增生性疾病致尿酸生成增多;某些药物抑制尿酸的排泄等多种原因导致的高尿酸血症所致,在某些原发性痛风中也存在继发性因素。此外,还有一种原因不明的高尿酸血症,称为特发性高尿酸血症。

二、临床表现

临床多见于 40 岁以上的男性,女性多在更年期后发病,常有家族遗传史。

(一)无症状期

无症状期仅有波动性或持续性高尿酸血症,从血尿酸增高至症状出现的时间可长达数年至数十年,有些可终身不出现症状,但随着年龄增长痛风的患病率增加,并与高尿酸血症的水平和持续时间有关。

(二)急性关节炎期

急性关节炎期常有以下特点。①多在午夜或清晨突然起病,多呈剧痛,数小时内出现受累关节的红、肿、热、痛和功能障碍。单侧足路趾及第一跖趾关节最常见,其余依次为踝、膝、腕、指、肘;②秋水仙碱治疗后,关节炎症状可以迅速缓解;③发热;④初次发作常呈自限性,数日内自行缓解,此时受累关节局部皮肤出现脱屑和瘙痒,为本病特有的表现;⑤可伴高尿酸血症,但部分患者急性发作时血尿酸水平正常;⑥关节腔滑囊液偏振光显微镜检查可见双折光的针形尿酸盐结晶是确诊本病的依据。受寒、劳累、饮酒、高蛋白高嘌呤饮食以及外伤、手术、感染等均为常见的发病诱因。

(三)痛风石及慢性关节炎期

痛风石是痛风的特征性临床表现,常见于耳轮、跖趾、指间和掌指关节,常为多关节受累,且多见于关节远端,表现为关节肿胀、僵硬、畸形及周围组织的纤维化和变性,严重时患处皮肤发亮、菲薄,破溃则有豆渣样的白色物质排出。形成瘘管时周围组织呈慢性肉芽肿,虽不易愈合但很少感染。

(四)肾脏病变

1. 痛风性肾病

痛风性肾病起病隐匿,早期仅有间歇性蛋白尿,随着病情的发展而呈持续性,伴有肾浓缩功能受损时夜尿增多,晚期可发生肾功能不全,表现为水肿、高血压、血尿素氮和肌酐升高。少数患者表现为急性肾衰竭,出现少尿或无尿,最初 24h 尿酸排出增加。

2. 尿酸性肾石病

尿酸性肾石病 10% ~25% 的痛风患者肾有尿酸结石,呈泥沙样,常无症状,结石较大者可发生肾绞痛、血尿。

当结石引起梗阻时导致肾积水、肾盂肾炎、肾积脓或肾周围炎,感染可加速结石的增长和肾实质的损害。

三、辅助检查

1. 血尿酸测定

正常男为 150~380μmol/L,女性为 100~300μmol/L,更年期后接近男性。血尿酸有较大波动,应反复监测。

2. 尿尿酸测定

限制嘌呤饮食 5d 后,每日尿酸排出量超过 3.57mmol,可认为尿酸生成增多。

3. 滑囊液或痛风石内容物检查

偏振光显微镜下可见针形尿酸盐结晶。

4. X 线检查

急性关节炎期可见非特征性软组织肿胀;慢性期或反复发作后可见软骨缘破坏,关节面不规则,特征性改变为穿凿样、虫蚀样圆形或弧形的骨质透亮缺损。

四、诊断与鉴别诊断

(一)诊断

男性和绝经后女性血尿酸大于 $420\mu mol/L$、绝经前女性大于 $350\mu mol/L$ 可诊断为高尿酸血症。中老年男性如出现特征性关节炎表现、尿路结石或肾绞痛发作,伴有高尿酸血症应考虑痛风。关节液穿刺或痛风石活检证实为尿酸盐结晶可做出诊断。

(二)鉴别诊断

1. 继发性高尿酸血症或痛风

具有以下特点:①儿童、青少年、女性和老年人更多见;②高尿酸血症程度较重;③40% 的患者 24h 尿尿酸排出增多;④肾脏受累多见,痛风肾、尿酸结石发生率较高,甚至发生急性肾衰竭;⑤痛风性关节炎症状往往较轻或不典型;⑥有明确的相关用药史。

2. 关节炎

①类风湿关节炎:青、中年女性多见,四肢近端小关节常吾对称性梭形肿胀畸形,晨僵明显。血尿酸不高,类风湿因子阳性,X 线片出现凿孔样缺损,少见;②化脓性关节炎与创伤性关节炎:前者关节囊液可培养出细菌;后者有外伤史。两者血尿酸水平不高,关节囊液无尿酸盐结晶;③假性痛风:关节软骨钙化所致,多见于老年人,膝关节最常受累。血尿酸正常,关节滑囊液检查可发现有焦磷酸钙结晶或磷灰石,X 线可见软骨呈线状钙化或关节旁钙化。

3. 肾石病

高尿酸血症或不典型痛风以肾结石为最先表现,继发性高尿酸血症者尿路结石的发生率更高。纯尿酸结石能被 X 线透过而不显影,所以对尿路平片阴性而 B 超阳性的肾结石患者应常规检查血尿酸并分析结石的性质。

五、治疗

原发性高尿酸血症与痛风的治疗目的:控制高尿酸血症,预防尿酸盐沉积;防止急性关节炎的发作;防止尿酸结石形成和肾功能损害。

(一)一般治疗

调节饮食,控制总热量摄入,限制高嘌呤食物,如心、肝、肾、脑、鱼虾类、海蟹等海味、肉类、豆制品、酵母等;严禁饮酒;适当运动可减轻胰岛素抵抗、防止超重和肥胖;增加尿酸的排泄,多饮水,每天在 2000mL 以上;不使用抑制尿酸排泄的药物,如噻嗪类利尿药等;避免诱发因素和积极治疗相关疾病等。

(二)急性痛风性关节炎期的治疗

绝对卧床休息,抬高患肢,避免受累关节负重。迅速给予秋水仙碱治疗,越早用药疗效越好,如延误用药,疗效可随时间的推移而下降。

1. 秋水仙碱

治疗急性痛风性关节炎的特效药物。一般于服药后 6 ~ 12h 症状减轻,24 ~ 48h 内得到缓解。初始口服剂量为 1mg,随后每小时 0.5mg 或每 2h 1mg,直到症状缓解或出现恶心、呕吐、腹泻等胃肠道不良反应,当达到最大剂量(6mg)而病情无改善时,应停用。口服秋水仙碱的不良反应一般以消化道症状为主,如恶心、呕吐、厌食、腹胀和水样腹泻等,发生率高(40%~75%)。

此外,该药还可以引起白细胞减少、血小板减少等骨髓抑制表现以及脱发。如果开始口服秋水仙碱即出现严重的胃肠道反应,可考虑静脉用药,剂量为2mg,以生理盐水10mL稀释,注射时间不少于5min,如病情需要,每隔6h后可再给予1mg注射,总剂量不超过4mg。静脉注射药液漏出血管外,可引起组织坏死,应注意预防。目前以口服法使用最为广泛,90%的患者口服秋水仙碱后48h内疼痛缓解。

2. 非甾体抗感染药

非甾体抗感染药包括吲哚美辛、布洛芬、双氯芬酸、萘普生等,可选择其中任何一种,禁止同时服用两种或多种非甾体抗感染药,否则疗效不增加而不良反应增加。一旦症状缓解渐减量,5~7d后停用。

应用非甾体抗感染药时注意活动性消化性溃疡、消化道出血等禁忌证。

3. 糖皮质激素

该类药物的特点是起效快、缓解率高,但停药后易复发,故只在秋水仙碱和非甾体抗感染药治疗无效或禁忌时采用。糖皮质激素一般采用短程治疗,如泼尼松起始剂量为0.5~1mg/(kg·d),3~7d后迅速减量或停用,疗程不超过2周。

(三)间歇期和慢性关节炎期的处理

治疗目的是使血尿酸维持正常水平。

1. 抑制尿酸生成药物

抑制尿酸生成药物主要有别嘌醇,其作用机制是通过抑制黄嘌呤氧化酶使尿酸的生成减少,与促进尿酸排泄的药物合用效果更好,可使血尿酸迅速下降,并动用沉积在组织中的尿酸盐,使痛风石溶解。

常用剂量为100mg,每日2~4次(最大剂量可至600mg/d),待血尿酸降至360μmol/L以下,则可减量至能维持此水平的最适宜剂量。不良反应有胃肠道刺激、皮疹、发热、肝损害、骨髓抑制等,多发生在老年和肾功能不全者,故此时剂量应减半应用。

2. 促进尿酸排泄的药物

此类药物主要通过抑制肾小管对尿酸的重吸收,增加尿尿酸排泄而降低血尿酸水平。适用于肾功能正常、每日尿尿酸排泄不多的患者。用药剂量宜小,用药期间应鼓励患者多饮水,保持每日尿量在2000mL以上,同时应每日口服碳酸氢钠3~6g以碱化尿液。常用药物有苯溴马隆(25~100mg/次,1次/天)、丙磺舒、磺砒酮等。尿酸盐结石已形成或24h尿尿酸排泄大于3.75mmol以上者不宜使用。

3. 其他

高尿酸血症和痛风常与代谢综合征伴发,应积极行降压、降脂、减重及改善胰岛素抵抗等综合治疗。关节活动障碍者可进行理疗和体疗。痛风石较大或经皮溃破,可手术将痛风石剔除。

六、预后

痛风是一种终生性疾病,无肾功能损害及关节畸形者,经有效的治疗可维持正常的生活和工作。急性关节炎的发作可引起较大的痛苦,有关节畸形则生活质量受到一定影响,肾功能损害者预后差。

(刘爱霞)

第二节　系统性红斑狼疮

系统性红斑狼疮(systemic lupuseryth ematosus,SLE)为一种病因不明的全身性、自身免疫性疾病。本节重点讨论 SLE 临床危重情况的诊断和处理。

一、诊断

临床表现特点

(1)全身表现发热、疲乏和消瘦,发热无固定热型。

(2)皮肤、黏膜表现蝶形红斑分布于面颊部、高出皮面之红斑,可伴瘙痒或疼痛。急性病变包括广泛性红斑,大疱样损害。亚急性皮肤型狼疮表现为非固定性皮肤损害,常反复发作,愈后不留疤痕。因 SLE 活动引起者常可随疾病控制而长出新发,盘状红斑疤痕化导致的脱发多为永久性。黏膜损害多表现为口腔溃疡、阴道溃疡及鼻中隔侵蚀。血管炎可表现为紫癜、甲皱或指端片状出血,雷诺现象可引致溃疡、坏疽等。

(3)骨骼、肌肉表现关节痛、关节炎常见,部分可出现类似于类风湿结节样的皮下结节。临床往往为非侵蚀性关节炎,称为 Jaccoud 关节炎,与 RA 的关节改变不同。肌痛、肌无力表现也不少见,并可出现肌酶异常。

(4)浆膜炎表现为胸痛、胸闷、胸腔积液、心包积液,也可表现为腹腔积液。

(5)肾脏表现几乎所有的 SLE 患者均累及,水肿是最常见的症状,尿液检查可出现蛋白尿、管型尿、血尿或白细胞尿。患者也可出现急进型肾小球肾炎,急进肾衰竭、高钾血症等疾病状态。高血压、血肌酐增高往往提示预后不佳。

(6)神经系统表现可表现为轻度抑郁状态到剧烈头痛、单神经炎、多神经炎、脱髓鞘综合征、横贯性脊髓炎、抽搐、昏迷等。

(7)血液系统表现常见血细胞减少,包括红细胞、白细胞和血小板减少。急性自身免疫性溶血性贫血常 Coomb's 实验阳性。严重血小板减少可致出血倾向,在女性表现为月经量增多,个别甚至出现失血性休克。

(8)血清学及免疫学异常自身抗体的产生是 SLE 重要的临床特点,以抗核抗体(ANA)最具代表性。阳性者可进一步查双链 DNA(ds-DNA)抗体、抗 Sm 抗体、抗 RNP 抗体、抗 SS-A 抗体和抗 SS-B 抗体等。活动期 SLE 患者补体 C_3、C_4、CH_{50} 下降,为 SLE 活动的指标之一,用于随访病情变化。活动期患者 ESR 常显著升高(>50mm/h),而 CRP 正常或只有轻度升高。

二、治疗

(一)一般治疗

(1)患者教育病情活动时注意休息,妊娠、产褥期及手术患者应密切随访,女性患者需在病情缓解 1 年以上、泼尼松 10mg/d 以下方可考虑生育。

（2）合理饮食,避免高糖、高脂饮食。预防肥胖病、高脂血症。适当补充钙剂和维生素 D,防治骨质疏松。

（3）光敏感患者应注意避免阳光暴晒,办公室工作人员应避免通过窗户射进的阳光。

（二）药物治疗

（1）糖皮质激素常用泼尼松口服制剂,近年来定义为:≤7.5mg/d 为小剂量,7.5～30mg/d 为中等剂量,>30mg/d 为大剂量。轻型 SLE 可不用,或口服小剂量泼尼松;有胸膜炎、心包炎、轻至中度活动性间质性肺炎、发热等病情中等的可给予中等剂量糖皮质激素;有重要脏器受累者,为控制狼疮肾炎、脑炎、血管炎或严重血小板减少等表现,可应用大剂量糖皮质激素口服,必要时用甲泼尼龙冲击疗法(0.5～1.0g/d 静脉注射,连续 3 天),之后以口服泼尼松 60mg/d 维持,待病情控制以后逐渐减量。

（2）免疫抑制剂常用有环磷酰胺、硫唑嘌呤、环孢素、麦考酚吗乙酯(霉酚酸酯、骁悉)等。具体使用应因病情而异。

（3）非甾体类抗感染药用于控制发热、关节炎和轻度浆膜炎症状,但不良反应发生率较高。

（4）抗疟药用于治疗 SLE 患者的皮肤和关节病变,预防 SLE 急性加重,降低低密度脂蛋白水平等。常用氯喹 250mg/d,羟氯喹 200～400mg/(kg·d),连续 3～5d 静脉注射,以后每月 1 次维持治疗,预防复发。主要禁忌证为 IgA 缺乏。

（三）血浆置换

临床用于治疗血栓性血小板减少性紫癜、肺出血及常规治疗不能控制的重症患者。

（四）干细胞移植

对于反复发作、难治性 SLE 可以采用异体、自体干细胞移植治疗,其原理是利用大剂量免疫抑制剂摧毁自身免疫系统,并进行免疫重建,远期确切疗效还有待进一步研究。

（五）SLE 各个系统危重急诊处理

1.肾脏急症

基础治疗如保持水、电解质平衡、营养支持、控制高血压、血液净化等与急性肾衰竭类似,同时注意狼疮活动性的控制。可选用大剂量糖皮质激素口服,近年来更多推崇应用泼尼龙冲击治疗。

抗凝疗法为治疗抗磷脂综合征致急性肾功能恶化的重要方面,可用肝素 5000U,每日皮下注射,继之以华法林 3mg/d,调整剂量使国际标准化比率(INR)值在 2～3 为宜。小剂量阿司匹林可配合抗凝药使用,常用肠溶阿司匹林 75～150mg/d。也可试用血浆置换,清除血清中的抗心磷脂抗体可能有助于缓解病情。

2.呼吸系统急症

（1）胸膜炎少量胸腔积液可口服中等剂量激素,如泼尼松 30mg/d。考虑存在感染或其他不明原因、大量胸腔积液引起呼吸困难时为穿刺指征。

（2）急性狼疮性肺炎大剂量糖皮质激素为首选,也可试用大剂量甲泼尼龙冲击治疗。糖皮质激素反应不佳及危重患者可使用硫唑嘌呤,也可环磷酰胺冲击、血浆置换术,单独或与其他治疗联合应用。

（3）肺出血首选大剂量糖皮质激素,也可用大剂量甲泼尼龙冲击治疗。糖皮质激素无反应及危重患者可加免疫抑制剂,常用环磷酰胺,硫唑嘌呤也可应用。血浆置换术用于对上述治疗无效者。必要时可输血,氧疗,以至机械通气等。

（4）萎缩肺综合征(Shrinking－lungsyndrome)常见于病程较长者。糖皮质激素治疗有效,常用泼尼松 30～60mg/d。

（5）肺动脉高压基本治疗同特发性肺动脉高压,如利尿、华法林抗凝。糖皮质激素及免疫抑制剂如环磷酰胺可改善症状。硝苯地平及其他钙离子拮抗剂可改善血流动力学异常。内皮素受体拮抗剂在治疗肺动脉高压疗效较好。

（6）肺栓塞溶栓、抗凝治疗,同时联合足量糖皮质激素及免疫抑制剂治疗基础疾病。

3. 神经系统急症

表现为横贯性脊髓炎、抽搐、无菌性脑膜炎和脑血管意外。治疗方案如下。

（1）寻找并消除诱发及加重神经精神症状的因素,如高血压、感染及水、电解质紊乱、代谢异常等。

（2）症状性治疗。抑郁症可选用丙咪嗪,每次 12.5～25mg,1 日 3 次。躁狂症、精神分裂症可选用氯丙嗪,开始每次 25～50mg,分 2～3 次服,逐渐增至 300～450mg,症状减轻后再减到 100～150mg。部分癫痫样发作可口服卡马西平 10～30mg/(kg·d),或丙戊酸钠 20～50mg/(kg·d),全面性发作首选苯妥英钠 0.1～0.3g/d,或口服丙戊酸钠 20～50mg/(kg·d)。癫痫持续状态可选地西泮 10～20mg 静脉注射,以后 100mg 加液体缓慢静脉注射,逐渐减量,同时用苯巴比妥 0.1g 肌内注射,每 8h1 次,连用 3～5d。

（3）严重神经精神表现。可口服泼尼龙 60mg/d,或静脉甲泼尼龙冲击治疗,同时可选用免疫抑制剂如环磷酰胺、硫唑嘌呤等。

（4）抗心磷脂抗体阳性的脑血栓形成,以及局灶性神经系统病变者须采用肝素 5000U,每日 2 次,皮下注射,或华法林 3mg/d,调整剂量使国际标准化比率 INR 值在 2～3 之间,长期抗凝治疗。

4. 心血管系统

（1）心包炎处理轻度心包炎可口服泼尼松 0.5mg/(kg·d),严重患者或出现心脏压塞者可用大剂量糖皮质激素口服,甚至用甲泼尼龙冲击治疗。复发性心包炎可应用免疫抑制剂,如甲氨蝶呤、硫唑嘌呤或霉酚酸酯,也可应用 IVIG。很少需要有创治疗如心包穿刺术、心包开窗术或心包剥离术。

（2）狼疮性心肌炎处理一般治疗同非 SLE 的心肌炎。大剂量糖皮质激素口服,严重患者甲泼尼龙冲击治疗,继之以大剂量糖皮质激素口服。免疫抑制剂如环磷酰胺、硫唑嘌呤以及 IVIG 治疗 SLE 心肌炎也有一定疗效。

（3）冠状动脉粥样硬化性心脏病处理除注意处理常见导致动脉粥样硬化的危险因素如高血压、高脂血症外,抗磷脂抗体阳性的动脉粥样硬化患者应用抗凝和(或)抗血小板聚集药。冠状动脉血管炎须应用大剂量糖皮质激素。心力衰竭的药物治疗同非 SLE 者。

（4）心脏瓣膜病变临床稳定者不需治疗早期活动性病变,尤其抗磷脂抗体阳性者可口服大剂量糖皮质激素。晚期病变引起严重血流动力学异常者需行瓣膜手术,但应在狼疮活动控制之后方可施行手术。

（5）心律失常处理强调纠正电解质紊乱及甲状腺功能异常,针对心律失常治疗同非SLE患者。

5. 消化系统急症

厌食、恶心、呕吐、吞咽困难等是SLE较为常见的消化系统症状。狼疮患者可出现急腹症,活动期急腹症多由缺血性肠病、肠穿孔、肝血管瘤破裂、胆囊炎、胰腺炎等病变所致,死亡率高。处理:血管炎所致急腹症的早期即应用大剂量糖皮质激素和免疫抑制剂,可疑肠管坏死者应尽早行剖腹探查术。肠系膜动脉栓塞治疗与血管炎类似,唯手术后口服阿司匹林或其他抗凝剂。SLE胰腺炎支持治疗及外科处理原则同非SLE,糖皮质激素有助于改善症状及实验室检查指标临床症状缓解后血清淀粉酶、脂酶仍可持续数周高水平,判断疗效时要注意。活动性SLE原因不明的腹痛,经对症处理后短时间内症状不缓解、出现腹膜刺激征者,应尽早剖腹探查。

6. 血液系统急症

急性溶血性贫血、严重血小板减少均可见于SLE患者。严重者可见血栓性血小板减少性紫癜、动脉或静脉血栓形成。处理:①急性自身免疫性溶血性贫血:应用大剂量糖皮质激素连续治疗4~6周后逐渐减量。严重溶血性贫血可予大剂量甲泼尼龙冲击治疗。免疫抑制剂可应用硫唑嘌呤,2~2.5mg/(kg·d)口服。内科保守治疗无效的患者可行脾切除。②血小板减少:严重血小板减少可应用大剂量糖皮质激素,疗效不佳者可用丹那唑200mg,1日3次口服。或长春新碱1~2mg,每周1次,连用2~4次为1疗程,或用硫唑嘌呤。合并多系统损害者可应用环磷酰胺1.0g每月1次静脉滴注。内科治疗无效的患者可行脾切除。③灾难性抗磷脂综合征(CAPS):通常肝素静脉注射,继之口服抗凝药物。大剂量糖皮质激素、血浆置换、静脉丙种球蛋白是常用的治疗手段。④血栓性血小板减少性紫癜(TTP):基本治疗为大剂量糖皮质激素口服,血浆置换为治疗本症的一个有效手段。

(六)SLE合并感染

感染为SLE致死的主要原因之一。疑有感染者应及时明确感染灶及致病原。除详细询问病史及体格检查外,还应及时完善胸部X线平片或CT检查、血液、骨髓、体液及分泌物病原学培养以及有关SLE活动的各项实验室指标检查,以尽快明确感染部位及感染性质。怀疑结核感染者应做PPD试验,泼尼松每日剂量在15mg以上、连续口服超过1个月的SLE患者皮肤硬结直径在5mm以上即可认为PPD试验阳性而开始预防性抗结核治疗。

(王翠翠)

第七章 妇产科急危重症

第一节 急性宫颈炎

一、概述

病原体感染宫颈引起的急性炎症称为急性宫颈炎。常因感染性流产、产褥期感染、不洁性活动、宫颈损伤或阴道异物后,致病原体进入而发生感染。急性宫颈炎最常见的致病原是由淋菌引起,病原体侵及宫颈黏膜腺体,沿黏膜表面扩散的浅层感染;其他病原体(如链球菌、葡萄球菌、肠球菌等)可直接引起急性宫颈炎或继发于子宫内膜感染。阴道滴虫、真菌及淋病感染常同时伴有急性宫颈炎。急性宫颈炎是生育期女性常见的感染性妇科疾病,如不及时诊断,可继发癌变及不孕不育。

二、诊断要点

(一)临床表现

(1)白带增多,常呈脓性。急性宫颈炎最常见的,有时甚至是唯一的症状。

(2)不同程度的下腹部、腰骶部坠痛及膀胱刺激症状等。

急性宫颈炎是由于宫颈炎常与尿道炎、膀胱炎或急性阴道炎、急性子宫内膜炎等并存,常使宫颈炎的其他症状被掩盖。

(3)有的主要表现为阴道分泌物增多,呈黏液脓性,以及阴道分泌物刺激引起的外阴瘙痒及灼热感。

(4)月经间期出血,性交后出血等症状。

(5)若合并尿道感染,可出现尿急、尿频、尿痛。

(6)若为淋病萘瑟菌感染,可有不同程度的发热和白细胞增多。因尿道旁腺、前庭大腺受累,可见尿道口、阴道口的黏膜充血、水肿及多量脓性分泌物。

(7)妇科检查见宫颈充血、水肿、黏膜外翻,有脓性分泌物从宫颈管流出,宫颈触痛、触之易出血。

(二)辅助检查

1. 分泌物检查

擦去宫颈表面分泌物后,用小棉拭子插入宫颈管内取出,将分泌物涂片做革兰染色,以协助诊断,指导治疗。

2. 病菌培养及细菌对药物的敏感试验

取分泌物检查,确定病原体,指导临床合理用药。

3. 血常规、尿常规

根据血常规和尿常规检查结果,确定患者全身状况,指导治疗。

4. HPV - DNA 病毒学检测

HPV - DNA 病毒学检测不仅可以检测是否有 HPV 感染,而且可以检测到病毒的量,从而指导治疗。

5. 组织病理学检查

取宫颈可疑组织做病理学检查,以排除其他疾病干扰,进一步明确诊断。

6. 阴道镜检查

镜下可以发现,急性宫颈炎宫颈呈急性充血状,黏膜潮红,布满网状血管或点状、螺旋状血管。如合并腺体感染,则宫颈表面散在分布多个黄色小泡状脓点,腺体开口被脓液充满;通过低倍镜在宫颈急性充血的背景下,布满多个黄色小米样泡状隆起。宫颈管内充满脓性栓子。

三、救治

(一)一般治疗

急性宫颈炎患者注意外阴卫生,防止交叉感染。所穿过的内衣、用过的毛巾等要经过热水煮沸 10~15 分钟消毒灭菌。急性期禁止性生活,注意适当休息。

(二)药物治疗

1. 全身用药

以全身治疗为主,常针对病原体选用抗生素治疗。

(1)若为淋病奈瑟菌感染,应大剂量,单次给药,常用第三代头孢菌素、喹诺酮类及大观霉素治疗。

(2)若为沙眼衣原体感染,应用四环素类、红霉素类及喹诺酮类药物治疗。

(3)淋病奈瑟菌感染常合并沙眼衣原体感染,故治疗时应选用针对两病的药物。

2. 局部用药

急性宫颈炎患者常常给予局部治疗。

(1)阴道冲洗。炎症明显,分泌物多,可用 1∶5000 呋喃西林液阴道灌洗后,局部喷撒呋喃西林粉等;或使用妇用抗菌洗液进行阴道内外杀菌清洁。

(2)阴道用药。妇炎灵栓剂,1 粒放阴道内,每日 1 次,1~2 周后即可痊愈;或甲硝唑片 1 片放阴道内,每日 1 次,7~10 日为 1 个疗程,对滴虫性阴道炎有效,对一般细菌感染亦有效。

(三)手术治疗

只有年龄大、久治不愈的宫颈炎或疑似癌前病变者考虑进行宫颈炎手术治疗(常用的有电熨术、激光治疗或冷冻治疗)。

(卜庆霞)

第二节　急性盆腔炎

一、概述

急性盆腔炎是指女性内生殖器及其周围结缔组织、盆腔腹膜发生的急性炎症,可局限于一个部位,也可几个部位同时发病。常见致病菌为葡萄球菌、链球菌、大肠埃希菌、厌氧菌,以及性传播病原体,如淋菌、支原体、衣原体等。急性盆腔炎的主要病因是产后或流产感染、宫腔内手术操作术后感染及经期卫生不良、邻近器官的炎症直接蔓延。常见急性子宫内膜炎、子宫肌炎、输卵管炎、输卵管积脓、输卵管卵巢脓肿、盆腔结缔组织炎、盆腔腹膜炎,严重者可引起败血症及脓毒血症。如不及时控制,可出现感染性休克,甚至死亡。

二、诊断要点

(一)临床表现

1.症状体征

根据炎症的轻重程度及范围大小而有不同的临床症状。典型症状是发热,下腹疼痛拒按,白带量多,呈脓性。可伴乏力、腰痛、月经失调。病情严重者为可见高热、寒战、头痛、食欲缺乏。如有腹膜炎则出现恶心、呕吐、腹胀等消化系统症状。如有脓肿形成,位于前方可出现膀胱刺激症状,如尿频、尿急、尿痛;位于后方可出现直肠刺激症状,如里急后重、肛门坠胀、腹泻和排便困难等。出现脓毒血症时,常伴有其他部位脓肿病灶。

2.妇科检查

阴道有大量的脓性分泌物;宫颈充血、水肿,将宫颈表面分泌物拭净,若见脓性分泌物从宫颈口流出,说明宫颈管黏膜或宫腔有急性炎症;宫颈举痛,穹窿有明显触痛;子宫及双附件有压痛、反跳痛,宫体稍大,或一侧附件增厚。若盆腔脓肿形成且位置较低时,可扪及后穹窿或侧穹窿有肿块且有波动,三合诊常能协助进一步了解盆腔情况。

(二)辅助检查

1.分泌物直接涂片

取样可为阴道、宫颈管分泌物,或尿道分泌物,或腹腔液,做直接薄层涂片,干燥后以亚甲蓝或革兰染色,检测病原体,协助诊断,指导治疗。

2.病原体培养及药敏试验

标本来源同上,进行细菌学培养及药敏试验,确定诊断并将结果作为选择抗生素的依据。

3.后穹窿穿刺

后穹窿穿刺是妇科急腹症最常用且有价值的诊断方法之一。通过穿刺,所得到的腹腔内容物或子宫直肠窝内容物,如正常腹腔液,血液(新鲜、陈旧、凝血丝等),脓性分泌物或脓汁,都可使诊断进一步明确,穿刺物的镜检和培养更属必要。

4.血、尿常规

根据血、尿常规确定全身情况,指导用药。

5.超声波检查

主要是 B 型或灰阶超声扫描、摄片。这一技术对于识别来自输卵管、卵巢及肠管粘连一起形成的包块或脓肿有85%的准确性,但轻度或中等度的盆腔炎很难在 B 超影像中显示出特征。

6.腹腔镜检

如果不是弥散性腹膜炎,患者一般情况尚好,腹腔镜检可以在盆腔炎或可疑盆腔炎及其他急腹症患者施行,腹腔镜检不但可以明确诊断和鉴别诊断,还可以对盆腔炎的病变程度进行初步判定。

7.男性伴侣的检查

这有助于女性盆腔炎的诊断,可取其男性伴侣之尿道分泌物做直接涂片染色或培养淋病双球菌。如果发现阳性,则是有力的佐证,特别在无症状或症状轻者,或者可以发现有较多的白细胞。

三、救治

（一）一般支持

卧床休息,半卧位有利于脓液积聚于直肠子宫陷凹而使炎症局限。给予高热能、高蛋白、高纤维素流食或半流食,补充液体,纠正水、电解质及酸碱失衡,必要时少量输血。

（二）进一步治疗

1.抗生素治疗

宜联合用药,最好根据细菌培养和药敏试验选用药物。

（1）青霉素每日240万～1000万U,静脉滴注;病情好转后减至每日80万～160万U,分次肌内注射。

（2）红霉素每日1～1.5g,静脉滴注;加用卡那霉素0.5g,每日2次,肌内注射。

（3）庆大霉素每日16万～32万U,静脉滴注或分2～3次肌内注射。

（4）林可霉素每次0.3～0.6g,每日3次,肌内注射。

（5）克林霉素每次0.6g,静脉滴注,每6小时1次;体温降至正常后,改为口服,每次0.3g,每6小时1次。

2.其他药物治疗

在用抗生素药物时,也可同时采用 α - 糜蛋白酶5mg 或透明质酸酶1500U,肌内注射,隔日1次,5～10次为1个疗程,以利于粘连和炎症的吸收,个别患者局部或全身出现过敏反应时应停药。在某些情况下,抗生素与地塞米松同时应用,地塞米松0.75mg,每日3次,口服。停药时注意逐渐减量。

3.物理疗法

温热的良性刺激可促进盆腔局部血液循环,改善组织的营养状态,提高新陈代谢,以利于炎症的吸收和消退。常用的有短波、超短波、离子透入（可加入如青霉素,链霉素等）、蜡疗等。

4.手术治疗

有肿块（如输卵管积水或输卵管卵巢囊肿）可行手术治疗;存在小的感染灶,反复引起炎症发作者亦宜手术治疗,手术以彻底治愈为原则,避免遗留病灶有复发的机会,行单侧附件切除术或子宫全切除术加双侧附件切除术,对年轻妇女应尽量保留卵巢功能。

（卜庆霞）

第三节 前庭大腺炎和前庭大腺囊肿

一、概述

前庭大腺位于两侧大阴唇后1/3深部,腺管开口于处女膜和小阴唇之间。因解剖位置的原因,常发生于因性交、分娩等情况污染外阴部时,病原体容易侵入前庭大腺而引起炎症称为前庭大腺炎。此病多发于育龄妇女,幼女及绝经期妇女少见。本病常为混合感染,国内主要病原体为葡萄球菌、大肠埃希菌、链球菌、肠球菌。国外及国内个别地区以淋病奈瑟菌及沙眼衣原体为主,也可由厌氧菌(包括类杆菌)所致。急性炎症发作时,病原体侵犯腺管,腺管开口因肿胀及渗出物聚集而阻塞,脓液不能外流,潴留而形成脓肿,称为前庭大腺脓肿。

前庭大腺腺管阻塞,分泌物积聚而形成前庭大腺囊肿。病因为急性炎症消退后腺管堵塞,分泌物不能排出,脓液逐渐转为清液而形成囊肿;有时因腺腔内的黏液浓稠或先天性腺管狭窄排液不畅,形成囊肿;前庭大腺导管损伤也可引起。前庭大腺囊肿可继发感染形成脓肿并反复发作。

二、诊断要点

(一)临床表现

1. 前庭大腺炎

初起时大阴唇后 1/3 处发现红肿、硬块、疼痛、灼热感、触痛明显、排尿疼痛、步行困难,有时会致大小便困难,多为单侧性,偶可双侧发病。检查见局部皮肤红肿、发热、压痛明显,患侧前庭大腺开口处偶可见白色小点。此后肿块表面皮肤变薄,周围组织水肿,有波动感发展至脓肿。肿块大小不一,直径可达 3～6cm,常伴腹股沟淋巴结肿大。严重者可有发热,白细胞增高,头痛等全身症状。脓肿如不处理,其内压力增大,可自行破溃,脓液流出后局部疼痛缓解、充血水肿减轻、全身症状即可缓解。若破孔大可自行引流,炎症较快消退而痊愈。若破口较小,脓液不能完全排净,则炎症持续不消退,病变可反复发作。

2. 前庭大腺囊肿

前庭大腺囊肿多为单侧,也可为双侧。囊肿位于外阴后下方,部分向大阴唇外突出,大小不一,多逐渐增大。囊肿较小,患者常不能自觉,大多在妇科检查时发现;囊肿较大时,患者可自觉性交不适或者外阴坠胀,有异物感。

(二)辅助检查

1. 病原学检查及药敏试验

一般应在前庭大腺开口处及尿道口、尿道旁腺各取分泌物做涂片查病原菌及药敏试验。根据结果确定病原体及敏感药物指导治疗。

2. 血常规

根据血常规检查了解患者全身情况,指导治疗。

3. 尿常规

取中段尿进行尿常规检查,以排除病灶是否逆行上移而造成泌尿系感染。

三、救治

(一)前庭大腺炎

(1)急性期腺体肿胀明显尚未成脓者,可用抗生素(青霉素、头孢氨苄、头孢拉定)肌内注射或口服。注意卧床休息。

(2)前庭大腺炎早期以 1：5000 高锰酸钾溶液坐浴、热敷,还可选用抗生素及中草药局部治疗。

（3）脓肿形成后，可在大阴唇内侧波动明显处做一弧形切口排脓。

（4）高热患者宜静脉用药，注意支持疗法，可根据药敏试验选择抗生素。

1）青霉素800万~1000万U，生理盐水或5%葡萄糖注射液稀释，静脉滴注。

2）庆大霉素32万U，生理盐水或5%葡萄糖注射液稀释，静脉滴注。

（二）前庭大腺囊肿

现多行前庭大腺囊肿造口术。取代以前的囊肿剥出术。因造口术方法简单，损伤小，术后还能保留腺体功能。近年采用激光做囊肿造口术效果良好。术中无出血、不缝合，术后不用抗生素，局部无瘢痕形成并可保留腺体功能。

（卜庆霞）

第四节　外阴阴道炎

一、概述

感染引起的阴道黏膜及黏膜下结缔组织炎症统称为外阴阴道炎、也可称为阴道炎，按照患病原因不同，可分为滴虫性阴道炎、真菌性阴道炎、细菌性阴道炎、老年性阴道炎及幼女阴道炎。滴虫性阴道炎最常见，由阴道滴虫引起，通过性交直接传播或通过公共浴池、浴巾等间接传播；真菌性阴道炎，由白色念珠菌感染所致，多见于孕妇、糖尿病患者及久用抗生素者；细菌性阴道炎，阴道内菌群失调所致的一种混合感染，其中以厌氧菌居多；老年性阴道炎，绝经后妇女雌激素水平下降阴道抵抗力减弱，病原体易侵入；幼女阴道炎，常与外阴炎并存，幼女体内雌激素水平低，阴道抵抗力弱，病原体很易侵入，细菌可通过其母亲、保育员及污染衣物等传播，也可由蛲虫感染或阴道异物造成。

二、诊断要点

（一）临床表现

1. 滴虫性阴道炎

潜伏期为4~28日，主要症状是稀薄的黄绿色、泡沫状白带增多及外阴瘙痒，若有其他细菌混合感染则排出物呈脓性，可有臭味。瘙痒部位主要为阴道口及外阴，间或有灼热、疼痛、性交痛等。若尿道口有感染，可有尿频、尿痛，有时可见血尿。检查时可见阴道黏膜充血，严重者有散在的出血斑点，后穹窿有多量白带，呈灰黄色、黄白色稀薄液体或为黄绿色脓性分泌物，常呈泡沫状。带虫者阴道黏膜可无异常发现。少数患者阴道内有滴虫存在而无炎症反应，称为带虫者。常在月经期前后、妊娠期或产后等阴道pH值改变时，引起炎症发作。

2. 真菌性阴道炎

真菌性阴道炎表现为白带增多，外阴、阴道有瘙痒、烧灼感，严重时坐卧不宁，异常痛苦，还伴有尿频、尿急、性交痛。分泌物特征为白色稠厚呈凝乳或豆渣样，由其脱落上皮细胞和菌丝体，酵母菌和假菌丝组成。外阴炎患者，外阴常见白斑、水肿，常伴有抓痕。若为阴道炎，阴道黏膜可见水肿、红斑，小阴唇内侧及阴道黏膜上附有白色块状物，擦出红肿黏膜肿面急性期还可见到溃疡及浅表溃疡。

3.细菌性阴道炎

典型临床症状为阴道异常分泌物明显增多，呈稀薄均质状或稀糊状，为灰白色、灰黄色或乳黄色带有特殊的鱼腥臭味。表现为性交时或性交后臭味加重，经期时或经期后臭味也可加重。

患者外阴有不适感，包括不同程度的外阴瘙痒，一般无明显时间性，但在休息状态及心情紧张状态下痒感更加明显，尚有不同程度的外阴灼热感，有的患者出现性交痛。

4.老年性阴道炎

阴道分泌物增多呈淡黄色，严重者可有血样脓性白带。外阴有瘙痒或灼热感，检查时见阴道呈老年性改变，上皮萎缩，皱襞消失，上皮变平滑、菲薄。阴道黏膜充血，有小出血点，有时有浅表溃疡。

若溃疡面与对侧粘连，阴道检查时粘连可被分开而引起出血，粘连严重时可造成阴道闭锁，炎症分泌物引流不畅可形成阴道或宫腔积脓。

5.幼女阴道炎

主要症状是外阴、阴道痒，阴道分泌物增多，婴幼儿因不能很正确地诉说症状，常用手指搔抓外阴，通过手指及抓伤处，更进一步使感染扩散。外阴、尿道口、阴道口的黏膜充血、水肿，有脓性分泌物。

但也有可能在急性期被父母疏忽，或因症状轻微，至急性期后造成小阴唇粘连，粘连时上方或下方留有小孔，尿由小孔流出。

阴道异物可引起阴道分泌物增多，且为血、脓性，有臭味。蛲虫所致的阴道炎，外阴及肛门外有奇痒，阴道流出多量稀薄的黄脓性分泌物。

（二）辅助检查

1.阴道分泌物检查

检查阴道清洁度，是否有真菌、滴虫、细菌（线索细胞、脓细胞）感染，以用来确定病情。

2.阴道分泌物培养

检查是由何种病原菌感染，为医生提供准确的诊断依据，便于治疗。

3.药物敏感试验

检测病原菌对哪种药物敏感，可以针对性用药，提高治疗效果。

4.阴道镜检查

可准确清晰的观察阴道、宫颈等部位的有关病变，并准确选择可疑部位做活体检查，对宫颈癌和癌前病变的早期发现、早期诊断有相当大的价值。

三、救治

（一）全身用药

1.滴虫性阴道炎

初次治疗可选择甲硝唑 2g，单次口服；或甲硝唑 400mg，每日 2～3 次，连服 7 日。

2.真菌性阴道炎

氟康唑 150mg，顿服。亦可选用伊曲康唑每次 200mg，每日 1 次，连用 3～5 日；或采用 1 日疗法，每日 400mg，分 2 次服用。

3. 细菌性阴道炎

首选甲硝唑400mg 每日 2～3 次,连服 7 日;或甲硝唑2g,单次口服;或克林霉素300mg,每日 2 次,连服 7 日。

4. 老年性阴道炎

口服雌激素尼尔雌醇,首次 4mg;以后 2～4 周 1 次,每次 2mg,维持治疗 2～3 个月。需用性激素替代疗法的患者,可选用妊马雌酮 0.625mg 和甲羟孕酮2mg。

5. 幼女阴道炎

针对病原体检查结果及药敏试验,选择口服抗生素。

(二)局部用药

1. 滴虫性阴道炎

单独局部用药效果不如全身用药。甲硝唑阴道泡腾片200mg,每晚 1 次,连用 7 日。

2. 真菌性阴道炎

阴道局部外用药。

(1)咪康唑栓剂每晚 200mg,连用 7 日;或每晚 400mg,连用 3 日。

(2)克霉唑栓剂每晚 150mg,连用 7 日;或早晚各 150mg,连用 3 日;或每晚 500mg,单次用药。

(3)制霉菌素栓剂每晚 10 万 U,连用 10～14 日。

3. 细菌性阴道炎

(1)2% 克林霉素软膏阴道涂布,每晚 1 次,每次 5g,连用 7 日。

(2)甲硝唑阴道泡腾片200mg,每晚 1 次,连用 7～10 日。

4. 老年性阴道炎

(1)用 1% 乳酸或 0.5% 醋酸液冲洗阴道,每日 1 次,增加阴道酸性,抑制细菌繁殖。阴道冲洗后,甲硝唑200mg 或诺氟沙星100mg,放于阴道深部,每日 1 次,7～10 日为 1 个疗程。

(2)己烯雌酚 0.125～0.25g,每晚放入阴道深部,7 日为 1 个疗程;或妊孕马雌酮软膏局部涂抹,每日 2 次。

5. 幼女阴道炎

针对病原体将抗生素溶液滴入阴道;再对患儿进行对症处理。

(三)性伴侣治疗

滴虫性阴道炎为性传播疾病,性伴侣应同时治疗,治疗期间禁止性生活。真菌性阴道炎有症状男性性伴侣应进行假丝酵母菌检查及治疗,预防女性重复感染;无症状无须治疗。

(四)妊娠期治疗

妊娠期患者合并阴道炎,情况比较特殊,常需慎重。

(1)滴虫性阴道炎妊娠期是否用甲硝唑,目前存在争议。美国 FDA 推荐甲硝唑 250mg,每日 3 次,连服 7 日。

(2)真菌性阴道炎妊娠期以局部用药为主,可选用克霉唑栓、硝酸咪康唑栓剂、制霉菌素栓剂,7 日疗法。

(3)细菌性阴道炎妊娠期常合并上生殖系统感染,多选择口服药。甲硝唑 200mg,每日 3～4 次,连服 7 日;克林霉素 300mg,每日 2 次,连服 7 日。

（五）其他方法

阴道炎患者应保持外阴清洁、干燥,用过的内裤、毛巾等均应开水烫过,煮沸10分钟消灭病原体。

（卜庆霞）

第五节 功能失调性子宫出血

一、概述

功能失调性子宫出血简称"功血",是妇科的常见病之一。是由于神经内分泌功能失调,并非器质性病变引起的异常子宫出血。妇女在一生中或多或少会发生功能失调性子宫出血,常表现为月经周期失去正常规律,经量过多或过少,经期延长或缩短,甚至为不规则阴道流血等。按照发病机制可分为无排卵性和排卵性功能失调性子宫出血两大类。

二、无排卵性功能失调性子宫出血

无排卵性功能失调性子宫出血最为常见,占功能失调性子宫出血的80%～90%,主要发生于卵泡开始成熟的青春期和卵巢开始衰退的绝经过渡期(更年期),即生殖功能开始发育和衰退的两个波动较大阶段,分别称为青春期无排卵性功能失调性子宫出血和绝经过渡期无排卵性功能失调性子宫出血。

（一）发病机制

1. 青春期无排卵性功能失调性子宫出血

青春期下丘脑－垂体轴不稳定,不能达到排卵而出现的无排卵性功能失调性子宫出血。从初潮到下丘脑－垂体－卵巢轴建立正常的复杂关系所需时间有时长达5年或更长。

2. 绝经过渡期无排卵性功能失调性子宫出血

绝经过渡期无排卵性功能失调性子宫出血是由于卵巢功能衰退,卵泡不能发育成熟导致无排卵性功能失调性子宫出血。少数发生于生殖期,如流产后或产后需要重新恢复排卵功能的时期,或因其他各种因素影响排卵功能而出现无排卵性功能失调性子宫出血。

（二）诊断要点

1. 临床表现

完全没有周期规律的子宫出血。特点是月经周期紊乱。经期长短不一,出血量时多时少,甚至大量出血。有时先有数周或数月出血前闭经(闭经时间有时可长达数周甚至1年),然后发生阴道不规则流血,血量往往较多,持续2～4周或更长时间,不易自止;有时则一开始即为阴道不规则流血,也可表现为类似正常月经的周期性出血。出血期无下腹疼痛或其他不适,出血多或时间长者常伴贫血,血红蛋白可低至30～40g/L。

(1)青春期无排卵性功能失调性子宫出血:临床常表现初潮后月经稀发,短时停经后发生不规则性月经过多,经期延长,淋漓不止,而致严重贫血。

(2)绝经过渡期无排卵性功能失调性子宫出血:临床常表现为月经频发,周期不规则,经量过多,经期延长。10%～15%患者呈严重不规则月经过多、崩漏和严重贫血。内膜活检多呈现不同程度的内膜增生过长,故诊刮是必要的,尤应注意排除妇科肿瘤(子宫肌瘤、内膜癌、卵巢癌、宫颈癌)所致非功能失调性子宫出血。

2. 辅助检查

(1)妇科检查:一般正常,出血时子宫较软。部分患者可有轻度男性毛发分布。

(2)诊断性刮宫:详见"治疗部分"。

(3)子宫镜检查:子宫镜下可见子宫内膜增厚,也可不增厚,表面平滑无组织突起,但有充血。在子宫镜直视下选择病变区进行活检,较盲取内膜的诊断价值高,尤其可提高早期宫腔病变(如子宫内膜息肉、子宫黏膜下肌瘤、子宫内膜癌)的诊断率。

(4)宫颈黏液结晶检查:经前宫颈黏液检查出现羊齿植物叶状结晶提示无排卵。

(5)阴道脱落细胞涂片检查:一般表现为中、高度雌激素影响,无孕激素作用。

(6)激素测定:为确定有无排卵,可测定血清孕酮或尿孕二醇。

(7)子宫内膜病理检查:可见增生期内膜,单纯增生,偶可见复合增生或不典型增生,没有分泌期变化。

(8)基础体温:呈单相型,提示无排卵。

(9)血常规:了解血红蛋白、血小板数及出凝血时间。

(三)治疗

1. 治疗原则

青春期无排卵性功能失调性子宫出血的治疗原则是止血、调整月经周期与恢复排卵功能。青春期患者常用雌、孕激素序贯疗法调节周期,又叫人工周期。绝经过渡期功血的治疗原则是止血后调整周期减少经量。对更年期妇女应用刮宫术,既可止血又可明确诊断,保守治疗效果不佳时可切除子宫。宫腔镜下激光或电切除子宫内膜是近年来的新技术。

2. 一般治疗

患者体质往往较差,呈贫血貌,应加强营养,改善全身情况,可补充铁剂、维生素 C 和蛋白质,贫血严重者尚需输血。出血期间避免过度疲劳和剧烈运动,保证充分的休息。流血时间长者给予抗生素预防感染,适当应用凝血药物以减少出血量。

3. 药物治疗

内分泌治疗极其有效,但对不同年龄的对象应采取不同的方法。使用性激素治疗时应周密计划,制订合理方案,尽可能使用最低有效剂量,并严密观察,以免性激素应用不当而引起出血。

(1)止血:对大量出血患者,要求在性激素治疗6小时内见效,24～48小时出血基本停止,若96小时以上仍不止血,应考虑有器质性病变存在。

1)孕激素。无排卵性功能失调性子宫出血由单一雌激素刺激所致,补充孕激素使处于增生期或增生过长的子宫内膜转化为分泌期,停药后内膜脱落,出现撤药性出血。由于此种内膜脱落较彻底,故又称"药物性刮宫"。适用于体内已有一定水平雌激素的患者。合成孕激素分为两类,常用的有 17－羟孕酮衍生物(甲羟孕酮、甲地孕酮)和 19－去甲基睾酮衍生物(炔诺酮、双醋炔诺酮)等。可选用对内膜作用效价高的炔诺酮(妇康片)5～7.5mg,口服,每 6 小时1 次,一般用药 4 次后出血量明显减少或停止,改为 8 小时 1 次,再逐渐减量,每 3 日递减1/3量,直至维持量每日 5mg,持续用到血止后 20 日左右停药,停药后 3～7 日发生撤药性出血。

2)雌激素。应用大剂量雌激素可迅速提高血内雌激素浓度,促使子宫内膜生长,短期内修复创面而止血。适用于内源性雌激素不足者,主要用于青春期无排卵性功能失调性子宫出血。目前多选用妊马雌酮1.25~2.5mg,每6小时1次,血止后每3日递减1/3量,直至维持量1.25mg;也可用己烯雌酚1~2mg,每6~8小时1次,止血后每3日递减1/3量,维持量每日1mg。口服己烯雌酚的缺点是胃肠道反应重,药物吸收慢,不易迅速奏效,必要时可口服微粒化17β-雌二醇、妊马雌酮或苯甲酸雌二醇肌内注射,以达到快速止血。不论应用何种雌激素,血止后2周开始加用孕激素,使子宫内膜转化,可用甲羟孕酮10mg,口服,每日1次,共10日停药。雌、孕激素的同时撤退,有利于子宫内膜同步脱落,一般在停药后3~7日发生撤药性出血。

3)雄激素。但大出血时雄激素不能立即改变内膜脱落过程,也不能使其迅速修复,单独应用效果不佳。

4)联合用药。由于性激素联合用药的止血效果优于单一药物,因此青春期无排卵性功能失调性子宫出血在孕激素止血时,同时配伍小剂量雌激素,以克服单一孕激素治疗的不足,可减少孕激素用量,并防止突破性出血。具体采用孕激素占优势的口服避孕药1片,每6小时1次,血止后按上法递减至维持量,每日1片,共20日停药。围绝经期无排卵性功能失调性子宫出血则在孕激素止血基础上配伍雌、雄激素,具体用三合激素(黄体酮12.5mg,雌二醇1.25mg,睾酮25mg)2mL肌内注射,每12小时1次,血止后递减至每3日1次,共20日停药。

5)抗前列腺素药物。出血期间服用前列腺素合成酶抑制药(如氟芬那酸200mg,每日3次),可使子宫内膜剥脱时出血减少。主要通过改变血栓素A2和前列环素之间的平衡而起作用。血栓素A2为血小板凝聚前体和合成平滑肌收缩物质,而前列环素是一种有力的平滑肌松弛剂和抗血小板凝聚物。

6)其他止血药。卡巴克络和酚磺乙胺可减少微血管通透性,氨基己酸、氨甲苯酸、氨甲环酸等可抑制纤维蛋白溶酶,有减少出血量的辅助作用,但不能赖以止血。

(2)调整月经周期:上述用性激素止血效果一般良好,若骤然停药所造成的撤药性出血,必将使流血已久的患者增添困扰,故在止血后应继续用药以控制周期,使无流血期延长至20日左右。为此,宜将止血时所用较大剂量的激素,于血止后逐渐减量,减量不能过速,否则子宫内膜可再次发生局部性脱落出血,此时再欲止血,则所需药量较出血前更大,且效果也差。使用性激素人为地控制流血量并形成周期是治疗中的一项过渡措施,其目的为一方面暂时抑制患者本身的下丘脑-垂体-卵巢轴,使能恢复正常月经的分泌调节;另一方面直接作用于生殖器官,使子宫内膜发生周期性变化,并按预期时间脱落,所伴出血量不致太多。一般连续用药3个周期。在此过程中务必积极纠正贫血,加强营养,以改善体质。常用的调整月经周期方法有以下几种。

1)雌、孕激素序贯疗法。即人工周期。为模拟自然月经周期中卵巢的内分泌变化,将雌、孕激素序贯应用,使子宫内膜发生相应变化,引起周期性脱落。适用于青春期功血或育龄期功血内源性雌激素水平较低者。己烯雌酚1mg(诺坤复1mg或妊马雌酮0.625mg),于出血第五日起,每晚1次,连服20日,至服药第十一日,每日加用黄体酮注射液10mg,肌内注射(或甲羟孕酮8~10mg口服),两药同时用完,停药后3~7日出血。于出血第五日重复用药,一般连续使用3个周期。用药2~3个周期后,患者常能自发排卵。

2)雌、孕激素合并应用。雌激素使子宫内膜再生修复,孕激素用以限制雌激素引起的内膜增生程度。适用于育龄期功血内源性雌激素水平较高者。可用复方炔诺酮片(口服避孕药1号)全量或半量,于出血第五日起,每晚1片,连服20日,撤药后出现出血,血量较少。连用3个周期。

3)后半周期疗法。适用于更年期功能失调性子宫出血。于月经周期后半期服用甲羟孕酮8~10mg,连服10日以调节周期,共3个周期为1个疗程。若疗效不满意,可配伍雌激素(诺坤复1mg或妊马雌酮每日0.625mg)和(或)雄激素(甲睾酮每日5mg)。

(3)促进排卵:适用于青春期无排卵性功能失调性子宫出血和育龄期无排卵性功能失调性子宫出血的不孕患者。

1)氯米芬(CC)。为非甾体化合物,有微弱雌激素作用。它在下丘脑竞争性结合雌激素受体产生抗雌激素作用。通过抑制内源性雌激素对下丘脑的负反馈,诱导促性腺激素释放激素的释放而诱发排卵。适用于体内有一定水平雌激素的功能失调性子宫出血患者。于出血第五日起,每晚服50mg,连续5日。若排卵失败,可重复用药,CC剂量逐渐增至每日100~200mg。若内源性雌激素不足,可配伍少量雌激素。一般连用3个月,不宜长期应用,以免发生卵巢过度刺激综合征或引起多胎妊娠。排卵率约80%,妊娠率仅为50%。

2)绒促性素(HCG)。具有类似LH作用而诱发排卵,适用于体内FSH有一定水平、雌激素中等水平者。一般与其他促排卵药联用,B超监测卵泡发育接近成熟时,可大剂量肌内注射绒促性素5000~10000U以诱发排卵。

3)尿促性素(HMG)。每安瓿含卵泡刺激素及黄体生成素各75U。卵泡刺激素刺激卵泡发育成熟,所产生的雌激素通过正反馈使垂体分泌足量黄体生成素而诱发排卵。出血干净后每日肌内注射尿促性素1~2支,直至卵泡发育成熟,停用尿促性素,加用绒促性素5000~10000U,肌内注射,以提高排卵率。应注意应用尿促性素时易并发卵巢过度刺激综合征,故仅用于对氯米芬效果不佳、要求生育的功能失调性子宫出血患者。

4)促性腺激素释放激素激动药(GnRHa)。过去应用GnRHa小剂量脉冲式给药起增量调节作用,促使卵泡发育诱发排卵,现多主张先用GnRHa做预防性治疗,约需8周时间达到垂体去敏感状态,导致促性腺激素呈低水平,继之性腺功能低下,此时再给予GnRHa脉冲治疗或应用尿促性素及绒促性素,可达到90%的排卵率。仅适用于对氯米芬疗效不佳、要求生育者。

4.手术治疗

以诊断性刮宫术最常用,既能排除子宫内膜病变明确诊断,又能迅速达到止血目的。诊刮时应注意宫腔大小、形态,宫壁是否平滑,刮出物的性质和量。为了确定排卵或黄体功能,应在经前期或月经来潮6小时内刮宫;不规则流血者可随时进行刮宫。更年期出血患者,激素治疗前宜常规刮宫,最好在子宫镜下行分段诊断性刮宫,以排除子宫内细微器质性病变。对青春期无排卵性功能失调性子宫出血刮宫应持慎重态度。子宫切除术很少用以治疗功能失调性子宫出血,适用于患者年龄超过40岁,病理诊断为子宫内膜复杂型增生过快,甚至已发展为子宫内膜不典型增生时。通过电凝或激光行子宫内膜去除术,仅用于年龄超过40岁的顽固性功血,或对施行子宫切除术有禁忌证者。

三、排卵性功能失调性子宫出血

排卵性功能失调性子宫出血多发生在生育年龄的妇女,部分见于青春期少女和更年期妇女。下丘脑-垂体-卵巢轴反馈机制已建立,卵巢有排卵,但黄体功能异常。现代医学认为,机体受内外因素,如精神过度紧张、环境和气候的改变、营养不良或代谢紊乱等影响,可通过大脑皮质,干扰下丘脑－垂体－卵巢轴的相互调节和制约。这种关系失常时,突然地表现在卵巢功能的失调,从而影响子宫内膜,导致功能失调性子宫出血。

(一)诊断要点

1.临床表现

(1)排卵型月经失调。

1)排卵型月经稀发。见于青春期少女。初潮后卵泡期延长,黄体期正常,月经周期≥40天,月经稀发并月经过少,常为多囊卵巢的先兆,少见于更年期近绝经期妇女,常进展为自然绝经。

2)排卵型月经频发。青春期少女卵巢对促性腺激素敏感性增强而使卵泡发育加速,卵泡期缩短,月经频发,但排卵和黄体期仍为正常。如患者为更年期妇女则呈现卵泡期和黄体期均缩短和早绝经。

(2)黄体功能障碍。

1)黄体功能不全。即黄体过早退化,黄体期缩短≤10日。在月经前刮取子宫内膜表现为分泌不良,临床表现为月经频发、周期缩短、经前点滴出血和月经过多,可合并不孕和早期流产。内膜病理为不规则成熟或分化不完全。

2)黄体萎缩不全。亦称黄体功能延长,即黄体不能在3～5日内完全退化,或退化时间延长,或在月经期仍持续分泌一定数量的孕酮而致子宫内膜不规则性脱落。于月经第五天刮取的子宫内膜仍有分泌期变化,临床表现为经期延长,基础体温呈双向,治疗较容易,可在月经后半期选用黄体酮类孕激素治疗。

2.辅助检查

(1)基础体温:在体温上升日前后规律少量出血便可确诊为排卵期出血。观察几个周期的基础体温,若黄体期短于12天或体温较早下降,或上升幅度<0.3,或黄体期体温上下波动较大,可诊断为黄体功能不足。

(2)子宫内膜病理检查:若正常月经第五天取子宫内膜仍有分泌期表现,可诊断为黄体萎缩不全。

(二)治疗

1.促进卵泡发育

黄体功能不足的治疗方法较多,首先应针对其发生原因,调整性腺轴功能,促使卵泡发育和排卵,以利于正常黄体的形成。首选药物是氯米芬,适用黄体功能不足卵泡期过长者。氯米芬疗效不佳尤其不孕者考虑用尿促性素－绒促性素疗法,以加强卵泡发育和诱发排卵,促使正常黄体形成。

黄体功能不足催乳素水平升高者,宜用溴隐亭治疗。随着催乳素水平下降,可调节垂体分泌促性腺激素及卵巢分泌雌、孕激素增加,从而改善黄体功能。

2.黄体功能刺激疗法

通常应用绒促性素以促进及支持黄体功能。于基础体温上升后开始,隔日肌内注射绒促性素2000～3000U,共5次,可使血浆孕酮明显上升,随之正常月经周期恢复。

3.黄体功能替代疗法

一般选用天然黄体酮制剂,因合成孕激素多数具有溶黄体作用,孕期服用还可能使女胎男性化。自排卵后开始每日肌内注射黄体酮 10mg,共 10~14 日,用以补充黄体分泌孕酮的不足。用药后可使月经周期正常,出血量减少。

(卜庆霞)

第六节　黄体破裂

一、概述

在黄体的发育过程中,可能恰巧破坏了卵巢表面的小血管,于是黄体内部出血,导致内压增加,引起破裂称为卵巢黄体破裂;严重者可造成大量腹腔内出血,即为卵巢破裂。按照破裂方式,在外力、妇科检查挤压、排便或性交等条件下均有可能导致其破裂,此为外力性破裂;在盆腔炎症、卵巢充血或凝血机制异常情况下也可致其破裂,即自发性破裂。黄体破裂是妇科急腹症之一,其发病率低,往往不能引起临床医师的重视,因其发病后有不同程度的内出血,严重者处理不及时可导致严重后果,要提高警惕性。

二、诊断要点

（一）临床表现

1. 与月经周期相关

黄体破裂时间与月经周期有一定关系,可作为诊断的主要依据。卵巢破裂 80% 左右黄体或黄体囊肿破裂,因而一般在排卵期后,大多在月经周期之末 1 周,偶可在月经期发病。

2. 腹痛

月经后半期突发下腹部疼痛,疼痛程度不一,下腹部压痛、反跳痛,部分有不同程度的肛门坠胀感。严重时可发生大出血,甚至休克,危及生命。

3. 妇科检查

妇检后穹窿触痛,宫颈举痛,一侧附件区包块伴压痛。

（二）辅助检查

1. B 超

B 超检查可发现盆腔积液及附件区包块。

2. 穿刺

患者后穹窿或腹腔穿刺常可抽出不凝血。

3. 妊娠试验

妊娠试验一般呈阴性反应。

4. 腹腔镜检查

可以看到卵巢黄体和裂口,有时可见活性渗血,双侧输卵管正常。

三、救治

（一）保守治疗

对部分黄体囊肿破裂出血不多者,反复出血之机会较小,经保守治疗破裂口可自行闭合。

因此,一旦病情稳定后,在严密观察下保守治疗成功之可能较大。如经腹腔镜检查证实本病诊断,则保守治疗更具信心。超声检查是唯一对保守治疗的效果进行观察评估的无创手段。

（二）手术治疗

手术方法则为剖腹止血,破裂之黄体常须剔除后再行缝合。术中同时清除积血,新鲜出血亦可行自体回输,以节约血源。

（逯彩虹）

第七节　妊娠滋养细胞疾病

一、概述

由妊娠滋养细胞疾病引起的阴道出血发生于早育或晚育的妇女。随着中心城区十几岁少女妊娠几率开始有所增加,急诊科医生将会看到妊娠滋养细胞疾病的发病率稳步上升。

二、诊断要点

（一）临床表现

1. 阴道出血

妊娠滋养细胞疾病最常见阴道出血。

2. 病史

子宫比正常孕龄的预期值大,没有胎动,患者因阴道出血及妊娠早期出现高血压反复至医疗机构就诊（经常被诊断为先兆流产）。

3. 妇科检查

显示子宫比正常妊娠时大,宫底较高;窥阴器检查显示血液是从宫颈口内流出;囊状组织可能突出至宫颈口外。

（二）辅助检查

妊娠滋养细胞疾病的确定性诊断须通过超声波影像学检查做出,超声波检查显示其特有的多发无回声区声像图。

三、救治

（一）控制出血情况

(1) 如果出血不严重,经妇科医师会诊并在确保有合格的妇科医师随诊的情况下,可将患者转出急诊科。

(2) 如果出血严重或威胁生命,则应进行支持治疗并请妇产科医师会诊。

（二）进一步治疗

1. 清除宫腔内容物

由于葡萄胎子宫大而软,易发生子宫穿孔,故采用吸宫术而不用刮宫术。如无吸宫条件时,仍可行刮宫术。

2. 预防性化疗

预防性化疗一般只用一种药物,但化疗药物用量应同治疗滋养细胞肿瘤的用药量,不可减量,化疗尽可能在清宫前 3 天开始,用 1 ~ 2 个疗程。

3. 清宫

6 个月,如果葡萄胎不退化,则必须去除(清宫),选择的治疗是吸引术,随后用宫缩剂刺激与轻刮子宫。

4. 黄素囊肿的处理

葡萄胎清除后,黄素囊肿可自行消退,一般不需处理,如发生扭转,则在 B 超或腹腔镜下穿刺吸液后可自然复位。如果扭转时间长,发生血运障碍,卵巢坏死,则需手术治疗。

5. 葡萄胎合并重度妊高征的处理

若葡萄胎合并有重度妊高征,血压达 160/110mmHg,特别是有心力衰竭或子痫时,应先对症处理,控制心力衰竭,镇静、降压、利尿,待病情稳定后再行清宫。

(逯彩虹)

第八节　急性羊水过多

一、概述

正常妊娠时的羊水量随孕周增加而增多,最后 2 ~ 4 周开始逐渐减少,妊娠足月时羊水量为 1000mL(800 ~ 1200mL)。凡在妊娠任何时期内羊水量超过 2000mL 者,称为羊水过多。最高可达 20000mL,少数孕妇在数日内羊水急剧增加,称为急性羊水过多。

二、诊断要点

(一)临床表现

急性羊水过多多发生在妊娠 20 ~ 24 周,由于羊水急剧增多,数日内子宫迅速增大,似妊娠足月或双胎妊娠大小,在短时间内由于子宫极度增大,横膈上抬,出现呼吸困难,不能平卧,甚至出现发绀,孕妇表情痛苦,腹部张力过大,感到疼痛与食量减少,发生便秘。由于胀大的子宫压迫下腔静脉,影响静脉回流,引起下肢及外阴部水肿及静脉曲张。孕妇行走不便,而且只能侧卧。

(二)辅助检查

1. B 超检查

以单一羊水最大暗区垂直深度(AFV)测定表示羊水量的方法显示胎儿与子宫壁间的距离增大,超过 7cm 即可考虑为羊水过多(也有学者认为超过 8cm 方能诊断羊水过多)。若用羊水指数法(AFI),即孕妇头高 30°平卧,以脐与腹白线为标志点,将腹分为 4 部分测定各象限最大羊水暗区相加而得。国内资料 >18cm 为羊水过多;而 Phelan 则认为 >20cm 方可诊断。羊水过多时,胎儿在宫腔内只占小部分,肢体呈自由体态,漂浮于羊水中,并可同时发现胎儿畸形、双胎等。

2. 羊膜囊造影及胎儿造影

为了解胎儿有无消化道畸形，先将 76% 泛影葡胺 20～40mL 注入羊膜腔内，3 小时后摄片，羊水中的造影剂减少，胎儿肠道内出现造影剂。接着再将 40% 碘化油 20～40mL（应视羊水多少而定）注入羊膜腔，左右翻身数次，因脂溶性造影剂与胎脂有高度亲和力，注药后半小时、1 小时、24 小时分别摄片，胎儿的体表包括头、躯干、四肢及外生殖器均可显影。羊膜囊造影可能引起早产、宫腔内感染，且造影剂、放射线对胎儿有一定损害，应慎用。

3. 神经管缺陷胎儿的检测

该类胎儿畸形容易合并羊水过多。除 B 超之外，还有以下几种检测方法。

（1）羊水及母血甲胎蛋白（AFP）含量测定。开放性神经管缺损的胎儿，甲胎蛋白随脑脊液渗入羊膜腔，当妊娠合并神经管缺损胎儿时，羊水甲胎蛋白值超过同期正常妊娠平均值 3 个标准差以上。而母血清 AFP 值超过同期正常妊娠平均值 2 个标准差以上。

（2）母尿雌激素/肌酐（E/C）比值测定。当合并神经管缺损胎儿时，E/C 比值比同期正常妊娠的均值低 1 个标准差以上。

（3）其他检测方法。羊水快速贴壁细胞、羊水乙酰胆碱酯酶凝胶圆盘电泳、羊水刀豆素 A，以及抗甲胎蛋白单克隆抗体三位夹心固相免疫放射法，均可检测神经管缺损，数种方法同时检测，可以弥补 B 超与 AFP 法的不足。

三、救治

对急性羊水过多的处理，主要取决于胎儿有无畸形和孕妇症状的严重程度。

（一）羊水过多合并胎儿畸形

处理原则为及时终止妊娠。

（1）一般情况尚好，无明显心肺压迫症状，采用经腹羊膜腔穿刺，放出适量羊水后注入乳酸依沙吖啶溶液 50～100mg 引产。

（2）采用高位破膜器，自宫颈口沿胎膜向上送 15～16cm 刺破胎膜，使羊水以每小时 500mL 的速度缓慢流出，以免宫腔内压力骤减引起胎盘早剥。破膜放羊水过程中注意血压、脉搏及阴道流血情况。放羊水后，腹部放置砂袋或加腹带包扎以防休克。破膜后 12 小时仍无宫缩，需用抗生素。若 24 小时仍无宫缩，适当应用硫酸普拉酮钠促宫颈扩张，或用缩宫素、前列腺素等引产。

（3）先经腹部穿刺放出部分羊水，使压力减低后再做人工破膜，可避免胎盘早剥。

（二）羊水过多合并正常胎儿

应根据羊水过多的程度与胎龄而决定处理方法。

（1）症状严重，孕妇无法忍受（胎龄不足 37 周），应穿刺放羊水。用 15～18 号腰椎穿刺针行羊膜腔穿刺，以每小时 500mL 的速度放出羊水，一次放羊水量不超过 1500mL，以孕妇症状缓解为度。放出羊水过多可引起早产。放羊水应在 B 超监测下进行，防止损伤胎盘及胎儿。严格消毒防止感染，酌情用镇静、保胎药以防早产。3～4 周后可重复以减低宫腔内压力。

（2）吲哚美辛有抑制利尿的作用，用吲哚美辛期望抑制胎儿排尿治疗羊水过多。具体用量为每日 2～2.2mg/kg，用药 1～4 周，羊水再次增加可重复应用。用药期间，每周做 1 次 B 超进行监测。妊娠晚期羊水主要由胎尿形成，孕妇服用吲哚美辛后 15 分钟即可在胎血中检出。鉴于吲哚美辛有使动脉导管闭合的不良反应，故不宜广泛应用。

（3）妊娠已近37周，在确定胎儿已成熟的情况下，行人工破膜，终止妊娠。

（4）症状较轻可以继续妊娠，注意休息，低盐饮食，酌情用镇静药，严密观察羊水量的变化。

无论选用何种方式放羊水，均应从腹部固定胎儿为纵产式，严密观察宫缩，注意胎盘早剥症状与脐带脱垂的发生，并预防产后出血。

（陈会娟）

第八章　儿科急危重症

第一节　小儿厌食症

厌食,是指小儿长时期见食不贪,食欲减退或缺乏,甚至拒食,医学上称之为"小儿厌食症"。据调查资料表明,城镇中 60% 的学龄前儿童均有不同程度的厌食。随着独生子女的增多,小儿厌食症有增无减。究其原因,与饮食习惯和饮食方式有密切的关系。同时,与缺少某些微量元素也有一定的关系。

一、诊断

（一）病史

喂养不当,嗜食高蛋白高糖饮食史。

（二）症状及体征

(1)不思纳食,食之无味,甚或拒食,大便正常或干结。食量明显少于同年龄正常儿童。

(2)病程持续 2 个月以上。

(3)体重下降不增,毛发稀黄、干枯。

(4)并发症:严重者可并发中度以上贫血、营养不良、维生素 D 缺乏病、智力发育障碍、机体抗病能力降低而反复感染。

(5)排除其他外感染、内伤慢性疾病。

（三）辅助检查

D－木糖吸收排泄率降低;尿淀粉酶降低;血、头发的锌、铜、铁等多种微量元素含量低。

二、治疗

（一）一般治疗

改变不规律的生活,尽可能改善或酌情改换生活境。

（二）消化酶制剂

多酶片,每次 0.3~0.6g,3 次/天,饭后服。含淀粉酶、胰酶、胃蛋白酶,可促进糖类的消化。

（三）锌制剂

1. 葡萄糖酸锌

儿童服用量为,3 岁以下 5~10mg,4~6 岁 10~15mg,6 岁以上 15~20mg。以上均为锌的剂量,1d 只需服 1 次,亦可以将 1 天量分 2~3 次服用。口服液:每瓶 10mL,含锌 10mg;冲剂:每袋 10g,含葡萄糖酸锌 70mg,相当于含锌 10mg。

2. 甘草锌

儿童服用量按锌元素计算,1d 每千克体重 0.5~1.5mg,相当于 80mg 规格片剂的

1/8～1/3。一般常用量为(80mg 片剂)1～2 片。

(四)维生素

复合 B 族维生素,每次 1 片,2～3 次/天,饭后服。

(任爱民)

第二节　功能性消化不良

功能性消化不良(functional dyspepsia,FD)是指有持续存在或反复发作的上腹痛、腹胀、早饱、嗳气、厌食、胃灼热、泛酸、恶心及呕吐等消化功能障碍症状,经各项检查排除器质性疾病的一组小儿消化内科最常见的临床综合征。功能性消化不良的患儿主诉各异,又缺乏肯定的特异病理生理基础,因此,对这一部分患者,曾有许多命名,主要有功能性消化不良、非溃疡性消化不良(non ulcer dyspepsia,NUD)、特发性消化不良(idiopathic dyspepsia)、原发性消化不良(essential dyspepsia)、胀气性消化不良(flatulent dyspepsia)以及上腹不适综合征(epigastric distress syndrome)等。目前国际上多采用前三种命名,而"功能性消化不良"尤为大多数学者所接受。

一、流行病学

FD 发病十分普遍,美国东北部郊区 507 名社区青少年调查发现,5%～10%的受调查者具有典型的消化不良症状。西伯利亚青少年消化不良调查表明,女性患病率为 27%,男性为 16%。意大利北部校园儿童研究表明 3.5%存在溃疡样消化不良的表现,3.7%存在动力障碍样消化不良,但本研究中未纳入 12 岁以上的青少年,所以患病率低。一项在儿科消化专科门诊进行的研究表明,4～9 岁功能性胃肠病患儿中,13.5%被诊断为消化不良、10～18 岁中有 10.2%有消化不良。

在我国此病有逐年上升的趋势,以消化不良为主诉的成人患者约占普通内科门诊的 11%、占消化专科门诊的 53%。国内儿科患者中功能性消化不良的发病率尚无规范的统计。

二、病因及发病机制

FD 的病因不明,其发病机制亦不清楚。目前认为是多种因素综合作用的结果。这些因素包括了饮食和环境、胃酸分泌、幽门螺旋杆菌感染、消化道运动功能异常、心理因素以及一些其他胃肠功能紊乱性疾病,如胃食管反流性疾病(GERD)、吞气症及肠易激综合征等。

1. 饮食与环境因素

FD 患者的症状往往与饮食有关,许多患者常常主诉一些含气饮料、咖啡、柠檬或其他水果以及油炸类食物会加重消化不良。虽然双盲法食物诱发试验对食物诱因的意义提出了质疑,但许多患儿仍在避免上述食物并平衡了膳食结构后感到症状有所减轻。

2. 胃酸

部分 FD 的患者会出现溃疡样症状,如饥饿痛,在进食后渐缓解,腹部有指点压痛,当给予制酸剂或抑酸药物症状可在短期内缓解。这些都提示这类患者的发病与胃酸有关。

然而绝大多数研究证实 FD 患者基础胃酸和最大胃酸分泌量没有增加,胃酸分泌与溃疡样症状无关,症状程度与最大胃酸分泌也无相关性。所以,胃酸在功能性消化不良发病中的作用仍需进一步研究。

3. 慢性胃炎与十二指肠炎

功能性消化不良患者中有 30% ~50% 经组织学检查证实为胃窦胃炎,欧洲不少国家将慢性胃炎视为功能性消化不良,认为慢性胃炎可能通过神经及体液因素影响胃的运动功能,也有作者认为非糜烂性十二指肠炎也属于功能性消化不良。应当指出的是,功能性消化不良症状的轻重并不与胃黏膜炎症病变相互平行。

4. 幽门螺杆菌感染

幽门螺杆菌是一种革兰阴性细菌,一般定植于胃的黏液层表面。幽门螺杆菌感染与功能性消化不良关系的研究结果差异很大,有些研究认为幽门螺杆菌感染是 FD 的病理生理因素之一,因为在成人中,功能性消化不良患者的胃黏膜内常可发现幽门螺杆菌,检出率在40% ~70% 之间。但大量的研究却表明:FD 患者的幽门螺杆菌感染率并不高于正常健康人,阳性幽门螺杆菌和阴性幽门螺杆菌者的胃肠运动和胃排空功能无明显差异,且幽门螺杆菌阳性的 FD 患者经根除幽门螺杆菌治疗后其消化不良症状并不一定随之消失,进一步研究证实幽门螺杆菌特异性抗原与 FD 无相关性,甚至其特异血清型 CagA 与任何消化不良症状或任何原发性功能性上腹不适症状均无关系。目前国内学者的共识意见为幽门螺杆菌感染为慢性活动性胃炎的主要病因,有消化不良症状的幽门螺杆菌感染者可归属于 FD 范畴。

5. 胃肠运动功能障碍

许多的研究都认为 FD 其实是胃肠道功能紊乱的一种。它与其他胃肠功能紊乱性疾病有着相似的发病机制。近年来随着对胃肠功能疾病在生理学(运动 - 感觉)、基础学(脑 - 肠作用)及精神社会学等方面的进一步了解,并基于其所表现的症状及解剖位置,罗马委员会制订了新的标准,即罗马Ⅲ标准。罗马Ⅲ标准不仅包括诊断标准,亦对胃肠功能紊乱的基础生理、病理、神经支配及胃肠激素、免疫系统做了详尽的叙述,同时在治疗方面也提出了指导性意见。因此罗马Ⅲ标准是目前世界各国用于功能性胃肠疾病诊断、治疗的一个共识文件。

该标准认为:胃肠道运动在消化期与消化间期有不同的形式和特点。消化间期运动的特点则是呈现周期性移行性综合运动。空腹状态下由胃至末端回肠存在一种周期性运动形式,称为消化间期移行性综合运动(MMC)。大约在正常餐后 4 ~6h,这种周期性、特征性的运动起于近端胃,并缓慢传导到整个小肠。每个 MMC 由 4 个连续时相组成:Ⅰ 相为运动不活跃期;Ⅱ 相的特征是间断性蠕动收缩;Ⅲ 相时胃发生连续性蠕动收缩,每个慢波上伴有快速发生的动作电位(峰电位),收缩环中心闭合而幽门基础压力却不高,处于开放状态,故能清除胃内残留食物;Ⅳ相是Ⅲ相结束回到Ⅰ相的恢复期。与之相对应,在Ⅲ期还伴有胃酸分泌、胰腺和胆汁分泌。在消化间期,这种特征性运动有规则的重复出现,每周期约90min 左右。空腹状态下,十二指肠最大收缩频率为 12 次/分,从十二指肠开始 MMC 向远端移动速度为5 ~10cm/min,90min 后达末端回肠,其作用是清除肠腔内不被消化的颗粒。

消化期的运动形式比较复杂。进餐打乱了消化间期的活动,出现一种特殊的运动类型:胃窦 - 十二指肠协调收缩。胃底出现容受性舒张,远端胃出现不规则时相性收缩,持续数分钟后进入较稳定的运动模式,即3 次/分的节律性蠕动性收缩,并与幽门括约肌的开放和十二指肠协调运动,推动食物进入十二指肠。此时小肠出现不规则、随机的收缩运动,并根据食物的大小和性质,使得这种运动模式可维持 2.5 ~ 8h。此后当食物从小肠排空后,又恢复消化间期模式。

在长期的对 FD 患者的研究中发现:约 50% FD 患者存在餐后胃排空延迟,可以是液体或(和)固体排空障碍。小儿 FD 中有 61.53% 胃排空迟缓。这可能是胃运动异常的综合表现,胃近端张力减低、胃窦运动减弱以及胃电紊乱等都可以影响胃排空功能。胃内压力测定发现,25% 功能性消化不良胃窦运动功能减弱,尤其餐后明显低于健康人,甚至胃窦无收缩。儿童中,FD 患儿胃窦收缩幅度明显低于健康儿。胃容量 - 压力关系曲线和电子恒压器检查发现患者胃近端容纳舒张功能受损,胃顺应性降低,近端胃壁张力下降。

部分 FD 患者有小肠运动障碍,以近端小肠为主,胃窦 - 十二指肠测压发现胃窦 - 十二指肠运动不协调,主要是十二指肠运动紊乱,约有 1/3 的 FD 存在肠易激综合征。

6. 内脏感觉异常

许多功能性消化不良的患者对生理或轻微有害刺激的感受异常或过于敏感些患者对灌注酸和盐水的敏感性提高;一些患者即使在使用了 H_2 受体拮抗剂阻断酸分泌的情况下,静脉注射五肽胃泌素仍会发生疼痛。一些研究报道,球囊在近端胃膨胀时,功能性消化不良患者的疼痛往往会加重,他们疼痛发作时球囊膨胀的水平显著低于对照组。因此,内脏感觉的异常在功能性消化不良中可能起到了一定作用。但这种感觉异常的基础尚不清楚,初步研究证实功能性消化不良患者存在两种内脏传入功能障碍,一种是不被察觉的反射传入信号,另一种为感知信号。两种异常可单独存在,也可以同时出现于同一患者。当胃肠道机械感受器感受扩张刺激后,受试者会因扩张容量的逐渐增加而产生感知、不适及疼痛,从而获得不同状态的扩张容量,功能性消化不良患者感知阈明显低于正常人,表明患者感觉过敏。

7. 心理 - 社会因素

心理学因素是否与功能性消化不良的发病有关一直存在着争议。国内有学者曾对 186 名 FD 患者的年龄、性别、生活习惯以及文化程度等进行了解,并做了焦虑及抑郁程度的评定,结果发现 FD 患者以年龄偏大的女性多见,它的发生与焦虑及抑郁有较明显的关系。但目前尚无确切的证据表明功能性消化不良症状与精神异常或慢性应激有关。功能性消化不良患者重大生活应激事件的数量也不一定高于其他人群,但很可能这些患者对应激的感受程度要更高。所以作为医生,要了解患者的疾病就需要了解患者的性格特征及生活习惯等,这可能对治疗非常重要。

8. 其他胃肠功能紊乱性疾病

(1)胃食管反流性疾病(GERD):胃灼热和反流是胃食管反流的特异性症状,但是许多 GERD 患者并无此明显症状,有些患者主诉既有胃灼热又有消化不良。目前有许多学者已接受了以下看法:有少数 GERD 患者并无食管炎,许多 GERD 患者具有复杂的消化不良病史,而不仅是单纯胃灼热与酸反流症状。用食管 24hpH 监测研究发现:约有 20% 的功能性消化不良患者和反流性疾病有关。最近 Sanlu 等报告,20 例小儿厌食中,12 例(60%)有胃食管反流。因此,有充分的理由认为胃食管反流性疾病和某些功能性消化不良的病例有关。

(2)吞气症:许多患者常下意识地吞入过量的空气,导致腹胀、饱胀和嗳气,这种情况也常继发于应激或焦虑。对于此类患者,治疗中进行适当的行为调适往往非常有效。

(3)肠易激综合征(IBS):功能性消化不良与其他胃肠道紊乱之间常常有许多重叠。约有 13 的 IBS 患者有消化不良症状;功能性消化不良患者中有 IBS 症状的比例也近似。

三、临床表现及分型

临床症状主要包括上腹痛、腹胀、早饱、嗳气、厌食、胃灼热、泛酸、恶心和呕吐。病程多在2年内,症状可反复发作,也可在相当一段时间内无症状。可以某一症状为主,也可有多个症状的叠加。多数难以明确引起或加重病情的诱因。

1. 运动障碍样消化不良

此型患者的表现以腹胀、早饱及嗳气为主。症状多在进食后加重。过饱时会出现腹痛、恶心,甚至呕吐。动力学检查50%～60%患者存在胃近端和远端收缩和舒张障碍。

2. 反流样消化不良

突出的表现是胸骨后痛,胃灼热,反流。内镜检查未发现食管炎,但24hpH监测可发现部分患者有胃食管酸反流。对于无酸反流者出现此类症状,认为与食管对酸敏感性增加有关。

3. 溃疡样消化不良

主要表现与十二指肠溃疡特点相同,夜间痛,饥饿痛,进食或服抗酸剂能缓解,可伴有反酸,少数患者伴胃灼热,症状呈慢性周期性。内镜检查未发现溃疡和糜烂性炎症。

4. 非特异型消化不良

消化不良表现不能归入上述类型者。常并发肠易激综合征。但是,罗马Ⅲ标准对FD的诊断更加明确及细化:指经排除器质性疾病、反复发生上腹痛、烧灼感、餐后饱胀或早饱半年以上且近3个月有症状,成人根据主要症状的不同还将FD分为餐后不适综合征(postprandial distress syndrome,PDS,表现为餐后饱胀或早他)和腹痛综合征(epigastricpain syndrome,EPS,表现为上腹痛或烧灼感)两个亚型。

四、诊断及鉴别诊断

(一)诊断

对于功能性消化不良的诊断,首先应排除器质性消化不良。除了仔细询问病史及全面体检外,应进行以下的器械及实验室检查:①血常规;②粪隐血试验;③上消化道内镜;④肝胆胰超声;⑤肝肾功能;⑥血糖;⑦甲状腺功能;⑧胸部X检查。其中①～④为第一线检查、⑤～⑧为可选择性检查,多数根据第一线检查即可基本确定功能性消化不良的诊断。此外,近年来开展的胃食管24hpH监测超声或放射性核素胃排空检查以及胃肠道压力测定等多种胃肠道动力检查手段,在FD的诊断与鉴别诊断上也起到了十分重要的作用。许多原因不明的腹痛、恶心及呕吐患者往往经胃肠道压力检查找到了病因,这些检查也逐渐开始应用于儿科患者。

(二)功能性消化不良通用的诊断标准

(1)慢性上腹痛、腹胀、早饱、嗳气、泛酸、胃灼热、恶心、呕吐、喂养困难等上消化道症状,续至少4周。

(2)内镜检查未发现胃及十二指肠溃疡、糜烂和肿瘤等器质性病变,未发现食管炎,也无上述疾病史。

(3)实验室、B超及X线检查排除肝、胆、胰疾病。

(4)无糖尿病、结缔组织病、肾脏疾病及精神病史。

(5)无腹部手术史。

（三）儿童功能性消化不良的罗马Ⅲ诊断标准

必须包括以下所有项：

（1）持续或反复发作的上腹部（脐上）疼痛或不适。

（2）排便后不能缓解，或症状发作与排便频率或粪便性状的改变无关（即除外肠易激综合征）。

（3）无炎症性、解剖学、代谢性或肿瘤性疾病的证据可以解释患儿的症状。

诊断前至少 2 个月内，症状出现至少每周 1 次，符合上述标准。

（四）鉴别诊断

1. 胃食管反流

胃食管反流性疾病功能性消化不良中的反流亚型与其鉴别困难。胃食管反流性疾病具有典型或不典型反流症状，内镜证实有不同程度的食管炎症改变，24h 食管 pH 监测有酸反应，无内镜下食管炎表现的患者属于反流样消化不良或胃食管反流性疾病不易确定，但两者在治疗上是相同的。

2. 具有溃疡样症状的器质性消化不良

溃疡样症状的器质性消化不良包括：十二指肠溃疡、十二指肠炎、幽门管溃疡、幽门前区溃疡、糜烂性胃窦炎。在诊断功能性消化不良溃疡亚型前，必须进行内镜检查以排除以上器质性病变。

3. 胃轻瘫

许多全身性的或消化道疾病均可引起胃排空功能的障碍，造成胃轻瘫。较常见的原因有糖尿病、尿毒症及结缔组织病。在诊断功能性消化不良运动障碍亚型时，应仔细排除其他原因所致的胃轻瘫。

4. 慢性难治性腹痛（CIPA）

CIPA 患者 70% 为女性，多有身体或心理创伤史。患者常常主诉有长期腹痛（超过 6 个月），且腹痛弥散，多伴有腹部以外的症状。大多数患者经过广泛的检查而结果均为阴性。这类患者多数有严重的潜在的心理疾患，包括抑郁、焦虑和躯体形态的紊乱。他们常坚持自己有严重的疾病并要求进一步检查。对这类患者应提供多种方式的心理、行为和药物联合治疗。

五、预防

并非所有的功能性消化不良的患儿均需接受药物治疗。有些患儿根据医生诊断得知无病及检查结果亦属正常后，可通过改变生活方式与调整食物种类来预防。如建立良好的生活习惯，避免心理紧张因素和刺激性食物，避免服用非甾体类消炎药。对于无法停药者应同时应用胃黏膜保护剂或 H_2 受体拮抗剂。

六、治疗

（一）一般治疗

一般说来，治疗中最重要的是在医生和患者之间建立一种牢固的治疗关系。医生应通过详细询问病史和全面细致的体格检查取得患者的信赖。经过初步检查之后，应与患者讨论鉴别诊断，包括功能性消化不良的可能。应向患者推荐合理的诊断和检查步骤，并向患者解释他们所关心的问题。经过诊断性检查之后，应告诉患者功能性消化不良的诊断，同时向他们进行宣教、消除疑虑，抑制"过分检查"的趋势，将重点从寻找症状的原因转移到帮助患者克服这些症状。

医生应该探究患者的生活应激情况，包括患者与家庭、学校、人际关系及生活环境有关的事物。改变他们的生活环境是不太可能的，应指导患者减轻应激反应的措施，如体育锻炼和良好的饮食睡眠习惯。

还应了解患者近期的饮食或用药的改变。要仔细了解可能使患者症状加重的食物和药物，并停止使用。

（二）药物治疗

对于功能性消化不良，药物治疗的效果不太令人满意。目前为止没有任何一种特效的药物可以使症状完全缓解。而且，症状的改善也可能与自然病程中症状的时轻时重有关，或者是安慰剂的作用。所以治疗的重点应放在生活习惯的改变和采取积极的克服策略上，而非一味地依赖于药物。在症状加重时，药物治疗可能会有帮助，但应尽量减少用量，只有在有明确益处时才可长期使用。下面介绍一下治疗功能性消化不良的常用药物。

1. 抗酸剂和制酸剂

（1）抗酸剂：在消化不良的治疗用药中，抗酸剂是应用最广泛的一种。在西方国家这是一种非处方药，部分患者服用抗酸剂后症状缓解，但也有报告抗酸剂与安慰剂在治疗功能性消化不良方面疗效相近。

抗酸剂（碳酸氢钠、氢氧化铝、氧化镁、三硅酸镁）：在我国常用的有碳酸钙口服液、复方氢氧化铝片及胃达。这类药物对于缓解饥饿痛、反酸及胃灼热等症状有较明显效果。但药物作用时间短，须多次服用，而长期服用易引起不良反应。

（2）抑酸剂：抑酸剂主要指 H_2 受体拮抗剂和质子泵抑制剂。

H_2 受体拮抗剂治疗功能性消化不良的报道很多，药物的疗效在统计学上显著优于安慰剂。主要有西咪替丁、雷尼替丁及法莫替丁等。它们抑制胃酸的分泌，无论对溃疡亚型和反流亚型都有明显的效果。

质子泵抑制剂奥美拉唑，可抑制壁细胞 $H^+ - K^+ - ATP$ 酶，抑制酸分泌作用强，持续时间长，适用于 H_2 受体拮抗剂治疗无效的患者。

2. 促动力药物

根据有对照组的临床验证，现已肯定甲氧氯普胺（胃复安）、多潘立酮（吗丁啉）及西沙比利对消除功能性消化不良诸症状确有疗效。儿科多潘立酮应用较多。

（1）甲氧氯普胺：有抗中枢和外周多巴胺作用，同时兴奋 $5 - HT_4$ 受体，促进内源性乙酰胆碱释放，增加胃窦 - 十二指肠协调运动，促进胃排空。儿童剂量每次 0.2mg/kg，3 ~ 4 次/日，餐前 15 ~ 20min 服用。因不良反应较多，故临床应用逐渐减少。

（2）多潘立酮：为外周多巴胺受体阻抗剂，可促进固体和液体胃排空，抑制胃容纳舒张，协调胃窦 - 十二指肠运动，松弛幽门，从而缓解消化不良症状。儿童剂量每次 0.3mg/kg，3 ~ 4 次/日，餐前 15 ~ 30min 服用。1 岁以下儿童由于血 - 脑屏障功能发育尚未完全，故不宜服用。

（3）西沙比利：通过促进胃肠道肌层神经丛副交感神经节后纤维末梢乙酰胆碱的释放，增强食管下端括约肌张力，加强食管、胃、小肠和结肠的推进性运动。对胃的作用主要有增加胃窦收缩，改善胃窦 - 十二指肠协调运动。降低幽门时相性收缩频率，使胃电活动趋于正常，从而加速胃排空。儿童剂量每次 0.2mg/kg，3 ~ 4 次/日，餐前 15 ~ 30min 服用。临床研究发现该药能明显改善消化不良症状,但因心脏的不良反应,故应用受到限制。

(4)红霉素:虽为抗生素,也是胃动素激动剂,可增加胃近端和远端收缩活力,促进胃推进性蠕动,加速空腹和餐后胃排空,可用于 FD 小儿。

3. 胃黏膜保护剂

这类药物主要有硫糖铝、米索前列醇、恩前列素及蒙脱石散等。临床上这类药物的应用主要是由于功能性消化不良的发病可能与慢性胃炎有关,患者可能存在胃黏膜屏障功能的减弱。

4. 5 – HT$_3$

受体拮抗剂和阿片类受体激动剂这两类药物促进胃排空的作用很弱,用于治疗功能性消化不良患者的原理是调节内脏感觉阈。但此类药在儿科中尚无用药经验。

5. 抗焦虑药

国内有人使用小剂量多塞平和多潘立酮结合心理疏导治疗功能性消化不良患者,发现对上腹痛及暧气等症状有明显的缓解作用,较之不使用多塞平的患者有明显提高。因此,在对 FD 的治疗中,利用药物对心理障得进行治疗有一定的临床意义。

(任爱民)

第三节　胃食管反流

胃食管反流病(gastroesophageal reflux disease,GERD)是最常见的食管疾病,是因食管下端括约肌的机能缺陷,引起胃液或胆汁从胃反流入食管,是婴幼儿顽固性呕吐和生长发育迟缓的重要原因

一、病因及发病机制

病因与发病机制有:①食管下端括约肌抗反流屏障破坏:食管下端环状肌有括约肌功能,因此能防止胃食管反流发生,其抗反流功能受神经及消化道激素的调节,如胃泌素、前列腺素等,当其抗反流因素受到破坏时,反流量增加,因此产生胃食管反流;②食管酸廓清延缓:正常情况下,食管本身具有以下防御功能——食管下端括约肌能阻止反流作用;食管的蠕动向远端清除进入食管的反流液;吞咽含碳酸氢钠的唾液、中和酸度及清洗刺激物。当上述功能受到损伤时,使酸清除延缓。

二、诊断

(一)病史采集要点

1. 婴儿

婴儿胃食管反流症有四大症状,即吐奶、体重不增、出血和肺部症状,其中以吐奶最常见。正常情况下,食管下端括约肌保持一定的张力,形成一个高压带,将胃和食管分隔开来,阻止胃内容物反流入食管,而且食管的蠕动波还能将反流物推回胃中。刚出生不久的婴儿食管下端括约肌还未发育完善,张力较低,5~7 周后才能建立起有效的抗反流屏障,并随年龄增长逐渐完善。此外,婴儿的食管下端括约肌到咽部的距离相对成人为短,卧位时间较长,哭闹时腹压

升高。如果喂养不当,吞气过多,引起胃扩张,就容易发生胃食管反流。患儿出生后不久即出现反复呕吐,随年龄增大而加重,严重者甚至每次喂奶后均呕吐。呕吐多不费力,非喷射性,但也有部分为喷射性呕吐,平卧位和嗳气时更易出现。也有患儿不喂奶时也常呕吐。反复呕吐引起营养不良、体重不增或下降。由于胃食管反流,胃酸等腐蚀食管黏膜,还可造成食管炎,甚至引起食管黏膜血管破损、出血。此外,胃食管反流时,若胃内容物误入气管则可引起肺部反复感染。

(1)呕吐:新生儿及婴儿患者85%生后第1周即呕吐,逐渐成为食后呕吐,呈喷射状,吐出物为胃内容物,偶有呕血。

(2)生长发育落后:由于呕吐造成长期热量摄入不足而致营养不良、生长发育缓慢、消瘦。亦可因反流性食管炎引起痉挛与狭窄,少数患儿有贫血症状。

(3)其他:呕吐物或反流物如吸入肺部可致肺部感染,久之形成肺纤维化,产生原发性肺间质纤维化。个别患儿对酸性反流液高度敏感,可诱发支气管痉挛,引起哮喘发作。反流液刺激咽喉者,反射性喉痉挛,可造成窒息,甚至猝死。

2. 较大儿童

年长儿可诉胸骨后烧灼痛、嗳气、上腹部不适。胃灼热、反流、非心源性胸痛和吞咽困难及一些肺部症状是 GERD 的常见表现。一旦出现上述症状时应首先想到 GERD 的可能,但GERD 有时可有完全不同的临床表现。患儿有食管症状可伴或不伴食管黏膜损害,有或未证实病理性酸反流的量;另一些患儿有食管黏膜损害但不一定伴有反流症状;还有患儿表现为各种各样食管外表现,可无或很少伴有食管症状,因而给 GERD 的诊断带来一定的困难。在较大儿童直至成人患者,胃灼热和反流是 GERD 的主要症状,这2个症状对于 GERD 有很高的特异性。

(1)胃灼热:胃灼热伴或不伴有胃内容物反流至口腔是最突出的症状。胃灼热典型者为胸骨后烧灼感,向咽喉或口放射,最常见于餐后,由于平躺、躯体弯曲过度或猛烈的抬举而发生,常因急剧进餐、吃柑橘、辛辣食品、高脂肪餐和饮酒而诱发。胃灼热的严重性与食管炎的严重度无关。在 Barrett 食管或有食管外表现的 GRED 患者,胃灼热可能很轻或阙如。

(2)反流:反流是指胃内容物反流入食管,且常反流入口,应与呕吐相区别。反流常伴有胃灼热反流物为典型的酸性物,更为重要的是反流可引起食管外表现。

(3)吞咽困难:是 GERD 的常见症状,若患者尚能吞咽肉食(肉片、牛排)、带皮的蔬菜和硬面食品等,吞咽困难的存在将被怀疑。吞咽困难可为机械性梗阻或非机械性梗阻引起。机械性梗阻可能继发于与反流有关的狭窄、癌(如 Barrett's 食管引起腺癌或鳞状上皮癌)或食管环;非机械性梗阻吞咽困难可继发于蠕动功能障碍含有低幅度收缩和传递不良,或继发于反流引起敏感性蠕动收缩和食管痉挛,糜烂性食管炎的存在和严重性也是重要的决定因素,糜烂性或溃疡性食管炎患者进硬食常有吞咽困难,给充分治疗后 GERD 可消失。

(4)非器质性上消化道症状表现:如消化不良、腹胀、嗳气或不消化,当缺乏胃灼热或酸反流主要症状时,上述症状对 GERD 无特异性,有些患者仅诉胃灼热。

(5)食管外表现:①哮喘最为常见,抗反流治疗可改善哮喘症状。虽 1/3 哮喘患者有食管功能障碍而无食管症状,但询问有关反流和胃灼热史在哮喘患者是重要的。哮喘时存在GERD 的线索包括缺乏过敏源、哮喘开始在少年、哮喘前存在反流症状、夜间咳嗽、肥胖、哮喘发作前有胃灼热或激烈进食后胃灼热、对常用的哮喘治疗有对抗;②心绞痛样胸痛:又称为非心源性胸痛,是 GERD 的另一个突出表现。为位于胸骨下方烧灼样或压榨样痛,以下几点应考虑源于食管引起的胸痛:A. 伴有食管症状,如胃灼热、吞咽困难或反流;B. 疾病发生在餐后或仰卧位置;C. 用抗酸剂疼痛减轻;D. 疼痛持续几小时或几天而无心肺恶化。但值得注意的是不少冠心病和心源性胸痛患者常并存有食管症状,因此建议诊断食管源性胸痛时应首先排除心源性胸痛;③耳鼻喉疾病:有喉症状而缺乏典型食管症状或症状轻微的患者,内镜检查有低的食管炎检出率,少量的酸即可引起喉病理改变。牙糜烂是 GERD 最流行的口表现,牙糜烂和齿质丢失可引起颞下肌筋膜疼痛综合征,也可有口臭、口烧灼、舌过敏等表现。

3. 并发症

胃食管反流病的并发症包括食管炎、消化性食管狭窄、食管溃疡及 Barrett 化生。食管炎常可引起吞咽痛及大量出血;消化性食管狭窄可出现对固体食物的进行性吞咽困难;食管消化性溃疡可发生与胃或十二指肠溃疡同样的疼痛,但其部位常局限于剑突区或高位胸骨后区,这些溃疡愈合慢,易复发,在愈合后常遗留狭窄。

(二)体格检查要点

胃食管反流时由于酸性胃液反流,食管长期处于酸性环境中,可发生食管炎、食管溃疡、食管狭窄、反流物吸入气管可引起反复发作的支气管肺炎、肺不张,也可引起窒息、猝死综合征等。患儿常呕吐可出现体重不增、食管炎、食管糜烂或溃疡,表现为不安、激惹、拒食,重者呕血或便血,导致缺铁性贫血。反流物吸入后可有吸入症状,肺部并发症,呛咳、窒息、呼吸暂停、吸入肺炎,并伴精神运动发育迟缓。体格检查可见相应的体征。

(三)门诊资料分析

1. 食管测压

食管测压仅用于对可疑 GERD 的开始评价,不用于 GERD 的肯定诊断,反流食管炎往往伴有 LES 压力降低(正常 15~30mmHg),LES 松弛时间也较正常明显延长(正常 2~7s),胃食管屏降压(正常 11~19mmHg)明显降低,因此 LES 低压可做为 GERD 严重度的评价指标。

2. 放射线检查

患者垂头仰卧位所做的 X 线钡餐检查可显示钡剂从胃反流至食管,也可采取腹部加压法。但 X 线照相的方法通常不能敏感地诊断胃食管反流病。吞钡后所做的 X 线检查很容易显示食管溃疡和消化性狭窄,但对因食管炎所致的出血患者则诊断价值不大。上消化道吞钡检查可提供食管蠕动情况,并可发现憩室、裂孔疝和肿瘤等病变;气钡双重对比检查,食管炎时可见黏膜粗糙、溃疡等病变。为了评价 GERD 及其并发症,临床用食管钡造影和同位素检查,钡检查对于评价有吞咽困难的 GERD 以及准确地诊断裂孔疝、食管狭窄、食管环等极有价值。放射线检查证实黏膜呈网状改变可提出存在 Barrett's 食管。但与 pH 监测相比,钡检查对 GERD 诊断的敏感性低,居于这个原因吞钡检查用于评价 GERD 患者受到限制。

(四)进一步检查项目

1. 食管镜检查

可对伴或不伴有出血的食管炎做出准确的诊断。食管镜结合细胞刷洗和直视下活检对鉴别食管的良性消化性狭窄和癌肿是必需的。疑有 GERD 患者一般进行内镜评价。

(1)患者症状不明朗或有警报症状如出血、体重下降、吞咽困难征象,目的为排除其他疾病或并发病。

(2)有长期症状的患者,目的为排除 Barrett's 食管的筛选。

（3）用于食管炎的诊断和其严重度的评估。

（4）治疗目的：直接内镜治疗和预防慢性化。如果发现糜烂性食管炎或Barrett's食管，大部分GERD可通过内镜得到诊断，虽然糜烂性食管炎也可由感染或药物引起损伤所致。

内镜检查对于GERD的诊断缺乏可靠的敏感性，胃灼热患者内镜检查时仅30%～40%证实有黏膜破坏，包括黏膜红斑、组织脆和柱状鳞状上皮联节损害等。内镜检查提示严重食管炎的存在可指导治疗，且有助于预报对治疗的反应、复发率和慢性化。内镜检查阴性患者食管黏膜活检病理改变有助于GERD的诊断。反流症状持续久的患者可通过内镜筛选Barrett's食管，如果看不到Barrett's食管化生，将来患者不再需要用内镜筛选；而内镜发现有Barrett's食管者建议患者首选质子泵抑制剂治疗直至症状消失、食管糜烂或溃疡改变轻微。

2. 食管测压法

食管测压法是在下食管括约肌处测定压力，并显示其强度，可区分正常与闭锁功能不全的括约肌。

3. 24h食管pH监测

24h食管pH监测是当前一个广为应用的研究和临床工具，对食管暴露酸量的判定、对GERD的认识有很大提高，可提供胃食管反流病的直接证据，了解反流的病因和异常程度，有助于肯定GERD诊断。24h pH监测能很好地区别正常对照组和食管炎患者，pH监测也有助于提高诊断有食管外表现存在的GERD患者。pH监测受到各种限制，所有证实食管炎患者，25%患者24h pH监测在正常范围内，正常对照组与有反流症状的患者也有很大的重叠。一般以pH<4（正常食管pH为5.0～7.0）至少持续5～10s作为胃食管反流发生指标。现在国内多采用便携式食管24h连续pH监测，监测期间一般规定pH<4持续5s或10s以上判定为有胃食管反流，一般采用6个参数：①总pH<4的时间百分率（%）（正常人为1.2%～5%）；②直立位pH<4的时间百分率（%）；③卧位pH<4的时间百分率（%）；④反流次数；⑤pH<4长于5min的次数；⑥最长反流持续时间。有认为正常人pH<4长于5min的次数大于3次，而反流发作长时间大于9min即为病理性反流。24h pH监测表明，每天站立位有反流者食管炎较轻，夜间卧位有反流者食管炎较重，而白天夜间均有反流者食管炎最重。反流和症状之间的相互关系对于决定症状由反流引起是有帮助的。相互关系是通过统计学处理得出的。此相互关系可能决定于总酸暴露时间，严格的反流和症状间隔时间是不明了，多数作者认为出现间隔时间为2～5min。反流和症状之间相互关系特别用于评价患者有不能解释的胸痛。

4. 双探针pH监测法

将一个探针（Probe）置于食管下端括约肌上5cm处，另一个探针置于近端食管或咽下部，此种方法有助于评价GERD患者的食管外表现。有各种各样耳鼻喉症状的患者食管近端pH监测常有异常，如喉痛、声嘶表现反流性喉炎或酸后喉炎患者，双探针pH监测也用于检查大多数有发作性喉痉挛的反流异常者，有些患者有反流性咽炎而远端食管总酸暴露时间正常，在评价哮喘或慢性咳嗽患者近端食管pH监测的重要性很少建立，研究仍有矛盾的结果。

5. Bernstein试验

Bernstein试验与症状性胃食管反流的存在密切相关，灌酸可使症状迅速出现，但可被灌注盐水所缓解。

6. 食管活检

食管活检显示鳞状黏膜层变薄，基底细胞增生，这些组织学变化可见于内镜下肉眼见不到食管炎的患者。内镜或 X 线检查的结果如何,活检或 Bernstein 试验的阳性结果与反流所致的食管炎症状具有密切关系。内镜下活检还是能连续观察 Barrett 化生柱状黏膜改变的唯一方法。

7. 试验治疗

试验治疗在 GERD 评价上是有吸引力的。OmePrazole 试验开始用于 1992 年。英国胃肠学会资料(1999)显示其敏感性 81%,特异性 85%。尤其是对 pH 监测(-)或内镜(-)的患者若用试验治疗症状改善时也可考虑 GERD 的诊断。应当指出,单纯试验治疗也可能造成误诊,如消化性溃疡、卓 - 艾综合征用强酸抑制剂治疗症状也明显减轻。目前临床上普遍认为用质子泵抑制剂(PPI)试验诊断反流病准确性高,实用于临床。最近美国胃肠学会推荐凡有典型 GERD 症状的患者,在行内镜检查之前,应接受 PPI 治疗。另一些专家推荐在大多数病例中,将 PPI 试验放在 24h 食管内 pH 监测之前进行,或者用其作为替代试验。

(五)临床类型

胃食管反流病可有典型表现(如上述)和食管外表现,其食管外表现尤应重视胃食管反流病常可伴有呼吸系统症状与疾病(如哮喘、咳嗽和纤维化),耳鼻喉科症状和体征,其他食管外症状和体征(如非心源性胸痛、牙腐蚀、鼻窦炎和睡眠呼吸暂停)等。

1. 呼吸系统表现

GERD 的食管外表现,以呼吸系统为最多见。由于反流的轻重、持续时间长短、反流物的刺激性以及个人致反流因素等具体情况不同,可有不同的表现。

(1)夜间阵咳及支气管炎:为反流物进入气道直接刺激所致。轻者,患者常于夜间或熟睡中突然出现阵咳或呛咳,需立即坐起。若长期反流、持续刺激,则可引起支气管炎,咳嗽增重,但以夜间为主。如引致气管炎的其他病因因素不明显,或抗菌治疗效果不好,要想到有 GERD 的可能。

(2)反复发作性肺炎及肺间质纤维化:反流较重、反复吸入,可导致反复发作的肺炎。患者可有反复发作的咳嗽、咳痰、气喘,尤以夜间为著,有的伴有夜间阵发性呛咳。有的患者可有胸闷、胸痛、发热等症状。胸部 X 线检查,可提示炎症征象。虽经正规抗生素治疗,症状及、X 线表现常无明显改善,或易于复发。极少数患者可并发肺脓肿或肺不张。长期、反复吸入刺激,个别患者可进一步发展为肺间质纤维化。

(3)支气管哮喘:有学者证实,高酸反流物进入气道,可引起支气管痉挛。食管滴酸试验阳性者,也能引起支气管痉挛,食管酸刺激传入神经感觉机制触发呼吸道反应,因此在食管少量酸即可引起支气管痉挛。咽喉部存在着对酸超敏感的丰富的化学感受器,受反流酸刺激,亦能引起支气管痉挛,出现哮喘。GERD 所的致哮喘,多于夜间发作,无季节性,常伴反流症状,亦可伴咳嗽、呛咳、声嘶,咽喉酸辣等症状。但约 1/3 的患者可无反流症状或不明显。解痉剂的应用常难奏效,甚至加重。此夜间哮喘须与心源性哮喘相鉴别。反过来,支气管哮喘也易诱发 GERD,这是因为:①支气管痉挛时,肺充气过度,使膈肌下降,致 LES 功能减低,抗反流作用减弱;②哮喘发作时,胸内负压增大,腹内压增高,胸膜压差增长,更利于胃食管反流;③支气管扩张剂的应用,可降低 LES 张力。如原有 GERD 者,支管哮喘可使其加重;④夜间睡眠呼吸暂停:反流性食管炎可能是夜间睡眠呼吸暂停的原因之一。反流物吸入的主要机制是膈和腹部呼吸肌的突发收缩,胃压突然增高,使胃内容物通过食管进入气管引起。呼吸暂停发生在睡眠时,少数发生在白天饭后 1h。

2.非心源性胸痛

反流性食管炎或 GERD 是非心源性胸痛的主要原因。非心源性胸痛 80% 的患者是由胃食管反流引起。患者除了胸骨后、剑下疼痛的典型症状外,还可向胸骨两例、上胸、后背放射,甚至有的放射至颈部、耳部、个别还有表现为牙痛。易与心绞痛、胸膜炎、肺炎、肋软骨炎等相混。GERD 所致胸痛也可间歇发作,有的呈剧烈刺痛,酷似心绞痛。

3.慢性咽喉炎

慢性咽喉炎为反流物刺激咽喉所致的化学性炎症。患者常有咽喉部不适,疼痛、咳嗽、喉部异物感或堵塞感,亦可有声音嘶哑。咽部检查可见充血、肿胀、淋巴滤泡增生,偶尔可见溃疡形成。喉部检查可见喉部、声带水肿,偶见溃疡或声带结节形成,病变常限于声带后 1/3 和舌状软骨间区域。咽喉炎是夜间食管喉反流的结果。喉咽与胃液接触引起水肿和炎症。

4.口腔表现

反流物刺激,可有唇舌烧灼感,个别患者出现口腔溃疡。有的患者可有口酸、口苦口臭及味觉损害等。有的患者唾液分泌增多,可能是酸刺激食管,反射引起的酸清除的保护性反应。与此相关,干燥综合征时,由于唾液分泌减少,对食管酸的中和清除能力减低,易诱发或加重反流物对黏膜的损害。

5.婴儿食管外表现

婴儿食管短,LES 尚未发育好,张力低下,且以流食为主,又多采取卧位,因而较易出现胃食管反流,也更易累及食管邻近器官,食管外表现更为突出。由于小儿不能主诉,如警惕性不高,易被忽略或误诊。

常见表现为呼吸道症状,如夜间阵咳、哮喘、肺炎等。由于反流的痛苦,食管炎及食管外并发症的折磨,患儿亦可表现为哭闹、睡眠不好、拒食等。久之,可出现缺铁性贫血、营养不良及发育障碍。偶尔,患儿可出现间歇性斜颈或姿势怪异(Sandifer 综合征)。

(六)鉴别诊断要点

1.婴儿溢奶

婴儿在吃完奶后,变动体位或刚躺下,就会马上吐奶,这种情况为溢奶,是一种生理现象。是因为婴儿的胃成水平状,一变动体位,使胃无法保持水平位置,就会发生溢奶现象。待婴儿长到 6 个月以后,会自然好转。

2.幽门痉挛

婴儿不论躺着或抱着,每次吃奶以后 10min 左右就会呕吐,这种现象大多由于幽门痉挛引起。幽门痉挛使乳汁不能顺利地流入十二指肠,就会出现呕吐。

3.先天性幽门肥厚性狭窄

婴儿每次吃完奶,马上就呕吐,而且不论是改变体位,改变饮食,还是使用药物都不能使其症状得到缓解。体格检查在婴儿胃上中部偏右处,摸到像红枣大小的硬块,则可能是先天性幽门肥厚性狭窄,必须手术治疗。

4.其他

GERD 所致非心源性胸痛易与心绞痛、胸膜炎、肺炎、肋软骨炎等相混。食管源性心绞痛样胸痛,多与体位有关,仰卧、弯腰易发生,坐起站立可缓解;冷饮或刺激性饮料食物亦可诱发等可资鉴别。

三、治疗

（一）治疗原则

首选非手术疗法包括饮食控制、体位疗法和药物疗法，新生儿、婴儿胃食管反流经内科治疗绝大部分数月后可明显改善。若经上述治疗 6 个月后仍有吐奶或其他症状，可考虑手术治疗。

（二）治疗计划

应根据婴儿胃食管反流的不同程度采取相应措施，无并发症者的治疗包括以下几种。

1. 饮食控制

饮食宜少量多次，选择质地柔软而营养丰富的食物，避免吃过热或过冷的食物。由于胃食管反流与胃的充盈度关系较大，因此，食品应稠厚，以减少容量。

2. 体位疗法

对轻、中度的胃食管反流婴儿，喂奶时应将婴儿抱在半直立位，喂奶后维持半卧位 1h 左右，睡眠时床头抬高 20 ~ 30 厘米，保持头高脚低位。通常在 2 周内就可使呕吐减轻。重度患儿应 24h 持续维持体位治疗，可让患儿睡在倾斜 30°的床板上（头高脚低），取俯卧位（趴着睡），以背带固定，或抬高床头 20 ~ 30 厘米。

3. 药物治疗

目前用于胃食管反流的药物主要有两大类，一是抗酸剂，不仅能中和胃酸，还可促进幽门窦胃泌素的产生，升高血清胃泌素的浓度，从而增加食管下端括约肌的压力；另一种是 H_2 受体拮抗剂如西咪替丁，其机制是抑制胃酸分泌，减少胃酸反流至食管，从而减轻症状。具体用药包括：

（1）餐后 1h 和临睡时予以制酸剂：可中和胃酸，并可能增加食管下段括约肌张力。

（2）应用 H_2 阻滞剂以降低胃液酸度（有时合并应用其他药物）。

（3）应用胆碱能激动剂如氯贝胆碱、甲氧氯普胺餐前 30min 和临睡前口服。

（4）西沙比利。

（5）质子泵抑制剂：如奥美拉唑或兰索拉唑，是促进消化性食管炎快速愈合的最有效药物。研究证实有严重食管炎患者用质子泵抑制剂治疗可预防黏膜并发症尤其是狭窄的发生。奥美拉唑已被获准长期应用于腐蚀性食管炎再复发的预防。

4. 其他

（1）避免应用引起胃酸分泌的强刺激剂：如咖啡、酒精。

（2）避免应用降低下食管括约肌张力的药物：如抗胆碱能药物、食物（脂肪、巧克力）和吸烟（被动）。

5. 并发症的治疗

除大量出血外，由食管炎引起的出血无需紧急手术，但可复发。食管狭窄应采用积极的内科治疗，并反复扩张（如在内镜下采用气囊或探条）以达到和维持食管的畅通，若扩张恰当，不会严重影响患者的进食。奥美拉唑、兰索拉唑或抗反流手术（如 Belsey、Hill，Nissen 等）常用于有严重食管炎、出血、狭窄、溃疡或难治性症状的患者，而不管是否有裂孔疝的存在。该类手术也可应用电视辅助下的腹腔镜进行。内科或外科治疗对 Barrett 化生的效果并不一致，目前推荐内镜检查（每 1 ~ 2 年一次）以监视这种化生恶变的可能。

（三）治疗方案的选择

1. 内科治疗

（1）体位：使患儿处于45°～60°半坐位，有的主张至少应保持在60°，多数患儿呕吐即可消失。对较大儿童，轻者进食后1h保持直立位；严重者可用30°倾斜的床上俯卧位，或50°角仰卧。

（2）喂养：饮食以少量多餐为主，喂稠厚乳汁防止呕吐。治疗期禁食酸果汁，食物用米糊调稠喂饲。

（3）药物：药物治疗主要是应用H_2受体拮抗剂来抑制胃酸分泌。一般1～2周可缓解症状。并发有食管炎时，予西咪替丁每日30～40mg/kg，分4次口服；可在食后15～30min加服抗酸药，同时用甲氧氯普胺每次0.1mg/kg，每日4次。多潘立酮可使胃肠道上部的蠕动和张力恢复正常，促进胃排空，增强胃窦和十二指肠运动，协调幽门的收缩，还可增强食管的蠕动和食管下部括约肌的张力，因此对本病有较好疗效。儿童每次0.6mg/kg，每日3～4次；不能口服者、可使用栓剂，6个月以下小儿用时需密切监护。十六角蒙脱石可保护食管黏膜，促进受损上皮修复与再生，还因其对H^+的缓冲作用，对胃蛋白酶的抵抗作用及对胆盐、胆酸的螯合作用等，亦可用于本病的治疗。

2. 外科治疗

经内科治疗6～8周无效者，有严重并发症、严重食管炎或缩窄形成的，可考虑手术治疗，一般采用胃底折叠术，效果良好。

四、预后

当没有食管炎或呼吸道并发症的胃食管反流，一般预后是良好的。抗反流手术对缓解症状以及食管黏膜损伤的愈合有效率达85%，但长期随访发现有10%的复发率。抗反流手术的并发症是食管狭窄。

（任爱民）

第四节 急性上呼吸道感染

急性上呼吸道感染（上感），俗称"感冒"，是由各种病原体引起的上呼吸道炎症，是小儿时期最常见的疾病。根据病原体所侵犯的部位不同可分为急性鼻炎、急性咽炎、急性扁桃体炎等。局部感染定位不确切者统称"急性上呼吸道炎"。主要临床表现为发热、咳嗽、流涕、咽痛等。因婴幼儿呼吸系统特殊的解剖生理特点和免疫特点，炎症易向邻近器官扩散引起中耳炎、肺炎、咽后壁脓肿等并发症。

一、诊断步骤

（一）病史采集要点

1. 起病情况

因年龄、体质、病变部位的不同，起病的轻重缓急也不同。一般年长儿症状较轻，以局部症状为主;婴幼儿可急起高热,全身症状重而局部症状轻。

2.主要临床表现

局部症状表现为鼻塞、流涕、喷嚏、咽痛、轻咳等。全身症状可有发热、头痛、乏力、精神不振、食欲减退等。发热可高达 39~40℃,在婴幼儿高热时可出现惊厥。

热程 2~3d 至 1 周左右。部分患儿可出现消化道症状如恶心、呕吐、腹泻等。

(二)体格检查要点

1.一般情况

大多数患儿一般情况好。

2.咽部检查

咽部可见充血,扁桃体肿大、充血,可见滤泡或分泌物渗出。

3.其他

可有颌下和颈部淋巴结肿大,心肺听诊正常。

肠道病毒感染者可有不同形态的皮疹。

(三)门诊资料分析

血常规上感多为病毒感染引起,白细胞计数正常或偏低,中性粒细胞减少,淋巴细胞相对增高。若为细菌感染则可见白细胞增高,中性粒细胞增高。

(四)进一步检查项目

1.病原学检查

鼻咽分泌物病毒分离、细菌培养和血清学检查等可确定病原体。

2.C 反应蛋白(CRP)

C 反应蛋白(CRP)若为细菌感染者 CRP 增高,较血常规更有诊断意义。

3.ASO

ASO 若为链球菌感染则 2~3 周后 ASO 可增高。

二、诊断对策

(一)诊断要点

根据患儿发热、咳嗽、流涕、体检见咽部充血、肺部听诊无异常可明确诊断,但应尽量判断是病毒或细菌感染以指导治疗。

(二)鉴别诊断要点

注意与以下疾病鉴别。

1.流行性感冒

流行性感冒由流感病毒或副流感病毒引起,有较明显的流行病史,全身症状重而局部症状轻,可有高热、头痛、四肢肌肉酸痛等,病程较长,并发症较多。

2.急性传染病

早期各种传染病早期可出现类似上感的前驱症状,如麻疹、流行性脑脊髓膜炎、百日咳、猩红热等,应结合流行病史、临床表现及实验室检查等以综合分析,尤应注意观察病情变化加以鉴别。

3.消化系统疾病

婴幼儿上感往往有呕吐、腹痛、腹泻等消化道症状,可被误诊为胃肠炎等消化道疾病,需加以鉴别。

上感伴腹痛者需与急性阑尾炎鉴别。

后者腹痛先于发热,以右下腹痛为主,呈持续性;体查有右下腹固定压痛点,可有腹肌紧张和反跳痛,腰大肌试验阳性;血常规有白细胞及中性粒细胞增高。

4.过敏性鼻炎

病史较长,常打喷嚏、鼻痒、流清涕,而无发热、咽痛等。

体查可见鼻黏膜苍白水肿,咽部无充血;鼻腔分泌物涂片示嗜酸性粒细胞增多,皮肤点刺试验可提示对何种过敏源过敏,血总 IgE 及特异性 IgE 可增高。

(三)临床类型

除一般类型上感,临床上还常见两种特殊类型上感。

1.疱疹性咽峡炎

由柯萨奇 A 组病毒引起,好发于夏秋季。起病急骤,出现高热、明显咽痛、流涎、厌食、呕吐等;体查见咽部明显充血,在咽腭弓、软腭、悬雍垂的黏膜上可见数个至十数个 2～4mm 大小的灰白色疱疹,周围有红晕,1～2d 后破溃形成小溃疡,疱疹也可发生在口腔的其他部位。病程约 1 周左右。

2.咽结合膜热

病原体为腺病毒 3、7 型。好发于春夏季,可散发或有小流行。以发热、咽炎、眼结膜炎为特征。

主要表现为高热、咽痛、眼痛,有时伴消化道症状。体查可见咽部充血,可有白色点块状分泌物,周围无红晕,易剥离;一侧或双侧滤泡性眼结膜炎,可伴球结膜充血;颈及耳后淋巴结可肿大,病程 1～2 周。

三、治疗对策

(一)治疗原则

①重视一般治疗,注意休息;②尽可能明确病因,分清病毒性或细菌性感染,避免滥用抗生素;③对症治疗;④预防并发症。

(二)治疗计划

1.一般治疗

注意休息,多饮水,周围环境应注意空气流通,保持合适的环境温度。

病毒感染者,应告知家长该病的自限性和治疗目的,防止交叉感染,预防并发症。

2.抗感染治疗

(1)抗病毒药物:大多数上感由病毒感染引起,可用利巴韦林 10～15mg/(kg·d),口服或静脉点滴;或雾化吸入治疗,疗程为 3～5d;或可用中成药如抗病毒口服液等。

(2)抗生素药物:细菌感染或病毒感染继发细菌感染者应选用抗生素治疗。

常选用青霉素类或 1.2 代头孢、大环内酯类抗生素。咽拭子培养阳性的药敏试验有助于指导抗生素的选择。若证实为链球菌感染,或既往有风湿热、肾炎病史者,青霉素疗程应为 10～14d。

3.对症治疗

(1)发热:体温在 38℃ 以内者一般可不处理。

高热者可口服对乙酰氨基酚或布洛芬,或用小儿退热栓塞肛;3 岁以内小儿可用安乃近滴鼻,但需注意小婴儿易致体温不升;使用退热药物的同时可用物理降温的方法,例如温水浴、头部冰敷等。对超高热者可用冷盐水灌肠。

需注意高热伴寒战者慎用酒精擦浴或冷盐水灌肠,因可加重寒战。

(2)高热惊厥:发生高热惊厥者应即予镇静止惊、吸氧、退热等处理。

(3)其他:咳嗽痰多者可用祛痰药如氨溴索、富露施;流涕鼻塞者可用氯苯那敏、氯雷他定等;咽痛者可含服咽喉片等。

四、病程观察及处理

(一)病情观察要点

①监测体温变化,高热时及时处理;②注意观察可能发生的并发症;③因上感可为各种传染病的前驱症状,注意观察病情的变化,出现新的症状或体征需考虑是否需要修正诊断。

(二)疗效判断与处理

1. 疗效评定标准

(1)治愈:症状、体征全部消失,异常的化验检查恢复正常。

(2)好转:症状、体征部分或大部分消失,异常的化验指标好转,但未达到正常。

(3)未愈:症状、体征无好转或进一步加重。

2. 处理

(1)有效者:继续原方案治疗,直至痊愈。

(2)病情无好转或加重:考虑是否并发细菌感染,需加用抗生素;或根据药敏选用抗生素;考虑是否出现并发症、是否需要修正诊断,并根据病情调整治疗方案。

五、预后评估

急性上呼吸道炎预后良好。

病毒性感染为自限性疾病;年长儿若患 A 组溶血性链球菌咽峡炎偶可引起急性肾小球肾炎或风湿热,应注意在上感后 1~3 周监测尿常规。

六、出院随访

①出院带药:可予抗病毒口服液、祛痰药等;②定期门诊呼吸专科随诊;③出院时应注意的问题:注意休息,预防感染。

(梅华宜)

第九章　多器官功能障碍综合征

随着血液透析和人工通气等危重病急救技术水平的提高,对单个器官功能衰竭的危重患者抢救成功率明显提高。但在危重病症中,常常有多个器官出现程度不同的功能障碍甚至衰竭。多系统器官衰竭(multiple system organ failure,MSOF)成为严重感染、创伤或大手术后的主要死亡原因。

由于 MSOF 是由早期轻度器官功能障碍发展而来,病情发展到 MSOF 时已十分严重,应用这一概念不利于早期防治。1991 年,美国胸科医学会(ACCP)和危重病医学会(SCCM)共同倡议使用多器官功能障碍综合征(multiple organ dysfunction syndrome,MODS)取代 MSOF,强调医务人员应早期发现和早期治疗患者,以提高存活率。

MODS 是指严重创伤、感染、休克、大手术等急性危重病或心肺复苏术后的患者,同时或在短时间内相继出现两个或两个以上的器官功能障碍,使机体稳态发生严重紊乱的临床综合征。

MODS 患者必须靠临床干预才能维持内环境稳定,如能得到及时救治,功能可完全恢复。否则,病情进一步加重,发展成为 MSOF。需要提及的是,某一器官的慢性衰竭继发另一些器官衰竭(如肝肾综合征)则不属于 MODS 的范畴。

第一节　病因及发病机制

一、MODS 的病因

引起 MODS 的病因很多,一般可分为感染性因素和非感染性因素两类。

(一)感染性因素

据统计,MODS 病例中约 70% 由感染引起,尤其是严重感染导致的败血症(致病菌主要为大肠埃希菌与绿脓杆菌)。在因感染所致的 MODS 病例中,腹腔内感染是造成 MODS 的一个主要原因,据统计,腹腔内有感染的患者手术后 30% ~50% 发生 MODS。此外,肺部感染也是 MODS 的常见病因,主要发生在老年患者。

(二)非感染性因素

严重创伤、大面积烧伤、大手术和休克等患者,经过治疗病情平稳 12~36h 后,有的突然出现呼吸功能不全,继之发生肝、肾功能不全和凝血功能障碍,死于 MODS。此类患者血中往往无细菌和内毒素,尸体解剖未发现感染灶,说明此类患者 MODS 并非由感染引起,可能是上述原因刺激机体产生大量炎症介质,引起全身性炎症反应和组织器官的损伤所致。

在很多情况下,MODS 是多因素诱发的综合征。MODS 的诱发因素有机体抵抗力明显下降、输液过多、吸氧浓度过高、原有器官慢性功能障碍等,它们均可诱发或促进 MODS 的发生。

二、MODS 的发病经过

上述病因作用于机体后,到出现 MODS,再到 MSOF,常有一个发病过程。根据临床发病形式可分为两种类型。

（一）单相速发型

单相速发型通常由损伤因子如创伤、休克直接引起，又称为原发型。原无器官功能障碍的患者在损伤因子的直接打击下，同时或在短时间内相继出现两个甚至两个以上器官系统的功能障碍，患者迅速出现肺、肾、肝等功能衰竭。病变的进程只有一个时相，即只有一次器官衰竭的高峰，患者在短时间内即可死亡。

（二）双相迟发型

机体常由创伤、休克等原发因子第一次打击后，经过治疗出现相对稳定的缓解期，甚至在休克复苏后，又受到致炎因子的第二次打击发生多器官功能障碍和（或）衰竭。第一次打击可能较轻，也可以恢复；而第二次打击病情较重，常严重失控，病死率很高。本型患者病情发展呈双相，有两个高峰，又称继发型。

三、MODS 的发病机制

原发型与继发型 MODS 的发病机制不尽相同，前者通常由严重损伤直接引起，后者不完全是由损伤本身引起，其机制尚未完全清楚，目前认为可能与下列多个环节的障碍有关。

（一）失控的全身炎症反应

各种感染性因素或非感染性因素作用于机体后，机体启动代偿防御机制，出现全身炎症反应及代偿性抗炎反应，两者失控，就可导致 MODS 和 MSOF。

1. 全身炎症反应综合征

全身炎症反应综合征（systemic inflammatory response syndrome，SIRS）是因感染或非感染病因作用于机体而致的一种全身性炎症反应临床综合征，其主要的病理生理变化是全身高代谢状态（即静息时全身耗氧量增多、伴心输出量增加等）和多种促炎介质（TNF $-\alpha$、IL -1、IL -6、PAF 等）作用，炎症反应不断加重，最后对组织器官造成严重损伤。

SIRS 时，机体在有关病因作用下，单核—巨噬细胞系统被激活，释放促炎介质如 TNF $-\alpha$、IL -1、IL -6、PAF 等进入血液循环，损伤血管内皮细胞，导致血管壁通透性增高、血栓形成和远隔器官的损伤。

这些促炎介质又可促使内皮细胞和白细胞激活，产生 TNF $-\alpha$、IL、PAF 等细胞因子，加重器官损伤。中性粒细胞激活后可黏附于血管壁，并释放氧自由基、溶酶体酶、血栓素和白三烯等血管活性物质，进一步损伤血管壁，形成恶性循环，导致炎症反应失控性放大，从而造成组织器官的严重损伤。

SIRS 的主要临床表现：①体温 $>38\,℃$ 或 $<36\,℃$；②心率 >90 次/分；③呼吸 >20 次/分或 $PaCO_2 <4.3kPa(32mmHg)$；④白细胞计数 $>12\times10^9/L$ 或 $<4\times10^9/L$，或幼稚粒细胞 $>10\%$。具有临床表现中两项或两项以上者，SIRS 即可成立。

2. 代偿性抗炎反应综合征

代偿性抗炎反应综合征（compensatory antiinflammatory response syndrome，CARS）是指感染或创伤时，机体产生可引起免疫功能降低和对感染易感性增加的内源性抗炎反应，可在机体的促炎反应（SIRS）发展过程中，释放内源性抗炎介质（如 IL -4、IL -10、转化生长因子等）。若适量，有助于控制炎症；若过量，可抑制免疫功能，产生对感染的易感性，成为在感染或创伤早期出现免疫功能损害的主要原因。

在正常状态下,机体的促炎反应(SIRS)和抗炎反应(CARS)是保持平衡的,当促炎反应大于抗炎反应,表现为 SIRS,反之,当抗炎反应大于促炎反应,则表现为 CARS,这两种情况均是体内炎症反应失控的表现,也是引起 MODS 的发病基础。

(二)肠屏障功能损伤及肠细菌移位

正常情况下肠黏膜及淋巴组织起重要屏障作用,肠腔细菌及内毒素不能透过肠黏膜屏障进入血循环。

在各种应激状态(如严重创伤、休克、感染等)下,胃肠黏膜供血不足,屏障功能受损,使大量细菌和内毒素吸收、迁移到血循环与淋巴系统,造成全身多器官功能损害。这种肠道细菌通过肠黏膜屏障入血,经血液循环抵达远隔器官的过程,称细菌移位。临床研究证实,严重创伤、休克时,患者可因肠黏膜屏障损害、细菌移位引起败血症或内毒素血症,最后导致 MODS 形成。

(三)器官微循环障碍与缺血—再灌注损伤

严重创伤、休克或感染等因素可通过不同途径激活交感—肾上腺髓质系统、肾素—血管紧张素系统,使外周血管广泛收缩,导致重要器官微循环血流灌注减少,组织缺血缺氧。进而导致微血管壁损伤,通透性增高,大量组织间液聚集于组织间隙,增大了毛细血管到组织细胞的供氧距离,使氧弥散障碍,降低线粒体氧分压,损害线粒体氧化磷酸化功能,并抑制三羧酸循环,使 ATP 生成减少,妨碍 cAMP 的生成,以致细胞功能障碍。此外,MODS 患者还可因器官微循环灌注障碍,造成细胞摄氧功能障碍,出现氧耗量增加,组织摄氧减少、血乳酸水平升高等缺氧表现,可进一步加重细胞损伤与代谢紊乱。

MODS 也可发生在微循环灌流恢复之后,可能与缺血再灌注损伤有关。如在严重感染、休克所致的 MODS 中,肠黏膜明显缺血、缺氧,其上皮细胞可生成大量黄嘌呤氧化酶,这种酶可在微循环灌注恢复时,催化氧分子产生大量氧自由基,损伤细胞膜,导致器官功能损害。

(宋方强)

第二节　各系统器官的功能、代谢变化

MODS 几乎可以累及体内各个重要的系统和器官,但因不同器官功能和代谢特点不同,其功能和代谢障碍发生时间的先后和严重程度也不同。现将 MODS 时几个重要器官的功能、代谢变化分述如下。

一、肺功能、代谢的变化

在 MODS 发生过程中,肺常常是最先受累且衰竭发生率最高的器官,这是因为:①肺具有两套血管系统,即功能性血管和营养性血管,使其成为血液循环的重要滤器,血液中的有害物质容易滞留在肺内,造成肺损伤;②肺不仅是一个呼吸器官,还是一个重要的代谢器官,体内许多生物活性物质的产生、释放、激活与灭活的代谢过程都在肺内进行。肺还含有丰富的巨噬细胞,可产生大量的炎症介质,引起强烈的炎症反应,造成肺功能障碍甚至衰竭。

MODS 时肺的主要病理变化为:①肺毛细血管内皮细胞受损及中性粒细胞聚集、黏附形成

DIC;②肺毛细血管内皮细胞受损,使其通透性增高,引起肺水肿及透明膜形成;③Ⅱ型肺泡上皮受损,表面活性物质合成减少,引起肺不张。由于肺毛细血管内 DIC、肺水肿、肺不张和透明膜形成,使之在临床上表现为急性呼吸窘迫综合征(acute respiratory distress syndrome,ARDS),以发绀、进行性低氧血症、呼吸窘迫甚至呼吸衰竭为突出症状。

二、肝功能、代谢的变化

肝功能、代谢的变化主要表现为黄疸和肝功能不全,多由创伤和全身感染所致。在 MODS 发生过程中,肝功能不全的发生率很高,这是因为:①由肠道移位、吸收入血的细菌、毒素首先作用于肝,直接损伤肝细胞或通过肝 Kupffer 细胞合成并释放 TNF-α、IL-1 等多种炎症介质造成对肝细胞的损害;②创伤、休克和全身感染等都可引起肝血流量减少,使肝的能量代谢发生障碍。由于肝功能代偿能力较强,难以被临床和常规检验及时发现。若 MODS 患者出现严重肝功能障碍,则病死率极高。

三、肾功能、代谢的变化

MODS 时,肾衰竭的发生率仅次于肺和肝。肾衰竭的发生机制是:①休克、创伤等因素引起血液在体内重新分布,肾血液灌流量减少,造成肾小球缺血,肾小球滤过率降低;继之造成肾小管缺血、坏死;②循环中的一些有毒物质(如药物、肌红蛋白、内毒素等)及中性粒细胞活化后释放氧自由基可损伤肾小管,造成急性肾小管坏死。其临床特点有少尿、无尿、蛋白尿、管型尿、氮质血症、水和电解质及酸碱平衡紊乱、血清肌酐持续高于 177μmol/L、尿素氮大于 18mmol/L,严重时需用人工肾维持生命。近年发现非少尿型肾衰竭的发病率增高,其尿量并无明显减少,而尿钠排出明显增多,说明除肾血流量减少外,还有肾小管重吸收功能降低。

非少尿型肾衰竭的原因可能与临床干预有关:①早期使用甘露醇等利尿剂,使部分少尿型肾衰竭转化为非少尿型肾衰竭;②大量应用抗生素,有些抗生素可促发非少尿型肾衰竭;③因重症患者监护条件改善,提高了对非少尿型肾衰竭的检出率。肾功能在决定 MODS 的转归中起关键作用,患者一旦发生急性肾衰竭,预后较差。

四、胃肠道功能、代谢的变化

MODS 时对胃肠道的损害,主要表现为胃黏膜糜烂、应激性溃疡与出血;肠缺血肠道消化吸收功能降低及肠屏障功能障碍等。其中应激性溃疡在急性创伤、脑外伤和大烧伤中多见。这种溃疡好发于胃近端,常无慢性溃疡的瘢痕反应,可能是胃黏膜自身消化的结果。此外,休克、严重感染时有效循环血量减少,肠黏膜下微循环血液骤减,使肠黏膜变性、坏死,通透性增高,引起细菌转移或毒素入血,加重休克,促发 MODS。近年有人提出缺血的肠可能是 MODS 发源地的观点。

五、心功能的变化

MODS 晚期,由于缺血、缺氧、酸中毒、细菌毒素、炎性介质等因素的综合作用,可使患者心功能严重受损,发生急性心功能不全,心输出量减少,并可突发低血压等症状。

六、凝血系统的变化

临床发现,在 MODS 死亡病例中,多数有 DIC 的证据。表现为血小板计数进行性下降(<

$50 \times 10^9/L$),凝血时间、凝血酶原时间和部分凝血活酶时间均延长为正常的 2 倍以上,纤维蛋白原 $<2g/L$,并有纤维蛋白(原)降解产物(FDP)存在,患者出现 DIC 的临床表现。

七、免疫系统的变化

MODS 早期,免疫系统被激活,患者血浆 C4a、C3a 升高,C5a 先升高后降低。C3a 降低可能与白细胞将其从血浆中清除有关。但在 C5a 降低前,其作用已经开始。C3a 和 C5a 可使微血管壁通透性增高,并能激活白细胞和组织细胞,C4a 生物活性较小。此外,由革兰阴性菌感染引起的 MODS,内毒素可形成免疫复合物激活补体,产生一系列血管活性物质。免疫复合物还可沉积在多个器官的微血管壁上,吸引多形核白细胞,释放多种毒素,导致各系统器官的非特异性炎症,使细胞变性、坏死,器官功能障碍。

MODS 晚期,机体免疫系统处于全面抑制状态,中性粒细胞吞噬、杀菌功能降低,外周血淋巴细胞减少,B 细胞分泌抗体能力下降,单核吞噬细胞功能减弱,以致炎症反应失控,感染易于扩散,病情恶化,最终因 MSOF 而死亡。

八、中枢神经系统的变化

在 MODS 发展过程中,脑组织缺血缺氧,可出现中枢神经系统功能障碍。表现为反应迟钝,定向力和意识出现障碍,以致出现进行性昏迷。

九、新陈代谢改变

MODS 患者的新陈代谢变化特点是高动力循环和高分解代谢。其中高动力循环主要表现为心输出量增高和外周阻力降低。而高分解代谢则表现出全身氧耗量增高,能量消耗增加,三大营养物质分解代谢增强,尿素氮增多,体内负氮平衡,组织摄氧相对减少等。这种代谢的本质是一种防御性应激反应,但可因代谢过度和并存的高动力循环,加重缺氧和心肺负担,加剧能量消耗,促进 MODS 的发生和发展。

上述各系统器官的功能、代谢变化可以相互影响、相互联系,并可形成恶性循环。例如,肺功能障碍可导致肺循环阻力增加,右心负荷增大,引起右心衰竭。此时,PaO_2 急剧降低,全身组织、细胞缺氧和酸中毒,导致 MODS 的发生。又如,肝功能障碍时,肝库普弗细胞吞噬、清除细菌和有毒物质的功能降低,来自肠道的细菌、毒素等可大量滞留于肺,导致 ARDS 的发生。细菌和毒素还可经血液循环到达全身,造成其他系统和器官的功能障碍。

(宋方强)

第三节　MODS 诊断标准、病情严重度及预后评分系统

一、诊断标准

(一)多器官功能衰竭和多器官功能障碍综合征的诊断标准

1980 年,Fry 提出第一个 MOF 诊断标准。在此之前,循环、呼吸、肾脏和肝脏等器官已经具有单一器官衰竭的判断或诊断标准。应激性上消化道出血被认为是胃肠道功能衰竭。然

而,血液、代谢和神经系统的衰竭或功能紊乱就缺乏明确的诊断方法。DIC 显然是血液系统的功能紊乱,DIC 诊断中除了出血等临床表现外,还需有血浆纤维蛋白降解产物水平升高。但血浆纤维蛋白降解产物浓度升高缺乏特异性,严重创伤或手术患者也可升高,使血液系统功能衰竭的诊断缺乏客观性。代谢紊乱是危重病患者应激打击的结果,如果能够对代谢过程进行复杂的监测,则所有危重病患者可能都存在所谓的"代谢障碍",对代谢障碍的诊断缺乏可行性。神经系统功能障碍在危重病患者中也很常见,但准确定量评价非常困难。另外,严重感染导致内脏器官严重损害时,往往血压和心输出量是正常或偏高的,直到出现休克或临终期,心血管系统才表现出功能衰竭。因此,Fry 在提出多器官功能衰竭诊断标准时,仅包含了呼吸、肝脏、肾脏和胃肠道系统。

该诊断标准中,呼吸衰竭采用了 Fulton 的提法。即在创伤或手术后,为纠正低氧血症需要机械通气 5d 以上。许多患者在创伤、手术或复苏后,往往会出现低氧血症,需要机械通气给予支持。尽管第 1 天低氧血症最严重,但第 2 ~ 3 天逐步进入恢复期,短期机械通气后即可脱机。因此,选择机械通气不短于 5d 作为呼吸衰竭的诊断标准,以排除早期一过性低氧血症。

同时符合血胆红素 >34.2μmol/L(2mg/dL)和转氨酶较正常值升高 1 倍,作为肝脏功能衰竭的诊断标准,可排除假性的肝脏功能衰竭。即使肝脏未受损害,严重创伤患者非肝脏源性的转氨酶释放,也可导致转氨酶升高,而胆红素多不升高。同样,大量输血、腹膜后或盆腔血肿及胆道结石梗阻等常常引起单纯胆红素升高。胆红素和转氨酶同时升高诊断肝脏功能衰竭,可避免误诊。

尽管少尿或无尿是急性肾衰竭最突出表现,肾脏功能衰竭采用了血肌酐 >177μmol/L(2mg/dL)或原有肾脏疾病者,血肌酐浓度升高 1 倍以上为诊断标准,而未包含尿量的指标。一方面,部分急性肾衰竭患者为非少尿型,以少尿来诊断急性肾衰竭显然会漏诊;另一方面,当急性肾衰竭患者发生少尿时,血肌酐可能高达 442 ~ 707μmol/L(5 ~ 8mg/dL),如以少尿为诊断标准,则会延误诊断,不利于急性肾衰竭早期治疗。

以上消化道出血为特征的胃肠道功能衰竭是危重病患者的常见并发症。由于急诊床边消化内镜在 ICU 未普遍开展,只能以 24h 需输血 400mL 以上作为上消化道出血的间接诊断。如能够实施床边紧急消化内镜检查,则有助于明确诊断。

尽管 Fry 的 MOF 诊断标准是目前被公认的、应用最普遍的诊断标准,仍然存在很多问题。①该标准未包括神经系统、循环系统、血液系统等常见的器官;②以终末期的功能衰竭为诊断标准,不利于早期诊断和治疗;③难以反映 MOF 动态连续变化的病理生理过程;④呼吸功能衰竭的诊断过于严格,容易漏诊。

针对 Fry 诊断标准存在的问题,于 1997 年提出了修正的 Fry – MODS 诊断标准。该标准结合国际常用的诊断标准,几乎包括了所有可能累及的器官或系统。当然,该标准未能包括 MODS 的整个病理生理过程,但避免繁琐的程度评分,较为简捷,增加了临床实用性。

(二)APACHE 修正的多器官衰竭诊断标准

1985 年 Knaus 在急性生理和既往健康评分(APCHE)Ⅱ的基础上,提出了多器官衰竭的诊断标准。

该标准在诊断依据的选择上,过多采用了各器官的简单生理特征,使诊断标准的准确性降低,如以尿量作为肾衰竭的诊断指标、心率 <54 次/分作为循环系统衰竭的诊断指标,往往导致误诊。目前,该标准较少被采用。

循环系统:收缩压低于 90mmHg(1mmHg = 0.133kPa),并持续 1h 以上,或需要药物支持才能使循环稳定。

呼吸系统:急性起病,动脉血氧分压/吸入氧浓度(PaO_2/FiO_2)≤200mmHg(无论有否应用 PEEP),X 线正位胸片见双侧肺浸润,肺动脉嵌顿压≤18mmHg 或无左房压力升高的证据。

肾脏:血肌酐 >2mg/dL,伴有少尿或多尿,或需要血液净化治疗。

肝脏:血胆红素 >2mg/dL,并伴有转氨酶升高,大于正常值 2 倍以上,或已出现肝性脑病。

胃肠:上消化道出血,24h 出血量超过 400mL,或胃肠蠕动消失不能耐受食物,或出现消化道坏死或穿孔。

血液:血小板计数 $<50 \times 10^9$/L 或降低 25%,或出现 DIC 代谢,不能为机体提供所需的能量,糖耐量降低,需要用胰岛素;或出现骨骼肌萎缩无力等表现。

中枢神经系统:格拉斯哥昏迷评分 <7 分。

(三)反映 MODS 病理生理过程的疾病特异性诊断标准

对 MODS 病理生理过程认识的进步,也体现在 MODS 的诊断标准方面。计分法诊断标准是定量、动态评价 MODS 病理生理过程的较理想手段。但简捷准确是计分法标准是否实用的关键。1995 年 Marshall 和 Sib - Lald 提出的计分法 MODS 诊断评估系统值得推广。通过每日作 MODS 评分,可对 MODS 的严重程度及动态变化进行客观地评估。

Marshall 提出的 MODS 计分法评估系统中,MODS 分数与病死率呈显著正相关,对临床 MODS 的预后判断具有指导作用。不同疾病导致的 MODS 具有不同特点,建立疾病特异性的 MODS 评分和诊断系统,是 MODS 深入研究的结果。1996 年,Vincent 等提出了全身性感染相关性器官功能衰竭评分(SO - FA),它不但体现器官和系统功能衰竭的病理生理过程和程度评价,而且也是对疾病(感染)特异性的 MODS 进行评估。

(四)MODS 诊断标准的片面性

尽管 MODS 的诊断标准已经能够初步的反映器官功能障碍的病理生理过程,但仍然存在片面性。

(1)任何一个 MODS 诊断标准,均难以反映器官功能衰竭的病理生理内涵。机体免疫炎症反应紊乱在 MODS 发生发展中具有关键性作用,但必须通过实验室检查才能够了解免疫功能紊乱的程度,目前还缺乏临床判断指标。对于神经系统功能评估,即使患者格拉斯哥昏迷评分低于 6 分,我们也很难肯定患者,存在严重的神经系统功能障碍。对胃肠道功能衰竭的诊断就更显得复杂和难以确定,当肠系膜动脉灌注明显减少导致肠道缺血时,肠黏膜屏障功能受损,肠道细菌和毒素就能够发生移位,可能引起休克和呼吸衰竭。此时,我们仅仅关注患者发生呼吸循环衰竭,而关键性的胃肠道功能衰竭却被忽视。看来,很难给胃肠道功能衰竭确定一个准确的诊断标准。肝脏功能障碍也面临类似的问题,无论是伴黄疸的肝胆功能障碍,还是全身性的内毒素血症,均可导致肝脏枯否细胞激活,炎症反应的暴发,临床上可能首先出现循环衰竭,而肝脏功能及肝脏免疫功能的改变因缺乏临床表现而被遗漏。

(2)目前的 MODS 诊断标准容易使临床医师产生误解,将 MODS 看做是功能障碍功能衰竭器官的简单叠加,而忽视了 MODS 的病理机制及器官之间互相作用的重要性。强调各个单一器官功能衰竭对危重病患者的病情判断和治疗无疑是很重要的,但 MODS 并不是各个单一器官功能障碍的简单叠加,同样是两个器官衰竭,但器官不同,对 MODS 患者的影响也不同。Knaus 的大规模调查显示循环衰竭合并血液系统衰竭时,MODS 患者的病死率为 20%,而循环衰竭合并神经系统功能衰竭时,病死率可高达76%。

另外,器官简单叠加的MODS诊断标准也难以反映某一器官衰竭或损伤后,对机体炎症反应的刺激和放大效应,而正是放大失控的炎症反应导致器官功能损害的恶化或导致MODS。还需注意的是MODS的临床表现和实验室检查结果(如血清胆红素或血肌酐),尽管在一定程度上反映了相关器官和组织功能受损的程度,但这仅仅是MODS机体自身性破坏的部分表象而已,难以说明器官功能损害的本质性原因。

因此,有必要强调和确立MODS的"关联模式",以反映MODS各器官之间的相互作用,从病理生理机制的角度制定合理的MODS诊断标准,将有助于深刻了解MODS病理生理学变化,更全面、更深入的认识MODS。

二、MODS评分系统

就MODS来说,经大量临床实验证明明确有效的治疗方法尚不存在,故早期预防,及早识别,判断预后便有更为突出的意义。许多因素与病情严重程度及预后有关。一项包括80家医院25522名患者的多中心研究表明,MODS患者的病死率与功能不全的器官数目有密切关系。功能受损器官为一个且病程超过1d的患者病死率为40%,功能受损器官为两个的患者病死率上升为60%,功能受损器官为3个或以上的患者病死率为98%。由于所用的诊断标准和入选患者严重程度不一样,很多资料显示的病死率都有很大不同,但病死率随着衰竭器官增加而上升却是一致的结果。APACHEⅡ的研究表明,同是两个器官功能受损,受损的器官不同,病死率也不同,肾和心血管功能受损病死率为34%;呼吸和肾功能受损病死率为49%,心血管和神经功能受损病死率为76%。此外,年龄也是影响预后的一个重要因素,随着年龄增长,对致病因素的抵抗力也随之下降。用器官衰竭的数目和病程等来估计患者的预后因其简单方便,在某些情况下有一定的吸引力,但是,MODS患者病情复杂,涉及多系统器官,用这些指标估计预后及病情,势必造成偏差。故此,人们主张应用更简单规范、系统,更有利于临床使用推广的病情严重度评分及预后评估系统。评分系统大致可分为两类:一是危重病评分系统,也可用于MODS患者的病情评估;二是MODS评分系统。常见危重病评分系统有急性生理学及慢性健康状况评价(acutephysiologyandchronichealth evaluation,APACHE)评分系统,简化急性生理评分系统(simplified acute physiology score,SAPS),死亡概率模型评分系统(mortality probability models,MPM)等。

(宋方强)

第四节　MODS的防治原则

MODS的救治十分困难,应重在预防,即积极防治原发病,如及早清除感染灶、及时扩创引流脓液、彻底清除脓肿与坏死组织,正确使用抗生素,防治败血症。防治休克和缺血一再灌注损伤,及时补足血容量,恢复有效循环血量,改善微循环,并酌情使用细胞保护剂,小分子抗氧化剂及自由基清除剂等。MODS一旦发生,除继续积极治疗原发病外,还应根据其病理生理变化,采用对症治疗和器官支持疗法等综合措施。

一、控制原发病

控制原发疾病是 MODS 治疗的关键,应重视原发疾病的处理。及时改善病理生理状态,当外伤、休克、严重感染等疾病发生时,应尽早脱离重物挤压等创伤环境,早期抗休克、抗感染,早手术,早引流,避免 MODS、MOF 的发生。在 MODS 的初始阶段,机体对治疗的反应尚好,故积极有效的控制 MODS 的病情发展是防治 MOF 的关键。应积极采取一切手段切断 MODS 的恶性循环,不失时机地进行器官功能支持。对于存在严重感染的患者,必须积极引流感染灶和应用有效抗生素。若为创伤患者,则应积极清创,并预防感染的发生。当危重病患者出现腹胀、不能进食或无石性胆囊炎时,应采用积极的措施,如导泻、灌肠等,以保持肠道通畅,恢复肠道屏障功能,避免肠源性感染。而对于休克患者,则应争分夺秒地进行休克复苏,尽可能地缩短休克时间,避免引起进一步的器官功能损害。

经验性抗生素治疗原则是:选用覆盖导致脓毒症的常见阳性菌(葡萄球菌、肠球菌、链球菌)和对 G－肠杆菌有效的抗生素。对疑为肠源性感染者,使用对脆弱类杆菌有效的抗生素,如克林霉素或甲硝唑等,单用泰能几乎覆盖绝大多数致病菌。此外,应重视院内感染,尤其是ICU 常见的 4 个感染部位:导管相关性感染、呼吸机相关性感染、尿道感染和外科创面感染。避免滥用抗生素,尽早进行细菌培养。经验治疗阶段使用广谱抗生素,一旦得到阳性培养结果,立即更换窄谱特异性抗生素。应充分考虑到致病菌的耐药性,高度重视抗生素的不良反应(如肾毒性、二重感染、药物热、过敏反应等)。需强调的一点是,患者的预后主要取决于年龄、感染类型、治疗时机及抗生素治疗是否正确。即使抗生素应用得合理,ICU 患者死亡的决定因素也不是感染本身,而是炎症反应程度。

二、支持疗法

MODS 使患者处于高度应激状态,导致机体出现以高分解代谢为特征的代谢紊乱。机体分解代谢明显高于合成代谢,蛋白质分解、脂肪分解和糖异生明显增加,但糖的利用能力明显降低。Cerra 将之称为自噬现象。严重情况下,机体蛋白质分解代谢较正常增加 40% ~50%,而骨骼肌的分解可增加 70% ~110%,分解产生的氨基酸部分经糖异生作用后供能,部分供肝脏合成急性反应蛋白。器官及组织细胞的功能维护和组织修复有赖于细胞得到适当的营养底物,机体高分解代谢和外源性营养利用障碍,可导致或进一步加重器官功能障碍。因此,在MODS 早期,代谢支持和调理的目标应当是提供减轻营养底物,防止细胞代谢紊乱,支持器官、组织的结构功能,参与调控免疫功能,减少器官功能障碍的产生。而在 MODS 的后期,代谢支持和调理的目标是进一步加速组织修复,促进患者康复。

(一)代谢支持

代谢支持(metabolicsupport)是 Gerra 1988 年提出的,指为机体提供适当的营养底物,以维持细胞代谢的需要,而不是供给较多的营养底物以满足机体营养的需要。与营养支持的区别在于,代谢支持既防止因底物供应受限影响器官的代谢和功能,又避免因底物供给量过多而增加器官的负担,影响器官的代谢和功能。其具体实施方法如下。

(1)非蛋白热卡 < 146kJ/(kg·d),一般为 105 ~ 120kJ(25 ~ 30kcal)/(kg·d),其中40% ~50% 的热卡由脂肪提供,以防止糖代谢紊乱,减少二氧化碳生成,降低肺的负荷。

(2)提高氮的供应量,0.25 ~ 0.35g/(kg·d),以减少体内蛋白质的分解和供给急性反应蛋白合成的需要。

(3)非蛋白热卡与氮的比例降低到 418kJ(100kcal)：1g。

尽管代谢支持的应用,对改善 MODS 的代谢紊乱有一定的疗效,但并不能避免或逆转代谢紊乱。

（二）代谢调理

代谢调理(metabolic intervention)是代谢支持的必要补充。由于 MODS 患者处于高分解代谢状态,虽根据代谢支持的要求给予营养,仍不能达到代谢支持的目的,机体继续处于高分解代谢状态,供给的营养底物不能维持机体代谢的需要。因此,1989 年 Shaw 提出从降低代谢率或促进蛋白质合成的角度着手,应用药物和生物制剂,以调理机体的代谢,称为代谢调理。

主要方法如下。

(1)应用布洛芬、吲哚美辛(消炎痛)等环氧化酶抑制药,抑制前列腺素合成,降低分解代谢率,减少蛋白质分解。

(2)应用重组人生长激素和生长因子,促进蛋白质合成,改善负氮平衡。

代谢调理的应用明显降低了机体分解代谢率,并改善负氮平衡,但代谢调理也不能从根本上逆转高分解代谢和负氮平衡。

根据对 MODS 患者代谢特点,利用代谢支持和代谢调理对机体继续调控和治疗,可望进一步提高营养代谢支持的疗效,改善 MODS 患者的预后。

三、阻断炎症介质的有害作用

针对机体多种炎症介质释放,炎症反应失控的特点,适当使用炎症介质阻断剂与拮抗剂在理论上有重要意义,但实际使用效果尚未完全肯定。

1.糖皮质激素

糖皮质激素具有明显的抗炎及保护细胞膜的作用,但同时也抑制了机体的免疫机制,降低了机体抗感染的能力,在临床应用上存在争议。近年来发现,应用小剂量糖皮质激素既可抑制 SIRS,又不至于完全抑制免疫系统,获得了较满意的疗效。

2.非类固醇消炎药

吲哚美辛、布洛芬等前列腺素环氧化酶抑制剂能非特异性阻断炎症反应,又不抑制机体的防御反应,有利于提高 MODS 患者的生存率。

3.其他

内啡肽受体拮抗剂(纳洛酮)、TNF-α 的单克隆抗体等对逆转休克有一定的疗效。对于严重的 MODS 患者可以使用血浆交换法去除体内的毒素和过多的炎症介质。

四、增加对组织的氧供降低氧需

氧代谢障碍是 MODS 的特征之一,纠正组织缺氧是 MODS 重要的治疗目标。改善氧代谢障碍、纠正组织缺氧的主要手段包括增加全身氧输送、降低全身氧需、改善组织细胞利用氧的能力等。

（一）增加氧输送

提高氧输送是目前改善组织缺氧最可行的手段。氧输送是单位时间内心脏泵出的血液所携带的氧量,由心脏泵功能、动脉氧分压/血氧饱和度和血红蛋白浓度决定,因此,提高氧输送也就通过心脏、血液和肺交换功能3个方面来实现。

1. 支持动脉氧合

提高动脉氧分压或动脉血氧饱和度是提高全身氧输送的3个基本手段之一。氧疗、呼吸机辅助通气和控制通气是支持动脉氧合的常用手段。

至于支持动脉氧合的目标,不同类型的患者有不同的要求。对于非急性呼吸窘迫综合征或急性呼衰患者,支持动脉氧合的目标是将动脉氧分压维持在80mmHg以上,或动脉血氧饱和度维持在94%以上。

但对于急性呼吸窘迫综合征和急性呼衰患者,将动脉氧分压维持在80mmHg以上常常是困难的,往往需要提高呼吸机条件、增加呼气末正压水平或提高吸入氧浓度,有可能导致气压伤或引起循环干扰,因此,对于这类患者,支持动脉氧合的目标是将动脉氧分压维持在高于55~60mmHg水平以上,或动脉血氧饱和度高于90%以上。之所以将动脉氧分压维持在55~60mmHg以上,与动脉血氧离曲线的"S"型特征有关,当动脉氧分压高于55~60mmHg水平时,动脉血氧饱和度达到90%,进一步提高动脉氧分压,呼吸和循环的代价很大,但动脉血氧饱和度增加却并不明显,氧输送也就不会明显增加。

2. 支持心输出量

增加心输出量也是提高全身氧输送的基本手段。保证适当的前负荷、应用正性肌力药物和降低心脏后负荷是支持心输出量的主要方法。

调整前负荷是支持心输出量首先需要考虑的问题,也是最容易处理的环节。若前负荷不足,则可导致心输出量明显降低。而前负荷过高,又可能导致肺水肿和心脏功能降低。因此,调整心脏前负荷具有重要的临床意义。当然,对于危重病患者,由于血管张力的改变及毛细血管通透性的明显增加,往往使患者的有效循环血量明显减少,也就是说,前负荷减少更为常见。监测中心静脉压或肺动脉嵌顿压,可指导前负荷的调整。液体负荷试验后或利尿后,观察肺动脉嵌顿压与心输出量的关系(心功能曲线)的动态变化,比单纯监测压力的绝对值更有价值。补充血容量,可选择晶体液和胶体液,考虑到危重患者毛细血管通透性明显增加,晶体液在血管内的保持时间较短,易转移到组织间隙,应适当提高胶体液的补充比例。

3. 支持血液携氧能力

维持适当的血红蛋白浓度是改善氧输送的重要手段之一。由于血红蛋白是氧气的载体,机体依赖血红蛋白将氧从肺毛细血管携带到组织毛细血管,维持适当的血红蛋白浓度实际上就是支持血液携氧能力。

但是,并非血红蛋白浓度越高,就对机体越有利。当血红蛋白浓度过高时(如高于14g/dL),血液黏度明显增加,不但增加心脏负荷,而且影响血液在毛细血管内的流动,最终影响组织氧合。一般认为,血红蛋白浓度的目标水平是80~100g/L或血细胞比容维持在30%~35%。

(二)降低氧需

降低氧需在MODS治疗中常常被忽视。由于组织缺氧是氧供和氧需失衡的结果,氧需增加也是导致组织缺氧和MODS的原因之一,降低氧需对MODS的防治具有重要意义。导致危重病患者氧需增加的因素很多,针对不同原因进行治疗,就成为防治MODS的重要手段。体温每增加1℃,机体氧需增加7%,氧耗可能增加25%。因此,及时降温,对于发热患者就很必要。可采用解热镇痛药物和物理降温等手段。

物理降温时,要特别注意防止患者出现寒战。一旦发生寒战,机体氧需将增加100%~400%,对机体的危害很大。疼痛和烦躁也是导致机体氧需增加的常见原因。有效的镇痛和镇静,使患者处于较为舒适的安静状态,对防止MODS有益。抽搐导致氧需增加也十分明显,及时止痉是必要的。正常情况下,呼吸肌的氧需占全身氧需的1%~3%,若患者出现呼吸困难或呼吸窘迫,则呼吸肌的氧耗骤增,呼吸肌的氧需可能增加到占全身氧需的20%~50%。呼吸氧需的明显增加,势必造成其他器官的缺氧。采取积极措施,如机械通气或提高机械通气条件,改善患者的呼吸困难,能明显降低患者呼吸肌氧需。

(三)改善内脏器官血流灌注

MODS和休克可导致全身血流分布异常,肠道和肾脏等内脏器官常常处于缺血状态,持续的缺血缺氧,将导致急性肾衰竭和肠道功能衰竭,加重MODS。改善内脏灌注是MODS治疗的重要方向早期液体治疗的目的是维持血液内容量(前负荷)和心输出量,保证重要器官灌注。应防止容量过负荷导致的心源性和(或)非心源性肺水肿,这类患者往往存在低蛋白血症,因此,需要补充胶体液,如血浆或清蛋白。监测中心静脉压(CVP)和肺毛细血管楔压(PCWP),以作为液体输入的客观指标。在心室充盈压已达到理想水平而低血压仍持续时,应使用血管活性药物。在传统的血管活性药物应用中,关于药物对内脏器官灌注的影响认识十分模糊,甚至被忽视。我国临床医学中最常应用小剂量多巴胺,以提升血压,改善肾脏和肠道灌注。但多巴胺扩张肾脏血管和改善肠系膜灌注的作用缺乏实验和理论依据。近年来研究显示,多巴胺可能加重肾脏和肠道缺血。因此,合理选用改善内脏器官灌注的血管活性药物,制定新的血管活性药物应用指南,显得十分必要。

(宋方强)

第十章 休 克

第一节 过敏性休克

过敏性休克是指某些抗原物质(特异性过敏原)再次进入已经致敏的机体后,迅速发生的以急性循环衰竭为主的全身性免疫反应。过敏性休克是过敏性疾病中最严重的状况。

一、病因和发病机制

引起过敏性休克的抗原物质主要有以下几类。

(一)药物

药物主要涉及抗生素(如青霉素及其半合成制品)、麻醉药、解热镇痛消炎药、诊断性试剂(如磺化性 X 线造影剂)等。

(二)生物制品

异体蛋白,包括激素、酶、血液制品如清蛋白、丙种球蛋白等、异种血清、疫苗等。

(三)食物

某些异体蛋白含量高的食物,如蛋清、牛奶、虾、蟹等。

(四)其他

昆虫蜇咬、毒蛇咬伤、天然橡胶、乳胶等。

过敏性休克的发生是由于机体对于再次进入的抗原免疫反应过强所致,其发病的轻重缓急与抗原物质的进入量、进入途径及机体免疫反应能力有关。

二、病理生理

抗原初次进入机体时,刺激 B 淋巴细胞产生 IgE 抗体,结合于肥大细胞和嗜碱性粒细胞表面(致敏细胞);当抗原再次进入机体时,迅速与体内已经存在于致敏细胞上的 IgE 结合并激活受体,使致敏细胞快速释放大量组织胺、5-羟色胺、激肽与缓激肽、白三烯、血小板活化因子等生物活性物质,导致全身毛细血管扩张、通透性增加,多器官充血水肿;同时,由于液体的大量渗出使有效循环血量急剧减少,回心血量减少导致心排量下降,血压骤降,迅速进入休克状态。

三、临床表现

大多数患者在接触过敏原后 30min 内,甚至几十秒内突然发病,可在极短时间内进入休克状态。表现为大汗、心悸、面色苍白、四肢湿冷、血压下降、脉细速等循环衰竭症状。多数患者在休克之前或同时出现一些过敏相关症状,如荨麻疹、红斑或瘙痒;眼痒、喷嚏、鼻涕、声嘶等黏膜水肿症状;刺激性咳嗽、喉头水肿、哮喘和呼吸窘迫等呼吸道症状;恶心、呕吐、腹痛、腹泻等消化道症状;烦躁不安、头晕、抽搐等神经系统症状。严重者可死于呼吸、循环衰竭。

四、诊断

过敏性休克的诊断依据:有过敏史和过敏原接触史;休克前或同时有过敏的特有表现;有休克的表现。

当患者在做过敏试验、用药或注射生物制剂时突然出现过敏和休克表现时,应立即想到过敏性休克的发生。

五、治疗

(一)立即脱离过敏原

停用或清除可疑引起变态反应的物质。结扎或封闭虫蜇或蛇咬部位以上的肢体,减少过敏毒素的吸收,应注意15min放松一次,以免组织坏死。

(二)应用肾上腺素

肾上腺素是抢救的首选用药。立即皮下或肌内注射0.1%肾上腺素0.5~1mL,如果效果不满意,可间隔5~10min重复注射0.2~0.3mL。严重者可将肾上腺素稀释于5%葡萄糖液中静脉注射。

(三)糖皮质激素的应用

常在应用肾上腺素后静脉注射地塞米松,随后酌情静脉点滴,休克纠正后可停用。

(四)保持呼吸道通畅

喉头水肿者,如应用肾上腺素后不缓解,可行气管切开;支气管痉挛者,可用氨茶碱稀释后静脉点滴或缓慢静脉注射。

(五)补充血容量

迅速静脉点滴低分子右旋糖酐或晶体液(林格液或生理盐水),随后酌情调整。注意输液速度,有肺水肿者,补液速度应减慢。

(六)血管活性药的使用

上述处理后血压仍较低者,可给予去甲肾上腺素、多巴胺等缩血管药,以维持血压。

(七)抗过敏药及钙剂的补充

常用异丙嗪或氯苯那敏肌内注射,10%葡萄糖酸钙10~20mL稀释后静脉注射。

六、预后

由于发病突然,如抢救不及时,病情可迅速进展,最终可导致呼吸和循环衰竭而致死、危及生命。如得到及时救治,则预后良好。

(宋方强)

第二节　低血容量性休克

低血容量性休克是指各种原因引起的急性循环容量丢失,从而导致有效循环血量与心排出量减少、组织灌注不足、细胞代谢紊乱和功能受损的病理生理过程。临床上创伤失血仍是发生低血容量休克最为常见的原因,而与低血容量性休克相关的内科系统疾病则以上消化道出血(如消化性溃疡、肝硬化、胃炎、急性胃黏膜病变、胆管出血、胃肠道肿瘤)、大咯血(如支气管扩张、结核、肺癌、心脏病)和凝血机制障碍(血友病等)较为多见,过去常称为失(出)血性休克。呕吐、腹泻、脱水、利尿等原因也可引起循环容量在短时间内大量丢失,从而导致低血容量性休克的发生。

低血容量休克的主要病理生理改变是有效循环血容量急剧减少、组织低灌注、无氧代谢增加、乳酸性酸中毒、再灌注损伤,以及内毒素易位,最终导致多器官功能障碍综合征(MODS)。低血容量休克的最终结局自始至终与组织灌注相关,因此,提高其救治成功率的关键在于尽早去除休克病因的同时,尽快恢复有效的组织灌注,以改善组织细胞的氧供,重建氧的供需平衡和恢复正常的细胞功能。

一、诊断

(一)临床表现特点

(1)有原发病的相应病史和体征。

(2)有出血征象。根据不同病因可表现为咯血、呕血或便血等。一般而言,呼吸系统疾病如支气管扩张、空洞型肺结核、肺癌等,多表现为咯血,同时可伴有咳嗽、气促、呼吸困难、发绀等征象。此外,心脏病也是咯血常见原因之一,可由左侧心力衰竭所致肺水肿引起,也可由肺静脉、肺动脉破裂出血所致,临床上以二尖瓣病变狭窄和(或)关闭不全、原发性和继发性肺动脉高压、肺动脉栓塞和左侧心力衰竭多见。上消化道出血可表现为呕血和(或)黑便,大量出血时大便也可呈暗红色,而下消化道出血多表现为便血。

(3)有休克征象和急性贫血的临床表现,且与出血量成正比。一般而言,成人短期内失血达 750～1000mL 时,可出现面色苍白、口干、烦躁、出汗,心率约 100 次/分,收缩压降至 10.7～12.0kPa(80～90mmHg);失血量达 1500mL 左右时,则上述症状加剧,表情淡漠、四肢厥冷,收缩压降至 8.0～9.3kPa(60～70mmHg),脉压差明显缩小,心率 100～120 次/分,尿量明显减少;失血量达 1500～2000mL 时,则面色灰白、发绀、呼吸急促、四肢冰冷、表情极度淡漠,收缩压降至 5.3～8.0kPa(40～60mmHg),心率超过 120 次/分,脉细弱无力;失血量超过 2000mL,收缩压降至 5.3kPa(40mmHg)以下或测不到,脉搏微弱或不能扪及,意识不清或昏迷,无尿。此外,休克的严重程度不仅同出血量多少有密切关系,且与出血速度有关。在同等量出血的情况下,出血速度越快,则休克越严重。

(二)实验室和其他辅助检查特点

(1)血红细胞、血红蛋白和血细胞比容短期内急剧降低。但必须指出,出血早期(10h 内)由于血管及脾脏代偿性收缩,组织间液尚未进入循环以扩张血容量,可造成血细胞比容和血红蛋白无明显变化的假象,在分析血常规时必须加以考虑。

(2)对于一开始就陷入休克状态,还未发生呕血及黑便的消化道出血者,此时应插管抽取胃液及进行直肠指检,有可能发现尚未排出的血液。

(3)某些内出血患者如宫外孕、内脏破裂等可无明显血液排出(流出)体外迹象,血液可淤积在体腔内,对这一类患者除详细询问病史、体检外,必要时应做体腔穿刺,以明确诊断。

(4)根据出血部位和来源,待病情稳定后可做相应检查,以明确病因和诊断。如咯血患者视病情可做胸部 X 线检查、支气管镜检、支气管造影等;心源性咯血可做超声心动图、多普勒血流显像、X线和心电图等检查;消化道出血者可做胃肠钡餐检查、胃镜、结肠镜、血管造影等检查;肝胆疾病可做肝功能和胆管镜检查,以及腹部二维超声检查,必要时做计算机X线断层摄影(CT)或磁共振成像检查;疑为血液病患者可做出凝血机制等有关检查。

(三)低血容量性休克的监测和临床意义

《低血容量休克复苏指南》指出,以往主要依据病史、症状、体征,如精神状态改变、皮肤湿冷、收缩压下降或脉压差减小、尿量减少、心率增快、中心静脉压降低等指标来诊断低血容量性休克,但这些传统的诊断标准有其局限性。近年发现,氧代谢与组织灌注指标对低血容量休克早期诊断有更重要的参考价值。有研究证实血乳酸和碱缺失在低血容量休克的监测和预后判断中具有重要意义。

1.一般监测

一般监测包括皮温与色泽、心率、血压、尿量和精神状态等监测指标。这些指标虽然不是低血容量休克的特异性监测指标,但仍是目前临床工作中用来观察休克程度和治疗效果的常用指标。

(1)低体温有害,可引起心肌功能障碍和心律失常,当中心体温<34℃时,可导致严重的凝血功能障碍。

(2)心率加快通常是休克的早期诊断指标之一,但心率不是判断失血量多少的可靠指标,比如年轻患者就可以通过血管收缩来代偿中等量的失血,仅表现为轻度心率增快。

(3)至于血压,将平均动脉压(MAP)维持在8.0~10.7kPa(60~80mmHg)是比较恰当的。

(4)尿量间接反映循环状态,是反映肾灌注较好的指标,当尿量<0.5mL/(kg·h)时,应继续进行液体复苏。临床工作中还应注意到患者出现休克而无少尿的情况,例如高血糖和造影剂等有渗透活性的物质可以造成渗透性利尿。

2.其他常用临床指标的监测

(1)动态观察红细胞计数、血红蛋白(Hb)及血细胞比容的数值变化,可了解血液有无浓缩或稀释,对低血容量休克的诊断、判断是否存在继续失血有参考价值。有研究表明,血细胞比容在4h内下降10%提示有活动性出血。

(2)动态监测电解质和肾脏功能,对了解病情变化和指导治疗十分重要。

(3)在休克早期即进行凝血功能的监测,对选择适当的容量及液体种类有重要的临床意义。常规凝血功能监测包括血小板计数、凝血酶原时间(PT)、活化部分凝血活酶时间(APTT)、国际标准化比值(INR)和D-二聚体等。

3.动脉血压监测

临床上无创动脉血压(NIBP)监测比较容易实施。对于有低血压状态和休克的患者,有条件的单位可以动脉置管和静脉置入漂浮导管,实行有创动脉血压(IBP)、中心静脉压(CVP)和肺毛细血管楔压(PAWP)、每搏量(SV)和心排出量(CO)的监测。这样可以综合评估,调整液体用量,并根据监测结果必要时使用增强心肌收缩力的药物或利尿剂。

4.氧代谢监测

休克的氧代谢障碍概念是对休克认识的重大进展,氧代谢的监测进展改变了对休克的评估方式,同时使休克的治疗由以往狭义的血流动力学指标调整转向氧代谢状态的调控。传统临床监测指标往往不能对组织氧合的改变具有敏感反应。此外,经过治疗干预后的心率、血压等临床指标的变化也可在组织灌注与氧合未改善前趋于稳定。

（1）脉搏氧饱和度（SpO_2）：主要反映氧合状态，在一定程度上反映组织灌注状态。需要注意的是，低血压、四肢远端灌注不足、氧输送能力下降或者给予血管活性药物等情况均可影响 SpO_2 的准确性。

（2）动脉血气分析：对及时纠正酸碱平衡，调节呼吸机参数有重要意义。碱缺失间接反映血乳酸水平，两指标结合分析是判断休克时组织灌注状态较好的方法。

（3）动脉血乳酸监测：是反映组织缺氧的高度敏感的指标之一，该指标增高常较其他休克征象先出现。

持续动态的动脉血乳酸以及乳酸清除率监测对休克的早期诊断、判定组织缺氧情况、指导液体复苏及预后评估具有重要意义。肝功能不全时则不能充分反映组织的氧合状态。

（4）其他：每搏量（SV）、心排出量（CO）、氧输送（DO_2）、氧消耗（VO_2）、胃黏膜内 pH 值和胃黏膜 CO_2 张力（$PgCO_2$）、混合静脉血氧饱和度（SVO_2）等指标在休克复苏中也具有一定程度的临床意义，不过仍需要进一步的循证医学证据支持。

二、治疗

（一）止血

按照不同病因，采取不同止血方法，必要时紧急手术治疗，以期达到有效止血之目的。

（1）对肺源性大咯血者可用垂体后叶素 5～10U，加入 5% 葡萄糖液 20～40mL 中静脉注射；或 10～20U，加入 5% 葡萄糖液 500mL 中静脉滴注。也可采用纤维支气管镜局部注药、局部气囊导管止血以及激光—纤维支气管镜止血。对于未能明确咯血原因和部位的患者，必要时做选择性支气管动脉造影，然后向病变血管内注入可吸收的明胶海绵做栓塞治疗。反复大咯血经内科治疗无效，在确诊和确定病变位置后，可施行肺叶或肺段切除术。

（2）心源性大咯血一般不宜使用垂体后叶素，可应用血管扩张剂治疗，通过降低肺循环压力，减轻心脏前、后负荷，以达到有效控制出血之目的。①对于二尖瓣狭窄或左侧心力衰竭引起的肺静脉高压所致咯血，宜首选静脉扩张剂，如硝酸甘油或硝酸异山梨醇的注射制剂；②因肺动脉高压所致咯血，则可应用动脉扩张剂和钙通道阻滞剂，如肼屈嗪 25～50mg、卡托普利 25～50mg、硝苯地平 10～15mg，均每日 3 次。也可试用西地那非 25～100mg，每日 3 次；③若肺动静脉压力均升高时可联用动静脉扩张剂，如硝酸甘油 10～25mg，加于 5% 葡萄糖液 500mL 中缓慢静脉滴注；加用肼屈嗪或卡托普利，甚至静脉滴注硝普钠；④对于血管扩张剂不能耐受或有不良反应者，用普鲁卡因 50mg，加于 5% 葡萄糖液 40mL 中缓慢静脉注射，亦具有扩张血管和降低肺循环压力的作用，从而达到控制咯血之目的；⑤急性左侧心力衰竭所致咯血尚需按心力衰竭治疗，如应用吗啡、洋地黄、利尿剂及四肢轮流结扎止血带以减少回心血量等。

（3）对于肺栓塞所致咯血，治疗针对肺栓塞，主要采用以下治疗。抗凝治疗：普通肝素首剂 5000U 静脉注射，随后第 1 个 24h 之内持续滴注 30000U，或者按 80U/kg 静脉注射后继以 18U（kg·h）维持，以迅速达到和维持合适的 APTT 为宜，根据 APTT 调整剂量，保持 APTT 不超过正常参考值 2 倍为宜。

也可使用低分子肝素，此种情形下无须监测出凝血指标。肝素或低分子肝素通常用药 5d 即可。其他的抗凝剂还包括华法林等，需要做 INR 监测。肝素不能与链激酶（SK）或尿激酶（UK）同时滴注，重组组织型纤溶酶原激动剂（rt-PA）则可以与肝素同时滴注；溶栓治疗：SK 负荷量 250000U 静脉注射，继以 100000U/h 静脉滴注 24h；或者 UK，负荷量 4400U/kg 静脉注射,继以 2200U/kg 静脉滴注 12h;或者 rt – PA 100mg,静脉滴注 2h。国内"急性肺栓塞尿激酶溶栓、栓复欣抗凝多中心临床试验"规定的溶栓方案中 UK 剂量是 20000U/kg,外周静脉滴注 2h。

(4)上消化道出血的处理如下。①消化性溃疡及急性胃黏膜病变所致的上消化道出血可用西咪替丁(甲氰咪胍)600~1200mg,加入 5% 葡萄糖液 500mL 中静脉滴注;或雷尼替丁 50mg,或法莫替丁 20~40mg,加于 5% 葡萄糖液 20~40mL 中静脉注射;或奥美拉唑 40mg 稀释后静脉滴注,滴注时间不得少于 20min,每日 1~2 次。必要时可在内镜下直接向病灶喷洒止血药物(如孟氏溶液、去甲肾上腺素)、高频电电凝止血、激光光凝止血或注射硬化剂(5% 鱼肝油酸钠、5% 乙醇胺油酸酯、1% 乙氧硬化醇)等;②肝硬化食管或胃底静脉曲张破裂出血可用垂体后叶素;对于老年肝硬化所致的上消化道大出血,有人建议垂体后叶素与硝酸甘油合用,即垂体后叶素加入生理盐水中,以 0.2~0.4mg/min 的速度静脉滴注,同时静脉滴注硝酸甘油 0.2~0.4mg/min。垂体后叶素对"前向血流"途径减少门静脉血流,降低门静脉高压而止血,硝酸甘油则针对"后向血流"而加强垂体后叶素的作用。近年来多采用生长抑素(施他宁)治疗胃底—食管静脉曲张破裂出血,250μg 静脉注射后,继以 250μg/h 静脉滴注,维持 1~3d;或者使用奥曲肽 100μg 静脉注射后,随后以 25~50μg/h 静脉滴注,维持 3~5d,对肝硬化等原因所致的上消化道出血,甚至下消化道出血也有效。亦可应用三腔二囊管压迫食管下段和胃底静脉止血;③对于急性上消化道大出血,若出血部位不明,必要时可施行紧急内镜下止血。方法是在适当补液后,使收缩压不低于 10.7kPa(80mmHg)。此时可经内镜向胃腔喷洒止血药,0.8% 去甲肾上腺素盐水 50~100mL,凝血酶 1000~8000U(稀释成 20~50mL 液体),5% 孟氏溶液 20~40mL。也可局部注射硬化剂;5% 鱼肝油酸钠 0.5~1.0mL,血管旁(内)注射后喷洒凝血酶 4000U(稀释成 5mL 液体)。对于各种原因所致的大出血,除非患者并有凝血机制障碍,否则通常情况下目前临床上并不主张常规使用止血剂。中药三七粉、云南白药等可考虑试用。

(二)补充血容量

根据休克严重程度、失血情况,粗略估计需输入的全血量与扩容量。低血容量休克时补充液体刻不容缓,输液速度应快到足以迅速补充丢失的液体量,以求尽快改善组织灌注。临床工作中,常做深静脉置管,如颈内静脉或锁骨下静脉置管,甚至肺动脉置管,这些有效静脉通路的建立对保障液体的输入是相当重要的。

1. 输血及输注血制品

对失血性休克者立即验血型配同型血备用。输血及输注血制品广泛应用于低血容量休克的治疗中。

应引起注意的是,输血本身可以带来的一些不良反应,甚至严重并发症。失血性休克所丧失的主要成分是血液,但在补充血液、容量的同时,并非需要全部补充血细胞成分,也应考虑到凝血因子的补充。①目前,临床上大家共识的输血指征为血红蛋白 ≤70g/L。对于有活动性出血的患者、老年人以及有心肌梗死风险者,血红蛋白保持在较高水平更为合理。无活动性出血的患者每输注 1U(200mL 全血)的红细胞其血红蛋白升高约 10g/L,血细胞比容升高约 3%;②若血小板计数 $<50 \times 10^9$/L,或确定血小板功能低下,可考虑输注血小板。对大量输血后并发凝血异常的患者联合输注血小板和冷沉淀可显著改善和达到止血效果;③对于酸中毒和低体温纠正后凝血功能仍难以纠正的失血性休克患者,应积极改善其凝血功能,在输注红细胞的

同时应注意使用新鲜冰冻血浆以补充纤维蛋白原和凝血因子的不足;④冷沉淀内含凝血因子Ⅴ、Ⅷ、Ⅺ、纤维蛋白原等物质,对肝硬化食管静脉曲张、特定凝血因子缺乏所致的出血性疾病尤其适用。对大量输血后并发凝血异常的患者及时输注冷沉淀可提高血循环中凝血因子,以及纤维蛋白原等凝血物质的含量,缩短凝血时间、纠正凝血异常;⑤极重度出血性休克,必要时应动脉输血,其优点是:避免快速静脉输血所致的右心前负荷过重和肺循环负荷过重;直接增加体循环有效血容量,提升主动脉弓血压,并能迅速改善心脏冠状动脉、脑和延髓生命中枢的供血;通过动脉逆行加压灌注,兴奋动脉内压力和化学感受器,能反射性调整血液循环。由于动脉内输血操作较复杂,且需严格无菌操作,故仅适用于重度和极重度休克患者。

2. 输注晶体溶液

常用的是生理盐水和乳酸林格液等等张平衡盐溶液。①生理盐水的特点是等渗但含氯高,大量输注可引起高氯性代谢性酸中毒;②乳酸林格液的特点在于电解质组成接近生理,含有少量的乳酸。一般情况下,其所含乳酸可在肝脏迅速代谢,大量输注乳酸林格液应该考虑到其对血乳酸水平的影响;③输注的晶体溶液中,约有1/4存留在血管内,其余3/4则分布于血管外间隙。晶体溶液这种再分布现象可以引起血浆蛋白的稀释,以及胶体渗透压的下降,同时出现组织水肿。因此,若以大量晶体溶液纠正低血容量休克患者时,这方面的不良反应应引起注意。

高张盐溶液的钠含量通常为400～2400mmol/L。制剂包括有高渗盐右旋糖酐注射液(HSD 7.5% NaCl + 6% dextran70),高渗盐注射液(HS 7.5%、5%或3.5%氯化钠)及11.2%乳酸钠高张溶液等,以前两者多见。迄今为止,仍没有足够循证医学证据证明输注高张盐溶液更有利于低血容量休克的纠正。而且,高张盐溶液可以引起医源性高渗状态及高钠血症,严重时可导致脱髓鞘病变。

3. 输注胶体溶液

在纠正低血容量休克中常用的胶体液主要有羟乙基淀粉和清蛋白。①羟乙基淀粉(HES)是人工合成的胶体溶液,常用6%的HES氯化钠溶液,其渗透压约为773.4kPa(300mmol/L),输注1L HES能够使循环容量增加700～1000mL。使用时应注意对肾功能、凝血机制的影响,以及可能发生的变态反应,这些不良反应与剂量有一定的相关性;②清蛋白作为天然胶体,构成正常血浆胶体渗透压的75%～80%,是维持正常容量与胶体渗透压的主要成分,因此人血清蛋白制剂常被选择用于休克的治疗;③右旋糖酐也用于低血容量休克的扩容治疗。

4. 容量负荷试验

临床工作中,常遇到血压低、心率快、周围组织灌注不足的患者,分不清到底是心功能不全抑或血容量不足或休克状态,此时可进行容量负荷试验。经典的容量负荷试验的具体做法有以下几种。

①在10min之内快速输注50～200mL生理盐水,观察患者心率、血压、周围灌注和尿量的改变,注意肺部湿啰音、哮鸣音的变化;②如果有条件测量CVP和(或)肺毛细血管楔压(PAWP),则可在快速输注生理盐水前后测量其变化值,也有助于鉴别;③快速输液后若病情改善则为容量不足,反之则为心功能不全,前者应继续补液,后者则应控制输液速度。对低血容量休克的患者,若其血流动力学状态不稳定时也应实施该项试验,以达到既可以快速纠正已存在的容量缺失,又尽量减少容量过度负荷的风险和可能的心血管不良反应的目的。

（三）血管活性药物的应用

若血容量基本纠正，又无继续出血，收缩压仍＜10.7kPa(80mmHg)，或者输液尚未开始却已有严重低血压的患者，可酌情使用血管收缩剂与正性肌力药物，使血压维持在12.0~13.3kPa(90~100mmHg)为好。多巴胺剂量用至5μg/(kg·min)时可增强心肌收缩力，低于该剂量时有扩血管和利尿作用，剂量＞10μg/(kg·min)时有升血压作用。去甲肾上腺素剂量0.2~2.0μg/(kg·min)、肾上腺素或去氧肾上腺素仅用于难治性休克。如果有心功能不全或纠正低血容量休克后仍有低心排出量，可使用多巴酚丁胺，剂量2~5μg/(kg·min)。此外，保温，防治酸中毒、氧自由基对细胞和亚细胞的损伤作用，保护胃肠黏膜减少细菌和毒素易位，防治急性肾衰竭，保护其他重要脏器功能，以及对症治疗均不容忽视。

（宋方强）

第三节　感染中毒性休克

感染中毒性休克是最常见的内科休克类型，任何年龄均可罹患，治疗较为困难。这是由于原发感染可能不易彻底清除，且由其引起的损害累及多个重要器官，致使病情往往极为复杂，给治疗带来一定的困难。

一、发病机制

关于感染性休克的发病机制，20世纪60年代之前学者们认为血管扩张致血压下降是休克发病的主要环节。当时认为，治疗休克最好是用"升压药"，但效果不佳。

1961年钱潮发现中毒型菌痢休克患者眼底血管痉挛性改变。继而祝寿河创造性地提出微循环疾病的理论，并提出微循环小动脉痉挛是感染性休克的原因。后反复证明微循环痉挛是休克发生和发展的主要因素。在重度感染时致病因子的作用下，体内儿茶酚胺浓度升高，通过兴奋受体的作用引起微循环痉挛，导致微循环灌注不足，组织缺血、缺氧，并有动一静脉短路形成，加以毛细血管通透性增加，液体渗出，致使微循环内血黏度增加、血流缓慢、血液淤滞，红细胞聚集于微循环内。最后导致回心血量减少，心排出量降低，血压下降。近年国外作者又认为，感染性休克主要是由于某一感染灶的微生物及其代谢产物进入血液循环所致。休克如进一步发展，则周围血管功能障碍连同心肌抑制，可造成50%病死率。死亡原因为难治性低血压和(或)多器官功能衰竭。

二、诊断

（一）病史

患者有局部化脓性感染灶(疖、痈、脓皮症、脓肿等)或胆管、泌尿道、肠道感染史。

（二）临床表现特点

1.症状

急性起病，以恶寒或寒战、高热起病，伴急性病容、消化障碍、神经精神症状等。年老体弱者发热可不高。

2.体征

呼吸急促,脉搏细弱,血压下降甚至测不出等。

(三)实验室检查特点

外周血白细胞高度增多(革兰阴性杆菌感染可正常或减少),伴分类中性粒细胞增多且核左移,中毒颗粒出现。血、痰、尿、粪、脑脊液,化脓性病灶等检出病原菌。

(四)诊断要点

(1)临床上有明确的感染灶。

(2)有全身炎症反应综合征(SIRS)的存在。

(3)收缩压低于12.0kPa(90mmHg)或较原基础血压下降的幅度超过5.3kPa(40mmHg)至少1h,或血压需依赖输液或药物维持。

(4)有组织灌注不足的表现,如少尿(<30mL/h)超过1h,或有急性神志障碍。

(5)血培养常发现有致病性微生物生长。

三、治疗

(一)补充血容量

如患者无心功能不全,快速输入有效血容量是首要的措施。首批输入1000mL,于1h内输完最理想。有作者主张开始时应用2条静脉,双管齐下。一条快速输入右旋糖酐40~500mL,这是一种胶体液,又有疏通微循环的作用。一条输入平衡盐液500mL,继后输注5%碳酸氢钠250~300mL。可用pH试纸检测尿液pH,如pH<6示有代谢性酸中毒存在。

首批输液后至休克恢复与稳定,在合理治疗下需6~10h。此时可用1:1的平衡盐液与10%葡萄糖液输注。普通病例有中度发热时,每日输液1500mL(如5%葡萄糖氯化钠液、10%葡萄糖液、右旋糖酐-40 各500mL),另加5%碳酸氢钠250~300mL、钾盐1g(酌情应用)、50%葡萄糖液50mL作为基数,每日实际剂量可按病情适当调整。如患者有心功能不全或亚临床型心功能不全,则宜作做CVP测定,甚至PCWP测定指导补液,并同时注射速效洋地黄制剂,方策安全。

补液疗程中注意观察和纪录每日(甚至每小时)尿量,定时复测血浆CO_2结合力、血清电解质等以指导用药。

(二)血管扩张药的应用

血管扩张药必须在扩容、纠酸的基础上应用。

在休克早期,如患者血压不太低,皮肤尚温暖、无明显苍白(此即高排低阻型或称温暖型休克),静脉滴注低浓度血管收缩药,如间羟胺,往往取得较好疗效。当患者处于明显的微血管痉挛状态时(即低排高阻型或寒冷型休克),则必须应用血管扩张药。

当输液和静脉滴注血管扩张剂,患者血压回升、面色转红、口渴感解除、尿量超过30~40mL/h时,可认为已达到理想的疗效。

血管扩张药品种很多。应用于感染性休克的血管扩张药有肾上腺能阻滞剂与莨菪类药物2类。前者以酚妥拉明最有代表性,后者以山莨菪碱(654-2)最有代表性,得到国内专家的推荐。

1.酚妥拉明

酚妥拉明制剂为无色透明液体,水溶性好,无臭,味苦,为 α 受体阻滞剂,药理作用以扩张小动脉为主,也能轻度扩张小静脉。近年研究认为,此药对 β 受体也有轻度兴奋作用,可增加心肌收缩力,加强扩血管作用,明显降低心脏后负荷,而不增加心肌耗氧量,并具有一定的抗心律失常作用。但缺点是能增加心率。

此药排泄迅速,给药后 2min 起效,维持时间短暂。停药 30min 后作用消失,由肾脏排出。

用法:抗感染性休克时酚妥拉明通常采用静脉滴注法给药。以 10mg 稀释于 5% 葡萄糖液 100mL 的比例,开始时用 0.1mg/min(即 1mL/min)的速度静脉滴注,逐渐增加剂量,最高可达 2mg/min,同时严密监测血压、心率,调整静脉滴注速度,务求取得满意的疗效。不良反应:鼻塞、眩晕、虚弱,恶心、呕吐、腹泻、血压下降、心动过速等。需按情况在扩容基础上调整静脉滴注给药速度。肾功能减退者慎用。

2. 山莨菪碱

根据休克时微循环痉挛的理论,救治中毒性休克需用血管扩张药。莨菪类药物是最常用的一族。其中,山莨菪碱近年又特别受到重视,国内临床实践经验屡有介绍,业已成为常用的微循环疏通剂和细胞膜保护剂。

山莨菪碱是胆碱能受体阻滞剂,有报道其抗休克机制是抗介质,如抗乙酰胆碱、儿茶酚胺、5-羟色胺。

山莨菪碱又能直接松弛血管痉挛,兴奋中枢神经,抑制腺体分泌,且其散瞳作用较阿托品弱,无蓄积作用,半减期为 40min,毒性低,故为相当适用的血管扩张剂。近年国内还有作者报道,山莨菪碱有清除氧自由基的作用,从而有助于防治再灌注损伤。

山莨菪碱的一般用量因休克程度不同、并发症不同、病程早晚、个体情况而有差异。早期休克用量小,中、晚期休克用量大。一般由 10~20mg 静脉注射开始,每隔 5~30min 逐渐加大,可达每次 40mg 左右,直至血压回升、面色潮红、四肢转暖,可减量维持。有学者又提到感染性休克时应用山莨菪碱治疗 6h 仍未显效,宜联用其他血管活性药物。

山莨菪碱治疗的禁忌证:①过高热(39℃以上),但在降温后仍可应用;②烦躁不安或抽搐,用镇静剂控制后仍可应用;③血容量不足,需在补足有效血容量的基础上使用;④青光眼,前列腺肥大。

(三)抗生素的应用

感染中毒性休克是严重的临床情况,必须及时应用足量的有效抗生素治疗,务求一矢中的。抗生素的选择,原则上以细菌培养和药敏试验结果为依据。但在未取得这些检查的阳性结果之前,可根据患者原发感染灶与其临床表现来估计。例如患者有化脓性感染灶如疖、痈、脓皮症、脓肿时,金黄色葡萄球菌(简称"金葡菌")感染值得首先考虑,特别是曾有挤压疖疮的病史者。又如患者原先有胆管、泌尿道或肠道感染,则革兰阴性细菌感染应首先考虑。一旦有了药敏结果,重新调整有效的抗生素。

抗生素的应用必须尽早、足量和足够的疗程,最少用至 7d,或用至退热后 3~5d 才考虑停药,以免死灰复燃,或产生耐药菌株,致抗休克治疗失败。有时需商请外科协助清除感染灶。抗生素治疗如用至 4~5d 仍未显效,需调整或与其他抗生素联合治疗。抗生素疗程长而未见预期疗效或病情再度恶化者,需考虑并发真菌感染。

目前常用于抗感染性休克的抗生素有如下几类。

1. 青霉素类

(1)青霉素:青霉素对大多数革兰阳性球菌、杆菌,革兰阴性球菌,均有强大的杀菌作用,但对革兰阴性杆菌作用弱。目前,青霉素主要大剂量用于敏感的革兰阳性球菌感染,在感染性休克时超大剂量静脉滴注。金葡菌感染时应做药敏监测。大剂量青霉素静脉滴注,由于它是钠盐或钾盐,疗程中需定时检测血清钾、钠。感染性休克时最少用至 160～320mg/d,分次静脉滴注。应用青霉素类抗生素前必须做皮内药敏试验。

(2)半合成青霉素:①苯唑西林(苯唑青霉素、新青霉素Ⅱ):本品对耐药性金葡菌疗效好。感染性休克时静脉滴注(4～6g/d)。有医院应用苯唑西林与卡那霉素联合治疗耐药金葡菌败血症,取得佳良疗效;②乙氧萘青霉素(新青霉素Ⅱ):对耐药性金葡菌疗效好,对肺炎双球菌与溶血性链球菌作用较苯唑西林佳。对革兰阴性菌的抗菌力弱。感染性休克时用 4～6g/d,分次静脉滴注;③氨苄西林:主要用于伤寒、副伤寒、革兰阴性杆菌败血症等。感染性休克由革兰阴性杆菌引起者,常与卡那霉素(或庆大霉素)联合应用,起增强疗效的作用。成人用量为3～6g/d,分次静脉滴注或肌内注射;④羧苄西林:治疗铜绿假单胞菌(又称绿脓杆菌)败血症,成人 10～20g/d,静脉滴注或静脉注射。或与庆大霉素联合治疗铜绿假单胞菌败血症。

(3)青霉素类与β内酰胺酶抑制剂的复合制剂:①阿莫西林—克拉维酸(安美汀):用于耐药菌引起的上呼吸道、下呼吸道感染,皮肤软组织感染,术后感染和泌尿道感染等。成人每次1 片(375mg),每日 3 次;严重感染时每次 2 片,每日 3 次;②氨苄西林—舒巴坦:对大部分革兰阳性菌、革兰阴性菌及厌氧菌有抗菌作用。成人每日 1.5～12g,分 3 次静脉注射,或每日 2～4次,口服。

2.头孢菌素类

本类抗生素具有抗菌谱广、杀菌力强、对胃酸及β内酰胺酶稳定、变态反应少(与青霉素仅有部分交叉过敏现象)等优点。现已应用至第四代产品,各有优点。本类抗生素已广泛用于抗感染性休克的治疗。疗程中需反复监测肾功能。

(1)第一代头孢菌素。本组抗生素特点为:①对革兰阳性菌的抗菌力较第二、三代强,故主要用于耐药金葡菌感染,而对革兰阴性菌作用差;②对肾脏有一定毒性,且较第二、三代严重。①头孢噻吩(头孢菌素Ⅰ):严重感染时 2～4g/d,分次静脉滴注;②头孢噻啶(头孢菌素Ⅱ):成 0.5～1.0g/次,每日 2～3 次,肌内注射。每日量不超过4g;③头孢唑啉(头孢菌素Ⅴ):成人 2～4g/d,肌内注射或静脉滴注;④头孢拉定(头孢菌素Ⅴ):成人 2～4g/d,感染性休克时静脉滴注,每日用量不超过 8g。

(2)第二代头孢菌素。本组抗生素的特点有:①对革兰阳性菌作用与第一代相仿或略差,对多数革兰阴性菌作用明显增强,常主要用于大肠埃希菌属感染,部分对厌氧菌有高效;②肾毒性较小。

头孢孟多:治疗重症感染,成人用至 8～12g/d,静脉注射或静脉滴注;头孢呋辛:治疗重症感染,成人用 4.5～8g/d,分次静脉注射或静脉滴注。

(3)第三代头孢菌素。本组抗生素特点有:①对革兰阳性菌有相当抗菌作用,但不及第一、二代;②对革兰阴性菌包括肠杆菌、铜绿假单胞菌及厌氧菌如脆弱类杆菌有较强的作用;③其血浆半减期较长,有一定量渗入脑脊液中;④对肾脏基本无毒性。

目前较常用于重度感染的品种有以下几种。①头孢他啶(头孢噻甲羧肟):临床用于单种的敏感细菌感染,以及 2 种或 2 种以上的混合细菌感染。成人用量 1.5～6g/d,分次肌内注射(加 1% 利多卡因 0.5mL)。重症感染时分次静脉注射或快速静脉滴注。不良反应:可有静脉炎或血栓性静脉炎,偶见一过性白细胞减少、中性粒细胞减少、血小板减少。不宜与肾毒性药物联用。慎用于肾功能较差者;②头孢噻肟:对肠杆菌活性甚强,流感嗜血杆菌、淋病奈瑟菌对本品高度敏感。成人 4~6g/d,分 2 次肌内注射或静脉滴注;③头孢曲松(罗氏芬):抗菌谱与头孢噻肟相似或稍优。成人 1g/d,每日 1 次,深部肌内注射或静脉滴注。

3. 氨基糖苷类

本类抗生素对革兰阴性菌有强大的抗菌作用,且在碱性环境中作用增强。其中卡那霉素、庆大霉素、妥布霉素、阿米卡星(丁胺卡那霉素)等对各种需氧革兰阴性杆菌如大肠埃希菌、克雷菌属、肠杆菌属、变形杆菌等具有高度抗菌作用。此外,它对沙门菌、产碱杆菌属、痢疾杆菌等也有抗菌作用。但铜绿假单胞菌只对庆大霉素、阿米卡星、妥布霉素敏感。金葡菌包括耐药菌株对卡那霉素甚敏感。厌氧菌对本类抗生素不敏感。

应用本类抗生素时需注意:①老年人革兰阴性菌感染,宜首先应用头孢菌素或广谱青霉素(如氨苄西林);②休克时肾血流量减少,剂量不要过大,还要注意定期复查肾功能;③尿路感染时应碱化尿液;④与呋塞米(速尿)、依他尼酸(利尿酸)、甘露醇等联用时能增强其耳毒性。

感染性休克时常用的本类抗生素有以下几种。

(1)硫酸庆大霉素:成人 16 万~24 万 U/d,分次肌内注射或静脉滴注。忌与青霉素类混合静脉滴注。本品与半合成青霉素联用可提高抗菌疗效(如对大肠埃希菌、肺炎杆菌、铜绿假单胞菌)。

(2)硫酸卡那霉素:成人 1.0~1.5g/d,分 2~3 次肌内注射或静脉滴注。疗程一般不超过 10~14d。

(3)硫酸妥布霉素:成人每日 1.5mg/kg,每 8h 1 次,分 3 次肌内注射或静脉注射。总量每日不超过 5mg/kg。疗程一般不超过 10~14d。

(4)阿米卡星:目前主要用于治疗对其他氨基糖苷类耐药的尿路、肺部感染,以及铜绿假单胞菌、变形杆菌败血症。成人 1.0~1.5g/d,分 2~3 次肌内注射。

4. 大环内酯类

红霉素:本品主要用于治疗耐青霉素的金葡菌感染和青霉素过敏者的金葡菌感染。优点是无变态反应,又无肾毒性。但金葡菌对红霉素易产生耐药性,静脉滴注又可引起静脉炎或血栓性静脉炎。故自从头孢菌素问世以来,红霉素已大为减色,目前较少应用。红霉素常规剂量为 1.2~2.4g/d,稀释于 5% 葡萄糖液中静脉滴注。

红霉素与庆大霉素联用时,尚未见有变态反应,故对药物有高度变态反应者,罹患病原待查的细菌感染时,联用两者可认为是相当安全的。

5. 万古霉素

万古霉素仅用于严重革兰阳性菌感染。成人每日 1~2g,分 2~3 次静脉滴注。

6. 抗生素应用的一些问题

抗生素种类虽多,但正如上述,其应用原则应根据培养菌株的药敏性。在未取得药敏试验结果时,一般暂按个人临床经验而选用。临床上,肺部感染、化脓性感染常为革兰阳性菌引起,泌尿道、胆管、肠道感染常为革兰阴性菌引起,据此有利于抗生素的选择。

感染中毒性休克的主要元凶是细菌性败血症,故必须有的放矢以控制。抗生素治疗一般用至热退后 3~5d,此时剂量可以酌减,可期待满意的疗效。

感染性休克患者由于细菌及其代谢产物的作用,常伴有不同程度的肾功能损害。当肾功能减退时,经肾排出的抗生素半减期延长,致血中浓度增高。故合理应用抗生素(特别是氨基糖苷类)抗感染性休克时,必须定期检测肾功能,并据此以调节或停用这些抗生素。

联合应用抗生素有利有弊。其弊端为不良反应增多,较易发生双重感染,且耐药菌株也更为增多,因此只在重症感染时才考虑应用。甚至如耐药金葡菌败血症时,可单独应用第一代头孢菌素。铜绿假单胞菌败血症时可以单独应用羧苄西林。可是,青霉素类、头孢菌素类是繁殖期杀菌药,而氨基糖苷类是静止期杀菌药,两者联用效果增强,故对严重感染时联合应用也是合理的。例如,对耐药金葡菌败血症,常以苯唑西林与卡那霉素联合应用;对严重肠道革兰阴性杆菌败血症,也有用氨苄西林与卡那霉素(或庆大霉素)联合应用。此外,对原因未明的重症细菌感染与混合性细菌感染,也常联合应用 2 种抗生素。

(四)并发症的防治

感染性休克的并发症往往相当危险,且常为死亡的原因,对其必须防治。一般有代谢性酸中毒、ARDS、急性心力衰竭、急性肾衰竭、DIC、多器官衰竭等。至于有外科情况者,还应商请外科协助解决。

(宋方强)

第四节 内分泌性休克

内分泌性休克是指某些内分泌疾病,如希恩综合征(慢性垂体前叶功能减退症)、急/慢性肾上腺皮质功能减退、黏液性水肿、嗜铬细胞瘤等,在一定条件下发生低血压或休克。

一、病因与诊断

(一)希恩综合征

希恩综合征常有产后大出血或伴有休克史,产后无乳,闭经或月经过少,性欲减退,并表现为 3 个靶腺(性腺,甲状腺、肾上腺皮质)功能不全的症状。实验室检查表现为尿中卵泡刺激素(FSH)减少,血清促甲状腺激素(TSH)、三碘甲状腺原氨酸(T_3)、甲状腺素(T_4)降低,甲状腺吸^{131}I 率降低,24h 尿中 17 - 羟类固醇和 17 - 酮类固醇明显低于正常。

(二)慢性肾上腺皮质功能减退症

慢性肾上腺皮质功能减退症常有皮肤色素沉着、低血压,患者常感眩晕、乏力,抵抗力差。危象发作时可出现恶心、呕吐、休克。实验室检查表现为低血糖、低血钠、高血钾,24h 尿中 17 - 羟类固醇与 17 - 酮类固醇排量减少。

(三)急性肾上腺皮质功能减退

急性肾上腺皮质功能减退多见由脑膜炎球菌败血症(华—弗综合征)引起,主要临床表现为头痛、发热、恶心、呕吐、皮肤苍白、湿冷、皮肤弥散性出血或紫癜、脑膜刺激征和休克征象等。

(四)嗜铬细胞瘤

少数患者可发生休克,这可能与下述原因有关:①大量儿茶酚胺分泌引起血管过度收缩,导致血容量降低,一旦儿茶酚胺作用解除,如瘤体减少(出血、坏死)或停止分泌、应用 α 受体阻滞剂等,可使全身血管扩张,加上血容量不足,可造成血压下降;②大量儿茶酚胺引起末梢血管持续而强烈的收缩,导致微循环障碍,组织缺氧,毛细血管渗透性增高,血容量降低;③若瘤组织主要分泌肾上腺素,则可通过β受体促使血管扩张。此外,嗜铬细胞瘤患者也可因心力衰竭或严重心律失常,导致心排出量锐减而出现低血压或休克症状。本病在发生休克前常先有恶心、呕吐、腹泻、大汗淋漓等症状,可发生高血压危象,也可产生低血压或休克。本病可通过B超、CT、磁共振以及血和尿中儿茶酚胺浓度测定而确立诊断。

二、治疗

内分泌性休克的治疗原则为:①抗休克;②积极治疗原发病和控制诱因;③内分泌制剂替代治疗。

(一)垂体—肾上腺危象

垂体—肾上腺危象主要疗法为抗休克,控制感染、外伤、手术、寒冷等诱因,并给予相应内分泌激素替代治疗。

(二)急性肾上腺皮质功能不全

急性肾上腺皮质功能不全多见于流行性脑脊髓膜炎败血症,静脉注射有效抗菌药物如青霉素、磺胺嘧啶等控制感染;琥珀酸氢化可的松50～100mg或地塞米松5～10mg静脉注射,随即琥珀酸氢化可的松200～400mg/d或地塞米松10～30mg/d静脉滴注;按感染中毒性休克治疗,加强支持疗法和对症治疗,防治DIC。

(三)嗜铬细胞瘤

嗜铬细胞瘤立即静脉穿刺,保持2条静脉输液通路,一条补充扩容剂,另一条可静脉滴注去甲肾上腺素或间羟胺,保持收缩压在13.3～16.0kPa(100～120mmHg),待休克控制和病情稳定后,尽快争取手术切除肿瘤。

(张宇明)

第五节　心源性休克

心源性休克是指由于心排血功能衰竭,心排出量锐减,而导致血压下降、周围组织供血严重不足,以及器官功能进行性衰竭的临床综合征。心源性休克是心脏病最危重的并发症之一,病死率极高。

一、病因

(一)急性心肌梗死

(1)大面积心肌丧失(如大块前壁心肌梗死)。

(2)急性机械性损害(如心室间隔破裂、急性严重二尖瓣反流)。

(3)急性右心室梗死。

(4)左心室游离壁破裂。

(5)左心室壁瘤。

(二)瓣膜性心脏病

(1)严重瓣膜狭窄。

（2）急性主动脉瓣或二尖瓣关闭不全。

（三）非瓣膜性梗阻性疾病

（1）心房黏液瘤或球瓣样血栓。

（2）心脏压塞。

（3）限制型心肌病（如淀粉样变性）。

（4）缩窄性心包疾病。

（四）非缺血性心肌病变

（1）暴发型心肌炎。

（2）生理性抑制剂（如酸中毒、缺氧）。

（3）药理性抑制剂（如钙通道阻滞剂）。

（4）病理性抑制剂（如心肌抑制因子）。

（五）心律失常

（1）严重缓慢型心律失常（如高度房室传导阻滞）。

（2）快速型心律失常：①室性（如室性心动过速）；②室上性（如心房颤动）或心房扑动伴快速心室反应。

二、发病机制和分类

临床上常根据产生休克的机制和血流动力学特点，把心源性休克概括为以下几类。

（一）心肌收缩力极度降低

心肌收缩力极度降低包括大面积心肌梗死、急性暴发性心肌炎和各种原因引起的心肌严重病变。

（二）心室射血障碍

心室射血障碍包括严重乳头肌功能不全或腱索、乳头肌断裂引起的急性二尖瓣反流、瓣膜穿孔所致的急性严重的主动脉瓣或二尖瓣关闭不全、室间隔穿孔等。

（三）心室充盈障碍

心室充盈障碍包括急性心包压塞、严重二尖瓣狭窄、左心房黏液瘤或球瓣样血栓堵塞二尖瓣口、严重的快速性心律失常等。以上病因中以急性心肌大面积坏死引起的心源性休克最为重要。急性心肌梗死住院患者中心源性休克的发生率过去在10%以上，近年由于早期血管再通及其他治疗的进步，发生率已明显降低。急性心肌梗死并发心源性休克极少即刻发生，而通常发生在几小时或几日后，约半数患者发生在起病24h内。采用常规治疗，急性心肌梗死并发心源性休克的病死率在80%以上。

三、病理生理和血流动力学改变

急性心肌梗死发生后立即出现梗死区心肌收缩功能障碍。按其程度可分为收缩减弱、不收缩和收缩期反常膨出3类，使心肌收缩力减退，心肌收缩不协调，心排出量降低。当梗死累及40%以上的左心室心肌时，即导致心排出量锐减，血压下降，发生心源性休克。由于左前降支的供血范围最广，因此心源性休克最常发生于前壁心肌梗死的患者。有陈旧性心肌梗死和3支冠状动脉病变的患者也较易发生心源性休克。

每搏量降低使左心室收缩末期容量增加，左心室舒张末期容量也跟着增加，引起左室充盈压(左室舒张末压)增高。左室充盈压增高的另一原因是梗死区心室壁由于水肿、浸润等改变致左心室舒张期顺应性降低,左心室容积—压力曲线向左上偏移,与正常相比,需要较高的充盈压才能获得同等量的舒张期充盈。

因此,急性心肌梗死心源性休克的血流动力学改变以血压下降、心排出量显著降低和左室充盈压显著增高为特征。

左室充盈压增高使左心室室壁张力增加,因而增加了心肌耗氧量;血压下降使冠状动脉灌注压不足,因而降低了心肌的供氧量,两者均加重梗死区的缺血坏死。此外,血压下降产生代偿性交感兴奋,去甲肾上腺素和肾上腺素分泌增加,其结果是心率增快,非梗死区心肌收缩力增强,心、脑以外的小动脉收缩使周围血管总阻力增加。代偿机制的启动最初可能使血压得到暂时维持,但周围血管阻力增加使心排出量进一步减少,也使左心室的做功量和耗氧量增加,因而使心肌缺血坏死的范围进一步扩大,左心室功能进一步恶化。这又加重了心排出量的降低和血压的下降,进一步刺激交感神经系统,使去甲肾上腺素和肾上腺素的分泌进一步增加,形成恶性循环,并最终导致不可逆性休克。

心源性休克时组织的严重缺氧导致严重的代谢障碍,出现代谢性酸中毒,血中乳酸和丙酮酸浓度增高。

除丧失大片有活力的心肌外,以下并发症可促发休克的发生:①严重的心动过速或过缓,伴或不伴心房功能的丧失;②范围较大的收缩期膨出节段于心室收缩时成为贮留血液的腔,心排出量因而显著降低;③并发心脏射血机械障碍如室间隔破裂、严重乳头肌功能障碍、乳头肌或腱索断裂。

心源性休克时患者收缩压 $<10.7kPa(80mmHg)$,心脏指数通常 $<1.8L/(min \cdot m^2)$,肺毛细血管楔压 $>2.4kPa(18mmHg)$。

四、诊断

急性心肌梗死并发心源性休克的基本原因是心肌大面积的梗死($>40\%$ 左心室心肌),又称原发性休克,属于真正的心源性休克。其诊断需符合以下几点。

(1)收缩压 $<10.7kPa(80mmHg)$ 持续 30min 以上。

(2)有器官和组织灌注不足表现,如神志混乱或呆滞、四肢厥冷、发绀、出汗,一般尿量 $<20mL/h$,高乳酸血症。

(3)排除了由其他因素引起的低血压,如剧烈疼痛、低血容量、严重心律失常、抑制心脏和扩张血管药物的影响。

广义的心源性休克则包括严重右心室梗死、梗死后机械性并发症如室间隔破裂、乳头肌—腱索断裂等引起的休克。

而低血容量和严重心律失常引起的低血压于补充血容量和纠正心律失常后血压即可回升,在急性心肌梗死中不认为是心源性休克。

五、急性心肌梗死并发心源性休克的监测

(一)临床监测

临床监测包括体温、呼吸、心率、神志改变、皮肤温度、出汗情况、有无发绀、颈静脉充盈情况、尿量(多数患者需留置导尿管)等。以上指标每 30min 或更短时间记录 1 次。

（二）心电图监测

观察心率和心律变化,随时发现心律失常并做出相应的治疗。

（三）电解质

酸碱平衡和血气监测。

（四）血流动力学监测

急性心肌梗死并发心源性休克时需做血流动力学监测,随时了解血流动力学的变化以指导治疗。

动脉血压是最重要的血流动力学指标。休克时外周小血管强烈收缩,袖带血压计测量血压有时不准确,甚至测不到,因此心源性休克时需动脉插管直接测压。

应用顶端带有气囊的血流导向气囊导管可获得重要的血流动力学参数。导管顶端嵌入肺动脉分支后测得的是肺毛细血管楔压(PCWP),其值与左房压及左室充盈压接近,可间接反映左室充盈压。气囊放气后测得的是肺动脉压。在无肺小动脉广泛病变时,肺动脉舒张末压比PCWP仅高 $0.13 \sim 0.27kPa(1 \sim 2mmHg)$ 。测肺动脉舒张末压的优点是可以持续监测,用以代替测量PCWP。漂浮导管的近端孔位于右心房内,可以监测右房压。漂浮导管远端有热敏电阻,利用热稀释法可以测定心排出量,心排出量与体表面积之比为心排血指数。心源性休克时主张留置漂浮导管。

PCWP是一项有重要价值的血流动力学指标如下。①反映左室充盈压,因而反映左心室受损程度;②反映肺充血程度:PCWP正常为 $1.06 \sim 1.60kPa(8 \sim 12mmHg)$,在 $2.4 \sim 2.7kPa$ $(18 \sim 20mmHg)$ 时开始出现肺充血, $2.7 \sim 3.3kPa(20 \sim 25mmHg)$ 时为轻至中度肺充血, $3.3 \sim 4.0kPa(25 \sim 30mmHg)$ 时为中至重度肺充血, $>4.0kPa(30mmHg)$ 时出现肺水肿。急性心肌梗死并发心源性休克的患者常伴有不同程度的肺充血。这些患者在临床表现和X线肺部改变出现之前已有PCWP增高,治疗中PCWP的降低又先于肺部湿啰音和肺部X线改变的消失,因此监测PCWP变化有利于早期发现和指导治疗肺充血和肺水肿;③在治疗中为左心室选择最适宜的前负荷,其值在 $2.0 \sim 2.7kPa(15 \sim 20mmHg)$ 。这一压力范围能使左心室心肌充分利用 Frank - Starling 原理以提高心排出量,又不会因PCWP过高导致肺充血;④鉴别心源性休克与低血容量引起的低血压。这是两种发病机制、治疗方法及预后完全不同的情况,鉴别极为重要。心源性休克时PCWP常 $>2.4kPa(18mmHg)$,而低血容量引起的低血压时PCWP常 $<2.0kPa(15mmHg)$ 。

血流动力学监测还能明确休克发生过程中不同因素的参与。下壁梗死合并严重右心室梗死所致的休克右房压(反映右室充盈压)显著增高,可达 $2.1 \sim 3.7kPa(16 \sim 28mmHg)$,而PC-WP则正常或稍增高。

乳头肌—腱索断裂时,PCWP显著增高,PCWP曲线出现大V波。室间隔破裂时由于左向右分流,右心室和肺动脉的血氧饱和度增高。这些改变可帮助临床医师对上述并发症做出诊断并指导治疗。

需要指出的是,心肌梗死时累及的是左心室心肌,表现为左心室功能受损,而右心室功能较正常,因而不应当依靠CVP指导输液或应用血管扩张剂,以免判断错误,因为CVP反映的是右心室功能。当单纯左心室梗死并发肺充血时,PCWP已升高而CVP可正常,如果根据CVP值输液将会加重肺充血。对于少数下壁心肌梗死合并右心室梗死的患者,CVP可作为输液的参考指标。

漂浮导管及桡动脉测压管的留置时间一般不应超过 48～72h。

（五）超声心动图的应用

床边多普勒二维超声心动图用于急性心肌梗死休克患者的检查,既安全,又能提供极有价值的资料。可用于测定左室射血分数和观察心室壁活动情况;可帮助发现有无右心室受累及其严重程度,并与心包压塞相鉴别;对于手术可修补的机械缺损,如室间隔破裂、心室壁破裂、乳头肌—腱索断裂等可做出明确的诊断。

六、治疗

急性心肌梗死并发心源性休克的病死率非常高,长期以来在 80% 以上。近年治疗上的进步已使病死率有较明显降低。

急性心肌梗死并发心源性休克的治疗目的是:①纠正低血压,提高心排出量以增加冠状动脉及周围组织器官的灌注;②降低过高的 PCWP 以治疗肺充血;③治疗措施应能达到以上目的而又有利于心肌氧的供耗平衡,有利于减轻心肌缺血损伤和防止梗死范围扩大。治疗原则是尽早发现、尽早治疗。治疗方法包括药物、辅助循环及紧急血运重建术。

（一）供氧

急性心肌梗死并发心源性休克时常有严重的低氧血症。低氧血症可加重梗死边缘缺血组织的损害,使梗死范围扩大,心功能进一步受损。而且,低氧血症使心绞痛不易缓解,并易诱发心律失常,因此需常规给氧,可用鼻导管或面罩给氧。如一般供氧措施不能使动脉血氧分压维持在 8.0kPa(60mmHg) 以上时,应考虑经鼻气管内插管,做辅助通气和正压供氧。PEEP 除可有效地纠正低氧血症外,还可减少体静脉回流而有效降低左室充盈压。当患者情况好转而撤除呼吸机时,在恢复自发呼吸过程中可发生心肌缺血,因此需小心进行。撤机过程中作间歇强制性通气可能有利。

应用人工呼吸机治疗时,需密切观察临床病情和血气变化,以调整呼吸机各项参数。

（二）镇痛

急性心肌梗死心前区剧痛可加重患者的焦虑,刺激儿茶酚胺分泌,引起冠状动脉痉挛和心律失常,诱发或加重低血压,因此需积极治疗。除应用硝酸甘油等抗心肌缺血药物外,最常用的镇痛药是吗啡 5～10mg,皮下注射;或 2～5mg 加于葡萄糖液中,缓慢静脉注射。吗啡可能使迷走神经张力增加引起呕吐,可用阿托品 0.5～1mg 静脉注射对抗。下壁心肌梗死并心动过缓者,可改用哌替啶 50～100mg 肌内注射;或 25mg 加于葡萄糖液中缓慢静脉注射。

（三）补充血容量

急性心肌梗死并发心源性休克时,输液需在 PCWP 指导下进行。PCWP 在 2.4kPa(18mmHg) 以上时不应做扩容治疗,以免加重肺充血甚至造成肺水肿,这时 24h 的输液量可控制在 2000mL 左右。如 PCWP < 2.4kPa(18mmHg),应试行扩容治疗,并密切观察 PCWP 的变化。因心源性休克和血容量不足可以并存,补充血容量可获得最佳左室充盈压,从而提高心排出量。可用右旋糖酐 40～50mL 静脉注射,每 15min 注射 1 次。如 PCWP 无明显升高而血压和心排出量改善,提示患者有血容量不足,应继续按上法扩容治疗。如 PCWP 升高 > 2.4kPa(18mmHg),而血压和心排出量改善不明显,应停止扩容治疗,以免诱发左心衰竭。

（四）肾上腺素能受体激动剂

心源性休克治疗中应用肾上腺素能受体激动剂的目的有两方面:①兴奋 α 受体使周围小

动脉收缩以提升血压,使至关重要的冠状动脉灌注压提高,改善心肌灌流;②兴奋β受体使心肌收缩力增强以增加心排出量。去甲肾上腺素和多巴胺均具有这两方面作用。此外,多巴胺剂量在 $10\mu g/(min\cdot kg)$ 以下时还具有兴奋多巴胺受体的作用,这一作用使肾和肠系膜小动脉舒张,可增加尿量并缓和外周血管总阻力的增高。去甲肾上腺素的升压作用强于多巴胺,增快心率的程度则较轻。当患者收缩压 $<9.3kPa(70mmHg)$ 时,首选去肾上腺素,剂量为 $0.5\sim 30\mu g/min$,以达到迅速提高动脉压、增加冠状动脉灌注的目的。收缩压提高至 $12.0kPa$ $(90mmHg)$ 后可试改用多巴胺滴注,剂量为 $5\sim 15\mu g/(min\cdot kg)$。对收缩压 $>9.3kPa$ $(70mmHg)$ 有休克症状和体征的患者,可首选多巴胺治疗。在应用多巴胺的过程中,假如剂量需 $>20\mu g/(min\cdot kg)$ 才能维持血压,则需改用或加用去甲肾上腺素。该药仍然是心源性休克治疗中的重要药物。对收缩压 $>9.3kPa(70mmHg)$,但无明显休克症状和体征的休克患者,可选用多巴酚丁胺。该药具有强大的 β_1 受体兴奋作用而无 α 受体兴奋作用,能显著提高心排出量,但升压作用较弱,剂量为 $2\sim 20\mu g/(min\cdot kg)$。多巴酚丁胺可与多巴胺合用。多巴酚丁胺无明显升压作用,在低血压时不能单用。使用以上药物时需密切监测心电图、动脉压和肺动脉舒张末压,并定期测定心排出量。治疗有效时动脉压上升,心排出量增加,肺动脉压可轻度降低,心率则常增加。以后随休克改善,心率反可较用药前减慢。监测过程中如发现收缩压已超过 $17.3kPa(130mmHg)$,心率较用药前明显增快,出现室性心律失常,或 ST 段改变程度加重,均需减小剂量。

心源性休克时周围小动脉已处于强烈收缩状态,兴奋 α 受体的药物虽可提高血压,但也使周围小动脉更强烈收缩,使衰竭的心脏做功进一步增加,并可能形成恶性循环。因此,在血压提升后需加血管扩张剂治疗。

(五)血管扩张剂

急性心肌梗死并发心源性休克低血压时不宜单用血管扩张剂,以免加重血压下降,损害最为重要的冠状循环。当应用肾上腺素能受体兴奋剂把血压提高至 $13.3kPa(100mmHg)$ 以上时,即应加用血管扩张剂,可起到以下作用:①减少静脉回流使肺充血或肺水肿减轻,左室充盈压下降;②周围血管阻力降低使心排出量增加,心脏做功减轻;③上述作用使心肌耗氧量降低,使心肌缺血改善。换言之,加用血管扩张剂可进一步改善左心室功能,并有利于限制梗死范围的扩大。

最常用的血管扩张剂依然是硝酸甘油和硝普钠。两药比较,硝酸甘油有扩张心外膜冠状动脉改善心肌缺血的优点,而硝普钠舒张外周血管的作用更为强大。两药的剂量接近,开始剂量通常为 $5\sim 10\mu g/min$,然后每 $5min$ 左右增加 $5\sim 10\mu g/min$,直到出现良好的效应。其指标是:①心排出量增加,体循环血管阻力减小;②PCWP 降低,但应避免过度降低以致左心室前负荷不足,影响心排出量,PCWP 以降至 $2.0\sim 2.7kPa(15\sim 20mmHg)$ 最为适宜;③收缩压通常降低 $1.3kPa(10mmHg)$,心率增加 10 次/分。血管扩张剂显著提高心排出量的有益效应可抵消收缩压轻度下降带来的不利效应;④胸痛缓解,肺部啰音减少,末梢循环改善,尿量增多。

急性心肌梗死并发严重乳头肌功能不全、乳头肌—腱索断裂或室间隔破裂时,血管扩张剂治疗特别适用,可有效地减轻二尖瓣反流或左心室向右心室分流,增加前向血流量,是外科手术前的重要治疗措施。

血管扩张剂应用时必须密切监测血压,收缩压下降过多会影响至关重要的冠状动脉灌注。血管扩张剂一般需与肾上腺素能兴奋剂或机械辅助循环合用,使血流动力学得到更大的改善并避免对血压的不利影响。经以上治疗后,部分患者血流动力学趋于稳定,能度过危险而得以生存。但更多的患者应用血管扩张剂后或血压难以维持,或病情暂时好转后又再度恶化,最终死于不可逆性休克。单纯应用药物治疗,心源性休克的病死率仍在80%以上。其中50%患者的死亡发生于休克后10h内,2/3患者的死亡发生于休克后24h内。

(六)机械辅助循环

1.主动脉内气囊反搏术(IABP)

IABP是心源性休克治疗中的重要措施。其作用原理是将附有可充气的气囊导管插至胸主动脉,用患者心电图的QRS波触发反搏。气囊在舒张期充气能显著提高主动脉舒张压,因而增加冠状动脉舒张期灌注,增加心肌供氧。气囊在收缩期排气可降低主动脉收缩压和左心室后负荷,因而增加心排出量和降低左室充盈压,减少心肌耗氧量。IABP有药物不能比拟的优点:肾上腺素能受体激动剂在增加心肌收缩力的同时也增加心肌耗氧量,血管扩张剂在降低心脏负荷的同时也降低心脏的灌注压。IABP治疗能使血压在短期内纠正,这时应继续反搏2~4d或更长时间,使病情保持稳定,然后将反搏次数减为2:1、3:1、4:1,直到完全中断。气囊留置1d再撤离,以保证再次出现休克时能重复反搏。IABP能改善休克患者的血流动力学,但多数患者随着反搏中断,病情也跟着恶化,使IABP难以撤离。这种"反搏依赖"现象的产生是由于梗死面积过大,剩余心肌不足以维持有效循环。IABP的疗效与心源性休克发生后应用是否足够早有密切关系,因此应尽早应用。IABP疗效与心源性休克发生的早晚亦有密切关系。心源性休克发生于梗死后30h内,特别是12h内的患者,治疗效果明显优于心源性休克发生于发病30h后的患者。IABP的最重要用途是用于紧急经皮冠状动脉介入术(PCI)或紧急冠状动脉旁路术(CABG)前的辅助。

急性心肌梗死并发室间隔破裂或乳头肌—腱索断裂时应立即做IABP,在IABP支持下尽早手术治疗。

2.其他辅助循环

其他辅助循环包括静—动脉转流术和左心室辅助装置,但在临床应用的广泛性上远不如IABP。IABP加药物治疗心源性休克的病死率报道不一,但仍然可高达65%~80%。

(七)血管再通疗法

急性心肌梗死并发心源性休克治疗中最积极有效的方法是使梗死相关动脉再通,恢复梗死缺血区的血流,尽可能挽救仍然存活的心肌细胞,限制梗死区的不断扩大,可有效地改善患者的早期和远期预后。

1.溶栓疗法

大规模临床试验结果显示,急性心肌梗死合并心源性休克患者接受早期溶栓治疗,住院生存率在20%~50%。由于这些患者需常规插管做血流动力学监测、IABP辅助循环或做血管重建术,溶栓治疗会增加出血的危险,因此,不主张对升压药无反应的严重心源性休克患者单独进行静脉溶栓治疗。但如患者对升压药有反应,可行静脉溶栓治疗。

2.血运重建术

血运重建术包括紧急PCI和紧急CABG。心源性休克发生于心肌梗死后36h内伴ST段抬高或左束支传导阻滞的75岁以下,能在休克发生后18h内实施血运重建术的患者建议行PCI或CABG术。非随机性研究显示,急性心肌梗死合并心源性休克应用PCI或CABG对闭塞的梗死相关冠状动脉做血运重建,可使患者住院生存率提高至70%。随机多中心研究如

SHOCK 及瑞士 MASH 试验的结果与之相似。由于急性心肌梗死并发心源性休克患者紧急 CABG 病死率明显高于无心源性休克的患者,手术复杂,技术要求高,而 PCI 较简便,再灌注快,因此 PCI 是急性心肌梗死并发心源性休克的首选血运重建方法。这时仅进行梗死相关动脉的扩张,其余血管的狭窄待患者恢复后择期进行。紧急 CABG 主要用于冠状动脉造影显示病变不适于 PTCA 而很适合旁路移植,或 PTCA 未能成功的患者。急性心肌梗死并发心源性休克血运重建成功的患者,住院存活率可提高至 50% ~ 70%,而且有较好的远期预后。

少数情况下,心源性休克的主要原因为心脏结构破损,应分别做紧急室隔修补术、紧急二尖瓣修补术或置换术,兼做或不做冠状动脉旁路移植术,手术的住院存活率约 50%。

(八)严重右心室梗死或低血容量并发低血压的治疗

急性下壁心肌梗死因左心室充盈不足所致的低血压,除少数是由于应用血管扩张剂或利尿剂或其他原因引起的血容量不足外,多数是由于并发了严重右心室心肌梗死的缘故。这类患者有低血压、少尿和右心功能不全的表现。

治疗原则为迅速补充血容量,直到血压稳定,左室充盈压(用 PCWP 表示)达到 2.7kPa (20mmHg)。可同时应用肾上腺素能激动剂。多巴酚丁胺优于多巴胺,因后者使肺血管阻力增加。

(九)并发肺充血、肺水肿的治疗

单纯肺充血或肺水肿而无休克的患者,首选血管扩张剂治疗。如单用血管扩张剂治疗左侧心力衰竭改善不满意,可加用多巴酚丁胺或多巴胺治疗。单用血管扩张剂后出现血压下降,亦需加用多巴胺治疗。

肺水肿的患者还需应用吗啡 5 ~ 10mg 皮下注射;或 2 ~ 5mg 加于葡萄糖液中缓慢静脉注射。呋塞米 20 ~ 40mg 加于葡萄糖液中静脉注射,以迅速降低 PCWP 和缓解症状。近年应用重组脑钠肽治疗急性左心衰竭和肺水肿疗效明显。对严重左侧心力衰竭的患者,应考虑使用 IABP 治疗。

心源性休克时左室充盈压常在 2.4kPa(18mmHg)以上,但左心衰竭的症状可明显或不明显。心源性休克合并左侧心力衰竭时的治疗原则和治疗方法与不合并明显左心衰竭时相同。正性肌力药物通常选用去甲肾上腺素、多巴胺或多巴酚丁胺或两者合用,视患者血压情况而定。心肌梗死合并心力衰竭不主张使用洋地黄,但若有心脏扩大,合并快速房颤或房扑,或有明显的窦性心动过速时,也可酌情应用毛花苷 C 0.2 ~ 0.4mg,加于葡萄糖液中缓慢静脉注射。

双吡啶类药物也可以用于治疗左心衰竭。作用机制主要与抑制磷酸二酯酶Ⅲ有关。通过增加心肌细胞和血管平滑肌细胞内的 cAMP,使心肌收缩力增强和外周血管扩张,可增加心排出量,降低 PCWP 和外周血管阻力。制剂有氨利酮和米利酮。氨利酮少用,常用米利酮剂量为 25 ~ 75μg/kg,稀释后静脉注射。由于米利酮有舒张周围血管降低血压的作用,于心源性休克合并左心衰竭时应用需慎重。

心肌梗死后心功能不全时应用洋地黄和利尿剂可减轻症状,改善心功能,但尚无证据能改善患者的远期存活率。血管紧张素转换酶抑制剂是治疗这类患者的首选药物。现已有许多大规模、多中心、随机、双盲、设对照组的临床试验证明该类药物可改善心功能及改善生存率。这类药物种类很多,常用的有卡托普利、伊那普利、雷米普利、培哚普利和赖诺普利。从小剂量开始,逐次递增剂量。对心肌梗死伴左心衰竭的患者,在出院前应开始应用 β 受体阻滞剂做二级预防。是改善患者预后的重要药物。

研究表明,醛固酮拮抗剂用于二级预防也能降低死亡和再入院的风险。临床试验表明,急性心肌梗死合并左心功能不全接受钙通道阻滞剂治疗的患者,病死率高于安慰剂组。因此,对这类患者不应该用钙离子通道阻滞剂治疗心肌缺血。

(张宇明)

第十一章　常见急危重症的高压氧治疗

第一节　脑出血的高压氧治疗

脑出血系指非外伤性脑实质内的出血。因动脉、毛细血管或静脉破裂所致,是发病率、病死率、致残率极高的疾病。及时、恰当的治疗不但可挽救患者生命,而且还可提高患者生活自理能力和生活质量。常规治疗从略。仅介绍有关高压氧治疗脑出血的内容。高压氧治疗脑出血的机制与治疗脑梗死机制相同。

一、治疗指征

(1)中、重度脑出血。

(2)出血部位重要,临床症状明显(如有偏瘫、失语、吞咽障碍等),致残可能性较大者。

(3)无反指征。

二、反指征

有以下情况者,严禁做高压氧。

(1)病情危重、已经发生脑疝者。

(2)患者躁动抽搐、不能配合吸氧者。

(3)有绝对禁忌证:如内出血未控制、有肺大泡,或严重肺气肿、气胸未处置者。

(4)血压过高,超过 200/110mmHg。

(5)症状较轻,不会遗留后遗症者虽然不是禁忌证,但无须做高压氧。

三、治疗时机

高压氧治疗时机,即脑出血进行高压氧治疗的时间窗。关于这个问题,由于进行高压氧治疗时有压力变化,又必须反复搬动患者,大家惧怕有诱发再出血可能,所以对何时开始高压氧治疗的看法尚不能统一。有以下几种意见。

(1)日本山口氏和郝鸣政认为出血超过 6～7h 病情稳定即可开始高压氧治疗。具体步骤如下。

1)病例选择:轻、中度意识障碍、发病超过 6～7h、病情稳定、无禁忌证的患者。

2)拍头颅 CT 或 MRI。

3)立即开始首次高压氧治疗,出舱后密切观察病情。

4)次日若病情无恶化,复查头颅 CT 血肿未见增大,可继续高压氧治疗。山口氏有报道脑出血 41 例早期进行高压氧治疗,未发现再出血。

(2)有学者主张出血后 1 周开始高压氧治疗为宜。刘氏报道 27 例脑出血经高压氧治疗,无 1 例症状加重或出现再出血和不良反应。

(3)大多数学者主张出血后两周,病情稳定再开始治疗。

(4)有学者主张急性脑出血后 3 周开始高压氧治疗。

有学者认为患者入院后经积极脱水、抗感染、控制血压等处理,病情稳定,无禁忌证即可开始高压氧治疗。上述处理大约需 2~3d。

四、高压氧疗效

1. 保守治疗辅以高压氧治疗

山口氏报道脑出血 41 例经高压氧治疗,总有效率为 95.6%。郝鸣政统计脑出血 142 例,经高压氧治疗,治愈 25 例(17.6%)、显效 46 例(32.4%)、有效 59 例(41.5%)、无效 12 例(8.5%),总有效率 91.5%。有学者报道 27 例脑出血高压氧治疗,治愈 7 例(21.9%)、显效 14 例(50.8%)、有效 3 例(11.1%);自动终止治疗 3 例,总有效率 83.8%。有学者报道脑出血 58 例经高压氧治疗治愈 45 例(77.6%),总有效率 94.8%;对照组 20 例,治愈 9 例(45%),总有效率 80%。早期的报道多数缺少对照组。21 世纪以来的报道大多有对照组。

有学者统计小量脑出血(出血量<10mL)120 例,分成两组,两组药物治疗相同,高压氧组进行高压氧治疗 10~30 次。

从两组的总有效率来看虽然相差不多,但基本治愈率和显效率均高于对照组,说明高压氧治疗提高了患者的生活质量。所以对说话、吞咽、肢体活动受到影响的少量脑出血,也应做高压氧治疗,减轻后遗症,提高患者的生活质量。

2. 血肿清除术辅以高压氧治疗

21 世纪以来一些学者开始对大面积血肿进行手术清除后,辅以高压氧治疗的探索,收到较好的效果。我们也观察到脑血肿清除术后持续昏迷的患者,进行高压氧治疗后迅速清醒、智力恢复加快,提早下地活动有利肢体功能恢复。有学者报道脑出血血肿清除术后 57 例,分高压氧组 30 例,对照组 27 例,两组均进行相同药物治疗,高压氧组进行高压氧治疗每日 1 次、连续 2~4 个疗程。

关于手术时间,有大量统计资料表明,对脑出血患者进行超早期的手术治疗,其病死率明显降低,且存活患者的神经功能恢复较好,后遗症少。因此,对手术指征明确、条件合适的病例,应争取尽早手术。术后何时开始高压氧治疗,目前亦无统一意见,我们认为:在手术后病情稳定应尽早开始高压氧治疗,也有人认为由于手术对脑组织的创伤较大,术后进行高压氧治疗效果不明显。

3. 微创钻颅术辅以高压氧治疗

由于血肿清除术对脑组织的创伤较大。近年由于技术、设备的进步,出现微创钻颅术:利用头 CT 作血肿定位,在床旁局麻下,用电钻在颅骨上钻孔,使用颅内血肿粉碎穿刺针,经钻孔刺入血肿中心,用空针抽吸积血,然后再用肝素液或生理盐水反复冲洗,冲洗结束后注入含 10000 单位肝素的生理盐水 2mL,以后每 4~6h 开放 1 次,直至积血基本吸收为止。程晋成报道脑出血钻颅术后 60 例,其中 30 例于术后 6~8h 开始进行高压氧治疗、连续 2~6 个疗程,另 30 例为对照组只进行与高压氧组相同的常规治疗,不做高氧。结果(高压氧组/对照组)治愈:16 例/7 例;好转:11 例/15 例;死亡:3 例/8 例。从上述资料可以看出术后辅以高压氧治疗,增加治愈率,降低病死率,提高患者的生活质量。

4. 微创破吸术辅以高压氧治疗

钻孔血肿抽吸术比血肿清除术有创伤小、失血少的优点,但不易吸出血凝块。微创破吸术的负压吸引和吸引管内转动的螺旋绞丝,可将血块绞碎、吸出,再经持续引流,效果较好,目前已逐渐推广。

有学者观察经微创颅内血肿破吸术患者 74 例以抽签法随机分为高压氧组 40 例和对照组 34 例,术后两组进行相同的药物治疗,高压氧组进行 2.0ATA 高压氧治疗、每日 1 次、1 个疗程。术后 2 周判定疗效。各种手术方法均有较好的疗效,但尚无各种手术优劣之比较报告,因此难评价出哪种手术术后辅以高压氧治疗的好坏。

(敖新珍)

第二节　急性脑梗死的高压氧治疗

脑梗死包括脑血栓形成和脑栓塞,两者的病因虽截然不同,但病理、临床表现以及治疗却大同小异,从高压氧治疗角度两者发病机制极相似,所以把脑血栓形成和脑栓塞合并为脑梗死来介绍。

一、病因

脑血栓形成 80% ~90% 由于脑动脉粥样硬化或高血压伴脑动脉粥样硬化。吸烟、高血压、糖尿病、高血脂是本病的四大危险因素,可加速血管硬化、破裂或形成血栓。较少见的原因有动脉炎(如多发性大动脉炎、钩端螺旋体病等)、结缔组织病、先天性血管畸形、红细胞增多症等,偶见颈部外伤、颈动脉造影注射造影剂等。脑栓塞,是指外来栓子堵塞脑内动脉所致。栓子来源有以下几种。

(1)心源性栓子最常见于:风湿性心脏病左心房内血凝块、瓣膜赘生物、心肌梗死、心肌病附壁血栓,细菌性心内膜炎炎性赘生物,心脏手术后血栓。

(2)血管性栓子:常见主动脉弓的动脉粥样硬化斑块,其次为非特异性大动脉炎、升主动脉瘤等。

(3)其他:败血症的细菌、肿瘤、空气、羊水、脂肪、寄生虫卵等栓子少见。

(4)来源不明栓子。

二、病理生理

由于脑组织对缺血缺氧极敏感,阻断血流 30 秒脑细胞代谢发生改变,1min 后神经元功能活动停止,4~5min 即开始死亡。以往认为脑血管堵塞后的病理变化很简单:缺血灶中心区的神经元坏死,周边地区神经细胞变性、肿胀、组织水肿。数天后白细胞、巨噬细胞进入清理病灶,毛细血管再生,胶质细胞增生,对病灶进行修复。但近几年的研究发现脑血管堵塞后脑组织的病理生理和病理的变化非常复杂,目前尚有很多地方不清楚。Clark 等将脑缺血后病理改变分为四个时期,现介绍如下。

(一)第一期:细胞损伤、坏死期

此期大约在血管堵塞的 12h 以内。脑动脉闭塞后数分钟,在缺血中心区域的部分脑细胞因严重缺血开始死亡,病灶的周边地带通过侧支循环代偿,缺血程度较轻大部分神经细胞的代谢仍可维持在细胞膜泵衰竭水平之上、电活动水平以下,细胞结构尚未破坏而处在"休眠状态"。由于在此区域内大多数神经元处在可逆的休眠状态,所以称此区为"缺血半暗区"。

缺血半暗区的特点:坏死神经元、调亡神经元、电抑制神经元(处于休眠状态的神经元)与正常神经元交互混杂存在。在脑缺血 6 ~ 12h 以内病变主要在分子水平和亚细胞水平进行,仅少量缺血严重的细胞发生坏死,细胞间病变较轻,所以,肉眼尚看不出脑组织有何变化,看不到病灶界线。24h 以内头颅 CT 亦不能显示病灶。一般 6h 以内大部分缺血细胞尚处可逆阶段,若去除病因恢复供血供氧,细胞尚可恢复,6h 以后缺血仍不改善,坏死的细胞则逐渐增多。

脑组织缺血缺氧会迅速引发如下变化:①能量产生减少,膜泵失活;②细胞内酸中毒;③细胞膜通透性增强。这些基本变化会导致以下几点。

1. 细胞(质)膜的病理改变

细胞质膜包括细胞膜、细胞器膜和细胞核膜。质膜是由脂质、蛋白质和糖组成,以脂质双分子层和多价不饱和脂肪酸为框架构成,结构复杂。质膜上有离子通道、离子泵、受体等。细胞膜对各种离子有不同的通透性,借此维持着细胞内外离子的浓度差(浓度梯度)。细胞内 K^+ 浓度比细胞外高 40 倍、细胞外 Na^+ 浓度比细胞内高 20 倍;细胞外和内质网、肌浆网内 Ca^{2+} 浓度比细胞浆高近万倍。

由于细胞内外存在离子的浓度梯度,保持了细胞处于极化状态和维持其生理功能。在缺血缺氧时细胞生物膜发生功能和器质性损坏,使细胞发生如下变化。

(1)细胞内外离子浓度紊乱:由于细胞膜的通透性增强,细胞内外的离子顺浓度梯度流动:细胞外的 Na^+、Ca^{2+} 和内质网、肌浆内的 Ca^{2+} 流向细胞浆内,细胞内 K^+ 流向细胞外,导致细胞内的 Na^+、Ca^{2+} 增多,K^+ 减少。

(2)由于能量匮乏,细胞膜上离子泵失活,不能将 Na^+、Ca^{2+} 从细胞内转运到细胞外;也不能将 K^+ 从细胞外转运到细胞内,故而更加重细胞浆内 Na^+、Ca^{2+} 增高,K^+ 减低。

(3)神经细胞质膜含磷脂极丰富,由于细胞内 Ca^{2+} 和 H^+ 增多,激活了细胞膜的磷脂酶,活化的磷脂酶在环氧合酶、脂氧合酶参与下水解膜磷脂,不但加重细胞膜的损伤,同时还生成大量具有生物活性物质,如 TLB_4、TXA_2 等。

由于上述损害,轻者使细胞膜的通透性进一步增强,加重细胞膜功能障碍(如离子通道、离子泵、受体功能遭到损坏);严重者可使膜结构遭到破坏,导致细胞崩溃、死亡。

2. 细胞浆的病理改变

(1)细胞内水肿:由于胞浆内 Na^+ 增多,渗透压升高吸引细胞间水分进入细胞内造成细胞内水肿。

(2)细胞内 K^+ 降低:由于 K^+ 是细胞内蛋白酶合成代谢所必需的,所以细胞内 K^+ 降低会影响细胞的合成代谢,加重能量匮乏并影响细胞的电生理功能。

(3)细胞内钙超载:Ca^{2+} 是血管内皮细胞和神经细胞传递信息的第二信使,参与细胞的电生理活动和生化过程。正常状态下,体内 Ca^{2+} 主要集中在细胞间质和细胞器(内质网、肌浆网)内。细胞外液和细胞器内 Ca^{2+} 浓度比胞浆高万倍。胞浆内 Ca^{2+} 最少。维持如此巨大浓度差(梯)度是细胞生物膜的特性,主要因为以下几点。

1)细胞生物膜能限制 Ca^{2+} 从细胞外和细胞器向胞浆内流动。

2)细胞膜上的 Ca^{2+} 通道限制 Ca^{2+} 内流。

3)细胞膜上 $Ca^{2+} - ATP$ 酶(泵)可以逆浓度梯度将细胞浆内多余的 Ca^{2+} 转移到细胞外或

细胞器内,这种 Ca^{2+} 转移是个耗能的过程。

4)细胞内的 Na^+、H^+ 可与细胞外的 Ca^{2+} 交换(逆浓度梯度),将 Ca^{2+} 从细胞内置换出去。

5)细胞内的内质网和肌浆网(被称为"钙池")可将胞浆内 Ca^{2+} 摄入到 Ca^{2+} 池内储存起来,此过程也是耗能的胞浆内存在非能量依赖性结合钙。

当脑组织缺血缺氧时,由于细胞生物膜通透性增强、能量匮乏和细胞内酸中毒等,通过以下机制使细胞内钙超载。

1)细胞膜上的钙通道开放,Ca^{2+} 顺浓度梯度从细胞外和肌浆网流入胞浆。

2)膜 Ca^{2+} – ATP 酶(泵)因乏能而失活,不能将胞浆内过多的 Ca^{2+} 转运到细胞外或钙池内。有学者测定沙鼠缺血——再灌注性损伤后海马旁神经元的 Ca^{2+} – ATP 酶活性从 $(2.5432 \pm 0.7292)\mu mol/(mg \cdot h)$ 降至 $(0.5646 \pm 0.4581)\mu mol/(mg \cdot h)$,降低近 5 倍。

3)因乏能钙池摄取和储存钙的能力降低。

4)细胞内 Na^+ 增多,与细胞外 Ca^{2+} 交换,使 Ca^{2+} 进入细胞内。

5)因突触前膜去极化,引发谷氨酸大量释放。由于乏能谷氨酸重吸收障碍,以至大量谷氨酸蓄积在细胞间隙,与突触后膜的 NMDA 受体结合激活细胞膜受体开启钙通道,引起 Ca^{2+} 内流。

6)膜磷脂分解产生的血小板激活因子、甘油二酯、三磷酸肌醇均可做为 Ca^{2+} 的载体,增加 Ca^{2+} 内流。

上述因素造成细胞内 Ca^{2+} 浓度增高,称"钙超载"。钙超载的致病机制如下。

1)Ca^{2+} 抑制线粒体的氧化磷酸化,减少能量产生。

2)Ca^{2+} 激活细胞膜的磷脂酶引起膜磷脂水解,损伤细胞膜并产生大量活性物质,诱发炎症反应,造成组织损伤。

3)Ca^{2+} 可激活蛋白水解酶,该酶可催化黄嘌呤脱氢酶转化为黄嘌呤氧化酶,参与缺血 - 再灌注中产生氧自由基,损伤组织、细胞。

4)细胞内 Ca^{2+} 增多使细胞流动性降低,细胞变僵硬,变形能力降低。红细胞变形能力减低,会影响微循环。

5)细胞内 Ca^{2+} 持续增高可激活各种降解酶(DNA 酶、蛋白酶和磷脂酶等)引起 DNA、蛋白质、磷脂降解,使神经细胞逐步死亡。

6)Ca^{2+} 在线粒体内沉积过多,使线粒体氧化磷酸化失耦联,抑制细胞内呼吸导致不可逆的神经细胞损伤。

7)Ca^{2+} 与钙调蛋白(CaM)结合,形成 Ca^{2+} – CaM 复合物可促使释放去甲肾上腺素、5 - 羟色胺,两者可引起脑血管痉挛继发缺血。

8)花生四烯酸代谢产生的 PG、LT 和磷脂降解形成的血小板激活因子等,可增加血小板聚集和血管痉挛。

9)细胞内 Ca^{2+} 达到一定程度,会激活 NOS 产生大量 NO,NO 可通过介导兴奋性氨基酸的细胞毒性作用损伤脑组织。此外,NO 是自由基,故高浓度的 NO 本身就可损伤脑细胞。

10)脑血管内皮细胞钙超载,可使内皮细胞紧密连接点扩大,导致血—脑脊液屏障通透性增强加重脑水肿。

3.细胞器的病理改变

(1)线粒体的损伤:进入细胞内的氧约80% ~90%在线粒体内进行氧化磷酸化。因此,在缺血缺氧的早期,线粒体的功能就开始降低,当线粒体 $PaO_2 < 1mmHg$ 时,ATP 产生减少,严重时线粒体可出现肿胀、嵴崩溃、外膜破裂、基质外溢,产能停止。

(2)溶酶体的损伤:溶酶体膜因缺血缺氧通透性增强,可使溶酶体酶渗出;溶酶体脂膜破碎,则会释放出溶酶体酶,造成细胞坏死,甚至殃及周围组织。

在这时期(大约要 6h 以内)病灶区仅有小部分神经细胞因缺血严重死亡,大部分神经细胞仅发生肿胀、变性。在这段时间内大部分神经细胞尚未死亡,还处在可逆阶段。6h 以后从病灶中心开始,神经细胞逐渐发生坏死、崩溃。所以,6h 以内是治疗的最佳时期。

(二)第二期:炎症反应期

这期的病理、病理生理变化是近来研究的热点。在临床上常见到某些急性脑梗死患者自己行走来就诊,但经住院治疗后,次日却发现完全瘫痪;也有患者经治疗症状开始减轻,为什么有如此大的差异,究其原因除与治疗后血栓增大、缩小有关,也与这段时间病灶区域所发生的炎症反应轻重有关。炎症反应期大约从脑血管梗死后 12h 至 5~6d。此期内的病理变化非常重要,详述如下。

1. 细胞外(间)水肿

梗死数小时以后,因细胞膜通透性增强及部分细胞坏死,胞浆内大量胶体物质渗、漏到细胞间,使间质胶体渗透压增高,吸引血液内水分进入间质,造成细胞间水肿(组织水肿)。此外,病灶组织的炎症反应也会加重组织水肿。因此,脑动脉发生梗死以后肯定会发生脑水肿,颅内压是否增高要看脑组织水肿的程度。

2. 氧自由基增多

(1)炎症反应期自由基增多的机制

1)缺血-再灌注损伤:脑动脉闭塞造成脑组织缺血后,如果血流再通(再灌注)脑组织重新获得血液,其缺血性损伤理应得以恢复,但实际上不尽然,如果缺血超过一定时限后血液再灌注,反而会使脑组织的损伤加剧,这种现象称为缺血-再灌注损伤。缺血-再灌注损伤的机制虽然不太清楚,但已有资料证明与自由基增多有关。

脑血管堵塞时,由于病灶组织缺氧 ATP 释能障碍而降解为 ADP,ADP 降解为 AMP,AMP降解为腺苷,腺苷进入细胞内被分解成为次黄嘌呤,因血流阻塞次黄嘌呤不能被血液运走而蓄积在病灶内;由于组织缺氧钙超载,Ca^{2+} 激活钙依赖蛋白水解酶,后者催化黄嘌呤脱氢酶(XD)大量转化为黄嘌呤氧化酶(XO),XO 同样也聚集在病灶内。当血液再灌注时,大量氧随血液涌入缺血组织,次黄嘌呤遇氧,在黄嘌呤氧化酶(XO)催化下氧化生成尿酸和氧自由基,所以氧自由基增多。

2)中性粒细胞被激活:在炎症反应中 PMN 和巨噬细胞被激活后,摄取并消耗大量氧气(称呼吸爆发)所摄取的氧大部分经细胞内的 NADPH 氧化酶和 NADP 氧化酶的作用生成氧自由基,用来杀灭病原微生物。在缺血病灶中 PMN 被激活后也会产生大量氧自由基。

3)血小板被活化:在缺血病灶中血小板被激活,发生聚集时产生血小板活化因子可引发细胞内 Ca^{2+} 浓度增加(钙超载),钙超载参与诱发自由基增多。

4)线粒体产生自由基增多:正常情况下,线粒体呼吸链产生的大量电子经 NADP 脱氢酶、琥珀酸酶、辅酶 Q、细胞色素氧化酶等酶的传递,最后传给氧原子(O),生成氧的负离子(O^{2-})O^{2-} 与三羧酸循环脱下来的 H^+ 结合生成 H_2O。生理状态下进入线粒体内的氧约 98% 是按上述途径生成水,仅有 1%~2% 的氧进行单电子还原生成氧自由基。当组织缺血缺氧时,线粒体内细胞色素氧化酶系统因缺氧、乏能、Ca^{2+}超载等原因而功能降低,在再灌注时大量氧随血液涌入线粒体,线粒体尚不能生成足够量的电子,所以有较多的氧发生单电子还原而生成氧自由基,从线粒体漏出。

5)儿茶酸胺、肾上腺素红增多:缺血缺氧时机体处于应急状态下,交感－肾上腺皮质系统活跃,产生大量儿茶酣胺和肾上腺素。肾上腺素代谢形成肾上腺素红。儿茶酸胺、肾上腺素红在氧化过程中,进行单电子还原可产生氧自由基。

6)急性脑缺血时由于Ca^{2+}超载,磷脂酶 A 被激活,活化磷脂酶 A 水解血管内皮细胞和脑细胞的膜磷脂,产生大量花生四烯酸(AA),AA 代谢过程中产生自由基。

7)抗氧化酶活性降低:因缺血缺氧组织 SOD、CAT、GSH － PX 等抗氧化酶的活性降低,以致清除氧自由基的能力降低,故氧自由基增多。

(2)氧自由基损伤组织的机制

1)损坏细胞生物膜:细胞膜的不饱和脂肪酸的两个双键之间的亚甲基较活泼,亚甲基的氢原子很容易被自由基夺走,形成烷自由基(L·),L·再与氧生成烷过氧自由基(LOO·),LOO·再攻击脂质,生成 LO·和脂质过氧化物(LOOH)。自由基所启动的这种反应称脂质过氧化反应,其特点:①呈履带样反应;②反应一旦发动将反复进行到底,直至基质消耗殆尽或出现了自由基清除剂;③产生大量 LOOH。脂质过氧化反应会消耗掉大量细胞膜脂肪酸,使细胞膜的功能结构遭到破坏。轻者膜通透性增强,重者膜可裂解导致细胞死亡。溶酶体膜一旦损坏溶酶体酶会泄漏到细胞间,其后果更加严重。

2)损坏蛋白质:自由基可使组织的蛋白质与蛋白质,蛋白质与脂肪、蛋白质与胶原之间发生交联,形成二聚体或多聚体,使蛋白质、脂肪的结构发生改变,丧失活性。

3)酶活性降低:酶蛋白、辅酶或酶的结构中某些活性基团,如－HS 受自由基攻击而损坏,使酶活性降低或丧失,影响组织代谢。

4)损坏染色体、DNA、RNA,DNA 等变性或损坏,影响机体的遗传和基因转录、表达,使细胞发生变异。

5)脂质过氧化物的毒性作用:脂质过氧化反应的产物包括:醛、酮、醇、醚、烷烃、羧酸等,其中以醛类毒性最强,它们进入血液可以损害周身器官。

3. 钙超载加重

当血管闭塞后组织缺血,组织间的 Ca^{2+} 逐渐进入细胞内,引发细胞钙超载。由于血流停滞 Ca^{2+} 得不到补充,所以,随 Ca^{2+} 不断进入细胞,组织间 Ca^{2+} 逐渐减少,细胞内钙超载达到一定程度后就不再继续加重。当血流再通时大量血液携 Ca^{2+} 流入病灶区域,新到来的 Ca^{2+} 便继续进入细胞内,使细胞内钙超载加重,加重组织的损害。

4. 血管内皮细胞损坏,NO、ET 的紊乱

脑组织缺血缺氧的早期,VEC 受到缺氧的刺激,有短暂的 NO 表达增强;随 VEC 损坏,NO表达逐渐降低。NO 减少会引发:①血管痉挛继发组织缺血缺氧;②PMN 的活性增强,加重炎症反应;③血小板活性增强会继发血栓形成。

5. 炎性因子增多

炎症是具有血管系统的组织对各种刺激所产生的一种防御反应。组织的炎症反应包括:①局部血流量发生改变;②各种炎性因子(炎性介质、黏附分子、趋化因子)增多;③炎性细胞(PMN、单核细胞、巨噬细胞等)被激活;④炎性细胞被趋化因子诱导向病灶移动、集中;⑤炎性

细胞在黏附分子介导下在病灶浸润,并释放多种生物活性物质,其目的是杀灭病原微生物,清除病灶。

炎性介质:炎症的病理过程可以由致病因子直接引起,但很多致病因子不能直接引起炎症反应,必需通过体内某些化学因子的介导才能引发炎症。把这些化学因子称为炎性介质。炎性介质分细胞分泌和体液产生的两大类:①细胞释放的炎性介质:血管活性胺(组胺和5-羟色胺);AA代谢产物,如PG、LT等;白细胞产物:被激活的PMN和单核细胞产生的氧自由基和溶酶体酶;血小板激活因子(PAF);细胞因子,如:IL和肿瘤坏死因子(TNF)是淋巴细胞在内毒素、免疫复合物、物理因素的刺激下所分泌的,TNF是目前研究的热点;其他:P物质等;②体液中产生的炎性介质:激肽系统(缓激肽);补体系统;凝血系统。

值得注意的是:各个介质系统之间相互联系、相互制约,所有的介质都处在灵敏的调控和稳定的平衡之中。体内一旦发生趋化因子、黏附分子或某种炎性介质高表达,就提示病灶的炎症反应增强。

(1)肿瘤坏死因子的病理作用:肿瘤坏死因子(TNF)属于炎性介质中细胞因子,在脑内TNFα主要来自胶质细胞、星形胶质细胞、神经细胞、血管内皮细胞。由于TNFα的受体广泛分布在大脑皮层、基底节、脑干、小脑,所以TNFα在脑内作用极广。生理状态下TNFα只有小量的表达,来维持神经组织分化、发育和信息传递。大量实验证明,脑梗死后TNFα于数小时后大量表达,20多小时达顶峰,2~3d恢复。超过生理量的TNFα(对机体有害,其致病机制如下。

1)损坏血管内皮细胞,使血管通透性增强。

2)激活血小板继发血栓形成。

3)激活PMN引发炎症反应。

4)刺激星形胶质细胞、小胶质细胞、少突胶质细胞表达内皮分子-1(CAM-1)和黏附分子CD_{11}/CD_{12},诱导被激活的PMN黏附、浸润,加重炎症反应。

5)增加溶酶体酶释放。

6)引发脂质过氧化反应,损伤细胞生物膜。

7)诱发多种炎性介质(IL-1、IL-6、IL-2、补体C_{5a}等)表达上调,加重炎症反应。

(2)白介素-1β的病理作用:白介素-1(IL-I)又称淋巴细胞因子,由活化的单核细胞、巨噬细胞、小胶质细胞等产生,共分α、β、γ三型。其中IL-1β在脑梗死时表达最强(它的动态变化与TNF相似IL-1β的致病机制:①经CAM-1介导引发炎性反应;②降解膜磷脂损坏细胞生物膜;③激活NOS产生大量NO,造成组织损伤;④诱导产生多种细胞因子:TNFα、IL-6、IL-8等。

(3)黏附分子的病理作用:黏附分子(AM)是介导细胞与细胞、细胞与基质之间相互粘连的物质,并参与细胞识别、活化、信息传递、细胞增生分化、伸展、移动等一系列生理活动,属于糖蛋白。

AM存在内皮细胞、白细胞、血小板内。AM种类很多,共分五大家族,每家族中又包含很多个AM,比如:CAM-1是免疫球蛋白超家族的一员,是一种单链跨膜糖蛋白,克隆号为D_{54}。CAM-1在体内分布极广,但在血管内皮细胞表达最强。

正常情况下ICAM-1在血管内皮细胞保持低水平的表达,但在一些因子(TNF-α、IL-1、IFN-γ)刺激下表达明显增强。ICAM-1的膜外部分断落下来,溶解在血浆内成为可溶

ICAM－1(sICAM－1),sICAM－1仍保有ICAM－1的功能。血清内sICAM－1检测比较容易,临床上常以血清内sICAM－1浓度来表示PMN的活化程度。

脑梗死性缺血时ICAM－1表达增加:有学者利用大鼠制成缺血－再灌注脑损伤模型,然后分为两组:高压氧组进行高压氧处置(每日1次、连续5d);缺血－再灌注组实验室喂养,对照组大鼠仅做手术但不结扎血管,正常组使用正常动物。前两组第1、3、5d分别测定血清内ICAM－1。

ICAM－1增加的致病机制:①介导白细胞与血管内皮细胞黏附,体积较大的白细胞黏附在毛细血管内皮细胞上,阻塞微循环;②具有趋化因子作用吸引PMN向病灶集中;③促进PMN在病灶浸润并产生大量活性物质和自由基,加重病灶组织炎症反应。选择素家族的E-LAM－1;整合素家族的CD11a、CD18在脑缺血时表达增长,也会加重病灶的损坏。

(4)趋化因子的病理作用:趋化因子是一组具有重要作用的多肽,它可直接或间接诱导一些细胞向一定目标(缺血灶)移动。对于趋化因子早有认识,但对其在缺血性损害过程中可能起危害作用的认识还是近年来的事。趋化因子种类很多,而且具有特异性,如PMN趋化因子,包括:可溶性细菌产物、补体成分(C5a)、AA代谢产物(IL－B$_4$)等。单核细胞趋化因子包括:PMN的产物、淋巴因子及纤维连蛋白片段。目前已经发现在各种炎症反应中趋化因子、黏附分子以及细胞因子的表达增强。在科研和临床上常以黏附因子、趋化因子、细胞因子的表达水平来判断炎症反应的程度。

单核细胞趋化蛋白－1(MCP－1):MCP－1是单核细胞和嗜碱性粒细胞特异性趋化因子。正常脑皮质内检测不到MCP－1的表达,在大脑中动脉缺血动物模型中MCP－1mRNA在缺血6h出现,半日～2d内达高峰,持续约5d左右。缺血的脑皮质内MCP－1mRNA来自什么细胞,尚不完全清楚,推测系由单核细胞、巨噬细胞、成纤维细胞、淋巴细胞、内皮细胞等产生。在缺血性病灶中,趋化因子增多必然加速炎性细胞的移动、浸润,加重炎症反应。

6.中性粒细胞的黏附和浸润增强

生理情况下PMN处于稳定状态,在血液内呈轴流流动。PMN的稳定性依靠血管内皮细胞所分泌的NO维持。当组织遭受到刺激时PMN从血管内移动到病灶区域并在病灶浸润,整个过程中必需有多种AM介导,其过程如下。

(1)激活:机体遭受如缺血缺氧、细菌毒素以及NO降低等刺激,均会激活PMN。

(2)附壁:活化(被激活)的PMN离开轴流,在一些黏附分子(如选择素－P、CD62p、GMP－140)介导下,沿血管内皮滚动称附壁。

(3)黏附:滚动的PMN胞在另一些黏附分子(如整合素家族的CD11a/CD18等)介导下黏附在血管内膜上称黏附。

(4)穿壁(游出):黏附在血管内膜上的PMN在另些黏附分子(如ICAM－1和PECAM－1)介导下慢慢移动到内皮细胞连接处,伸出伪足以阿米巴运动方式从内皮细胞缝隙挤出,然后穿过基底膜到血管外称穿壁。整个过程需要2～12min。游出血管外的PMN向着化学刺激物所在部位(病灶)作定向移动,移动的速度为5～20mm/min,称趋化。这种化学刺激物称趋化因子。

移动到病灶的PMN在移动抑制因子作用下在病灶浸润,引发炎症反应。应用锝和SPECT脑显像技术已证明在脑缺血动物和急性脑梗死患者的病灶区域有白细胞浸润。Del Zoppo等在闭塞狒狒大脑中动脉的研究中发现,闭塞3h和再灌注1hPMN阻塞8%的脑微循环。动物实验证实,血管栓塞发生 10 多小时以后,病灶区域血管壁和周围组织内已能见到大量 PMN 和巨噬细胞黏附和浸润。通常缺血 4 ~ 12hPMN 开始在病灶聚集,单核细胞的聚集较缓慢(2 ~ 5d)。白细胞浸润大约持续 2 ~ 3 周。有学者利用沙鼠缺血再灌注脑损伤模型,观察活体脑组织,发现在缺血时 PMN 数量增多,形态不规则并伸出伪足,胞浆内颗粒增多。病理切片可见到毛细血管内有大量白细胞、红细胞、血小板黏附在血管内皮上。

中性粒细胞黏附和浸润后对组织损伤的机制如下。

(1)PMN 体积比红细胞大,变形能力差,故黏附在微小血管和毛细血管壁上,会影响血液在微循环内流动,加重组织缺血。

(2)黏附在血管壁上的 PMN 被激活后,可以直接引起血管平滑肌收缩,使血管痉挛,加重组织缺血缺氧。

(3)被激活的 PMN 可以产生氧自由基;可以释放出溶酶体颗粒。

(4)在病灶引发炎症反应:急性脑梗死时若梗死灶 PMN 被激活,会在病灶区诱发起炎症反应,加重损坏和症状。

7. 血小板活化、继发血栓形成

生理情况下血小板处于稳定状态,在血液内流动。血小板的稳定性也是靠血管内皮细胞所分泌的 NO 维持。当血管损伤其内膜下胶原组织暴露,血小板便黏附在胶原组织上,并被激活从而开始止血的活动,整个过程包括:黏附、聚集、释放、收缩、吸附。活化后血小板的释放反应是指血小板受刺激后释放 ADP、5 - 羟色胺、儿茶酚胺等。ADP 可增强血小板聚集(使聚集变为不可逆),5 - 羟色胺、儿茶酚胺可收缩血管帮助止血。

近来发现活化的血小板相互黏附或与其他细胞黏附,需要一些黏附分子介导,如 D31(GP$_{II}$a、PECAM - 1)、CD61(GP$_{III}$a)、CD62p(P - 选择素、GMP - 140)CD63(LIMP - 1)等,这些黏附分子可由内皮细胞、白细胞、血小板产生。例如 CD62p(GMP - 140)属于选择素家族成员,主要存在于静息血小板胞浆内的 α - 颗粒膜及血管内皮的 Weibel - Palade 小体上;CD63 则分布在血小板溶酶体颗粒膜上。

当血小板被激活发生"脱颗粒"反应,α - 颗粒和溶酶体与血小板膜融合,CD63、CD62p 等才表达出来。这些黏附分子介导血小板聚集、黏附。在血管破损时血小板被激活,所发生的止血作用对机体是有益的,但在缺血病灶中血小板被激活对机体却十分不利。活化的血小板体积变大,出现伪足,形态不规则。在临床和实验室多以血小板体积增大、血浆内 CD31、CD62p 等黏附分子水平增高表示血小板活化。

脑梗死时由于血管内皮损坏和组织缺血可诱发:①NO 生成减少;②血管内膜下胶原组织暴露;③缺血组织产生多种活性因子。上述因素均可激活血小板在微小血管内形成血栓,引起微循环障碍。

8. 兴奋性氨基酸的细胞毒性作用

兴奋性氨基酸(EAA)包括:谷氨酸(Glu)、夫门冬氨酸(ASP)等。脑内 Glu 最多,是大脑某些神经兴奋时所释放的递质,故称兴奋性氨基酸。在神经兴奋时从突触前膜释放到突触间隙,与下个神经元的突触后膜上的特异性受体 - NMDA 结合,刺激细胞膜离子通道开放,Na^+、Ca^{2+} 内流。Ca^{2+} 激活该神经元内 NOS 产生 NO,由 NO 介导神经元兴奋。

脑缺血缺氧时由于能量匮乏和细胞外 K^+ 浓度升高,神经元去极化,引发神经末梢释放大量 Glu;同时阻止神经末梢从突触间隙回吸收 Glu,更增加突触间隙 Glu 的浓度。实验证明:缺血 5min 细胞间隙 Glu 升高 20 倍,再灌注 4min 可恢复正常;缺血 20 钟 Glu 可升高 20~100 倍,再灌注 20min 亦不能恢复正常水平。Glu 聚积在突触间隙,长时间刺激所接触细胞的 NMDA 受体,使细胞膜离子通道开放,引起以下几点。

(1)大量 Ca^{2+} 进入胞浆,造成 Ca^{2+} 超载并激活 NOS 产生大量 NO,大量 NO 对细胞具有毒性作用,会造成神经元的损伤。实验证明:给大鼠注射 NMDA 可以加重大鼠缺血性脑损伤,若予以 NOS 抑制剂可以缩小脑梗死灶。

(2)K^+ 外流,细胞外 K^+ 增高、细胞内 K^+ 降低,导致细胞膜去极化。

(3)Na^+ 内流使细胞内渗透压升高,吸引水内流造成细胞内水肿。实验证明:体外培养的大脑皮质神经元若接触 100μm 的 Glu 仅 5min 即崩溃、死亡。

9. 神经介质的紊乱

在急性缺血性脑血管病的应激状态下,垂体可释放大量 β - 内啡肽(β - ET)。目前 β - ET 作用机制尚不十分清楚,但可归纳为以下几点。

(1)大量 β - ET 具有内源性神经阻滞作用,对中枢神经有抑制作用。

(2)高水平 β - ET 持续较久,能使脑血流量减少。

(3)β - ET 可抑制前列腺素和腺苷环化酶,抑制前列腺素产生,破坏前列腺素与血栓素的平衡,血栓素具有强烈收缩血管的作用。

(4)腺苷环化酶受抑制,阻止 ATP 向 cAMP 转化,cAMP 减少也使血管痉挛。

10. 脑细胞过度凋亡

人体细胞的死亡有两种截然不同的方式,"坏死"和"凋亡"。在脑梗死病灶中心区域的细胞因严重缺血而快速死亡,称坏死;而在病灶周边区域(缺血半暗区)有很多细胞要几天以后才逐渐死亡,把这种死亡称为迟发性神经元坏死(DND)。近几年发现 DND 可能就是主动的程序性细胞死亡(PCD)亦称凋亡。细胞死亡通常在受到毒物中毒、缺血缺氧、强酸、强碱、强电流等严重的损伤时发生的快速死亡。

细胞死亡的特点:在细胞核浓缩、碎裂、溶解过程中,DNA 在脱氧核糖核酸酶作用下断裂成不规则碎片(电泳检测呈现连续的涂片状 DNA 条带),细胞浆内物质洒落组织间可诱发免疫反应;溶酶体酶释入组织间可引起局部炎症反应。

细胞凋亡的特点:正常机体每天都有一定数量细胞再生和相等数量的细胞凋亡。细胞的再生和凋亡是对立统一的两个方面。任何时候细胞的生、死都应有序的进行。在进化过程中控制细胞生、死的程序已经以基因的形式存储在细胞中。从生命开始细胞的再生和凋亡就是在基因的调控下进行的。

把在基因的调控下进行的细胞死亡称"程序性细胞死亡",又称"凋亡"。细胞凋亡是在核酸内切酶和 Caspase 酶裂解下形成凋亡小体,然后凋亡小体被巨噬细胞、胶质细胞吞噬、消化。由于形成凋亡小体,细胞内物质不散落到组织间,不接触组织液,故不会引发炎症和免疫反应。在脑梗死时病灶区域出现神经元过度凋亡。

脑梗死脑细胞过度凋亡的机制如下。

(1)氧自由基增多:脑梗死炎症反应期氧自由基增多的机制前已论述。增多的氧自由基可:①损伤 DNA,激活 P53 基因;②激活多聚 ADP 核糖合成酶,引起 NAD 快速耗竭,ATP 大量消耗,能量匮乏;③诱发细胞膜脂质过氧化反应,造成膜损伤;④细胞膜不饱和脂肪酸的氧化产物 - 过氧羟基 24 碳四烯酸增多;⑤激活 Ca^{2+}、Mg^{2+} 依赖的核酸内切酶;⑥造成细胞内 Ca^{2+} 超载；⑦破坏线粒体膜，使膜通透性增强和跨膜电位降低；⑧激活核转录因子 NF－κB、AP－1。上述 8 项机制均易诱发细胞凋亡。

（2）钙超载：脑梗死炎症反应期钙超载发生的机制前已叙述。细胞内 Ca^{2+} 增多诱发细胞凋亡的机制：①激活 Ca^{2+}、Mg^{2+} 依赖的核酸内切酶；②激活谷氨酰胺转移酶，催化细胞内肽链间形成共价键，使细胞骨架蛋白分子间发生广泛的交联利于凋亡小体的形成；③激活核转录因子（NF－κB、AP－1），加速细胞凋亡相关基因的转录；④Ca^{2+} 在 ATP 的配合下，使 DNA 链舒展，暴露出核小体之间的连接区内的酶切位点，便于核酸内切酶切割 DNA。

（3）线粒体损伤：线粒体内外膜之间有通透性转换孔（PTP），PTP 是一种蛋白复合物，具有调节线粒体通透性的作用。正常情况下，绝大多数 PTP 处于关闭状态。当线粒体跨膜电位降低时 PTP 开放，使线粒体膜通透性增强，使细胞凋亡的启动因子－细胞色素 C、凋亡蛋白酶激活因子（Apaf）、凋亡诱导因子（AIF）等从线粒体内漏出。

细胞色素 C 与 Apaf－cas 相互结合可激活 caspase－9；AIF 可快速激活核酸内切酶，并增强 caspase－3 的水解活性。实验证实在细胞凋亡早期已经有线粒体跨膜电位降低、线粒体膜通透性增强。改善线粒体通透性和阻止线粒体跨膜电位降低的措施均可防止细胞凋亡。Bcl－2 具有恢复线粒体跨膜电位、改善线粒体膜通透性、阻止线粒体释放凋亡启动因子的作用，从而阻止细胞凋亡。

氧自由基增多、钙超载和线粒体损伤是细胞过度凋亡的三大诱因。三者均可单独启动细胞凋亡，也可联合作用。实际上，它们往往是相互联系、互为因果，相互促进，相互制约，形成恶性循环，终至细胞不可逆性死亡，加重脑损伤。目前实验室多以线粒体跨膜电位作为细胞凋亡的标志。

上述所列举的，自由基增多、钙超载、内皮细胞损伤、NO 减少、黏附分子增多、PMN 被激活、血小板活化、兴奋性氨基酸增多、细胞过度凋亡等 10 项机制都是在"炎症反应期"能加重组织损伤的因素。这些因素互为因果，相互促进形成恶性循环。具体到每个脑梗死患者身上，除细胞间质水肿在每个患者身上必然出现外，其他因素并不是说一定全部出现，如果只出现 1 项或 2～3 项，这种患者的病情可能轻些，如果这些因素全部出现在一个患者身上，那么这个患者的病情就会很重。

（三）第三期（修复期）

病程的第 6～15d，病灶区域巨噬细胞、成纤维细胞、毛细血管和细胞外间质成分增多，胶质增加。在修复期仍会发生神经细胞过度凋亡，称迟发性细胞凋亡。

（四）第四期

在第 16d 以后上述细胞增生减缓及停止。小的梗死变成腔隙性软化灶，大病灶则形成由胶质包裹的液化腔。

三、病理改变

一般在动脉闭塞：①超早期：6h 以内，病理变化尚在细胞内外分子水平上进行（细胞内水肿），此时用肉眼还不能辨认病灶，镜下部分脑组织血管内皮细胞、神经细胞及星形胶质细胞肿胀，线粒体肿胀空化；②急性期：6～24h，缺血脑组织苍白和轻度肿胀，神经细胞、胶质细胞及内皮细胞呈明显缺血改变；③坏死期：24～48h，大量神经细胞消失，胶质细胞坏死，PMN、淋巴细胞及巨噬细胞浸润，脑组织明显水肿；④软化期：3d～3 周，病变区液化变软；⑤恢复期：4 周以后,坏死脑组织被格子细胞清除,脑组织萎缩,小病灶形成胶质瘢痕,大病灶形成中风囊,此期可持续数月~2年。

四、常规治疗

(一)治疗原则

(1)争取在超早期(3~6h以内)和急性期(发病6~48h以内)进行治疗。特别是溶栓治疗要争取在超早期内进行。

(2)监护和护理,改善患者一般状况。防治并发症,如压疮、呼吸道感染、泌尿系感染等。

(3)预防及治疗脑水肿:一般脑梗死6h出现细胞内水肿,24~48h发生细胞外水肿。临床出现高颅压症状多在病后2~3d,应及时使用脱水剂。

(4)纠正水、电解质紊乱,保证热量和各种维生素供应。病后24~48h不能进食者应鼻饲。

(5)保证氧气供给,定期检测PaO_2、$PaCO_2$呼吸频率>30~40次/分或<6~7次/分;潮气量<200~250mL;最大呼气压力<20~25cmH_2O;PCO_2<25~30mmHg;失代偿性呼吸性酸中毒PH<7.20~7.25、PCO_2进行性增高,应及时做气管插管或气管切开,使用人工呼吸机辅助呼吸。

(6)监测血压动态变化,调整血压:病后24~48h以内一般不主张使用降压药物以免减少脑血流灌注,加重脑梗死。国外主张收缩压>220mmHg、舒张压>120mmHg、平均动脉压>30mmHg时方可慎用降压药物。如果血压低,应查明原因:血容量不足应补液纠正血容量,必要时可使用升压药物。

(7)控制体温:低温可降低细胞代谢率,对缺血脑组织有保护作用。近年还发现低温可减少兴奋性氨基酸的合成与释放。低温可减少梗死面积。高温可使梗死面积扩大。

(8)控制血糖:实验证实高血糖会使缺血组织能量代谢障碍,糖无氧酵解增强,加重酸中毒。对糖尿病患者应严格控制血糖,慎用高渗葡萄糖。血糖宜控制在6~9mmoL/L水平。

(9)及时控制癫痫发作。

(二)治疗时间窗

脑动脉一旦闭塞后,其中心区域缺血严重,神经细胞因缺氧、乏能、酸中毒,电生理活动减弱,离子泵功能衰竭等一系列病理过程,最终导致神经细胞死亡。从缺血到细胞死亡要有一定时间,这个时间在病灶中心为1h,3~6h更明显,如果超过6h血流仍不恢复,则神经细胞代谢衰竭,逐渐死亡。所以目前把急性脑梗死的治疗时间窗定为6h。时间窗并非绝对,有的病例在6h以后进行治疗也会得到较好的效果。不同的治疗时间窗也不一样,如Ca^{2+}通道阻断剂和兴奋性氨基酸受体拮抗剂可在发病6~12h内给药;自由基清除剂可晚至24h以后给药。

(三)溶栓治疗

20世纪80年代以来已成为急性脑梗死的首选治疗方法。疗效在85%以上,可使血流再通、梗死范围缩小、脑水肿减轻。关于溶栓的时间窗,个体差导很大,发病3h以内溶栓绝大多数有效;3~6h溶栓大部分有效;6~12h溶栓者小部分有效。其缺点是并发脑出血,发生率为6%~24%。要严格掌握适应证:①年龄<75岁;②血压<180/110mmHg;③无严重心、肝、肾脏疾病;④无出血体质。溶栓有两种方法:①静脉法使用链激酶、尿激酶、重组组织型纤溶酶原激活剂(rtPA);②动脉溶栓比静脉溶栓血管再通率高50%~70%,并发脑出血高2%~11%。

动脉溶栓使用尿激酶原 P - UK。

(四)药物治疗

1. 降纤治疗

(1)东菱克酸酶(巴曲酶):系一种原产巴西蛇的毒素提取物。是由 32 个氨基酸和糖构成的糖蛋白。药理作用:①降低纤维蛋白改善末梢循环和微循环;③抑制血栓形成;④继发性溶栓;⑤在缺血再灌注损伤过程中,具有神经保护作用。实验证明疗效肯定,不良反应不大,过量可诱发梗死后出血。

(2)降纤酶:为中国尖吻蝮蛇、白眉蝮蛇毒素的精制提纯物,目前在实验阶段。

(3)Ancrod:一种马来西亚蛇毒制剂,也在实验阶段。

2. 抗凝治疗

目前低分子肝素用得较多,一般认为疗效肯定,不良反应不大,而且不用作凝血机制的监控。美国最新报告 1281 例缺血性脑血管病 24h 内用低分子肝素与安慰剂共 7d,3 个月后复查两组无显著性差异。

3. 抗血小板聚集剂

抗血小板聚集剂可抑制 ADP 诱发血小板聚集作用,常用的有低分子右旋糖酐、阿司匹林、噻氯匹啶、氯吡格雷。噻氯匹啶的效果优于阿司匹林。氯吡格雷是噻氯匹啶衍生物。一组 19185 例患者对比阿司匹林与噻氯匹啶的疗效、安全性、不良反应,随访近 2 年,发现两者差异不大。

4. 白细胞黏附抑制剂

目前仍在实验中,系 PMN 黏附因子的单克隆抗体,可减轻 PMN 的黏附浸润,减轻炎症反应。目前在做Ⅲ期临床试验。

5. 脑保护剂

脑保护剂系保护脑细胞在缺血再灌注时遭受损伤的药物。所以溶栓治疗加脑保护剂是目前国际上最流行的治疗方法。关于脑保护剂的定义并不很确切,目前主要指谷氨酸受体拮抗剂。按道理凡能抑制炎症反应期各种致病因素的药物均属脑保护剂,目前有的已在临床应用,有的仍在实验中。

(1)钙拮抗剂:早期研究证明尼莫地平能减少脑卒中的病死率并改善预后。目前已有多种制剂在临床上使用。

(2)抗氧化剂(自由基清除剂):已有数种制剂在临床使用,如:维生素 C、E,去铁胺,银杏制剂等以及 SOD、还原型谷胱甘肽及注射用维生素 E 等。抗氧化剂大多数为口服剂,依达拉奉是可静脉滴注的抗氧化剂,目前已在临床使用。

(3)兴奋性氨基酸拮抗剂:①谷氨酸受体阻断剂:目前 NMDA 阻断剂在做临床实验,不良反应大;②谷氨酸释放抑制剂:突触前膜 Na^+ 通道拮抗剂能抑制突触前膜释放谷氨酸,常见有某些抗癫痫药物,如苯妥英就是 Na^+ 通道拮抗剂。动物实验证明,在发病 30min 给药可减少大鼠大脑中动脉闭塞后梗死容积 40% 左右。

苯妥英一直是一线抗癫痫药物,而在缺血时对脑组织的保护作用,似乎与抗癫痫作用无关,其确切机制尚待研究。拉莫三嗪及其衍生物目前正在做临床实验。Lubeluzole 为 benenzothiazole 化合物也在做临床实验。

(4)阿片类拮抗剂:纳络酮能改善加快实验性脊髓损伤修复,临床上小剂量纳络酮治疗缺血性脑血管病疗效不明显。纳络美酚仍在实验中。

（5）γ-氨基丁酸增强剂:γ-氨基丁酸(GABA)与 Glu 相反,是脑内主要的抑制性神经递质,几乎存在所有的神经元内,其生理作用是对兴奋氨基酸递质 Glu 起平衡作用。缺血后 GABA 立即从神经末梢释出 1h 后减少(可能通过反馈机制),使得 Glu 作用增强。沙土鼠双侧大脑缺血模型,使用 GABA 转氨酶抑制剂(crVing l-GABA)对海马区有保护作用。目前仍在实验当中。

6.改变血液流变学药物

（1）己酮可可碱(循能泰通):为甲基黄嘌呤衍生物,可增强红细胞变形能力,改善微循环。口服、静脉注射均可。

（2）长春西汀类:长春西汀、卡兰片、长效长春胺等,可增加脑血流量,增加红细胞变形能力,抑制血小板聚集改善脑代谢。

（3）二氢麦角碱类:麦角碱含有效成分麦角柯宁碱、麦角柯碱、麦角卡里碱等,在体内还原可增强抗肾上腺素作用。这类药物包括:甲磺酸阿米三嗪、依舒佳林、尼麦角林、双氢麦角毒碱等可增加供氧,改善脑代谢。

7.其他

（1）胞二磷胆碱有稳定细胞膜等作用,但疗效不肯定。

（2）神经节苷脂类药物(GM$_1$)可对抗兴奋性氨基酸,目前已在临床试用。国产制剂已问市。

（3）中药:丹参、川芎、葛根等另外多是复方制剂,如醒脑静(安宫牛黄)、血塞通、血栓通、麦普宁等。

五、高压氧治疗

1.治疗机制

（1）增加能量、彻底纠正酸中毒:由于氧供改善,细胞内糖的有氧氧化增强,能量产生增多;无氧酵解终止,有机酸产生停止。缺血期间蓄积在细胞内的有机酸,被重新纳入三羧酸循环继续氧化,使细胞内 H$^+$ 减少细胞内酸中毒被彻底纠正。

（2）改善细胞内外离子浓度梯度:由于能量增多,细胞膜通透性改善,膜上的 Na$^+$、K$^+$-泵重新启动,将细胞内过多的 Na$^+$ 转运到细胞外,将细胞外 K$^+$ 转运到胞内,恢复细胞内外 Na$^+$、K$^+$ 的浓度梯度。细胞的极化状态恢复正常,改善电生理功能。由于细胞内 Na$^+$ 减少,渗透压降低,减轻细胞内水肿。

（3）减轻细胞内钙超载

1)细胞膜的通透性改善。

2)细胞生物膜上 Ca^{2+}-泵因能量充沛而重新启动,将胞浆内多余的 Ca^{2+} 转运到细胞外和肌浆网内。

3)肌架网摄取、储存 Ca^{2+} 能力恢复,使细胞内钙超载改善。目前有大量的实验证明,缺血性脑血管病脑细胞内 Ca^{2+} 明显增高。经高压氧治疗可以使 Ca^{2+} 降低。方以群测定大鼠的脑缺血-再灌注损伤模型:海马神经元 Ca^{2+} 为(586.43 ±54.07)nmol/L,经 2.5ATA 吸氧 80min 处置后 Ca^{2+} 降至(266.73 ±42.69)nmol/L。

钙超载改善对机体益处:①细胞柔韧性恢复,改善微循环;②Ca^{2+} 是信息分子,平滑肌内

Ca^{2+}减少，可以松弛血管平滑肌扩张血管；③细胞内Ca^{2+}、H^+减少，能量充足，磷脂酶活性降低，膜磷脂分解停止，受损的膜结构恢复；④脂质过氧化代谢产物减少。

（4）加速血管内皮细胞修复、恢复NO的基础分泌：有大量实验证明，急性脑梗死因病灶区域内缺血缺氧，VEC首先遭到损伤，以致NO产生减少导致血管痉挛。受损的内皮细胞脱落到循环血液中使血液内VEC数量增多。笔者等人所做的急性CO中毒大鼠模型，由于缺氧血管内皮细胞受损，NO产生减少，外周血内皮细胞（CEC）增多。经高压氧处置后CEC减少，NO增多。证明高压氧治疗可修复血管内膜，恢复内皮细胞分泌NO的功能。由于NO恢复使VSM松弛，血管扩张。

（5）稳定中性粒细胞，减轻炎症反应：有报道证实高压氧治疗可使PMN黏附、浸润性降低。

有学者发现沙鼠缺血－再灌注模型的脑组织微血管内有广泛栓塞，红细胞、白细胞、血小板明显的聚集，PMN黏附在内皮细胞上非常紧密。经2.5ATA高压氧处置80min后，微血管内的栓塞已看不见，PMN在内皮细胞的黏附消失，红细胞、白细胞与血小板聚集很轻。有学者等给予缺血－再灌注性脑损伤的大鼠进行高压氧处置（每日1次、共5次），测定高压氧处置前后血清CIAM－1（sCIAM－1）水平。高压氧处置前sCIAM－1为(28.74 ± 1.36)ng/mL；高压氧处置后sCIAM－1降低为(25.49 ± 0.82)ng/mL。高压氧治疗使PMN活性降低（稳定）的机制如下。

1）高压氧治疗后趋化因子、黏附因子、细胞因子表达下调。

2）高压氧治疗使VEC修复，其NO产生增多，使血小板、PMN的稳定性增加。高春锦、葛环将急性CO中毒大鼠模型分为两组，高压氧组进行高压氧处置；对照组实验室喂养。高压氧处置前后，测定CEC量和NO浓度。

3）高压氧治疗减少活性物质生成：如TXA_2是AA的代谢产物，高压氧治疗时磷脂酶活性降低，AA的水解减缓、停止，TXA_2的产生减少。

（6）恢复血小板的稳定性：目前关于缺血缺氧性脑血管病以及缺血－再灌注脑损伤时，血小板活性增强的实验和临床报道很多。GMP－140（血小板α颗粒膜蛋白）、血小板相对体积和血小板CD61均可做为血小板活化的标志。

（7）减轻兴奋性氨基酸的细胞毒性作用：在进行高压氧治疗后能量产生增加，使得因能量匮乏而聚集在突触间隙的Glu重新被神经末梢和周围的胶质细胞吸收使其毒性作用减轻。

（8）阻止细胞过度凋亡：高压氧治疗可以减轻细胞内钙超载，改善线粒体膜通透性，恢复线粒体跨膜电位，故可阻止细胞过度凋亡。如果在高压氧治疗时辅以抗氧化剂，其效果更佳。关于脑梗死高压氧治疗对细胞凋亡的影响，尚未见报道。有学者利用急性CO中毒大鼠模型，将其分为两组，一组进行高压氧处置，另一组为对照组。分期检测大鼠海马神经细胞的线粒体膜电位和凋亡细胞数量。

综上所述，针对缺血性脑血管病的各种致病机制，如组织水肿、缺血－再灌注脑损伤、钙超载、自由基增多、血小板聚集性增强、PMN活性增强、兴奋性氨基酸增多、细胞过度凋亡等，高压氧治疗除对氧自由基增多无效以外对其他致病机制均有肯定疗效。所以高压氧治疗同时使用抗氧化剂是最佳的治疗方案。

高压氧治疗所起的脑细胞保护作用，也非某种药物所能比拟的，但也不应该排斥常规治疗，如溶栓、降纤、抗凝、抗血小板聚集剂、脑保护剂等治疗，更要注意一般治疗和护理。高压氧治疗具有脑细胞保护剂作用,并且比脑细胞保护药物有更好的效果,而且不良反应极小。所以高压氧治疗应该在急性脑梗死治疗时间窗(6h)以内开始。

2. 治疗方法

(1)治疗时间窗:在 20 世纪 80 年代初就有人讨论过高压氧治疗急性脑梗死的时机。Neubaue 主张在发病的 4h 以内。川口报道在 1 周内开始高压氧治疗,显效率 19%、有效率 58%。也有人认为脑梗死后 1h 开始高压氧治疗,疗效反不如梗死后 6h 后开始治疗的病例。此后有大量报告,证明高压氧治疗越早疗效越好。

(2)治疗压力:目前有人主张使用 2.0 ATA,有人主张用 2.5ATA,尚不能统一,我们认为这两种压力区别不大。

(3)疗程长短:关于治疗急性脑梗死的疗程长短,早有报道。Holbach 主张 2~3 个疗程。大多数人主张进行 2~3 个疗程,有人主张应早期开始 2~3 个疗程,休息 1 周后再开始 1~2 个疗程治疗。

(敖新珍)

第三节　脑复苏的高压氧治疗

心肺复苏是重要的急救手段之一。自 1960 年,Kouwenhonen 提出体外心脏按压术以来,经过 40 多年的发展,已逐渐形成了一整套心肺复苏术(CPR)。在实践中积累了大量经验,挽救了不少心脏停搏患者的生命。

后来逐渐发现很多心肺复苏成功的患者,虽然保住了生命,但最终因脑损伤未能恢复而成为了"植物人"。故近年又逐渐认识到心肺复苏的患者能否最终获得成功,在很大程度上取决于患者大脑功能的恢复。经过多年的努力,目前已把 CPR 发展成为心肺脑复苏术(CPCR)。高压氧(HBO)治疗脑复苏的效果非常显著。为介绍脑复苏的高压氧治疗,须先了解心肺复苏过程中脑损伤的机制。

一、定义

脑复苏是针对心肺复苏成功的患者在缺血缺氧以及血液再灌流过程中,所造成以大脑为主的全身各脏器损害进行治疗。治疗目的是要恢复患者生活自理能力,并最大限度改善患者的智能,使患者重新获得工作的能力。

二、病因

1. 心脏病

较常见的为冠心病、心瓣膜病、先天性心脏病、心力衰竭、心肌炎、心肌肥厚、心肌梗死、心律失常、心脏压塞等。

2. 呼吸系统疾病

肺梗死、支气管堵塞、肺感染、低氧血症等。

3. 神经系统疾病

急性脑血管病、脑外伤、颅内感染等。

4. 创伤

因各种创伤所引起的心脏停搏发病率较高,且高压氧效果最好,包括:溺水、自缢、电击和车祸等。

5. 中毒

中毒包括药物(如可卡因、甲苯、尼古丁、酒精、氯仿、三环抗抑郁药物等)、毒物(硫化氢、CO、有机磷农药等)中毒。

6. 感染

全身脏器的各种病原微生物感染均可引起心脏停搏。

7. 其他

其他包括代谢及内分泌紊乱、酸碱失衡、麻醉意外、过敏性休克等。

三、发病机制

心肺复苏的患者在呼吸心跳停止的短暂时间内,造成以大脑为主的全身脏器缺血缺氧性损伤。心肺复苏后循环重新建立,各缺血器官血流重新恢复(血液再灌流)。血液再灌流时也会给各脏器造成损害,称缺血再灌流性损伤。

(一)缺血缺氧的损伤

1. 组织细胞酸中毒

因缺血缺氧,细胞线粒体内进行的糖有氧氧化减弱或停止,细胞糖酵解明显增强,不但导致能量减少,而且引起丙酮酸等有机酸蓄积,发生代谢性酸中毒。当心脏停搏 2min 组织内产生的 H^+ 相当于正常人 24h 内所产生 H^+ 的总量。心脏停搏 3min 可使体内 pH 降至 7.0 以下。细胞内酸中毒会影响细胞的功能,严重时可造成器质性损害。实验证明,pH 降至 7.0 以下,神经细胞的电生理活动受到抑制;pH 低于 6.0,细胞的电生理活动停止;长时间酸中毒还会使细胞生物膜和血 - 脑脊液屏障的通透性增强,甚至可造成细胞生物膜的裂解,细胞崩溃死亡。

2. 细胞内外离子失衡

生理状态下,由于细胞膜的选择性渗透作用和细胞膜 Na^+、K^+ - ATP 酶(泵)主动转移细胞内外离子,维持了细胞内 K^+ 浓度高,Na^+、Ca^{2+} 低的极化状态。细胞的极化状态是细胞的兴奋、收缩、传导等性能的基础。缺血缺氧状态下,由于细胞膜通透性增强、细胞能量匮乏和细胞内酸中毒等,导致如下改变。

(1)细胞内 K^+ 浓度降低,破坏细胞的极化状态,从而影响细胞的电生理功能(兴奋性和传导性)。

(2)细胞内 Na^+ 增加:渗透压升高吸引水分进入细胞内,造成细胞内水肿。

(3)细胞内钙超负荷:(钙超载,CaO):正常细胞内 Ca^{2+} 浓度最低,仅为 $10^{-7} \sim 10^{-8}$ mol/L(细胞外为 10^{-3} mol/L)。在细胞缺血缺氧时因:①能量匮乏,细胞膜钙的慢通道开放,细胞外 Ca^{2+} 顺浓度梯度流向细胞内;②细胞内的 Na^+ 与细胞外 Ca^{2+} 进行交换,Ca^{2+} 进入细胞内;③细胞内肌浆网、内质网从胞浆内摄取 Ca^{2+} 的能力降低;④肌浆网、内质网膜的通透性增强,Ca^{2+} 从肌浆网、内质网渗透到胞浆内;⑤胞膜上的 Ca^{2+} - ATP 酶因缺乏能量,不能将细胞内的 Ca^{2+} 转移到细胞外,使得细胞质内 Ca^{2+} 超载。钙超载时胞浆内 Ca^{2+} 可比正常时高 100 ~ 200 倍。

细胞内钙超载的致病机制:①加重细胞内水肿;②Ca^{2+} 进入线粒体内影响线粒体的能量代谢,加重细胞能量匮乏;③血管平滑肌细胞内 Ca^{2+} 增高,促使平滑肌细胞收缩,血管痉挛,加重组织缺血;④细胞内 Ca^{2+} 可以激活细胞膜上的磷脂酶。活化的磷脂酶可以从细胞膜的磷脂内脱出花生四烯酸(AA),AA 在胞浆内可转化成为多种活性物质(称毒性介质),如:PG、TXA_2、LT 等;⑤钙超载时 Ca^{2+} 可以刺激细胞内氧自由基增多;⑥细胞变僵硬。

(4)铁离子(Fe^{2+})游离:Fe^{2+} 在正常细胞内以铁蛋白的形式存在。Fe^{2+} 是很多酶的辅酶,与转运电子有关。在细胞生物氧化过程中,Fe^{3+} 接受一个电子还原为 Fe^{2+},Fe^{2+} 再将电子转移出去被氧化为 Fe^{2+}。Fe^{2+} 是重要的辅酶。当组织缺血缺氧时 Fe^{2+} 从蛋白中游离出来。游离状态的 Fe^{2+} 可以诱发氧自由基的产生。

(二)缺血－再灌注性的损伤

临床和动物试验均已证明,缺血的脑组织经一段时间,如果血流再通(称"再灌注"),当脑组织重新获得血液后,脑组织的缺血性损伤理应得以恢复。但实际上并不尽然,如果缺血超过一定时限血液再灌注,反而会使脑组织的损伤加剧,把这种现象称为"缺血－再灌性损伤"。缺血－再灌注损伤的机制虽然不太清楚,但已有资料证明与自由基增多、钙超载加重等原因有关。

1. 自由基增多

缺血组织血液再灌时自由基明显增多。

(1)细胞内次黄嘌呤与氧在黄嘌呤氧化酶催化下生成尿酸和氧自由基。

(2)线粒体内细胞色素氧化酶系统因缺氧、乏能、Ca^{2+} 超载等原因而功能降低,在再灌注时大量氧随血液涌入线粒体,呼吸链尚不能生成足够量的电子,所以有较多的氧发生单电子还原而生成氧自由基,从线粒体漏出。

(3)组织出现类似炎症的反应,如充血、渗出、炎症细胞浸润等,病灶内 PMN 和巨噬细胞被激活时,会产生大量氧自由基。

(4)因组织缺血缺氧,SOD、CAT、GSH－PX 等抗氧化酶产生减少,血流再通时组织内的抗氧化酶又被血液冲走,导致组织清除自由基的能力降低。

自由基增多会对细胞造成损伤。实验证明:细胞经自由基作用 5min,细胞膜上的泵蛋白和载体蛋白受影响:作用 35min 细胞开始溶解。仓鼠毛细血管后静脉经自由基作用,其通透性增强,可渗出分子量 180000 的右旋糖酐。

2. 细胞内钙超载加重

在心脏停搏期间血流停顿,脑组织间液和血液内的 Ca^{2+} 大部分进入了细胞内(造成细胞内钙超载),以至组织液内的 Ca^{2+} 逐渐减少,故细胞内钙超载不会继续加重。当复苏成功血液携大量 Ca^{2+} 到脑组织,这些 Ca^{2+} 会继续进入细胞内,细胞内钙超载加重。

3. 生物活性物质(毒性介质)增多

在缺血再灌注性损伤过程中有多种活性物质增多,加重组织损伤,包括:血栓素(TXA_2)、白三烯(LT)和慢反应物质(SBS－4)等加重组织损伤。

(三)血小板活化因子增多

血小板活化因子(PAF)是巨噬细胞、PMN、嗜酸性粒细胞、嗜碱性粒细胞、血小板、血管内皮细胞等受自由基的刺激,在 Ca^{2+} 存在下产生的。

PAF 具有极强的抑制心肌、收缩冠状动脉、收缩支气管平滑肌,使支气管痉挛、增加血管的通透性,促进血小板聚集,促进 PMN 聚集并产生、释放自由基和 LT 等活性物质。血小板活化因子可诱发休克、DIC 等。

（四）血管内皮细胞（VEC）损坏和 NO 减少

由于缺血缺氧损伤了 VEC,致使 NO 产生减少,由于 NO 减少导致以下问题。

（1）血管平滑肌收缩,血管痉挛继发脑组织缺血。

（2）血小板活性增强,容易引起继发血栓形成。

（3）PMN 稳定性降低:被激活的 PMN 在黏附因子介导下穿过内膜,在脑组织内浸润,引发炎症反应,损伤脑组织。

（五）兴奋性氨基酸介导组织损伤

兴奋性氨基酸(Glu)是某些神经末梢分泌的介质,作用在下级神经元、胶质细胞的受体(NMDA),刺激这些细胞产生 NO,NO 再作用在其他细胞,产生大量 NO。由于 NO 是自由基,大量 NO 会造成脑组织损伤。

四、临床表现与转归

心肺复苏成功的患者均有不同程度的意识障碍。心跳、呼吸停止的时间越长,复苏后昏迷时间越久,昏迷程度越深。

（1）循环被阻断时间较短的患者复苏成功后有较轻的意识障碍。经吸氧和治疗,患者可迅速清醒、痊愈,不会留下后遗症。

（2）循环被阻断时间稍长的重度患者复苏后可表现以下几点。

中、深度昏迷、高热、惊厥、抽搐、四肢强直、尿潴留,发绀、呼吸深快、心率增快、血压波动,瞳孔对光反射、角膜反射迟钝或消失。颈部抵抗,四肢肌张力可增强或减弱。腱反射亢进、减弱或消失。双侧病理征阳性。伴发肺水肿患者咳白色或粉红色泡沫痰,双肺大量水泡音。瞳孔不等大提示发生脑疝。患者经积极抢救,有如下转归。

1）抽搐停止,体温正常,逐渐恢复清醒。

2）患者生命体征平稳,但意识不恢复进入去皮质状态(植物状态)。

3）患者死于休克、肺水肿、脑疝、继发性感染等。

去皮质状态:部分患者脑干功能逐渐恢复,但大脑皮质损害较严重,仍处于抑制状态,患者进入去皮质状态(植物状态)。患者表现:双上肢屈曲、双下肢伸直。没有意识,条件反射消失。患者可睁眼四顾,对声、光和疼痛刺激有反应。吞咽、咳嗽、呕吐反射存在,压眶、睫毛、角膜反射存在。

四肢肌张力增强、腱反射亢进,可引出病理征。脑电图慢波增多。去皮质状态持续的时间长短与病情轻重、年龄、治疗方法等因素有关。去皮质状态的转归有以下四种途径。

1）逐渐恢复到生活自理和工作能力。有学者曾治疗 1 例内蒙古牧民,因急性 CO 中毒昏迷,1 周后进入持续性植物状态,于中毒 82 天清醒,经康复治疗,约半年后回内蒙古放牧。

2）部分患者留下不同程度的后遗症,如:白质脑病、锥体外系损害(震颤麻痹、扭转痉挛)、锥体系统损害(偏瘫、单瘫、失语、皮层盲等)、精神症状、癫痫等。

3）少数患者长期处于去皮质状态(永久性植物状态)。

4）少数患者由于治疗欠妥、护理失误死于压疮、继发感染、水盐失衡、衰竭等。

（3）死亡:由于病情太重、年龄太大或治疗延误等原因,患者表现高热、抽搐、脑水肿、肺水肿、心功能不全。休克、急性肾衰竭、DIC 等,这些患者在未进入植物状态前就死亡。

五、辅助检查

1. 血常规

白细胞增高,PMN 升高或正常。

2. 血气分析

(1)低氧血症:心肺复苏后可表现:①呼吸衰竭($PaO_2 < 60mmHg$);②低氧血症(PaO_2 在 $60 \sim 80mmHg$);③正常($PaO_2 > 80mmHg$)。

(2)呼吸性酸中毒:由于呼吸停止,CO_2 潴留、$PaCO_2$ 升高($> 45mmHg$),随呼吸恢复和改善,$PaCO_2$ 逐渐正常。

(3)呼吸性碱中毒:患者呼吸深快,CO_2 呼出过多,而表现 $PaCO_2$ 降低($< 35mmHg$)。

(4)代谢性酸中毒:由于缺氧时间较长会发生代谢性酸中毒。

3. 血清酶

临床上常检查的包括:谷丙转氨酶(ALT)、谷草转氨酶(AST)、乳酸脱氢酶(LDH)、磷酸肌酸激酶(CPK,PK)、α-羟丁酸脱氢酶(HBD)等。这些酶存在于心、肝、肾、脑及消化道细胞内。全身缺血缺氧,引起这些细胞膜通透性增加或细胞崩溃时,ALT、AST 等酶逸到血浆内。心肺复苏后血清酶的动态变化规律与急性 CO 中毒血清酶变化相似。

4. 血清尿素氮

病早期可因肾血流量减少,尿素氮可轻度增加。伴急性肾衰竭时则明显增加,血肌酐亦可增加。

5. 心电图检查

本病心电图改变与急性 CO 中毒相似,但较轻。

6. 脑电图检查

α 波减少、慢波增多。

7. 颅脑 CT 检查

急性期因脑水肿可见半球沟回变浅、脑室缩小、白质密度减低,可见腔隙性低密度灶或小出血灶。后期发生脱髓鞘改变可表现白质密度降低,以苍白球最明显。晚期可出现脑萎缩,半球沟回增宽,侧裂增大,脑室扩大。

六、常规治疗

心肺复苏成功即标志着脑复苏治疗的开始。脑复苏治疗原则:①尽是减少缺血和缺血再灌注对中枢神经等器官、组织的损伤;②稳定机体内环境,为进一步治疗创造条件。要求达到以下标准内压(ICP) $< 5mmHg$(0.66kPa)。血压在心肺复苏初 $1 \sim 5min$ 内,收缩压应维持在 130mmHg,以后整个昏迷期间应维持在 90mmHg 水平。PaO_2 在 100mmHg 以上,pH7.3 $\sim$ 7.45,血浆渗透压在 2kPa(15mmHg)以上。血清渗量 $280 \sim 330mOsm$。血糖不低于 5.6mmoL/L(100mg%)。

1. 降低颅内压

使用 20% 甘露醇、25% 山梨醇、快速静脉注射,20min 注完。适当使用人血清蛋白、血浆等物,增加血液内胶体渗透压。

心功能不全者使用利尿药物如呋塞米或依他尼酸钠(利尿酸钠)。此外,甘露醇尚有清除羟自由基的作用。

2.糖皮质激素

糖皮质激素具有稳定细胞生物膜、改善毛细血管通透性、稳定溶酶体、增强组织抗氧化能力;降低颅内压;提高机体抗休克能力。糖皮质激素还可抑制磷脂酶 A_2 活性,阻止 TXA_2、LT 等生物活性物质的生成。故可减轻自由基和钙超载对机体的损害。

3.纠正酸中毒

近年发现在心肺复苏成功早期静脉使用大量碳酸氢钠会导致死亡。因为,大量碳酸氢钠进入血液和组织与 H^+ 结合生成碳酸,碳酸分解成 CO_2 和水。CO_2 可迅速弥散到细胞内,在细胞内与水重新结合成碳酸,碳酸解离形成 H^+,加重细胞内酸中毒,降低心肌收缩力。三羟甲基氨基甲烷(THAM)虽然不产生 CO_2,但有降低动脉舒张压和冠状动脉灌注压的不良反应,也会导致复苏的失败。因此,在没有新的药物前仍需使用碳酸氢钠,最好采用小剂量(30~50mL/次),多次,缓慢静脉滴注。

4.改善脑循环药物

小(低)分子右旋糖酐静脉滴注可以增加血浆胶体渗透压,使血容量增多,血细胞比容减少,改善血液流变性能。血细胞吸附右旋糖酐分子以后,其携带负电荷增多,聚集力下降。血浆、清蛋白以及血浆代用品也可使用。常在静脉滴注液中加入活血中药,如川芎嗪、丹参等。有人主张使用蝮蛇抗栓酶降低纤维蛋白原,减低血液黏度。

5.钙拮抗剂

可阻断 Ca^{2+} 进入细胞内,减轻细胞内钙超载,具有扩张冠状动脉和脑动脉的作用。本药应早期使用。种类很多,应选用可静脉滴注的剂型。

6.抗氧化剂

应早期使用。常用的有维生素 C、E,甘露醇,银杏制剂以及丹参、川芎、赤芍等中药。目前可以静脉滴注的依达拉奉注射液已开始使用。

7.脑细胞赋能剂

三磷酸腺苷、辅酶 A(CoSA)、胞二磷胆碱等。

8.抗休克治疗

扩容、补液、纠正酸中毒、纠正电解质紊乱,血压降低者可使用升压药物。

9.降低体温

迅速降低体温具有以下优点:①降低脑细胞耗氧量、代谢率,增强脑细胞对缺氧的耐受性;②降低脑血流量,减轻脑水肿,降低颅内压;③减轻再灌注性损伤。可使用冰帽、冰袋、酒精浴、冰水洗胃、冰水灌肠,高热不退者可进行人工冬眠。要求 30min 内将体温降至37℃以下。数小时以内将头部温度降至35℃以下,肛门温度保持在 30~32℃的低温。一般维持 3~5d 或更长,待病情好转方可缓慢升至正常体温(每日增加 1~2℃)。近来又有人提出 37℃对脑细胞是最佳保护温度,故有人提出以中度低温为宜。

七、高压氧治疗

1.治疗机制

(1)迅速提高血氧分压、增加血氧含量、增加毛细血管氧气弥散距离,故能迅速纠正全身组织,包括脑组织的缺氧状态。

(2)在高压氧下全身血管收缩。虽然颈内动脉血流减少,但椎动脉血流则增加,脑干血流量增多,使网状结构获得丰富的氧气同时,得到充足的血液。有利于昏迷患者的苏醒和生命体征的维持。

(3)由于氧供充足,细胞内糖的有氧氧化恢复,无氧酵解减弱、终止,能量增多。存留在组织细胞内的有机酸被重新纳入三羧酸循环继续氧化,使酸中毒从根本上得到纠正。

(4)能量供应充足、酸中毒纠正,使细胞膜通透性改善,膜离子泵重新启动,恢复细胞内外离子浓度梯度,改善细胞极化状态。

(5)降低颅内压:高压氧治疗可以降低颅内压,控制脑缺氧、脑水肿恶性循环的发展。实验证明,高压氧可使颅内血管收缩,阻力增加,血流量减少,从而使颅内压降低。在常压下吸纯氧大脑皮质血流量减少 12%;在 2ATA 下吸纯氧脑血流量减少 21%,颅内压降低 36%;在 3ATA 下吸纯氧脑血流量减少 25%,颅内压可下降 40% ~ 50%。在高压氧下虽然脑血流量减少,但因 PaO_2 增加二十多倍,故脑组织的供氧不但不会减少反而会明显增加。对脑缺氧、脑水肿患者,高压氧既有降低颅内压又有提高脑组织 PO_2、氧含量的双重作用。故而可打断脑缺氧、脑水肿的恶性循环。

(6)防止和控制肺水肿。

(7)加速血管内皮细胞修复,恢复 NO 的分泌,达到:①缓解血管痉挛;②增强血小板稳定性,减少继发性血栓形成;③稳定 PMN,减轻炎症反应。

(8)因能量充沛,兴奋氨基酸(Glu)被神经末梢重吸收,减轻兴奋性氨基酸介导的 NO 对组织的损伤。

(9)高压氧可促进脑血管的修复,促进侧支循环的建立,改善微循环,使缺氧的神经组织重新获得氧供和其他营养。

(10)高压氧治疗能促进脑神经细胞恢复,促进神经纤维和髓鞘修复,加速大脑功能的改善。

(11)高压氧治疗对心、肺、肝、肾等重要器官有保护和修复的作用,防止其损伤或衰竭。

2. 治疗指征

心肺复苏的患者如无绝对禁忌证,均应早期进行高压氧治疗。病情越严重越应行高压氧治疗。

3. 治疗时机

高压氧治疗越早越好,但因心肺刚刚复苏,心电不稳容易发生心律失常,故必须待心脏情况稳定后方可行高压氧治疗。

4. 治疗压力

不需采取高压力,一般 2 ~ 2.5ATA 即可。

5. 治疗时间

关于吸氧的时间、疗程长短是个重要问题。多数患者在高压环境下吸氧后病情好转,出舱后病情仍稳定,随着高压氧及临床治疗后逐渐恢复。但也有患者在高压氧下病情稳定,减压出舱后病情又加重。因此,有人主张在高压氧下较长时间停留,20 世纪 80 年代,国内曾有在高压氧下长时间停留取得成功的报道。但在舱内吸氧时间过长容易发生氧中毒,这对已处于垂危状态患者是一个严重的威胁,为防止发生氧中毒,应遵循以下原则。

(1)采用间断吸氧法。

(2)尽量采用较低压力。

（3）单人纯氧舱应严格控制氧气的浓度：治疗早期氧气浓度可较高，病情改善后，吸入氧气浓度不应超过60%。

（4）即使遵守上述原则，高压氧的治疗时间也不能无限延长，应严格遵守在各不同压力下吸氧的最长允许时间，不得超过允许停留的限度。

（5）严密观察病情，及时发现早期氧中毒的表现，迅速采取有效措施。

（6）其他预防措施，如低温及对抗氧中毒的药物，如三羟甲基氨基甲烷（THAM）、氨基丁酸、谷胱甘肽、阿托品、B族维生素、琥珀酸盐、维生素C等。另一种常用的方法，最初治疗每日2次、每次高压氧下停留2h，吸氧1h，病情稳定后改为每日1次，这种方法的优点是不易发生氧中毒，但反复加压、减压、进舱、出舱过于烦琐。采用此法使用压力可较高，一般用2～2.5ATA。

6.注意事项

（1）患者进行高压氧治疗时，应照常进行常规治疗。

（2）加强护理，预防肺和泌尿系感染，预防压疮。

（3）心肺复苏早期行高压氧治疗时，一定注意患者可能在舱内发生心律失常，应有医护人员陪舱，并做好抢救准备工作。

（4）因患者深昏迷、肺水肿，呼吸道分泌物较多，影响肺的通气功能，使肺内通气/血流比例失调，肺内病理性动静脉血液分流增加，造成低氧血症。甚至在高压氧治疗时 PaO_2 也会受影响。故进舱前和在舱内应经常吸痰，保持呼吸道通畅。若 PaO_2 持续低于 60～70mmHg；SaO_2 持续低于85%，应做气管切开，既可减少呼吸无效腔，又便于吸痰。

（5）注意肺氧中毒：因缺血和缺血再灌注过程中肺已遭受损坏，对高浓度氧较敏感，在进行高压氧治疗时容易发生肺氧中毒。有学者观察到重度昏迷患者在行高压氧治疗时，吸氧初期一般情况尚好，到吸氧末期，患者表现呼吸加快加深、出大汗、躁动，停止吸氧可迅速缓解。病情稳定后，这种现象不复出现。考虑是早期氧中毒所致。故急性重症患者吸氧时间不宜过久，治疗压力不宜过高，每日作2次高压氧治疗的患者，每次吸氧不得超过60min。

（敖新珍）

第四节　减压病的高压氧治疗

减压病（decompression sickness，DCS 或 decompression illness，DCI）是一种因机体在高压环境下停留一定时间后，突然回到常压下（压力降低过快）溶解于体内的氮气游离出来，而引起的疾病。

本病系 1845 年，Triger 最早报道的。1878 年，Paul Bert 经动物实验证实本病系减压速度过快造成的，组织内所出现的气泡主要成分是氮气。1878 年，Jaminet 报道急性减压病 119 例，病死率 11%，致残率为 43%。早年采海绵的渔民在潜水过程中发生减压病，会立即下潜使症状消失，这就产生了原始的加压治疗。1889 年，英国 Ernest W. Moir 首先采用再加压治疗减压病。

美国纽约东河隧道工程的高气压作业中，共减压 557000 人次，共发生减压病 3692 例，经加压治疗:治愈率90%;有效率9.5%;无效0.5%;死亡0.003%。此后,学者们进行了大量的实验和临床观察,对本病的病因、发病机制、临床表现和治疗有了进一步的了解。本病的名称很多,如沉箱病、潜涵病、潜水性瘫痪、气泡栓塞症、气压病、屈肢症等。目前统称减压病。

一、病因

(1)潜水作业人员因事故出水过快。

(2)潜艇人员水下遇险,紧急出艇上浮过快,称放漂。

(3)沉箱、隧道作业人员减压不规范(减压过快)。

(4)加压舱或高压氧舱内治疗的患者或工作人员减压过快。

(5)飞行员高空失事,机舱破裂漏气,压力突然降低。

(6)近年来沿海地区渔民反复潜水,减压不规范,时有减压病发生。

二、发病机制

1. 组织内气泡的形成

在高气压环境下工作(呼吸空气),空气中的氮气与氧气同时从肺泡弥散到肺毛细血管血液内,随血流运送到周身组织的毛细血管,然后弥散并溶解在组织内。这个过程称氮的饱和过程。

随时间延长氮在体内的饱和度逐渐增加。在高气压环境中已达一定程度氮饱和的人,在返回原压力环境后,由于外界 PN_2 低于体内 PN_2,溶解在体内多余的氮气,必须慢慢弥散到毛细血管血液内,随血流运送到肺,再弥散到肺泡,呼出体外。这个过程称脱饱和。氮的脱饱和与氮的饱和过程相同,只是方向相反。虽然人体氮的脱饱和过程有过饱和安全特性,但如果减压速度过快,超出了过饱和安全范围,组织内多余的氮来不及经血液运送到肺,从肺呼出,以致在体内形成气泡,造成减压病。气泡的产生速度很快,几分钟甚至几秒就可形成。根据物理学的规律,液体中的气体从溶解状态游离出来形成气泡,除该气体必须处于过饱和状态外,还受以下因素的影响。

(1)静水压力:组织液、淋巴液、血液内的过饱和的 PN_2 必须大于静水压力才容易形成游离的气泡。血管内的静水压力大致等于血压加 PN_2。动脉内血压较高约为 120/80mmHg,静脉血压较低约为 5mmHg 左右。所以,减压病的气泡多出现在静脉和淋巴管内。

(2)液体的表面张力和黏滞性:气泡形成过程中必须克服液体的表面张力和黏滞性,所以在表面张力、黏滞性高的液体内不易形成气泡。毛细血管内血液的表面张力、黏滞性均大于静脉血液。故毛细血管内形成气泡的可能性较静脉小。在体液中以脑脊液和淋巴液的表面张力最低,所以在淋巴管内较易发生气泡。脑脊液黏滞性比脑组织低。所以脑脊液较脑组织内容易产生气泡。

(3)机械振荡:振动、剧烈活动会加速气泡在肌肉、肌腱、关节囊、韧带、筋膜等组织内形成。

(4)其他:需有形成气泡的核心 - 气体核。有人认为组织内即存在气体核。

2. 气泡易发部位

(1)气泡多见于脂肪细胞内。细胞内气泡体积可很小也可大到胀破细胞。

(2)组织内气泡好发于氮溶解较多、血循环较差、氮脱饱和较困难的组织,如脂肪、肌腱、韧带、关节囊、黄骨髓、脊髓及神经髓鞘等部位。

（3）淋巴管内。

（4）组织液、脑脊液、关节腔液、眼房水及玻璃体液、内耳的淋巴液等。

（5）血管内气泡一般先出现在静脉系统和毛细血管内。静脉和毛细血管血液内的气泡积累到一定量还可以经肺进入动脉系统。严重减压病也可见到气泡直接出现在动脉系统内。

3. 气泡的致病机制

（1）血管的栓塞：当血管内的气泡长度超过血管直径的 1.5 倍，就会堵塞在血管内，所以气泡最容易堵塞在较细小的动脉内。由于毛细血管和静脉内的气泡最终都会进入肺循环，堵塞在肺的微小血管内。

发生在动脉内的气泡最终会堵塞在不同器官、组织的终末小动脉内。所造成的后果视栓塞在什么脏器。如果中枢神经系统、心脏、肺受累后果最严重。血管气栓的致病机制：①梗死组织因缺血缺氧造成损伤，并形成大小不等的梗死灶；②微循环障碍：由于减压病在毛细血管内形成的气泡数量多，所以受累的微循环广泛、严重；③由于气泡大多栓塞在动脉的末端和毛细血管，所以会增加肺和体循环的外周阻力，加重心脏负担。

（2）机械压迫：周身组织中以结缔组织数量最多、结构致密、血液供应较差，所以在结缔组织内所生成的气泡中氮气的张力要比周围组织内溶解的氮气张力低，组织内溶解的氮气会不断地向气泡内弥散，使气泡体积变大，其机械压迫作用逐渐增强。肌腱和神经髓鞘等结缔组织内气泡压迫了神经末梢或感受器会引起疼痛和瘙痒，压迫皮下小血管会引起微循环障碍和皮肤花斑状改变。

（3）表面活性作用：1944 年，Harrey 等；1972 年，Philp；1978 年，Richter 先后用显微镜观察减压患者体内气泡，发现在气泡的气－血界面上有一层约 20nm 厚的电子密集层，有人称之为嗜溴膜。有人认为嗜溴膜是血浆蛋白；有人认为是类脂质。

总之，这层膜的分子在表面张力和电动力的作用下，分子排列顺序和性质发生了变化，产生了疏水特性，其疏水基团朝向气相，而亲水基团朝向液相使表面活性增强，可以增强血小板的黏附力，使得很多血小板集聚并黏附在气泡表面然后释放出大量活性物质（5－羟色胺、肾上腺素、组胺、缓激肽、儿茶酚胺、二磷酸腺苷、血小板第Ⅳ因子等）。这些活性物质可以：①收缩平滑肌使小动脉和支气管痉挛；②刺激并加速血小板的聚集、黏附、裂解，释放出更多活性物质，继发组织缺氧。组织缺氧又会加重上述反应，导致恶性循环，最终可发生弥散性血管内凝血（DIC）。

（4）蛋白质变性：蛋白质在水溶液中结构稳定。但如球蛋白暴露在气液界面，朝向气相时其分子折叠会断裂，蛋白质发生变性。变性的蛋白质相互粘连影响血液流动。减压病时红细胞聚集现象可能与血浆内蛋白质变性有关。

（5）血液流变性改变：减压病发病时血液黏度变大，增加血液流动阻力，尤其以微循环最显著。

（6）脂肪栓子的致病作用：脂肪细胞和其他细胞内的气泡体积增大后可以将细胞胀破，所游离出来的脂肪颗粒和细胞残块可以造成全身脏器栓塞。肺栓塞（脂肪或气泡）后，肺细胞可以释放 5－羟色胺、组胺、缓激肽、前列腺素、平滑肌活性因子（SMAF）等，引起支气管平滑肌痉挛、毛细血管渗透性增加，导致肺水肿。

三、易发因素

有以下因素存在时机体容易发生减压病。

1. 环境压力

环境压力越高就越容易发生减压病,病情越严重。

2. 暴露时间

在高气压环境中暴露时间越长,机体的氮气饱和越充分、组织内溶解的氮越多,减压病发病率高、病情越重。

3. 减压速度

减压速度越快越容易形成气泡,减压病的发生率高、症状重。

4. 环境温度

由于环境温度高,血流快、组织血液灌注量大,组织的氮气饱和进程快。减压时环境温度低血流慢、血液灌注量减少,不利于氮气脱饱和。因此,在高气压环境中工作时温度高,减压时温度低都容易发生减压病。

5. 体内二氧化碳

组织内 CO_2 增多可引起微循环痉挛,血流量减少不利于氮气脱饱和。体内 CO_2 潴留时容易发生减压病。

6. 肢体活动强度

在高压环境中强体力劳动可以使血液循环量增加、组织代谢旺盛、体温增加、CO_2 增多、酸性代谢产物增多,可加速机体氮气的饱和。工作结束后安静等待减压,活动减少、环境寒冷等因素,均不利于氮气脱饱和容易发生减压病。

7. 个体因素

(1)年龄:40 岁以上的人因心血管功能逐渐衰退,不利于氮气脱饱和。有人统计一组沉箱工作人员减压病发病率与年龄的关系:20～24 岁组 300 人发生减压病 13.3%;30～34 岁组 257 人发生减压病 24.5%;40～46 岁组 230 人发生减压病 31.7%;50～55 岁组 236 人发生减压病 33.1%。

(2)身体素质:患其他慢性疾病如慢性心肺疾病、骨关节炎症或损伤、大面积皮肤瘢痕、肥胖脂肪过多的人易发生减压病。

(3)精神状态:精神紧张、恐惧、情绪不稳、激动、睡眠不足、休息不好、酒后容易发生减压病。

(4)初次进入高压环境容易发生减压病。一般经过多次潜水或进高压舱或经过潜水训练可以减少减压病的发病率。

四、病理

因急性减压病死亡病例尸检可见血管内有大块凝血,血管、心腔、大脑、脊髓、肝、脾、肠、肾、关节囊等组织内有大量气泡。肺明显充血、水肿、出血、气肿及肺不张。大脑及脊髓的损害比较严重,表现血管内有气泡、血管周围渗出、出血、淤血,神经细胞及胶质细胞水肿、变性、坏死。慢性减压病患者多死于脑、脊髓损伤继发的压疮、肺感染、营养不良、衰竭。组织和血管内一般已见不到气泡,但也见过病后 33d 死亡的患者体内仍有气泡。

五、临床分型

1. 根据病情轻重分型

(1)大多数临床工作者采用的按病情分型

1）轻型：临床表现仅有皮肤瘙痒，肌肉和关节的轻度疼痛。

2）中型：除上述症状外还出现头痛、头晕、无力、恶心、呕吐、耳鸣、腹痛等神经系统和消化系统症状。

3）重型：出现神经、呼吸或循环系统损害的症状，如昏迷、瘫痪、呼吸困难、休克等。

（2）Kindwall 按病情把减压病分为两型。

1）Ⅰ型（轻型）：患者仅有皮肤和肌肉关节受累症状，占减压病的 75% ~90%。

2）Ⅱ型（重型）：有严重的神经、呼吸、循环系统损坏的表现，占 10% ~25%。

2. 按病程分型

以两周为界线，分成：急性减压病和慢性减压病。

3. 按病理分型

有人根据主要受损器官分为"脑型""脊髓型"等。

目前对减压病的分类仍无统一概念。

六、临床表现

据统计潜水员海中作业约 5% 发生减压病；高气压作业的工人发病率为 1% ~4%；不吸氧快速升空（11700m）发生率可达 50%。80% 的患者在减压后 3h 内发病；5% ~6% 患者在减压过程中发病；10% ~15% 患者在减压结束 3h 后发病；少数患者 24 ~36h 才出现症状，但尚未见到超过 36h 发病者。常见的症状如下。

1. 疼痛

约有的减压患者有疼痛感觉。疼痛可突然或缓慢发生，可发生在全身任何部位，以四肢及大关节最多见。高气压作业人员的减压病上肢疼痛是下肢的 3 倍；潜水员相反下肢是上肢的 3 倍。疼痛性质为酸痛、针刺样痛、深部钝痛。患者常因肢体及关节疼痛剧烈，肢体只能保持屈曲位置以减轻疼痛，故称屈肢症。腹部明显疼痛提示病情严重。

2. 皮肤瘙痒

皮肤瘙痒是常见且出现较早的症状，系皮肤毛细血管内外气泡刺激汗腺和神经末梢所致，故痒在皮肤深处搔抓不能缓解，有人形容为隔靴搔痒并伴皮肤灼热、虫爬感，皮肤易出汗等。由于皮肤微循环栓塞缺血和淤血交错存在，以至皮肤苍白区域和青紫区域相嵌存在，而呈大理石斑纹状。Ⅰ型减压病疼痛占瘙痒占 20%；肢体水肿（系淋巴阻塞所致）占 10%。

3. 中枢神经系统症状

在减压病中，神经系统症状约占 1/4，以脊髓损伤较多见。由于脑组织含脂肪量少、脑血流速度快、血流量大、血液灌流好，故而减压病累及脑组织较少。Hayashi 报道 176 例减压病累及大脑的仅 2 例（1.1%）。有学者报道 302 例减压病累及大脑的 4 例（1.3%）。但是，由于以下几点。

（1）中枢神经系统某些组织如白质含类脂质较多，能溶解大量氮气，饱和过程慢。

（2）中枢神经系统某些部位如脊髓中段，由终末动脉供血，侧支循环差。

（3）中枢神经处于几乎密闭的颅腔和椎管内，脑组织致密，一旦有气泡产生易引起显著的压力增高。

（4）脑组织对缺氧非常敏感，被栓塞的部位容易产生不可逆的损害。因此，中枢神经系统受累后果严重。脊髓中段受累，临床表现截瘫、单瘫；单侧或肢体感觉障碍和二便失禁。大脑受累可感觉疲劳、无力、头痛、头晕、嗜睡、昏迷等。内耳受损会引起眩晕、呕吐、眼震,称前庭性屈肢症。气泡累及视觉系统可发生失明、偏盲、皮层盲等。

4. 呼吸系统症状

咳嗽、胸骨后疼痛、胸部压迫感、呼吸困难等,称"气哽"。呼吸系统症状在减压病中出现率为 2% ~6%。

5. 循环系统症状

重度减压病患者可以发生虚脱、心绞痛、心律失常、心功能不全及休克。

6. 消化系统症状

恶心、呕吐、腹痛等。

七、诊断

(1)有潜水、沉箱、高压舱、加压舱工作史,有高空飞行突然失事的历史。

(2)有减压不规范的病史。

(3)有潜伏期:大多数病例的症状发生在减压结束后 30 ~90min 之内,最久不会超过 48h。Ⅱ型减压病常发生在 30min 以内。把这段时间称潜伏期。据统计:约 42% 的患者症状出现在1h 以内;60% 的患者症状出现在 3h 以内;83% 出现在 8h 以内;98% 出现在 24h 以内。潜水结束 48h 仍完全无症状:,以后再发病的可能性极小。30 年前有文献记载:出水后 36h 仍有发病的报道。因此,在出水后 36 ~48h 出现可疑症状者,也应进行加压治疗予以鉴别。

(4)临床表现:典型的症状和体征可以作为诊断的主要证据。

(5)辅助检查:①心电图:出现肺型 P 波;②气泡的超声探测:使用多普勒(Doppler)超声气泡探测仪,探测静脉血流内有无气泡存在。这种方法不能测出组织内静止的气泡;③骨扫描:发病 72h 后进行 ^{99m}Tc 骨扫描可获阳性结果;④X 线检查:减压病发病 6 ~ 12 个月后出现骨坏死等改变,X 线检查才能发现。故 X 线检查对急性减压病的诊断无价值。

(6)诊断性治疗:对于症状轻微不典型难以确诊的病例,如发现有心率快、血压下降、心脏扩大,有类似瓣膜闭锁不全的杂音;有神经系统体征等可疑点,既不能确诊,又不能解释的患者,必须立刻进行鉴别性的加压治疗,一般加压 2 ~2.2ATA 的压力,不吸氧(也可吸氧)如果疼痛基本消失即可确诊。

八、加压治疗

加压治疗是减压病首选的治疗方法。由于减压病进行加压治疗时肢体疼痛会迅速缓解、消失,甚至一些被延误而转为慢性的减压患者,在进行加压治疗时,肢体的疼痛也会戏剧性的缓解。

所以有人形容加压治疗减压病为"立竿见影""压到病除"。因此,对确认和疑似减压病患者应及时进行加压治疗。无加压舱设备的医院也应迅速利用高压氧舱进行高压氧治疗。重症患者应在高压氧治疗后,尽快转往有加压舱设备的医院。

1. 治疗机制

根据波义耳 – 马略特(Boyle – mariotte)定律,气体的体积与压力成反比,所以在进行加压治疗时,环境压力增大。

(1)患者体内气泡体积缩小。

(2)气泡内压力增高会加速气泡内氮气向周围血液、组织液内弥散,使气泡体积缩小。

（3）在加压治疗过程中吸一定量的氧气，氧气可置换出气泡内的氮气，氧气更容易被组织吸收和利用。由于气泡变小、消失，使得：①变小的气泡向血管末端移动，缩小梗死的面积并改善机体血液循环；②减轻气泡对组织的压迫作用；③气泡缩小使气液界面积变小，减轻表面活性作用；④减轻组织蛋白质变性，改善微循环；⑤在加压舱内吸氧会提高 PaO_2 和血氧含量，迅速纠正机体组织缺氧。

2. 病例的选择

（1）轻的减压病：仅有一过性的皮肤瘙痒、少量皮疹、轻度疲劳感的病例，可以先不作加压治疗。但必须继续密切观察 $36 \sim 48h$。因为极轻的症状很可能是重型减压病的早期症状。

（2）一旦确诊不论病情轻重均应立刻进行加压治疗。

（3）对难确定的可疑病例，应立刻进行鉴别性的加压处理，如单纯加压后症状好转、减轻、消失，则可确定诊断并可继续完成彻底治疗。如加压无效可以排除减压病，应结束治疗减压出舱。

（4）凡在高压环境中工作（潜水、潜涵、加压治疗等）后的减压过程明显违反操作规则（如未按要求进行减压或潜水放漂等）者，出水后其症状体征不一定很快出现，但决不能等待症状出现再进行治疗，应在减压（出水）后立刻进行预防性加压治疗。

（5）对潜水深度不大、水下工作时间不长或属于不减压潜水范围，甚至确属规范减压以及通常认为不可能发生减压病的条件下发病者，只要有可疑的症状和体征，亦应进行加压治疗。

3. 治疗方法

减压病病情发展很快，症状从轻到重进展非常迅速。对来院的患者没有充分时间进行详细的查体和详细的询问病史，又不能等待观察。无法判断出患者属于轻型还是重症的早期，为了争取时间通常都是先进舱，迅速加压。在舱内边升压、边询问、边检查，然后根据患者在加压过程中的反应再确定治疗的压力和方案。

（1）治疗压力：由于各国的经验和习惯不同，对治疗减压病所采用的最高压力各不相同。

（2）加压速度：只要患者、陪舱的医务人员及家属的咽鼓管和鼻窦腔通畅、调压功能良好、氧舱或加压舱加压系统设备的供气条件许可，应以 $1ATA/min$ 的速度升压。进舱前用 1% 麻黄碱滴鼻，昏迷患者可做预防性鼓膜穿刺，以免压伤鼓膜。

如加压过程中出现耳痛可稍停加压，或略降低一点压力，待调压成功后再继续加压。如出现加压性关节疼痛等不适亦应稍停加压，待疼痛缓解后再加压。除治疗方案有特殊规定外，加压时间均计入治疗时间内。

（3）停留时间：由于加压后气泡从缩小到完全消散需要一定时间，不能在症状刚减轻或刚消失，就开始减压。原则上必须在症状全部消去后，再适当停留一段时间，使气泡内氮气全部溶解在组织液内，气泡完全消失。这段时间具体多久是个关键问题。

（4）吸氧问题：在减压病行加压治疗过程中呼吸氧气，具有加速气泡内惰性气体的排除、加速气泡消失，而且可以迅速改善组织的缺氧，加速组织修复。但是由于治疗压力高、时间长，所以盲目的吸氧势必增加氧中毒的危险，故在治疗期合理的、充分的吸氧非常重要。

4. 减压中可能出现的异常情况及处理原则

（1）减压中出现异常的处置：在减压过程中出现以下现象。

1）原症状一直未能消除或减压中又恶化。

2）原症状已缓解或消失，但在减压中又复现。

3)原症状已消失,减压中在新部位又出现新症状。

上述情况系体内又出现了气泡所致,其原因不外乎:①治疗压力不够;②治疗压力下停留时间过短;③减压不规范;④减压中观察病情不仔细,患者已出现症状未及时发现仍继续减压;⑤减压方案未身的缺陷(美海军第4方案,陪舱人员也有发病的报道);⑥个体差异。此外还可以表现原症状已消失,但减压中又出现发热,感染,水、盐或酸碱失衡等其他疾病的症状。这种现象非气泡再现所造成。减压过程中重新出现气泡应作如下处理。

1)暂停止减压详细检查、分析原因、寻找策略。

2)将压力升高0.3~1ATA行加压鉴别,如症状减轻可确认为是气泡所引起,应继续加压处理直到症状消失,然后改换合适的减压方案。

3)根据病情也可采取延长在某压力下的停留时间;延长后续各停留站的减压时间;在安全吸氧的压力范围内充分吸氧等措施。

减压过程中发生发烧、感染、脱水、休克、水盐及酸碱失衡等与气泡无关的并发症,均应对症处理,如抗感染、输液、调节水盐、酸碱平衡等。

(2)氧中毒及处置:由于减压病治疗压力较高、时间较长,若吸氧不当有发生氧中毒的可能。故而,在加压治疗中应密切观察病情变化,防治氧中毒。

1)脑型氧中毒:主要表现为癫痫样大发作的全身惊厥。惊厥前的先兆很重要:如眼前闪光、亮点、耳鸣、眩晕、恶心、呕吐、唇及面部肌肉抽搐、焦虑、肢体刺痛、面色苍白等。一旦发现这些症状,立即采取以下措施:①迅速摘下吸氧面罩改吸舱内空气,并停止减压;②在氧中毒症状体征全部消失15min后,可再继续吸氧;从中断点开始继续按原程序进行;③如氧中毒症状体征再现,再中断吸氧;④如连续3次出现氧中毒症状体征,应立即停止吸氧,并请专家会诊,决定处置方案;⑤发生氧惊厥中断吸氧后,患者头部应稍向后仰防止呼吸道阻塞。抽搐时不宜强迫张嘴。

2)肺型氧中毒:最早出现的症状为胸骨后不适,继而发展成胸骨后烧灼感,然后出现最重要的症状胸骨后疼痛,吸气时明显加重,最终发生肺水肿。治疗期间发现肺氧中毒症状体征时,应作如下处理:①如患者对加压治疗反应较好症状有明显改善,胸骨后烧灼感令患者不愿继续吸氧。专家们认为在胸骨后出现烧灼感期间,必须继续吸氧;②如患者原中枢神经系统症状体征还在逐渐改善,也应该继续吸氧;③停止吸氧后病情恶化的患者,应继续吸氧或将吸氧周期改为:氧20min-空气10min。继续吸氧过程中应密切观察病情变化,一旦发生胸骨后疼痛和呼吸困难,应立刻终止吸氧。

九、高压氧治疗

由于减压病主要发生在沿海地区,从事航海、捕捞、潜水作业的人群中,故而加压舱也多设在沿海大城市、海军的医院、科研院所,而广大内陆地区无加压舱设备。减压病虽属高压氧医学范畴,但大多数高压氧医生缺乏治疗减压病的经验。

自改革开放以来,我国人民生活水平不断改善、文化素质不断提高,潜水作为运动项目,已在内陆城市逐渐开展起来。各大城市的建设繁荣,潜涵作业也在内陆城市兴起。故高压氧医生要掌握用高压氧舱治疗减压病的技能。

1.治疗机制

治疗机制同加压治疗。

2. 治疗方法

(1)轻症的Ⅰ型患者:比如仅有疼痛、皮肤瘙痒和花斑纹改变较轻病例,可采用常规治疗:压力选择2.5ATA、稳压60～120min并采用间歇性吸氧,待症状消失,再停留30min,然后采取60～120min的阶段减压。

(2)较重的Ⅰ型患者:可以采用国内治疗方案Ⅰ(压力2.8ATA、总治疗时间2h34min)和美国方案5(压力2.8ATA、总治疗时间2h15min)相近。

(3)重度的Ⅰ型患者:可以采用国内治疗方案Ⅱ(压力2.8ATA、总治疗时间5h19min)和美海方案6(压力2.8ATA、总治疗时间4h45min)相近。

(4)Ⅱ型患者:可采用美海军方案7(压力2.8ATA、总治疗时间48h)。

3. 注意事项

当采用常规高压氧和方案Ⅰ(5)、Ⅱ(6),疗效不佳时可以立即改用美海军方案7,仍然无效时,无经验的医生不要自作主张延长时间或自行改变减压方案,要请有经验的专家会诊。由于治疗压力与加压舱相比较低,不良反应少,易掌握。据统计利用高压氧舱治疗Ⅰ型减压病治愈率达98%。

十、内科治疗

(1)尽早行常压大流量吸氧。

(2)调节水、电解质乎衡,注意能量供应。

(3)低温疗法对重度昏迷患者采用低温疗法,迅速将体温降至34.5℃,可降低脑组织的氧耗量,提高对缺氧的耐力,控制脑水肿。

(4)药物治疗

1)低分子右旋糖酐可扩充血容量,抑制血小板黏附和红细胞、血小板聚集;降低血小板第Ⅲ因子的活性。具有抗凝和改善微循环作用。此外,还可使用血浆及血浆代用品。

2)抗凝剂:临床证明,肝素可以改善减压患者的症状。动物实验证明,肝素可以降低减压病的病死率。肝素过量可以诱发出血,因此,重症减压病可以小计量、短期使用,同时要监测凝血时间。低分子肝素较安全且方便。阿司匹林口服比较安全、方便、价廉;氯吡格雷优于阿司匹林,但售价贵。

3)糖皮质激素:可以改善毛细血管通透性、减少渗出、减轻组织水肿、抑制炎症反应、稳定溶酶体、防止水解酶释放。

4)抗组胺药物:如赛庚啶、异丙嗪、氯苯那敏、西替利嗪、氯雷他定等可以对抗组胺和5-羟色胺,改善毛细血管通透性,缓解支气管痉挛。

5)其他:有心律失常者可使用抗心率失常药物,如利多卡因等。

(5)对症处理

1)减压时肢体疼痛应注意保暖,可在局部热敷、按摩,慎用镇痛剂以免抑制呼吸,影响惰性气体排除,促发氧中毒。加压治疗后仍遗留发酸、疼痛等轻度残留症状可行热水浴或蜡疗、红外线等理疗。

2)改善呼吸循环功能:可饮热饮料、服用中枢兴奋剂和血管扩张药物。

3)抗惊厥治疗:在舱内发生抽搐、惊厥应立即停止减压,待患者抽搐停止、呼吸改善后再减压。可使用镇静剂和抗癫痫药物。

4）使用抗生素预防和控制感染。

5）加强护理,注意营养供应。

十一、预防

(1)抗凝剂:动物试验证明:肝素有预防减压病的作用,由于使用不方便,且有引起出血的危险,故临床上不能推广。此外阿司匹林、氯吡格雷等有预防作用。右旋糖酐也有预防效果但需静脉使用。

(2)平滑肌活性物质拮抗剂:二甲基硫嗪(DMTA)动物实验有效,临床尚未使用。

(3)扩张血管药物、平滑肌松弛剂、维生素 E、可待因、赛庚啶等。

（敖新珍）

第十二章 烧伤瘢痕畸形的修复

第一节 烧伤后瘢痕性秃发与颅骨缺损的修复

一、烧伤后瘢痕性秃发的修复

头皮深度烧伤破坏毛囊,创面愈合后就会导致瘢痕形秃发。由于有颅骨支撑,故头皮深度烧伤后,遗留的瘢痕很少发生挛缩,也很少形成增生性瘢痕。电烧伤导致的瘢痕性秃发还应注意是否伴有颅骨缺损等。

烧伤后秃发的治疗原则是利用有毛囊的头皮修复秃发区,或将秃发区转移到不明显的部位,重点部位是额部发际和鬓角部,治疗方法主要有切除缝合、局部头皮瓣修复和皮肤扩张器修复法。

(一)切除缝合法

切除缝合法适用于面积较小且呈狭长形的瘢痕性秃发。一次不能完全切除者可分期多次切除。术中注意在切口两侧帽状腱膜下广泛游离头皮,分层缝合帽状腱膜及头皮,帽状腱膜的缝合困难时,可从创面内在帽状腱膜上做几道与切口平行的减张切口,帽状腱膜缝合十分重要;否则,术后瘢痕较宽,影响手术效果。

(二)局部头皮瓣修复法

对于圆形或三角形的秃发,如周围有足够面积的头皮组织,可设计各种局部头皮瓣,以推进旋转的方式全部或部分覆盖秃发区。手术设计应注意头皮瓣的蒂部因在近心端,可先用血管多普勒测定一下头皮血管的走向,再进行设计,如皮瓣内能包含知名的动、静脉,则皮瓣的长宽比可不受限制。

(三)皮肤扩张器修复法

这是目前认为治疗瘢痕性秃发最为理想的方法。适用于不能直接切除缝合者。

经过扩张,头皮面积可扩大一倍或数倍,扩张后毛发的密度虽有下降但不易察觉,外观较满意。不足之处是需要两次手术才能完成治疗,住院时间长,费用高。

二、烧伤后颅骨缺损的修复

对烧伤致颅骨缺损常用钛合金予以修复,制作修补材料时,钛合金有两种不同的构型:钛板和钛网。

钛板厚度为 0.2~0.5mm,术中成形时,根据颅骨缺损的大小剪裁后(略超出骨窗缘),用钳子根据所需的弧度塑形,采用覆盖法植入,周围用5~6枚配套钛钉固定。使用钛网修补的手术方法与钛板基本相同。

钛网较钛板厚,弹性小易塑形,故不会因边缘锐利、上翘切割皮肤引起感染;菱形网眼大而密,便于术后引流积液和肉芽组织贯穿生长,有利于固定补片,也避免上翘与外露等并发症。

目前认为,钛网克服了钛板成形不佳的缺点,手术效果比较理想。

其他如有机玻璃修复、硅胶片修复等因存在各种缺点,目前在临床并不常用。

(周自福)

第二节　颜面部瘢痕畸形的修复

一、概述

颜面部为身体的暴露部位,容易被烧伤而导致外观受损与功能障碍。其损伤主要包括以下几个方面:①瘢痕遗留颜面部本身导致的不美观;②瘢痕增生挛缩导致的组织器官移位、变形和表情活动受影响;③眼、耳、口、鼻等组织器官的缺损与功能障碍。在颜面部手术中,应以整复功能障碍与外观畸形为目的,两者不可偏倚。颜面部手术有其特殊性,应注意以下几方面的问题。

(一)手术时机

选择在烧伤创面愈合 6 个月以后,瘢痕稳定,趋于软化时为宜。由于颜面部血液供应丰富,故在瘢痕增生期,充血明显,并且瘢痕与皮下组织分界不清,术中出血多,渗血明显,容易导致术后血肿,影响手术效果。但对严重的睑外翻应早期治疗,以免导致角膜炎或角膜溃疡的发生。在等待手术期间应加强对瘢痕增生、挛缩的预防,如压力面罩、药物、硅凝胶膜的应用等,小口畸形可佩戴矫治器预防及治疗。

(二)手术方案及术前准备

根据病情和患者要求,权衡不同手术方法的利弊,制订手术方案。颜面部畸形整形常常涉及多个部位与器官,需要多次手术才能完成,手术方案应做全盘考虑、细心安排、分步实施。如不同部位手术时间顺序的选择;不同部位组织移植供区的配备;先、后手术部位间的影响等;患者的承受能力与康复时间等。术前准备除一般的常规准备外,应在术前 24h 进行耳、鼻、口腔的清洁与消毒,术晨再清洁、消毒 1 次,尤其应准备好各种抢救没备,如吸引器、开口器、通气管、气管切开包等。

(三)麻醉方式的选择

颜面部烧伤畸形患者常伴有头后仰受限、张口困难等,导致麻醉插管困难,拔管后出现呼吸道阻塞引起窒息。

术前手术者应与麻醉师共同检查患者,制订麻醉方案和应急措施。小范围的瘢痕整形采用神经阻滞麻醉和局部浸润麻醉可获得很好的麻醉效果。

(四)术后处理

患者全身麻醉未完全清醒时,应注意保持呼吸道通畅,除使用抗生素外,尤其应防止鼻腔、口腔的分泌物、食物污染手术区。敷料应包扎确实、尽可能减少面颊部活动。植皮手术拆线后应采用压力套与硅凝胶膜联合应用的方法减少皮片的挛缩。鼻再造后的鼻孔支撑胶管、耳再造后颅耳角、耳颞角的维持支具至少应使用半年以上。

二、颜面部烧伤瘢痕的修复

（一）颜面部的分区与修复

颜面部是人们喜、怒、哀、乐的表情部位，也有许多重要器官。各部分相互联系又各具独立性。颜面部可分为前额区鼻区、眼周区、上唇区、下唇区、颏区和颧颊区等7个区。各区之间有一定的界限，与皮纹或张力线一致。手术时按皮肤皱纹或分区设计切口，则术后缝合线瘢痕不明显，也较自然、美观。

（二）修复方法

根据颜面部烧伤瘢痕病情不同，修复方法也十分灵活。如是多部位畸形，应作全盘统筹考虑。尤其是皮源紧张时尤应精密计划。

一般明显的睑外翻、小口畸形、唇外翻等直接影响功能，可优先修复，其他部位可依据病情灵活掌握。颜面部是人体仪表最重要的部分，在修复方法的选择上应在考虑恢复功能的同时，如有条件应尽可能选择美容效果好的方法。

（三）面颊部瘢痕切除全厚皮片移植术

1. 适应证

面颊部瘢痕切除全厚皮片移植术适用于耳前、眼睑、颧弓以下、下颌缘以上、鼻唇沟外侧的瘢痕畸形。可两侧同时实施手术。

2. 禁忌证

严重的颈部瘢痕牵缩与面颊瘢痕相连者。

3. 手术步骤

（1）手术前再次用温盐水和双氧水清洗颜面部。麻醉平稳后常规消毒皮肤和铺消毒单。

（2）沿内眦下方鼻唇沟，经下颌缘、耳前、颞部发际、颧弓、鱼尾区至眶下缘为一侧面颊瘢痕切除区。其中内眦和外眦附近切口向上弯。切口深达瘢痕深面疏松组织。

（3）瘢痕切除从耳前开始，由后向前，自上而下剥离达瘢痕深面、腮腺筋膜浅面，逐步将瘢痕切除。至咬肌前缘与下颌缘交界附近时，注意保护面动脉，至颊部应尽量多保留脂肪。

（4）继则向下睑、唇颊沟、下颌缘和颞部创缘外，进行皮下剥离，使周围组织充分松解和复位。修整创面使之平坦，彻底止血。

（5）按创面印模放大15%切取胸腹全厚皮片，移植于面颊部。打包包扎和绷带加压，外加弹性绷带加压包扎。

4. 术中注意要点

（1）沿腮腺筋膜浅面切除瘢痕，可避免损伤面神经。在下颌角后方、前下方剥离达颈阔肌深面时，应防止伤及面神经颈支与下颌缘支。

（2）因面颊部瘢痕牵拉致下睑外翻者，可在瘢痕切除松解植皮术后修复。因眼本身皮肤缺损而睑外翻者，须遵守下睑分区植皮的方法。若下睑面颊为整块皮片，则内眦、外眦处的切口应超过内、外眦水平线。

5. 术后处理

（1）卧床休息。头两侧放沙袋固定。给镇静、止痛剂3~4d。鼻管饲食。术后8~10d检查伤口，分次拆线，如有皮片下血肿或皮片坏死，应在10~12d内清创，补充植皮。

（2）术后14d开始，甩弹性面罩压迫颜面部，以促使植皮区和切口瘢痕变松软。

（四）额部瘢痕切除游离皮片移植术

1. 适应证

全额部或限于颞额侧面瘢痕,选用厚中厚或全厚皮片移植。

2. 术前准备

剃除两耳连线之间的颞、额顶区头发;或在术前 3d 每天洗头两次,并用 1∶5000 苯扎溴铵浸洗头发 10min,可不再剃发。

3. 手术步骤

(1)术前清洗局部,常规消毒铺巾。

(2)沿鼻根"黄金点"做横切口,弯向上缘,斜向颞际前缘,向上至额侧区和前额发际,做整个额部分区切口。一侧额颞部植皮者,由前额发际至眉部做成多个锯齿状切口。

(3)自眉弓、两耳上方至枕部扎以橡皮管止血带。由眉弓向上逐步在瘢痕深面剥离,尽量保留额肌组织。额肌缺失者,沿骨膜浅面疏松组织剥离。剥离时由眶上切迹向上,勿损伤眶上神经和额动脉;眉内侧注意保护滑车上动脉;眉上外侧 1.0～1.5cm 处勿过深,避免损伤脂肪层深面的面神经额肌支。瘢痕切除后,创面为整个额部分区或额颞侧面。

(4)用鼓式取皮机在下胸部、腹部或大腿,切取整张厚中厚皮片,创面宽度小于 8cm 者,可切取胸、腹侧面全厚皮片移植,打包包扎和绷带加压,外加弹力绷带包扎。

（五）全颜面部整张皮片植皮

全颜面部整张皮片植皮用于烧伤瘢痕畸形涉及整个颜面部。手术一次将全面部瘢痕切除,植以整张全厚皮片。手术要求瘢痕切除时剥离面要平整,除保留眉毛和 2min 的睑缘皮肤外,切除颜面部各区的瘢痕和残存的正常皮肤,使颜面部形成一个完整创面。对睑外翻者行上下睑缘粘连术,开大口角,矫治唇外翻,复位鼻孔缘的外方组织,,彻底止血。根据颜面部创面印模布片的大小,以周边宽度加大 1～2cm 的范围在季肋部或腹部取全厚皮片,将皮片先定位于额、颞和耳前等处,按眼裂、口裂、鼻孔开口处将剪开皮片,分别缝合,在鼻唇沟等处可做一些固定缝合以防止皮片移位,注意用碎纱布填塞颜面部凹陷部位,打包固定,加压包扎。供皮区用其他部位的中厚皮片覆盖。手术应特别注意止血要彻底,皮片缝合的张力松紧适度,如过紧将影响面部表情,过松则易引起皮片下积液或血肿,另外,包扎要压力均匀,确实可靠。术后应用抗生素、止血药和糖皮质激素,鼻饲与静脉营养,术后 8～10d 拆线。整张植皮手术一次完成,瘢痕少、外观较好,但手术创伤大、出血多,皮片下容易产生积液、血肿影响皮片成活。

（六）面颊部烧伤瘢痕畸形皮瓣修复

1. 扩张皮瓣修复法

(1)适应证:适用于占面颊部 1/2 或 2/3 以下的瘢痕畸形。可两侧同时实施。

(2)手术步骤。

第 1 期为埋扩张器:埋植的位置按瘢痕分布在面颊的情况而定。自口角至耳屏做一连线,将面颊区分为上方的颧面部和外下方的下颌部。瘢痕主要在外下方者,扩张器埋于颧面部和颈部耳后部;瘢痕主要分布在内,上方者,则扩张器多埋植于面颊外下方,包括下颌部、颈部和耳后下部。

方法:在瘢痕外侧 0.2cm 正常皮肤或萎缩瘢痕上做切口,深达皮下脂肪,向预定埋囊区剥离。面颊正常皮肤含 0.3～0.4cm 厚的皮下脂肪,于其深面进行剥离。颈部和耳后部则在颈阔肌浅面剥离。压迫止血,结扎出血点。把灯光照射在剥离区皮肤上,术者在剥离囊区操作时,可见皮肤皮下脂肪透光,呈黄白色,与暗色的瘢痕剥离平面比较,清晰可辨;还可由黄白色的亮度与均匀度,判明剥离平面是否偏深偏浅。

按解剖层次剥离,操作易、出血少。在颧面或下部埋植140mL的扩张囊,颈部选用240~300mL的扩张囊为好。在剥离区稍大的皮下放置扩张囊,将其舒平并埋植注射阀门,放负压引流管。分层缝合切口,加压包扎。术后2~4d拔引流管,检查手术区有无血肿;8~10d分次拆线;10~12d开始,每5~7d向扩张囊内注射灭菌生理盐水20~30mL,8~10周内使囊充盈,达到预定容量。使扩张的皮肤面积达到瘢痕切除松解后缺损创面的2.5~3.0倍。

第2期为扩张后皮瓣转位修复术:从原切口进入,取出扩张囊。切除囊四周的瘢痕组织,使囊区皮肤充分松动,囊壁厚而影响皮瓣伸展者,应剥离纤维囊壁;囊壁薄者,可考虑部分保留。舒平扩张囊区皮肤。

按皮瓣推进、旋转、转位的原理,设计皮瓣。试样后,确定面颊瘢痕切除范围。如果由于面颊瘢痕牵拉,致下眼睑轻度外翻,应尽量松解或切除瘢痕组织,消除睑外翻。然后将皮瓣旋转推进至颞部鱼尾纹、下睑区、内眦下方、鼻外侧与鼻颊沟。皮瓣深面应与眶下缘深部组织做横行固定缝合,加强皮瓣向上提拉力量,且使皮瓣有一定的松弛度,预防创面愈合后皮瓣的回缩与重力,造成轻微睑外翻。如系双侧面颊部烧伤瘢痕,可同时在两侧埋藏扩张囊进行修复。瘢痕主要位于下颌区者,则取出颧颊部和颈耳下部扩张囊后,舒平皮瓣,对向推进、旋转至下颌颊部缝合。不顺皮纹的缝合口,酌情加"Z"成形术,改成顺皮纹。创区负压引流,加压包扎。8~10d分次拆线。其余术后处理同一般颜面部整形手术。

(3)主要并发症:血肿、皮瓣远端血液循环障碍。轻度下睑外翻,由皮瓣重力作用或皮瓣不够松弛所致。

2. 胸三角皮瓣转位修复术

(1)适应证:①面颊部广泛瘢痕,颈—耳后部缺乏正常组织可利用者;②年幼儿童烧伤,瘢痕绷紧面颊,伴面骨发育不良者,通常选用同侧的胸三角皮瓣,必要时采用对侧。

(2)手术步骤:常规清洁口、鼻腔,消毒皮肤,铺消毒巾。皮瓣设计在第2、3肋间胸骨旁1.0~3.0cm的胸廓内动脉肋间穿支处,宽6.0~7.0cm,皮瓣沿锁骨下缘斜向,上外,长度可达22cm,远端可位于三角肌中线后方1.0cm皮瓣远端可较宽,由肩峰至腋前壁1~12cm,可用以修复同侧全面颊区。按皮瓣设计常规,先画出面颊瘢痕切除范围,然后进行逆行设计,剪裁试样。最后画出切口设计线。依设计线切开皮肤、皮下组织,自肌膜表面锐性剥离,形成筋膜皮瓣。在锁骨下外侧胸肩交界的三角区,结扎胸肩峰动脉的皮穿支起始处。锐性剥离皮瓣止于胸骨旁3.5cm处,改为钝性解剖,延长皮瓣上缘切口1.0~2.0cm,下缘做角状切口,形成小三角皮瓣,宽1.0cm,长2.0~2.5cm,这两处切口,仅切开真皮,然后进一步钝性剥离。在较消瘦的患者或儿童患者,胸廓内动脉肋间穿支的上下交通支,即位于真皮深面脂肪浅层,应避免损伤。

钝性分离止于胸骨旁1.0~1.5cm处,有2.0cm,下缘做角状切口,形成小三角皮瓣,宽1.0cm,长2.0~2.5cm,这两处切口,仅切开真皮,然后进一步钝性剥离。在较消瘦的患者或儿童患者,胸廓内动脉肋间穿支的上下交通支,即位于真皮深面脂肪浅层,应避免损伤。钝性分离止于胸骨旁1.0~1.5cm处,有时也可看到动脉穿支,若未见到也不必做过多剥离。皮瓣游离后,继续将供皮瓣区胸、腋部创缘进行皮下游离,将创缘适当拉拢固定缝合,以缩小创面。所遗创面,另取中厚皮片覆盖。供皮瓣区近段宽度小于6cm者,剥离创缘后可直接拉拢缝合。

皮瓣近端则缝成单蒂皮管,长5~6cm。蒂下缘的小三角瓣,可用以封闭皮管蒂部,并减轻胸壁供区拉拢缝合时张力,必要时,加辅助切口缝成"Z"形。小三角瓣插入皮管蒂时,皮管上的小切口只要切开真皮。这样2~3个小皮瓣的交错缝合,使皮管变松弛,延长了皮管,并把蒂上移1.0~1.5cm。皮瓣转位至面颊部后,有利于减轻蒂部的张力,此时整个胸三角皮瓣即成为大型的单蒂皮管型皮瓣。垫起患者枕部,使头部呈俯视位,牵拉皮瓣至面颊部试样,画出瘢痕切除范围。在口角下方与咬肌前缘之间,斜向下设计一个三角形瘢痕瓣,以便与皮管型三角皮瓣缝结时形成铰链。按设计切除面颊瘢痕。将皮瓣转位至面颊部,皮瓣肉面与眼眶下缘做减张悬吊,定位缝合,再缝合创缘皮下组织与皮肤,最后缝合缝接处。放置负压引流管。

(周自福)

第三节　颈部烧伤后瘢痕的修复

一、颈部烧伤后瘢痕畸形的临床特征与分类

颈部瘢痕挛缩畸形多位于颈前区,瘢痕的增生、挛缩可能会累及皮肤,甚至颈阔肌使颈部的俯、仰、旋转等运动受限,甚至下唇、下颌部、面部、鼻翼、下睑等都可以被牵拉造成畸形或外翻。

临床上常以对功能的影响相对邻近器官的牵引程度分类,可分为Ⅰ、Ⅱ、Ⅲ、Ⅳ度,在选择治疗方法时,参考的价值最大。

Ⅰ度:单纯的颈部瘢痕或颈胸瘢痕,其位置限于颏颈角以下。颈部活动不受限或后仰轻度受限,吞咽不受影响。

Ⅱ度:颏、颈瘢痕粘连或颏、颈、胸瘢痕粘连。颏、颈甚至胸部均有瘢痕、挛缩后几个部位粘连在一起。下唇可有外翻,颏颈角消失。颈部后仰及旋转受限,饮食、吞咽有一些影响,但不流涎。下唇的前庭沟尚存在,能闭口。

Ⅲ度:下唇、颏、颈粘连。自下唇至颈前区均为瘢痕,挛缩后下唇、颏部和颈前区粘连在一起,颈部处于强迫低头姿势。下唇严重外翻,口角、鼻翼甚至下睑均被牵拉向下移位,不能闭口,发音不清,流涎不止,饮食困难。

Ⅳ度:下唇、颏、颈、胸粘连。瘢痕上起下唇下缘、下至胸部,挛缩后使4个部位都粘连在一起,颈部极度屈曲,颈椎、胸椎后突,出现驼背。不能仰卧、不能平视、不能闭口、流涎不止。饮食、呼吸都发生困难。在儿童还可以继发下颌骨发育受限导致小颌畸形,或颏部前突、下前牙外翻。

二、颈部烧伤后瘢痕畸形的修复方法

成人单纯瘢痕增生或Ⅰ、Ⅱ度挛缩的患者以创面愈合后6个月左右,瘢痕及挛缩基本稳定后进行手术为宜。儿童因可能影响发育,Ⅲ度挛缩的患者因影响生活,所以可提前手术。

(一)术前准备

术前应详细了解和检查患者的全身情况,如有呼吸道感染者应治疗控制,防止术后咳嗽影

响皮片的成活。胸前存在破溃、溃疡感染的要及时换药,促进愈合。瘢痕隐窝多有污垢积存,术前要清理,减少感染风险。

(二)修复方法

应根据患者的年龄、瘢痕的性质、挛缩和畸形的程度、组织缺损的范围与周围正常皮肤是否松弛等情况选择全厚皮片移植、皮瓣移植、皮肤软组织扩张术等方式。原则上是颈中央部采用皮瓣修复,颏底和胸前可以植皮修复。现将各种修复方法分述如下。

1."Z"成形术或四瓣成形术

此种方法适用于纵行的条索状或蹼状、多蹼状瘢痕。应用"Z"成形术或四瓣成形术既可增加原瘢痕部位组织的长度,又可改变瘢痕的方向,消除纵向的张力。如皮肤缺损较多,蹼状瘢痕单纯用"Z"成形术或四瓣成形术不能完全修复时,应结合皮片移植。

2.皮片移植

此方法适用于瘢痕范围较广,亦不过深的患者。皮片移植中创面应仔细止血后将皮片横行铺在创面上。两块皮片之间的接缝应呈横的方向,皮片四周与创面边缘用间断缝合法缝合固定。在颏颈角处可打皮钉固定,使皮片与创面紧贴。冲洗皮片下积血,打包包扎固定,压力要适当,切勿过紧影响呼吸。术后用颈部石膏托固定,皮片存活后需要加戴颈托至少6个月以上,睡眠时,肩下垫高使头后仰,这样才能保证手术效果。

3.局部与邻近皮瓣移植

颈前区部分瘢痕切除后常可用局部皮瓣修复。颈前区瘢痕广泛的患者,凡瘢痕深、挛缩重、与深部组织粘连,而胸前、肩部有完好的皮肤或为浅Ⅱ度烧伤后的平坦柔软的瘢痕者,可考虑采用邻近皮瓣修复。

常用的几种皮瓣介绍如下。

(1)颈部双蒂皮瓣:如瘢痕局限于颈的上半部者,切除瘢痕后循颈阔肌平面向下潜行剥离,达锁骨和胸骨切迹,后在其下界是做横的弧形切口,切开皮肤、皮下组织和颈阔肌,形成一个横的颈下部双蒂皮瓣,向上提起覆盖颈上部创面,供瓣区可植中厚皮片。

(2)颈侧皮瓣:此种皮瓣适用于颈前区创面较小而颈侧部有正常皮肤的患者。皮瓣的蒂部可以做到耳后,包含耳后动脉在内,然后循深筋膜平面沿斜方肌前缘向前下延伸,长宽比例可达2.5∶1,但若皮瓣超越中线或延伸到胸骨切迹以下时,需要先将皮瓣延迟。根据需要可设计双侧的颈侧皮瓣,转移到颈前区,予以上下交错缝合,供区植皮,也可行扩张器皮瓣预制。

(3)锁骨前胸皮瓣:该皮瓣是修复颈部严重瘢痕挛缩中最常用的邻近皮瓣,其蒂位于锁骨区,斜向前下方循深筋膜平面做锐性剥离,长宽比例可达2∶1,一般不要超过中线。成人单侧的锁骨前胸皮瓣可取到(8~9)cm×(18~20)cm,如设计双侧锁骨前胸皮瓣则足以覆盖颈前区。但此皮瓣位置较低,不易转移到颏部以上,故颈部或下唇有创面时需要另行植皮修复。

(4)颈肩皮瓣和颈肩胛皮瓣:锁骨前胸区缺乏完好皮肤的患者可设计颈肩皮瓣,此皮瓣的蒂部起自颈的一侧,向上可达耳下,向前达锁骨上缘,向后可到颈后部,远端可达肩峰部三角肌的止端。皮瓣内含耳后动脉,如将蒂部稍做向前下方,还可包含颈横动脉浅支,故血液循环丰富,长宽比例可达4∶1。

4.轴型皮瓣移植

最为常用的为胸三角皮瓣,其余还有颈浅动脉颈段皮支皮瓣。

胸三角皮瓣从胸大肌浅面向外伸展到肩部三角肌区,甚至可延伸到上臂肌肉的浅面,其蒂在胸骨外侧,内含胸廓内动脉的前穿支,它距头颈部较近,可直接转至颈部、下颌部、口内、颊部,甚至向上可达额部,用以修复软组织缺损。但因皮瓣较厚,显臃肿无表情,为克服以上的不足,可应用扩张后的胸三角皮瓣,从而可有效地增加皮瓣应用面积。

(1)皮瓣设计:胸三角皮瓣位于一侧上胸部,其上界为锁骨下线,下界为第5肋骨或第4肋骨,沿着腋前线的尖部向外延伸,最远可达肩三角肌区,甚至上臂上1/2处;内侧界为胸骨外缘2cm。最大面积为(10~12)cm×(20~22)cm。旋转轴点在第2、第3肋间胸骨旁2cm处。从旋转轴点至皮瓣最远端距离应大于该点到创面最远点的距离10%~15%。

(2)手术步骤:胸三角皮瓣切取前,先测量拟修复缺损,根据病变范围的大小、距离设计皮瓣,一般应较大缺损创面大10%~15%,同时注意皮瓣旋转轴点到修复缺损的距离。先将皮瓣的上、外、下侧切开,掀起皮瓣时在深筋膜层,靠近胸大肌肌膜将胸肩峰动脉皮支、颈横动脉颈段皮支结扎,尤其皮瓣范围较大时,切勿损伤三者间的吻合支。分离到皮瓣蒂部即胸骨旁2cm时,不要损伤穿支血管。皮瓣转移后,如觉得蒂部较紧,可将皮瓣下部逆切1~1.5cm。将蒂部制成管状,管心直径不可过窄,以能容纳小指通过即可。

供区如不能拉拢缝合,可采用皮片移植修复。为了克服皮瓣臃肿及供区植皮问题,可采用胸三角皮瓣预扩张,扩张器的导水管及阀门可置于肩部外侧皮下,防止扩张囊下滑。胸三角皮瓣经过血液循环阻断试验达1h以上无血液循环障碍出现即可断蒂。

(3)注意事项:①胸三角皮瓣是以胸廓内动脉胸前穿支为轴心血管的轴型皮瓣,因此,术中勿损伤轴心血管。制成管状前皮瓣的宽度一般不少于7cm,以免影响皮瓣血液循环。皮瓣转移到面部后,要采用良好的外固定,防止皮瓣撕脱。常采用的办法是应用头部胸部石膏固定,两者之间用木棍相连,固定后十分牢靠,且留有更换敷料的空间;②皮瓣血液循环训练与延迟,如皮瓣转移术后7d。无血液循环障碍。可行向液循环训练;③预扩张皮瓣的注意事项,预扩张的胸三角皮瓣在置入扩张器时,一般在深筋膜与肌膜之间,在剥离囊腔时,在胸骨旁一定注意不要损伤胸廓内动脉的胸前穿支,在胸骨旁2~3cm时停止锐性剥离;否则,损伤皮瓣的轴心血管可导致转移后的皮瓣坏死。置入的扩张器要充分展平以免尖角"刺"伤正常皮肤。注水每次为扩张器容量的15%左右,以皮肤有一定张力又不发生苍白为度。置入和注水过程一定严格无菌操作。

5.皮管移植

对严重的颈部瘢痕挛缩的患者如前胸、肩背部均无可供形成邻近皮瓣的组织时,则可设计皮管修复。

皮管应尽量做在近颈部的位置,如胸腹皮管、背部皮管等,均须经过中间站携带,手术次数较多。

6.游离皮瓣移植

有报道,应用腹股沟游离皮瓣修复颈部瘢痕挛缩,将腹壁下动、静脉或旋髂浅动、静脉分别与面动、静脉做端端吻合,其中9例成功。但腹股沟区游离皮瓣组织太厚,修复后外形臃肿。另有利用前臂游离皮瓣,皮瓣面积较大,质量好,血管蒂粗大,吻合容易成功。成年男性可取到18cm×25cm,可以修复颈前区全部和下颌部、下唇直到两侧耳下的所有创面。

(三)术后处理

术后患者取仰卧位,术后48h应严密观察呼吸道通畅情况,床旁备吸引器、气管插管器械和气管切开包。遇有呼吸困难者,即拆开敷料,检查伤口,如有喉头水肿则应及时行气管插管,甚至气管切开。如因皮片或皮瓣下血肿压迫呼吸道,应立即打开敷料、清除血肿、妥善止血后包扎。

颈圈的制作和应用:颈部瘢痕挛缩畸形矫正后,应用颈圈十分重要,尤其是游离植皮之后的应用对巩固疗效、防止挛缩复发有重要作用。颈圈要超过整个植皮区,最少上缘抵下颌缘,下缘达锁骨上缘,以维持颈部的位置。颈圈要柔软,对皮片均匀加压,不可有某些特别突出的点与线,防止皮片受压坏死,颈圈也不可太紧,以免影响颈部的正常活动。颈圈每日应取下检查皮片有无磨损,并及时调整。①硬纸板颈圈:用较硬的纸板按颈部形态剪成一颈圈形,其前部在下颌处应较宽,以保持头部稍后仰,再用棉花与纱布将硬纸板包裹妥善,再用绷带固定于颈部;②石膏颈圈:在植皮愈合后,用石膏制备颈圈,石膏定型硬化后,在两侧切开并修整,同时在剪开石膏两侧穿洞用带子连接,患者可自行穿戴;③可塑性颈托:用可塑性夹板制成颈托,因其具有热塑性,故可随时调整,且其重量轻、美观,患者配戴更加舒适。

(周自福)

第四节　上肢瘢痕挛缩畸形的修复

一、手部瘢痕挛缩畸形的修复

烧伤导致的手部瘢痕挛缩畸形约占烧伤后畸形的70%,较为常见。近几十年来,国内治疗手部深度烧伤,采用早期切痂、大面积植皮等方法,很大程度地减少了后遗畸形。但因手部解剖复杂,组织结构精细,所以,在深度烧伤后切痂植皮处张力过大、术后早期包扎固定不当或术后缺乏适当的功能锻炼等情况下,极易出现手部瘢痕挛缩畸形。由于双手的活动功能极其重要,因此,手部畸形整复仍为烧伤后期整形中不可或缺的部分。

(一)手部烧伤后瘢痕挛缩的特点

手部组织结构的特殊性,使其能做出各种灵巧细致的动作。当手部深度烧伤后,瘢痕挛缩可使骨、关节、肌腱等出现畸形,也极易引起继发病变,如关节囊挛缩、筋膜挛缩、肌肉萎缩等,进而使畸形加重。有些患者烧伤瘢痕虽不深,但继发病变却相当严重,这是由于在早期治疗过程中创面愈合延缓、组织水肿、蛋白沉积和长期制动,导致纤维结缔组织增生,手部肌肉、关节和韧带挛缩、僵硬所造成。

(二)手部烧伤后瘢痕挛缩的分类

1.手背瘢痕挛缩

手背皮肤柔软,富有弹性。手指伸直时可见许多横纹与皱褶,以满足各指关节屈曲运动时皮肤纵轴的需求和虎口与指蹼横向展开时横轴的需求。而深度烧伤后遗留的瘢痕组织缺乏弹性,限制了手部活动,形成畸形,并随瘢痕的挛缩进行性加重,甚至完全丧失手的功能,以儿童最为常见。临床上根据损伤程度和功能障碍程度将其分为轻、中、重三度。

(1)轻度挛缩畸形:一般见于深Ⅱ度烧伤,真皮弹性组织损伤重,愈合后瘢痕形成使手背皮肤失去伸展性。经过早期比较妥善处理的手背瘢痕,病变主要限于皮肤组织层上出现增生性瘢痕或由于切痂后移植皮片的收缩,瘢痕组织或皮片使手背失去弹性,关节活动轻度受限,握拳不紧。这种手背部畸形在切除瘢痕组织移植皮片后,一般可得到矫正,术后功能和外形恢复比较满意。

(2)中度挛缩畸形——"爪形手":这是常见而典型的手部严重烧伤畸形,由于Ⅲ度烧伤或深Ⅱ度烧伤继发感染,或手术治疗中损伤其他组织结构所造成。手背部皮肤及深部组织严重烧伤后形成的瘢痕挛缩畸形,主要表现有手横径缩窄、拇内收、紧贴第2指桡侧、指蹼粘连、大小鱼际边缘皮肤向背侧牵拉、掌骨被拉紧,正常掌横弓消失,甚至形成反弓。手背部瘢痕的纵向挛缩,使掌指关节背屈,近侧指间关节屈曲,远侧指间关节过伸,原掌骨与指骨所构成的正常纵弓也完全消失,手呈"爪"形,功能几乎完全丧失。此类畸形,手术治疗比较复杂,需要集皮肤、肌腱、骨关节、关节囊、韧带综合整复,效果也视畸形严重程度而异。

(3)重度挛缩畸形——"冰冻手":这是较"爪形手"更为严重的手部烧伤畸形。通常由于手背和手掌同时受到深Ⅰ度或Ⅱ度烧伤而造成的损伤畸形。病变深达骨骼、肌肉、关节,由于肌肉、关节的严重受损,手指已基本丧失了活动功能,所以称为"冰冻手"。此类畸形多见于儿童,严重者可丧失手的外形。

2. 手掌瘢痕挛缩

掌面皮肤较厚,角质层发达,与手背皮肤相比,同等程度的烧伤,损伤程度却大不相同,很少出现严重畸形。手掌瘢痕挛缩畸形常见形式为一指或数指屈曲粘连,一般不影响持捏与握拳功能。畸形严重时,大、小鱼际和各指均被瘢痕牵向掌心,形成握拳畸形,进而影响手部功能。若手指长期处于屈曲位畸形,可导致掌腱膜挛缩,发育中的儿童亦可出现神经、动脉及肌腱的短缩。临床上将手掌瘢痕挛缩分为以下3类。

(1)掌面瘢痕挛缩多见于儿童。轻者仅有蹼状、条状瘢痕,表现为手指不能完全伸直、瘢痕挛缩明显、手指屈曲,甚至出现数指屈曲粘连于手掌远侧。长期畸形,指神经和血管不能与骨质以同等速度生长,形成弓状移位和短缩。屈肌腱被限制在腱鞘内,贴近骨面,可随骨质共同增长,短缩程度轻。指间关节易因瘢痕屈曲导致活动受限。拇指可因瘢痕屈曲粘连于虎口侧至大鱼际之间。

(2)掌心瘢痕挛缩:多由深Ⅱ度或较局限的手掌Ⅲ度烧伤引起,使手掌手指不能彻底展开,常需要充分松解粘连。创面植全厚皮片,因皮片的挛缩和切口线不协调,常需要修整才能使掌心充分展开。

(3)拳状粘连:儿童手部严重烧伤后易出现手指中节远端坏死脱落、屈肌收缩合并残指指蹼未分开包扎,即粘连挛缩呈握拳状,功能完全丧失。

3. 手指残缺畸形

严重烧伤后可遗留不同程度的手指缺损畸形。严重者1~5指齐近侧指节中段截指,伴掌指关节僵硬或背伸。也有拇指完好,2~5指远指节或中远指节缺损,仍具有一定的对掌功能。

4. 腕部瘢痕挛缩畸形

腕部畸形作为手部烧伤后畸形的一部分而存在。多由腕部Ⅱ度烧伤早期处理不当引起,而腕部损毁性烧伤多由电烧伤引起。屈肌腱、血管、神经、肌肉常被累及。

(三)手部烧伤后瘢痕挛缩的修复原则

瘢痕挛缩是一个渐进性的发展过程,随着时间的延长,挛缩畸形加重,儿童可直接影响手部的生长发育,所以应尽早手术,解除挛缩。但手瘢痕挛缩畸形的病理变化复杂,自皮肤、肌腱、血管、神经直至骨、关节均可累及,直接损伤和继发畸形同时存在,治疗也极其繁杂细致。

因此,手术前必须对畸形情况全面检查,包括瘢痕性质、范围、深度、肌腱、关节囊、韧带、手内肌挛缩畸形程度和骨关节病变程度与手功能活动范围等,并制订手术方案,病情严重者,如手部握拳状挛缩,松解手术需要考虑血管、神经短缩变化,必要时分期进行。增生性瘢痕和粘连的指蹼缝间,常集纳污垢细菌,术前注意清洁。手部整复手术的麻醉可根据情况采用臂丛、腕管神经阻滞、局部浸润加强化麻醉。治疗时应将恢复手部运动功能放在首位,同时兼顾外形美观。手的抓、捏、持、握离不开拇指,因此,修复时一定要有拇指,并尽可能多的保存其余手指;当手背瘢痕畸形进行修复时,需要松解虎口挛缩瘢痕、纠正内收畸形、修复掌指关节以增加活动度;而指间关节多考虑稳定性,一般行关节融合术;对于瘢痕切除后的缺损多用中厚皮片覆盖,个别极其严重者用皮瓣修复。

(四)手部烧伤后各种瘢痕挛缩的治疗

1.轻度手背挛缩畸形的治疗

手背轻度挛缩畸形主要在于皮肤瘢痕挛缩,深部组织并无损伤,因此,手术主要包括切除瘢痕、指蹼和游离植皮两个步骤。切除瘢痕组织时应考虑范围与深度,切口最好位于瘢痕外侧正常皮肤上,深度应达到正常皮下脂肪层,将瘢痕组织全部切除,手背畸形一般得以矫正,放松止血带,彻底止血,以待植皮。术中注意保留手背较大静脉,避免暴露深层肌腱和关节囊等重要组织。手背瘢痕挛缩形成指间蹼状粘连或瘢痕性并指时,应将蹼状粘连的瘢痕纵行切开,手指充分外展,在两侧皮缘下略做分离,使两侧瘢痕瓣自然回缩松开,然后切取中厚皮片移植覆盖创面,皮片与瘢痕切缘行间断缝合,再将皮片自手背侧掌骨头连线中点向掌侧予以切开。注意此皮片切口掌侧端须达到掌指关节平面。最后将皮片切口间断缝合2~3针,术后皮片收缩,可增加指间隙的深度,防止指间假蹼复发。另一种方法是在指蹼掌侧设计一个三角皮瓣,其基底在掌侧面,三角尖在背侧,切开后分离皮下组织,自然回缩,切口即形成"M"形,加深指蹼,开大指间。

将该处所植皮片切开,形成两个三角,分别插植于三角瓣两侧。该法可避免直线性瘢痕形成。在虎口瘢痕松解术中如遇内收肌严重挛缩,可将其横头切断。术后妥善包扎固定。

2."爪形手"畸形的治疗

"爪形手"畸形是烧伤后深部组织如肌腱、关节等严重受损或继发病变产生,在切除瘢痕组织后,必须对肌腱和关节等深部组织进行综合处理,方能使畸形得到矫正。

(1)指间关节固定:指间关节背侧严重烧伤多有深腱中央束烧伤,近侧指间关节呈过度屈曲,远侧指间关节过伸畸形,关节囊与瘢痕粘连紧密,关节脱位,软骨面变形,一般难以恢复功能活动。较好的处理方法是在关节的背侧做纵行皮肤切开,直达关节囊,去除关节软骨面,将手指关节用克氏针固定于功能位,6周后拔除固定的克氏针。术后手指的捏持动作常方便有力。

(2)掌指关节矫正:矫正掌指关节的过伸畸形,恢复失去的纵弓是恢复手部功能的关键所在。掌指关节的矫正包括侧副韧带切除,背侧关节囊切开,关节腔内粘连松解和关节成形等方式,视畸形的严重程度而有次序的进行。掌指关节的侧副韧带是关节囊两侧的增厚部分,在关节伸直时表现松弛,屈曲时紧张。

掌指关节长期处于过度背伸状态时,该韧带可因纤维化和挛缩而增厚、变短,既影响屈曲动作,还阻碍掌指关节复位,所以必须将其切除。手术方法是在伸腱正中或肌腱旁做切口,分出掌指关节后,将伸肌腱及骨间肌拉向一旁,暴露出白色增厚的侧副韧带,围绕侧副韧带做椭圆形切口,将其切除。此时掌指关节成形术,将掌骨头截除,使骨面略倾向掌侧,锉成弧形,保留指骨的关节软骨面完整,以便将来形成假关节。

(3)拇掌指关节矫正:拇指掌指关节严重背屈畸形和脱位,经上述处理后仍不能很好复位时,为保持拇掌指关节的稳定性,可考虑实施拇掌指关节融合术。融合时应将拇指置于外展且稍内旋的对掌位,术后第1掌骨与大多角骨的关节活动,可以代偿部分拇掌指关节活动,保持较好的对掌功能。手背瘢痕致使指伸肌腱缩短,妨碍拇指运动时,可行肌腱延长术,延长的肌腱可用周围疏松结缔组织覆盖。矫正拇内收畸形是“爪形手”畸形整复手术中的重要环节,切除虎口间瘢痕组织,切开挛缩的深筋膜,将第1掌骨拉开,发现拇内收肌和第1背侧骨间肌也有挛缩,严重妨碍指蹼的扩大,逐层切断内收肌横头,并将第1背侧骨间肌从第1掌骨上剥离,保留内收功能的同时松解肌肉的牵拉。如瘢痕挛缩严重,术后不能自主保持在外展位置时,可使用克氏针固定。

(4)创面修复:“爪形手”畸形经手背瘢痕切除、虎口开大、掌指关节复位、关节固定或肌腱延长等处理后,大多数的手背创面是可以用游离植皮方法修复的,只有少数患者需要用皮瓣。

3.手掌瘢痕挛缩畸形的治疗

松解瘢痕,利用瘢痕较轻的掌面和手指侧面皮肤,设计局部旋转皮瓣,“Z”成形术、“H”形切开,“V－Y”成形术等,优先覆盖近指节掌面、指蹼或拇指掌指关节,其余创面用全厚皮片移植。指神经、血管呈弓弦状缩短者,应尽量松解。包扎时切忌伸直手指,增加血管张力,使内径变细影响血液供应。无神经血管短缩者有时需要松解屈肌腱鞘两侧,甚至做骨膜下剥离。松解长段腱鞘,一边屈伸活动手指,一边用刀尖做多处小切开,甚至切开指间关节的掌面关节囊。创面用局部皮瓣和全厚皮片覆盖,植皮范围常至远侧掌横纹以外。掌心挛缩常需要顺掌横纹全长切开,超过虎口和小鱼际侧面,沿大鱼际纹切开,至手掌近侧或延伸至腕部,切除掌腱膜,周围充分松解。在大鱼际近掌心处勿损伤正中神经运动支。创面予以全厚皮片植皮。拳状粘连手术时先松解掌面瘢痕,使手掌手指伸展,修复并加深虎口,用克氏针固定手指于伸展位,术后进行弹力牵引。

4.手指残缺畸形

治疗目的随畸形程度而异。首先修复拇指功能,包括指转位再造拇指、趾,拇指移植及加深虎口等方法,而利用伤残示指及其掌骨转位再造拇指简便实用。其次是2～5指残缺时,行趾指移植,恢复夹捏功能。

5.腕部烧伤后畸形

腕部烧伤后畸形作为手部烧伤后畸形的一部分。多由于腕部Ⅲ度烧伤早期未施行大片植皮,或创面治愈后未用夹板维持腕部于伸直位所至。轻者只需要切除瘢痕,皮片移植。重者切除瘢痕时,注意保护神经、血管,切断挛缩的掌长肌腱,松解腕周深部瘢痕,施行皮瓣转移。术后用弹力牵引,断蒂后用夹板保持腕关节于伸直位。

(五)手部烧伤后畸形的功能锻炼

手部瘢痕挛缩整复术只是为手的功能恢复创造条件,还必须配合术后的功能锻炼、康复治疗,减轻术后瘢痕生长,促进瘢痕软化,使皮片伸展,加强手部肌肉力量,训练手部各关节的活动等。其中物理治疗包括压迫疗法、温水浴、蜡疗、按摩、电热理疗、超声波离子透入等;体疗常通过各种器械对肌肉和关节进行锻炼,牵伸皱缩的皮肤和挛缩的瘢痕,练习手部肌肉与关节的协调性和灵活性。常用的有分指板、握力器、钢球、拉力器等。手部各关节的活动锻炼需要长期坚持、循序渐进。

二、腋部瘢痕挛缩畸形的修复

腋部瘢痕挛缩畸形常发生于深度烧伤后,由于腋窝部为一圆锥形顶部向上的空腔,前后为腋前后皱襞,烧伤后的瘢痕挛缩主要累及皱襞。临床上按对肩关节功能影响的严重程度分为两类:一为轻度畸形,表现为条索状或蹼状瘢痕,可有腋前部单蹼和前后部双蹼现象,肩关节活动轻中度受限;二为重度畸形,表现为上臂与侧胸壁完全粘连,并且往往合并有上肢瘢痕挛缩畸形,肩关节和上肢功能部分或完全丧失。而腋窝顶部往往留有正常皮肤,这部分皮肤在挛缩修复、皮瓣转移手术时可起到桥梁作用,不可去除。腋部瘢痕挛缩畸形的修复方法主要分为以下几种。

(一)"Z"成形术(包括连续"Z"瓣)

"Z"成形术(包括连续"Z"瓣)适合于腋部条索状和蹼状瘢痕,挛缩较轻,范围不广,瘢痕周围有较多的正常皮肤组织者。轻者可用单个"Z"成形术,稍重者可用连续"Z"成形术进行矫正。

(二)"五瓣"成形术

"五瓣"成形术主要适用于蹼状瘢痕挛缩的治疗,该方法是"Z"成形术与"Y-V"成形术的一种结合,能够在不植皮的情况下最大限度地增加瘢痕长轴,使蹼状瘢痕得以松解。在设计皮瓣时所有皮瓣的尖端均应圆钝,不宜游离过宽,以免造成皮瓣血液循环障碍、尖端坏死,影响治疗效果。

(三)局部皮瓣转移加游离植皮

如腋部瘢痕广泛,腋窝顶部没有残留正常皮肤,而胸部或背部近腋窝处存在健康皮肤或较薄软的扁平瘢痕,可用来设计任意旋转皮瓣,移至腋窝顶部。皮瓣上、下遗留创面可用游离皮片移植进行修复。如瘢痕畸形严重,用局部任意皮瓣覆盖困难时可考虑使用轴形皮瓣。腋部常用的轴形皮瓣有:肩胛旁皮瓣、侧胸皮瓣、背阔肌皮瓣。此类皮瓣优点是血液循环可靠;皮瓣设计可较大,以满足腋部创面的需要;皮瓣不易收缩,效果稳定可靠。

(四)瘢痕切除、松解植皮术

瘢痕切除、松解植皮术适用于重度广泛瘢痕挛缩畸形,周围没有可利用的正常皮肤。上臂与侧胸壁完全粘连,瘢痕切除松解后遗留较大面积的创面。术中瘢痕要彻底切除,挛缩充分松解,使肩关节恢复外展位与正常的活动范围。移植皮片宜用大张中厚皮片,植皮区应打包加压固定,上臂外展90°,用外展架或石膏托固定,术后加强功能锻炼。

(五)功能与锻炼

腋部挛缩松解术后坚持理疗和体疗,是防止瘢痕再挛缩,促进功能恢复的重要手段。具体方法参见康复治疗。最简便的锻炼方法为"爬墙"练习,即患侧手臂上举按于墙上,手指逐步向上移动,至不能再上移时为止。也可用牵引和安装床头外展支架,睡眠时将肩关节制动于外展位,清醒时用于上肢肌力的锻炼,如此每天反复练习,可获得满意的疗效。

三、肘部瘢痕挛缩畸形的修复

肘部是烧伤后较容易发生瘢痕挛缩的部位之一,以屈侧多见,严重者呈环行瘢痕挛缩,宜尽早手术治疗;否则,会出现肘部血管、神经、肌肉等挛缩,甚至影响整个,上肢的生长发育。瘢痕可涉及腋部、手背及前臂,造成肘关节严重屈曲畸形并限制活动;与腋部瘢痕相连可牵拉肩关节使肩部下垂;与前臂瘢痕相连常引起拇指背伸外展畸形。常用的手术方法有以下几种。

(一)瘢痕组织切除游离植皮术

肘部烧伤后出现大量增生瘢痕,挛缩畸形严重者可选用此法。瘢痕切除范围要视患者具体情况而定,原则上彻底切除,如果范围过广则先切除肘关节上下的瘢痕,以解除挛缩。手术在气囊止血带下进行,于肘窝粘连挛缩最紧密的部位横贯切开或行部分瘢痕组织切除,内外侧均要超过肱骨内外髁后方。在切除瘢痕组织过程中,逐渐将前臂伸直,并将挛缩的肌膜横行切开,使肌肉充分松解,遇有血管神经短缩时不要强行拉伸,宜在最大限度伸直位下植皮修复。创缘四周如过于紧张可做辅助切口,使呈锯齿状,减少植皮后继发挛缩。瘢痕切除后所形成的创面,用中厚游离植皮修复。固定包扎时,肘部可置于微屈位,防止过分紧张影响皮片的生长。上肢广泛环状瘢痕和肘部伸侧瘢痕挛缩,治疗时可在上肢背侧肘关节上下各做一横行切口,直至深筋膜层,同时松解切口附近的软组织和深筋膜,有时需要将三头肌腱部分切开,使肘关节充分屈曲,创面移植中厚皮片,包扎后将肘关节固定于屈曲位,挛缩严重者需要行多次手术治疗。术后坚持进行理疗和体疗,肘关节可望恢复正常。

(二)瘢痕组织切除游离植皮术

肘部瘢痕虽涉及腋部、上臂及前臂,但瘢痕组织较软,在屈侧形成蹼状或条索状挛缩,周围无大片皮肤缺损时,可在周围正常皮肤或表浅瘢痕皮肤设计一个或多个"Z"形皮瓣行转瓣手术。手术常在臂丛或局部浸润麻醉下进行。术前在伸肘时瘢痕紧张状态下,按瘢痕挛缩的长轴做"Z"瓣轴线,根据周围皮肤质量向两侧做"Z"瓣的臂切开,每个三角瓣的大小和旋转角度可不完全相同。

肘窝部分不宜有纵向切口。在肌膜下分离对偶三角瓣,当肘关节伸直后皮瓣交错缝合,缝线不宜有张力。如果仍有裸露创面,可加用游离皮片移植修复。术后用石膏托固定肘关节于伸直位,拆线后应坚持功能锻炼,以防止瘢痕的再次挛缩。

(三)瘢痕组织切除直接皮瓣转移

一般肘部瘢痕挛缩需要远处皮瓣转移修复的较少,仅在少数深度环行烧伤后的肘部瘢痕与深部组织紧密粘连,或深部组织损毁,需要做肌腱、神经修复时,考虑远位皮瓣转移修复瘢痕切除后的皮肤缺损。皮瓣移植可改善深在环状瘢痕挛缩引起的血液循环障碍。一般采用直接皮瓣,但靠近肘部的胸腹部须有足够的健康皮肤;否则,用皮管的方法修复才能满足要求。手术常在全身麻醉下进行。

先自肘外侧切开,在瘢痕基底向内侧剥离,切除大部分瘢痕组织,在内侧留下数厘米的残端。在反复逆行设计后,确定在胸腹部设计皮瓣的位置、大小和长度,使蒂部位于胸腹部侧壁的腋中线略后,蒂部应有足够的长度,瓣不宜过大,切开皮瓣边缘,自皮瓣远端沿深筋膜下剥离达近腋中线蒂部,经适当修整后完全覆盖肘后部创面,皮瓣创缘与肘部创缘缝合固定,供区创面另取中厚皮片覆盖。

术后常规打包、固定,包扎,肘部上下必须用宽胶布、绷带及腹带固定于躯干,防止肢体移动,确保皮瓣成活。3周后断蒂,完成肘部修复。个别挛缩严重的患者,如关节囊有挛缩畸形时,术中彻底切除瘢痕组织,充分松解,仍不能使肘关节伸直时,可在尺、桡骨下端横穿一克氏针做骨牵引,包扎创面,切不可用暴力勉强伸直肘关节,以免损伤血管神经造成骨折。骨牵引最初可用 1~2kg 重量,48h 后逐渐加至 3~5kg。牵引1~2周后,肘关节即可伸直,再行中厚游离皮片植皮。包扎后用石膏托将肘关节固定于屈曲位。术后 10d 左右拆线,14d 后开始功能锻炼,1 个月以后再完全拆除石膏托。

(周自福)

第五节 躯干烧伤后瘢痕挛缩畸形与缺损的修复

躯干为人体衣着部位,单独烧伤者少见,多是由大面积深度烧伤引起,多见于儿童患者,尤以胸腹部多见。儿童大面积躯干烧伤后应予密切观察,遇有挛缩现象,应及时手术解除,以便患者正常生长发育。成年女性,一旦妊娠,电会因躯干瘢痕挛缩和腹部瘢痕影响到胎儿的生长,应在妊娠前解除躯干尤其是腹部严重的瘢痕挛缩畸形。躯干瘢痕挛缩畸形的修复原则是:彻底松解瘢痕,解除挛缩畸形,不影响生长发育。常用的修复方法如下。

一、瘢痕松解、切除中厚皮片移植

对于面积较大的瘢痕,尤其是挛缩性瘢痕,可行瘢痕松解、中厚游离皮片移植。这是目前最常用也是效果十分确实的一种方法。颈胸部瘢痕挛缩畸形,在治疗颈部瘢痕时,应同时考虑其对胸部的影响;必要时增加辅助切口使胸部能够完全张开,呼吸不受影响。

腋部瘢痕挛缩往往与侧胸壁有粘连,解除腋部瘢痕挛缩时应同时切开腋前壁瘢痕,并将切口延长直至使肩胸之间的瘢痕完全松解,使腋部瘢痕挛缩彻底松解,患侧上肢外展充分。上腹部瘢痕应在剑突下上腹部做一横切口彻底松解挛缩瘢痕组织;上腹部横行切开后,在剑突处顺中线向上切开或切除一条瘢痕组织,新生创面可用中厚游离皮片移植修复,植皮区打包包扎,并加用石膏绷带固定。女性患者的乳房瘢痕挛缩,可限制乳房发育,对于未成年女性,应将该部瘢痕全部切除,用中厚皮片移植修复,使乳房发育不受限制;在成年患者,可沿乳房边缘部位切开瘢痕,完全松解挛缩,使压缩的乳腺组织得到松解,以中厚皮片移植修复创面。

二、皮瓣转移

对于腰部环状瘢痕挛缩和瘢痕面积不大、增生不太明显的挛缩畸形,可将腹部和侧胸部正常皮肤做成一个或多个随意皮瓣,彻底断开并切除部分瘢痕后的创面由皮瓣覆盖,以达到打断环状束缚,增加胸廓活动度的目的。由于条索状瘢痕引起的挛缩畸形也可以行单个或连续"Z"成形术矫正。由于胸背部皮源广泛,如果有一定面积的正常皮肤,也可考虑放置软组织扩张器行皮肤软组织扩张术,将扩张后的皮瓣转移,修复瘢痕切除后的创面。

三、人工真皮加表皮移植

全身大面积烧伤引起,皮源稀缺、没有充足的供皮区可供选择。在这种情况下,可以考虑用人工真皮覆盖瘢痕切除后的创面,再在人工真皮的表面覆盖自体表皮的方法加以修复,以弥补供皮区的不足。

(周自福)

第六节　下肢烧伤瘢痕挛缩畸形的修复

一、下肢瘢痕挛缩畸形的特点

瘢痕挛缩的部位不同,其功能影响也有所差异。如臀部广泛增生性瘢痕牵扯时,髋关节前屈受限,无法下蹲。腹股沟部的瘢痕挛缩时,髋关节屈曲不能伸直,站立时腰部前倾;腘部瘢痕挛缩时,则使小腿不能伸直。如为双侧患者长期不能下地活动,无法站立行走。小腿部烧伤后常形成增生性瘢痕,由于下肢血液回流不畅,站立与行走后患者感到胀痛,也可因为外伤或轻微感染而形成溃疡,加之局部血液循环较差,溃疡长期不能愈合。小腿下端足跟部瘢痕常与跟腱粘连,使踝部运动受限,严重者造成足下垂畸形;足背部瘢痕挛缩亦可造成各种不同程度的畸形,如足内翻或向上翻转等,严重时跖趾关节可以脱位,肌腱挛缩,或发育受到限制,足部完全失去正常外形。

二、下肢瘢痕挛缩畸形的治疗原则

下肢瘢痕挛缩的治疗目的,按本质区别可分为以下3个方面:①松解挛缩,复位异位组织,恢复局部功能;②行瘢痕切除,改变外形,改善局部形态;③切除伴有慢性疾病的瘢痕组织,消除恶变的隐患。总体来说,下肢瘢痕畸形的治疗,首先应考虑到松解挛缩,恢复其伸直与站立的功能,其次为髋、膝、踝等关节的活动与其他畸形的修复。

三、各种下肢瘢痕挛缩畸形的治疗

（一）腹股沟瘢痕挛缩畸形的修复

腹股沟的瘢痕常涉及下腹部与股部,其形状可以是条索状、蹼状或广泛片状。发生瘢痕挛缩时下腹部皮肤可受到牵扯,造成脐部向下移位,阴茎或阴囊亦可受到不同程度的牵拉。严重的患者可以造成下肢与髋部运动障碍,股不能伸直或站立时腰部向前或向一侧倾斜。

修复方法的选择:①条索或蹼状瘢痕,畸形不十分严重,可采用"Z"成形术或局部皮瓣转移,以松解其挛缩;②瘢痕范围广泛,畸形严重者,则需要切除部分瘢痕,充分松解周围组织,彻底解除牵拉,使其恢复到原来的位置。瘢痕切除松解所形成的创面,用中厚皮片移植修复。植皮区行打包包扎,用石膏托固定。固定范围要包括骨盆和大腿,如涉及对侧,则两大腿都要用石膏固定。如果术中对髋关节的复位不能达到满意程度时,不可暴力强行复位,可在术后行牵引治疗。

（二）腘部瘢痕挛缩畸形的修复

腘部常因下肢严重烧伤后早期治疗或术后护理恢复不当而造成瘢痕挛缩。轻者,腘部有条索状或轻度增生性瘢痕,关节活动基本上不受限制或轻度受限。但由于膝关节活动频繁,活动度大,瘢痕常因牵扯而破裂,发生溃疡后经久不愈。严重者,可造成膝关节屈曲畸形,甚至完全丧失站立与行走功能。腘窝部瘢痕挛缩畸形的治疗方法可归纳为以下4种。

1."Z"成形术

轻度条索状或蹼状瘢痕,可用"Z"成形术或五瓣成形治疗。

2.局部皮瓣加游离植皮

腘窝部瘢痕面积不大,挛缩呈轻到中度者,且周围正常。

3. 中厚皮片移植

将腘窝部瘢痕彻底松解或切除后，行游离中厚皮片移植是目前治疗腘窝部瘢痕挛缩畸形最常用方法。

首先彻底松解瘢痕组织，充分松解创缘四周的粘连。腘窝上下应为横切口，两侧可做锯齿形的辅助切口，并超过侧中线，以防愈合后瘢痕再挛缩。术中应注意保护腓总神经及腘窝内的血管与神经，以防损伤。

4. 牵引加游离植皮

对于严重瘢痕挛缩，病程长者，对已有神经、血管挛缩者，在瘢痕充分松解后，持续牵引治疗，创面可部；分植皮或先用人工皮、冻干皮或用凡士林纱布和干敷料等包扎，于跟骨或胫骨下端横穿一克氏针做骨牵引，牵引一定要持续进行而不能间断。牵引的重量可由轻到重，牵引2~3周，膝关节即可伸直。应密切注意足部血液循环和足部感觉，以防过分牵引伤及神经血管。牵引伸直后，腘部为新鲜的肉芽创面，即可进行中厚皮片游离植皮。此时可拔去牵引的克氏针，用石膏托将膝关节固定于伸直位。10d左右拆除缝线，继续用石膏托固定直至患者能自动行走。

（三）小腿瘢痕的修复

1. 小腿瘢痕溃疡的治疗

小腿广泛性烧伤瘢痕，无论是增生性或萎缩性瘢痕均仅有极薄的一层上皮组织，轻微的外伤即可使表皮损伤形成创面，经久不愈的伤口伴有不同程度的炎性渗出，形成下肢慢性溃疡，甚至有癌变的可能。

局部溃疡可用生理盐水、呋喃西林、康复新湿敷，小范围的创面或溃疡无明显感染迹象，可内涂莫匹罗星软膏，外敷凡士林纱布；每2~3d更换1次，如果能够愈合则不考虑手术治疗。如果创面经积极治疗后仍不能短期愈合，待肉芽生长良好，可行刃厚皮片植皮覆盖创面。长期溃疡连同瘢痕组织彻底切除。切除范围应较广泛，深达正常组织，胫骨前可切至骨膜浅层，切下之溃疡组织应送病检，以排除癌变。溃疡和瘢痕切除后的创面，如果没有骨质暴露，可行中厚皮片移植进行修复。如果瘢痕较深，溃疡时间长，合并有感染和下肢水肿者皮片移植成活率较低，应采用皮瓣进行修复。伤口愈合14d后始可下地活动。下地活动时植皮区或皮瓣区应用敷料包扎，最好用弹性绷带，以维持其良好的血液循环。

2. 小腿瘢痕环状挛缩的修复

小腿部位因严重烧伤可导致环状瘢痕挛缩，可影响小腿的外形和静脉回流，下肢肿胀，感觉减退；严重者甚至会影响下肢的生长发育。修复的原则以彻底松解挛缩，改善血液循环为目的。一般瘢痕可以在切除或松解瘢痕解除挛缩后，用中厚皮片游离移植的方法修复；但在环状瘢痕挛缩严重与深部组织粘连时，则应用皮瓣或皮管进行修复。如无明显增生或溃疡，植皮部位应尽量避开胫前区，以确保皮片的成活。术后应穿弹力裤或弹力袜，以促进血液循环的早日恢复。

（四）跟腱挛缩足下垂（踝关节）的修复

跟腱挛缩足下垂为下肢严重深度烧伤治愈后常见的后遗症，其原因可因小腿后面瘢痕挛缩或因腓肠肌、跟腱部分损伤短缩所致；也可因小腿烧伤后治疗处理方法不当而引起。根据畸形严重程度，可分为单纯性与复杂性马蹄内翻足，严重者不能下地行走。治疗可根据畸形程度不同采取相应的手术方法。

1. 采用"Z"成形术矫正足下垂

轻度单纯性马蹄畸形、局部瘢痕组织少的患者可使用这种方法。其方法是在跟腱部做"Z"成形术,延长跟腱,使马蹄畸形得以矫正,继发创面用中厚皮片修复。

2. 采用皮瓣修复足下垂

由于跟腱部位的瘢痕组织常与跟腱紧密粘连,当瘢痕组织切除后跟腱直接暴露于创面,加之跟腱血液循环差,皮片移植成功率较低,因此,对于较严重的足下垂多采用皮瓣进行修复。目前最常采用的是足背动脉岛状皮瓣和足外侧皮瓣。这两种皮瓣的优点是皮肤质地与受区接近,耐摩擦,不臃肿并有感觉。如果两种都不能应用时则选用交腿皮瓣或游离皮瓣。

（五）足部烧伤瘢痕挛缩畸形的修复

1. 足背与足趾瘢痕挛缩畸形的修复

足背部瘢痕挛缩常常会导致足趾背屈,形成仰趾畸形。对于条索状瘢痕可采用"Z"成形术或"W"成形术予以矫正;片状瘢痕可采用广泛彻底切除瘢痕或松解挛缩瘢痕组织后,创面行游离植皮即可纠正畸形。

但在畸形较严重或背屈时间过久,骨关节已有畸形病变,肌腱短缩的患者,手术时应将伸趾肌腱延长或切断,跖趾关节融合等,使足趾完全伸直复位,然后再游离植皮。对暴露在创面中的肌腱应充分利用周围软组织覆盖后再行中厚皮片移植。术后,足踝部用石膏固定于背伸5°~10°,防止继发挛缩;必要时术中可行克氏针固定足趾。对于瘢痕较深,肌腱和骨面暴露较多者,可采用交腿皮瓣或小腿逆行岛状皮瓣进行修复,效果良好。

2. 足底瘢痕的处理

足底部位隐蔽和皮肤角质层厚,不易造成深度烧伤,瘢痕畸形亦少见。足底皮肤软组织的特殊解剖结构与其负重、耐磨的功能相适应。足底负重面的理想供区是跖弓间内侧,这种供区是有限的,因此,在皮瓣修复中均应谨慎操作,以争取手术成功。如无足底内侧供区,可考虑以足背皮瓣、足底浅层肌肉瓣或其他游离感觉性皮瓣修复足底负重区缺损。总之,足底负重区缺损的修复中,感觉的恢复是必需的。

（周自福）

第七节　会阴部烧伤后瘢痕挛缩畸形的修复

会阴部位置隐蔽,加之衣着的保护,烧伤发生率较低,但是由于局部生理卫生特点,创面易感染,愈合后多会导致瘢痕挛缩现象发生。

一、会阴部瘢痕挛缩畸形的分类

依瘢痕组织涉及范围和深度,会阴部瘢痕挛缩畸形一般分为两类。

（一）周围型瘢痕挛缩畸形

瘢痕主要发生在外生殖器和肛门周围,并累及大腿内侧、腹股沟区、耻骨上和臀部等,较多见,其特点是会阴与两大腿之间形成蹼状瘢痕,而会阴中央的皮肤则较正常或受周围瘢痕的牵拉,包括以下几种。

1. 会阴前部挛缩瘢痕

会阴前部挛缩瘢痕指两侧腹股沟 – 耻骨上之间的横拱形挛缩,影响站立和髋外展,脐可被下拉移位,外生殖器也会受牵拉移位或变形。

2. 会阴中段横蹼挛缩

会阴中段横蹼挛缩系两大腿内侧会阴中点之间的蹼状挛缩。限制大腿外展活动,外生殖器受牵拉移位变形,部分或全部被瘢痕所覆盖而导致排尿不畅,下蹲时横蹼更明显。

3. 臀间沟挛缩

臀间沟挛缩即臀间沟至肛门的瘢痕增生与挛缩,使下蹲和坐位困难,排便困难,严重者可形成假性肛门狭窄。

(二)中央型瘢痕挛缩畸形

中央型瘢痕挛缩畸形多由于电烧伤、放射烧伤或直接接触热源的毁损伤所致,较为少见。一般会阴烧伤后畸形中央型常为肛门或生殖器开口的闭锁或缺损,多合并有外生殖器畸形或肛周的畸形。其治疗由于周边皮肤松弛,故多可采用"Z"成形术和局部皮瓣进行修复,缺损较大者可采用全厚皮片移植。

二、会阴部瘢痕挛缩畸形的修复

(一)会阴周围型瘢痕挛缩的修复

由于瘢痕挛缩程度、范围与引起器官移位的不同,故治疗方法也因人而异,原则上以切除瘢痕并彻底松解挛缩后,使器官复位为目的。创面采用皮片移植或局部皮瓣转位修复。会阴部手术的术后护理十分重要,其重点是防止大、小便污染创面,保持敷料干燥、清洁,保持双下肢外展位固定。由于局部包扎固定比较困难,容易松动,术后的制动十分必要。

(二)肛门瘢痕性狭窄的修复

排便困难为其主要症状。轻者可以借饮食调节,服轻泻剂等保持其排便功能;重症真性肛门狭窄,可发生慢性肠梗阻,食欲缺乏、消瘦、营养不良等症状。做 X 线造影,以协助诊断。在假性肛门狭窄,见狭窄口与肛门之间尚有一定距离,形成憩室,而真性肛门狭窄,则不见憩室存在。应彻底切除肛门四周瘢痕,使肛门复位。不论肛门外有无正常皮肤残留,均应将皮肤或黏膜做放射状切开,使狭窄区充分扩大。

采用"八"字形皮瓣修复肛门狭窄,或"八"字形皮瓣加皮片移植,常能取得较好的疗效。"八"字形皮瓣的设计原则:在两侧臀皱襞附近设计两个对称的皮瓣,蒂在会阴与大腿内侧,长宽比例达 2∶1,向肛门区转移,缝合于肛门两侧,尖端相遇于拱门后尾骨处。借旋髂内侧动脉分支等供给血液循环。

皮瓣越往会阴处转位就越松弛。用皮瓣的侧面与肛门创缘做"Z"形缝合,以保证良好的愈合,并防继发挛缩。皮肤较多者,可考虑行局部皮瓣旋转推进转移,以改善纵行挛缩的瘢痕,供瓣区用中厚游离植皮覆盖创面。

(周自福)

第八节　皮肤软组织扩张带在瘢痕畸形修复中的应用

通过应用对机体无害的医用硅橡胶制成的皮肤软组织扩张器经手术置人正常皮肤软组织下,通过定,期向扩张囊内注入生理盐水使其不断扩张,从而使表面的皮肤软组织逐渐膨胀伸展,可以提供"额外"的皮肤软组织来修复皮肤软组织缺损,称之为皮肤软组织扩张术。

一、皮肤软组织扩张术在瘢痕临床治疗中的应用

自1976年Radovan等设计出可控性皮肤软组织扩张器后,皮肤软组织扩张术的临床应用日臻完善和普及。

（一）瘢痕性秃发

扩张治疗是首选,可应用于大小在15% ~50%的秃发。对于面积较大者也可以采用重复扩张进行治疗。在扩张治疗中要注意扩张器有可能会刺激颅骨骨膜的异常增生,刺破扩张囊导致扩张失败。

（二）面、颈部瘢痕

在面颈部应用时,扩张皮瓣可以提供颜色、质地相近的"额外"皮肤,取得较好的美容效果。但是面颈部的皮肤量有限,术前需要更加仔细的设计,充分考虑缺损的面积、形状,残存组织的质量,皮脂腺的分布情况,已有的瘢痕等因素,并且要灵活和高效的利用扩张皮肤。在下睑修复时要注意采用旋转皮瓣,以避免下睑外翻。

（三）器官再造

可以用皮肤软组织扩张后的额部或前臂皮瓣行全鼻再造,以耳区皮肤扩张后行耳郭再造,以及上、下唇,上、下睑的再造与修复,隆乳术或乳房再造的预扩张,阴囊再造等,均有临床成功的报道。

此外,软组织扩张术还可应用于躯干、四肢的瘢痕的治疗,以及进行供皮区的扩张与皮瓣的预制。

二、皮肤软组织扩张术的操作注意事项

（一）切口

切口的选择目前仍有争议,不同术者依据个人经验有不同偏好。但是,切口的愈合是扩张顺利进行的首要影响因素,而且长度最好越小越好,减少不愈合的概率。目前切口位置的选择主要有瘢痕边缘切口以及远离瘢痕切口:前者离病变组织近,可以减少分离;后者可以实现切口在正常组织间的愈合。目前没有明确的研究表明任何一种切口位置方法的优越性。

（二）扩张器容量和形状的选择

扩张器容量大小应该根据缺损面积大小来选择,至少要和缺损的面积相同,Zoltie等学者认为,扩张器的面积至少达到缺损面积的两倍以上,这在临床,上通常行不通。此外,还受到周围可用的正常皮肤组织量限制,体表器官的位置如耳、眼角等也会影响扩张器的选择。扩张器的形状有长方形、圆形、肾形,以及各个手术医师自己设计的个性化形状等。在不同的植入部位,根据修复的要求,可以选择不同形状的扩张器,如在外耳再造时选择肾形扩张器,如果术后的皮瓣转移以推进为主就选择长方形,如果以旋转为主则选用圆形。

(三)埋置层次的选择

由于一些组织不能耐受扩张器的牵拉和压迫,如面神经等,以及避免手术对重要组织的损伤,故需要谨慎地选择植入层次。头皮和额部应在帽状腱膜和额肌深面剥离植入腔隙,埋置过浅会损伤毛囊、造成秃发,增加出血和血肿形成可能。面部的埋置层次在表浅肌肉腱膜系统(superficial musculo aponeurotic system,SMAS)浅面的皮下组织层,以期避免面神经损伤。颈部则既可以在颈阔肌浅面,也可以在颈阔肌深面,在深面剥离时需要注意面神经的颈支。躯干和四肢,埋置于深筋膜浅面。此外,术中剥离的植入腔隙应该略大于扩张器的面积,以免扩张器折叠成角,导致皮肤变薄甚至坏死,影响修复手术效果。

(四)注水壶内外置的选择

扩张器的注水壶可以埋置于皮下,也可以通过皮下隧道置于皮肤外面。注水壶内置的方法,目前使用最为广泛,由于注水壶置于皮下,避免了与外界的接触,进而可以减小感染的风险。注水壶外置扩张法自 Jackson 等首次应用以来,已经被多次报道。外置法有着内置不可比拟的优点:不需要剥离注水壶的植入间隙,减少了分离的范围;取出扩张器时更为方便;注水时更加方便简单,不会再有疼痛感;不会再出现注水壶翻转,或由于壶离扩张器太近而误扎扩张器,导致扩张失败;使患者在家注水成为可能等。但是外置会增加感染的风险,导致扩张失败,需要根据自己的经验来选择。

(五)注水量与扩张面积的控制

当注水量达到多少时,才能产生足够的扩张皮肤面积来完全修复缺损。Bmbmann 等在动物实验中于皮肤上文出 $1.5cm \times 1.5cm$ 的方格,扩张后通过测量每个方格的大小来累计面积,但是这种方法耗时费力,误差也很大。Shively 则将球缺几何运算公式编入计算机程序中,通过球缺面积可得到需要向扩张器中注水量,部分学者认为此方法不实用。Van Rappard 等研究证明扩张的实际面积仅为公式计算面积的 $25\% \sim 38\%$。有学者等通过临床病例的回顾性总结后认为,每修复头部 1cm,缺损需要注水 4mL,面部需要 $6 \sim 8mL$,颈部需要 $12 \sim 14mL$,躯干需要 $4 \sim 6mL$,四肢需要 $6 \sim 8mL$。另有学者通过云影摄影的方法总结出的面积计算公式:$A = 0.152V - 0.151$;A 是缺损面积或实际修复面积(cm^2),V 为注水总量(mL)。

(六)是否放置引流

手术后创面下的积血积液是细菌的良好培养基,闭式引流可以减小无效腔(死腔),清除积血积液,理论上是可以降低感染的风险的。但是引流管直接插入创面,又存在细菌经管壁逆行感染的可能,这种经导管逆行感染的可能已经被多次报道,因此,闭式引流也是潜在的感染途径。Puttawibu 和 Soon 等对乳房改良根治术和腋窝淋巴结切除的患者进行随机对照试验后,发现使用了闭式引流组和未使用闭式引流组的并发症发生率没有明显差异。近期,著名的整形外科学者 McCarthy 首次对扩张器手术中的引流放置对并发症的影响进行了回顾总结,在 1863 例患者的 2446 次手术中,闭式引流组和未使用闭式引流组出现感染、血肿、血清肿等并发症的发生率也没有明显差异。由于引流在减少血液和血清积存量方面作用明显,故在埋置扩张器时仍推荐使用。

(七)软组织扩张术的操作步骤

1. 患者评估

术前要对患者进行评估,是否适合软组织扩张术治疗。要避免对处于创面畸形愈合期,以及有开放性伤口或感染的患者进行扩张治疗。由于血液循环和扩张性的限制,要尽量避免对瘢痕组织进行扩张;对于无法避免者,要对患者进行充分的术前宣传教育,告知出现扩张失败的高风险性。对于头面部的扩张器植入,要充分考虑面部的美学分区。

2. 一期植入注意事项

术中要仔细操作,充分止血避免血肿,抗生素生理盐水冲洗创面;向扩张器内注入空气并按入装有生,理盐水的换药碗内,检测扩张囊和注水壶的密闭性。

3. 二期修复注意事项

注水扩张结束后,在皮瓣转移中需要尽最大可能地利用扩张皮瓣转移修复缺损,但是这必须要建立在保证皮瓣血液循环的基础之上。转移就是要将三维的立体扩张皮瓣转变成二维的平面皮瓣。皮瓣的转移方法可以是推进,也可是旋转和易位,或者是联合应用。其中一致认为推进是转移由长方形扩张器形成的扩张皮瓣的最有效方法,尤其是用于关闭矩形创面,旋转适用于三角形缺损,易位适用于小的创面关闭。

此外,为了能够有效地转移扩张皮瓣,在皮瓣近蒂部需要做"回切"切口,以充分展平皮瓣,"回切"的距离为扩张皮瓣宽度的1/4。扩张包膜上有着丰富的血管,对于皮瓣的成活有着重要意义。因此,对包膜的处理需谨慎,避免由其损伤导致皮瓣血液循环障碍,进而出现坏死的不良结局,也有学者认为,包膜需要充分松解,以达到有效的延长皮瓣的转移范围。如果扩张皮瓣有着知名血管的轴形皮瓣,对包膜的处理尺度可以放宽。

三、皮肤软组织扩张术的并发症及预防处理

运用扩张器的软组织修复是一个序列性的治疗过程,包括了一期扩张器的埋置,术后的注水扩张和二期的皮瓣转移手术。整个疗程所需时间因个人的治疗情况而异,最长有持续半年以上甚至1年。在此期间,可能出现各种并发症,如血肿、感染、扩张器外露、切口裂开、扩张器不扩张、皮瓣坏死、注水困难等。在扩张器发明使用的初期,全身总的并发症比例高达40%以上。但是随着对扩张技术的掌握,并发症的比例逐渐控制,这就是学习曲线(learning curve)的作用。Friedman等总结了用于82例患者的180枚扩张器中,出现并发症的比例为18%,这和Pisarski报道的并发症比例一致。有学者对其20年的扩张器手术回顾总结,1454例患者,3620枚扩张器的并发症比例是11.4%。其他的报道还有,Tavares Filho等(24.8%)、Bozkurt等(29.4%)、Pitanguy等(7.5%)。而且并发症在全身各部位的分布有所不同,其中以头颈部的比例最高,达到30%左右,甚至更高。在出现的并发症中,以扩张器外露、感染最为常见,避免的方法主要是要注意无菌操作,围术期使用抗生素预防感染,术中仔细操作,彻底止血,也可采用垂直小切口,减小伤口张力,术后注水时间推迟。在注水时,不要盲目求快,注意控制单次注水量,观察扩张皮瓣的指压反应。如果外露是在扩张的早期出现,面积较小,无明显感染迹象,可在门诊行清创缝合术,但要注意抗生素治疗;扩张晚期的外露,可以取出扩张器,直接行皮瓣转移手术。如果出现感染,应尽早全身应用抗生素,在上次植入切口处放置引流,抗生素盐水冲洗清除感染灶,如效果不佳,应尽早行扩张器取出术。

综上所述,皮肤软组织扩张术对于瘢痕畸形的治疗是一个里程碑式的进展,具有常规植皮等手术所不具备的优点,尽管其有以上的并发症存在,但是随着术者对其操作的逐渐熟练,可以明显改善治疗效果。

（周自福）

第十三章 内科急危重症护理

第一节 先天性心血管病

一、概述

先天性心血管病（congenital heart disease）是指心脏及大血管在胎儿时期发育异常，在出生的时候即已经存在的疾病，简称先心病，是先天性畸形中最常见的一种。常见的有室间隔缺损（VSD）、房间隔缺损（ASD）、主动脉缩窄、动脉导管未闭（PDA）、大血管错位、肺动脉口狭窄、法洛四联征和动脉干永存等。

二、病因

引起胎儿心脏发育畸形的原因有很多，目前认为是由遗传因素和子宫内环境因素相互作用形成。遗传因素主要包括染色体异常及单基因突变等遗传缺陷。子宫内环境因素主要包括有子宫内病毒感染，尤以风疹病毒感染为突出；羊膜病变；药物；高原环境；早产；妊娠早期先兆流产；高龄（35岁以上）、患糖尿病、营养不良的母亲；胎儿受压；放射线的使用等。

三、分类

先天性心脏病的种类有很多，并且可能会有两种及其两种以上畸形并存，因此临床上可根据左右两侧及大血管之间有无分流分为3类。

（一）无分流类

左右两侧血液循环途径之间无异常的沟通，不产生血液的分流，也无发绀。包括：单纯肺动脉口狭窄、肺动脉瓣关闭不全、主动脉口狭窄、主动脉瓣关闭不全、右位心、异位心等。

（二）从左至右分流类

左右两侧血液循环途径之间有异常的沟通，使动脉血从左侧心腔的不同部位分流入静脉血中，无发绀。包括：房间隔缺损、室间隔缺损（包括左心室－右心房沟通）、动脉导管未闭、心内膜垫缺损、心房心室联合缺损、室间隔缺损伴动脉导管未闭等。

（三）从右至左分流类

左右两侧血液循环途径之间有异常的沟通，使静脉血从右侧心腔的不同部位分流入动脉血中，故有发绀，其中有些又同时有左至右分流。包括：法洛四联征、大血管错位、艾森曼格综合征等。

四、诊断要点

（一）临床表现

1. 症状

左向右分流患者在缺损小、分流量小时可无主观症状。

（1）呼吸困难：左向右分流患者在缺损较大,左向右分流量多时有乏力,出现劳力性呼吸困难;右向左分流型(法洛四联征)患者活动耐力差,稍一活动就有呼吸困难。无分流型患者严重时活动后也存在心悸、呼吸困难。

（2）昏厥、猝死：可见于严重肺动脉瓣狭窄患者及法洛四联征患者严重缺氧时。

（3）其他：主动脉缩窄患者部分可出现下肢无力、麻木、发凉甚至有间歇性跛行。

2.体征

（1）杂音：大多数先天性心脏病患者可在胸前部闻及典型杂音。

（2）发绀：由于右向左分流而使动静脉血混合,在鼻尖、口唇、指(趾)甲床最明显。

（3）蹲踞：患有发绀型先天性心脏病的患儿,特别是法洛四联征的患儿,常在活动后出现蹲踞体征,这样可增加体循环血管阻力从而减少心隔缺损产生的右向左分流,同时也增加静脉血回流到右心,从而改善肺血流。

（4）杵状指(趾)和红细胞增多症：发绀型先天性心脏病几乎都伴杵状指(趾)和红细胞增多症。杵状指(趾)的机制尚不清楚,但红细胞增多症是机体对动脉低氧血的一种生理反应。

（5）发育障碍：先天性心脏病的患儿往往发育不正常,表现为瘦弱、营养不良、发育迟缓等。

（6）四肢血压异常：见于主动脉缩窄患者,表现为上肢血压有不同程度的增高,下肢血压下降。肱动脉血压高出腘动脉血压 20mmHg 以上,颈动脉、锁骨上动脉搏动增强,而股动脉搏动微弱,足背动脉甚至无搏动。

3.并发症

心力衰竭、感染性心内膜炎、心律失常、肺部感染。

（二）辅助检查

1.心脏超声

作为先天性心脏病首选检查,三维超声、组织多普勒、超声灌注影像可用于功能评估。

2.CMR

可提供清晰的解剖结构图像,当心脏超声不能获得准确清晰图像时可作为替代检查。

五、治疗

（一）内科保守治疗

病变轻者可不必手术,少数缺损可在儿童期自行闭合。

（二）外科手术治疗

可选择外科手术纠正畸形,最好在学龄前儿童期施行,严重的需在婴幼儿期手术。

六、先心病的护理

（一）一般护理

无症状或症状较轻患者可像正常人一样生活,但应该避免参加剧烈运动,避免重体力劳动。有症状患者应多卧床休息,限制活动范围。先天性心脏病患儿应尽量保持安静,避免过分哭闹,保证充足的睡眠。

大些的孩子生活要有规律,动静结合,既不能在室外过度活动(严格禁止跑跳和剧烈运动),但也不必整日躺在床上,晚上睡眠一定要保证,以减轻心脏负担。

（二）饮食护理

应给予高蛋白、高维生素、高热量营养丰富的饮食。出现心力衰竭时应进食低盐饮食，限制饮水量，指导进食含钾丰富的食物如香蕉、橘子等，并注意预防便秘。

（三）心理护理

先天性心脏病患者因自幼患病，导致心理发育不良，社会适应能力差，易产生依赖、焦虑、抑郁、自卑、恐惧等心理问题，应积极给予心理支持，帮助其形成良好的社会支持系统，并鼓励其参加力所能及的活动，提高自尊与自信，并应注意关心、爱护患者，尽量满足患者的合理要求，帮助患者配合治疗。

（四）出院指导

1. 指导患者或家属根据病情建立合理的生活制度和活动量，避免剧烈运动和重体力劳动。

2. 注意预防感冒、肺炎、外伤等，成人先天性心脏病患者避免文身或穿耳洞，避免发生感染而导致疾病加重。

3. 加强营养、合理饮食、增加抵抗力。

4. 加强小儿早期教育，促进其心理和智力的正常发育，减少疾病对小儿的影响。

（石红燕）

第二节　原发性高血压

原发性高血压（primaryhy pertension）是以血压升高为主要临床表现但原因不明的综合征，通常简称为高血压。高血压是导致充血性心力衰竭、卒中、冠心病、肾衰竭、夹层动脉瘤的发病率和病死率升高的主要危险因素之一，严重影响人们的健康和生活质量，是最常见的疾病，防治高血压非常必要。

一、血压分类和定义

目前，我国采用国际上统一的血压分类和标准，将18岁以上成人的血压按不同水平分类，高血压定义为收缩压≥140mmHg和（或）舒张压≥90mmHg。根据血压升高水平，进一步将高血压分为高血压1、2、3级。

高血压是最常见的慢性病之一，可导致脑卒中、心力衰竭及慢性肾脏病等主要并发症，严重影响患者的生存质量，由此可见，高血压及血压水平是影响心血管事件发生和预后的重要的独立危险因素，但并非唯一决定因素。因此，高血压患者的诊断和治疗不能只根据血压水平，必须对患者进行心血管风险的评估分层。心血管风险分层根据血压水平、心血管危险因素、靶器官损害、伴临床疾患，分为低危、中危、高危和很高危四个层次。

二、病因

（一）遗传

高血压具有明显的家族性，父母均为高血压者其子女患高血压的概率明显高于父母均无高血压者的概率。约60%高血压患者可询问到有高血压家族史。

（二）饮食

膳食中钠盐摄入量与人群血压水平和高血压病患病率呈正相关。摄盐越多，血压水平和患病率越高，钾摄入量与血压呈负相关，限制钠补充钾可使高血压患者血压降低。钾的降压作用可能是通过促进排钠而减少细胞外液容量。有研究表明膳食中钙不足可使血压升高。大量研究显示高蛋白质摄入、饮食中饱和脂肪酸或饱和脂肪酸/不饱和脂肪酸比值较高、饮酒量过多都属于升压因素。

（三）精神

城市脑力劳动者高血压患病率超过体力劳动者，从事精神紧张度高的职业者发生高血压的可能性较大，长期生活在噪声环境中听力敏感性减退者患高血压也较多。高血压患者经休息后往往症状和血压可获得一定改善。

（四）肥胖

超重或肥胖是血压升高的重要危险因素。一般采用体重指数（BMI），即体重（kg）/身高（m）^{2}（以 20~24 为正常范围）。血压与 BMI 呈显著正相关。肥胖的类型与高血压发生关系密切，向心性肥胖者容易发生高血压，表现为腰围往往大于臀围。

（五）其他

服避孕药妇女容易出现血压升高。一般在终止服用避孕药后 3~6d 血压常恢复正常，阻塞性睡眠呼吸暂停综合征（OSAHS）是指睡眠期间反复发作性呼吸暂停。OSAHS 常伴有重度打鼾，患此病的患者常有高血压。

三、发病机制

原发性高血压的发病机制至今还没有一个完整统一的认识。目前认为高血压的发病机制集中在以下几个方面。

（一）交感神经系统活性亢进

已知反复的精神刺激与过度紧张可以引起高血压。长期处于应激状态如从事驾驶员、飞行员等职业者高血压患病率明显增高。当大脑皮质兴奋与抑制过程失调时，交感神经和副交感神经之间的平衡失调，交感神经兴奋性增加，其末梢释放去甲肾上腺素、肾上腺素、多巴胺等，儿茶酚胺类物质增多，从而引起阻力小动脉收缩增强使血压升高。

（二）肾素－血管紧张素－醛固酮系统（RAAS）

激活经典的 RAAS 包括：肾小球旁细胞分泌的肾素，激活从肝脏产生的血管紧张素原转化为血管紧张素Ⅰ，然后再经肺循环中的血管紧张素转换酶（ACE）的作用转化为血管紧张素Ⅱ。血管紧张素Ⅱ作用于血管紧张素Ⅱ受体，有如下作用：①直接使小动脉平滑肌收缩，外周阻力增加；②刺激肾上腺皮质球状带，使醛固酮分泌增加，致使肾小管远端集合管的钠重吸收加强，导致水钠潴留；③交感神经冲动发放增加使去甲肾上腺素分泌增加。以上作用均可使血压升高。近年来发现血管壁、心脏、脑、肾脏及肾上腺中也有 RAAS 的各种组成成分。局部RAAS 各成分对心脏、血管平滑肌的作用，可能在高血压发生和发展中有更大影响，占有十分重要的地位。

（三）其他

细胞膜离子转运异常可使血管收缩反应性增强和平滑肌细胞增生与肥大，血管阻力增高。

肾脏潴留过量摄入的钠盐,使体液容量增大,机体为避免心排出量增高使组织过度灌注,全身阻力小动脉收缩增强,导致外周血管阻力增高。

(四)胰岛素

抵抗所致的高胰岛素血症可使电解质代谢发生障碍,还使血管对体内升压物质反应性增强,血液中儿茶酚胺水平增加,血管张力增高,从而使血压升高。

四、临床表现

(一)症状

大多数患者早期症状不明显,常见症状有头痛、头晕、耳鸣、眼花、乏力、心悸,还有的表现为失眠、健忘、注意力不集中、情绪易波动或发怒等。经常在体检或其他疾病就医检查时发现血压升高。血压升高常与情绪激动、精神紧张、体力活动有关,休息或去除诱因血压可下降。

(二)体征

血压受昼夜、气候、情绪、环境等因素影响波动较大。一般清晨起床活动后血压迅速升高,夜间血压较低;冬季血压较高,夏季血压较低;情绪不稳定时血压高;在医院或诊所血压明显增高,在家或医院外的环境中血压低。

体检时可听到主动脉瓣区第二心音亢进、收缩期杂音,长期高血压时有心尖搏动明显增强,搏动范围扩大以及心尖搏动左移体征,提示左心室增大。

(三)恶性或急进性高血压

表现为患者发病急骤,舒张压多持续在 130～140mmHg 或更高。常有头痛、视力模糊或失明,视网膜可发生出血、渗出及视盘水肿,肾脏损害突出,持续蛋白尿、血尿及管型尿,病情进展迅速,如不及时治疗,易出现严重的脑、心、肾损害,发生脑血管意外、心力衰竭和尿毒症,最后多因尿毒症而死亡,但也可死于脑血管意外或心力衰竭。

五、并发症

(一)高血压危象

在情绪激动、精神紧张、过度劳累、寒冷等诱因作用下,小动脉发生强烈痉挛,血压突然急剧升高,收缩压可达 260mmHg、舒张压可达 120mmHg 以上,影响重要脏器血液供应而出现危急症状。在高血压的早、中、晚期均可发生。患者出现头痛、恶心、呕吐、烦躁、心悸、出汗、视力模糊等征象,伴有椎－基底动脉、视网膜动脉、冠状动脉等累及的缺血表现。

(二)高血压脑病

发生在重症高血压患者,是指血压突然或短期内明显升高,由于过高的血压干扰了脑血管的自身调节机制,脑组织血流灌注过多造成脑水肿。出现中枢神经功能障碍征象。临床表现为弥散性严重头痛、呕吐、烦躁、意识模糊、精神错乱、局部性或全身抽搐,甚至昏迷。

(三)主动脉夹层

主动脉腔内的血液通过内膜的破口进入主动脉壁中层而形成的血肿,夹层分离突然发生时多数患者突感胸部疼痛,向胸前及背部放射,随夹层涉及范围而可以延至腹部、下肢及颈部。疼痛剧烈难以忍受,起病后即达高峰,呈刀割或撕裂样。突发剧烈的胸痛常误诊为急性心肌梗死。高血压是导致本病的重要因素。患者因剧痛而有休克外貌,焦虑不安、大汗淋漓、面色苍白、心率加速,从而使血压增高。

（四）心肾损害

心脏的并发症：①高血压性心脏病：与持续左心室后负荷增加有关，主要表现为活动后心悸气促；心尖搏动呈抬举样等，随着病情的进展，最终可导致心力衰竭、心律失常等；②急性左心衰竭：多在持续高血压的基础上，因某些诱因而诱发，典型表现为急性肺水肿；③冠心病：高血压继发和（或）加重冠状动脉粥样硬化的结果，主要表现为心绞痛、心肌梗死。

肾脏的并发症：高血压肾病及慢性肾衰竭。早期主要为夜尿量增加、轻度蛋白尿、镜下血尿或管型尿等，控制不良者最终可发展成为慢性肾衰竭。

（五）其他

①眼底改变及视力，视野异常；②鼻出血。

六、治疗原则

（一）目的

治疗目的是通过降压治疗使高血压患者的血压达标，以期最大限度地降低心脑血管发病和死亡的总危险。

（二）降压目标值

一般高血压人群降压目标值 < 140/90mmHg；高血压高危患者（糖尿病及肾病）降压目标值 <130/80mmHg；中老年收缩期性高血压的降压目标值：收缩压 140 ~ 150mmHg，舒张压 < 90mmHg 但不低于 65 ~ 70mmHg，舒张压降得过低可能抵消收缩压下降得到的好处。

（三）非药物治疗

非药物治疗主要是改善生活方式，改善生活方式对降低血压和心脑血管危险的作用已得到广泛认可，所有患者都应采用，这些措施包括以下几点。

1. 戒烟

吸烟所致的危害是使高血压并发症如心肌梗死、脑卒中和猝死的危险性显著增加，加重脂质代谢紊乱，降低胰岛素敏感性，降低内皮细胞依赖性血管扩张效应，并降低或抵消降压治疗的疗效。戒烟对心脑血管的良好益处，任何年龄组均可显示。

2. 减轻体重

超重 10% 以上的高血压患者体重减少 5kg，血压便有明显降低，体重减轻亦可增加降压药物疗效，对改善糖尿病、胰岛素抵抗、高脂血症和左心室肥厚等均有益。

3. 减少过多的乙醇摄入

戒酒和减少饮酒可使血压显著降低，适量饮酒仍有明显加压反应者应戒酒。

4. 适当运动

适当运动有利于改善胰岛素抵抗和减轻体重，提高心血管调节能力，稳定血压水平。较好的运动方式是低或中等强度的运动，可根据年龄及身体状况选择，中老年高血压患者可选择步行、慢跑、上楼梯、骑车等，一般每周 3 ~ 5 次，每次 30 ~ 60min。运动强度可采用心率监测法，运动时心率不应超过最大心率（180 或 170 次/分）的 60% ~ 85%。

5. 减少钠盐的摄入量，补充钙和钾

膳食中大部分钠来自烹调用盐和各种腌制品，所以应减少烹调用盐及腌制品的食用，每人每日钠盐摄入应少于 6g。通过食用含钾丰富的水果如香蕉、橘子，蔬菜如油菜、香菇、大枣等，增加钾的摄入。喝牛奶补充钙的摄入。

6.多食含维生素丰富的食物

多吃水果和蔬菜,减少食物中饱和脂肪酸的含量和脂肪总量。

7.减轻精神压力,保持心理平衡

长期精神压力和情绪忧郁是降压治疗效果欠佳的主要原因,亦可导致高血压。应对患者作耐心的劝导和心理疏导,鼓励其参加社交活动、户外活动等。

(四)降压药物治疗对象

高血压2级或以上患者(>160/100mmHg);高血压合并糖尿病、心、脑、肾靶器官损害患者;血压持续升高6个月以上,改善生活方式后血压仍未获得有效控制者。从心血管危险分层的角度,高危和极高危患者应立即开始使用降压药物强化治疗。中危和低危患者则先继续监测血压和其他危险因素,之后再根据血压状况决定是否开始药物治疗。

(五)降压药物治疗

1.降压药物分类

现有的降压药种类很多,目前常用降压药物可归纳为以下几大类:利尿剂、β受体阻滞剂、钙离子拮抗剂、血管紧张素转换酶抑制剂和血管紧张素Ⅱ受体阻滞剂、α受体阻滞剂。

2.联合用药

临床实际使用降压药时,由于患者心血管危险因素状况、并发症、靶器官损害、降压疗效、药物费用以及不良反应等,都可能影响降压药的具体选择。任何药物在长期治疗中均难以完全避免其不良反应,联合用药可使不同的药物互相取长补短,有可能减轻或抵消某些不良反应。联合用药可减少单一药物剂量,提高患者的耐受性和依从性。现在认为,2级高血压(≥160/100mmHg)患者在开始时就可以采用两种降压药物联合治疗,有利于血压在相对较短的时间内达到目标值。

比较合理的两种降压药联合治疗方案是:利尿药与β受体阻滞剂;利尿药与ACEI或血管紧张素受体拮抗剂(ARB);二氢吡啶类钙通道阻滞剂与β受体激动剂;钙通道阻滞剂与ACEI或ARB以及α阻滞剂和β阻滞剂。

(六)高血压急症的治疗

高血压急症是指短时期内血压重度升高,收缩压 >180mmHg 和(或)舒张压 >120mmHg,伴有重要器官组织如大动脉、心脏、脑、肾脏、眼底的严重功能障碍或不可逆性损害。需要作紧急处理。

1.迅速降压

(1)硝普钠:同时直接扩张动脉和静脉,降低心脏前、后负荷。开始时以5mg/50mL浓度,以每分钟10μg起始速度注射泵静脉泵入,即刻发挥降压作用。使用硝普钠必须密切观察血压,避光静脉滴注,根据血压水平仔细调节滴注速度,硝普钠可用于各种高血压急症。一般使用不超过7d,长期或大剂量使用应注意可能发生氰化物中毒。

(2)硝酸甘油:选择性扩张冠状动脉与大动脉和扩张静脉。开始时以5mg/50mL浓度,以每分钟5~10μg速度注射泵静脉泵入,然后根据血压情况,增加滴注速度至每分钟20~50μg。降压起效快,停药后作用消失亦快,硝酸甘油主要用于急性冠脉综合征或急性心力衰竭时的高血压急症。不良反应有头痛、心动过速、面部潮红等。

2.伴烦躁、抽搐者

可用地西泮10~20mg静脉注射,苯巴比妥钠0.1~0.2g肌内注射,或水合氯醛灌肠。

3.有高血压脑病时

宜给予脱水、排钠、降低颅内压。

（1）呋塞米 20～40mg 静脉注射。

（2）20％甘露醇或25％山梨醇静脉快速滴注,半小时内滴完。

4.其他并发症的治疗

对主动脉夹层分离,应采取积极的降压治疗,诊断确定后,宜施行外科手术治疗。

七、护理常规

（一）一般护理

1.休息

早期高血压患者可参加工作,但不要过度疲劳,坚持适当的锻炼,如骑自行车、跑步、做体操及打太极拳等。要有充足的睡眠,保持心情舒畅,避免精神紧张和情绪激动,消除恐惧、焦虑、悲观等不良情绪。

晚期血压持续增高,伴有心、肾、脑病时应卧床休息。关心体贴患者,使其精神愉快,鼓励患者树立战胜疾病的信心。

2.饮食

应给低盐、低脂肪、低热量饮食,以减轻体重。因为摄入总热量太大超过消耗量,多余的热量转化为脂肪,身体就会发胖,体重增加,提高血液循环的要求,必定提高血压。鼓励患者多食水果、蔬菜、戒烟、控制饮酒、咖啡、浓茶等刺激性饮料。少吃胆固醇含量多的食物,对服用排钾利尿剂的患者应注意补充含钾高的食物如蘑菇、香蕉、橘子等。肥胖者应限制热能摄入,控制体重在理想范围之内。

3.病室环境

应整洁、安静、舒适、安全。

（二）对症护理及病情观察护理

1.剧烈头痛:当出现剧烈头痛伴恶心、呕吐,常系血压突然升高、高血压脑病,应立即让患者卧床休息,并测量血压及脉搏、心率、心律,积极协助医师采取降压措施。

2.呼吸困难、发绀:此系高血压引起的左心衰竭所致,应立即给予舒适的半卧位,及时给予氧气吸入。按医嘱应用洋地黄治疗。

3.心悸:严密观察脉搏、心率、心律变化并作记录。安静休息,严禁下床,并并安慰患者消除紧张情绪。

4.水肿:晚期高血压伴心-肾衰竭时可出现水肿,护理中注意严格记录出入位,限制钠盐和水分摄入。严格卧床休息,注意皮肤护理,严防压疮发生。

5.昏迷、瘫痪:系晚期高血压引起脑血管意外所引起,应注意安全护理,防止患者坠床、窒息、肢体烫伤等。

6.病情观察护理:对血压持续增高的患者,应每日测量血压 2～3 次,并做好记录,必要时测立、坐、卧位血压,掌握血压变化规律。如血压波动过大,要警惕脑出血的发生。如在血压急剧增高的同时,出现头痛、视物模糊、恶心、呕吐、抽搐等症状,应考虑高血压脑病的发生。如出现端坐呼吸、喘憋、发绀、咳粉红色泡沫痰等,应考虑急性左心衰竭的发生。出现上述各种表现时均应立即送医院进行紧急救治。另外,在变换体位时也应动作缓慢,以免发生意外。有些降压药可引起水钠潴留。因此,需每日测体重,准确记录出入量,观察水肿情况,注意保持出入量的平衡。

(三)用药观察与护理

1. 用药原则

终身用药,缓慢降压,从小剂量开始逐步增加剂量,即使血压降至理想水平后,也应服用维持量,老年患者服药期间改变体位要缓慢,以免发生意外,合理联合用药。

2. 药物不良反应观察

使用噻嗪类和袢利尿剂时应注意血钾、血钠的变化;用 β 受体阻滞剂应注意其抑制心肌收缩力、心动过缓、房室传导时间延长、支气管痉挛、低血糖、血脂升高的不良反应;钙离子拮抗剂硝苯地平的不良反应有头痛、面红、下肢水肿、心动过速;血管紧张素转换酶抑制剂可有头晕、乏力、咳嗽、肾功能损害等不良反应。

(四)心理护理

患者多表现有易激动、焦虑及抑郁等心理特点,而精神紧张、情绪激动、不良刺激等因素均与高血压密切相关。因此,对待患者应耐心、亲切、和蔼、周到。根据患者特点,有针对性地进行心理疏导。同时,让患者了解控制血压的重要性,帮助患者训练自我控制的能力,参与自身治疗护理方案的制订和实施,指导患者坚持长期的饮食、药物、运动治疗,将血压控制在接近正常的水平,以减少对靶器官的进一步损害,定期复查。

八、健康指导

(一)饮食调节指导

强调高血压患者要以低盐、低脂肪、低热量、低胆固醇饮食为宜;少吃或不吃含饱和脂肪的动物脂肪,多食含维生素的食物,多摄入富含钾、钙的食物,食盐量应控制在 3~5g/d,严重高血压病患者的食盐量控制在 1~2g/d。

饮食要定量、均衡、不暴饮暴食;同时适当地减轻体重,有利于降压。戒烟和控制酒量。

(二)休息和锻炼指导

高血压患者的休息和活动应根据患者的体质、病情适当调节,病重体弱者,应以休息为主。随着病情好转,血压稳定,每天适当从事一些工作、学习、劳动,将有益身心健康;还可以增加一些适宜的体能锻炼,如散步、慢跑、打太极拳、体操等有氧活动。患者应在运动前了解自己的身体状况,以此来决定自己的运动种类、强度、频度和持续时间。注意规律生活,保证充足的休息和睡眠,对于睡眠差、易醒、早醒者,可在睡前饮热牛奶 200mL,或用 40℃~50℃温水泡足30min,或选择自己喜爱的放松精神情绪的音乐协助入睡。总之,要注意劳逸结合,养成良好的生活习惯。

(三)心理健康指导

高血压病的发病机制是除躯体因素外,心理因素占主导地位,强烈的焦虑、紧张、愤怒以及压抑常为高血压病的诱发因素,因此教会患者自我调节和自我控制能力是关键。护士要鼓励患者保持豁达、开朗愉快的心境和稳定的情绪,培养广泛的爱好和兴趣。同时指导家属为患者创造良好的生活氛围,避免引起患者情绪紧张、激动和悲哀等不良刺激。

(四)血压监测指导

建议患者自行购买血压计,每日监测血压 2~3 次。指导患者和家属正确测量血压的方法,做好记录,复诊时对医生加减药物剂量会有很好的参考依据。

(五)用药指导

由于高血压是一种慢性病,需要长期的、终身的服药治疗,而这种治疗要患者自己或家属配合进行,所以患者及家属要了解服用的药物种类及用药剂量、用药方法、药物的不良反应、服用药物的最佳时间,以便发挥药物的最佳效果和减少不良反应。出现不良反应,要及时报告主治医生,以便调整药物及采取必要的处理措施。切不可血压降下来就停药,血压上升又服药,血压反复波动,对健康极为不利。由于这类患者大多是年纪较大,容易遗忘服药,可建议患者在家中醒目之处做标记,以起到提示做用。对血压显著增高多年的患者,血压不宜下降过快,因为患者往往不能适应,并可导致心、脑、肾血液的供应不足而引起脑血管意外,如使用可引起明显体位性低血压药物时,应向患者说明平卧起立或坐位起立时,动作要缓慢,以免血压突然下降,出现昏厥而发生意外。

(六)定期复查

服完药出现血压升高或过低;血压波动大;出现眼花、头晕、恶心呕吐、视物不清、偏瘫、失语、意识障碍、呼吸困难、肢体乏力等情况时立即到医院就医。如病情危重,可求助 120 急救中心。根据血压水平及危险分层拟定复诊时间,低危、中危者 1~3 个月复诊 1 次;高危者至少 1 个月复诊 1 次。

(石红燕)

第三节　心绞痛

一、稳定型心绞痛

稳定型心绞痛(stable angina pectoris)是在冠状动脉狭窄的基础上,冠状动脉供血不足引起的心肌急剧的、暂时的缺血与缺氧的临床综合征。临床特点为阵发性胸骨后或心前区压榨性疼痛。常发生于劳动或情绪激动时,持续数分钟,休息或用硝酸酯制剂后消失。

(一)症状

心绞痛以发作性胸痛为主要临床表现,疼痛的特点如下。

1. 部位

典型心绞痛的部位是在胸骨体上中段之后或左前胸,范围有手掌大小甚至横贯前胸,界限不很清楚,可以放射到颈部、咽部、颌部、上腹部、肩背部、左臂及左手指,非典型者可以表现在胸部以外的其他部位如上腹部、咽部、颈部等。疼痛每次发作的部位往往是相似的。

2. 性质

常呈紧缩感、绞榨感、压迫感、烧灼感、胸闷或窒息感、沉重感,有的只表现为胸部不适、乏力或气短,主观感觉个体差异较大,但无刺痛或锐痛,疼痛发作时,患者往往被迫停止原来的活动,直至症状缓解。

3. 持续时间

疼痛呈阵发性发作,持续数分钟,一般不会超过 10min,可数天、数周发作一次,也可一日内多次发作。

4. 诱因

常因体力劳动或情绪激动而诱发，也可在饱餐、寒冷、阴雨天气、吸烟时发作。疼痛发生在体力劳动或激动的当时。

5. 缓解方式

一般停止诱因活动后疼痛即可缓解，或舌下含服硝酸甘油后也能在 2~5min 内缓解。

（二）体征

平时一般无异常体征。心绞痛发作时常见面色苍白、心率增快、血压升高、表情焦虑、皮肤冷或出汗等，有时可闻及第四心音、第三心音或奔马律，一过性收缩期杂音。

（三）分级

加拿大心血管病学会（CCS）把心绞痛严重程度分为 4 级。

Ⅰ级：一般体力活动（如步行和登楼）不受限，仅在强、快或持续用力时发生心绞痛。

Ⅱ级：一般体力活动轻度受限，快步、饭后、上楼、寒冷或风中行走、情绪激动等可发作心绞痛，或仅在睡醒后数小时内发作，一般情况下平地步行 200m 以上或登楼一层以上受限。

Ⅲ级：一般体力活动明显受限，一般情况下平地步行 200m 内，或登楼一层引起心绞痛。

Ⅳ级：轻微活动或休息时即可发生心绞痛。

（四）实验室及其他检查

1. 心电图

心电图是发现心肌缺血、诊断心绞痛最常用的检查方法。约有半数患者静息心电图为正常，可有陈旧性心肌梗死的改变或非特异性 ST 段和 T 波异常。心绞痛发作时，多数患者出现暂时性心肌缺血引起的 ST 段压低（≥0.1mV），有时出现 T 波倒置，在平时有 T 波持续倒置的患者，发作时可变为直立。运动负荷试验及 24h 动态心电图可显著提高缺血性心电图的检出率。

2. 放射性核素检查

利用放射性铊心肌显像所示灌注缺损提示心肌供血不足或血供消失，对心肌缺血诊断较有价值。

3. 冠状动脉造影

冠状动脉造影对冠心病具有确诊价值，并对选择治疗方案及判断预后极为重要。

4. 超声检查

超声心动图可探测到缺血区心室壁的运动异常；多排螺旋 CT 对诊断具有确诊价值。

（五）治疗要点

1. 休息

心绞痛发作时立刻休息，症状一般在停止活动后即可消除。

2. 药物治疗

（1）硝酸酯类：该类药物可扩张冠状动脉、降低血流阻力、增加冠状动脉循环血流量，同时能扩张周围血管，减少静脉回流，降低心室容量、心脏内压力、心排出量和血压，减低心脏前后负荷和心肌需要量，从而缓解心绞痛。

患者有青光眼、颅内压增高、低血压者不宜应用本类药物。常用药物有硝酸甘油和单硝酸异山梨酯等,1～2min 开始起效,作用持续约 30min。对约 92% 的患者有效,其中 76% 在 3min 内见效。

(2)β 受体阻滞剂:能抑制心脏肾上腺素 β 受体,减慢心率、降低血压,减弱心肌收缩力和降低心肌耗氧量,从而缓解心绞痛发作。常用药物有美托洛尔和比索洛尔等。

(3)钙离子拮抗剂:能抑制钙离子进入细胞和心肌细胞兴奋 - 收缩耦联中钙离子的作用,因而可抑制心肌收缩,减少心肌氧耗,扩张冠状动脉,解除冠状动脉痉挛,改善心肌供血。常用药物有合心爽、硝苯地平、氨氯地平等。

(4)抗血小板药物:若无特殊禁忌,所有患者均应服用阿司匹林。

(5)调脂药物:调脂药物在治疗冠状动脉粥样硬化中起重要作用,他汀制剂可延缓冠状动脉斑块进展、稳定斑块和抗感染等作用,并可改善血管内皮细胞功能。常用药物有辛伐他汀、阿托伐他汀、瑞舒伐他汀等。

(6)血管紧张素转换酶抑制剂或血管紧张素受体拮抗剂:在稳定型心绞痛患者中,合并糖尿病、高血压、心力衰竭的患者建议使用血管紧张素转换酶抑制剂,不能耐受血管紧张素转换酶抑制剂患者可使用血管紧张素受体拮抗剂,可使心绞痛的心血管死亡事件显著降低。常用药物有卡托普利、贝那普利等。

(7)代谢类药物:曲美他嗪通过调节心肌能源底物,抑制脂肪酸氧化,促进葡萄糖氧化,优化心肌能量代谢,能改善心肌缺血及左心室功能,缓解心绞痛,而不影响血流动力学。

二、不稳定型心绞痛

不稳定型心绞痛(unstable angina,UA)是指稳定型劳力性心绞痛以外的缺血性胸痛,包括初发型劳力性心绞痛、恶化型劳力性心绞痛以及各型自发性心绞痛。不稳定型心绞痛通常认为是介于稳定型心绞痛与急性心肌梗死之间的一种临床状态。

(一)症状

胸痛的部位、性质与稳定型心绞痛相似,但通常程度更重,持续时间较长,患者偶尔从睡眠中痛醒,具有以下特点。

1.诱发心绞痛的体力活动阈值突然或持久的降低。

2.原为稳定性心绞痛,在 1 个月内疼痛发作的频率增加,程度加重、时限延长、诱发因素变化,硝酸酯类药物缓解作用减弱。

3.1 个月之内新发生的心绞痛,并因较轻的负荷所诱发。

4.出现静息性及夜间性心绞痛、较轻微活动即可诱发心绞痛,发作时表现有 ST 段抬高的变异性心绞痛也属此列。

5.疼痛放射至附近或新的部位。

6.发作时伴有新的相关特征,如出汗、恶心、呕吐、心悸或呼吸困难。

7.由于贫血、感染、甲亢、心律失常等原因诱发的心绞痛。

(二)特征

可有一过性第三心音或第四心音,重症者可有肺部啰音或原有啰音增加、心动过缓或心动过速,或因二尖瓣反流引起的收缩期杂音。

(三)治疗要点

不稳定性心绞痛是严重的、具有潜在危险性的疾病,随时可能发展为急性心肌梗死,因此应引起高度重视。对疼痛发作频繁或持续不缓解以及高危患者应立即住院治疗。

1. 休息

卧床休息,消除心理负担,保持环境安静,必要时给予小剂量的镇静剂和抗焦虑药物。

2. 吸氧

维持血氧饱和度达到90%以上。

3. 积极诊治

诊治可能引起心肌耗氧量增加的疾病,如感染、发热、急性胃肠炎功能紊乱、甲状腺功能亢进症、贫血、心律失常和原有心力衰竭的加重等。必要时应重复检测心肌坏死标志物,以排除急性心肌梗死。

4. 药物治疗

(1)硝酸酯类制剂。

(2)β受体阻滞剂。

(3)钙离子拮抗剂。

(4)抗凝制剂。

(5)抗血小板制剂。

(6)血管紧张素转换酶(ACE)抑制剂。

(7)调脂制剂。

三、一般护理

(一)休息与活动

保持适当的体力活动,以不引起心绞痛为度,一般不需卧床休息,但心绞痛发作时立即停止活动,卧床休息,协助患者取舒适体位;不稳定性心绞痛者,应卧床休息。缓解期可逐渐增加活动量,应尽量避免各种诱发因素,如过度体力活动、情绪激动、寒冷刺激、饱餐等。

(二)吸氧

给予氧气吸入2L/min,增加血液中的氧含量,有利于缓解心绞痛。

(三)止痛

遵医嘱用药,疼痛发作时可立即舌下含化硝酸甘油0.5mg,3～5min症状可缓解。

(四)饮食

以低盐、低脂、低胆固醇、高维生素、易消化饮食为主。告知患者合理饮食的重要性,进食不易过饱,保持大便通畅,戒烟酒、肥胖者控制体重。

四、病情观察及护理

1. 观察心绞痛发作的部位、性质、程度、持续时间、诱因及缓解方式。

2. 持续给予心电监护,严密观察血压、心率、氧饱和度及心电图变化。

3. 防止发生急性心肌梗死,观察是否有心肌梗死的先兆,如心绞痛发作频繁且加重、休息及含服硝酸甘油未缓解及有无心律失常、心力衰竭等。

4. 遵医嘱用药,观察药物疗效及不良反应。

5. 及时描记心电图、监测心肌损伤标志物,并观察动态变化。

五、用药观察及护理

（一）硝酸酯类

1. 含服硝酸酯类药物,宜坐位或卧位。

2. 静脉输液使用时注意观察血压,严格控制滴速。

3. 易产生耐药性,停药后会很快恢复,注意间歇给药。

4. 不良反应有面部潮红、头痛、头晕、心悸、直立性低血压。

5. 慎用:青光眼、低血压、休克、颅内压增高患者。

（二）β受体阻滞剂

1. 监测心率或脉搏,若<50次/分,及时通知医生减量或停药。

2. 禁用:支气管哮喘、及心动过缓的患者。

（三）钙通道阻滞剂

1. 硝苯地平缓释剂可引起牙龈增生,下肢水肿。

2. 注意观察血压及肝肾功能。

3. 慎用:主动脉狭窄、心力衰竭患者。

（四）抗凝及抗血小板聚集药物

1. 可引起出血的风险,使用时应注意观察皮肤黏膜、牙龈、胃肠道、颅内有无出血的表现。

2. 定期监测血常规、大便隐血及血压的变化。

3. 胃肠功能差的患者可饭后服用阿司匹林,以减少对胃黏膜的刺激。

4. 慎用:胃肠道有出血及溃疡患者。

（五）血管紧张素转换酶抑制剂（ACEI）或血管紧张素受体拮抗剂（ARB）

1. 注意低血压和低灌注。

2. 监测肾功能和血钾。

3. ACEI可引起干咳不适。

（六）他汀类药物

1. 不良反应有腹痛、腹泻、便秘、皮疹、肌痉挛、血清转氨酶升高。

2. 禁用:对他汀类药物过敏、血清转氨酶无原因持续升高、严重肝肾损害及胆汁淤积性肝硬化。

六、心理护理

1. 与患者进行交流沟通,安慰患者,鼓励患者表达内心想法,取得患者的信任。

2. 耐心向患者讲解疾病相关知识,消除紧张、焦虑或恐惧等不良情绪,告知患者不良情绪会增加心脏负荷,增加氧耗,容易诱发心绞痛。

3. 患者的支持系统:让患者的家属或朋友多关心和鼓励患者。

七、健康指导

（一）合理饮食

（1）进食清淡、低盐低脂、低胆固醇、高维生素、易消化饮食。

（2）少量多餐,忌饱餐。

（二）生活方式

1. 戒烟限酒。

2. 控制体重。

3. 避免浓茶、咖啡等刺激性食物。

4. 保持情绪乐观,减轻精神压力。

5. 适当运动,循序渐进,劳逸结合。

（三）预防便秘

1. 多吃新鲜水果、蔬菜。

2. 根据病情适当活动。

3. 指导患者按摩腹部,以刺激肠蠕动。

4. 排便时勿用力,必要时使用缓泻剂。对有潜在便秘危险的患者,可预防性的使用通便药。

（四）诱因预防

避免劳累、饱餐、情绪激动、便秘及寒冷刺激等。

（五）用药指导

1. 遵医嘱按时按量服药,不得擅自减药或停药。

2. 指导自我监测药物的疗效和不良反应。

3. 外出时随身携带硝酸甘油,正确使用,应采用舌下含服,需采取坐位或卧位,不得站立服用,含服后5min症状不缓解可再次含服一片,含服3片未缓解立即拨打急救电话。硝酸甘油需采棕色瓶避光保存,取用后立即旋紧瓶塞,防止受潮变质而失效。开瓶后使用期为3个月,3月后失效应弃去。

4. 使用β受体阻滞剂注意监测心率或脉搏。

5. 钙通道阻滞剂及血管紧张素转换酶抑制剂血需监测血压,定期复查肝肾功能。

6. 抗血小板聚集药物观察有无牙龈、皮下及大便出血,定期复查血常规及大便隐血。

7. 他汀类药物需定时复查肝功能。

（六）积极治疗相关疾病

积极治疗高血压、高血脂、糖尿病等与冠心病有关的疾病。

（石红燕）

第四节 心肌梗死

心肌梗死(myocardial infarction,MI)包括急性心肌梗死和陈旧性心肌梗死,主要是指心肌缺血性坏死。急性心肌梗死是指在冠状动脉病变的基础上,发生冠状动脉血供急剧减少或中断,使相应的心肌严重而持久的急性缺血所致,属冠心病的严重类型。

一、临床表现

与心肌梗死面积的大小、部位、侧支循环情况密切相关。

（一）先兆

有 50% ~81.2% 的患者在起病前数日至数周有乏力、烦躁、胸部不适、心悸等前驱症状，其中以初发性心绞痛和恶化型心绞痛最突出，心绞痛发作较以往频繁、程度较重、持续时间长，硝酸甘油疗效差，诱发因素不明显。

心电图示 ST 段一过性明显抬高或压低，T 波倒置或增高。及时处理先兆症状，可使部分患者避免发生心肌梗死。

（二）症状

1.疼痛

最早出现的最突出症状。其性质和部位与心绞痛相似，但多无明显诱因，多发生于清晨安静时，程度剧烈，呈难以忍受的压榨、窒息、或烧灼样，常伴烦躁不安、出汗、恐惧，或有濒死感，持续时间较长，可达数小时或数天，休息和含服硝酸甘油多无效，少数患者无疼痛，一开始即表现为休克或急性心力衰竭，部分患者疼痛可向上腹部、下颌、颈部、背部放射，易造成误诊。

2.全身症状

有发热、心动过速、WBC 增高和血沉增快，由坏死物质吸收所引起，一般在疼痛发生后 24 ~48h 出现，程度与梗死范围常呈正相关，体温一般在 38℃ 左右，很少超过 39℃，持续约一周。

3.胃肠道症状

可伴有恶心、呕吐和上腹胀痛，与迷走神经受坏死心肌刺激和心排出量降低、组织灌注不足等有关，肠胀气亦不少见，重症者可发生呃逆。

4.心律失常

心律失常见于 75% ~95% 的患者，多发生在起病 1 ~2 周，而以 24h 内最多见，心律失常以室性心律失常最多，尤其是室性期前收缩。频发的、成对出现的、多源性或呈 RonT 现象的室性期前收缩以及短阵室性心动过速常为心室颤动的先兆。前壁心肌梗死易发生室性心律失常，下壁心肌梗死易发生房室传导阻滞及窦性心动过缓。

5.低血压和休克

疼痛时血压下降常见，未必是休克，但疼痛缓解而收缩压仍低于 80mmHg，且患者烦躁不安、面色苍白、皮肤湿冷、脉细而快、大汗淋漓、尿少、神志迟钝，甚至昏厥者，则为休克表现。休克多在起病后数小时至 1 周内发生，见于约 20% 的患者，主要是心源性休克，为心肌广泛（40% 以上）坏死，心排出量急剧下降所致，也与神经反射引起的周围血管扩张或血容量不足等因素有关。

6.心力衰竭

心力衰竭主要是急性左心衰竭，可在起病最初几天内发生，或在梗死演变期出现，系梗死后心肌收缩力显著减弱或不协调所致，其发生率为 32% ~48%。患者表现为呼吸困难、咳嗽、发绀、烦躁等症状，严重者可发生肺水肿，随后可发生颈静脉怒张、肝大、水肿等右心衰竭表现右心室心肌梗死者可一开始即出现右心衰竭表现，伴血压下降。

心肌梗死 Killip 分级：心功能受损时对心功能的判断分级，肺部啰音：AMI 引起的心力衰竭称为"泵衰竭"。

Ⅰ级：尚无明显的心力衰竭。

Ⅱ级：有左心衰竭，肺部啰音 <50% 肺野。

Ⅲ级:肺部啰音,范围大于1/2肺野(急性左心衰竭)。

Ⅳ级:心源性休克,有不同阶段和程度的血流动力学改变。

(三)体征

1.心脏

心脏浊音界可正常或轻至中度增大;心率增快,少数可减慢;心律不齐;心尖部第一心音减弱,可闻及第四心音奔马律;部分患者在心前区可闻及收缩期杂音或喀喇音,为二尖瓣乳头肌功能失调或断裂所致;也有部分患者在起病2~3d出现心包摩擦音,为反应性纤维性心包炎所致。

2.血压

除急性心肌梗死早期血压可增高外,几乎所有患者都有血压下降。

3.其他

可有与心律失常、休克或心力衰竭有关的体征。

二、实验室检查及其他检查

1.实验室检查

(1)血液检查:起病后24~48h后白细胞可增加,中性粒细胞增多,红细胞沉降率增快,C反应蛋白增高均可持续1~3周。

(2)血清心肌坏死标志物增高:CK的同工酶CK-MB诊断AMI的特异性最高,CK-MB增高的程度能准确地反映梗死的范围,其高峰出现时间是否提前有助于判断溶栓治疗是否成功。cTnI或cTnT是诊断心肌坏死最特异和敏感的首选指标。

2.其他检查

(1)心电图

1)特征性改变:①ST段抬高性MI心电图表现特点:面向透壁心肌坏死区,ST段明显抬高呈弓背向上型宽而深的Q波(病理性Q波),T波倒置;背向心肌坏死区,R波增高,ST段压低和T波直立并增高;②非ST段抬高性MI心电图表现特点:无病理性Q波,有普遍性ST段压低≥0.1mV,但aVR导联ST段抬高,或有对称性T波倒置;无病理性Q波,也无ST段变化,仅有T波倒置变化。

2)动态性改变:①在起病数小时内可无异常或出现异常高大两支不对称的T波;②数小时后,ST段明显抬高,弓背向上,与直立的T波连接,形成单相曲线;数小时至2d内出现病理性Q波,同时R波减低,为急性期改变。Q波在3~4d内稳定不变,此后大多永久存在;③如果急性心肌梗死早期不进行治疗干预,抬高的ST段可在数日至2周内逐渐回到基线水平,T波逐渐平坦或倒置,为亚急性期改变;④数周至数月后,T波呈V形倒置,两支对称,为慢性期改变。非ST段抬高的心肌梗死则表现为普遍压低的ST段(除aVR,有时V1外)和对称倒置加深的T波逐渐恢复,但始终不;出现Q波。

心电图定位诊断:ST段抬高性MI的定位和范围可根据出现特征性改变的导联数来判断:V1-V3导联示前间壁MI,V3-V5导联示前壁MI,V1-V5导联示广泛前壁MI,Ⅱ、Ⅲ、aVF导联示下壁MI,Ⅰ、aVL导联示高侧壁MI,V7-V8导联示正后壁MI,Ⅱ、Ⅲ、aVF伴右胸导联(V4R)示右室下壁MI并发右室梗死。

(2)超声心动图。有助于了解心室壁的运动和左心室功能,诊断室壁瘤和乳头肌功能失调等。

（3）放射性核素检查。可显示心肌梗死的部位与范围,观察左心室壁的运动和左心室射,血分数,有助于判定心室的功能,诊断梗死后造成的室壁运动失调和心室壁瘤。

三、内科治疗

（一）一般治疗

1. 休息

急性期需绝对卧床 1 周,保持环境安静。

2. 吸氧

给予持续鼻导管或面罩吸氧,氧流量为 3～5L/min。病情严重者根据氧分压处理。

3. 监测

入冠心病监护室(CCU)行心电、血压、呼吸等监测,同时观察意识、出入量及末梢循环,有血流动力学改变可行漂浮导管作肺毛细血管压和静脉压监测。除颤仪随时处于备用状态。

（二）解除疼痛

尽快解除患者疼痛。常用药物有吗啡、硝酸酯类制剂。

（三）心肌再灌注治疗

为防止梗死面积扩大,缩小心肌缺血范围,应尽早使闭塞的冠状动脉再通,使心肌得到再灌注。

1. 溶栓疗法

在起病 6h 内,最多在 12h 内使用纤溶酶原激活剂溶解冠脉内的血栓,使闭塞的冠状动脉再通,心肌得到再灌注,濒临坏死的心肌可能得以存活或使坏死范围缩小,从而改善预后,是一种积极的治疗措施。

（1）适应证

1）两个或两个以上相邻导联 ST 段抬高(胸导联≥0.2mV,肢导联≥0.1mV),或病史提示急性心肌梗死伴左束支传导阻滞,起病时间 <12h,患者年龄 <75 岁。

2）ST 段显著抬高的心肌梗死患者年龄 >75 岁,经慎重权衡利弊仍可考虑。

3）ST 段抬高的心肌梗死发病时间已达 12～24h,但如有进行性缺血性胸痛,广泛 ST 段抬高者可考虑。

（2）禁忌证:①既往任何时间发生过出血性脑卒中,1 年内发生过缺血性脑卒中或脑血管事件。活动性消化性溃疡;②颅内肿瘤;③近期(2～4 周)活动性内脏出血(月经除外);近期(<3 周)外科大手术;近期(2～4 周)创伤史,包括头部外伤、创伤性心肺复苏或较长时间(>10min)的心肺复苏;近期(<2 周)在不能压迫部位的大血管穿刺;④可疑主动脉夹层;⑤入院时严重而未控制的高血压(>180/110mmHg)或慢性严重高血压病史;⑥妊娠。

（3）溶栓药物常用溶栓剂有非特异性和特异性纤溶酶原激活剂,如尿激酶、链激酶和重组组织型纤溶酶原激活剂(rt-PA)等。临床常用药物有尿激酶(UK),给药剂量为 100 万～150 万/U 溶于 100mL 生理盐水中,于 30～60min 内静脉滴注。溶栓结束后继续用普通肝素或低分子肝素 3～5d。

溶栓再通直接判断指标:即根据冠状动脉造影显示的血流情况,采用 TIMI 分级标准,将冠状动脉血流分为 4 级。TIMI0 级:梗死相关血管完全闭塞,远端无造影剂通过;TIMI1 级:少量造影剂通过冠状动脉闭塞处,但远端血管不显影;TIMI2 级:梗死相关血管完全显影,但与正常血管相比血流缓慢;TIMI3 级:梗死相关血管完全显影,且血流正常。

溶栓再通间接判断指标:即临床判断标准。具备下列 2 项或以上者视为再通(但②和③组合除外):①ST 段于用药开始后 2h 内回落 >50%;②胸痛于用药开始后 2h 内基本消失;③用药开始后 2h 内出现再灌注性心律失常;④血清 CK – MB 峰值提前出现,在起病 14h 内。

2. 介入治疗

经皮冠状动脉腔内成形(PTCA)及支架植入术(PCI)。

3. 外科治疗

冠状动脉旁路移植术(CABG)。

(四)治疗各种并发症

如心律失常、控制休克、治疗心力衰竭等。

(五)其他治疗

抗凝疗法;受体阻滞剂、钙通道阻滞剂、血管紧张素转换酶抑制剂;极化液疗法。

四、护理常规

(一)一般护理

1. 休息与活动

卧床休息,保持环境安静,减少探视,防止不良刺激,解除焦虑,以减轻心脏负担。一般急性期 24h 内绝对卧床休息,对有并发症者可视病情适当延长卧床时间。如无再发心肌缺血、心律失常、心力衰竭等并发症,24h 后可行床上腹式呼吸、协助床上洗漱、进餐、关节被动运动等;若无低血压,第 4d 可在坐椅上及床边活动;5d 到 7d 后可在床边站立逐步过渡到床边、病房、室外走廊行走,逐步增加活动量,以不引起任何不适为限。运动时心率增加小于 10 次/分可加大运动量,进入高一阶段的训练。若运动时心率增加超过 20 次/分,收缩压降低超过 15mmHg,出现心律失常或心电图 ST 段缺血型下降 ≥0.1mV 或上升 ≥0.2mV,则应退回到前一个运动水平,如出现胸痛、心悸、气喘、头晕、恶心、呕吐等症状及心律、血压、心电图改变时应立即停止活动,并通知医生及时处理。

2. 给氧

持续或间断吸氧,以增加心肌氧的供应,减轻缺血和疼痛。

3. 饮食

第一日应给予清淡流质或半流质饮食,2 ~ 3d 后软食,以低盐低脂、低胆固醇、高维生素、易消化饮食为主,少量多餐,不宜过饱。伴心功能不全者应适当限制钠盐的摄入。

4. 保持大便通畅

常规给予缓泻剂,预防便秘,嘱患者卧床期间应床上排便,解释床上排便对控制病情的重要意义。患者排便时应提供隐蔽条件,如隔帘、屏风遮挡。适当按摩腹部以促进肠蠕动,嘱患者排便时勿用力,以防引起心脏缺血缺氧甚至猝死。

5. 心理护理

在配合医生抢救的同时,做好患者及家属的解释及安慰工作,关心患者,重视其感受,并有针对性的进行疏导及帮助,解释不良情绪会增加心脏负荷及心肌耗氧量,不利于疾病控制。帮助患者树立战胜疾病的信心。

（二）病情观察及护理

1. 严密观察及监测患者生命体征、氧饱和度及心电图变化,严格记录出入量,及时发现心律失常、休克、心力衰竭等并发症的早期症状。备好各种抢救药品及设备。

2. 疼痛可加重心肌缺血缺氧,使梗死面积扩大,应及早采取有效的止痛措施,遵医嘱给予吗啡或哌替啶止痛,给予吸氧,静脉滴注硝酸甘油。及时询问患者疼痛及其伴随症状的变化情况,注意有无呼吸抑制、脉搏加快等不良反应,随时监测血压变化。

3. 对于有适应证的患者,应配合医生积极做好各项准备工作,进行溶栓疗法和急诊介入治疗,此举可以使闭塞的冠状动脉再通,心肌得到再灌注,是解除疼痛最根本的方法。

4. 避免各种诱发因素,如紧张、劳累、情绪激动、便秘、感染等。

（三）用药的观察及护理

急性心肌梗死患者同心绞痛患者一样需使用镇静、疼痛剂、β受体拮抗剂、钙通道阻滞剂、血管紧张素转换酶抑制剂、抗血小板药物,其护理见心绞痛用药观察及护理。

1. 询问患者有无禁忌症,溶栓前检查血常规、出凝血时间和血型。遵医嘱应用溶栓药物,密切观察有无不良反应:出血,包括皮肤黏膜出血、尿血、便血、咯血、颅内出血等;②低血压(收缩压低于90mmHg);③过敏反应:寒战、发热、皮疹等。一旦出现上述不良反应,立即通知医生,给予及时处理。

2. 溶栓疗效观察:①胸痛2h内基本消失;②心电图ST段于2h内回降>50%;③2h内出现再灌注性心律失常;④血清CK-MB酶峰值提前出现(14h以内);⑤根据冠状动脉造影直接判断。

（四）并发症的观察及护理

1. 观察心律失常的发生,急性期患者持续心电监护,严密观察心电图变化,如有异常立即通知医生,遵医嘱用药,观察药物疗效及不良反应,注意监测水、电解质、酸碱平衡状态,及时纠正电解质紊乱和酸碱失衡,预防或减少心律失常发生。备好各种抢救药品及设备,如除颤仪、抢救车等,以便于随时使用。

2. 防止发生左心衰竭,严密观察患者有无呼吸困难、端坐呼吸、咳嗽、咳痰、烦躁等表现;避免一切可能加重心脏负担的因素,如饱餐、情绪激动、排便用力等,注意控制液体入量及速度。

3. 休克的观察,监测生命体征及意识状态,如果患者面色苍白、脉搏细速、血压下降、表情淡漠、尿量减少、四肢湿冷,应及时通知医生并按休克处理。

4. 观察肢体活动情况,注意有无下肢静脉血栓的形成及表现。

五、健康指导

1. 用药指导

（1）遵医嘱按时服药,不得擅自改变剂量和停药、换药。提高用药依从性。

（2）教会患者自我监测药物的疗效及不良反应。使用β受体阻滞剂注意监测心率或脉搏;使用血管扩张剂、钙通道阻滞剂及血管紧张素转换酶抑制剂需监测血压,定期复查肝肾功;使用抗血小板聚集药物观察有无牙龈、皮下及大便出血,定期复查血常规及大便隐血;使用他汀类药物需定时复查肝功能。

（3）含服硝酸甘油时勿站立,可取坐位或卧位,防止应低血压而晕倒。

（4）外出时随身携带硝酸甘油,告知患者正确储存硝酸甘油的方法。

2. 合理饮食

(1)以低盐低脂、低胆固醇、高维生素、清淡易消化饮食为主,避免辛辣刺激性食物。

(2)少量多餐,忌饱餐。

3. 休息与活动

注意休息,避免过度活动。一般分阶段循序渐进增加活动量,提倡小量、重复、多次运动,适当的间隔休息,可以提高运动总量而避免超过心脏负荷。活动内容包括个人卫生、家务劳动、娱乐活动、步行活动,避免剧烈运动、竞技性活动或活动时间过长。患者在上下两层楼或步行2km而无任何不适时,可以恢复性生活。经2~4个月的体力活动锻炼后,酌情恢复部分或轻工作,以后逐渐恢复全天工作,但对重体力劳动、驾驶员、高空作业及其他精神紧张或工作量过大的工种应予更换。

4. 生活方式

(1)戒烟限酒。

(2)适当活动,控制体重。教会患者体重指数的计算方法,体重指数(BMI)具体计算方法是以体重的千克数除以身高平方米为单位。

世界卫生组织(WHO)公布的BMI计算公式为:体重指数(BMI) = 体重(kg)/身高(m)^2。

例如:一个人的身高为1.75m,体重为68kg,他的BMI = $68/(1.75)^2 = 22.2(kg/m^2)$。

(3)保持乐观情绪,劳逸结合。

5. 防治便秘

(1)多食新鲜水果蔬菜。

(2)根据病情适当运动。

(3)指导患者按摩腹部,以刺激肠蠕动。

(4)若出现便秘,给予缓泻剂,排便时勿用力,以免发生意外。

6. 避免诱因

避免紧张、情绪激动、劳累、饱食、便秘、感染、吸烟、寒冷刺激、沐浴时水温过高或过低,时间过长等。

7. 告诉家属,积极支持和帮助患者改变不良生活方式

创造一个良好的身心休养环境,保持乐观平和的心情。

8. 定期门诊复查

ECG、血糖、血脂,积极治疗其他疾病,如有不适立即就诊。

(石红燕)

第五节　慢性心力衰竭

慢性心力衰竭也称慢性充血性心力衰竭,指在原有慢性心脏疾病基础上逐渐出现心力衰竭的症状、体征,是心血管疾病的终末期表现和最主要的死因慢性心力衰竭的病因以冠心病居首,其次为高血压,而风湿性心脏瓣膜病比例则下降,但仍不可忽视。

一、病因及诱因

（一）病因

1. 原发性心肌损害

原发性心肌损害包括缺血性心肌损害如冠心病心肌缺血或心肌梗死,心肌病和心肌炎,心肌代谢障碍性疾病以糖尿病心肌病最常见,其他如继发于甲状腺功能减退的心肌病、心肌淀粉样变性等,较为罕见。

2. 心脏负荷过重

（1）压力负荷(后负荷)增加:左室压力负荷增加常见于高血压、主动脉瓣狭窄;左室压力负荷增加常见于肺动脉高压、肺动脉瓣狭窄、肺栓塞等。

（2）容量负荷(前负荷)增加:如二尖瓣关闭不全、主动脉瓣关闭不全等引起的血液反流,先天性心脏病如室间隔缺损、动脉导管未闭引起的血液分流。此外慢性贫血、甲状腺功能亢进症等,由于持续性血流加速,回心血量增加,也可导致心脏容量负荷的增加。

（二）诱因

1. 感染

呼吸道感染是最常见、最重要的诱因。感染性心内膜炎作为心力衰竭的诱因也不少见。

2. 心律失常

心房颤动是诱发心力衰竭的重要因素。其他各种类型的快速性心律失常以及严重的缓慢性心律失常也可诱发心力衰竭。

3. 生理或心理压力过大

如过度劳累、剧烈运动、情绪激动、精神过于紧张等。

4. 妊娠和分娩

妊娠和分娩可加重心脏负担,诱发心力衰竭。

5. 血容量增加

如钠盐摄入过多,输液过快、过多。

6. 其他

治疗不当、甲亢等。

二、临床表现

（一）左心衰竭

以肺循环淤血及心排出量降低为主要表现。

1. 症状

（1）呼吸困难:是左心衰竭最主要的症状。①劳力性呼吸困难:是左心衰竭最早出现的症状,是指劳力导致的呼吸困难。引起呼吸困难的运动量随心力衰竭程度的加重而降低;②端坐呼吸:当肺淤血达到一定程度时,患者不能平卧,而被迫坐位或半卧位呼吸;③夜间阵发性呼吸困难:又称"心源性哮喘"是左心室衰竭早期的典型表现,患者表现为在入睡后突然因憋气、窒息或恐惧感而惊醒,并被迫迅速采取坐位,以缓解憋喘症状。患者采取的坐位越高说明左心衰竭的程度越重,而急性肺水肿是左心衰竭呼吸困难最严重的形式。

（2）咳嗽、咳痰、咯血:咳嗽、咳痰早期常发生于夜晚,坐起或立位可使咳嗽减轻,以白色浆液性泡沫状痰为特点,偶见痰中带血丝,当肺淤血明显加重或肺水肿时,可出现粉红色泡沫样痰。长期慢性肺淤血可导致肺循环和支气管血液循环之间在支气管黏膜下形成侧支,侧支一旦破裂可引起大咯血。

（3）低心排出量症状:如乏力、疲倦、头晕、心悸、失眠或嗜睡、尿少、发绀等,其主要是因为心、脑、肾、骨骼肌等脏器、组织血液灌注不足所致的症状。

2.体征

呼吸加快、心率增快、脉压减小、收缩压降低等,外周血管收缩,可表现为四肢末梢苍白、发冷和指趾发绀等。除基础心脏病的体征外,一般均有心脏扩大(单纯舒张性左心衰竭除外)及相对性二尖瓣关闭不全的反流性杂音,肺动脉瓣区第二心音亢进,心尖区可闻及收缩期杂音和舒张期奔马律,可出现交替脉。两肺底可闻及湿啰音,甚至可伴有哮鸣音。

（二）右心衰竭

以体循环淤血为主要表现。

1.症状

（1）消化道症状:为右心衰竭最常见的症状,包括腹胀、食欲减退、恶心、呕吐和上腹隐痛及右上腹不适、肝区疼痛等,系胃肠道和肝脏淤血所致。

（2）劳力性呼吸困难。

（3）泌尿系症状:肾淤血可引起肾功能减退,白天尿少,夜尿增多。

2.体征

（1）颈静脉征:颈静脉充盈、怒张,肝颈静脉反流征阳性。

（2）肝大:是右心衰竭较早出现和最重要的体征之一。肝淤血而肿大伴有压痛,上腹部饱胀不适。持续慢性右心衰竭可出现心源性肝硬化,晚期出现肝功能受损、黄疸、腹腔积液。

（3）水肿:发生于颈静脉充盈和肝大之后。表现为对称性、下垂性、凹陷性的水肿,严重的出现全身水肿,也可有胸腔积液。

（4）心脏体征:可因右心室显著扩大而出现相对性三尖瓣关闭不全的反流性杂音,有时在心前区听到舒张早期奔马律。

（三）全心衰竭

临床上常先有左心衰竭,而后继发右心衰竭而形成全心衰竭,此时患者同时存在左、右心力衰竭的临床表现。但由于右心衰竭时,右心排出量的减少,肺淤血的症状反而能有所减轻。

（四）心功能的评估

1.心功能分级

临床上应用最广的是美国纽约心脏病学会(NYHA)的心功能分级法,按患者的临床症状和活动的受限制程度将心功能分为 4 级,对于病情轻重的判断和患者活动量的指导有重要意义。

（1）Ⅰ级:体力活动不受限制,日常活动不引起明显的气促、疲乏或心悸等症状。

（2）Ⅱ级:体力活动轻度受到限制,休息时无症状,日常活动可引起明显的气促、疲乏或心悸等症状。也称轻度心力衰竭。

（3）Ⅲ级:体力活动明显受限制,轻度日常活动即引起显著的气促、疲乏或心悸等症状。也称中度心力衰竭。

（4）Ⅳ级:体力活动重度受到限制,不能从事任何体力活动,休息时也有心悸、呼吸困难等症状,并在任何体力活动后加重。也称重度心力衰竭。

2.心力衰竭分期

美国心脏病大学与美国心脏协会(ACC/AHA)将心力衰竭分为4期。

(1)A期:患者为心力衰竭高危人群,但未发展到心脏结构改变也无症状。

(2)B期:患者以发展到心脏结构改变,但尚未引起症状。

(3)C期:患者过去或现在有心力衰竭症状并伴有心脏结构损害。

(4)D期:患者有进行性结构性心脏病,为终末期心力衰竭,需要特殊的治疗措施,包括多数须辅助循环、某些患者需心脏移植。

3.6min步行试验

要求患者在平直的走廊里尽可能快地行走,测定6min的步行距离,以此为依据对心力衰竭患者运动耐力进行评价,分为轻、中、重3个等级:426~550m为轻度心力衰竭;150~425m为中度心力衰竭;<150m为重度心力衰竭。该评估方法的特点是以主观感觉与客观结果为依据,安全、简便、易行。临床上,除用以评估患者的运动耐力和心脏储备功能外,还常用于心力衰竭的治疗效果评价及预后估计。

三、实验室及其他检查

(一)血液检查

1.血浆B型钠尿肽(BNP)和氨基末端B型利钠肽前体(NT－pro BNP)测定的价值近年来已被广泛接受,成为心力衰竭患者的重要检查之一,有助于心力衰竭的诊断与鉴别诊断,可判断心力衰竭严重程度、疗效及预后。

2.肌酐、尿素氮增高。

3.肝酶升高。

4.甲状腺功能亢进。

(二)X线检查

1.心影大小及外形。可为病因诊断提供重要依据,心脏扩大的程度和动态改变也可间接反映心功能状态。

2.肺淤血征象。肺淤血的有无及其程度直接反映左心功能状态。

(三)超声心动图

1.比X线检查更准确地提供各心腔大小变化及心瓣膜结构和功能情况。

2.估计心脏功能。射血分数(LVEF值)可反映心脏收缩功能,正常LVEF值>50%,LVEF值≤40%提示收缩功能障碍;超声多普勒可显示心动周期中舒张早期与舒张晚期(心房收缩)心室充盈速度最大值之比(E/A),是临床上最实用的判断舒张功能的方法,正常人E/A值不应小于1.2,舒张功能不全时E/A值降低。

(四)放射性核素检查

放射性核素心血池显影有助于判断心室腔大小,计算EF值及左心室最大充盈速度,反映现在收缩及舒张功能。

(五)心－肺吸氧运动试验

在运动状态下测定患者对运动的耐受量。仅适用于慢性稳定性心力衰竭的病人。可测定最大氧耗量(VO_2max)及无氧阈值,更能说明心脏的功能状态。

心功能正常时 $VO_2max > 20mL/(min \cdot kg)$，无氧阈值 $> 14mL/(min \cdot kg)$。

（六）有创性血流动力学检查

对急性重症心力衰竭患者必要时采用漂浮导管在床边进行，经静脉插管直至肺小动脉，测定各部位的压力及血液含氧量，计算心脏指数（CI）及肺小动脉楔压（PCWP），直接反映左心功能，正常时 $CI > 2.5L/(min \cdot m^2)$，$PCWP < 12mmHg$。

四、治疗要点

慢性心力衰竭的治疗不能仅限于缓解症状，必须采取综合治疗措施，达到以下目的：提高运动耐量，改善生活质量；防止心肌损害进一步加重；降低病死率。

（一）病因治疗

1. 基本病因治疗

如控制高血压，应用药物、介入或手术治疗改善冠心病心肌缺血，心瓣膜病的手术治疗等。

2. 消除诱因

如积极选用适当的抗生素控制感染，对于心室率较快的心房颤动，如不能及时复律应尽快控制心室率，甲状腺功能亢进症、贫血等也是心力衰竭加重的原因，应注意诊断和纠正。

3. 减轻心脏负荷

（1）休息：控制体力活动，避免精神刺激，可减低心脏负荷，有利于心功能的恢复。

（2）控制钠盐摄入：心力衰竭患者血容量增加，且体内水钠储溜，因此减少钠盐的摄入有利于减轻水肿等症状，但应注意在用强效排钠利尿剂时，过分严格限盐可导致低钠血症。

（3）药物治疗，包括：利尿剂、血管扩张剂、正性肌力药物、肾素－血管紧张素－醛固酮系统抑制剂、β受体阻滞剂。

4. 非药物治疗

（1）心脏再同步化治疗（CRT－P、CRT－D）。

（2）心脏移植。

五、护理常规

（一）休息与活动

休息是减轻心脏负荷的重要方法，让患者取半卧位或端坐位安静休息，限制活动量，保证充足的睡眠。根据患者心功能分级及患者基本状况决定活动量，制订活动目标与计划。

1. 心功能Ⅰ级

不限制一般的体力活动，积极参加体育锻炼，但要避免剧烈运动和重体力劳动。

2. 心功能Ⅱ级

适当限制体力活动，增加午休，强调下午多休息，可不影响轻体力工作和家务劳动。

3. 心功能Ⅲ级

严格限制一般的体力活动，每天有充分的休息时间，但日常生活可以自理或在他人的协助下自理。

4. 心功能Ⅳ级

绝对卧床休息，生活由他人照顾。可在床上做肢体被动运动，轻微的屈伸运动和翻身，逐步过渡到坐或下床活动。

鼓励患者不要延长卧床时间,当病情好转后,应尽早做适量的活动,因为长期卧床易导致血栓形成、肺栓塞、便秘、虚弱、体位性低血压的发生。

活动过程中观察病情,若出现呼吸困难、胸痛、心悸、疲劳等不适时应停止活动,并以此作为限制最大活动量的指征。

(二)病情观察

应观察生命体征、呼吸困难的程度、发绀情况、肺部啰音的变化、血气分析、氧饱和度及水肿消退情况等,以判断药物疗效和病情进展。

(三)氧疗护理

给予持续氧气吸入,根据缺氧的轻重程度调节氧流量。观察患者发绀及呼吸困难有无改善。保持吸氧管路通常,避免脱出或打折。

(四)输液的护理

心力衰竭患者的输液原则为"量出为入",控制输液量及速度,并告知患者及家属此做法的重要性,以防其随意调快速度诱发急性肺水肿。

(五)水肿护理

(1)观察水肿的消长情况、实行每日体重管理,即患者每日晨起,排空大小便,着同样衣裤,测量体重并记录。准确记录出入量,并将其重要性告诉患者及家属,取得配合。

(2)加强皮肤护理,协助患者定时更换体位,嘱患者穿质地柔软的纯棉衣服,水肿严重压疮风险高的患者可给予气垫床或受压部位用减压敷料保护局部皮肤,预防压疮的发生。

(六)用药观察与护理

1. 利尿剂

电解质紊乱是利尿剂最易出现的不良反应,应随时注意观察及预防。袢利尿剂和噻嗪类利尿剂最主要的不良反应是低钾血症,从而诱发心律失常或洋地黄中毒,应监测血钾浓度,给予含钾丰富的食物,遵医嘱及时补钾。氨苯蝶啶直接作用于肾远曲小管远端,排钠保钾,利尿作用不强,常与排钾利尿剂合用,起保钾作用,其不良反应有胃肠道反应、嗜睡、乏力、皮疹,长期用药可产生高钾血症,如出现高钾血症时,遵医嘱停用保钾利尿剂,嘱患者禁食含钾高的食物,严密观察心电监护变化,必要时给予胰岛素等紧急降钾处理。伴有肾功能减退、少尿或无尿者应慎用。螺内酯毒性甚小,可有嗜睡、运动失调、男性乳房发育、面部多毛等不良反应,肾功能不全及高钾血症者禁用。另外,非紧急情况下,利尿剂的应用时间选择早晨或日间为宜,避免夜间排尿过频而影响患者休息。

2. 正性肌力药

(1)洋地黄类药物加强心肌收缩力,减慢心率,从而改善心功能不全患者的血流动力学变化。其用药安全范围小,易发生中毒反应。

1)用药注意事项:洋地黄用量个体差异很大,老年人、心肌缺血缺氧如冠心病、重度心力衰竭、低钾、低镁血症、肾功能减退等情况对洋地黄较敏感,使用时应严密观察患者用药后的反应;注意不与奎尼丁、普罗帕酮、维拉帕米、钙剂、胺碘酮等药物合用,以免增加药物毒性;严格按医嘱给药,教会患者服地高辛时应自测脉搏,当脉搏<60次/分或节律不规则应暂停服药并告知医生;用毛花苷丙或毒毛花苷K静脉给药时须稀释后缓慢静脉注射,并同时监测心率、心律及心电图变化。

2）密切观察洋地黄毒性反应：洋地黄中毒最重要的反应是各类心律失常，最常见者为室性期前收缩，多呈二联律或三联律，其他如房性期前收缩、交界性心动过速、心房颤动、房室传导阻滞等；胃肠道反应如食欲缺乏、恶心、呕吐等；神经系统如头痛、头昏、忧郁、嗜睡、精神改变等；视觉改变有视力模糊、黄视、绿视等。测定血药浓度有助于洋地黄中毒的诊断。

3）洋地黄中毒的处理：立即停用洋地黄药物；补充钾盐，可口服或静脉补充氯化钾，停用排钾利尿剂；纠正心律失常，快速性心律失常首选苯妥英钠或利多卡因，有传导阻滞剂及缓慢性心律失常者可用阿托品静脉注射或安装临时起搏器。

（2）非洋地黄类正性肌力药多巴胺：小剂量 $3\mu g/(kg \cdot min)$，可降低外周血管阻力，增加肾、冠状动脉和脑血流；中等剂量 $3 \sim 5\mu g/(kg \cdot min)$，可直接或间接增加心肌收缩力及心排出量；大剂量 $>5\mu g/(kg \cdot min)$，可用于维持伴有低血压心力衰竭患者的收缩压，但有心动过速，心律失常的危险。

3. 血管紧张素转换酶抑制剂

ACEI 抑制剂的不良反应有低血压、肾功能一过性恶化、高钾血症、干咳、血管神经性水肿以及少见的皮疹、味觉异常等。对无尿性肾衰竭、妊娠哺乳期妇女和对该类药物过敏者禁止应用，此外，ACEI 抑制剂有较强的保钾作用，与不同类型的利尿剂合用时应特别注意。

4. β 受体阻滞剂

必须从极小剂量开始逐渐加大剂量，每次剂量增加的时间梯度不宜短于 $5 \sim 7d$，同时严密监测血压、体重、脉搏及心率变化，防止出现传导阻滞和心力衰竭加重。

5. 临床抗心力衰竭药物进展治疗

心脉隆：其药理作用为促进心肌细胞 Ca^{2+} 内流，温和持久地增加心肌收缩力，扩张血管，降低肺动脉压，扩张冠脉，增加冠脉血流量，可用于改善气阳两虚，淤血内阻的慢性充血性心力衰竭引起的心悸、水肿气短，口唇发绀等症状，为慢性心力衰竭的辅助用药，需注意，使用前应先做皮试，皮试呈阳性反应者，禁用。

（七）饮食护理

给予低盐、高蛋白、高维生素、清淡易消化的饮食，少量多餐，忌饱餐。

1. 限制食盐及含钠食物

心功能 Ⅱ 级患者每日钠摄入量应限制在 2g 左右，心功能 Ⅲ 级患者每日钠摄入量应限制在 1g 左右，心功能 Ⅳ 级患者每日钠摄入量应限制在 0.4g 左右，但应注意在用强效利尿剂时可放宽限制，以防发生电解质紊乱。限制含钠量高的食品如腌制品、海产品、发酵面食、罐头、味精、啤酒、碳酸饮料等，可用糖、醋、蒜调味以增进食欲。告知患者及家属低盐饮食的重要性并督促其执行。

2. 限制饮水量

高度水肿或伴有腹腔积液者，应限制饮水量，24h 饮水量一般不超过 800mL，嘱患者应尽量在白天间歇饮水，避免大量饮水，以免增加心脏负担。

（八）排便的护理

保持大便通畅，指导患者养成按时排便的习惯，预防便秘，排便时切记过度用力，以免增加心脏负担，发生意外，必要时使用缓泻剂。

（九）心理护理

建立良好的护患关系，得到患者的充分信任，安慰鼓励患者，帮助树立战胜疾病的信心，积极配合治疗,家属应给予积极的支持,以利于患者情绪稳定。

六、健康指导

(一)用药指导

嘱患者严格遵医嘱服药,不得随意加减或停药,告知患者及家属强心药、利尿剂等药物的名称、服用方法、剂量、不良反应及注意事项。教会患者如何自测脉搏,每日在服用地高辛前检查脉搏,如小于 60 次/分或心脏节律不规则时立即通知医师。

(二)活动指导

合理安排活动与休息,解释即使心功能恢复也应尽量从事轻工作,避免重体力劳动,活动应循序渐进,适应一段时间后再逐渐缓慢增加活动量,病情好转后可到室外活动,建议患者进行散步、打太极拳、气功等运动。活动量以不出现心悸、气短为原则。适当活动有利于提高心脏储备力,提高活动耐力,改善心理状态和生活质量。

(三)饮食指导

合理饮食,以低盐、高蛋白、高维生素、清淡易消化饮食,适当限制钠盐的摄入,防止体液潴留,减轻心脏负担,一般钠盐可限制到每日 5g 以下,但服用强利尿剂的患者钠盐的限制不必过严,已防低钠血症,重症心力衰竭的患者应严格限制钠盐及水的摄入。少量多餐,避免过饱。

(四)生活指导

嘱患者积极治疗原发病,注意避免心力衰竭的诱发因素,如感染(呼吸道感染)、心律失常、过度劳累、情绪激动、饮食不当等,因此,嘱患者注意预防感冒,防止受凉,根据气温变化随时增减衣服;保持良好乐观情绪;根据心功能的情况适当参加体育锻炼;避免过度劳累,注意休息,保证充足睡眠;保持大便通畅,多食新鲜水果蔬菜,防止便秘,排便时勿用力,必要时使用缓泻剂。

(五)定期复查

如有不适立即就诊,防止病情发展。

(石红燕)

第六节　心搏骤停与心脏性猝死

心搏骤停(sudden cardiac arrest,SCA)指心脏射血功能的突然终止。心搏骤停发生后,由于脑血流突然中断,10s 左右患者即可出现意识丧失。如能及时救治,患者可以存活,否则将导致生物学死亡,自发逆转者少见。心搏骤停常为心脏性猝死的直接原因。

心脏性猝死(sudden cardiac death,SCD)指急性症状发作后 1h 内发生的以意识突然丧失为特征、由心脏原因引起的生物学死亡。心搏骤停与心脏性猝死的区别在于前者通过紧急治疗有逆转的可能性,而后者是生物学功能不可逆转的停止。

一、病因

绝大多数心脏性猝死发生在有器质性心脏病的患者,其中以冠心病最常见,尤其是心肌梗死。心肌梗死后左室射血分数降低是心脏性猝死的主要预测因素;频发性与复杂性室性期前收缩也可预示心肌梗死存活者发生猝死的危险。冠状动脉粥样硬化及其并发症所致者高达80%以上,各种心肌病引起的心脏性猝死约占5%~15%,其余5%~10%的心脏性猝死可由各种病因酿成。

心脏性猝死主要为致命性快速心律失常所致,如室扑、室颤和室速;其次为严重缓慢性心律失常和心室停顿,较少见的是无脉性电活动。非心律失常性心脏性猝死所占比例较少,常由心脏破裂、心脏流入和流出道的急性阻塞、急性心脏压塞等所致。

二、临床表现

心脏性猝死的临床经过可分为前驱期、终末事件期、心搏骤停、生物学死亡4个时期,不同患者各期表现有明显差异。

1. 法前驱期

在猝死前数天或数月,有胸痛、气促、疲乏、心悸等非特异性症状,也可无前驱表现。

2. 终末事件期

心血管状态出现急剧变化到心搏骤停发生前的一段时间,自瞬间至持续1h不等。典型表现包括严重胸痛、急性呼吸困难、突发心悸或眩晕等。

3. 心搏骤停

意识丧失为该病期的特征。心搏骤停是临床死亡的标志,临床表现为:①患者突然意识丧失或伴有局部或全身性抽搐;②呼吸断续至呼吸停止;③皮肤苍白或发绀,瞳孔散大,两便失禁;④颈、股动脉搏动消失;⑤心音消失。

心搏骤停症状体征的先后顺序,原发病的表现或意外事件的发生。

(1)心脏停搏:心电图示心室颤动、心室停搏、电-机械分离。

(2)循环中止:血压测不到,大动脉搏动消失,心音消失。

(3)意识丧失:心脏停搏后6~8s出现,呈深度昏迷,对强刺激无反应。

(4)全身抽搐:部分患者有此表现,无器质性心脏病或心脏病较轻、全身情况良好者易出现,表现为全身伸侧肌群强烈收缩,可在意识丧失同时或之后出现,多发生在心脏停搏后10s内。

(5)呼吸停止:意识丧失后出现,先为断续样呼吸,然后停止,并出现全身发绀,也可能为间歇性叹气样呼吸,如在心肺复苏中措施及时而得当,其自主呼吸可能维持较长一段时间,多发生在心脏停搏后20~30s内。

(6)昏迷:30s后。

(7)瞳孔散大:循环中止后约50~60s时出现。

4. 生物学死亡

从心搏骤停至发生生物学死亡时间的长短取决于原发病的性质以及心搏骤停至复苏开始的时间。心搏骤停发生后,大部分患者将在4~6min内开始发生不可逆脑损害,随后经数分钟过渡到生物学死亡。

三、心搏骤停的处理

心搏骤停的生存率很低,在5%~60%之间。抢救成功的关键是快速识别和启动急救系统,尽早进行心肺复苏(cardiopulmonary resuscitation,CPR)和复律治疗。心肺复苏是恢复心跳与呼吸而采取的紧急急救措施。心肺复苏又分为初级心肺复苏和高级心肺复苏。成功的心肺复苏(心肺脑复苏),是恢复心跳、呼吸、智力和工作能力。心跳停止 3s 患者出现黑矇;心跳停止 5～10s 出现昏厥;心跳停止 15s 出现昏厥或抽搐;心跳停止 45s 出现瞳孔散大;心跳停止 1～2min 出现瞳孔固定;心跳停止 4～5min 出现大脑细胞不可逆损害。因此要尽可能早地进行 CPR,不要因为任何原因而延误复苏时间,大量实践证明:4min 内 50% 的存活率;4～6min10% 的存活率;超过 6min 者 4% 的存活率;超过 10min 存活率几乎为 0。最有效的抢救时间为"黄金 4 分钟"。

心肺脑复苏三个阶段:现场复苏为基础生命支持(basi life suppor, BLS);高级生命支持(advenced life support, ALS),为心脏复苏第二阶段;持续生命支持(prolonged life support, PLS),为后期复苏。

2010 年成人生存链:①立即识别心搏骤停并启动急救系统;②尽早 CPR,并强调胸外按压;③快速除颤;④有效的高级生命支持;⑤综合的心脏骤停后治疗。

(一)识别心搏骤停

当发现无反应或突然倒地的患者时,首先观察患者对刺激的反应,如重呼轻拍患者。判断大动脉有无搏动,如触摸颈动脉搏动,颈动脉位置:气管与颈部胸锁乳突肌之间的沟内;方法:一手示指和中指并拢,置于患者气管正中部位,男性可先触及喉结然后向一旁滑移约 2～3cm,至胸锁乳突肌内侧缘凹陷处。

突发意识丧失,无呼吸或无正常呼吸(即仅有喘息),检查脉搏的时间不应超过 10s,如 10s 内没有明确触摸到脉搏,视为心脏骤停,应呼叫和立即开始 CPR。

(二)呼叫

高声呼救,请求他人帮助。在不延缓实施心肺复苏的同时,应呼叫急救电话,启动急救系统。

(三)初级生命支持

初级生命支持即基础生命支持(BLS)。主要措施包括胸部按压(compression, C)、开放气道(Airway, A)、人工呼吸(Breathing, B)、除颤,前三者被简称为 CAB 三部曲。首先确保施救环境安全,保持正确的体位,患者仰卧在坚固的平面上,施救者在患者的一侧进行,提倡同步分工合作的复苏方法。

1. 胸外按压(compression, C)

胸外按压是建立人工循环的主要方法。通过胸外按压可维持一定的血液流动,配合人工呼吸可为心脏和脑等重要脏器提供一定的含氧血液,为进一步复苏创造条件。

(1)按压部位:胸骨中下 1/3 交界处或双乳头与前正中线交界处。用手指触到靠近施救者一侧的胸廓肋缘,手指向中线滑动到剑突部位,取剑突上两横指,另一手掌跟置于两横指上方,置胸骨正中,另一只手叠加之上,手指锁住,交叉抬起。

(2)按压方法:按压时上半身前倾,腕、肘、肩关节伸直,以髋关节为支点,垂直向下用力,借助上半身的重力进行按压。按压频率至少 100 次/分;按压幅度胸骨下陷至少 5cm;压下后应让胸廓完全回弹;每次按压后,双手放松使胸骨恢复到按压前的位置,放松时双手不要离开胸壁,保持双手位置固定,压下与松开的时间相等,按压－通气比值为 30∶2(成人、婴儿和儿童)。每 2min 更换按压者,每次更换尽量在 5s 内完成,CPR 过程中不应搬动患者并尽量减少中断。

2.开放气道(Airway,A)

保持呼吸道通畅是成功复苏的主要一步。

(1)去除气道内异物:舌根后坠和异物阻塞是造成气道阻塞最常见原因。开放气道应先去除气道内异物。如无颈部创伤,清除口腔中的异物和呕吐物时,可一手按压开下颌,另一手用示指将固体异物钩出,或用指套或手指缠纱布清除口腔中的液体分泌物。

(2)仰头抬颏法、托颌法开放气道:仰头抬颏法是将一手小鱼际置于患者前额部,用力使头部后仰,另一手置于下颏骨骨性部分向上抬颏。使下颌尖、耳垂连线与地面垂直;托颌法将肘部支撑在患者所处的平面上,双手放置在患者头部两侧并握紧下颌角,同时用力向上托起下颌。如果需要进行人工呼吸,则将下颌持续上托,用拇指把口唇分开,用面颊贴紧患者的鼻孔进行口对口呼吸。托颌法因其难以掌握和实施,常常不能有效地开放气道,还可能导致脊髓损伤,因而不建议基础救助者用。

3.人工呼吸(Breathing,B)

开放气道后,在确保气道通畅的同时,立即开始人工通气。

(1)口对口呼吸:开放气道→捏鼻子→"正常"吸气→口对口→缓慢吹气(1s以上),胸廓明显抬起。避免过度通气,每30次胸外按压连续给予2次通气。

(2)球囊面罩呼吸:①体位:仰卧,头后仰体位抢救者位于患者头顶端;②手法:EC手法固定面罩。C法——左手拇指和示指将面罩紧扣于患者口鼻部,固定面罩,保持面罩密闭无漏气;E法中指,无名指和小指放在患者下颌角处,向前上托起下颌,保持气道通畅;③用右手挤压气囊:1L球囊的$1/2\sim2/3$,胸廓扩张,超过1s。

(3)口对面罩呼吸:施救者到患者一侧,用面罩封住患者口鼻,用靠近患者头顶的手将示指和拇指放在面罩的边缘,将另一只手的拇指放在面罩的下缘,其余手指放在下颌骨缘并提起下颌。进行仰头提颏,以开放气道。当提起下颌时,用力完全按住面罩的外缘,使面罩边缘密封于面部,施以1s的吹气,使患者的胸廓隆起。

4.除颤(defibrillation)

室颤是心搏骤停常见和可以治疗的初始心律。除颤往往是抢救成功与否的关键,对于室颤患者,迅速除颤是首选的治疗方案,$3\sim5$min内立即施行CPR和除颤,存活率最高。体外自动除颤仪(automated external defibrillators,AED)除颤可作为基础生命支持的一部分,应尽早进行。取AED,检查心律,室颤者除颤1次后,立即继续5个周期的CPR(约2min)后分析心律,如有指征则再一次除颤。

5.高质量心肺复苏

(1)按压速率至少为每分钟100次。

(2)成人按压幅度至少为5cm。

(3)保证每次按压后胸部完全回弹。

(4)尽可能减少胸外按压的中断。

(5)避免过度通气。

6.人工循环有效指标

(1)大动脉搏动扪及。

(2)意识、反射及自主呼吸恢复。

(3)瞳孔由大变小。

(4)缺氧改善。

(四)高级生命支持(ALS)

基础生命支持的延伸,应用辅助设备、特殊技术等建立更有效的通气和血液循环。主要措施有气管插管、给氧、除颤、电复律、起搏和药物治疗。在复苏过程中必须持续监测心电图、血压、血氧饱和度等,必要时进行有创血流动力学监测,如动脉血气分析、动脉压、肺动脉压等。

1. 气管插管与给氧

若患者自主呼吸未恢复,应尽早行气管插管,以纠正低氧血症。院外患者常用气囊维持通气,医院内患者使用呼吸机,开始可给予100%浓度的氧气,然后根据血气分析结果进行调整。

2. 除颤、电复律与起搏

迅速恢复有效的心律是复苏成功至关重要的一步。一旦心电监护显示心室颤动或扑动,应立即除颤。

除颤步骤如下。

(1)患者仰卧位于硬质平面。

(2)手控电极涂以专用导电胶,或粘贴一次性使用的监测/除颤电极。

(3)开启除颤器。

(4)选择能量:首次电击能量单向波360J,双向波150~200J。

(5)除颤器充电。

(6)确定两电极正确贴于胸部,前电极放在胸骨右侧右锁骨下方,侧电极放在左下胸乳头左侧,电极的中心位于腋中线上。手控电极板须紧压于胸壁,两电极板间必须分开,涂于电极板上的导电糊或盐水纱垫间胸壁不能有导电糊或盐水相连。

(7)确定无周围人员直接或间接和患者接触。

(8)同时按压两个放电按钮电击。对有症状的心动过缓患者,尤其是当高度房室传导阻滞发生在希氏束以下时,则应施行起搏治疗。

3. 药物治疗

尽早开通静脉通道,给予急救药物。外周静脉通常选用肘正中静脉或颈外静脉,中心静脉可选用颈内静脉、锁骨下静脉和股静脉。

(1)血管升压药:肾上腺素是CPR的首选药物,可用于电击无效的室颤、无脉性室速、无脉性电活动、心室停搏。若连续3次除颤无效提示预后不良,应继续胸外按压和人工通气,并常规给予肾上腺素1mg静脉注射,再除颤1次。如仍未成功,肾上腺素可每3~5min重复1次,可逐渐增加剂量至5mg,中间给予除颤。血管加压素与肾上腺素作用相同,也可作为一线药物,只推荐使用1次,40U静脉注射。严重低血压时可用去甲肾上腺素、多巴胺、多巴酚丁胺。

(2)抗心律失常药物:①胺碘酮:使用肾上腺素2~3次后仍存在室颤或无脉性室速,在继续CPR的过程中可静脉给予胺碘酮,胺碘酮首次150mg缓慢静脉注射(10min),可重复给药总量达500mg,随后10mg/(kg·d)维持静脉滴注;或先按1mg/min静脉滴注,然后0.5mg/min持续静脉滴注,每天总量可达2g,根据需要可维持数天;②利多卡因:没有胺碘酮时可考虑使用,一般1~1.5mg/kg,3~5min内静脉注射,若无效可每5~10min 0.5~0.75mg/kg重复1次,总剂量达3mg/kg;③硫酸镁:适用于低镁血症、点击无效的室颤、尖端扭转型室速等,一般1~2g稀释后静脉注射,10~15min后可重复;④阿托品:适用于缓慢性心律失常、心室停搏、无脉性电活动,一般1~2mg静脉注射,每3~5min重复使用,最大总量3mg。缓慢心律失常有条件者及早实施起搏治疗。

（3）纠正代谢性酸中毒：给予5%碳酸氢钠,根据血气分析结果调整用量。复苏过程中产生的代谢性酸中毒通过改善通气常可以得到改善,不应过分积极补充碳酸氢钠。

四、复苏后的处理（持续生命支持）

（一）处理原则

1. 维持有效循环和呼吸功能。

2. 维持水、电解质和酸碱平衡。

3. 防治脑缺氧和脑水肿。

4. 防治急性肾衰竭。

5. 防治继发感染。

（二）脑复苏是心肺复苏最后成功的关键

1. 降温

密切观察体温变化,积极采取降温退热措施,如给予冰帽、降温毯,自主循环恢复后几分钟至几小时将体温将至32℃～34℃为宜,持续12～24h。

2. 脱水

可选用渗透性利尿剂20%甘露醇或25%山梨醇快速静脉滴注,以减轻脑水肿;也可联合静脉注射呋塞米、25%清蛋白或地塞米松,有助于避免或减轻渗透性利尿导致的"反跳现象"。

3. 防治抽搐

应用冬眠药物,如双氢麦角碱、异丙嗪稀释后静脉滴注或地西泮静脉注射。

4. 高压氧治疗

通过增加血液含量及弥散,提高脑组织氧分压,改善脑缺氧,降低颅内压,有条件者应尽早应用。

5. 促进早期脑血流灌注

如抗凝以疏通微循环,钙通道阻滞剂解除脑血管痉挛。

6. 心理护理

减轻患者恐惧,更好地配合治疗。

（晏 歌）

第七节 心脏瓣膜病

心脏瓣膜病是指心脏瓣膜的结构和（或）功能发生异常的一组重要的心血管疾病。病变可累及一个瓣膜,也可累及两个或以上的瓣膜,后者称多瓣膜病。风湿炎症导致的瓣膜损害统称为风湿性心脏病,简称风心病。随着生活质量和医疗条件的改善,风心患者群的患病率正在下降,但在我国心脏瓣膜病仍以风心病最为常见,另外,黏液样改变及老年瓣膜退行性改变所致的心脏瓣膜病也日益增多。不同的病因累及的瓣膜也不一样,风心病患者以二尖瓣病变最为常见,其次为主动脉瓣;而老年退行性瓣膜病以主动脉瓣膜病变最为常见,其次为二尖瓣。

一、病因

（一）风湿热

风湿热主要是 A 组 β 溶血性链球菌感染导致的一种反复发作的全身性结缔组织炎症。

（二）先天性畸形

先天性畸形常见于主动脉瓣二叶式畸形、肺动脉瓣二叶式畸形。

（三）退行性病变

退行性病变主要为与年龄相关的主动脉瓣退行性病变导致的主动脉瓣狭窄。

（四）其他

还包括感染性心内膜炎。

二、病理

二尖瓣狭窄时，左心房血液射入左心室障碍，左心房压升高致肺静脉压升高，肺顺应性降低，发生劳力性呼吸困难，进一步发展导致肺动脉高压，右心室肥厚，右心衰竭。

二尖瓣关闭不全时，左心房血容量因血液反流而增多，致左心房扩大与肥厚，左心房过多的血液在心室舒张时流回左心室的量也增多，引起左心室扩大与肥厚，最终导致心功能不全。

主动脉瓣狭窄时，左心室射血受阻使左心室肥厚导致左心室功能障碍，重度狭窄可造成冠状动脉血流量减少与脑供血不足。主动脉瓣关闭不全时，左心室在舒张期同时接受左心房和主动脉反流的血液，使血容量增多，产生代偿性扩张与肥厚，最终发生左心室衰竭。

三、诊断要点

（一）二尖瓣狭窄

1. 症状

最先为劳力性呼吸困难，严重时呈夜间阵发性呼吸困难或端坐呼吸，甚至出现急性肺水肿，咳嗽、咯血丝痰或咯较多鲜血。右心衰竭时出现食欲缺乏、腹胀、水肿等。

2. 体征

二尖瓣面容。右心衰竭时有体循环淤血体征。心尖区可闻及舒张期杂音。

3. 辅助检查

X 线检查、心电图、超声心动图、心导管检查等。

（二）二尖瓣关闭不全

1. 症状

轻者无症状，较重可有乏力、劳力性呼吸困难等。

2. 体征

心尖搏动，收缩期杂音。

3. 辅助检查

X 线检查、心电图、超声心动图、左心室造影等。

（三）主动脉瓣狭窄

1. 症状

轻者无明显症状，重者可出现呼吸困难、心绞痛、昏厥。

2.体征

主动脉瓣区可有收缩期杂音,向颈部传导,收缩压和脉压可降低。

3.辅助检查

X 线检查、心电图、超声心动图、心导管检查等。

(四)主动脉瓣关闭不全

1.症状

可长期无症状。病理明显者可有心悸,头颈部搏动感。少数人有心绞痛。晚期出现左心衰竭表现。

2.体征

心尖搏动可向左下移位,舒张期杂音,脉压增大,颈部搏动明显、毛细血管搏动症、水冲脉等。

3.辅助检查

X 线检查、心电图、超声心动图、心血管造影、磁共振显像等。

四、治疗

(一)内科治疗

内科治疗主要针对并发症进行预防和治疗。

(二)经皮球囊瓣膜成形术

二尖瓣仅适于单纯的瓣膜狭窄患者,其禁忌证包括近期(3 个月)内有血栓史,伴有中、重度二尖瓣关闭不全及脊柱畸形等。主动脉瓣狭窄主要治疗对象为有心力衰竭高龄高危患者,用于改善左心功能和症状。

(三)外科手术常用方法

1.闭式分离术或直视分离术。

2.人工瓣膜置换术。

五、护理要点

(一)心理护理

1.鼓励患者表达自身的感受。

2.针对个体情况进行针对性的心理护理,教会患者自我放松的方法。

3.鼓励家属和朋友给予关心和支持。

(二)活动与休息

根据心功能情况合理安排活动,以不感心慌气紧或劳累为度,协助患者取舒适卧位,以减轻呼吸困难。

(三)吸氧

根据呼吸困难的程度和血氧饱和度,必要时根据动脉血气分析结果确定吸氧方式及氧流量,并观察缺氧情况有无改善。

(四)饮食

1.给予高热量、高蛋白、高维生素、易消化饮食,如鱼、肉、蛋、奶等,多食蔬菜水果,并少量多餐。

2. 限制钠盐及水分的摄入,以减轻心脏负荷。

3. 对抗凝药物有影响的食物不宜过多或长期食用,如菠菜、大蒜、生姜、洋葱、海藻、豆腐、胡萝卜,以及蛋黄、猪肝、绿茶等。

(五)预防感染

感染可诱发心力衰竭,尤其是肺部感染。心功能差的患者应避免感冒,以免加重心脏负担。

(六)病情观察

1. 监测生命体征。观察主诉、体温、血压、呼吸、心律及心率,必要时观察血氧饱和度。

2. 注意观察电解质、心脏大小、心脏杂音及心脏射血指数情况。

3. 风湿性心瓣膜病患者注意观察有无风湿活动的表现。

4. 加强对并发症的观察,及时发现并采取相应的治疗和护理措施。

5. 根据心功能情况监测出入量。

6. 用药观察:加强对洋地黄类药物、利尿剂、抗凝药、抗心律失常等药物疗效及不良反应的观察。

六、健康宣教

(一)饮食

1. 低盐饮食。

2. 少量多餐,减轻心脏负担。

3. 保证摄入充足的营养,增强机体的抵抗力。

(二)休息与活动

1. 保证充足的睡眠。

2. 生活有规律,保持情绪稳定、乐观。

3. 根据心功能适当活动,以不引起心慌、气促、胸闷或休息数分钟能缓解为限,避免重体力劳动、剧烈运动,以免加重病情。

(三)用药指导

1. 长期服用洋地黄制剂,有洋地黄中毒应报告医生并停药。

2. 长期服用抗凝药,注意出血倾向。

3. 长期服用利尿剂,注意补钾。

4. 房颤患者避免屏气和突然用力、剧烈咳嗽,预防血栓脱落。

(四)出院指导

1. 预防风湿热反复发作避免寒冷和潮湿,预防呼吸道感染,防治扁桃体炎、咽喉炎。

2. 育龄期妇女积极避孕,避免诱发和加重病情。

3. 长期服用地高辛的患者,出院后应严格按医嘱服药,指导自我监测脉搏,病情变化及时就诊。定期门诊复查。

七、前沿进展

(一)介入治疗的新进展

介入治疗的新进展包括经皮主动脉瓣植入术、经皮肺动脉瓣植入术、经皮二尖瓣修复术、经皮二尖瓣瓣环成形术等。

（二）外科治疗的新进展

外科治疗的新进展包括经心尖主动脉瓣植入术、利用机器人手术进行瓣膜置换。

（三）新材料的研究

关于机械瓣低强度抗凝研究已有初步结果。随着生物医学工程发展，3D 打印技术已逐渐在心脏瓣膜中使用。

（沈兆媛）

第八节　多器官功能不全综合征

多器官功能不全综合征（MODS）是指在急性损伤因素的作用下，机体序贯性发生 2 个或 2 个以上器官或系统的功能不全，而器官功能受损的程度呈进行性发展。其特点是发病急，进展快，病理生理变化复杂，病死率高。

一、病因

危重症医学认为，创伤、感染、休克是引起 MODS 的 3 大主要原因。组织损伤如严重创伤、烧伤、大手术等。感染常见有严重的脓毒血症、重症胰腺炎、胆道感染等。休克如创伤性休克、出血性休克、感染性休克。

二、病情判断

1. 症状

MODS 的患者多有创伤、感染、大手术等病史，且有全身炎症反应综合征（SIRS）的临床表现；随着不同的病情发展，不同器官的临床表现亦趋恶化。关于 MODS 的诊断标准有多种，大同小异。重要的不是标准本身，而是病情的发展趋势。

2. 辅助检查

早期实验指标：肺损伤指标如血管紧张素转换酶和凝血因子Ⅷ相关抗原；心肌损伤指标如心肌酶谱测定；肝功能指标如胆红素的亚成分，苯丙氨酸及酮体比例，视黄醇结合蛋白；肠黏膜损伤指标如双胺氧化酶 D－乳酸、胃、肠黏膜内 pH 测定。

三、急救护理措施

救治原则：祛除病因，控制感染，有效抗休克，改善微循环，充分的营养支持。关键在于早发现，早治疗。

祛除病因，控制感染：积极治疗原发病，遵嘱使用针对性的抗生素，积极抗休克，避免缺血一再灌注损伤。防止 DIC：DIC 可为 MODS 的病因或结果，需尽早检查，严密监测，及时治疗。

支持治疗：加强监测，及时发现已经或可能出现的器官功能不全，及时采用有效的措施，阻断器官衰竭的进程。充分的营养支持：只要病情允许，应尽早进食高热量，高营养的食物，亦可采用肠外营养方法。观察与护理：密切观察患者的病情变化如神志血压，心率，呼吸，血氧饱和度，体温的变化；机械通气的患者的护理参阅呼吸机的使用这一节；每 2h 翻身拍背，防止压疮的发生;做好生活护理如口腔护理、会阴冲洗等;除此之外,还应根据病变累及的器官的不同,采取相应的护理措施。

1. 肝衰竭

严密观察血压,心率,呼吸,神志的变化;监测血氨及肝功能指标,及时遵嘱使用保肝药物;因凝血功能受损,有出血者应及时使用止血药,动态观察出血吸收情况。各种穿刺注射后,局部应按压 10~20min,以防穿刺部位出血。肝昏迷的患者要注意安全,防止坠床。

2. 心功能衰竭

密切观察患者的血压、心率、心律、呼吸、心电图的变化。遵医嘱及时使用强心、利尿等药物;保持患者的大便通畅,以免患者用力加重病情;输液时应控制滴速,速度控制在每分钟 30 滴左右。

3. 肾衰竭

密切观察患者的尿量,记录 24h 出入量;动态观察尿素氮、肌酐的变化;观察患者的水肿情况,注意皮肤护理,防止压疮的发生;饮食以高热量、低蛋白,以及根据尿量控制水、钠的摄入。

留置尿管的患者应每日 2 次清洗尿道口,每 3d 更换尿袋,每 2 周换尿管,更换时注意无菌操作。

4. 脑功能衰竭

密切观察患者的神志、瞳孔、血压、脉搏、呼吸的变化;保持皮肤清洁,定时翻身拍背,防止压疮的发生。做好患者肢体功能锻炼及生活护理。

5. 呼吸功能衰竭

密切观察患者的神志,血压、脉搏、呼吸频率节律、血氧饱和度的变化;保持呼吸道通畅,痰多无力咳者,可于吸痰,必要时气管切开排痰。根据血气分析结果遵医嘱及时纠正酸碱平衡失调;有二氧化碳潴留者应低流量吸氧(每分钟 1~2L)。

四、预防

对创伤、休克的患者应快速复苏,改善微循环,保证组织供血、供氧。对创伤、烧伤、术后感染,应彻底清创,及时清除坏死组织和感染灶,控制严重的脓毒血症,合理使用抗生素,避免二重感染。维持胃肠道功能,只要病情允许,应尽早进食进饮,提供充分的营养支持以维持机体的代谢需要及增强免疫力。密切观察各主要器官的功能,及时发现病情,及早采取相应的治疗措施,阻断器官衰竭的进一步发展。保持呼吸道通畅,及时有效地清除呼吸道分泌物,机械通气的患者应做好气道管理,以防"呼吸机相关性肺炎"的发生。

（张赛鸿）

第九节　慢性肺源性心脏病急性发作

慢性肺源性心脏病简称慢性肺心病,是由肺组织、肺动脉血管或胸廓的慢性病变引起肺组织结构和功能异常,产生肺血管阻力增加,肺动脉压力增高,使右心扩张、肥大,伴或不伴右心衰竭的心脏病。

一、病因

按原发病的不同分为3类:支气管、肺的疾病,以慢性阻塞性肺疾病最为多见;胸廓运动障碍性疾病(较少见);肺血管疾病(甚少见);其他如原发性肺泡通气不足,先天口咽畸形,睡眠呼吸暂停综合征也可导致肺心病。

二、病情判断

1. 症状

肺、心功能代偿期主要表现为慢性咳嗽、咳痰、喘息、活动后心悸、呼吸困难、乏力。肺心功能失代偿期除上述症状外,还有咳嗽加重,脓痰或伴发热,出现呼吸衰竭表现如神志恍惚、烦躁、幻觉、严重时出现抽搐、昏迷还可出现右心衰竭表现如胸闷气短、心悸、水肿等。

2. 体征

有明显的肺气肿征、呼吸音减弱,干湿性啰音,下肢水肿。肺动脉瓣区第二心音亢进,三尖瓣区收缩期杂音,颈静脉充盈。

3. 辅助检查

(1)X线检查:肺动脉扩张,右心室肥大。

(2)心电图检查:出现右心室肥大圆形,如电轴右偏,肺性P波;③实验室检查:红细胞、血红蛋白可升高,合并感染时白细胞计数增高,中性粒细胞增加,血气分析示低氧血症或高碳血症。

三、急救护理措施

救治原则:控制感染,改善呼吸功能,纠正缺氧和二氧化碳潴留;纠正心力衰竭。

1. 控制感染

遵医嘱应用抗菌药,可根据痰菌培养及药敏试验选择抗菌药,选用广谱抗菌药物应注意继发真菌感染。

2. 纠正呼吸衰竭

低流量吸氧(每分钟1～2L),保持呼吸道通畅,痰液多时吸痰或遵嘱使用祛痰药,必要时进行气管插管、气管切开,使用机械通气。

3. 纠正心力衰竭

肺心病患者一般经积极控制感染,改善呼吸功能后心力衰竭便可改善,但对于重症患者可遵嘱使用利尿药、强心药、血管扩张药等。

4. 观察与护理

密切观察患者的神志、血压、心率、呼吸、血氧饱和度变化;保持病室内空气新鲜,室温22～24℃,相对湿度50%～70%,注意保温;保持呼吸道通畅,鼓励患者咳嗽排痰,必要时吸痰或雾化吸入。

长期卧床者每2h翻身拍背,以促进痰液排出及防止压疮发生;加强口腔护理如有真菌感染,可用1%～4%的碳酸氢钠漱口;对于有使用机械通气的患者,做好心理护理,护理人员应关心体贴患者,讲解相关的知识,消除患者的恐惧,充分调动患者的积极性,增强患者战胜疾病的信心。

四、预防

积极防治原发病的诱发因素,如呼吸道感染等;保持室内空气新鲜,适宜的温湿度,注意保暖,预防感冒;加强体育锻炼,增强抗病能力;提倡戒烟。

（张赛鸿）

第十节　急性冠脉综合征

急性冠状动脉综合征(acute coronarysyndrome,ACS)是因急性心肌缺血引起的一组临床综合征,是冠心病的严重类型。根据心电图和心肌损伤标志物的检测结果分为不稳定型心绞痛(UA)、非 ST 段抬高型心肌梗死(NSTEMI)、ST 段抬高型心肌梗死(STEMD,UA 和 NSTEMI)统称非 ST 段抬高型 ACS。

一、病因

急性冠脉综合征主要病因是冠心病,其病理基础是冠状动脉粥样硬化,当硬化斑块由稳定转为不稳定时,导致斑块破裂或糜烂,继发血小板激活聚集,血栓形成,冠状动脉不完全或完全堵塞;同时由于凝血系统的激活、炎症介质的释放,促使血栓加重、血管宫腔痉挛狭窄,进一步引起冠脉血流量减少,心肌供血不足或缺血性坏死。冠状动脉的梗塞程度决定了所产生的急性冠状动脉综合征的类型。

非冠状动脉粥样硬化病因包括先天性异常、严重创伤或某些药物引起心脏耗氧量急剧增加、梗阻性肥厚型心肌病等。

二、病情判断

1. 症状

胸痛是 ACS 主要和最重要的症状,典型表现为胸骨后压榨样疼痛,可放射至颈部或左上肢,持续时间大于20min,休息或服含服硝酸甘油不缓解。不稳定型心绞痛区别于稳定型心绞痛的特征有:一般在静息或轻度活动时发生发病;1 个月内有新出现的、自发性的、程度更严重的心绞痛;心绞痛病史者,近 1 个月内心绞痛恶化加重,发作频繁,时间延长。ACS 病情进展阶段,部分患者可自觉心悸、头晕、恶心、呕吐、呼吸困难等。大面积心肌梗死或 ST 段抬高型心肌梗死患者,由于心脏相关血管完全堵塞,心肌持续广泛缺血,易诱发严重并发症,如心律失常、心力衰竭、心源性休克,甚至出现心脏性猝死。

2. 辅助检查

(1)心电图:STEMI 一般表现为持续 ST 段抬高,2 个或 2 个以上相邻导联 ST 段抬高≥1mV,可出现异常 Q 波和新发的左束支传导阻滞;下壁导联 ST 段抬高,排除右心室 STEMI;前壁导联 ST 段压低,排除后壁 STEMI。NSTEMI/UA 的心电图特征:静息状态下心绞痛发作时,可出现暂时性缺血性 ST 段下移,下移≥0.1mV,T 波低平、双向、倒置或呈冠状 T 波,R 波振幅突然降低;可出现一过性心律失常,如早搏、阵发性心动过速、心房颤动、房室或束支传导阻滞等;发作后心电图大多恢复原来状态,无异常 Q 波。静息心电图检查中,ST－T 动态变化是诊断 NSTEMI/UA 最重要的依据之一。

（2）实验室检查：心脏肌钙蛋白是诊断心肌梗死的首选生物标志物。ST 段抬高型心肌梗死、非 ST 段抬高型心肌梗死，肌酸激酶同工酶（CK - MB）和（或）肌钙蛋白（TnT）升高；不稳定型心绞痛心肌酶无异常。

三、急救护理措施

救治原则：识别急性冠脉综合征类型及危险程度，及时采取针对性处理措施。

1. 熟悉急性冠脉综合征危险分层

（1）低危患者：以前无心绞痛发作，入院后心绞痛自动消失，未用过或很少用抗缺血治疗，心电图正常，心肌酶正常，小于 40 岁的年轻人。

（2）中危患者：新出现并进行性加重的心绞痛，静息状态下出现的心绞痛或持续超过 20min 的心绞痛，心电图无 ST 段改变，无心肌酶的改变。

（3）高危患者：静息性、持续超过 20min 的心绞痛，心肌梗死后出现的心绞痛，以往应用过积极的抗缺血治疗，高龄患者，缺血性 ST 段改变 CK - MB 和（或）肌钙蛋白（TnT）升高，血流动力学不稳定。

2. 判断急性冠脉综合征的类型

（1）胸痛资料收集：了解胸痛的位置、性质、放射部位、伴随症状及既往史、药物使用情况等。

（2）心电图检查：对所有胸部不适（或类似心绞痛患者）或有其他 ACS 症状的患者，在患者到达急诊 10min 内完成一个十二导联心电图检查，如怀疑下壁心肌梗死需做十八导联的心电图；明确是否 ST 段抬高型心肌梗死和心肌梗死的位置；如初次心电图不能确定 ST 段抬高型心肌梗死，但患者仍有症状时，每隔 5 ~ 10min 做 1 次心电图。

（3）心肌标志物检测：肌钙蛋白是诊断心肌坏死最特异和最敏感首选标志物，急性心肌梗死症状发生后 2 ~ 4h 开始升高，10 ~ 24h 达到峰值，肌钙蛋白超过正常上限结合临床症状即可诊断心肌梗死。建议患者就诊后即刻、2 ~ 4h，6 ~ 9h，12 ~ 24h 测定心肌标志物。如条件允许，应该对所有胸部不适符合 ACS 的患者进行测定。症状符合 ACS 者，即使发病 6h 内心肌标志物阴性，也应该在发病后 8 ~ 12h 重复测定心肌标志物。

3. 胸痛急救常规

患者安置抢救室，吸氧、心电监护、开通有效静脉通道，定时检测心电图，正确采集实验室标本及时追查结果，注意患者胸痛发展情况、心电图 ST - T 的动态变化和心电监护心率、心律变化；根据 ACS 危险分层和类型，配合医生做好相关的镇痛、扩张冠脉抗凝、静脉溶栓等急救处理；病情稳定后，转送住院进一步治疗，包括经皮冠状动脉成形术 + 支架术（PCI）等。

四、预防

主要是控制危险因素。

（1）戒烟。

（2）控制体重至理想体重。

（3）坚持每天锻炼。

（4）进食低脂饮食。

（5）控制血压，使之低于 130/85mmHg。

（6）糖尿病患者严格控制三酰甘油水平。

（7）控制胆固醇,使 LDL < 100mg/dL,HDL > 40mg/dL。

（张赛鸿）

第十一节　急性心功能不全

急性心功能不全在急性心力衰竭中最为常见,主要表现为急性肺水肿,严重者可出现心源性昏厥、心源性休克及心搏骤停。

一、病因

病因包括:①急性弥散性心肌损害:为最常见原因,见于急性广泛性心肌梗死、急性重症心肌炎等;②急性机械性阻塞:见于二尖瓣或主动脉瓣狭窄、左心室流出道梗阻、左心房内球瓣样血栓或左心房黏液瘤嵌顿二尖瓣口、急进型或严重型高血压等;③急性容量负荷过重:见于急性腱索或乳头肌断裂、瓣膜撕裂穿孔、瓣膜重度连枷脱垂、人工瓣损坏、主动脉瓣关闭不全、老年和慢性病患者输液速度过快或输液量过多等;④急性心室舒张受限:见于急性心包积液或积血所致的心脏压塞。

常见诱因包括:感染、快速性心律失常、显著的心动过缓、劳累、情绪激动、过快或过量静脉输液等。

二、病情判断

1. 症状

突然发生严重的呼吸困难(每分钟呼吸可达 40 次)、端坐呼吸、窒息感、咳嗽、咳大量粉红色泡沫痰、大汗淋漓、烦躁不安。

2. 体征

两肺对称性满布湿啰音和(或)哮鸣音、心率增快、心尖部可闻及奔马律(但常被肺部啰音所掩盖)、面色青灰、口唇发绀、皮肤湿冷。血压在开始时可升高,舒张压 > 90mmHg,以后可降至正常或出现心源性休克,严重心力衰竭可出现心源性昏厥和心搏骤停。

3. 辅助检查

急性左心衰竭无须做特殊检查,如动脉血气分析可显示 PaO_2 明显下降,$PaCO_2$ 正常或下降,pH 大于 7.0。

三、急救护理措施

救治原则:减轻心脏负荷、增强心肌收缩力、治疗原发病、防治诱因、改善心肌营养。

1. 体位

采取坐位或半卧位,两腿下垂,以减少静脉回流。

2. 迅速而有效地纠正低氧血症

鼻导管或面罩高浓度吸氧,有泡沫痰时,可将乙醇倒入湿化瓶内湿化吸氧,以降低肺内泡沫的表面张力,使泡沫破裂,改善通气功能。也可用 1% 硅酮溶液代替乙醇或二甲硅油去泡气雾剂进行喷雾疗法,其去泡沫作用较乙醇更强。氧流量以 4 ~ 6L/min 为宜。氧浓度一般为 40% ~ 60%。湿化用乙醇浓度,鼻导管吸氧者 70% ~ 80%;面罩吸氧者 30% ~ 40%;不能耐受的患者可选用 20% ~ 30% 的乙醇,以后逐渐增加。

3. 用药护理

急性左心衰竭一旦发生,后果严重,情况紧急,护理上应立即选择相对粗直血管,建立静脉通畅,准备以下常用急救药品,遵医嘱及时正确给药。

(1)快速利尿药:呋塞米 20 ~ 40mg 静脉注射,作用机制为减少循环血容量。

(2)血管扩张药:舌下含服硝酸甘油 0.6mg,每分钟 1 次,最多可用致 8 次。效果不明显时可用硝普钠经注射泵静脉匀速推注,起始剂量为 10μg/min,5 ~ 10min 增量一次,最大剂量 300μg/min,可均衡扩张动脉和静脉,降低心脏前后负荷,尤其适用于血压升高的左心衰竭。使用期间注意避光,同时,因硝普钠较昂贵,故每次配制量不宜过大,以免浪费。血压 < 90mmHg 时,宜同时应用多巴胺以维持血压。

(3)氨茶碱:氨茶碱 0.25g 可溶于 5% GS20mL 中静脉推注,但宜缓慢,或取氨茶碱 0.25g 溶于 5% GS 中静脉滴注,以减轻支气管痉挛。

(4)快速洋地黄制剂:二尖瓣狭窄快速心房颤动或室上性心动过速者,如出现肺水肿则首选毛花苷 C 0.2 ~ 0.4mg 加 5% GS 20 ~ 40mL 缓慢静脉注射(不少于 5min),以提高心肌收缩力。但对严重二尖瓣狭窄患者应慎用,以免因右心输出量增加而加重肺充血。

(5)镇静药:可用吗啡 2 ~ 5mg 静脉推注或 5 ~ 10mg 皮下注射,必要时可重复,以解除患者焦虑、减轻呼吸用力、降低中枢交感神经对小动脉的收缩反应而使之扩张。如出现呼吸抑制的不良反应,可用纳洛酮拮抗。

4. 病情观察

除严密观察患者呼吸、血压、心率、心律、双肺呼吸音、咳嗽、咳痰、末梢循环、神志、尿量等的变化外,还应注意观察药物疗效及不良反应,如利尿药引起的水电解质失衡;血管扩张药引起的头晕、头痛或渗出血管外导致局部组织缺血、坏死;洋地黄制剂引起的黄绿视、恶心、呕吐及镇静药引起的中毒反应。

5. 心理护理

急性左心衰竭发作时的窒息感、濒死感使患者感到恐惧、焦虑,此时除抢救患者外,还应安慰患者,取得家属的配合,增强患者战胜疾病的信心。

6. 饮食护理

原则上宜采用低盐饮食。

四、预防

及时有效治疗原发病:如广泛急性心肌梗死、急性心肌炎、严重二尖瓣狭窄或主动脉瓣狭窄、左心房黏液瘤、严重心律失常、急进性或严重型高血压、急性心包积液或积血引起的心脏压塞及各种原因引起的急性容量负荷过度。防治诱因:增强免疫力,预防感染;避免劳累及情绪激动;及时治疗显著的心动过缓。

(张赛鸿)

第十二节　心律失常

心律失常(arhythmia cordis)是指心脏从冲动的频率、节律、起搏部位、传导速度与激动顺序的异常。

按其发生原理分为冲动形成异常和冲动传导异常。

一、病因

1. 生理性因素

生理性因素如运动、情绪激动、进食、体位变化、睡眠。吸烟、饮酒或咖啡、冷热刺激等。

2. 病理性因素

(1)心血管疾病:包括各种功能性或器质性心血管疾病。

(2)内分泌疾病:如甲状腺功能亢进症或减退症、垂体功能减退症、嗜铬细胞瘤等。

(3)代谢异常:如发热、低血糖、恶病质等。

(4)药物影响:如洋地黄类、拟交感或副交感神经药物、交感或副交感神经阻滞药、抗心律失常药物、扩张血管药物、抗精神病药物等。

(5)毒物或药物中毒:如重金属(铅、汞)中毒、食物中毒、乌头碱中毒等。

(6)电解质紊乱:如低血钾、高血钾、低血镁等。

(7)麻醉、手术或心导管检查。

(8)物理因素:如电击、淹溺、冷冻、中暑等。

二、病情判断

1. 临床表现

心律失常的血流动力学改变的临床表现主要取决于心律失常的性质、类型、心功能及对血流动力学影响的程度,如轻度的窦性心动过缓、窦性心律失常、偶发的房性期前收缩、一度房室传导阻滞等对血流动力学影响甚小,故无明显的临床表现。较严重的心律失常,如病窦综合征、快速心房颤动、阵发性室上性心动过速、持续性室性心动过速等,可引起心悸、胸闷、头晕、低血压、出汗,严重者可出现昏厥、阿斯综合征,甚至猝死。由于心律失常的类型不同,临床表现各异。

2. 辅助检查

(1)心电图:体表心电图、食管心电图、心电图监测。①床边有线心电图监测;②无线心电图监测;③动态心电图:也称 Holter 心电图、体表 His 电图、体表心电图标测、信号平均心电图。

(2)心脏电生理。

(3)运动试验可能在心律失常发作间歇时诱发心律失常,因而有助于间歇发作心律失常的诊断。

(4)其他检查:心室晚电位、心电图频谱分析、心室率变异分析、运动心电图和倾斜试验都有助于复杂或某些特殊心律失常的诊断。此外,超声心动图、心脏 X 线、ECT,CT 和 MRI 等对于器质性和非器质性心律失常的诊断有着不可低估的价值。

三、急救护理措施

（1）心电监护，卧床休息，舒适体位，保持环境安静，限制探视，保证充分休息。

（2）心理护理，说明紧张、恐惧不仅加重心负荷，更易诱发心律失常。

（3）持续给氧，以每分钟 4～6L（中流量）为宜。

（4）高蛋白、高维生素饮食，少量多餐，避免刺激性食物、戒烟、酒、浓茶和咖啡，服排钾利尿药应鼓励多进富含钾食物，如橘子、香蕉等。

（5）保持大便通畅，必要时给缓泻药。

（6）维持静脉通道，备好纠正心律失常的药物及其他抢救药品，除颤器，临时起搏器等。

（7）正确给抗心律失常药物，同时做好心电图监护，注意用药过程中及用药后的心律、心率、血压、脉搏、呼吸的变化。

（8）心电监护一旦发生潜在引起猝死危险的心律失常，要立即通知医师，并做好抢救配合。

（9）观察生命体征：皮肤颜色、温度、尿量、意识等有无改变。

（10）血气分析，电解质及酸碱平衡情况，尤其注意有无低钾、低镁。

（11）一旦发生心室颤动、心脏停搏、阿－斯综合征等，应立即进行心肺脑复苏术。

（12）患者心律失常发作可以引起心悸、胸闷、头晕等症状，应保证患者充足的休息和睡眠，饮食给予富含纤维素的食物，避免饱餐及摄入刺激性食物如咖啡、浓茶等。应用抗心律失常药物时，密切观察药物的效果及不良反应，防止不良反应的发生。

（13）教会患者及家属测量脉搏的方法，心律失常发作时的应对措施及心肺复苏术，以便于自我监测病情和自救。对安置心脏起搏器患者，讲解自我监测与家庭护理方法。定期复查心电图和随访，发现异常及时就诊。

四、预防

（1）完全预防心律失常发生有时非常困难，但可以采取适当措施，减少发生率。

（2）心律失常常见诱因包括：吸烟、酗酒、过劳、紧张、激动，暴饮暴食，消化不良，感冒、发热，摄入盐过多，血钾、血镁低等。很多心律失常发患者往往精神高度紧张、焦虑、忧郁，严重关注，频频求医，迫切要求用药控制心律失常。而完全忽略病因、诱因的防治。应当让患者保持平和稳定的情绪，精神放松，不过度紧张。

（3）养成按时作息的习惯，保证睡眠。不勉强运动或运动过量，不做剧烈及竞赛性活动。养成按时排便习惯，保持大便通畅。饮食要定时定量。节制性生活，不饮浓茶不吸烟。避免着凉，预防感冒。不从事紧张工作。

（4）采取合理用药。按医生要求服药，并注意观察用药后的反应。有些抗心律失常药有时能导致心律失常，所以，应尽量少用药，做到合理配伍。因抗心律失常药可影响电解质及脏器功能，用药后应定期复诊及观察用药效果、观察药物不良反应和调整用药剂量。

（张赛鸿）

第十三节　急性心脏压塞综合征

急性心脏压塞是当炎性分泌物、脓液、血液或气体短时间内急剧增加,由于心包缺乏弹性,使心包内压力突然增加,压迫心脏而影响舒张期心脏的充填,使心脏输出量减少,轻者引起心低排,重者造成心搏骤停。

一、病因

最常见原因是凝血机制障碍导致术野出血或心脏血管缝合口出血而引流不畅。纵隔、心包腔或已无心包者虽无积血,但心脏表面有凝血块。出血、水肿的胸腺有时可以压塞心脏流出道。流出道处心包缝合太紧,一旦心脏扩大可引起起搏导线或左心房测压管拔除后出血。

二、病情判断

1. 临床表现

纵隔心包引流量多,经补充血容量,心低排症状非但不改善,反而加重;纵隔心包引流量多,但突然减少,心低排症状非但不改善,甚至加重;呼吸困难(短促或端坐呼吸);胸痛(刀割般痛);心搏过速;动脉压下降、舒张压升高、脉压变窄、尿少或无尿;心音遥远;焦虑不安、精神混乱、嗜睡;颈静脉怒张、肝大、中心静脉压升高;出现心包摩擦音、奇脉(吸气时脉搏消失,呼气时出现强脉);不明原因的心搏骤停。

2. 实验室及其他检查

血液检查取决于原发病,感染性者常有白细胞计数增加及红细胞沉降率增快等炎症反应。当心包内积液量超过 300mL 时,X 线检查可见心脏阴影普遍性向两侧增大,呈烧瓶样,心脏搏动减弱或消失;尤其是肺部无明显充血现象而心影显著增大是心包积液的有力证据。心电图常规导联(除 aVR 外)都呈弓背向下型 ST 段抬高。超声心电图对诊断心包积液简单易行,迅速可靠。通过心包穿刺液常规检查、寻找肿瘤细胞、细菌培养等,可鉴别积液性质和协助病因诊断。心包活检也有助于明确病因。

三、急救护理措施

救治原则:尽快手术解除心脏受压是抢救成功的关键。

(1)协助患者采取坐姿且向前倾的姿势,绝对休息。

(2)建立静脉通道。迅速补充血容量,维持有效循环增加有效血容量是抢救创伤休克的重要措施,根据休克程度建立 2~3 条静脉通道,静脉穿刺应在 2min 内完成。血管难穿刺时,应迅速做锁骨下静脉穿刺,一管快速输入平衡液体,另一管输血,若血压难以纠正,再开一管酌情使用升压药物,并根据血压、中心静脉测压、尿量随时调节滴速。如收缩压在 60~90mmHg 者,争取在 1h 内输入平衡液 1500mL,收缩压小于 60mmHg 者,在 1h 内输入平衡液 2000mL,晶体与胶体比例为 3:1,使其既恢复血容量,补充功能性细胞外液,又能达到合理血液稀释,改善血流动力学状态,有利于氧的输送。密切观察生命体征变化,每 15min 测量血压、脉搏、呼吸 1 次。

(3)及时吸净呼吸道分泌物,保持呼吸道通畅。

(4)及时充分吸氧,予鼻导管或面罩吸氧,氧流量 4~6L/min,必要行气管插管,给予呼吸机辅助呼吸。

（5）严密观察病情变化。连接心电监护仪，严密监测心电图、心率、心律、心音、血压、中心静脉压、肺动脉压、肺毛细血管楔压、尿量、神志、末梢循环、血氧饱和度等的变化，并做好记录。

（6）做好术前准备。对有紧急手术指征者，立即做好采血、配血、备皮、药物试验等术前准备，通知手术室、麻醉科做好相应的准备。在送入手术室途中应有医生、护士护送，确保氧气的供给和输液、输血的通畅，并与手术室护士详细交班，确保安全。

四、预防

1. 密切观察及时发现心脏压塞先兆症状尤为重要

一旦患者出现逐渐加重的胸闷、胸痛、呼吸困难伴血压下降等症状，考虑可能发生心脏压塞。

2. 有条件者可进行早期血流动力学观察

急性心脏压塞患者单个血流动力学指标改变为非特异性改变，通过监测连续血流动力学和 Swan - Ganz 导管指标的变化及时发现潜在的危险因素观察指标主要包括桡动脉血压中心静脉压脉压差心率和心电图如出现低心排低血压脉压差变窄心率代偿加快心律失常或出现机电分离心电图低电压时要警惕心脏压塞发生。

一旦出现以上情况应立即通知医生，立即行床边超声心动图检查，心包腔内有液性暗区，可明确诊断，争分夺秒进行抢救。

（张赛鸿）

第十四节　主动脉夹层

主动脉夹层（aortic dissection）是由于主动脉内膜撕裂后血液经内膜破口进入动脉壁，使中膜剥离并沿主动脉长轴方向扩展，以致主动脉管腔被剥离的隔膜分隔为真假两腔的一种病理改变，通常为急性过程。无论主动脉是否扩张，主动脉原发疾病表现为内膜撕裂和中膜剥离即为主动脉夹层。主动脉夹层基础上发生的主动脉扩张称假性动脉瘤（pseudoaneurysm）。

主动脉壁结构完整的节段性主动脉扩张成为真性主动脉瘤（aorticaneurysm）。在真性主动脉瘤的基础上可发生血管壁撕裂形成主动脉夹层。男性发病率高于女性，两者之比为（2~5）：1。另外，主动脉夹层起病急、进展快和早期病死率极高，是一种十分凶险的灾难性心血管疾病。

一、病因

主动脉夹层可由多种因素引起，确切的发病机制尚不清楚。经典理论认为，在主动脉中膜病变的基础上，血压升高时血流对血管壁横向剪切力增大，引起主动脉内膜撕裂，血液在血压的驱动下有内膜破口进入动脉壁，主要沿血管纵轴剥离动脉壁中膜从而形成的主动脉夹层。

因此，主动脉壁中膜病变、血压升高和内膜撕裂是主动脉夹层发病的 3 个要素。

1. 主动脉壁中膜病变

主动脉中膜病变可以是获得性或先天性疾病所致。特别是结缔组织异常的疾病，如马方综合征、Turner 综合征、Noonan 综合征等都易发生主动脉夹层。其中马方综合征最常见。近年研究认为,无论先天性还是获得性动脉壁中膜退行性变的根本原因是结缔组织遗传缺陷,相关的基因研究成为热点。

2. 血压

高血压被认为是与主动脉夹层高度相关的最主要疾病,尤其是突然急剧升高时,血流对动脉壁的横向剪切力增加,可导致血管内膜撕裂和中膜破裂。高血压还会加速已发生夹层的血管壁破坏,导致血管破裂和猝死。

3. 内膜撕裂

内膜撕裂曾被认为是血液进入血管壁内引发夹层的首要条件。

4. 其他

怀孕、吸毒、梅毒、心内膜炎、系统性红斑狼疮、多发性结节性动脉炎和某些药物致主动脉壁中膜囊性变性偶可致主动脉夹层。

二、病情判断

1. 症状与体征

疼痛为急性主动脉夹层最常见的症状(占 90% 以上)。疼痛特点为突发的、秩序性,性质呈剧烈锐痛、撕裂样、刀割样,难以忍受。夹层分离突然发生时多数患者突感胸部疼痛,向胸前及肺部放射,随夹层涉及范围而可以延至腹部、下肢、胸及颈部。疼痛剧烈难以忍受,起病后即达高峰,呈刀割或撕裂样。少数起病缓慢者疼痛可以不明显。夹层致主动脉破裂时可出现失血表现(如口渴和烦躁等)和相应的局部受累症状。升主动脉破裂时血液进入心包腔引起急性心脏压塞,多在数分钟内死亡。胸主动脉破裂造成大量左侧胸腔积血时可出现左侧胸痛和呼吸困难。腹主动脉破裂后血液进入腹膜后间隙形成腹膜后血肿,引起腰痛、腹痛和腹胀等症状。多数患者虽有烦躁不安、大汗淋漓、面色苍白和四肢末梢湿冷等休克样表现,但血压却正常或升高。夹层伴有主动脉瓣反流时可出现脉压增大及水冲脉等。夹层涉及无名动脉时右上肢血压低于左上肢;涉及左锁骨下动脉时,左上肢血压低于右上肢,并均有脉搏细弱。夹层累及胸主动脉、腹主动脉或髂动脉时,下肢血压可降低,主动脉波动减弱甚至小时,严重时可伴有下肢缺血征象。脉搏细速、心音减弱伴血压下降常提示急性心脏压塞或急性心肌供血障碍导致的心排出量降低。当急性主动脉夹层患者血压下降时,在高度警惕心脏压塞和动脉破裂的同时也要注意"假性低血压",注意对比四肢血压。

2. 辅助检查

单纯急性主动脉夹层患者心电图大多正常。如果夹层累及冠状动脉开口引起心肌供血障碍,心电图可出现心肌缺血或心肌梗死的改变。胸部 X 线 De－Bakey Ⅰ 型和 Ⅱ 型急性检查患者心影增大提示心包积液。血常规、尿常规检查多有白细胞计数轻度增高。超声心动图是及时判断急性主动脉夹层是否累及升主动脉,有无主动脉瓣反流和心包积液的最有效手段。经食管超声心动图(TEE)还可观察到主动脉弓远段和胸主动脉受累情况。但由于 TEE 对患者具有一定刺激,可能诱发血压升高和血管破裂,故对重症急性主动脉夹层患者慎用。磁共振成像(MRI)与 CT 检查相似。MRI 对主动脉夹层诊断的敏感性和特异性均高达 98%。其主要缺点是不适用于体内有心脏起搏器和金属植入者,另外对冠状动脉和主动脉瓣显示不甚满意。

DSA 最突出的优点是可直观动态地显示血管病变和血流,清楚地显示内膜破口、夹层部位、范围、假腔血流可主动脉分支受累情况。不足之处是 DSA 为有创检查,可能加重夹层撕裂和诱发血管破裂。

三、急救护理措施

急救原则:迅速控制血压,镇静止痛及对症处理,保护受累的靶器官,降低病死率。绝对卧床休息,必要时遵医嘱静脉给予镇静止痛药。保持呼吸道通畅,建立有效的静脉通道,备好各种抢救设备,迅速平稳地转运患者,严密监测生命体征变化。

1. 疼痛与休克护理

突发剧烈疼痛为发病开始时最常见的症状,约90%以上患者从疼痛发作一开始即极为剧烈。疼痛部位可在前胸或胸背部,也可放射到头颈、腹部或下肢,累及肾动脉时引起腰痛。剧烈疼痛约有1/3的患者出现颜面苍白,血压和休克呈不平行关系。有效地降压、止痛是治疗疼痛性休克的关键。疼痛突然加重则提示血肿有破裂趋势,血肿破溃入血管腔,疼痛可骤然减轻。因此,疼痛与休克的加重和缓解都是病情变化的标志和重要指标之一。应严密观察疼痛的部位、性质、时间、程度。缓解疼痛常用吗啡或哌替啶。

2. 血压观察和护理

尽快将收缩压降到 100～120mmHg,平均压维持在 60～75mmHg 或使重要脏器达到合适灌注的相应血压水平。测量血压时,应同时测量四肢血压,以健侧肢体血压为真实血压,作为临床用药的标准。快速降压以硝普钠静脉滴注或微泵推注为最有效和最常用的,降低血压过程中须密切观察血压、心率、神志、心电图、尿量及疼痛等情况,血压下降后疼痛明显减轻或消失是夹层动脉瘤停止其扩展的临床指征。硝普钠遇光易分解变质,应注意避光,现用现配,超过 6h 应重新配制。大剂量或使用时间长时应注意有无恶心、呕吐、头痛、精神错乱、震颤、嗜睡、昏迷等不良反应。

3. 心理护理

主动脉夹层患者多为突发剧烈的胸、背、肩胛疼痛而急诊入院,常有恐惧、无助,未来不可预测感,而入院后医务人员的忙碌、严肃频繁的诊视,不断增多的护理操作更加重患者心理负担。根据每一位患者不同性格、人格特征、受教育程度、理解能力,给予心理疏导和关怀。当血压在药物作用下得到控制,疼痛缓解,仍需安静卧床 2～3 周,进食、大小便在床上进行,此时容易出现焦虑、自卑情绪,我们从介绍医院诊疗、技术水平,现代化医疗设备、熟练的医疗护理队伍等方面提高患者战胜疾病信心和对医护人员的信任度,当患者冷静认识到自己所拥有的医护条件及自身真实条件后较容易接受解释工作和主动配合治疗。

4. 基础护理

为患者提供整洁清新的病房环境:室内光线柔和,定时通风换气,调节室内温度在 18～20℃,避免因冷热刺激而致血压升高。有吸烟史者戒烟。取得家属配合减少探视。急性期患者不宜翻身更换体位,应用气垫床按摩受压部位,预防压疮,保持皮肤完整性。每2h协助患者作下肢被动功能锻炼,预防血栓形成。

四、预防

药物和介入治疗能降低病死率、改善近期预后,本病不能终生治愈,主动脉壁的病理过程不会完全终止,无论药物还是介入治疗,仍可能发生远期并发症如夹层向远处扩展、主动脉瘤样扩张、破裂等,向患者讲解药物控制血压的目的、活动与疾病的关系。指导患者正确服用降压药物,避免剧烈活动,保持情绪稳定。监测血压的变化,将血压控制在正常范围。嘱低盐低脂饮食,并戒烟、酒,多食新鲜水果、蔬菜及富含粗纤维的食物,以保持大便通畅。教会患者自测心率、脉搏,有条件患者置血压计,定时测量。定期复诊,若出现胸、腹腰痛症状及时就诊。

患者病后生活方式的改变需要家人的积极配合和支持,指导患者家属给患者创造一个良好的休养环境。

(张赛鸿)

第十五节　脑卒中

脑卒中(Stroke)又称脑中风或脑血管意外(cerebrovascular accodent),是一组突然引起的脑血液循环障碍性疾病,包括出血性和缺血性2种类型。出血性包括脑出血,蛛网膜下隙出血及脑梗死等,缺血性包括脑梗死、脑血栓和短暂性脑缺血发作等。好发于中老年人,近年有发病年轻化的趋势,致残率高、病死率高,给人类健康和生命造成极大威胁。

一、病因

引起脑卒中的原因主要是动脉粥样硬化,血管壁脆性增加,易致出血发生,内膜损伤粗糙易致血栓形成,而高血压、糖尿病,高脂血症、肥胖、吸烟都是高发因素。机体或呼吸道局部防御功能降低,如受凉、淋雨后、过度疲劳时,原存于上呼吸道或从外界侵入的病毒或细菌迅速繁殖而发病。病毒引起占70%~80%,致病病毒较多,常见有流感、副流感病毒、鼻病毒、呼吸道合胞病毒、艾柯病毒、柯萨奇病毒等。细菌感染多为直接感染或继发于病毒感染,主要细菌为溶血性链球菌,其次有流感嗜血杆菌、肺炎链球菌、葡萄球菌等。

二、病情判断

1.症状

脑卒中常见预兆依次如下。

(1)头晕,特别是突然感到眩晕。

(2)肢体麻木,突然感到一侧面部或手足麻木,有的为舌麻、唇麻。

(3)暂时性吐字不清或讲话不灵。

(4)肢体无力或活动不灵。

(5)与平时不同的头痛。

(6)不明原因突然跌倒或晕倒。

(7)短暂意识丧失或个性和智力的突然变化。

(8)全身明显乏力,肢体软弱无力。

(9)恶心呕吐或血压波动。

(10)整天昏昏欲睡,处于嗜睡状态。

(11)一侧或某一侧肢体不自主地抽动。

(12)双眼突感一时看不清眼前出现的事物。

普遍感冒初期表现为咽干、喉痒,继而出现喷嚏、鼻塞、流涕,合并耳咽管炎,可出现暂时性听力减退；急性病毒性咽炎的临床特征为咽部发痒和烧灼感，如为腺病毒感染可伴性眼结膜炎；急性病毒性喉炎以声音嘶哑、说话困难、咳嗽时疼痛为特征；细菌性咽、扁桃体炎有明显咽痛，扁桃体表面有黄色点状渗出物。普通感冒全身症状轻而短暂，仅有轻度畏寒或头痛；细菌性咽、扁桃体炎全身反应，常有明显畏寒，高热。

2.辅助检查

病毒感染白细胞计数多正常或偏低，淋巴细胞比例升高；细细感染白细胞计数、中性粒细胞增多，可伴核左移。病毒分离鉴定、细菌培养等病原体学检查结果有确诊意义。胸部 X 线无异常。

三、急救护理措施

救治原则：对症治疗结合病因治疗，减轻病毒感染症状，防治细菌感染。

1.缓解症状

病毒感染无特效药，只能根据临床表现对症处理。头痛、发热者酌情给予退热止痛药，物理降温；咽痛、声嘶者给予超声雾化吸入；多饮水，清淡饮食；适当休息，避免过度疲劳。

2.用药护理

遵医嘱，静脉输液，根据病因选择合适的抗病毒、抗生素等药物，观察效果及不良反应。定时测量和记录体温；注意有无耳鸣、耳痛、听力减退等中耳炎表现及发热、头痛加重、流鼻涕等鼻窦炎表现。防止交叉感染，注意呼吸道隔离，病室保持空气流通。

四、预防

坚持有规律适合个体的体育活动，增强机体抵抗力。生活规律，保证充足睡眠，避免受冻、淋雨、过度疲劳。流行季节避免到公共场所。注意居室、工作环境的通风换气，首先要预防高血压，应注意控制血压在一个稳定、安全的范围内。

积极治疗心脏的疾病。心脏疾病是引起脑卒中的重要原因。请教医生是否可用一些抗凝治疗。如阿司匹林等，部分研究表明，这样可以降低卒中的危险性。

此外，要养成良好的生活方式。戒酒、戒烟、减肥，养成从容的性格，适量运动，低脂饮食，这是预防脑卒中的关键，是疾病发生的预防，是通过对高危致病因素的干预，以降低疾病的发病率为最终目的。对于脑卒中而言，预防分 3 级。

1.一级预防

重点是：对高血压人群的监控和改变居民不健康的行为和生活方式。

（1）对高血压人群的监控与管理：①所有高血压患者都应该坚持测血压，规范使用降压药物，使其血压控制在理想水平（140/90mmHg 以下）；②对 2 级高血压患者，加大监控力度，做到每周 1 次随访，并随时调整治疗方案；③对 3 级高血压患者，经正规服药后仍不能控制良好者，尽量到医院住院，通过个性化的治疗措施使血压达标；④对 35 岁以上人群进行首诊测血压，如发现新发高血压患者，即纳入监控与管理对象。

（2）建立健康的支持性环境：改变单纯强调健康教育的工作模式，把创建健康的支持性环境和条件作为干预的主要目标之一。这主要通过医务人员深入到各街道、学校、企业等长期宣传和教育，特别是对一些长期患心脑血管等慢性疾病的患者，建议：①控制总热能摄入，保持正常体重；②控制血糖血脂；③戒烟；④生活规律化，防止情绪波动；⑤力争避免严重的咳嗽，防止大便秘结，节制性行为；⑥膳食平衡；⑦保持一定量的运动。

2. 二级预防

二级预防是指疾病发生后积极开展临床治疗,以及早期和恢复期康复,以防止病情加重,预防器官或系统因伤病所致的残疾和功能障碍。

3. 三级预防

三级预防是指对疾病后造成残疾应积极开展功能康复,同时避免原发病的复发。康复训练是针对脑卒中后遗症致残患者功能障碍的情况采取现代康复技术和我国传统康复技术(针灸、推拿)相结合的方法。主要包括康复医疗、训练指导、心理疏导、知识普及、用品用具、咨询宣教等方面,以尽可能恢复或补偿患者缺损的功能,增强其参与社会生活的能力。

(张赛鸿)

第十六节　蛛网膜下隙出血

蛛网膜下隙出血(subarachnoid hemorthage,SAH)任何年龄均可发病,以青壮年多见。

一、病因

最常见于先天性动脉瘤、脑血管畸形和高血压动脉硬化性动脉瘤;多由于剧烈的运动、过劳、情绪激动、用力排便、咳嗽、饮酒等诱发本病。

二、病情判断

突然发生,多以剧烈难以忍受的头痛开始,可放射到枕后或颈部,伴恶心、呕吐,并持续不易缓解或进行性加重。可有短暂的意识障碍及烦躁、谵妄、幻觉等精神症状,或伴有抽搐。眼底检查可见视网,膜出血、视盘水肿。眼球运动障碍,视野缺损,动眼神经麻痹,脑膜刺激征阳性。

头颅 CT 发现蛛网膜下隙有血。腰穿检查脑脊液压力多增高、外观呈均匀血性,蛋白含量增高,糖和氯化物水平多正常。数字减影血管造影 DSA 可确定动脉瘤位置及血管痉挛情况。

三、急救护理措施

救治原则:就地诊治,降低颅内压,缓解头痛,预防再出血。

1. 降低颅内压,缓解头痛

遵医嘱应用脱水药:20% 甘露醇、呋塞米、布瑞得(甘油果糖)。甘露醇应保证在 15~30min 内快速滴完,以达到脱水降压的目的。注意观察意识、准确记录出入水量,以了解脱水效果。镇静止痛药:头痛剧烈慎用冬眠灵,禁用吗啡与哌替啶。改善脑血管供血:遵医嘱应用钙通道阻滞药,用药过程中应注意有无发热、头晕、头痛、胃肠不适、心动过缓、过速、失眠、激动等症状,并注意输液速度的控制,避免血管过度扩张。

2. 预防再出血

绝对卧床休息 4~6 周,避免搬动和过早离床活动,保持室内安静,限制或减少探访。保持大便通畅,必要时给予轻泻药或开塞路,以避免用力排便以至腹压升高→颅内压升高→血压急剧升高→脑出血。保持情绪稳定,避免一切精神刺激,如过于激动和悲伤、恐怖的事情应早做准备,不能突然通知。避免用力咳嗽、喷嚏,必要时用镇咳药。遵医嘱应用止血药,能阻止纤维蛋白溶酶形成,抑制纤维蛋白的溶解,防止再出血。用药过程中注意有无低血压,心动过缓、胃肠道反应、早搏、皮疹及结膜充血等。

3.病情观察

患者的意识、有无头痛、呕吐、肢体疼痛及再出血的先兆。定期测量体温、脉搏、呼吸,血压。

4.心理护理

长时间的剧烈头痛和频繁的呕吐,让患者感到非常痛苦,悲观情绪。护理人员及时了解病人的心理问题及相关因素,并及时做好相应的心理护理。

四、预防

按医嘱服药,定期复诊。合理的营养及饮食、适当的活动,避免剧烈的运动,保持情绪稳定,预防再出血。

(张赛鸿)

第十七节　急性颅内压增高

颅腔内容物(脑组织、脑脊液、血液)对颅腔所产生的压力即为颅内压。正常成人平卧时的颅内压为 $70 \sim 180mmH_2O$,儿童为 $50 \sim 100mmH_2O$,当颅内压超过 $200mmH_2O$,(儿童超过 $100mmH_2O$)即为颅内压增高。急性颅内压增高,如不经治疗,最后结局往往导致脑疝的形成。

一、病因

颅内容物量或体积增加是引起颅内压增高最常见原因。多见于急性颅内出血、重型脑挫伤、神经系统急性炎症和中毒等。

二、病情判断

剧烈头痛、烦躁、频繁呕吐、意识的急骤变化、癫痫发作。生命体征变化较明显,眼底可见小动脉痉挛、视盘水肿、出血。CT、MRI 有血肿密度影或占位性病变。腰穿检查脑脊液压力增高。

三、急救护理措施

救治原则:先对症处理,后病因治疗。

1.抗脑水肿降颅内压,防止脑疝形成

(1)遵医嘱应用脱水药:应按时、按量执行,20% 甘露醇 155mL 滴注速度应在 15min 内滴完,注意保护血管,可选择粗大血管或深静脉插管静脉滴注,可避免药液对局部组织的损害,甘油果糖滴速应控制在每分钟 $40 \sim 45$ 滴,注意观察尿液颜色,滴注过快可出现血尿;记录 24h 出入量,监测血生化指标了解肾功能及脱水情况。在使用脱水药时注意防止血容量减少导致病人过度失水。

（2）防止癫痫再发作：癫痫发作可加重脑缺氧及脑水肿，且两者互为因果形成恶性循环，严重时可引起癫痫持续状态，危及生命；故应遵医嘱定时定量给予抗癫痫药物治疗，防止癫痫发作。

若患者出现过癫痫发作，在应用抗癫痫药物治疗的同时，床旁放置用外裹纱布的压舌板，发作时立即把压舌板置于口腔的一侧上、下臼齿之间，以防舌咬伤。

（3）脑室穿刺外引流术后护理：①保持安静，向患者做好解释，防止患者拔管，躁动患者适当约束，必要时予镇静药物；②引流袋挂于床头，高于穿刺点 15cm，不可随意取下放于其他位置，过高可引起引流不畅，过低可至引流太快而引起颅压低、脑疝；③调节好引流速度，防止过快和过慢；④翻身或转移、搬动患者时应暂关闭；⑤保持无菌，接头处于无菌纱布包裹，不得在引流管上穿刺，伤口穿刺滴 75% 的乙醇消毒每天 3 次；⑥观察引流是否通畅，引流液颜色及量、穿刺处有无血肿、病情有无改善；⑦拔管。拔管前试夹管 1~2d，同时密切观察病情，若患者意识好转、瞳孔回缩、生命体征平稳则可拔管。拔管后取头高卧位，仍密切观察有无颅内压增高现象。

2. 病情观察

密切观察神志、瞳孔、生命体征的变化。

3. 心理护理

剧烈头痛、频繁呕吐，疾病预后的不了解，让患者感到焦虑和痛苦，护理人员应及时给予相应的心理护理。

四、预防

积极治疗原发病。保持情绪稳定，避免观看激烈的运动比赛。保持大便通畅。

（张赛鸿）

第十八节　急性脑膜炎

急性脑膜炎是各种生物性病原体，包括病毒、细菌、螺旋体、寄生虫、立克次体和朊蛋白等直接侵入所引起的脑膜急性感染的综合征。

一、病因

1. 分类

根据生物性病原体来分细菌性。①最常见的致病菌是结核杆菌、脑膜炎双球菌、肺炎双球菌、流行性感冒嗜血杆菌 B 型，其次是金黄色葡萄球菌、链球菌、大肠埃希菌等；②病毒性：85%~95% 是由肠道病毒引起，包括脊髓灰质炎病毒、柯萨奇病毒 A 和 B、埃可病毒等。虫媒病毒和单纯疱疹病毒也可引起本病；③真菌性：新型隐球菌是最常见的真菌感染，它广泛分布于自然界，为条件致病菌，当宿主免疫力低下时致病；④螺旋体：神经梅毒是苍白密螺旋体感染引起大脑、脑膜或脊髓损害临床综合征，是晚期梅毒全身性损害表现；伯氏疏螺旋体导致神经系统感染称为神经莱姆病；钩端螺旋体病是细螺旋体的单独类别 L. interrogan 引起；⑤寄生虫：最常见是摄入虫卵污染的食物、水源或卫生习惯不良等引起。

2. 途径

①血行感染：病原体通过呼吸道或皮肤黏膜进入血流，由血液系统入颅内；②直接感染：病原体通过贯穿性颅脑损伤或脑邻近组织感染向颅内蔓延；③逆行感染：病原体(如单纯疱疹病毒、狂犬病毒等)沿神经干逆行侵入颅内。

二、病情判断

急性头痛→脑膜刺激征→腰穿。

三、急救护理措施

救治原则：积极对症(抗菌、抗结核、抗病毒)治疗的同时，降颅压，预防并发症。

1. 一般护理

卧床休息，头可抬高15°~30°，以利于颅内静脉回流，减少头部充血，利于脑水肿的消除。限制探视，减少干扰，稳定患者情绪。有条件安置患者在单人房。说明休息及避免各种诱因的重要性。耐心向患者解释头痛的原因，与疾病引起脑水肿导致颅内高压有关。昏迷患者要做好眼睛、口腔及皮肤的护理，保持床单的平整、干燥，注意更换体位，防止压疮发生，翻身动作要轻缓。协助医生做好腰穿等有关检查，颅内高压患者，腰穿时一定要先用脱水药，腰穿后患者去枕平卧4~6h，切忌突然坐起，以免引起脑疝。保护静脉，使用静脉留置针，有计划地选择血管，并严格执行无菌操作，加强巡视，防止液体或脱水剂外渗，发生坏死。

2. 对症护理

(1)颅内高压的护理：严密观察生命体征及意识、瞳孔、抽搐等病情变化，并做好记录，及时为诊治、护理提供依据，争取抢救时机。在高颅压状态下，患者常表现不同程度的意识障碍、头痛、呕吐，另外由于脑血液循环障碍而出现代偿性的呼吸加快变深，脉搏加快，血压升高。应用脱水药物后，上述症状体征趋于改善，说明有效，意识清醒的患者能主动要求饮水，以解除口渴等不适；还可通过尿量来观察判断降颅压的效果及有否出现并发症。原则上每日入量应在1500mg以内。准确记录24h的出入水量，对于尿量减少的患者，要及时寻找原因，既要防止过量输液引起脑水肿加重，又要保证输液量。如甘露醇注入后10min左右开始发生作用，2~3h利尿作用达最高峰，作用持续可达6h。应用20%甘露醇250mL，4h应有尿量500~600mL，平均每小时应有尿量100mL以上，才能达到降颅压的目的。如每小时尿量<60mL，说明降颅压效果不佳或患者有严重脱水。应用甘露醇2~4h无尿排出，应考虑有否尿潴留或合并肾衰竭。呋塞米一般在静脉推注后2~10min产生利尿作用，30min达高峰，维持2~4h。

(2)瞳孔的变化也是反应颅内高压、脑水肿患者是否形成脑疝的最直接方法。病侧瞳孔散大，双侧瞳孔不等大，对光反射减弱以至消失，因此出现双侧瞳孔不等大的现象，是颞叶疝的重要诊断依据。而双侧瞳孔先缩小，继而散大，对光反射消失，眼球固定，则是枕骨大孔疝的诊断依据。

(3)电解质紊乱的观察，在脱水治疗中因过度利尿常导致低血钾、低血钠症。及时做好血生化及血气检查，配合医生了解水电解质及酸碱平衡紊乱。

(4)保持呼吸道通畅，抽搐频繁或昏迷患者，要及时吸出痰液及分泌物，并给予氧气吸入。必要时气管插管，气管切开，人工呼吸机辅助呼吸。

(5)呕吐频繁者暂禁食，观察呕吐的情况，将头侧向一边，防止呕吐物流入气管内造成窒息。

（6）昏迷或吞咽困难者，除静脉补液外，应鼻饲流质，以保证营养和水分的供给。

（7）体温过高，给予物理降温，如温水擦浴或冰敷等。必要时，则给予药物降温，冬眠低温疗法。

（8）抽搐患者给予镇静药，并在口腔内上下白齿间放入包裹的压舌板，以免咬伤舌头。勿用力按压患者肢体，防止骨折或脱白。

3. 心理护理

急性脑膜炎患者大多治疗时间比较长，除病毒性脑膜炎外，其余的病死率和病残率仍然较高，另反复多次腰椎穿刺都造成患者的恐惧和焦虑。护理人员应加强心理疏导，主动向患者或家属介绍病情，治疗方案及预后，可选用已治愈的同类型病例说明，使他们增强信心，配合治疗；帮助他们端正自我认识，正确面对现实，鼓励他们要自强、自尊的精神。

四、预防

1. 化脓性脑膜炎

早期发现患者，就地隔离治疗。流行期间做好卫生宣教，尽量避免大型活动。采用磺胺药预防，成人 2g/d，每日 2 次，连用 3d，与等量碳酸氢钠同服；小儿每天 100mg/kg。对易感人群进行免疫接种。

2. 结核性脑膜炎

免疫接种卡介苗。改善住宿环境，保证基本的健康。给予足够的营养。

3. 病毒性脑膜炎

加强卫生宣教，搞好环境卫生，消灭蚊虫，并采用避蚊措施。对易感人群进行预防接种。早期诊断，及时治疗。

4. 隐球菌脑膜炎

避免与鸽子、鸽粪等传染源接触。加强体育锻炼，增强机体免疫力。

（张赛鸿）

第十九节 思维障碍(精神分裂症)

精神分裂症(schizophrenia)又称分裂症，是以认知、情感、意志行为的分裂，整个精神活动与周围环境的分裂为主要特征的一类常见的重性精神病，其临床特点是"精神活动的分裂"，认知、情感、意志行为之间不协调，其中最基本的症状是认知功能中的思维障碍。一般没有意识障碍，智能尚好，病程多迁延。精神分裂症(schizophrenia)是一种常见的精神病，据世界卫生组织估计，全球精神分裂症的终身患病率大概为 3.8%o~8.4%，美国的研究，终身患病率高达 13%。

一、病因

精神分裂症病因复杂，发病病因和机制尚未明了，目前可以确定的一些影响因素，对疾病没有明确的因果关系。目前较公认观点是，易感素质和外部不良因素通过内在生物学因素共同作用而导致疾病发生，主要有神经生物学因素、遗传学因素、社会心理学因素。

二、病情判断

1. 症状

精神分裂症的表现涉及多个方面,会有各种各样不同表现,但每一位患者的表现仅是其中个别症状,并不具备所有症状。其中最基本症状是认知功能中的思维障碍,包括:思维联想障碍、思维逻辑障碍、思维内容障碍。

思维联想障碍表现为思维联想过程缺乏连贯性,是精神分裂症最具有特征性的症状。严重时,言语支离破碎,语句之间完全缺乏内在的联系,称之为破裂性思维。思维逻辑障碍患者可表现为在判断、推理过程中,出现逻辑倒错性思维。思维内容障碍主要表现为妄想,是精神分裂症患者的常见症状。

其次为情感障碍及意志行为障碍。精神分裂症的情感障碍以情感淡漠,情感反应与思维内容以及外界环境不协调为常见。意志行为障碍中最常见症状是意志下降或衰退,患者表现为动机缺乏,活动减少,行为被动、退缩,意志低下,对生活毫无所求,随遇而安。部分患者可表现为紧张综合征,主要表现为:紧张性木僵,患者可出现一些突然的无目的性的冲动行为,即紧张性兴奋。思维、情感、意志活动三方面的障碍构成了精神分裂症主要特征。

精神分裂症类型根据占主导地位的临床表现分为:偏执型分裂症,青春型分裂症,紧张型分裂症,单纯型分裂症,未定型分裂症;根据所处疾病的病期和预后分为:精神分裂症后抑郁,精神分裂症缓解期,精神分裂症残留期,慢性精神分裂症,精神分裂症衰退期。20 世纪 80 年代,Crow 按阳性、阴性症状群又分为 I 型和 II 型精神分裂症。

2. 辅助检查

由于精神分裂症目前病因未完全阐明,至今还没有确切的实验室检查或者化验结果支持临床进行诊断,作为诊断依据。一些量表的评估和实验室检查,可作为医生辅助诊断和确定严重程度参考,并可作为鉴别诊断的依据,不能作为确切的诊断依据。诊断的确定仍然要靠病史,结合精神症状以及病程进展的规律。目前在临床上常用的诊断分类标准:精神疾病的国际分类法系统(ICD-10),美国分类法系统(DSM IV),中国精神疾病分类与诊断标准第 3 版(CCMD-3)。

三、急救护理措施

救治原则:早发现,早期、足量、足疗程药物治疗,坚持全病程心理治疗与社会康复治疗,预防复发。

1. 药物治疗

精神分裂症治疗以抗精神病药物的应用为主,应从小剂量开始逐渐加到有效的推荐剂量,高剂量时密切注意不良反应,一般情况下不能突然停药。减药、换药应有指征和缓慢开始。达临床缓解标准后,要有巩固治疗和维持治疗期(维持剂量约为治疗剂量的 1/3 左右)。维持治疗可继续使用原抗精神病药物,也可选用长效抗精神病药物。严密观察用药的不良反应,预防体位性低血压发生。

2. 维持躯体功能

精神分裂症患者由于存在进食自理缺陷,应保证患者的进食,防止出现营养失调。要了解患者不进食的原因,耐心解释,准备易吞食高热量食物,鼓励进食。坚持不进食的患者给予鼻饲或静脉输液。睡眠障碍患者,要创造良好的睡眠环境,合理安排作息时间,促进患者养成利于睡眠的习惯。做好日常生活护理。

3.心理社会功能治疗

关心了解患者需求,使患者感受到理解、关心和信任,抓时机与患者进行治疗性沟通,帮助患者解决心理问题和危机干预,使患者逐渐恢复自知力。提倡家庭干预,建立一个有利于患者疾病治疗和康复的家庭环境。建立社区服务,为患者提供各种可能的服务,使患者能够适应在社区中的正常生活,促进患者身心的全面康复,减少与预防复发。

4.安全护理

患者容易产生冲动,发生伤人、自杀、毁物和危害社会治安行为。护理人员要耐心,随时观察患者情绪变化,避免刺激患者,必要时安置在重症监护室,专人护理。防止发生自伤、伤人、自杀、毁物和危害社会治安行为。

四、预防

本病的预防主要是早期发现、早期治疗、预防复发和防止发展精神残疾。不良的社会应激因素可以诱发本病发病和复发,应注意学会调整自己的心态,提高适应能力。

(张赛鸿)

第二十节　慢性肾功能衰竭

一、概述

慢性肾功能衰竭(chronic renal failure,CRF)是指各种慢性肾脏疾病发展到后期,肾实质广泛性损害,肾功能进行性减退,导致的以肾小球滤过率下降及与此相关的代谢产物潴留,水、电解质及酸碱平衡失调为主要表现的临床综合征,简称慢性肾衰竭。各种原发性和继发性肾脏疾病持续进展,最终都可发展为慢性肾衰竭。近几十年来,慢性肾衰竭在人类主要死亡原因中,排在第5位至第9位,美国成人患病率为7.6%,我国慢性肾脏疾病的患病率为8%~10%,慢性肾衰竭的确切患病率尚待进一步调查。慢性肾衰竭的病因主要有糖尿病肾病、高血压肾小动脉硬化、原发性与继发性肾小球肾炎、肾小管间质病变、肾血管病变、遗传性肾病等。在发达国家,糖尿病肾病、高血压肾小动脉硬化已成为慢性肾衰竭的主要病因;在我国,原发性肾小球肾炎仍为慢性肾衰竭的主要病因,糖尿病肾病、高血压肾小动脉硬化也是较重要的病因;双侧肾动脉狭窄或闭塞所引起的缺血性肾病是老年慢性肾衰竭的病因之一。

慢性肾衰竭的发病机制如下。

(一)肾小球高滤过

CRF时残余肾单位肾小球出现高灌注和高滤过状态,高滤过可促进系膜细胞增生和基质增加,导致微动脉瘤形成、内皮细胞损伤和血小板集聚增强、炎性细胞浸润、系膜细胞凋亡等,从而导致肾小球硬化不断发展、残余肾单位进一步丧失。

(二)肾小管高代谢

CRF时残余肾单位的肾小管耗能增加、氧自由基增多、细胞脂质过氧化,导致肾小管萎缩、间质纤维化和肾单位进行性损害。

（三）其他因素

近年研究表明，某些生长因子或炎症因子在肾间质纤维化、局灶节段性或球形肾小球硬化中起重要作用；某些细胞因子参与肾小球和小管间质的损伤过程，并促进细胞外基质增多。

二、护理评估

（一）健康史

询问患者有无引起慢性肾衰竭的慢性肾脏疾病，包括病程、诊断、治疗及具体用药情况，询问有无加重肾功能损害的诱发因素，如感染、劳累、高蛋白饮食、肾毒性药物使用等。

（二）身心状况

1. 临床表现

CRF 在不同的阶段，其临床表现各不相同。在 CRF 代偿期和失代偿早期，患者可以无任何症状，或仅有乏力、腰酸、夜尿增多等轻度不适，少数患者可有食欲减退、代谢性酸中毒及轻度贫血。

在 CRF 中期以后，上述症状更加明显。在晚期尿毒症时，可出现急性心力衰竭、严重高钾血症、消化道出血、中枢神经系统障碍等，甚至有生命危险。

（1）胃肠道表现：胃肠道表现是最早出现和最常见的症状，主要表现有食欲减退、恶心、呕吐、口腔异味。消化道出血也较常见，多由于胃黏膜糜烂或消化性溃疡所致。消化道症状的产生与体内毒素潴留、毒性代谢产物刺激胃肠黏膜及水电解质、酸碱平衡紊乱有关。

（2）心血管系统表现：常见表现包括高血压和左心室肥厚、心力衰竭、尿毒症性心肌病、心包积液、血管钙化和动脉粥样硬化等。

（3）呼吸系统表现：体液过多或酸中毒时均可出现气短、气促，严重酸中毒可致呼吸深长；代谢产物潴留可引起支气管炎、肺炎、胸膜炎；体液过多、心功能不全可引起肺水肿或胸腔积液。

（4）血液系统表现：贫血是必有的表现，贫血程度与肾衰竭的严重程度成平行关系，其原因主要是红细胞生成素缺乏，故称为肾性贫血；如同时伴有缺铁、营养不良、出血等因素，可加重贫血程度。

晚期 CRF 患者有出血倾向，与血小板破坏增多、血小板功能减弱、凝血因子减少有关，轻度出血倾向者可出现皮下或黏膜出血点、淤斑，重者则可发生胃肠道出血、脑出血等。

（5）神经肌肉系统表现：中枢神经系统病变早期可有疲乏、失眠、注意力不集中等症状；后期出现性格改变、抑郁、记忆力减退、判断力降低；尿毒症时常有反应淡漠、谵妄、惊厥、幻觉、昏迷、精神异常等。

周围神经病变亦很常见，其最常见表现为肢端袜套样分布的感觉丧失，也可有肢体麻木、烧灼感或疼痛感，深反射迟钝或消失。可有神经肌肉兴奋性增加的表现，如肌肉震颤、痉挛等，严重者肌肉无力、肌肉萎缩等。

（6）骨骼病变表现：慢性肾脏疾病引起的骨骼病变称肾性骨营养不良，简称肾性骨病，其在慢性肾衰竭患者相当常见，包括纤维囊性骨炎、骨生成不良、骨软化症及骨质疏松症。骨活体组织检查异常者约为 90%，但出现行走不便、骨痛、自发性骨折等症状者不足 10%。肾性骨病与继发性甲状旁腺机能亢进、活性维生素 D 合成障碍、慢性酸中毒有关。

（7）皮肤表现：皮肤干燥、脱屑、无光泽。部分患者皮肤较黑而萎黄，轻度水肿，呈"尿毒症"面容，可因尿素霜刺激皮肤引起尿毒症性皮炎和皮肤瘙痒。

（8）内分泌功能紊乱表现：慢性肾衰竭时可有多种内分泌功能紊乱，如 $1,25(OH)_2VitD_3$、红细胞生成素不足，继发性甲状旁腺功能亢进症（血 PTH 升高），甲状腺、性腺功能减退，空腹血胰岛素、肾素、泌乳素等水平升高。

（9）水、电解质及酸碱平衡紊乱表现。

1）代谢性酸中毒：尿毒症患者多有不同程度的代谢性酸中毒，这与酸性代谢产物潴留、肾小管生成氨和排泌氢离子功能减退、肾小管回收重碳酸盐能力降低、腹泻致碱性肠液丢失等因素有关。重症酸中毒时，患者有疲乏、恶心、呕吐、感觉迟钝、酸中毒性大呼吸甚至嗜睡、昏迷等表现。

2）钠代谢紊乱：肾衰竭患者对钠的调节功能差，易出现钠代谢紊乱，表现为低钠血症或高钠血症。

低钠血症与肾小管回收钠的功能减退及长期低盐饮食、呕吐、腹泻、利尿剂的作用有关，或由于水过多引起稀释性低钠血症（假性低钠血症）。

低钠血症患者表现为疲乏无力、表情淡漠、厌食，重者恶心、呕吐、血压下降、抽搐。若钠摄入过多，肾脏不能排出过多的钠，则易导致高钠血症，可加重水肿、高血压及心功能不全。

3）水代谢紊乱：因肾脏浓缩、稀释功能减退，患者易出现水代谢紊乱，表现为水肿或脱水。若患者进水量少，加上厌食、呕吐、腹泻等，则易引起脱水；若肾排水能力差，加上饮水或补液过多则引起水潴留，导致水肿、高血压甚至心力衰竭。

4）钾代谢紊乱：当 GFR 降至 $20\sim25mL/min$ 或更低时，肾脏排钾能力逐渐下降，此时易出现高钾血症，尤其在钾摄入过多、酸中毒、感染、创伤、输血、消化道出血等情况下更易发生。低钾血症少见，主要与钾摄入不足、胃肠道丢失过多、应用排钾利尿剂等有关。

5）钙磷代谢紊乱：主要表现为低钙血症和高磷血症。当肾功能损害时，尿排磷减少，因而血磷升高，出现高磷血症。低钙血症主要与钙摄入不足、活性维生素 D 缺乏、高磷血症、代谢性酸中毒等多种因素有关。

2. 临床分期

临床上，慢性肾衰竭可分为以下四期。

（1）肾功能代偿期：肌酐清除率（Ccr）为 $50\sim80mL/min$，血肌酐（Scr）为 $133\sim177\mu mol/L$，临床上仅有原发疾病表现，无其他症状。

（2）肾功能失代偿期：肌酐清除率（Ccr）为 $20\sim50mL/min$，血肌肝（Scr）为 $186\sim422\mu mol/L$，临床有夜尿多、乏力、食欲减退和不同程度贫血等表现。

（3）肾衰竭期（尿毒症前期）：肌酐清除率为（Ccr）$10\sim20mL/min$，血肌酐为（Scr）$451\sim707\mu mol/L$，临床有少尿、酸中毒及水、电解质紊乱。

（4）尿毒症期：肌酐清除率（Ccr）低于 $10mL/min$，血肌酐（Scr）高于 $707\mu mol/L$，临床有明显尿毒症临床症状。

3. 心理-社会状况

慢性肾衰竭病程长、预后差，患者易出现情绪低落、抑郁、悲观、绝望等心理反应；同时，反复的透析及昂贵的治疗费用给患者和家属带来巨大的经济压力，患者容易产生自责、愧疚心理。

4. 辅助检查

(1)血液检查。

1)血常规:血红蛋白降低,一般低于 80g/L,终末期可降至 30～40g/L,可伴有血小板降低及白细胞增高。

2)肾功能:GFR 降低,血尿素氮(BUN)、血肌酐(Scr)增高。

3)血液生化检测:CO_2CP 降低,可有钙、磷、钠、钾等电解质异常。

(2)尿液检查:尿常规可有蛋白尿,尿沉渣检查可见红细胞、白细胞、颗粒管型、蜡样管型等。夜尿增多,尿比重降低,多在 1.018 以下,尿毒症时尿比重固定在 1.010～1.012 之间。

(3)其他检查:泌尿系统 B 超、X 线片、CT 示双肾体积缩小,并可帮助寻找病因。

三、主要护理诊断/医护合作性问题

(一)体液过多

体液过多与尿量减少、水钠潴留、低蛋白血症等有关。

(二)营养失调(低于机体需要量)

营养失调与摄入量减少、吸收障碍、透析、贫血等有关。

(三)活动无耐力

活动无耐力与贫血、营养不良、心血管病变有关。

(四)有感染的危险

有感染的危险与抵抗力下降、透析、营养不良等有关。

(五)皮肤完整性有受损的危险

皮肤完整性有受损的危险与水肿、营养不良有关。

四、护理措施

(一)一般护理

1. 休息与活动

慢性肾衰竭患者应避免劳累、充分休息,有助于增加肾脏血流量,减轻症状和不适。休息与活动量应根据患者的病情和身体状况决定。

病情允许的情况下,鼓励患者尽可能活动,并进行力所能及的日常活动,活动量以不出现劳累和不适为度,如出现不适应立即停止;病情较重或心力衰竭者应绝对卧床休息,医疗人员应为其提供安静的休息环境,协助其完成各项日常活动;贫血严重者卧床休息,嘱其坐起、下床等动作缓慢,以防发生头晕、跌倒。指导或帮助长期卧床患者进行肢体主动或被动运动,以防肌肉萎缩和下肢静脉血栓形成。

2. 饮食护理

合理饮食既能保证机体营养物质的供给,又能减少体内含氮代谢产物的潴留及体内蛋白质的分解,有助于减缓病情进展,改善患者预后,提高生活质量。

(1)低蛋白饮食:低蛋白饮食有助于减轻肾小球的滤过负担,延缓肾小球硬化和肾功能减退。蛋白摄入量一般为(0.6～0.8)g/(kg·d),透析患者可增加蛋白质摄入。要求优质蛋白(鱼、蛋、奶、肉类)占摄入营养的60%以上,尽量少食花生、豆类、豆制品等含非必需氨基酸多的植物蛋白,设法去除米、面中所含的植物蛋白,最好以纯淀粉类食品(如麦淀粉、玉米淀粉)

代替米、面等谷物食品作为主食。

必要时遵医嘱补充适量的必需氨基酸和(或)α-酮酸(α-KA),以防止低蛋白饮食带来的营养不良。

(2)高钙低磷饮食:每日磷摄入量一般应<600~800mg/d,因蛋白质的摄入常伴磷的摄入,故低蛋白饮食既可达到低磷饮食的要求,同时注意避免摄入含磷高的食物,如全麦面包、动物内脏、干豆类、奶粉、乳酪、巧克力等。鼓励患者多食含钙丰富的食物,以补充钙的摄入。

(3)足够的热量:每天必须供给患者充足的热量,才能保证低蛋白饮食的氮得到充分利用,防止体内蛋白分解和蛋白库消耗。

一般每天每千克体重供给热量125.5~146.5kJ(30~35kcal),糖类和脂肪为热能的主要来源,可食用植物油和糖类,另外,土豆、白薯、山药、芋头、藕、藕粉、菱角粉、粉丝、南瓜等均为含蛋白质低而含热能高的食物,可适当补充。

(4)钠、钾摄入:钠、钾摄入量应根据患者情况决定。有明显水肿、高血压患者,钠摄入量一般为每天2~3g,严重病例每天1~2g;尿少、高钾血症患者应限制白菜、萝卜、香蕉、橘子、葡萄等含钾高食物摄入,反之,低钾血症患者多食含钾丰富的食物。

(5)水的摄入:无水肿和尿少、无高血压和心力衰竭且尿量超过1000mL的患者,不必限制水的摄入;有水肿、高血压的患者宜控制液体摄入量,每日入量为500mL加上前1天的尿量。

(6)其他:多食新鲜蔬菜水果,以补充应多种族维生素,多吃含铁和叶酸丰富的食物,以补充造血原料,防治贫血。

(二)心理护理

真诚对待患者,和患者建立良好关系,了解患者的心理状况和情绪反应,并针对具体情况进行解释和劝慰,以消除其不良情绪反应;向患者介绍本病治疗的最新进展和成功病例,以激发患者的求生欲望,帮助他们树立战胜疾病的信心;加强与家属的联系,向家属介绍疾病的相关知识,使其能理解患者的痛苦和心境,从而给予患者更多的支持与照顾。

(三)病情观察

观察病情的动态变化,监测生命特征,尤其要注意血压和呼吸变化;观察准确记录24h出入液量,注意监测体重变化,观察患者水肿的部位、范围、程度等;密切观察有无液体量过多的表现,如短期内体重迅速增加、血压升高、心率加快、肺底湿啰音、四肢水肿、颈静脉怒张等;观察患者有无感染征象,如有无体温升高、寒战、咳嗽、咳痰、尿路刺激征等;监测血清电解质、肾功能的变化;监测有无水、电解质紊乱表现,如脉搏不规则、肌无力、心电图改变等,则提示高钾血症,应及时报告医师处理。

(四)对症护理

1. 水肿护理

除了观察水肿情况、限制水或钠摄入、记录出入水量等护理之外,还包括以下措施:下肢水肿患者应抬高肢体,胸腔积液患者取半卧位,阴囊水肿患者用托带托起阴囊;患者应保持皮肤清洁干燥,经常更换体位,避免皮肤长时间受压,勿用力摩擦或搓洗水肿皮肤,以防损伤;尽量避免肌内和皮下注射,因水肿常致药物滞留而吸收不良,如行注射后则需按压较长时间,以免药液自针孔处向外溢出;皮肤有破损或渗液时,局部用无菌棉垫或纱布覆盖,防止继发感染;遵医嘱给予利尿剂,并观察尿量、体重以判断药物疗效,动态监测电解质以防发生水、电解质紊乱。

2. 预防感染

由于低蛋白血症和机体抵抗力降低,加上部分患者应用激素、免疫抑制剂,故患者极易发生感染,而一旦感染容易诱发加重肾功能损害,故应采取积极措施预防。

室内应定期通风与消毒,保持空气新鲜;注意防寒保暖,防止患者受凉;减少探访人数和次数,不去公共场所和人多聚集的地方,避免交叉感染;加强个人卫生,进食后用漱口液漱口或进行口腔护理,勤洗澡、勤换衣,保持皮肤清洁;各项治疗和护理操作严格遵循无菌原则,避免医源性感染;密切观察生命体征,尤其是体温的变化,注意有无感染征象,如出现感染表现及时报告医师,进行相应的处理。另外,血液透析患者乙型、丙型肝炎的发病率明显高于正常人,因此应接种乙肝疫苗,并尽量减少血液制品的输入。

3. 皮肤瘙痒护理

慢性肾衰竭患者由于尿素霜的刺激,常有皮肤干燥和瘙痒。因此,应指导患者保持皮肤清洁,用温和的肥皂或沐浴液清洗皮肤,然后涂润肤剂,以保持皮肤湿润;嘱患者修剪指甲,勿用力搔抓皮肤,以免皮肤损伤引起感染;必要时遵医嘱给予抗组胺药物和止痒剂(如炉甘石洗剂);皮肤若有破损可涂碘伏等。

(五)治疗指导

1. 治疗要点

(1)积极治疗原发病和纠正可逆性因素:在积极治疗引起慢性肾衰竭原发病的同时,努力寻找并纠正加重肾衰竭的可逆性因素,如感染、尿路梗阻、肾毒性药物、高蛋白饮食、心力衰竭及水、电解质和酸碱平衡紊乱,以促进肾功能恢复。

(2)饮食治疗:见前文所述饮食护理相关内容。

(3)纠正水、电解质及酸碱平衡失调。

1)脱水和低钠血症:适量补充水、钠,不宜过量,以免引起高钠血症和水中毒。

2)高钾血症:避免使用含钾药物和食物,纠正酸中毒,给予袢利尿剂(如呋塞米)。血钾 > 6.5mmol/L 时采用以下措施紧急处理:10% 葡萄糖酸钙 20mL 静脉缓慢注射;5% 碳酸氢钠 100mL 静脉滴注;50% 葡萄糖液 50mL 加 10U 胰岛素缓慢静脉滴注;血液或腹膜透析治疗,此为最有效方法。

3)高磷血症和低钙血症:高磷血症口服磷结合剂(碳酸钙),必要时口服氢氧化铝凝胶;低钙血症口服葡萄糖酸钙、骨化三醇,低钙抽搐时静脉注射 10% 葡萄糖酸钙。

4)代谢性酸中毒:一般口服碳酸氢钠,重者静脉补碱,补碱不能纠正时透析治疗。

(4)对症处理:高血压患者应限制钠盐摄入,并给予利尿、降压药物(血管紧张素转换酶抑制剂、血管紧张素Ⅱ受体阻滞剂、钙离子拮抗剂、袢利尿剂、β-受体阻滞剂、血管扩张剂等)。贫血患者应补充铁剂,并皮下注射促红细胞生成素,必要时小剂量多次输血。感染者使用肾毒性小的抗生素,呕吐者用胃复安。

(5)血液净化疗法:其主要方法有血液透析和腹膜透析,能部分替代肾脏功能,从而减轻症状,延缓并发症发生,提高生命质量。

(6)肾移植:肾移植是目前治疗尿毒症最有效的方法。成功的肾移植能使肾功能(包括内分泌和代谢功能)得以完全恢复。

2. 用药护理

遵医嘱使用药物,注意观察药物疗效及不良反应,防治肾功能恶化。静脉输注必需氨基酸液时注意输注速度,勿在输入的氨基酸内加入其他药物,以免引起不良反应,若输注过程中有恶心、呕吐应给予少量止吐剂,并减慢输液速度。

纠正酸中毒时碳酸氢钠输注速度不宜太快,并注意观察有无低钙和低钾;铁剂(硫酸亚铁、琥珀酸亚铁等)宜饭后服用,以免引起胃肠不适。

促红细胞生成素可皮下或静脉注射,以皮下注射更为理想,既能达到较好疗效,又能节约用量 1/3 ~ 1/2,用药时应观察有无头痛、高血压、癫痫发作等不良反应,并定期检查红细胞和血红蛋白。口服骨化三醇需监测血钙、血磷、PTH 浓度,防止内脏、皮下、关节、血管钙化和肾功能恶化。

五、健康教育

(一)延缓病程指导

指导患者积极治疗原发病,注意防寒保暖,避免受凉、感染;劳逸结合,避免劳累和重体力活动;严格遵循饮食原则,补充足够热量,不摄入高蛋白食物;勿使用肾毒性药物,女性患者尽可能避免妊娠;注意个人卫生,勤洗澡,勤换衣,保持皮肤、口腔、会阴部清洁,勿搔抓皮肤。

(二)治疗指导

指导患者坚持遵医嘱治疗,不自行用药,教患者观察药物不良反应;有计划地使用血管,尽可能保护前臂、肘部静脉,以备血液透析时应用;对于已行血液透析治疗的患者,嘱咐其定期去医院透析,并保护动 - 静脉瘘管;对于已行腹膜透析的患者,嘱其保护腹膜透析管道。

(三)复查指导

指导患者及家属监测尿量、血压、体重变化,嘱咐患者定期医院随访,复查尿液、肾功能、电解质,提醒患者和家属一旦出现异常情况,立即到医院就诊。

(李文娟)

第十四章　外科急危重症护理

第一节　肠梗阻

肠腔内容物不能正常运行或通过肠道发生障碍时,称为肠梗阻,是外科常见的急腹症之一。

一、概述

（一）病因和分类

1. 按梗阻发生的原因分类

（1）机械性肠梗阻:最常见,是由各种原因引起的肠腔变窄、肠内容物通过障碍。主要原因:①肠腔堵塞:如寄生虫、粪块、异物等;②肠管受压:如粘连带压迫、肠扭转、嵌顿性疝等。③肠壁病变:如先天性肠道闭锁、狭窄、肿瘤等。

（2）动力性肠梗阻:较机械性肠梗阻少见。肠管本身无病变,梗阻原因是由于神经反射和毒素刺激引起肠壁功能紊乱,致肠内容物不能正常运行。可分为:①麻痹性肠梗阻:常见于急性弥散性腹膜炎、腹部大手术、腹膜后血肿或感染等;②痉挛性肠梗阻:由于肠壁肌肉异常收缩所致,常见于急性肠炎或慢性铅中毒。

（3）血运性肠梗阻:较少见。由于肠系膜血管栓塞或血栓形成,使肠管血运障碍,继而发生肠麻痹,肠内容物不能通过。

2. 按肠管血运有无障碍分类

（1）单纯性肠梗阻:无肠管血运障碍。

（2）绞窄性肠梗阻:有肠管血运障碍。

3. 按梗阻发生的部位分类

高位性肠梗阻(空肠上段)和低位性肠梗阻(回肠末段和结肠)。

4. 按梗阻的程度分类

按梗阻的程度分类可分为完全性肠梗阻(肠内容物完全不能通过)和不完全性肠梗阻(肠内容物部分可通过)。

5. 按梗阻病情的缓急分类

急性肠梗阻和慢性肠梗阻。

（二）病理生理

1. 肠管局部的病理生理变化

（1）肠蠕动增强:单纯性机械性肠梗阻,梗阻以上的肠蠕动增强,以克服肠内容物通过的障碍。

（2）肠管膨胀:肠腔内积气、积液所致。

（3）肠壁充血水肿、血运障碍,严重时可导致坏死和穿孔。

2.全身性病理生理变化

(1)体液丢失和电解质、酸碱平衡失调。

(2)全身性感染和毒血症,甚至发生感染中毒性休克。

(3)呼吸和循环功能障碍。

(三)临床表现

1.症状

(1)腹痛:单纯性机械性肠梗阻的特点是阵发性腹部绞痛;绞窄性肠梗阻表现为持续性剧烈腹痛伴阵发性加剧;麻痹性肠梗阻呈持续性胀痛。

(2)呕吐:早期常为反射性、呕吐胃内容物,随后因梗阻部位不同,呕吐的性质各异。高位肠梗阻呕吐出现早且频繁,呕吐物主要为胃液、十二指肠液、胆汁;低位肠梗阻呕吐出现晚,呕吐物常为粪样物,若呕吐物为血性或棕褐色,常提示肠管有血运障碍。

(3)腹胀:高位肠梗阻,腹胀不明显;低位肠梗阻及麻痹性肠梗阻则腹胀明显。

(4)停止肛门排气排便:完全性肠梗阻时,患者多停止排气、排便,但在梗阻早期,梗阻以下肠管内尚存的气体或粪便仍可排出。

2.体征

(1)腹部:视诊:单纯性机械性肠梗阻可见腹胀、肠型和异常蠕动波,肠扭转时腹胀多不对称;触诊:单纯性肠梗阻可有轻度压痛但无腹膜刺激征,绞窄性肠梗阻可有固定压痛和腹膜刺激征;叩诊:绞窄性肠梗阻时腹腔有渗液,可有移动性浊音;听诊:机械性肠梗阻肠鸣音亢进,可闻及气过水声或金属音,麻痹性肠梗阻肠鸣音减弱或消失。

(2)全身:单纯性肠梗阻早期多无明显全身性改变,梗阻晚期可有口唇干燥、眼窝凹陷、皮肤弹性差、尿少等脱水征。严重脱水或绞窄性肠梗阻时,可出现脉搏细速、血压下降、面色苍白、四肢发冷等中毒和休克征象。

3.辅助检查

(1)实验室检查:肠梗阻晚期,血红蛋白和血细胞比容升高,并有水、电解质及酸碱平衡失调。绞窄性肠梗阻时,白细胞计数和中性粒细胞比例明显升高。

(2)X线检查:在肠梗阻发生 4~6h 后,立位 X 线片可见肠胀气及多个液气平面。

(四)治疗原则

1.一般治疗

(1)禁食。

(2)胃肠减压:是治疗肠梗阻的重要措施之一。通过胃肠减压,吸出胃肠道内的气体和液体,从而减轻腹胀,降低肠腔内压力,改善肠壁血运,减少肠腔内的细菌和毒素。

(3)纠正水、电解质及酸碱平衡失调。

(4)防治感染和中毒。

(5)其他:对症治疗。

2.解除梗阻

解除梗阻分为非手术治疗和手术治疗两大类。

(五)常见几种肠梗阻

1.粘连性肠梗阻

粘连性肠梗阻是肠粘连或肠管被粘连带压迫所致的肠梗阻,较为常见。其主要由腹部手术、炎症、创伤、出血、异物等所致,以小肠梗阻为多见,多为单纯性不完全性梗阻。粘连性肠梗阻多采取非手术治疗,如无效或发生绞窄性肠梗阻时应及时手术治疗。

2.肠扭转

肠扭转指一段肠管沿其系膜长轴旋转而形成的闭襻性肠梗阻,常发生于小肠,其次是乙状结肠。①小肠扭转:多见于青壮年,常在饱餐后立即进行剧烈活动时发病。表现为突发腹部绞痛,呈持续性伴阵发性加剧,呕吐频繁,腹胀不明显;②乙状结肠扭转:多见于老年人,常有便秘习惯,表现为腹部绞痛,明显腹胀,呕吐不明显。肠扭转是较严重的机械性肠梗阻,可在短时间内发生肠绞窄坏死,一经诊断,应急症手术治疗。

3.肠套叠

肠套叠指一段肠管套入与其相连的肠管内,以回结肠型(回肠末端套入结肠)最多见。肠套叠多见于2岁以下婴幼儿。典型表现为阵发性腹痛、果酱样血便和腊肠样肿块(多位于右上腹),右下腹触诊有空虚感。X线空气或钡剂灌肠显示空气或钡剂在结肠内受阻,梗阻端的钡剂影像呈"杯口状"或"弹簧状"阴影。

早期肠套叠可试行空气灌肠复位,无效者或病期超过48h,怀疑有肠坏死或肠穿孔者,应行手术治疗。

4.蛔虫性肠梗阻

蛔虫性肠梗阻由于蛔虫聚集成团并刺激肠管痉挛致肠腔堵塞,多见于2~10岁儿童,驱虫不当常为诱因。主要表现为阵发性脐部周围腹痛,伴呕吐,腹胀不明显。部分患者腹部可触及变形、变位的条索状团块。

少数患者可并发肠扭转或肠壁坏死穿孔,蛔虫进入腹腔引起腹膜炎。单纯性蛔虫堵塞多采用非手术治疗,包括解痉止痛、禁食、酌情胃肠减压、输液、口服植物油驱虫等,若无效或并发肠扭转、腹膜炎时,应行手术取虫。

二、肠梗阻患者的护理

(一)护理诊断/问题

1.疼痛

疼痛与肠内容物不能正常运行或通过障碍有关。

2.体液不足

体液不足与呕吐、禁食、胃肠减压、肠腔积液有关。

3.潜在并发症

肠坏死、腹腔感染、休克。

(二)护理措施

1.非手术治疗的护理

(1)饮食:禁食,梗阻缓解12h后可进少量流质饮食,忌甜食和牛奶,48h后可进半流食。

(2)胃肠减压,做好相关护理。

(3)体位:生命体征稳定者可取半卧位。

(4)解痉挛、止痛:若无肠绞窄或肠麻痹,可用阿托品解除痉挛、缓解疼痛,禁用吗啡类止痛药,以免掩盖病情。

(5)输液:纠正水、电解质和酸碱失衡,记录24h出入液量。

（6）防治感染和中毒：遵照医嘱应用抗生素。

（7）严密观察病情变化：出现下列情况时应考虑有绞窄性肠梗阻的可能，应及早采取手术治疗：①腹痛发作急骤，为持续性剧烈疼痛，或在阵发性加重之间仍有持续性腹痛，肠鸣音可不亢进；②早期出现休克；③呕吐早、剧烈而频繁；④腹胀不对称，腹部有局部隆起或触及有压痛的包块；⑤明显的腹膜刺激征，体温升高、脉快、白细胞计数和中性粒细胞比例增高；⑥呕吐物、胃肠减压抽出液、肛门排出物为血性或腹腔穿刺抽出血性液；⑦腹部 X 线检查可见孤立、固定的肠襻；⑧经积极非手术治疗后症状、体征无明显改善者。

2. 手术前后的护理

（1）术前准备：除上述非手术护理措施外，按腹部外科常规行术前准备。

（2）术后护理：①病情观察，观察患者生命体征、腹部症状和体征的变化，伤口敷料及引流情况，及早发现术后并发症；②卧位：麻醉清醒、血压平稳后取半卧位；③禁食、胃肠减压，待排气后，逐步恢复饮食；④防止感染：遵照医嘱应用抗生素；⑤鼓励患者早期活动。

（佟志红）

第二节　阑尾炎

一、概述

急性阑尾炎是外科最常见的急腹症之一，多发于青年人，男性发病率高于女性，临床上以转移性右下腹痛和右下腹固定性压痛为特征。根据急性阑尾炎的临床过程和病理解剖学变化，可分为四种病理类型。

（一）急性单纯性阑尾炎

急性单纯性阑尾炎属病变早期，炎症仅局限于黏膜和黏膜下层。阑尾外观轻度肿胀，浆膜充血并失去正常光泽，表面有少量纤维素渗出。

（二）急性化脓性阑尾炎

炎症加重，炎症侵犯全层。阑尾肿胀明显，浆膜高度充血，表面有脓性渗出物附着，腔内有积脓。阑尾周围的腹腔内可出现稀薄脓液，形成局限性腹膜炎。

（三）坏疽性及穿孔性阑尾炎

炎症进一步加重，阑尾管壁坏死或部分坏死。阑尾外观呈暗紫色或黑色。若管腔梗阻且管壁坏死，约 2/3 的病例可发生阑尾穿孔，穿孔部位多见于阑尾根部和近端；若穿孔部位未能被大网膜包裹，感染进一步扩散，可引起急性弥散性腹膜炎。

（四）阑尾周围脓肿

阑尾化脓、坏疽或穿孔时，可被转移至右下腹的大网膜包裹，并形成粘连，导致阑尾周围脓肿或炎性肿块出现。

急性阑尾炎的转归，取决于机体的免疫力状况和治疗是否及时。①炎症消退：部分单纯性阑尾炎经及时的药物治疗，炎症可消退，而大部分将转化为慢性阑尾炎，且易复发；②炎症局限：部分化脓性、坏疽性或穿孔性阑尾炎，大网膜将阑尾包裹粘连，炎症局限化并形成包块；

③炎症扩散：阑尾炎症重，发展快，未能及时行手术切除，因感染扩散形成弥散性腹膜炎、化脓性门静脉炎、细菌性肝脓肿甚至感染中毒性休克。

二、护理评估

（一）健康史

1.阑尾管腔梗阻

阑尾管腔梗阻是阑尾炎最主要的发病原因。阑尾盲管管腔细长、开口较小，粪石、食物残渣、蛔虫、肿瘤等异物进入阑尾肠腔时，更易造成管腔梗阻。阑尾管腔梗阻后，其黏膜分泌的黏液难以自行排出，管腔内压力不断增高，易发生血液循环障碍，加重其炎症。

2.细菌侵入

阑尾腔内存有大量的大肠埃希菌和厌氧菌等致病菌。阑尾腔发生梗阻后，致病菌分泌的内毒素和外毒素导致黏膜受损，细菌借此侵入管壁肌层，加剧感染。

3.胃肠道疾病的影响

此类疾病如急性肠炎、血吸虫病等，可导致胃肠功能紊乱，引起阑尾管壁的肌肉、血管痉挛，血运发生障碍，引起炎症。

（二）身心状况

1.转移性右下腹痛

转移性右下腹痛多开始于上腹部或脐周，为阵发性疼痛，位置不固定；数小时后疼痛转移至右下腹，为持续性疼痛伴阵发性加剧，位置固定。转移性右下腹疼痛是急性阑尾炎的典型症状，70%～80%急性阑尾炎患者具有这种腹痛的特点。

不同类型的阑尾炎腹痛程度也有区别。单纯性阑尾炎的腹痛程度较轻，化脓性及坏疽性阑尾炎的腹痛程度较重。当阑尾穿孔时，因阑尾管腔压力骤减，腹痛可减轻，但随着腹膜炎的出现，腹痛可继续加重。

2.胃肠道症状

早期可有食欲缺乏、恶心、呕吐，部分患者可发生腹泻或便秘。盆腔位阑尾炎时，炎症刺激直肠和膀胱，可引起里急后重和排尿疼痛。阑尾穿孔引起弥散性腹膜炎时，可出现麻痹性肠梗阻症状。

3.全身症状

早期体温正常或稍高。坏疽性阑尾炎或穿孔引起腹膜炎时，体温可超过39℃，同时伴有口渴、脉快等全身中毒症状。引起门静脉炎时可出现寒战、高热、黄疸等症状。

4.腹部体征

（1）右下腹固定压痛：急性阑尾炎最重要的体征；压痛部位多位于麦氏点，也可随阑尾的解剖位置变异而改变；当炎症扩散至阑尾以外时，压痛范围也随之扩大，但仍以阑尾所在部位压痛最明显。

（2）局部的反跳痛和肌紧张：壁腹膜受到刺激时引起的一种防御性反应，提示阑尾可能出现化脓、坏死或穿孔等病理改变，但小儿、老年人、孕妇及肥胖、虚弱和盲肠后位阑尾等患者，此体征可能不明显。

（3）腹部包块：若形成阑尾周围脓肿，可在右下腹触及固定肿块，大小不一，有压痛或波动感。

（4）其他：①结肠充气试验（Rovsing 征）：患者取仰卧位，检查者用右手压住左下腹降结肠，左手压迫近侧结肠部，驱使其结肠内积气转向盲肠和阑尾部位，引起右下腹部痛感者为阳性；②腰大肌试验：患者取左侧卧位，检查者使其右下肢向后过伸，引起右下腹痛者为阳性，说明阑尾位置较深或后位靠近腰大肌；③闭孔内肌试验：患者取仰卧位，检查者将其右髋和右膝均屈曲 90°并内旋，引起右下腹部痛者为阳性；④直肠指诊：患者阑尾位于盆腔或炎症已波及盆腔时，在直肠右前方有触痛者为阳性；有盆腔脓肿时，可触及痛性肿块。

（三）辅助检查

血白细胞计数及中性粒细胞比例升高。尿液检查一般无阳性发现，但盲肠后位阑尾炎可刺激右输尿管，尿中可出现少量红细胞和白细胞。

三、护理诊断

（一）焦虑

焦虑与发病突然，正常生活、学习、工作秩序受影响和缺乏对手术的相关知识有关。

（二）疼痛

疼痛与急性阑尾炎的炎症刺激及其手术创伤有关。

（三）体温过高

体温过高与急性炎症有关。

（四）潜在并发症

出血腹膜炎、切口感染、腹胀、脓肿、粘连性肠梗阻等。

四、护理目标

（1）患者焦虑减轻或缓解。

（2）患者疼痛缓解。

（3）体温恢复正常。

（4）患者未发生并发症或并发症得以及时发现和治疗。

五、护理措施

（一）非手术治疗的护理

1. 心理护理

了解患者及家属的心理反应，稳定患者情绪，减轻其焦虑；向患者及家属讲解有关急性阑尾炎及其手术的知识。

2. 体位

患者血压平稳后，应采取半卧位，以利于炎症的局限和减轻中毒症状。

3. 饮食和输液

病情轻者，可进流质饮食；重症患者须禁食，禁食期间静脉补液，防止水、电解质失衡。

4. 控制感染

使用有效的抗菌药物，如常用氨苄青霉素、庆大霉素、甲硝唑等静脉滴注。

5. 密切观察病情变化

注意观察患者的精神状态、生命体征、腹部的症状和体征，注意观察腹痛的变化。禁用镇静止痛剂,以免掩盖病情。若病情加重,及时通知医生,并做好术前准备。

(二)术后护理

1. 监测生命体征及病情变化

定时测量生命体征并准确记录;加强巡视以及时发现病情异常变化。

2. 体位

术后血压、脉搏平稳后取半卧位。

3. 饮食

一般患者手术后当天禁食,术后 1~3d 进流质或半流质饮食。重症患者需禁食至肠蠕动恢复,肛门排气后可进流质饮食,以后根据情况而改为半流质饮食或普食。禁食期间给予静脉补液。

4. 切口和引流管的观察及护理

保持切口敷料清洁、干燥,及时更换有渗血、渗液污染的敷料。妥善固定引流管,保持引流管通畅,观察并记录引流物的颜色、性状和量,根据病情变化,可在术后 48~72h 拔除引流管。

5. 抗生素使用

控制感染,防止并发症发生。

6. 早期活动

轻症患者手术后当天即可活动,重症患者也要在床上多做翻身运动,待病情稳定后,尽早下床活动。

7. 术后并发症的观察及护理

(1)切口感染:术后最常见的并发症。阑尾穿孔者,切口感染发生率高于未穿孔者。

切口感染多因手术时污染切口、存留血肿和异物所致,主要表现为术后 2~3d 体温升高,局部有红、肿、热、痛或波动感,可局部热敷、理疗。形成脓肿者,应拆除缝线,充分引流。

(2)腹腔出血:因阑尾系膜结扎线脱落所致。放置引流管者,可有血性液体自引流管流出。常发生在术后 24h 内,表现为腹痛、腹胀、面色苍白、血压下降、脉搏细速等。一旦发生出血,立即吸氧并通知医生,输血、输液,必要时行手术止血。

(3)腹腔脓肿:常见部位有盆腔、膈下、肠间隙等处。常发生于术后 5~7d,临床表现为体温升高或下降后反复升高,伴有腹痛、腹胀、腹部包块及直肠膀胱刺激症状,以化脓性或坏疽性阑尾炎术后者为多见。应采取半卧位,使脓肿流入盆腔,应用抗生素,未见好转者应及时行手术切开引流。

(4)粪瘘:原因较多,如结扎线脱落、术中误伤盲肠等。临床表现为持续低热,腹痛,切口有粪水从肠腔流至腹腔或腹壁外,一般经非手术治疗后瘘口可以闭合自愈,经久不愈时,可考虑手术。

(5)粘连性肠梗阻:与手术损伤、腹腔炎症和手术后长期卧床等因素有关,多数患者经非手术治疗可以治愈。

六、护理评价

(1)患者焦虑情绪是否缓解。

(2)患者疼痛是否减轻。

(3)患者体温是否降至正常,炎症是否得到有效的控制。

（4）患者并发症是否得到预防或及时发现并处理。

七、健康教育

（1）对外科手术治疗的患者,告知患者禁食的目的,教会患者观察腹部症状和体征变化的方法。

（2）指导患者术后饮食:鼓励患者摄入营养丰富的食物,以利于切口愈合;饮食种类和数量应循序渐进;注意饮食卫生,避免进食不洁食物和暴饮暴食。

（3）向患者介绍术后早期离床活动的意义,鼓励患者尽早下床活动,促进肠蠕动恢复,防止术后肠粘连。

（4）患者出院后,若出现腹痛、腹胀等不适,应及时就诊。

八、几种特殊类型阑尾炎的临床特点

（一）新生儿急性阑尾炎

新生儿阑尾呈漏斗状,不易发生有淋巴滤泡增生或者粪石所致的阑尾管腔阻塞,因此,新生儿阑尾炎很少见。

又由于新生儿不能提供病史,其早期临床表现如厌食、恶心呕吐、腹泻和脱水等又无特征性,发热和白细胞计数升高均不明显,因此诊断易延迟,穿孔率可高达 50% ~ 85%。诊断时应仔细检查右下腹压痛和腹胀等体征,并应早期行手术治疗。

（二）小儿急性阑尾炎

临床特点是病情发展快且重,早期即可出现高热呕吐等胃肠道症状,无典型的转移性右下腹痛,穿孔率、并发症发生率和病死率均高。小儿在解剖、生理上有其自身的特点,小儿阑尾管壁薄,肠腔小,故一旦梗阻,极易形成坏疽、穿孔。同时其大网膜发育不全,穿孔后炎症不易局限,易形成弥散性腹膜炎。

绝大多数患儿不能清楚地表达病史,也不配合体格检查,因此诊断上较成人困难。小儿急性阑尾炎一经明确诊断,须及时进行手术。

（三）妊娠期急性阑尾炎

临床特点是妊娠期子宫增大,盲肠和阑尾的位置随之改变,压痛部位随之上移。大网膜也被增大的子宫推向一侧,穿孔后炎症不易局限化。

腹腔炎症刺激子宫收缩,易诱发流产或早产,威胁母子安全。因此,妊娠期阑尾炎一经诊断,应早期行手术切除阑尾。

（四）老年人急性阑尾炎

临床特点是老年人对疼痛大多反应迟钝,防御功能减退,主诉不强烈,临床表现轻而病理改变重,易延误诊断和治疗,穿孔及其他并发症发病率相应提高。同时,老年人常伴有心血管病、糖尿病等,使病情复杂严重。因此,老年人急性阑尾炎一经诊断,应及时行手术切除阑尾,并注意处理伴发的内科疾病。

（逯振利）

第三节　急腹症

一、概述

急腹症是一类以急性腹痛为主要表现,需要早期诊断和紧急处理的腹部疾病。其特点为发病急、进展快、变化多和病情重,有一定的病死率。因此,应对急腹症给予足够的重视,及时救治。

二、护理评估

(一)健康史

大多数急腹症来自于消化道和妇产科疾病,应客观评估病史,重点是腹痛的诱因、部位、性质、发作特点及伴随症状等。

1. 腹痛

(1)诱因:常与饮食有关。胆囊炎和胆道结石的腹痛可发生于进食油腻食物后;暴伏暴食后出现腹痛,多考虑与急性胰腺炎有关;剧烈活动后出现剧烈腹痛,多为肠扭转;急性溃疡穿孔常因有溃疡病史者在饱餐后突然发生。

(2)部位:一般情况下,疼痛最明显的部位与病变部位往往是一致的。因此可以根据疼痛部位来初步判断病变的脏器。如急性胆囊炎的疼痛部位是右上腹;转移性右下腹痛常见于急性阑尾炎;盆腔炎始于下腹部。

牵涉痛或放射痛是因有关痛觉的内脏传入神经纤维与相应浅表部位的传入神经纤维进了脊髓的同一或相邻节段,使两个不同的部位发生疼痛关联。如胆囊病变除了出现右上腹或剑突下疼痛,可同时伴有右肩背部疼痛;急性胰腺炎上腹痛的同时伴有左肩或背部疼痛;输尿管结石呈腰痛,并有同侧下腹、腹股沟及会阴部的放射痛。

(3)发作特点:初期疼痛轻,以后进行性加重,多为炎症性病变;外科急腹症特点是先有腹痛后有发热,如内脏出血、穿孔、结石、梗阻等;内科急腹症常常表现为先有发热后有腹痛,且疼痛部位不固定,如心肌梗塞、急性胃肠炎等。

(4)腹痛的性质:①钝痛:持续性钝痛多表示为炎症性或出血性疾病,如阑尾炎、胆囊炎、脾破裂等;②绞痛:阵发性绞痛多表示为空腔脏器出现痉挛或梗阻性病变;③持续性疼痛出现阵发性加重,说明同时存在炎症和梗阻。

2. 恶心、呕吐

这是急腹症的常见症状,大多由胃肠道疾病所致,常发生于腹痛之后。急性胆囊炎腹痛同时伴有呕吐;急性阑尾炎所致呕吐则出现在腹痛后的 3～4h;急性胃肠炎早期即出现呕吐,次数频繁;高位肠梗阻呕吐出现早,而低位肠梗阻呕吐出现晚,幽门梗阻则呕吐宿食。观察呕吐物的颜色、内容及呕吐的量有助于判断病情,呕血或咖啡样物质提示上消化道出血;呕出粪样物质常见于低位肠梗阻;若呕出蛔虫,且伴有上腹部钻顶样通,可能为胆道蛔虫病;呕出物若有腥臭味,提示可能是急性胃扩张。

3. 其他伴随症状

除腹痛、恶心呕吐之外,急腹症还伴有其他症状,如排便、发热、血尿等。可询问患者有无排便、排气、便秘或腹泻、大便的颜色和形状等;若停止排便排气,多为完全性肠梗阻或肠麻痹;柏油样便,提示上消化道出血。若出现下腹部疼痛、里急后重、黏液样便,提示盆腔脓肿;大量水样泻伴有肠道痉挛性疼痛,可考虑为急性胃肠炎;小儿排果酱样便,为肠套叠;脐周痛、腹泻和大便有腥臭血味提示急性坏死性肠炎。如存在炎症病灶,患者可出现不同程度的发热;重症感染者,如急性重症胆管炎患者可出现感染性休克;肝、胆及胰的疾病可伴有梗阻性黄疸;血尿、膀胱刺激征可见于泌尿系损伤、感染的情况;实质性脏器损伤可出现失血性休克。

4. 既往疾病史和手术史

既往疾病史和手术史有助于对腹痛的诊断筛查。老年人有便秘者可诱发乙状结肠扭转;腹部手术后出现急、慢性腹痛者可能为粘连性肠梗阻;高血压、高血脂患者由于动脉硬化易出现肠系膜动脉栓塞导致肠管坏死。患者出现右下腹痛,既往接受过阑尾切除手术,此次诊断就可排除急性阑尾炎的可能。

5. 月经、婚育史

准确的月经史,有助于诊断妇科疾病引起的腹痛。如宫外孕破裂引起的急性腹痛,多有停经史;黄体破裂的腹痛常发生在两次月经的中期。

(二)身心状况

1. 全身情况

观察患者的神志是否清楚,可否正确回答问题。患者面色苍白、血压下降、心率增快提示可能伴有血容量不足;胆道梗阻出现巩膜及皮肤黄染;体温升高提示有感染存在。

2. 腹部情况

按视、触、叩、听四个方面进行检查。检查范围上至乳头水平,下至两侧腹股沟。

(1)视诊:观察腹部是否对称,腹式呼吸、肠型及肠蠕动波是否存在。腹部表面有无瘢痕、静脉曲张及出血点等情况。有无腹胀,注意观察是否呈弥散性还是局限性。

(2)触诊:触诊是最主要的腹部诊察方法。先从主诉非疼痛区域开始,向病变部位靠近,重点检查是否存在腹膜刺激征。腹痛最显著的部位往往是病变部位,如阑尾炎的压痛点就在右下腹,胃十二指肠溃疡穿孔出现全腹弥散性腹膜炎时,压痛仍以上腹部最为明显。

腹肌紧张是腹膜炎的重要客观体征,轻度腹肌紧张提示炎症处于早期,或因出血刺激腹膜引起;重度肌紧张见于严重感染者,如胃肠或胆囊穿孔等,腹膜受胃液、胰液、胆汁的强烈刺激所致。结核性腹膜炎,腹部触诊呈揉面感。老人、肥胖、小儿、经产妇、衰弱者及休克患者的腹膜刺激征较实际情况的轻。

(3)叩诊:应先从无痛区开始叩诊。重点检查肝浊音界是否消失、有无移动性浊音及叩痛最显著的部位。深叩痛提示腹腔内脏器有炎症,轻叩痛可帮助确定有无反跳痛存在。

若肝浊音界减小或消失,提示胃肠等空腔脏器穿孔导致膈下存在游离气体。叩诊移动性浊音阳性,提示腹腔积液。

(4)听诊:有无肠鸣音、频率和音调。一般听诊部位选择右下腹近脐部,也可选择其他部位。若肠鸣音高亢、有气过水声提示机械性肠梗阻;肠鸣音减弱或消失,可能为麻痹性肠梗阻或低血钾。

胃扩张和幽门梗阻患者上腹有振水音。麻痹性肠梗阻可听到连续的金属音。一般1min内仅出现一次肠鸣音称为肠鸣音减弱;若在2个部位以上听诊2~3min未听及,可判断为肠鸣音消失。

3. 直肠指诊

直肠指诊用于检查直肠病变。可用于检查直肠内有无肿块、触痛,指套上有无血迹和黏液等,是直肠癌最简单、有效的检查方法。指诊时若在直肠膀胱陷凹处有饱满感、触痛,提示此处积血或积液。

(三)辅助检查

1. 实验室检查

白细胞计数升高提示有炎症,红细胞、血红蛋白及血小板持续下降提示腹腔内有活动性出血。尿常规检查时若发现尿中出现红细胞,提示有泌尿系出血;出现白细胞则为泌尿系感染。急性胰腺炎患者的血尿淀粉酶升高。测定人绒毛膜促性腺激素(HCG)有助于鉴别异位妊娠所致的急腹症。

2. X 线检查

站立位 X 线检查,可观察肺部情况、膈肌位置,膈下有无游离气体,胃容积是否扩张,小肠有无积气积液等情况。胃肠穿孔可出现膈下游离气体;气体若进入腹膜后,提示十二指肠或升结肠后壁穿孔。肠梗阻患者的小肠可见多个气液平面,有助于肠梗阻的诊断。钡灌肠透视在诊断低位结肠梗阻时具有重要意义。若见异常钙化影可能是胆结石、泌尿系结石等,可结合临床表现进行鉴别。

3. B 超检查

B 超检查和彩超检查是用于检查腹部各脏器病变的首选方法。B 超检查对于诊断实质性脏器的损伤、破裂和占位性病变具有重要价值;可见病变的部位、范围与周围组织的关系等。

4. CT 检查

CT 检查越来越多应用于急腹症的诊断,且不受肠管气体干扰。如实质脏器破裂、出血,急性胰腺炎的蜂窝织炎、缺血坏死、囊肿形成等。

5. 内镜检查

胃镜、十二指肠镜及结肠镜等用于诊断上、下消化道的病变部位及性质。还可在内镜的指导下进行治疗。如胃出血患者,可在胃镜引导下注入硬化剂止血。

6. 诊断性腹腔穿刺或灌洗

诊断性腹腔穿刺或灌洗用于诊断不明原因的急腹症。一般在脐和两侧髂前上棘连线的中外 1/3 处穿刺。对怀疑有内脏出血、破裂,但患者不能清楚陈述或表达者,可用此方法诊断。如抽出不凝的血液,说明有内出血;抽出的腹腔液体可根据其颜色、混浊度、气味等初步判断液体性质,也可进一步做淀粉酶、胆红素测定和细菌培养等检查,帮助诊断和鉴别。怀疑有盆腔脓肿时,可行阴道后穹窿穿刺检查。若腹腔穿刺结果阴性,但怀疑存在腹腔病变时,可用腹腔灌洗。

(四)急腹症的鉴别

1. 几种常见外科急腹症的诊断和鉴别要点

(1)胃十二指肠溃疡穿孔:患者有溃疡病史,突然出现上腹部持续性腹痛,迅速波及全腹,引起弥散性腹膜炎,可伴有轻度休克症状。体格检查时发现有压痛、反跳痛和肌紧张,压痛最明显处为上腹部;肝浊音界缩小或消失。X 线检查发现膈下有游离气体,即可确诊胃十二指肠溃疡穿孔。

(2)急性胆囊炎:其典型症状为右上腹剧烈绞痛,且向右肩、背部放射。通常发生于进食油腻食物后。体格检查发现 Murphy 征阳性,右上腹压痛、肌紧张。B 超可见胆囊增大、胆囊壁增厚,大多情况下可见结石影。

(3)急性胆管炎:主要表现为剑突下剧烈疼痛,可放射至右肩部;伴有寒战、高热和黄疸。胆绞痛、寒战高热和黄疸称为夏柯三联征,是急性胆管炎的典型症状。若出现休克和精神症状,说明病情恶化,已发展为急性重症胆管炎。B 超检查时发现胆管扩张及结石阴影。

(4)急性胰腺炎:暴饮暴食或酗酒后,上腹部偏左侧出现剧烈疼痛且向左腰背部放射或呈束带状向腰背部放射。实验室检查时发现血尿淀粉酶升高;CT 显示胰腺弥散性肿大,密度不均匀;胰腺坏死时呈皂泡征,胰腺周围积液。

(5)急性阑尾炎:转移性右下腹痛和右下腹麦氏点固定压痛是急性阑尾炎最重要的症状和体征。若炎症恶化,可表现出局限性腹膜炎的症状;阑尾穿孔时可出现全腹弥散性腹膜炎。

(6)急性肠梗阻:最早出现的症状是突发剧烈的腹部绞痛。疼痛部位多在脐周,且伴有肠鸣音亢进、恶心呕吐,呕吐后腹痛可减轻。高位肠梗阻呕吐出现时间早且较为频繁,因此腹胀不明显;低位肠梗阻呕吐出现时间晚,腹胀明显且呕出物多为粪样物质。完全性肠梗阻无排便排气。腹部视诊时可见梗阻上段的扩张的肠型和肠蠕动波。腹部立位平片可见小肠充气扩张,有多个气液平面。若肠梗阻发生缺血坏死,可引起急性腹膜炎。B 超检查时若发现杯口状阴影,提示肠套叠。

2. 内科腹痛特点

一般情况下,先出现发热、呕吐、腹泻等症状,再有腹痛;往往同时伴有咳嗽、胸闷、气促、心悸等;腹痛的程度较轻,且疼痛部位不固定,无肌紧张。

3. 妇科腹痛特点

疼痛部位多在下腹部或盆腔,常伴有白带增多、阴道出血或与月经周期有关。如月经周期延后出现腹痛,可能有异位妊娠破裂出血。一般妇科检查可帮助明确诊断。

三、护理诊断

1. 舒适度改变

舒适度改变与腹部病变(炎症、穿孔、出血梗阻等)引起剧烈疼痛有关。

2. 体液不足

体液不足与摄入不足(如禁食)和丢失过多(发热、呕吐、胃肠减压)有关。

3. 体温升高

体温升高与腹部病变引起腹腔感染有关。

4. 焦虑、恐惧

焦虑、恐惧与知识缺乏、担心手术和疾病预后等因素有关。

5. 潜在并发症(休克、腹腔脓肿)

潜在并发症(休克、腹腔脓肿)与腹部疾病有关。

四、护理目标

经过有效护理后,患者主诉疼痛有所缓解,水电解质、酸碱平衡;生命体征稳定;对疾病相关知识有一定了解,能克服焦虑、恐惧心理。

五、护理措施

1. 一般护理

（1）体位：病情允许情况下，急腹症患者一般取半卧位。半卧位可以减轻腹壁张力以缓解疼痛；便于腹腔内炎性渗出液或漏出物积聚在盆腔，减少毒素的重吸收，减轻全身中毒症状；利于炎症局限和引流；改善呼吸和循环。卧床时间较长者，可在床上活动双下肢，定期翻身，避免形成压疮。若患者有休克倾向，应取休克体位。

（2）饮食：患者入院后要暂时禁食、禁饮，未诊断明确者禁用止痛剂，以免掩盖症状、贻误病情；禁止灌肠，可给予胃肠减压以减轻腹胀，改善胃肠血运，缓解症状；卧床休息，做好生活护理。若急腹症合并急性腹膜炎，机体处于高代谢状态，预测长期不能进食患者，应行胃肠外营养，及时补充营养。

（3）维持水、电解质、酸碱平衡：严格记录 24h 液体出入量。迅速建立静脉通道，防止休克，纠正体液失衡和营养失调。对贫血和低蛋白血症者，给予输血或血浆等。

（4）心理护理：由于起病急、病情重，应及时处理患者存在的护理问题。如体温升高，可物理降温；心情急躁、焦虑者，要主动关心患者，稳定其情绪；耐心回答患者的提问；进行各项检查和治疗前，应向患者解释，取得配合。

2. 病情观察

定时观察患者生命体征变化，有无体液失衡的表现或休克倾向。重点注重患者腹部症状：腹痛的部位、程度、范围、发作特点、性质等变化，若腹痛范围扩散，程度进行性加重说明病情恶化；若出现腹膜刺激征，说明炎症波及壁层腹膜。观察呕吐物和排泄物的情况，若呕出血性物质说明可能存在肠管缺血性坏死。动态观察各项实验室及影像学检查结果。

对于非手术治疗患者，尤其应注意观察，如出现下列情况之一者，应及时通知医生处理。①全身情况恶化或有休克倾向者；②腹膜刺激征明显，且有扩散趋势者；③有活动性出血者；④经非手术治疗 6~8h 病情未见改善或有恶化趋向者。

3. 疼痛的护理

疼痛可影响患者情绪、休息，因此不利于疾病的恢复。可安慰患者，解释引起疼痛的原因，帮助其取舒适体位，如半卧位可减轻腹肌紧张，能有效缓解疼痛；也可鼓励患者听音乐、看书等方式转移注意力以降低患者对疼痛的敏感度。对于诊断明确的患者，可遵医嘱给予镇痛药。但处在观察期的急腹症患者，禁止使用吗啡、哌替啶类麻醉性镇痛剂；已经决定手术治疗的患者，可适当镇痛。

4. 术后护理

重点观察病情，减少术后并发症、促进术后恢复。

（1）观察病情：及时监测患者生命体征、意识、尿量等情况，直至平稳。如体温可反映术后出现感染，若术后体温升高超过 38.5℃，提示出现感染；血压和尿量能告知体内血容量是否充足等。同时重点观察疾病的术后恢复情况，如腹痛、恶心呕吐、排便等症状是否消失。鼓励患者早下床活动，促进肠蠕动，肛门排气后可给予少量流质，根据患者实际情况，逐渐增加至全量流质饮食，慢慢恢复至正常饮食。

（2）预防术后并发症：①预防肺部感染：术后患者因怕牵扯伤口引起疼痛，不敢咳嗽、咳痰。应教会患者正确的咳嗽方法及帮助拍背，帮助咳痰，也可给予雾化吸入，使得痰液易于排出;②腹腔脓肿、切口感染、吻合口瘘等是急腹症术后常见并发症。加强对患者体温的监测,及早发现感染征象,合理使用抗生素;用力咳嗽咳痰时,指导患者保护切口,以免切口裂开;观察引流液的性状,了解是否出现吻合口瘘。

(3)引流管的护理:急腹症术后患者应常规放置引流。其护理要点:妥善固定引流管,防止脱出;同时避免因受压、折叠、扭曲、堵塞等原因所致引流不畅;保持引流切口的清洁,加强换药,严格无菌操作,且每日更换引流袋;观察记录引流液量、颜色、性状。

六、护理评价

患者腹部症状是否得到改善、对疾病的相关知识是否有一定的了解并能实际应用。

七、健康教育

向患者介绍急腹症的常见诱因、症状等;指导患者保持良好的心态,给予高热量、高蛋白、高维生素饮食,加强营养促进手术切口尽快愈合;加强活动,但应注意劳逸结合;若出现腹痛或切口红、肿、热、痛等异常情况时,应立即就医。

(逯振利)

第四节 腹部损伤

一、概述

腹部损伤是常见的创伤性疾病,多数腹部损伤,因伴有内脏损伤可危及生命。

腹部损伤按腹壁有无伤口分为开放性和闭合性两类。开放性损伤常由利器或火器所致,腹壁伤口伴有腹膜破损者为穿透伤,无腹膜破损者则为非穿透伤。闭合性损伤多因挤压、冲击、碰撞、爆震等钝性暴力导致。

按损伤深度分单纯性腹壁损伤和腹腔内脏器损伤。单纯性腹壁损伤一般病情较轻,无需特殊处理。合并有腹腔内脏损伤时有腹腔内出血、休克和急性腹膜炎的表现,病情严重时需紧急手术治疗。

二、护理评估

(一)健康史

了解患者受伤的原因、部位、时间、受伤时的姿势、致伤物的性质及暴力的大小和方向,是否合并其他部位损伤等;了解受伤后神志变化,有无腹痛、腹胀、呕吐、血尿、血便等异常表现;注意询问伤后是否接受治疗,有何效果;询问既往有无其他慢性疾病及有无吸烟、酗酒等不良嗜好;对损伤严重或有意识障碍的患者,可询问现场目击人或陪同人员。

(二)身心状况

对腹部损伤的患者必须评估是单纯性腹壁损伤还是腹腔内脏器损伤。发生腹腔内脏器损伤应判断是实质性脏器损伤还是空腔脏器破裂,是否合并其他部位的损伤。另外,腹部损伤多是在意外情况下发生的,要注意评估患者的心理状态,及时发现其情绪变化。

1. 单纯性腹壁损伤

①有局限性腹壁肿胀、淤斑、压痛;②全身症状较轻,一般状况良好;③实验室检查、影像学检查、诊断性腹腔穿刺等辅助检查无阳性结果。

2. 腹腔内脏器损伤

出现以下情况之一,即应考虑腹腔内脏器官损伤:①早期出现休克;②持续性腹痛加重,或伴有恶心、呕吐等;③有腹膜刺激征且范围呈扩散趋势;④有气腹表现或出现移动性浊音;⑤有呕血便血、血尿等;⑥直肠指检、腹腔穿刺或腹腔灌洗等辅助检查有阳性发现。

(1)实质性脏器损伤常发生在脾、肝、肾、胰等血管丰富、结构脆弱、位置比较固定的脏器。主要表现为腹腔内或腹膜后出血。患者可出现失血性休克的表现,如面色苍白、四肢湿冷、脉搏加快、血压不稳或下降;叩诊可有移动性浊音;腹痛和腹膜刺激征较轻,但肝、胰破裂时,胆汁或胰液漏入腹腔,强烈刺激腹膜,可出现明显的腹痛和腹膜刺激征。

(2)空腔脏器损伤受累器官多为胃、肠、胆道、膀胱等,消化液或尿液进入腹膜腔刺激腹膜,引起急性腹膜炎。主要表现为进行性或持续性剧烈腹痛,伴恶心、呕吐;腹膜刺激征明显,板状腹,肠鸣音减弱或消失;如胃肠道破裂时肝浊音界缩小或消失;患者还会出现体温升高、脉快、呼吸急促等全身中毒的表现,严重者可发生感染性休克。

(3)多发性损伤:全面评估患者,注意观察患者是否合并颅脑、胸部或四肢等部位损伤。

3. 心理状况

意外损伤突然发生,患者多表现为紧张、痛苦、恐惧、悲哀等心理变化。尤其腹壁有伤口、流血或内脏脱出的患者会产生焦虑情绪并担心疾病预后;需要手术时,更易产生恐惧、不安全感。

(三)辅助检查

1. 实验室检查

实质性脏器破裂时,血常规检查见红细胞计数、血红蛋白含量、血细胞比容出现进行性下降;空腔脏器破裂时,白细胞计数及中性粒细胞比例明显增高;胰腺损伤时,血、尿淀粉酶增高;尿常规检查发现红细胞则提示有泌尿系统损伤。

2. 影像学检查

X 线立位透视发现膈下游离气体,提示有空腔脏器破裂;B 超检查、CT 检查均可用于辅助诊断实质性脏器损伤,CT 检查能清晰显示肝、脾、肾等脏器的包膜是否完整,大小和形态结构是否正常,有无出血及出血量,对显示胰腺损伤及腹膜后间隙的异常变化比 B 超检查更准确。

3. 腹腔穿刺和腹腔灌洗

腹腔穿刺是简便、快捷、安全及诊断率较高的辅助诊断措施,可帮助判断腹腔内脏器有无损伤和是哪类脏器损伤。

腹腔灌洗对于腹腔内少量出血诊断阳性率更高,有利于早期诊断,但其操作烦琐,临床较少使用。

4. 腹腔镜检查

若经上述检查仍不能确诊且疑有腹腔内脏器损伤时,可行腹腔镜检查,直接观察损伤部位、性质及损伤程度,阳性率达 90%,可避免不必要的剖腹探查。另外,小的出血可以在探查过程中电凝或钳夹止血或引流观察,胃肠损伤可在腔镜下修补。

三、护理诊断

1. 疼痛

疼痛与腹腔内脏器破裂,腹膜受消化液、血液刺激有关。

2. 焦虑

焦虑与意外损伤、出血、内脏脱出及担心疾病预后有关。

3. 潜在并发症

失血性休克、急性腹膜炎、感染等。

四、护理目标

(1)腹部疼痛缓解。

(2)患者情绪稳定,焦虑或恐惧感减轻。

(3)感染等并发症得到预防或及时控制。

五、护理措施

(一)急救护理

腹部损伤常合并多发性损伤,在急救时应分清主次和轻重缓急。首先处理危及生命的重要情况,如呼吸心跳骤停、窒息、大出血、张力性气胸等;对已发生休克者应立刻建立静脉通路,及时补液,必要时输血;开放性腹部损伤,应妥善处理伤口,及时止血、包扎固定。如有少量肠管脱出,可用消毒或清洁纱布覆盖并罩以碗、盆等保护,简单包扎处理后迅速转送医院;如有大量肠管脱出应及时还纳以免肠管因伤口收缩或肠系膜受牵拉而缺血坏死。

(二)非手术治疗及手术前护理

1. 一般护理

使患者绝对卧床休息,不随意搬动患者,病情许可时可采取半卧位。腹腔内脏器损伤未排除前应禁食,腹胀或疑似胃肠破裂者行胃肠减压。禁食期间注意及时补充液体,必要时输血。

2. 病情观察

①注意生命体征变化,每15～30min监测一次呼吸、脉搏、血压;②动态检测红细胞计数,血红蛋白值和血细胞比容,必要时每小时检查一次;③观察腹部症状、体征的变化;④注意有无失血性休克、急性腹膜炎等并发症的发生。

3. 治疗配合

①尽早输液,使用足量抗生素;②诊断未明确前禁止使用吗啡、哌替啶等镇痛药物;③一旦确定手术,应尽快完成术前准备,除常规准备外,应做好交叉配血并保证足够血量。

4. 心理护理

关心、理解、同情患者,做好与患者及其家属之间的沟通。及时解释病情变化,告知辅助检查及手术的必要性,对检查及手术的配合进行相关指导,缓解其焦虑、紧张情绪。

(三)手术后护理

1. 一般护理

(1)禁食、输血:术后常规禁饮食,遵医嘱静脉输液。病情较重、手术较大者,须遵医嘱给予输血、静脉营养,胃肠功能恢复后指导患者进食高营养、易消化的食物,以保证能量的供给,促进伤口愈合。

（2）休息与活动：鼓励患者早下床活动，以促进肠蠕动恢复，防止肠粘连。

2.病情观察

定时检测生命体征；观察并记录腹腔引流液情况；注意伤口敷料是否清洁、干燥；原有腹部疾病是否好转。

3.治疗配合

（1）腹腔引流管的护理：妥善固定；保持引流管通畅；每日更换引流袋并观察引流液情况，发现异常及时报告医生并配合处理。

（2）防治感染：遵医嘱使用抗生素，至腹膜炎症状或体征消失，体温恢复。鼓励卧床患者深呼吸，有效咳嗽、排痰，预防肺部感染。

六、护理评价

（1）患者生命体征是否平稳，腹痛是否缓解或减轻。

（2）患者焦虑程度是否减轻，情绪是否稳定，能否积极配合治疗和护理工作。

（3）患者有无发生腹腔感染等并发症，如果发生，有无得到及时发现和处理。

七、健康教育

（1）加强宣传安全生产、安全出行、劳动保护等知识，避免意外损伤的发生。

（2）进行全民教育，普及各种急救知识，在发生意外事故时，能施行简单的急救或自救。

（3）一旦发生腹部损伤，无论轻重，均应经医务人员检查，以免贻误诊疗。

（4）出院后应注意休息，加强锻炼，增加营养，促进康复。如有腹痛、腹胀、肛门停止排便排气等不适，应及时到医院就诊。

（逯振利）

第五节　机械性损伤

一、概述

机械性损伤又称创伤，多因交通或工伤事故、斗殴、自然灾害和战伤所致。其发病率、致残率均较高。

（一）分类

根据受伤时皮肤和黏膜是否完整，创伤可分两大类。

1.闭合性创伤

损伤处皮肤或黏膜保持完整，多由钝性暴力所致，常见的有以下几种。

（1）挫伤：因钝性碰撞、挫压、挤捏等所致皮下软组织损伤。受损组织常发生水肿、出血、结缔组织或肌纤维断裂。头、胸、腹部挫伤可能合并深部器官损伤。

（2）扭伤：外力作用使关节超过正常的活动范围，可造成关节囊、韧带、肌腱等组织撕裂破坏。

（3）挤压伤：肢体或躯干肌肉丰富部位较长时间受重物挤压所致的损伤。严重时肌肉组织广泛缺血、坏死、变性,伴随坏死组织的分解产物(如肌红蛋白、K^+、乳酸等)吸收,可引起以急性肾衰竭为主的临床综合征,称挤压综合征。

(4)爆震伤(冲击伤):爆炸产生强烈的冲击波形成的高压及高速气流对胸、腹部等脏器造成损伤,伤者体表无明显损伤,但胸、腹腔内脏器或鼓膜完整性遭到破坏。

2.开放性损伤

损伤处皮肤或黏膜完整性受损,深部组织经伤口与外界相通,多由锐性暴力所致,常见的有以下几种。

(1)擦伤:皮肤被粗糙物擦过造成皮肤表层组织的破损。创面有擦痕、小出血点及少量浆液渗出。

(2)刺伤:由尖锐器物刺入组织引起的损伤,伤口深而细小,可导致深部组织和器官损伤,易发生感染。

(3)切割伤:由尖锐器械切割组织引起的损伤,伤口整齐,多呈直线状,周围组织损伤较少,深浅不一,可伤及深部组织。

(4)裂伤:由钝器打击引起皮肤和皮下组织断裂,创缘多不整齐,周围组织破坏较重,可合并深部组织损伤。

(5)撕脱伤:由旋转的暴力或撕扯力造成皮肤、皮下组织、肌肉、肌腱等组织的剥脱,损伤严重,出血多,易感染。

(6)火器伤:由弹片或枪弹造成的创伤,可能发生贯通伤(有入口和出口者),也可能导致盲管伤(只有入口而无出口者),周围损伤范围大,坏死组织多,病情复杂。

(二)伤口修复

1.修复过程

伤口修复基本分为3个阶段,彼此相重叠。①炎症反应:3~5天。损伤后伤口局部组织出现炎症反应;组织缺损部位先被血凝块填充,继而微血管通透性增加,炎性细胞渗出,在酶的参与下,使局部血块、坏死组织及异物分解、吸收而清除;②组织增生和肉芽形成:在创伤反应的同时,新生的毛细血管、内皮细胞与成纤维细胞共同构成肉芽组织,充填伤口;肉芽组织最终变为以胶原纤维为主的瘢痕组织。这个过程需1~2周;③组织塑形:经运动应力和多种酶的作用,过多的胶原纤维被分解、吸收,局部组织软化,新生组织重新排列,以适应功能上的需要,此期约需1年。

2.影响伤口愈合的因素

①年龄:老年人可因皮肤萎缩、末梢循环不良及蛋白质合成减弱等而影响愈合;儿童和青年人合成代谢旺盛,伤口愈合比较迅速;②营养状况:如某些氨基酸、维生素、微量元素缺乏,严重的低蛋白血症、贫血等患者,伤口愈合时间延长;③某些慢性疾病:如恶性肿瘤、糖尿病、肝脏疾病患者;④药物:如长期使用糖皮质激素和抗癌药物;⑤伤口因素:伤口有血肿、异物、坏死组织、伤口局部血运障碍、伤口感染、伤口内引流物使用不当、局部制动不良等都可影响伤口愈合。

3.伤口愈合的类型

①一期愈合:组织修复以同类细胞为主,见于组织缺损少、创缘整齐、无感染、经黏合或缝合后创面对合严密的伤口,愈合快,愈合后仅留有线状瘢痕,功能良好;②二期愈合:组织修复以纤维组织为主,见于创面较大、组织缺损较多、创缘不整或伴有感染的伤口,无法整齐对合,

愈合所需的肉芽组织多、愈合时间较长,形成的瘢痕较大,功能欠佳。

二、护理评估

(一)健康史

应询问有无锐器、弹片、钝性暴力及高气浪等暴力作用于身体。了解受伤时间、部位、所处姿势以及伤后处理经过。

(二)身心状况

1. 局部表现

一般均有疼痛、肿胀、淤斑和功能障碍,开放性创伤者还可见到伤口和出血。如果合并重要的神经、血管及内脏损伤,则各有其特殊表现。

2. 全身反应

轻者无明显全身表现,创伤重者可发生全身反应。受伤后局部出血、渗液及坏死组织吸收后可引起发热,一般在38℃左右,如继发感染,可出现高热。创伤后,由于疼痛、失血、失液、精神紧张等原因,可引起内分泌、代谢、循环等方面的改变。表现为神志淡漠、焦虑不安、脉搏细速、呼吸加快、口渴、尿少、食欲缺乏以及机体代谢活动的紊乱,如糖、脂肪、蛋白质分解加速,体重减轻,贫血。

3. 心理状况

创伤发生时,患者由于意外伤害常出现复杂的心理反应,可能出现焦虑不安、恐惧、烦躁易怒,甚至失去理智;肢体的伤残、面容的受损、个人前途及社交活动受影响等,也常使患者情绪抑郁、意志消沉,表现为自责、抱怨、悔恨,甚至绝望。

(三)辅助检查

1. 实验室检查

血常规和血细胞比容检查可了解失血情况及感染情况。尿常规可提示泌尿系统有无损伤。血液电解质化验和血气分析可了解水、电解质、酸碱平衡失调状况及有无呼吸功能障碍。

2. 穿刺检查

胸腹腔穿刺检查可用于判断内脏受损情况。

3. 影像学检查

X线检查可证实骨折、气胸、气腹等。超声检查可判断胸、腹腔内的积液及肝脾包膜内破裂情况。

CT检查可辅助诊断颅脑损伤和某些腹部实质性器官、腹膜后损伤;MRI有助于诊断颅脑、脊柱、脊髓等损伤。

三、护理诊断

1. 急性疼痛

急性疼痛与组织损伤有关。

2. 体液不足

体液不足与创伤后失血、失液或液体补充不足等因素有关。

3. 焦虑

焦虑与创伤刺激、组织受损、担心影响生活和工作有关。

4. 皮肤完整性受损

皮肤完整性受损与创伤所致皮肤等组织损伤有关。

5. 潜在并发症

休克、挤压综合征、感染、残障、多器官功能不全综合征等。

四、护理目标

(1)患者疼痛缓解或消失。

(2)体液平衡得到恢复和维持。

(3)焦虑减轻或消除,情绪稳定。

(4)组织完全修复,未发生感染。

(5)并发症危险性降低。

五、护理措施

(一)急救护理

急救护理的原则是配合医生做好各类急救工作,密切地观察并报告伤情变化,遵医嘱保证各项治疗措施及时有效地实施,必要时应独立、果断地采取有效的急救措施。

1. 迅速抢救生命

首先处理危及生命的紧急情况,如心跳呼吸骤停、窒息、活动性大出血、张力性或开放性气胸、休克、腹腔内脏脱出等。

2. 重点检查

经紧急处理后,应迅速全面、简略而有重点的检查,注意有无其他合并伤,并做出相应处理。

3. 维持呼吸道通畅

创伤患者可因血块、呕吐物或异物等堵塞鼻咽道和气管,以及昏迷后舌后坠造成窒息,应立即消除呼吸道内的异物和分泌物,托起下颌或(和)将头部后仰,解除舌后坠,恢复呼吸道通畅。

4. 包扎伤口及止血

根据条件,以无菌或清洁的敷料包扎伤口,防止加重污染和继续出血。如有出血患者,可采用指压法、压迫包扎法、填塞法和止血带止血等方法进行紧急止血。使用止血带止血,需注意正确的缚扎部位、方法和持续时间。

5. 妥善固定骨折

简单固定受伤骨关节可减轻疼痛,避免继发性损伤,便于搬运患者。可用夹板、绷带等作固定材料,也可就地取材用树枝、木板、枪托等。无法就地取材时可将上肢固定于胸部,下肢固定于健侧下肢。对疑有脊柱骨折的患者,要以三人搬运法或滚动法将其轻放、平卧在硬板上,防止脊髓损伤。

6. 稳妥转运患者

在运送途中应有医护人员陪同,具备继续抢救的能力。同时应注意:①保持适当体位,尽量避免颠簸,防止再损伤;②保证有效输液,给予止痛,预防休克;③密切观察病情变化,如生命体征、意识状态等,并认真做好记录。

（二）软组织闭合性损伤的护理

1.一般护理

抬高患肢15°~30°,以利于血液回流,减轻肿胀和疼痛。在受伤关节处用绷带或夹板等局部制动,可减轻疼痛,防止继发出血和加重损伤。指导患者进食高热量、高蛋白、高维生素、易消化食物,必要时遵医嘱静脉补充营养,促进创伤修复。

2.病情观察

对伤情较重者应注意局部症状、体征的演变;观察生命体征的变化,了解深部组织器官损伤情况;对挤压伤患者需观察尿量、尿色、尿比重,判断是否发生急性肾衰竭。

3.治疗配合

小范围软组织创伤后24h内给予局部冷敷,以减少渗血和肿胀。48~72h后改用热敷和理疗,可促进吸收和炎症消退。对血肿较大者,应在无菌操作下穿刺抽吸,并加压包扎。必要时可遵医嘱外敷中西药物,以消肿止痛,预防感染。病情稳定后,可指导患者配合理疗、按摩和功能锻炼,促进伤肢功能恢复。

（三）软组织开放性损伤的护理

1.术前准备

按手术要求做好必要的术前准备工作,如备皮、皮肤药物过敏试验、配血、输液、局部X线摄片检查。有活动性出血者应在抗休克同时积极准备手术止血。

2.术后病情

观察注意观察生命体征的变化,警惕活动性出血等情况的发生。观察伤口情况,如出现红、肿、热、痛等感染征象时,应协助医生进行早期处理;如已化脓,应及时拆除缝线,敞开伤口换药,如同时引流应加强引流管的护理。注意伤肢末梢循环情况,如发现肢端苍白或发绀、皮温降低、动脉搏动减弱时,应报告医生及时处理。

3.治疗配合

①防治感染:遵医嘱使用抗生素及甲硝唑预防感染,清创后应及时注射破风伤抗毒素以预防破伤风的发生;②防治休克:对血容量不足者,按医嘱给予输液、输血,维护体液平衡和恢复有效循环血量;③伤口护理:保持敷料清洁干燥,及时换药,如伤口内放置有橡皮片引流物,应于术后24~48h去除;④抬高受伤肢体,适当固定制动,以改善局部血液循环,促进伤口愈合;⑤病情稳定后,鼓励并协助患者进行早期活动,指导患者进行肢体功能锻炼,以促进功能恢复和预防并发症。

（四）心理护理

关心、爱护、安慰患者,尤其是对皮肤完整性受损或有致残可能的患者,多与其沟通,进行心理疏导,指导患者做自我心理治疗,稳定情绪,增强恢复健康的信心。

六、护理评价

（1）患者疼痛有无缓解。

（2）体液平衡是否恢复。

（3）焦虑是否减轻或消除,情绪是否稳定。

七、健康教育

教育患者及社区人群应注意加强安全及劳动保护,要善于调节心情,善于处理人际关系,遵守社会公德,避免创伤的发生。指导患者加强营养,促使组织修复和脏器功能恢复。根据病情,指导进行功能锻炼的方法,以促使患部功能得到最快的恢复。

(逯振利)

第六节　毒蛇咬伤

一、概述

毒蛇咬伤在我国主要以南方农村和山区多见,属生物性损伤。毒蛇头部多呈三角形,斑纹色彩鲜明,有一对毒牙与毒腺排毒导管相通。毒蛇咬人时,毒腺周围肌群收缩,挤出毒液,通过毒牙注入人体。咬伤处皮肤留下一对大而深的牙痕。无毒蛇头部呈椭圆形,斑纹色彩一般不鲜明,咬伤时牙痕小,呈锯齿状。

二、护理评估

（一）健康史

询问咬伤时间、部位、蛇的形态特征及咬伤后处理过程。

（二）身心状况

1. 身体表现

身体表现主要取决于毒蛇种类和毒素吸收多少。

(1)被神经毒类毒蛇咬伤,局部症状较轻,主要有伤口麻木,肿胀轻;全身表现疲乏无力、视力模糊、眼睑下垂、言语不清、吞咽困难、四肢麻木、感觉迟钝、嗜睡昏迷。呼吸肌受抑制时,可有胸闷、呼吸困难,严重时呼吸停止。心肌受抑制可出现血压下降等循环衰竭表现。

(2)被血液毒毒蛇咬伤,伤处皮肤留有一对大而深的牙痕,伤口剧烈疼痛,随即肿胀,并迅速向上扩散。皮下出现大片淤斑,伤口内有血性渗出液。有全身出血现象,如出现广泛皮下淤斑,眼结膜下出血、咯血、呕血、便血和血尿等。严重时因休克、心力衰竭或急性肾衰竭而死亡。

2. 心理状况

突然被蛇咬伤,伴随局部和全身症状的出现,对预后的担忧,可出现恐惧、焦虑、紧张不安等。

（三）辅助检查

根据外伤史,典型的局部和全身表现即可做出诊断,一般无需特殊检查。

三、护理诊断

1. 恐惧

恐惧与对蛇的咬伤,病情加重,担忧预后有关。

2. 局部组织完整性损害

局部组织完整性损害与咬伤、蛇毒破坏有关。

3. 有全身中毒的危险

有全身中毒的危险因蛇毒扩散引起。

4.潜在并发症

休克、呼吸衰竭、循环衰竭、感染。

四、护理目标

（1）恐惧减轻，情绪稳定。

（2）局部组织修复，无感染。

（3）中毒症状控制，病情缓解。

（4）并发症得到有效防治。

五、护理措施

（一）急救护理

卧床休息，情绪稳定。伤肢下垂并用低凳支持，防止压迫神经。观察伤口绑扎效果，防止毒素继续入侵和肢体损伤，排毒处理完毕，服用有效蛇药后0.5h可解除绑扎。配合医生施行伤口冲洗和局部排毒。

（二）伤口护理

伤口湿敷时，纱布应多层且保持湿润，出血较多时应及时更换敷料。

（三）全身治疗的护理

1.抗蛇毒血清的使用

一般采用静脉注射，在注射前，必须做血清过敏试验。方法：取血清0.1mL，加1.9mL等渗盐水稀释成20倍，在前壁掌侧皮内注射0.1mL，15~20min后观察局部皮丘，如无扩大、隆起、红晕和伪足状扩展，为皮试阴性，可全量注射。将血清1安瓿，以等渗盐水稀释至20~40mL后缓慢静脉注射，小儿和成人剂量相同。如果皮试阳性可疑，可先以地塞米松5mg加入25%葡萄糖20mL中静脉注射，经15min后再注射血清。阳性反应采用脱敏注射法：将抗蛇毒血清用生理盐水稀释成20倍，分数次皮下注射，观察3次以上如无异常反应，可使用抗蛇毒血清。

2.并发症的护理

密切观察神志、生命体征和尿量变化，注意有无中毒性休克、急性肾衰竭、心力衰竭、呼吸衰竭以及内脏出血等严重并发症的发生。如蛇咬伤8h后仍未排尿，检查原因并非因血容量不足引起，应考虑急性肾衰竭可能，需及早采用扩容利尿。每日给予糖皮质激素，能提高机体对蛇毒的耐受性。

患者呼吸困难、缺氧时，应及时吸氧，使用呼吸兴奋剂，并准备好气管插管及人工呼吸器等器械。如呼吸抑制严重，须紧急插管，以机械呼吸法维持呼吸。

3.加强支持疗法

每日给予足够热量和B族维生素、维生素C，以增强机体抵抗力。因蛇毒对心、肾的毒性较大，故不宜快速大量静脉输液，在补液过程中应注意心肺情况，以防补液过量而发生心力衰竭和肺水肿。全身出血伴有呕血、便血或血尿等，应使用止血剂。如出血过多应予输血。

（四）心理护理

安慰患者，及时与患者沟通，稳定患者情绪，消除恐惧心理。解释是不是毒蛇咬伤，预计治疗效果，达到医护配合的目的，促使早日康复。

六、护理评价

(1)恐惧消失,情绪稳定。

(2)局部组织修复,无感染。

(3)中毒症状控制,病情缓解。

(4)并发症得到有效防治。

七、健康教育

加强毒蛇咬伤相关知识的宣传教育。尽可能避免穿越茂密树林,如需穿越,用棍驱赶开道。应穿鞋,扎紧裤口、袖口。一旦咬伤切忌惊慌奔跑;学会就地绑扎、冲洗、排毒等急救方法,同时携带蛇药备用。

(逯振利)

第七节 脑 疝

脑组织从压力较高的分腔向压力较低的分腔移位,造成对临近重要结构的压迫,称为脑疝。

一、概述

(一)病因

由于颅内的急性和慢性占位病变,如各种颅内血肿、脓肿、转移癌及发展速度快的恶性肿瘤、脑膜瘤等原因,使颅内各分腔间出现压力梯度,脑组织从压力较高的分腔向压力较低的分腔移位,造成对临近重要结构的压迫,如脑干、脑神经、脑动脉等,产生明显的临床症状。脑疝不是一种疾病,而是颅内压(ICP)增高所引起的一种综合征。

(二)发病机制

脑疝的形成取决于多个因素,即脑组织移位的程度及速度。在急性或亚急性占位病变时,由于脑的移位速度较快,脑疝可以在移位程度不太大的时候就出现。在慢性占位病变时,脑移位发展缓慢,脑干和脑神经等可有充裕的时间避让受压,即使脑组织移位很明显,也可不出现脑疝。脑组织的移位方向,主要取决于颅内各分腔间的压力梯度病变的位置及小脑幕裂孔的大小等。

(三)分类

根据不同的发生部位和疝出的脑组织,又可将脑疝分为小脑幕裂孔疝、枕骨大孔疝、大脑镰下疝、蝶骨嵴疝。

(四)临床表现

脑疝种类不同,可出现不同的临床表现,如小脑幕裂孔疝可出现病侧动眼神经不全麻痹和对侧肢体轻瘫、意识障碍、血压升高、脉搏变慢、呼吸减慢。严重者可出现去脑强直样发作,很快血压下降,心搏骤停而死亡。枕骨大孔疝患者可以没有症状,但一旦因咳嗽呕吐、呼吸不畅、挣扎或行气管插管腰穿等时,可使脑疝加重而死亡。

二、急救

(1)脑疝是神经外科的紧急情况,必须及早查明病因,确定病变部位和性质,行紧急手术治疗。在未查明病因之前,可先应用脱水治疗。

(2)诊断明确后,立即进行开颅探查,去除病因,以达到缓解颅内高压的目的。

三、护理

(1)密切观察意识、瞳孔、生命体征变化,发现异常立即报告医师,并进行紧急处理。

(2)尽快做好手术准备,剃头、备血、导尿,建立静脉通路,遵医嘱应用脱水药物。

(3)给予取头高位,有利颈静脉回流,减轻颅内淤血,缓解颅内压。但昏迷患者宜给予平卧头侧位,保持呼吸道通畅,定时清除呼吸道分泌物,防止误吸及窒息。

(4)有呼吸异常者,给氧或进行辅助呼吸。

(5)手术后做好伤口护理和基础护理,昏迷者保护角膜,做好口腔护理、泌尿系统护理和压疮护理,防止发生各种并发症。

(6)做好安全护理,昏迷、躁动不安者给予加床挡、应用保护具,以防自伤或坠床等意外发生。

(逯振利)

第八节　开放性气胸

开放性气胸是指胸部创伤后,受伤的伤口形成通道,使胸膜腔与大气相通,空气随着呼吸动作自由出入胸膜腔。

一、概述

(一)病因

所有可以导致胸部损伤的因素均可造成开放性气胸,如小弹片、低速枪弹、刀、玻璃等。

(二)发病机制

开放性气胸平时多见于交通事故、工伤事故等,战时多见于武器利器伤。开放性气胸时,伤侧胸腔压力等于大气压,肺受压萎陷,萎陷程度取决于肺顺应性和脏壁层胸膜间有无粘连。健侧胸膜腔仍为负压,低于伤侧,使纵隔移向健侧,健侧肺也有一定程度的萎陷。肺萎陷使肺容量和潮气量减少,损失通气功能并产生肺内右向左分流,引起低氧血症。同时,由于健侧胸腔内压力仍可随呼吸周期而变化,吸气时负压更低,纵隔移位更多,呼气时负压减小,纵隔移位也减少,即形成纵隔摆动或扑动,使通气受损和肺内分流、低氧血症更加严重。纵隔摆动使心脏大血管来回扭曲以及胸腔负压受损,使静脉回心血量受阻,心排出量减少。纵隔摆动还可刺激纵隔及肺门神经丛,加之进出胸腔的空气刺激胸膜上的神经末梢,引起或加重休克,称为胸膜肺休克。

此外,外界冷空气不断进入胸腔,还可以引起大量体温和体液散失,并可带入细菌和异物,增加感染机会。若伴有胸内脏器伤和出血,则伤情更加严重。开放性气胸所致呼吸和循环功能障碍的严重程度,取决于胸壁开放性创口的大小,创口愈大,肺萎陷和纵隔摆动愈严重,低氧血症愈严重。

反过来,低氧血症迫使伤员加深和加快呼吸,进一步加剧了肺萎陷和纵隔摆动,加重呼吸和循环功能障碍,形成恶性循环。当胸壁创口大于声门时,如不及时采取措施,常可迅速导致死亡。

(三)临床表现

1. 症状

严重呼吸困难、惶恐烦躁不安、发绀、休克状态、伴肺损伤者可有咳嗽和咯血。

2. 体征

胸壁上有创口与胸膜腔相交通,呼吸时伤口有空气进出胸腔的"嘶嘶"声。伤侧叩诊呈鼓音,呼吸音消失,有时可听到纵隔摆动的声音。

二、急救与护理

1. 封闭开放性创口

根据伤员所处现场的条件,设法尽快封闭胸壁创口,变开放性气胸为闭合性气胸。可用大型急救包多层清洁布块、干净衣物或厚纱布垫,在伤员深呼吸之末覆盖创口并包扎固定。如有大块凡士林纱布或无菌塑料布块则更好。封闭敷料要求达到不能漏气,但不可往创口内填塞敷料;敷料要足够大,范围应超过创缘 5cm 以上;包扎固定要牢靠,避免在搬动或转送途中松动、滑落。

2. 胸腔解压

可用带活瓣的穿刺针排气或行临时性胸腔闭式引流术。一方面可以排除胸膜腔积气使肺复张,另一方面防止发展为张力性气胸。

3. 保持呼吸道通畅

措施包括清除上呼吸道内的呕吐物、血块或分泌物,鼓励伤员咳嗽和排痰等。给予持续低流量吸氧,气道湿化。

严密进行血氧饱和度监测。

4. 其他

(1)严密观察生命体征,发现异常及时报告,给予患者半卧位,以利引流减轻疼痛。

(2)保持胸腔闭式引流管通畅,防止漏气、扭曲和脱落,注意观察引流液的性质、颜色和量。

(3)出现休克者给予输血补液,纠正休克。注意维持水电解质平衡。

(4)做好基础护理和心理护理,防止发生各种并发症。伤口疼痛剧烈者,可适当给予止痛药。

(逯振利)

第九节　肝破裂

肝破裂在开放性损伤中的发生率约为30%,在闭合性损伤中的发生率约为20%。

一、概述

(一)病因

在平时,肝损伤主要因工业、交通或其他意外事故所致,多为钝性伤,如撞击、按压、车祸、爆震伤或高空坠落等;在战时,多为火器伤造成,如弹片伤或枪弹伤,也可以是利器伤或钝性伤。

(二)发病机制

肝脏虽有胸廓保护,但因其体积大,重量大,质地脆,故无论在胸腹钝挫伤或穿透伤中都容易受伤;又因其血运丰富结构和功能复杂,故伤情往往较重,易发生失血性休克和胆汁性腹膜炎,病死率和并发症发生率都较高。

(三)分类

1. 根据损伤原因分类

根据损伤原因分为闭合性肝破裂和开放性肝破裂。

2. 根据损伤程度分类

(1)真性破裂:肝包膜和肝实质均有撕裂伤,多见于肝右叶,严重者可全部断裂,大量血液和胆汁流入腹腔,患者可迅速死亡。是临床上最常见的一种类型。

(2)肝包膜下破裂:肝包膜完整而肝实质破裂,形成包膜下血肿,使包膜和肝实质分离,相对少见。

(3)中央破裂:肝实质的中央部位发生破裂而包膜完整,常形成大血肿压迫肝实质,造成肝部分坏死和(或)感染。

(四)临床表现

1. 腹部疼痛

患者出现右上腹疼痛,有时向右肩部放射、口渴、恶心或呕吐。腹部触诊时有明显的压痛、反跳痛、腹肌紧张及叩痛等。

2. 失血性休克

因患者有较多的出血,表现为面色苍白,血压下降、脉搏增快,腹部有移动性浊音,红细胞减少,血红蛋白降低。

二、抢救

肝破裂应及时诊断早期手术治疗。

1. 重点纠正休克

快速输血补液,保持足够的有效循环血量,对活动性出血可暂行压迫止血。

2. 尽早手术止血

肝破裂患者由于大出血,通常有迅速致命的危险,因此治疗和抢救必须分秒必争。大部分患者的诊断多无问题,有10% ~20% 的不典型病例,可在严密观察下进行手术探查。一旦确诊,应立即行手术止血,清除失去活动的肝组织,充分引流,处理合并伤。

3.非手术治疗

术前准备与初期处理,首先确保呼吸通畅,可行气管内插管,必要时行气管切开。对影响呼吸的合并伤肋骨骨折、气血胸等及时处理。

三、护理

(1)配合医师迅速进行抢救,立即吸氧,迅速建立两条以上静脉通路,快速、大量补充血容量,补充成分以平衡液和全血为主。迅速提升血压,纠正休克。

(2)迅速做好术前准备,配血、必要时作中心静脉插管,测中心静脉压以调整输液的量及速度。留置导尿,放置胃管持续吸引。

(3)术后严密观察生命体征,防止发生伤口及各种引流管道出血及感染。

(4)给予患者半卧位,以利于引流和减轻疼痛。保持各种管道如引流管、胃管、尿管等的通畅,防止阻塞、扭曲及脱落,严密观察各种引流液的量、性质、颜色;保持引流管处的伤口清洁,注意无菌操作,防止感染。

(5)术后一般需禁食,以静脉维持营养,观察并记录入量维持水电解质平衡。

(6)做好基础护理,防止各种并发症。术后病情平稳时,协助患者翻身拍背,鼓励和帮助咳嗽、排痰,防止发生肺部感染;加强口腔和皮肤护理,防止发生口腔炎和压疮。

(7)如伤口疼痛较剧烈,应给予止痛药。

(逯振利)

第十节　脾破裂

脾脏是腹腔内脏器中最容易受伤的器官,发生率占各种腹部损伤的 40% ~ 50% ,在腹部闭合性损伤中居首位。

一、概述

(一)病因

创伤性、医源性和自发性等原因均可导致脾破裂。

(二)发病机制

脾脏血运丰富,组织脆弱,容易遭受外伤,尤其在腹腔复合伤中,脾破裂居于首位。创伤性脾破裂占绝大多数。穿透性损伤往往伴有邻近器官如胃、肠、膈肌、胸膜肺等的损伤。闭合性损伤常有左下胸肋骨骨折。医源性损伤多由牵拉器直接施压;纤维结肠镜强行通过结肠脾曲;复苏时猛烈的胸外按压和左季肋部穿刺等伤及脾脏。自发性破裂多发生于病理性肿大的脾脏,如肝硬化、疟疾、血吸虫、造血和淋巴系统恶性疾病时。

(三)临床表现

脾脏破裂临床表现差别很大,有的病例伤后很快出现休克及腹膜刺激征,甚至昏迷,有的则没有明显症状。

1. 失血性休克

大多数患者入院时有不同程度失血性休克的表现。休克的严重程度与失血的速度和数量有关,出血速度快、数量多,则休克出现早而严重。多脏器伤或全身多处伤较单纯性脾破裂出现休克率高。

2. 腹痛

有腹内合并伤者腹痛的部位随合并伤的情况而定。单纯性脾破裂的症状较轻,腹痛仅局限在左上腹,较重者腹痛常从左上腹开始,迅速波及全腹,并放射至腰背部或左肩部。脾破裂患者中的大多数有恶心及呕吐症状,偶有上腹饱胀感。

3. 腹膜刺激征

无论是开放伤还是闭合伤,左上腹通常有明显压痛、肌肉紧张及反跳痛等腹膜刺激征,但没有细菌性和化学性腹膜炎严重。部分患者左胸下部有肋骨骨折。左上腹偶可触及固定性色块,即诊为浊音区,系因大网膜包裹血肿所致。左肋部常有叩击痛,被膜下血肿存在时,脾浊音区扩大,移动性浊音阳性;通常型脾破裂失血量较少,出血较缓慢,移动性浊音常在伤后数小时才出现;爆发型脾破裂由于短时间内大量出血,故移动性浊音出现较早。

有腹内积血的脾脏损伤肠鸣音可减弱。

(四)分类

1. 根据病因分类

根据病因可分为创伤性、自发性和医源性三大类。

(1)创伤性:可分为闭合性和开放性两种。闭合性又分为真性破裂和膜下破裂,开放性脾破裂常为真性破裂。真性破裂系脾实质及其被膜同时破裂;被膜下破裂系实质破裂,但被膜完整。

(2)自发性:主要指巨脾破裂所致。其病因主要有:①如原发性脾功能亢进;②继发性脾功能亢进。如静脉高压引起的肝硬化腹腔积液;各种原因引起的贫血、血液病、地中海贫血等;③其他不明原因引起的脾功能亢进。

(3)医源性:主要指腹部手术损伤所致。如胃癌根治术误伤脾包膜引起脾破裂。

2. 根据临床类型分类

根据临床类型可分为爆发型、通常型和延迟型。

(1)爆发型:腹内突然大出血致严重休克者。

(2)通常型:伤后48h内出现脾破裂的症状和体征,但休克不严重者。

(3)延迟型:伤后48h内有脾破裂的症状和体征,但血压、脉搏平稳,随后常在2周内突然出现腹内大出血致休克者。

二、护理

(1)患者绝对卧床休息、禁食,必要时置鼻导管减压,输血输液,应用止血、镇静、止痛药和预防抗生素等,备血。

(2)密切观察伤情变化,包括生命体征、出血情况等,对于非手术治疗的患者,要准确判断伤情,尤其是伤后48h内要密切观察伤情的变化,发现活动性出血应立即手术。

(3)患者术后要禁食水,持续胃肠减压,患者保持半卧位,以利引流和减轻疼痛。

(4)严格无菌操作,给予抗生素,防止发生切口及引流管伤口感染。

（5）患者伤口剧痛时适当给予止痛药和镇静药。

（6）保持各种引流管固定通畅，防止扭曲、脱落和感染，注意观察引流液的性质、颜色和量。

（7）保持呼吸道通畅，鼓励患者排痰，协助患者翻身，做好口腔护理，防止肺部并发症。做好皮肤护理，防止发生压疮。

（8）对于非手术治疗的患者，绝对卧床休息1周，然后起床逐渐增加活动量。

（逯振利）

第十一节 脂肪栓塞综合征

含黄骨髓的长骨发生骨折或脂肪组织严重挫伤时，脂肪细胞破裂所释放的脂肪滴可侵入破裂的血管进入血流，形成脂肪栓塞而出现意识障碍、皮肤淤斑、进行性低氧血症、呼吸窘迫等症状称为脂肪栓塞综合征。

一、概述

（一）病因

（1）创伤性长骨骨折，是脂肪栓塞综合征最常见的致病原因。

（2）脂肪组织挫伤。

（3）某些外科手术。

（4）非创伤性疾病如脂肪肝、烧伤、糖尿病、胰腺炎等。

（5）也可见于乙醚麻醉者以及应用体外循环者。

（二）发病机制

脂肪栓塞时，栓子随静脉血流到达肺部，直径 $<25\mu m$ 的脂肪滴通过肺泡壁毛细血管经肺动脉和左心，引起全身器官的栓塞，尤其是脑；$>209\mu m$ 的脂肪栓子则栓塞于肺。脂肪栓塞的组织，栓子量少者可无肉眼可见变化，仅在冷冻切片脂肪染色下始见小血管内有脂肪滴。较严重者可见肺水肿、出血、肺不张，脑水肿和血管周围点状出血。

（三）临床表现

临床类型不同其表现也不相同。

1. 爆发型脂肪栓塞

伤后短时间内清醒，而后很快进入昏迷，常伴有全身痉挛、四肢抽搐等症状。一般多在伤后24h内死亡。

2. 非典型脂肪栓塞

非典型脂肪栓塞又称不完全脂肪栓塞综合征，发生在骨折后 $1\sim6d$，出现低热、心动过速、呼吸加快等非特异性症状。

3. 典型脂肪栓塞

典型脂肪栓塞又称完全脂肪栓塞综合征，骨折后48h后出现高热、昏迷呼吸及心率加快、皮下点状出血等典型症状。

4.肺脂肪栓塞

肺脂肪栓塞具有典型的 X 线表现,胸片肺脏呈"云雾状""暴风雪状"影像。

二、急救

正确处理长骨骨折;纠正休克,改善呼吸状态;减轻脑部损伤;治疗原发病;抗脂栓及抗感染等。

三、护理

(1)术后给予心电监护,密切观察病情变化,严格记录生命体征。

(2)尽量减少搬动患者,在进行一切护理活动时动作要轻柔,有效固定骨折肢体,防止脂肪滴再次进入血液。

(3)保持呼吸道通畅,给氧,使动脉血氧分压维持在 70mmHg 以上。

(4)头部用冰袋冷敷,以减少耗氧,保护脑组织,采用脱水疗法治疗脑水肿。

(5)做好基础护理,防止并发症发生。

四、预防

(1)正确护理骨折患者,尤其是长骨干骨折患者,在搬运和复位的过程中,强调有效的制动和轻柔的操作,以防止局部脂肪滴进入血液。

(2)骨折肿胀时应抬高患肢,给予持续皮牵引或骨牵引,减少断端摩擦,股骨干骨折的早期不宜急于手法复位。切开复位及内固定尤其是用外固定架固定,可减少和杜绝脂肪栓塞的发生。

(3)开放性骨折应有效的止血、包扎,可防止和减少脂肪滴入血的机会。

(逯振利)

第十二节　骨筋膜间室综合征

骨筋膜间室综合征系肢体创伤后发生在四肢特定的筋膜间室内的进行性病变,即由于间室内容物的增加,压力增高,致使间室内容物,主要是肌肉与神经干发生进行性的缺血坏死。

一、概述

(一)病因与发病机制

在四肢的肌群之间,如屈肌与伸肌之间,有强韧的纤维间隔将肌群分隔并多附着于骨干肌群外层为肢体筋膜所包绕,因而筋膜与骨之间组成一个相对封闭的骨筋膜间区,也称间室或骨筋膜管,室内容纳肌肉、神经与血管。当肢体受到创伤或外力压迫后,筋膜间室内的肌肉出血、肿胀,使室内容物的体积增加,由于受骨筋膜间室的约束,不能向周围扩张,而使间室内压力增高。压力增高使间室内淋巴与静脉回流阻力增加,而静脉压增高,进而使毛细血管内压力增高,渗出增加,更增加了间室内容物的体积,使间室内压进一步升高,最终造成肢体缺血和缺血—水肿的恶性循环,发生骨筋膜间室综合征。

（二）临床表现

1. 全身表现

肌肉缺血后，可出现体温升高、脉搏加快、血压下降、白细胞增高、血沉增速、尿中出现肌红蛋白等全身症状。

2. 局部症状

（1）疼痛：早期主要为伤处麻木、异样感和疼痛，疼痛的患部深处广泛、剧烈的灼痛。由于缺血加重，神经功能丧失，感觉可消失。故局部疼痛为本病的早期唯一主诉，应引起高度警惕。

（2）患部皮温高于患侧。

（3）早期肿胀不明显，但有严重的深压痛，明显感到患处压力增高，后期出现肿胀和压力性水泡。

（4）早期患肢感觉过敏或麻木，后期感觉消失，应与神经损伤相鉴别。

（5）晚期患肢远端血管搏动消失，皮肤缺血苍白、发绀和大理石样花斑，肌张力丧失。

（6）患肢以主动活动障碍与被动牵拉患肢之指（趾）伸、屈活动引起疼痛为特点。

（7）组织压测量：正常值在前臂为9mmHg、小腿为15mmHg。如压力超过50mmHg，为紧急切开的指征。

二、急救

（1）诊断一旦明确，应早期切开骨筋膜减压，打破缺血—水肿恶性循环。切开减压应充分彻底，将覆盖室区的筋膜完全切开，必要时行腓骨大部分切除。坏死肌肉应予以清除。皮肤切口不予缝合，待水肿消退后行二期缝合或植皮术。

（2）使用抗生素防止感染，防止脱水、酸中毒、高血钾症及急性肾衰竭等并发症。

三、护理

（1）疑有骨筋膜间室综合征的肢体，不允许抬高，以免使肢体血液灌注量降低，加重缺血缺氧。

（2）疑有骨筋膜间室综合征的肢体，应尽量避免使用夹板、绷带或石膏固定，患肢不可受到任何外力的压迫。

（3）密切观察骨筋膜综合征的早期症状，发现异常，及时处理。

（逯振利）

第十三节　败血症和脓血症

败血症和脓血症都属于全身性感染，以败血症为常见。

一、概述

（一）病因

败血症是指致病菌侵入血液循环持续存在，迅速繁殖，产生大量毒素，引起严重的全身症状者。

（1）在致病菌繁殖快、毒力强大，超过了身体的抵抗力或者在身体抵抗力减弱，如年老体衰、婴儿幼童、长期消耗性疾病、营养不良、贫血等，致病菌容易在血中生长繁殖，产生毒素，引起败血症和脓血症。

（2）局部感染病灶处理不当，如脓肿不及时引流，伤口清创不彻底，留有异物或死腔，亦可引起此种全身性感染。

（3）长期应用肾上腺皮质激素、抗癌药或其他免疫抑制剂等，能削弱机体正常的防御功能；广谱抗生素能改变原有的细菌共生状态，使某些非致病菌过分生长繁殖，也同样是利于败血症发生的因素。

（二）发病机制

败血症通常由一种病原菌引起，但也有两种或两种以上病原菌引起，称为复数菌败血症，在全部的败血症中占10%。

败血症的预后较差，病死率为30%～50%。复数菌败血症的病死率更高，可达70%～80%。

脓血症是指局部化脓性病灶的细菌栓子或脱落的感染血栓间歇的进入血液循环，并在身体各处的组织或器官发生转移性脓肿者。

败血症和脓血症常继发于严重创伤后的感染和各种化脓性感染，如开放性骨折、尿路感染等。常见的致病菌是金黄色葡萄球菌和革兰氏阴性菌。进行全胃肠外营养而留置在深静脉内的导管，也是引起败血症的一个原因。而在使用广谱抗生素治疗严重化脓性感染的过程中，也有发生真菌性败血症的危险。

临床上，败血症脓血症和毒血症多为混合型，难以截然分开。如败血症本身就已包含毒血症。而败血症与脓血症可同时存在，称为脓毒败血症。

（三）病理改变

在败血症和脓血症中，人体各组织、器官的病理改变随致病菌的种类、病程和原发感染灶的情况而异。因毒素的作用，心、肝、肾等混浊肿胀、灶性坏死和脂肪变性；肺泡内出血和肺水肿，甚至肺泡内出现透明膜；毛细血管受损引起出血点和皮疹。

致病菌本身可特别集中于某些组织，造成脑膜炎、心内膜炎肺炎、肝脓肿、关节炎等。网状内皮系统和骨髓反应性增生，致使脾大和周围血液中白细胞计数增多。感染严重而病程较长的患者，肺、肾、皮下组织和肌肉等可发生转移性脓肿或血管感染性栓塞。人体代谢的严重紊乱又能引起水、电解质代谢失调、酸中毒和氮质血症等。

（四）临床表现

共同表现如下。

（1）起病急，病情重，发展迅速，体温可高达40～41℃。

（2）头痛、头晕、食欲缺乏、恶心、呕吐、腹胀、腹泻、大量出汗和贫血。神志淡漠烦躁、谵妄和昏迷。

（3）脉搏细速、呼吸急促或困难。肝、脾可肿大。严重者出现黄疸、皮下淤血。

（4）白细胞计数明显增高，一般在（20～30）×10^9/L以上，左移、幼稚型增多，出现毒性颗粒。

（5）代谢失调和肝肾损害，尿中常出现蛋白、管型和酮体。

（五）鉴别诊断

1.败血症

一般起病急骤,在突然的剧烈寒战后,出现高达40～41℃的发热,因致病菌在血液中持续存在和不断繁殖,高热每日波动在0.5～1℃,呈稽留热。眼结膜、黏膜和皮肤常出现淤点。血液细菌培养为阳性,但由于抗生素的应用,有时可为阴性。一般不出现转移性脓肿。

2.脓血症

脓血症也是在突然的剧烈寒战后发生高热,但因细菌栓子间歇的进入血液循环,寒战和高热的发生呈阵发性,间歇期间的体温可正常,故呈弛张热,病程多数呈亚急性或慢性。自第2周开始,转移性脓肿可不断出现。转移性脓肿多发生在皮下或深部软组织内,一般反应轻微,无明显疼痛或压痛,不易引起患者注意。如转移到其他内脏器官,则有相应的临床症状:如肺部脓肿有恶臭、肝脓肿时肝大、压痛、膈肌升高等。在寒战高热时采血送细菌培养常为阳性。

（六）分类

1.革兰氏阳性细菌败血症

主要致病菌为金黄色葡萄球菌,它的外毒素能使周围血管麻痹扩张,多见于严重的骨与关节化脓。

临床特点:一般无寒战,呈稽留热或弛张热。患者面色潮红,四肢温暖,常有皮疹、腹泻、呕吐,可出现转移性脓肿,易并发心肌炎。发生休克的时间较晚,血压下降缓慢,但患者多呈谵妄和昏迷。

2.革兰氏阴性杆菌败血症

革兰氏阴性杆菌败血症的主要致病菌为大肠埃希菌、绿脓杆菌、变形杆菌,此外还有克雷伯菌、肠杆菌、沙雷菌拟杆菌等。多见于胆道、尿路、肠道和大面积创伤感染时,它们的内毒素可以引起血管活性物质的释放,使毛细血管扩张,管壁通透性增加,血液淤滞在微循环内,并形成微血栓,以至循环血量减少,细胞缺血、缺氧而发生感染性休克。临床特点一般以突然寒战开始,发热呈间歇热,严重时体温不升或低于正常,有时白细胞计数增加不明显或反见减少。休克发生早,持续时间长。患者四肢厥冷,出现发绀,少尿或无尿,多无转移性脓肿。

3.真菌性败血症

真菌性败血症的主要致病菌是白色念珠菌。往往发生在原有细菌感染经广谱抗生素治疗的基础上,故发生时间较晚。总的来说,其临床表现酷似革兰氏阴性杆菌败血症。患者突然发生寒战、高热,病情迅速恶化,出现神志淡漠、嗜睡、血压下降和休克;少数患者尚有消化道出血。大多数患者的周围血液中有白血病样反应,出现晚幼粒细胞和中幼粒细胞,白细胞计数在$25 \times 10^9/L$以上。

二、急救

主要是提高患者全身抵抗力和杀灭细菌。

1.局部感染病灶的处理

及早处理原发感染灶。伤口内坏死或明显挫伤的组织尽量切除;脓肿应及时切开引流,不能控制其发展的坏疽肢体应迅速截除,留置体内的导管要拔除。

2.抗生素的使用

应早期、大剂量的使用抗生素。不要等待细菌培养结果。可先根据原发感染灶的性质选用估计有效的两种以上抗生素联合应用。细菌培养阳性者,要及时作抗生素敏感试验,以指导抗生素的选用。对真菌性败血症,应尽可能停止原用的广谱抗生素或换用对原来化脓性感染有效的窄谱抗生素,并应用抗真菌的药物。

三、护理

1. 观察

严密观察生命体征的变化,发现异常及时报告与处理。

2. 提高全身抵抗力

严重患者应反复、多次输血,每日或隔日 200mL,纠正水电解质代谢失调;给予高热量和易消化的饮食;适当补充 B 族维生素、维生素 C 等。

3. 对症处理

(1)高热者给予药物或物理降温。

(2)严重感染患者,可用人工冬眠或肾上腺皮质激素,以减轻中毒症状,但应注意人工冬眠对血压的影响,而激素只有在大剂量抗生素的作用下才能使用,以免引起炎症扩散。

(3)发生休克时,应积极和迅速的进行抗休克治疗。

4. 其他

做好基础护理,防止发生各种护理并发症。

(逯振利)

第十四节　破伤风

破伤风是指破伤风杆菌侵入人体伤口并生长繁殖,产生毒素而引起的一种特异性感染。常继发于各种创伤后,也可发生于不洁条件下分娩的产妇和新生儿。

一、概述

(一)病因

破伤风杆菌为革兰氏染色阳性厌氧芽孢杆菌,广泛存在于自然界,如土壤、灰尘、人和动物粪便中。破伤风一般发生在损伤后,多见于火器伤、开放性骨折、烧伤,甚至铁锈钉、木刺以及污垢的小损伤也可导致破伤风的发生。破伤风的发生除与细菌毒力强、数量多或人体缺乏免疫力等因素有关外,伤口缺氧是一个非常重要的因素。破伤风杆菌必须在无氧的条件下生长繁殖,极少量的氧就能阻碍其滋长,因此属于专性厌氧菌。

(二)发病机制

破伤风杆菌产生的外毒素,即痉挛毒素和溶血毒素两种,是导致破伤风病理生理改变的原因。

(1)痉挛毒素对神经有特殊的亲和力,是引起肌肉紧张和痉挛的直接原因。神经毒素可从伤口经血流、淋巴或外周神经纤维间隙上行到脊髓前角的运动神经细胞,再累及脑干和中枢神经系统。它能与神经节脂结合,封闭脊髓抑制性突触,阻止其释放抑制冲动的传递介质,使上下神经元之间正常的抑制性冲动受阻,形成中枢性超常反射而致骨骼肌痉挛。

(2)溶血毒素可引起局部组织坏死和心肌损害。

(三)临床表现

破伤风的潜伏期长短不一,平均为 6~10d,与预防接种、创伤部位和性质以及伤口的早期处理等有关,短的 24h 内起病,长则 2~30d,甚至数月或仅在摘除存留体内多年的弹片等异物后才发生。新生儿破伤风一般在断脐带后 7d 左右发生,俗称"七日风"。潜伏期越短,预后越差。

1. 前驱期

前驱症状一般持续 12~24h,有乏力、头晕、头痛、烦躁不安等非特征性症状,但最主要的表现是肌肉紧张和酸痛,尤以下颌关节紧张和张口不便更为突出,以后发生吞咽困难,嚼肌、颈项及腹背部肌肉紧张和酸痛。

2. 发作期

(1)肌肉强烈收缩是典型临床表现,最先发生在嚼肌,以后顺次为面肌、颈项、背腹部肌肉、四肢肌群、膈肌和肋间肌。患者起始感咀嚼不便,张口困难随后牙关紧闭。面部表情肌群阵发性痉挛,呈现独特的苦笑面容。颈项肌痉挛使颈项强直,头略向后仰,不能做点头动作。腹背部肌肉收缩时,由于背肌力量强,以致腰前凸,头及足后屈,形成"角弓反张"或"侧弓反张"。四肢肌肉收缩时,由于屈肌力量强故出现屈膝,弯肘和半握拳姿态。

(2)破伤风的另一个临床特点,即任何轻微刺激诸如声、光、震动、饮水或注射等均可诱发阵发性痉挛。痉挛发作时,患者大汗淋漓、口唇发绀、呼吸急促流涎或口吐白沫,头颈后仰、手足抽搐不止,历时数秒或数分钟不等。间隙期长短不一,病情严重者,发作频繁而间隙期短,可因并发症、衰竭或呼吸肌群和膈肌痉挛所致呼吸停止而死亡。

(3)病程一般为 3~4 周,自第 2 周起症状逐渐减轻。痊愈后一个较长时期内,某些肌群有时仍有紧张和反射亢进现象,但不留有后遗症。

(四)分类

1. 根据潜伏期长短和病情分类

(1)轻型:潜伏期 10d 以上。症状于 4~7d 内逐渐发生和发展。初期在伤口附近有局限性肌肉强直,继而徐缓地扩展至全身,每日强直性痉挛和小发作不超过 3 次,或仅有局限而无全身肌肉痉挛及吞咽困难。以上症状于 1 周内逐渐减轻而消失。

(2)中型:潜伏期 7~10d。症状于 3~6d 内较快的发展至高峰,有典型的临床症状如明显的牙关紧闭吞咽困难与全身痉挛,3 次/d 以上,但无呼吸困难和明显发绀。

(3)重型:潜伏期短于 7d。于 3d 内即出现严重的临床症状;肌痉挛每数分钟发作一次或呈持续状态。本型与中型的主要区别在于有阵发性呼吸肌痉挛、呼吸困难、发绀等,并有高热、多汗、肢端发冷、血压升高、心动过速。常因咽喉痉挛导致窒息而死亡。

2. 根据受伤部位分类

(1)局部破伤风:痉挛并不遍及全身肌肉,而只限于咀嚼肌,颜面或身体的个别肌肉群。一般预后良好。多见于曾经接受破伤风抗毒素预防注射者。

(2)头面部破伤风:较少见。侵入门户在头面部,分麻痹型与无麻痹型两种,麻痹型主要表现为面神经、动眼神经、舌下神经等的麻痹;无麻痹型则表现为牙关紧闭,伴有部分面肌抽搐,咽肌痉挛等,预后与一般典型病例相同。

（3）新生儿破伤风：在助产过程中病原体由脐带伤口侵入而致。初起时肌肉紧张逐渐增加，患儿大都于48h内出现典型症状，如吮乳困难、吞咽困难，甚至牙关紧闭、强直性肌肉痉挛、角弓反张、呼吸困难、窒息、高热等，预后较差。

（4）产后破伤风：流产或分娩时产道接触污染器械或消毒不严所致，其表现与一般外伤性破伤风相同，但预后较差。

二、急救

1. 清除毒素来源

伤口及时彻底清创可以清除毒素来源，切除一切坏死和无活动的组织，去除异物，敞开死腔。如彻底清创有困难者，完全敞开伤口，不予缝合，用浸透3%过氧化氢溶液或1：5000过锰酸钾液的敷料覆盖，并经常更换。伤口周围只需注射TAT（破伤风抗毒素）1500U以中和游离的毒素。新生儿破伤风也可在其脐周注射，同时注射抗生素以杀灭破伤风杆菌。

2. 中和游离毒素

毒素一旦与神经细胞结合，其作用就不能被特异的抗毒素所中和，后者只能防止更多的毒素与神经细胞结合，而不能使已出现的症状改善，血中毒性的阳性率与病情的严重程度无关，毒素仅在血清中稳定24h左右，提示破伤风的治疗只需小剂量抗毒血清，TAT用量按重型、中型和轻型分别为10万单位、7万单位和5万单位。TAT肌内注射后6h，血中浓度才逐渐上升，故应加入5%葡萄糖液500～1000mL静脉滴注为宜。但静脉用药不能有效地透过血—脑脊液屏障，须配合鞘内注射，一般用量为0.5万～10.0万单位，用类固醇稀释，即加入泼尼松龙（12.5mg）可减少这种注射引起的炎症和水肿反应。人体破伤风免疫球蛋白的疗效远远超过TAT，且无过敏反应，半衰期为25d，故只需肌内注射破伤风免疫球蛋白500～1000U 1次，不可静脉注射，因可引起高血压。

3. 控制和解除痉挛

控制和解除痉挛是治疗的重要环节。根据病情可交替使用镇静及解痉药物，以减轻患者的痉挛和痛苦；病情较轻者，给予地西泮，成人为10mg静脉注射，3次/d，能解除肌肉强直，镇静而不抑制呼吸；也可给予口服10%水合氯醛15mL或20～40mL保留灌肠，3次/d。病情较重者，给予氯丙嗪50～100mg加入5%葡萄糖溶液250mL静脉缓慢滴注，3～4次/d，也可应用冬眠疗法。严重抽搐不能控制时，可用硫喷妥钠0.1～0.2g加入25%葡萄糖液20mL中缓慢静脉注射，但要警惕喉头痉挛和呼吸抑制，对于气管切开的患者使用比较安全，肌肉松弛剂应在麻醉医师配合和控制呼吸的条件下使用。

三、护理

（1）患者置于单人病房，室内遮光、安静，温度适中，病室内备齐急救药品器械，以便随时进行抢救。

（2）减少外来刺激，护理和治疗应集中时间进行，医护人员操作走路、说话要轻稳，减少探视，避免刺激患者。

（3）要有专人护理，严密观察病情变化，准确记录生命体征、抽搐发作持续时间和间隔时间等情况，注意发现痉挛发作前的征兆，以便及时、准确应用抗痉挛药物。

（4）保持呼吸道通畅，对抽搐频繁、药物无法控制的严重患者，应尽早进行气管切开以便改善通气；及时清除口腔及呼吸道分泌物，必要时进行气道雾化、湿化。在突然发生呼吸道梗死的紧急情况下,在气管切开前,可行环甲膜粗针头穿刺,并给予吸氧,保证通气。作好口腔护理,防止发生肺部并发症。

(5)保护患者安全,使用带床挡的病床,采取保护措施如应用约束带等固定患者肢体,防止痉挛发作时坠床和自我伤害;关节部位要放置软垫保护关节,防止肌腱断裂和骨折;应用合适牙垫,避免痉挛时咬伤舌。

(6)保持静脉输液通畅,每次抽搐发作后都应认真检查静脉通路,防止因抽搐导致静脉通路堵塞、脱落。

(7)做好基础护理,注意患者的保暖,定时为患者翻身拍背,及时更换整理床铺,防止压疮发生。患者如有尿潴留,可给予导尿,导尿管可暂留置,并防止泌尿系感染。

(8)患者抽搐发作时体力消耗大,应注意补充营养与水分,保持水电解质平衡,必要时可采用鼻饲和静脉营养。患者进食时应注意避免呛咳误吸。

(9)严格消毒隔离:严格执行无菌技术;医护人员接触患者应穿着隔离衣;患者的用品和排泄物均应消毒;器械应严格消毒后双高压灭菌,伤口敷料应予焚烧,防止交叉感染。

(逯振利)

第十五节　胸部大血管损伤

胸部大血管损伤,发病突然,病情危重,是一种极严重的致命损伤,病死率高。据文献报道胸部大血管损伤的伤员仅有 2%~10% 能够活着到达医院,多因心脏压塞和失血性休克而死亡,治疗的关键在于紧急、果断、正确的处理。

一、胸主动脉破裂

在外伤后 14h 内发生主动脉壁的全层或部分断裂称为急性胸主动脉破裂,急性胸主动脉破裂大血管损伤的伤情多处于危急状态,损伤往往不是单一的,常常是大血管与心脏交界处撕裂,这类伤员由于急性大量失血,即刻死亡的危险性很大,胸主动脉损伤常并发其他脏器的损伤,且症状易于被掩盖,不能及时采取有效的急救措施,是死亡的主要原因。

(一)病因

胸主动脉破裂平时多见于钝性或胸部闭合性损伤,战时多为穿透伤。钝性创伤性主动脉破裂在交通事故中发生率为 10%~15%,主要是汽车或摩托车意外事故所致。急性创伤性主动脉破裂是一种致命的损伤,据统计,发生于降主动脉上段的急性创伤性主动脉破裂约占71%,升主动脉破裂约占 10%,少数情况下发生在胸主动脉下段。

(二)发病机制

当外伤时主动脉破裂仅累及内膜和中层,而外膜及胸膜尚能维持管腔内血流,但是局部已经形成了薄弱点,随之会出现瘤样扩张或穿透外膜而形成搏动性血肿,称为外伤性假性动脉瘤。

外伤性主动脉断裂中有 10%~20% 的伤员可以存活到达医院,但都可能有假性动脉瘤的形成。假性动脉瘤伤员主要死于瘤体破裂。

(三)临床表现

常见的症状有胸骨后或肩胛间区疼痛,有31%~43%的伤员在内出血同时可出现上肢高血压,下肢脉搏幅度明显减弱。

升主动脉穿透伤在急性期主要表现是心脏压塞;动脉瘤压迫食管引起吞咽困难;压迫喉返神经引起声音嘶哑;压迫气管引起烦躁不安、呼吸困难和咳嗽、咯血;动脉瘤压迫也可致腹部及下肢疼痛难忍。当急性假性动脉瘤破裂时,可有胸背疼痛、胸闷和不同程度休克的表现。完全性主动脉破裂,下半身无血液供应,可引起无尿或截瘫。

(四)急救

1. 现场救护

胸主动脉破裂急性大量出血立即死亡的危险性很大,现场最重要的是要采取有力措施,防止伤员因流血过多而导致死亡。经过现场紧急处理后,在伤员呼吸道通畅、休克得到基本纠正的情况下,应立即护送医院抢救。在转送途中,要保持伤员于平卧位,保暖,头偏向一侧,补充血容量。一旦出现心脏停搏,应立即停车,就地进行复苏抢救,切忌不做抢救继续转运以致失去救治机会。

2. 手术前准备

据报道,到达急诊室的胸主动脉破裂伤员可分为以下三类。

(1)严重出血性休克已呈濒死状态,须进行紧急开胸止血和复苏。

(2)经紧急复苏后情况仍不稳定,仍有大量出血,须急诊开胸手术。

(3)复苏后病情基本稳定,可进行一些必要的检查确诊后尽早安排手术。暂时的止血仍存在延迟性大出血而死亡的危险。针对上述不同情况,在紧急抗休克的同时,应积极做好术前准备。尽快建立心电监测、尽量保持血流动力学稳定。病情危重者出血量大、休克严重,呈现濒死状态时,要立即急诊开胸止血、进行心肺复苏。对外伤引起的假性动脉瘤,在手术前尤其应注意控制血压,用输液泵保持硝普钠的稳定降压,使收缩压下降至100mmHg左右,可以延缓假性动脉瘤增大的速度,有利防止瘤体破裂。

3. 手术

在可能的情况下,争分夺秒进行开胸探查手术,彻底止血,以达到挽救生命的目的。

(五)护理

1. 手术前护理

(1)保持伤员绝对卧床休息,防止情绪激动,加强心理护理,减轻伤员的紧张恐惧心理。护士在抢救中要紧张、有序、镇静,给伤员以信心,稳定伤员的情绪。

(2)遵医嘱有效镇痛,注意观察伤员疼痛的部位、性质、皮肤温度及感觉等。伤员疼痛剧烈时,可遵医嘱按时给予止痛药,确保有效镇痛,并做好记录。

(3)严密观察病情变化,给予对症处理,尽快手术治疗。

2. 手术后一般护理

严密观察神志与生命体征的变化,发现异常及时处理。

3. 术后并发症护理

(1)术后出血的护理:手术后应严密观察出血情况,有纵隔血肿形成或进行性扩大时,应再次开胸止血。加强胸腔、心包引流管的护理,保持引流管的通畅,给予低负压吸引、经常按压引流管,特别在应用止血药后,防止心脏压塞。

（2）高血压的护理：由于主动脉峡部心脏神经丛受到刺激，高血压可持续数日。术后严密观察血压变化，应用输液泵控制硝普钠或硝酸甘油等扩血管药物，并注意观察疗效。硝普钠静脉滴注 7d 时，要检验血液重氢化物的含量，防止氢化物中毒，或更换佩尔地平等药物降压。

（3）截瘫的护理：手术中暂时阻断主动脉弓远端、胸主动脉或胸腹主动脉血流时，可造成脊髓缺血，发生截瘫或部分截瘫。应做好心理护理，并充分了解伤员各时期的心理变化特点，针对伤情变化，制定相应的心理护理对策。加强皮肤护理，预防压疮发生。

（4）心律失常的监测：心电监测 72h 以上，每天常规描记 12 导联心电图，注意心率、心律及 ST – T 改变。

（5）肾功能的监测：急性大出血可造成肾血流量减少，急性肾功能不全。术后留置尿管，观察每小时尿量、尿比重，急性肾衰竭时遵医嘱给予腹透或血透。

（6）感染的预防：术后患者高热时应做血培养及药敏试验，应用有效抗生素抗感染治疗。

二、锁骨下动脉损伤

（一）临床表现

伤侧桡动脉搏动消失或减弱，远侧肢体有缺血征象，这一征象仅在合并有动脉血栓闭塞的伤员中存在。在动脉部分撕裂而无血管闭塞时，因为继续有血流通过，桡动脉仍可扪及。超声检查可见锁骨下动脉撕裂部位血肿和血流动力学异常。根据外伤史，颈根部扪及有搏动性血肿和闻及血管杂音，X 线检查可见纵隔影增宽，而主动脉结尚清楚，可提示锁骨下动脉损伤。

（二）急救

1. 现场急救

（1）迅速制止外出血，在现场用最短的时间，完成指压止血、加压包扎等急救处理，有条件者可应用新型的止血材料如止血绷带，绷带上吸附有人体正常止血过程中所需的纤维蛋白和凝血酶，能迅速止血且操作简单，节约时间。

（2）快速、有效补充血容量，维持有效血循环。以最快的速度后送至医院进行手术治疗。

2. 术前准备

保持血流动力学稳定，迅速建立多条静脉通路，快速补足有效循环血容量，积极纠正休克，配血及输血，做好术前准备工作。

3. 手术治疗

根据损伤程度，选择不同的手术方法，以达到止血的目的。

（三）护理

（1）维持生命体征的稳定，严密监护至少 24h，持续心电监护，监测中心静脉压，记录 24h 出入量。根据中心静脉压情况，补足血容量。

（2）充分给氧，加强呼吸道护理，定时翻身、叩背，鼓励患者深呼吸，防止肺不张。

（3）加强引流管的护理，防止心包压塞。观察患者是否有声音嘶哑、呛咳等喉返神经损伤的临床表现。

（4）监测凝血酶原时间：行动脉人工血管移植手术者，术后应给予抗凝治疗，监测凝血酶原时间。

（李丽云）

第十五章 中毒的急救护理

第一节 有机磷杀虫药中毒

近代农业广泛应用不同效能的农药来刺激作物生长、清除杂草和防治虫害等以获得高产和丰收。农药中以杀虫药应用最为广泛,由于其对人畜的毒性,可在生产、运输、分销、储存、使用过程中过量接触以及残留在农作物的量过多、污染食物和意外服用均可引起中毒。我国目前农业杀虫药的使用仍以有机磷类最为普遍。

常用的农业杀虫药在20世纪50年代以有机氯杀虫药中氯代烃类(二二三、六六六)为主,该类药稳定,对人畜毒性小,但在土壤、食品和体内残存时间持久,造成环境污染和破坏生态平衡,在动物实验中发现肝肿瘤发病率增高,故已被许多国家禁用。以后曾生产残存时间较短的氮化撑萘类(氯丹、七氯化茚、狄氏剂、艾氏剂)和氯化莰烯类(毒杀芬)农业杀虫药,目前亦较少使用。20世纪60年代,有机磷类农业杀虫药在世界各地普遍生产和使用,其中对人畜毒性大的品种已被毒性小的取代。20世纪70年代后,相继生产氨基甲酸酯类、拟除虫菊酯类和杀虫脒等新农业杀虫药。我国目前农业杀虫药的使用仍以有机磷类最为普遍,且常与其他农业杀虫药混合使用。因此,在防治农业杀虫剂药中毒时,要警惕混合中毒,不要被一种中毒的临床表现掩盖另一种农业杀虫药中毒,以致延误诊断和治疗。以下分别介绍目前常用的有机磷类、氨基甲酸酯类、拟除虫菊酯类和杀虫脒四类农业杀虫药中毒。

有机磷杀虫药对人畜的毒性主要是对乙酰胆碱酯酶的抑制,引起乙酰胆碱蓄积,使胆碱能神经受到持续冲动,导致先兴奋后衰竭的一系列毒蕈碱样、烟碱样和中枢神经系统等症状;严重患者可因昏迷和呼吸衰竭而死亡。有机磷杀虫药大都呈油状或结晶状,色泽由淡黄至棕色,稍有挥发性,且有蒜味。

除敌百虫外,一般难溶于水,不易溶于多种有机溶剂,在碱性条件下易分解失效。常用的剂型有乳剂、油剂和粉剂等。各种有机磷杀虫药毒性相差很大。国内生产的有机磷杀虫药的毒性按大鼠急性经口进入体内的半数致死量(LD_{50})分为4类,对有效抢救有机磷中毒具有重要的参考价值。

一、根据毒物的性质分为

1. 剧毒类

$LD_{50} < 10mg/kg$,如甲拌磷(3911)、内吸磷(1059、杀虱多)、对硫磷(1605、一扫光)、丙氟磷(DFP)、苏化203(治螟磷)、特普等。

2. 高毒类

$LD_{50}10 \sim 100mg/kg$,如甲基对硫磷、甲胺磷(多灭磷、克满隆)、氧乐果、敌敌畏、磷胺(大灭虫)、速灭磷(磷君)、马拉氧磷(氧马拉松)、水胺硫磷(羟氨磷)、稻瘟净(EBP)、保棉丰(亚砜)、谷硫磷(保棉磷、谷赛昂)、杀扑磷(麦达西磷)、乙硫磷(益赛昂、蚜螨立丁、1240)。

3. 中度毒类

LD_{50} 100 ~ 1000mg/kg,如乐果,乙硫磷、敌百虫、久效磷(水伏虫)、乙酰甲胺磷(高灭磷)、除草磷、除线磷、二嗪农(地亚农)、倍硫磷(百治屠、番硫磷)、杀螟松(速灭虫、杀螟硫磷)、稻丰散(益尔散、甲基乙酯磷)、亚胺硫磷(酞胺硫磷)、大亚仙农等。

4. 低毒类

LD_{50} 1000 ~ 5000mg/kg,如马拉硫磷(马拉赛昂、4049)、辛硫磷(肟硫磷、腈硫磷)、氯硫磷、四硫特普、独效磷、矮形磷等。

二、病因与发病机制

1. 生产性中毒

在生产过程中引起中毒的主要原因是在杀虫药研制、出料和包装过程,手套破损或衣服和口罩污染;也可因生产设备密闭不严,化学物跑、冒、滴、漏,或在事故抢修过程中,杀虫药污染手和皮肤或吸入呼吸道所致。

2. 使用性中毒

发生中毒的原因是在使用过程中,施药人员喷洒杀虫药时,药液污染皮肤或湿透衣服由皮肤吸收,以及吸入空气中杀虫药所致;配药浓度过高或手直接接触杀虫药原液也可引起中毒。

3. 生活性中毒

在日常生活中的急性中毒主要由于误服、自服,或饮用被杀虫药污染的水源或食入污染的食品;也有因滥用有机磷杀虫药治疗皮肤病或驱虫而发生中毒的。

有机磷杀虫药能抑制许多酶,但对人畜的毒性主要表现在抑制胆碱酯酶。体内胆碱酯酶可分真性和假性胆碱酯酶两类。真性的乙酰胆碱酯酶,主要存在于中枢神经系统灰质、红细胞、交感神经节和运动终板中,水解乙酰胆碱作用最强。假性或称丁酰胆碱酯酶,存在于中枢神经白质和血清、肝、肠黏膜下层和一些腺体中,能水解丁酰胆碱等,但难以水解乙酰胆碱,并在严重肝功能损害时其活力亦可下降。乙酰胆碱酯酶被有机磷杀虫药抑制后,神经末梢恢复较快,少部分被抑制的乙酰胆碱酯酶在第2d即基本恢复;红细胞的乙酰胆碱酯酶被抑制后,一般不能自行恢复,需待数月至红细胞再生后全血胆碱酯酶活力才能恢复。假性胆碱酯酶对有机磷杀虫药敏感,但抑制后恢复较快。有机磷杀虫药的毒性作用是与乙酰胆碱酯酶的酯解部位结合成磷酰化胆碱酯酶,后者比较稳定,且无分解乙酰胆碱能力;从而使乙酰胆碱积聚引起胆碱能神经先兴奋后抑制的一系列毒蕈碱样、烟碱样和中枢神经系统症状,严重者可昏迷以至呼吸衰竭而死亡。长期接触有机磷杀虫药时,胆碱酯酶活力可明显下降,而临床症状往往较轻,可能是由于人体对积聚的乙酰胆碱耐受性增高了。

有机磷杀虫药主要经过胃肠道、呼吸道、皮肤和黏膜吸收。吸收后迅速分布全身各脏器,其中以肝内浓度最高,其次为肾、肺、脾等,肌肉和脑最少。有机磷杀虫药主要在肝内代谢进行生物转化。一般氧化后毒性反而增强,如对硫磷通过肝细胞微粒体的氧化酶系统氧化为对氧磷,后者对胆碱酯酶的抑制作用要比前者强300倍;内吸磷氧化后首先形成亚砜,其抑制胆碱酯酶的能力增加5倍,然后经水解后降低毒性。敌百虫在肝通过其侧链脱去氧化氢转化为敌敌畏,使其毒性先有增强,而后经水解、脱胺、脱烷基等降解后失去毒性。马拉硫磷在肝经酯酶水解而解毒。有机磷杀虫药排泄较快,吸收后6 ~ 12h血中浓度达高峰,24h内通过肾由尿排泄48h后完全排出体外。

三、病情判断

1.询问病史

有机磷农药接触史是确诊有机磷农药中毒的主要依据,特别是对无典型症状或体征者更为重要。凡近期(一般指12h内)参加过有机磷农药生产、包装、搬运、保管、配置、喷洒或使用过有机磷农药,接触过有机磷农药器械或被农药污染等器具,吃过被农药污染的粮食、食品、水果、蔬菜,穿过被农药污染的衣服等,都属于农药接触史。

2.中毒程度分度

急性有机磷杀虫药中毒可根据有机磷杀虫药接触史,结合临床呼出气多有蒜味、瞳孔针尖样缩小、大汗淋漓、腺体分泌增多、肌纤维颤动和意识障碍等中毒表现,一般即可做出诊断。如监测全血胆碱酯酶活力降低,更可确诊。除应与中暑、急性胃肠炎、脑炎等鉴别外,必须与拟除虫菊酯类中毒及杀虫脒中毒鉴别,前者的口腔和胃液无特殊臭味,胆碱酯酶活力正常;后者以嗜睡、发绀、出血性膀胱炎为主要表现而无瞳孔缩小、大汗淋漓、流涎等。轻度中毒以M样症状为主,表现为头晕、头痛、流涎、出汗、呕吐、腹痛和无力等。胆碱酯酶活力70%~50%。中度中毒M样症状加重,出现N样症状。表现为多汗、呕吐、腹泻、轻度缩瞳、视物模糊、胸闷、气短、乏力、表情淡漠和出现肌颤、步态蹒跚等。胆碱酯酶活力50%~30%。重度中毒除M、N样症状外,表现为神志不清或昏迷,伴有大汗淋漓瞳孔极度缩小、全身肌颤、呼吸困难、心率缓慢、心律失常、血压下降和大小便失禁等。胆碱酯酶活力30%以下。

3.实验室检查

全血胆碱酯酶活力测定全血胆碱酯酶活力是诊断有机磷杀虫药中毒的特异性实验指标,对中毒程度轻重,疗效判断和预后估计均极为重要。以正常人血胆碱酯酶活力值作为100%,急性有机磷杀虫药中毒时,胆碱酯酶活力值在70%~50%为轻度中毒;50%~30%为中度中毒;30%以下为重度中毒。对长期有机磷杀虫药接触者,全血胆碱酯酶活力值测定可作为生化监测指标。尿中有机磷杀虫药分解产物测定对硫磷和甲基对硫磷在体内氧化分解生成对硝基酚由尿中排出,而敌百虫中毒时在尿中出现三氯乙醇,均可反映毒物吸收,有助于有机磷杀虫药中毒的诊断。

四、急救与护理

切断毒源尽快尽早彻底清除农药,防止继续吸收中毒。有机磷农药毒性强,可通过呼吸道、皮肤黏膜和消化道等途径迅速吸收,短时间内可致死。所以抢救必须迅速、及时、准确。应用解毒药原则:早期、足量、联合、重复用药。阿托品为首选药物,轻者0.5~1mg皮下一次注射,重者2~5mg静脉注射。注射后如症状仍逐渐加重,再增加阿托品的次数和用量,但要防阿托品中毒。东莨菪碱有缓解呼吸中枢抑制、减轻烦躁不安和惊厥的作用。初次以1mL含药0.3mg的针剂静脉注射,以后据病情轻重而增减。美加明对血压高者最适用,首用2.5~5mg口服。解磷定:此药对解救特普,乙硫磷、3911、1059、1605中毒效果良好。据病情轻重可用0.4~1.2g经生理盐水稀释后静脉缓注。24h内不可超过6g。利尿药:人体毒物大多由肾脏排泄,因此迅速利尿是加速毒物排泄的重要措施。

1.急诊救治

(1)脱离现场:迅速将患者抬移出现场,移至通风、空气新鲜处,并脱去被污染的衣帽鞋袜等。

(2)冲洗:用微温水充分冲洗污染的皮肤、头面部、头发,必要时剪短头发等,并保暖。

(3)洗眼:眼睛用生理盐水冲洗,禁用热水或乙醇冲洗,以免血管扩张增加毒物的吸收。

(4)漱口:帮助患者漱口,特别是口服农药中毒,有呕吐或经口腔插胃管洗胃者。

(5)剪指甲:凡接触中毒者,要剪除超出手指腹以外的多余指甲,以免毒物残留。

(6)催吐:患者不能配合者,不用此法。

(7)洗胃:洗胃对口服中毒者尤为重要,应尽早、反复、彻底进行洗胃,以清除胃内毒物。如毒物不明,留取胃内容物送检。一般口服中毒后4~6h洗胃效果最佳,但有机磷毒性强、可嵌入胃黏膜皱襞内残留,即使服毒时间超过6h,仍须进行反复彻底洗胃。毒物不明时最好选择温清水或0.9%的盐水洗胃;如毒物明确可选择相应的拮抗药对症洗胃。

(8)吸附剂:活性炭是一种吸附剂,颗粒特别小,取20~30g与200mL温水混匀后注入胃内,可吸附有机磷毒物,随后进行催吐或洗胃,将吸附了毒物的活性炭排出体外。

(9)导泻及灌肠:毒物可经小肠及大肠吸收,或引起肠道刺激症状。故除催吐及洗胃外,尚需导泻及灌肠,使已进入肠道毒物尽快排出。

2. 基础护理

(1)神志清楚者:使患者保持身心安静,使耗氧减少。意识不清患者:肩下要垫高,以保持颈部伸展,防止舌根后垂,使呼吸道保持通畅,必要时头偏向一侧。

(2)解开紧身内外衣,减少呼吸运动的障碍。

(3)按时认真执行医嘱若有保留胃管,要定时洗胃,洗出液体有无蒜臭味,要向医生报告,以便决定胃管保留时间。持续吸氧,根据呼吸困难程度适当调节氧气流量。神志不清要定时吸痰,出现呼吸肌麻痹,及时报告医生配合使用呼吸机。

(4)使用阿托品及胆碱酯酶复能剂的过程中,要注意药物的不良反应,特别对阿托品化及其中毒的表现能够区分,认真仔细观察病情变化,及时报告给医生。

(5)输液中注意速度不宜过快,避免诱发肺水肿。

(6)预防感染对昏迷患者要做好口腔、皮肤清洁护理。吸痰时要注意消毒,避免交叉感染。

3. 心理护理

向患者及家属讲解中毒方面的相关知识,说明发生中毒的原因及中毒对人体的危害,对生命造成威胁等。对要做的治疗及时向家属说明必要性,使他们能更好主动配合,若患者神志不清也应向家属讲述,得到家属理解配合。安慰患者及家属特别是对有自杀倾向的患者,一定要做好患者或家属的心里辅导和安慰工作,帮助患者树立乐观主义精神,消除压抑、不满的情绪,学会释放内心压力与不满。如是与家人发生争吵引起的自杀,应指导家属在精神上、生活上多关心、帮助患者,尽量让患者精神愉快,避免不必要的争吵,诱发再次自杀。

五、健康指导与预防

使用有机磷农药前,要知道毒物的性质和毒性,以便采取相应的防护措施。为蔬菜、水果、花草喷洒农药时,要穿防护服,除了戴好口罩和帽子外,还要戴橡胶手套,穿上水鞋,工作时间不宜太长。回家后要及时洗澡、洗头,并换衣裤。存放农药的房间通风设施要好不要在有农药的房间呆的时间太长,以免吸入过多引起中毒。手或身体不小心接触过有机磷农药器械或被农药污染的器具,要及时清洗干净。外面买的水果、蔬菜,要用清水清洗干净方可食用,最好用清水浸泡30min左右。建议水果最好削皮。如刚患完病,身体虚弱,最好暂时不要从事喷洒农药工作。

（张赛鸿）

第二节　氨基甲酸类杀虫药中毒

氨基甲酸类杀虫药中毒(呋喃丹、西维因、叶蝉、涕灭威)及常见的除草剂(灭草灵、禾大壮、燕麦灵)中,以呋喃丹最为常用,又名卡巴呋喃、虫螨威。具有选择性强、作用迅速、对人畜毒性低等特点。

一、病因

生产中毒主要发生在加工生产、成品包装和使用过程,若自服或误服中患者病情较重。

氨基甲酸酯类可经消化道、呼吸道和皮肤吸收。吸收后分布于肝、肾、脂肪组织中的含量甚低。在肝脏进行代谢,一部分经水解、氧化或与葡萄糖醛酸结合而解毒,一部分以原形或其代谢产物迅速由肾排泄,24h可排出90%以上。

氨基甲酸酯类杀虫药的立体结构式与乙酰胆碱相似,可与胆碱酯酶的阴离子部位和酯解部位结合,形成可逆性的复合物,即氨基甲酰化胆碱酯酶,使其失去水解乙酰胆碱的活力,引起乙酰胆碱蓄积,刺激胆碱能神经兴奋,发生相应的临床表现。但氨基甲酰化胆碱酯酶易水解,使胆碱酶活性于4h左右自动恢复。故临床症状很轻且恢复得较快。

二、病情判断

1. 病史

有毒物接触史是确诊氨基甲酸类中毒的主要依据。氨基甲酸酯类中毒与有机磷农药中毒类似,但潜伏期短,经皮肤吸收中毒为0.5~6h,经口吸收更快,可在10~30min内出现中毒症状。病程短,复原较快。

2. 症状体征

轻度中毒:头痛、头晕乏力、视物模糊、恶心、呕吐、流涎、多汗、食欲缺乏和瞳孔缩小。中度中毒:除上述症状加重外,尚有肌纤维颤动。重度中毒:昏迷、肺水肿、呼吸衰竭、心肌和肝、肾功能损害。一次接触大剂量氨基甲酸酯类杀虫药中毒后,血胆碱酯酶活力在15min下降到最低水平,30~40min后可恢复到50%~60%,60~120min后胆碱酯酶基本恢复正常。随着胆碱酯酶活力的恢复,临床症状很快好转和消失。反复接触氨基甲酸酯类杀虫药,血胆碱酯酶可抑制到50%,而临床可无中毒症状。

3. 辅助检查

中毒后12h,全血胆碱脂酶活性轻度或中度降低;呕吐物或胃液中可测到相应的毒物。需要与有机磷杀虫药中毒、中暑、乙型脑炎和急性胃肠炎鉴别。

三、急救护理措旋

应迅速切断毒源,防止继续吸收中毒。阿托品为首选药物,轻度中毒1~2mg,中度中毒

5mg,重度中毒10mg,可重复注射,但应防止过量。胆碱酯酶复活剂对氨基甲酸酯杀虫药引起的胆碱酯酶抑制无复活作用,且可出现不良反应,故禁用。

1. 脱离现场环境

将患者移至通风、空气新鲜处并脱去被污染的衣帽、鞋袜等。

2. 冲洗

皮肤污染用肥皂水彻底清洗,洗胃最好用2%碳酸氢钠溶液。必要时剪短发、指甲等,并保暖。

3. 洗眼

眼睛用生理盐水冲洗,以免毒物吸收。

4. 漱口

帮助患者漱口,特别是口服中毒、呕吐或经口腔插胃管洗胃者。

5. 催吐

患者不能配合者,不用此法。

6. 洗胃

洗胃对口服中毒者尤为重要,应尽早、彻底进行洗胃,以清除胃内毒物。如毒物不明,留取胃内容物送检。

7. 导泻

洗完胃后注入50%硫酸钠50mL导泻,使已进入肠道毒物尽快排出。

（张赛鸿）

第三节　拟除虫菊酯类杀虫药中毒

拟除虫菊酯类是模拟天然除虫菊素的化学结构,用人工合成的一类拟生杀虫剂—拟除虫菊酯类杀虫药(pyrethroide insecticides)。对光、热稳定,在碱性环境中易分解失效。有溴氰菊酯(敌杀死)、氰戊菊酯(速灭杀丁)、氯氰菊酯(兴棉宝、灭百可、安绿宝)、二氯苯醚菊酯、氟氯氰菊酯等。这类杀虫药的特点是对昆虫的杀灭力大而对人畜毒性很小。主要用于杀灭棉花、蔬菜、果树、茶叶等农作物上的害虫,是一种广谱高效的杀虫药。常用拟除虫菊酯类杀虫药的理化特性和急性大鼠LD50。

一、病因

急性中毒主要在生产加工和使用过程中接触大量本类杀虫药或自服、误服所致。

拟除虫菊酯主要通过消化道和呼吸道吸收,皮肤吸收甚微。吸收后迅速分布于全身,主要在肝脏进行代谢。溴氰菊酯在人体内被肝脏中的酶水解和氧化。代谢物排泄很快,8d后几乎完全排出。尿中排出物为酯类、酚类代谢物和溴氰菊酯原形。氰戊菊酯在大鼠肝微粒体中发现有甲基羟基化反应。二氯苯醚菊酯工业品为四种异构体混合物,约有21种代谢物,主要排出形式为硫酸和葡萄糖醛酸结合物。氯氰菊酯的代谢与二氯苯醚菊酯类相同。

拟创造虫菊酯类杀虫剂对人畜的毒性主要作用于中枢神经系统的锥体外系统、小脑、脊髓和周围神经。其作用机制尚未明确,目前认为是选择性地减慢神经膜的离子通道"M"闸门的关闭,使钠离子通道保持开放,动作电位的去极化期延长,引起感觉神经反复放电。使脊髓中间神经和周围神经兴奋性增强,导致肌肉持续收缩,最终由兴奋转为抑制。在发生有震颤和运动共济失调时,小脑环鸟苷酸水平和葡萄糖果利用率都有增高。

二、病情判断

1. 病史

有毒物接触史是确诊拟除虫菊酯类中毒的主要依据。

2. 症状

体征接触后,皮肤黏膜迅速出现瘙痒、烧灼感、紧缩感,少数患者有打喷嚏、流泪、眼睛红肿眼结膜充血、畏光及红色丘疹或大疱样的皮肤损害,多见于面颊部。胸部和暴露部位的皮疹,出汗或遇热水时加重。皮疹一般在停止接触24h后消失,大疱疹需3d自愈。

(1)轻度:喷洒药后数小时发病,常见症状有头痛、头晕、恶心、呕吐、食欲缺乏、全身乏力、视物模糊。口服中毒者消化道症状更明显,可有上腹部灼痛。体检无阳性发现。

(2)中度:除上述症状外,尚有嗜睡、流涎、胸闷、四肢肌肉震颤、抽搐、心律失常和肺部干啰音。

(3)重度:有四肢痉挛、角弓反张、呼吸困难、肺水肿、发绀和昏迷。

三、急救护理措施

应迅速切断毒源,防止继续吸收中毒。阿托品为首选药物,切不可过量用药,以免加重抽搐。镇静和解痉:选用地西泮5～10mg或苯妥英钠0.1～0.2g肌内注射或静脉注射。

1. 脱离现场环境

将患者移至通风、空气新鲜处,并脱去被污染的衣帽、鞋袜等。

2. 冲洗

皮肤污染用肥皂水彻底清洗,洗胃用最好用2%碳酸氢钠溶液。必要时剪短发、指甲等,并保暖。

3. 洗眼

眼睛用生理盐水冲洗,以免毒物吸收。

4. 漱口

帮助患者漱口,特别是口服中毒呕吐或经口腔插胃管洗胃者。

5. 催吐

患者不能配合者,不用此法。

6. 洗胃

洗胃对口服中毒者尤为重要,应尽早、彻底进行洗胃,以清除胃内毒物。如毒物不明,留取胃内容物送检。

7. 导泻

洗完胃后注入50%硫酸钠50mL导泻,使已进入肠道毒物尽快排出。

(张赛鸿)

第四节　杀虫脒中毒

杀虫脒(chlordimeform)又称包苯脒、杀螨脒,是一种高效广谱有机氮农业杀虫药和杀螨药。对有机磷、有机氮和氨基甲酸类杀虫剂有抗药性的虫类均有效。杀虫脒溶于水,遇碱失效,在强酸中比较稳定,而在弱酸和弱碱溶液中迅速水解。

一、病因及发病机制

急性杀虫脒中毒主要是由于喷药员喷洒农药时未穿防护衣裤、戴口罩,喷洒器渗漏和杀虫脒成品包装工人防护手套破漏而有大量杀虫脒污染和由皮肤和呼吸道吸入;误服或自服20%杀虫脒原液时,均可急性中毒。

杀虫脒可经消化道、呼吸道和皮肤吸收。用苯基3H标记的杀虫脒给大鼠口服,8h后,肝、肾、淋巴结中放射性杀虫脒的含量较多而其他组织较少;24h后,肝中仍较多,其他组织中含量则甚微。杀虫脒及其代谢产物迅速从尿和粪便排出,给药后24h尿中排出85%,胆管和乳汁也有排出。由于杀虫脒在体内迅速代谢和排出,因此组织内无明显蓄积。

主要发病机制可能是直接的麻醉作用和对心血管的抑制作用。杀虫脒及其代谢产物的苯胺活性基畴能使血红蛋白中的二价Fe^{2+}转变为Fe^{3+},形成高铁血红蛋白血症,导致机体缺氧、发绀和出血性膀胱炎。杀虫脒抑制血清单胺氧化酶和其他酶,影响交感神经而不影响副交感神经,对胆碱酯酶无抑制作用而能抑制线粒体内的氧化磷酸化,影响能量合成,干扰细胞的代谢功能,导致错综复杂的临床表现。

二、病情判断

1. 病史

有毒物接触史是确诊杀虫脒中毒的主要依据。

2. 临床表现

一般在接触杀虫脒后2~4h出现症状;口服中毒在30~60min内发病。轻度中毒:常有头痛、头晕、倦怠无力、精神萎靡、嗜睡、心悸、恶心和轻度发绀。中度中毒:除上述症状外,出现浅昏迷,皮肤黏膜发绀,尿频、尿急、尿痛、血尿及出血性膀胱炎。少数患者发热,血压降低或升高、心动过速或心律失常。重度中毒:出现昏迷、全身发绀、瞳孔扩大、休克呼吸衰竭和心力衰竭,少数患者出现肺水肿、急性肾衰竭、上消化道出血、溶血性贫血、弥散性血管内凝血、脑水肿和心搏骤停。局部皮肤红肿和粟粒样皮疹,伴有灼痛或瘙痒。

3. 辅助检查

尿中出现红细胞、白细胞、蛋白和管型。少数患者血清ALT增高。尿中杀虫脒及其代谢产物4-氯-邻甲苯胺增高(正常值总量为0.02±0.025mg/L,其中杀虫脒为0.01±0.023mg/L,4-氯-邻甲苯胺为0.010±0.16mg/L)。血中高铁血药蛋白增高。严重中毒时血清单胺氧化酶降低。心电图可出现心律失常和心肌损害及Q-T时间延长。

三、急救护理措施

应迅速切断毒源,防止继续吸收中毒。亚甲蓝及其他还原剂的应用:高铁血红蛋白血症引起的发绀可用亚甲蓝治疗,剂量为1~2mg/kg,加入5%葡萄糖溶液20~40mL缓慢注射,必要时可在 4~6h 后可重复半量使用。亚甲蓝剂量过大,反使血红蛋白的二价铁氧化为三价铁而形成高铁血红蛋白,使发绀加重或出现亚甲蓝的不良反应。故无发绀的患者不用注射亚甲蓝。

对轻度高铁血红蛋白血症可用大剂量维生素 C 和葡萄糖作为还原剂使用。加速毒物排泄:积极输液和利尿,使杀虫脒及其他代谢产物尽快排出体外。对症治疗:对出血性膀胱炎患者用碳酸氢钠碱化尿液,抢救急性杀虫脒中毒过程中,要防治感染和维持水电解质及酸碱平衡。

1. 脱离现场环境

将患者移至通风、空气新鲜处并脱去被污染的衣帽、鞋袜等。

2. 冲洗

皮肤污染用肥皂水彻底清洗,洗胃最好用 2% 碳酸氢钠溶液。必要时剪短发、指甲等,并保暖。

3. 洗眼

眼睛用生理盐水冲洗,以免毒物吸收。

4. 漱口

帮助患者漱口,特别是口服中毒、呕吐或经口腔插胃管洗胃者。

5. 催吐

患者不能配合者,不用此法。

6. 洗胃

洗胃对口服中毒者尤为重要,应尽早、彻底进行洗胃,以清除胃内毒物。如毒物不明,留取胃内容物送检。

7. 导泻

洗完胃后注入 50% 硫酸钠 50mL 导泻,使已进入肠道毒物尽快排出。

(张赛鸿)

第五节　一氧化碳中毒

一氧化碳主要是由含碳化合物燃烧不完全所产生,是一种无色、无味、无臭、无刺激性,从感观上难以鉴别的气体。是寒冷季节比较常见的急症。当人体吸入过量的一氧化碳时可引起中毒,CO 中毒主要引起脑组织缺氧,而脑细胞对缺氧最敏感,因此发生损伤最早,也最明显,故可引起严重的神经系统损伤,甚至造成中枢性呼吸循环衰竭而死亡。

一、病因与发病机制

CO 是无色、无臭、无味的气体。气体比重 0.967。空气中 CO 浓度达到 12.5% 时,有爆炸的危险。工业生产中,制造煤气的发生炉,及使用煤气和煤来炼钢、炼焦、烧窑等炉门或窑门关闭不严,煤气管漏气都可逸出大量一氧化碳。矿井采掘爆破后,未戴个人防护用具,过早进入现场、以及合成氨甲醇、甲醛所需一氧化碳发生故障均可造成中毒。

生活中,家庭煤炉无烟囱,或烟囱堵塞、漏气、倒风,或煤气管道漏气等都可引起一氧化碳中毒。

一氧化碳经呼吸道进入血液中,与血红蛋白结合成碳氧血红蛋白。由于一氧化碳与血红蛋白的亲和力比氧与血红蛋白的亲和力大 200～300 倍,同时碳氧血红蛋白的解离较氧合血红蛋白的解离慢 3600 倍,因此易造成碳氧血红蛋白的蓄积,使组织持续缺氧。另外碳氧血红蛋白还影响氧合血红蛋白的解离,即氧不易释放到组织,一氧化碳还可以与还原型细胞色素氧化酶结合,直接抑制细胞的呼吸,这些因素更进一步使组织缺氧。

一氧化碳中毒程度与空气中一氧化碳的浓度及接触时间有密切关系,即一氧化碳浓度愈高,接触时间愈长则中毒愈重。

人脱离一氧化碳环境后,血液中碳氧血红蛋白发生解离,体内一氧化碳弥散到肺部,随呼气排出。一氧化碳排出速度或碳氧血红蛋白的解离速度与肺泡中氧分压有关,当氧分压增高时,可加速碳氧血红蛋白的解离,这点在治疗上有重要意义。

由于中枢神经系统对缺氧最为敏感、最先受累,脑血管先发生痉挛,然后扩张,渗透性增加,昏迷数日死亡者可见大脑皮质充血、水肿、出血以及组织变性。严重病例大脑皮质的白质发生广泛脱髓鞘病变。

二、病情判断

根据一氧化碳接触史、患病时环境、通风情况等,患者突然昏迷、皮肤黏膜樱桃红色,血液碳氧血红蛋白试验呈阳性,可以诊断为一氧化碳中毒。但需注意与脑血管意外、糖尿病酸中毒等相鉴别。

1.症状体征

(1)轻度中毒:血液碳氧血红蛋白在 10%～20%。可出现轻度搏动性头痛、头晕、恶心、呕吐、无力。离开中毒环境,数小时后即可恢复。

(2)中度中毒:血液碳氧血红蛋白在 30%～40%。除上述症状加重外,面色潮红、口唇樱桃红色、脉快、多汗、步态不稳,表情淡漠可呈嗜睡,甚至昏迷。及时脱离有毒环境并给予治疗,苏醒较快,1～2d 恢复,一般无后遗症。

(3)重度中毒:血液碳氧血红蛋白约在 50% 以上。可导致昏迷,昏迷初期可见四肢肌张力增高,腱反射亢进,出现病理反射征。深昏迷时,面色苍白,四肢厥冷,周身大汗,瞳孔缩小,不对称或散大,对光反射迟钝。肌张力降低,腱反射消失。最后因呼吸循环受抑制而死亡。

2.辅助检查

血液碳氧血红蛋白测定是确诊手段,但采取血标本要早,因为离开现场后碳氧血红蛋白逐渐消失。脑电图检查可见弥散性低波幅慢波,与缺氧性脑病进展相平行。头部 CT 检查:脑水肿时可见脑部有病理性密度减低区。

三、急救护理措施

救治原则:重点是纠正缺氧和防治脑水肿。迅速使患者脱离中毒环境,转移到空气新鲜的地方,畅通气道。急性 CO 中毒的程度主要取决于 CO 吸入程度、接触持续时间及机体对缺氧的敏感性。

因此,及时脱离中毒环境对预后至关重要。应立即将患者安置于空气新鲜处,松开衣扣及裤带,并注意保暖,平卧,头偏向一侧,保持呼吸道通畅,并尽快送医院,如发现呼吸心搏停止者,立即抢救,进行心肺复苏等。

1. 纠正缺氧

这是抢救 CO 中毒患者的关键,CO 经呼吸道进入血液,与血红蛋白结合成碳氧血红蛋白,由于 CO 与血红蛋白亲和力较氧气与血红蛋白的亲合力大 200 ~ 300 倍,碳氧血红蛋白不能携带氧气,并且妨碍氧合血红蛋白的氧解离,这些因素都造成组织不同程度缺氧。因此,迅速给氧是纠正缺氧最有效的方法。轻度中毒者给予鼻导管或面罩低流量吸氧,中重度中毒者给予高流量吸氧,氧流量为 8 ~ 10L/min(时间不超过 24h,以免发生氧中毒),有条件的可给予高压氧治疗。

高压氧治疗:对抢救 CO 中毒安全、快速、有效,是治疗 CO 中毒的首选方案,可降低病死率和后遗症的发生。高压氧治疗能迅速增加机体的血氧含量,提高氧分压及氧的弥散度,促进碳氧血红蛋白解离和 CO 排出体外,从而改善机体缺氧状态;还能使颅内血管收缩,降低颅内压,减轻脑水肿,阻断大脑缺氧与脑水肿的恶性循环,从而促进脑功能的恢复。入舱前,护士要详细了解患者情况,掌握患者的基本资料,对氧疗中可能发生的问题做出确切的护理评估,做好预见性护理。如各管道的妥善管理,昏迷患者在氧疗中的清醒、躁动、病情加重等,可根据不同情况给予陪同高压氧疗、应用镇静药或约束带约束等。对病情危重者,还应准备好抢救药品随同,以保治疗安全。出舱后,接送患者回病房,注意保暖,防意外,并向氧舱医护人员了解情况继续观察病情,做好记录及交接班工作。

2. 防治脑水肿

促进脑细胞功能恢复,严重中毒后,脑水肿可在 24 ~ 48h 发展到高峰,故脱水治疗很重要,目前有效的脱水药如 20% 甘露醇、呋塞米等可减少脑水肿的发生,同时有三磷酸腺苷,糖皮质激素,如地塞米松也有助于缓解脑水肿,如有频繁抽搐、脑性高热或昏迷时间过长,超过 10h,可采用人工冬眠疗法,并可适当使用中枢兴奋药纳洛酮静脉推注,可促进昏迷清醒和呼吸恢复,使用脑细胞激活药,如氯酯醒、胞二磷胆碱可促进脑细胞功能恢复,并达到解毒作用。在输液过程中严密观察液体的速度和量,以及药物是否渗入血管,避免输入量过多过快,防止急性肺水肿的发生。

3. 症状护理

严密观察病情变化。急性 CO 中毒发病急,家属情绪急躁,迫切希望医护人员给予迅速救治,故急诊护士必须沉着冷静,反应敏锐,分工明确而又相互协作,在做好家属的安慰、疏导工作时,及时使用多功能监护仪监测患者的生命体征,并做好记录。严密观察患者意识、瞳孔变化,血压、脉搏、呼吸是否平稳,持续血氧饱和度监测,观察缺氧情况。协助医生做好血气分析,帮助估计病情。高热者采用物理降温,头部用冰帽,体表用冰袋,低温可降低脑细胞代谢,增加脑对缺氧的耐受性。对烦躁、抽搐者静脉推注地西泮 10 ~ 20mg,使其镇静,以免耗氧过多加重病情。应用脱水药后注意膀胱充盈情况,昏迷,不能自行排尿者,给予留置导尿管,观察尿量,便于及时判断病情。年龄偏大病情较重患者,对缺氧耐受力极差,随时有心搏、呼吸骤停的危险,更应做好病情监护。

4. 基础护理

CO 中毒患者因意识障碍出现尿失禁或不能自行排尿,需行留置导尿。对留置尿管的患者每天冲洗膀胱 1 ~ 2 次,每周更换尿管 1 次,同时注意会阴部清洁,导尿及冲洗膀胱应严格无菌操作,防止泌尿系感染,并注意尿量观察。定时监测血生化、肾功能,保证电解质平衡。中度一氧化碳中毒患者,受压部位皮肤易出现水疱和红肿,应定时翻身,加强受压处皮肤按摩,防止皮肤破损。不能进食者可停留胃管鼻饲,给予高热量、高蛋白、富含维生素的流质饮食。

5.心理护理

由于发病突然,患者往往无心理准备,特别是重病患者往往难以接受身体的感觉、运动功能障碍等,表现为焦虑抑郁。此时,护士应鼓励患者表达他们的感受,真诚耐心地倾听,表示理解和同情,并提供有关疾病的客观资料,引导患者正确认识自己的病情,适应疾病带来的变化,增强战胜疾病的信心。3~5d后,患者有较大的情绪波动、反常,则应考虑是否有中毒性精神病或者痴呆的发生。此时,应严密观察病情,若证实为一氧化碳中毒迟发脑病引起的精神症状如:情绪高涨、易激惹、欣快等表现,要以安详、镇静的态度对患者,以减少激惹因素。对于中毒性痴呆的患者,要态度温和,有足够的耐心,尊重患者的人格。营造安静、整洁、舒适的治疗环境抢救室内除了摆放急救仪器外,还可安装时钟和壁画。以使患者有时间和空间的概念。室内灯光不宜过强,并尽可能地减少闪光和噪声的不良刺激,避免"抢救室综合征"的发生。

四、预防

向患者讲解一氧化碳中毒的发病机制、临床过程,以及患者目前所处的阶段,使患者对病情有充分的了解。护士宣教时要有充分的思想准备和足够的耐心,运用沟通技巧,诱导患者接受、配合健康教育。告诫患者及家属,家庭使用煤气及煤炉时要注意安全,做好通风设备,居室内火炉要安装烟囱,烟囱结构要严密且通风良好,不要在放煤炉的房间里休息,少用煤炉取暖,要提高预防意识,学会简单的急救知识及技术,以减少意外伤害。建议煤气瓶不要安放在浴室,煤气管道要经常检修,以防漏气,冲凉时间不宜过长,冲凉过程中出现头晕症状应立即停止,并开窗通风。一氧化碳接触率高的行业,要认真执行安全操作规程,在生产过程中要做好防护工作,防患于未然。

(张赛鸿)

第六节 酒精中毒

饮酒对机体产生的影响,轻者仅有情绪上的改变,严重者则协调性、视觉、平衡和语言功能等会完全丧失,其中任何一个障碍,都提示人体的暂时中毒,被称作急性酒精中毒或醉酒。这些影响在停止饮酒后几小时内逐渐消失。许多法律执行机构把血液中的酒精浓度超过0.08%时看作是中毒的证据。血液中的大量酒精能够损害脑功能,严重者导致意识丧失,极度过量则可使人死亡。

慢性酒精中毒是一种进行性的、潜在的可以致人死亡的疾病,其特征表现为对饮酒的强烈渴望。耐受性增加、依赖性增加和不加以控制。对酒精的依赖,一些人表现明显,而另一些人则可能不明显。当一些慢性嗜酒者醉酒时,而另一些经过锻炼的人则能足以控制自己的外表,并以接近正常的状态去处理每天的事物。然而,慢性酒精中毒能够导致许多疾病,包括低血糖、肾脏疾病、脑和心脏损害、皮肤血管扩张、慢性胃炎和胰腺炎、见胰腺疾病条目。

急性酒精(乙醇)中毒(acute alcoholicintoxication)俗称酒醉,系由一次饮入过量的酒精或酒类饮料引起的中枢神经系统由兴奋转为抑制的状态。各种酒类饮料中均含有不同浓度的酒精,其中白酒中含量最高,可达50%~60%,啤酒中仅含酒精2%~5%,大多数成人致死量为纯酒精250~500mL。

一、病因及发病机制

酒中有效成分是乙醇(ethanol),别名酒精,是无色、易燃、易挥发的液体,具有醇香气味,易溶与水。

谷类或水果发酵制成的酒中含乙醇浓度较低,如啤酒中为3%~5%,黄酒12%~15%,葡萄酒10%~25%,蒸馏形成的烈性酒,如白酒、白兰地、威士忌等含乙醇40%~60%。

容量浓度换算成重量(mg/mL)浓度,仅为其80%。

1. 急性毒害作用

(1)中枢神经系统抑制作用:乙醇具有脂溶性,可迅速透过大脑神经细胞膜,并作用于膜上的某些酶而影响细胞功能。乙醇对中枢神经系统的抑制作用,随着剂量的增加,由大脑皮质向下,通过边缘系统、小脑、网状结构到延脑髓。小剂量出现兴奋作用,血中乙醇浓度增高,作用小,引起共济失调,作用于网状结构,引起昏睡和昏迷,极高浓度乙醇抑制延髓中枢引起呼吸、循环功能衰竭。

(2)代谢异常:乙醇在肝内代谢生成大量NADH,使细胞内还原氧化比值(NADH/NAD)增高,甚至可高达正常的2~3倍。因而依赖于NADH/NAD正常的代谢可发生异常,如乳酸增高、酮体蓄积导致代谢性酸中毒;糖异生受阻可出现低血糖。

2. 耐受性、依赖性和戒断综合征

(1)耐受性(tolerance):饮酒后产生轻松、兴奋和欣快感。继续饮酒后,产生耐受性,效力降低,需要增加饮酒量才能达到原有的效果。

(2)依赖性(dependence):为了获得饮酒后的特殊快感,渴望饮酒,这是心理依赖,躯体依赖是指反复饮酒使中枢神经系统发生了某种生理、生化变化,以致需要乙醇持续地存在于体内,以免发生戒断综合征。

(3)戒断综合征:长期饮酒后已形成躯体依赖,一旦停止饮酒或减少饮酒量,可出现与酒精中毒相反的症状,机制可能是戒酒使酒精抑制GABA的作用明显减弱,同时血浆中去甲肾上腺素浓度升高,出现交感神经兴奋症状。

二、病情判断

(1)病史:有饮酒史,结全临床表现,如急性酒精中毒的中枢神经抑制状态,呼气有酒味;戒断综合征的精神症状和癫痫发作;慢性酒精中毒的营养不良和脑病等表现。血清或呼出气中乙醇浓度测定可以做出诊断。

(2)症状体征:①兴奋期。酒精中毒早期,大脑皮质处理兴奋状态,表现为头晕、面色潮红、眼结膜及皮肤充血,少数呈现苍白,有欣快感,喜、怒无常,言语过多或静寂入睡;②共济失调期。兴奋状态消失后,即出现动作失调、步态蹒跚、语无伦次、口齿不清、恶心、呕吐、心率加快;③昏迷期。如果酒精量继续增加,患者即转入昏睡状态,呼吸深而慢,且有鼾声,口唇微绀,瞳孔散大或正常,脉搏细弱,速率加快,体温偏低,重者转为昏迷,多因延脑呼吸与血管运动中枢衰竭而死亡。

三、急救护理措施

1. 急性酒精中毒

轻度急性酒精中毒,在日常生活中较为常见,无须特殊处理,可嘱患者卧床休息,注意保暖和安全防护,避免受凉,可自行清醒。若中度以上急性酒精中毒者,特别是酒后呈现昏迷、脉搏细弱,呼吸慢而不规则,皮肤发绀,大、小便失禁者应及时抢救,进行对症治疗与护理。

（1）维持呼吸功能,保持呼吸道通畅。

（2）诱发呕吐,必要时以温水洗胃,注意洗胃时勿使洗胃液误入气道而发生窒息,洗胃完毕可自胃管灌入浓茶或咖啡。

（3）纳洛酮的应用:纳洛酮是一种吗啡受体拮抗药,对乙醇中毒所致的意识障碍、呼吸抑制、休克有较好的疗效。

（4）给予 50% 葡萄糖溶液 100mL 静脉滴注,同时于维生素 B_1 100mg 肌内注射,以加速酒精氧化作用。

（5）纠正水、电解质及酸碱,并严格记录出入量。

（6）有血压降低或休克者应及时补充血容量纠正休克。

（7）防治脑水肿,应用脱水药或高渗葡溶液,降低颅内压力。

2. 戒断综合征

患者应安静休息,保证睡眠。加强营养,给予维生素 B_6、维生素 B_1 有低血糖时静脉注射葡萄糖。重症患者用短效镇静药控制症状,但不致嗜睡和共济失调。常选用地西泮,根据病情每 1～2h 口服地西泮 5～10mg。病情严重可静静脉给药。症状稳定后可给维持镇静的剂量。有癫痫病史者可用苯妥英钠,有幻觉者可用氟哌啶醇。

3. 慢性中毒

Wernicke 脑病注射维生素 B_1。100mg 肌内注射有明显的效果。补充血容量和电解质,加强营养,治疗贫血和肝功能不全。注意防治感染、癫痫发作和震颤谵妄。沉溺嗜酒的患者应立即戒酒,并接受心理治疗。

四、预防

加强健康宣教,护士宣教时要有充分的思想准备和足够的耐心,运用沟通技巧,诱导患者接受、配合健康教育。强调长期过量饮酒的危害性。使患者对急性酒精中毒、慢性酒精中毒、戒断综合征有所认识。必要时对患者的家人及朋友进行必要的宣传、教育,加强酒类管理,避免刺激诱导患者喝酒等不良行为。对工业用乙醇,医用酒精要加强管理,避免误饮或滥用。

（张赛鸿）

第十六章 理化因素及临床危象所致疾病的急救护理

第一节 中暑

一、概述

中暑是指人体处于高热和湿度较大的环境中,以体温调节中枢障碍,汗腺功能衰竭和水电解质丢失过多为特征的一组急性疾病。根据发病机制和临床表现可分为热射病、日射病、热衰竭和热痉挛几种类型,上述几种情况可顺序发展、交叉重叠。

(一)常见原因

对高温环境的适应能力不足是导致中暑的主要原因。在大气温度升高(>32℃)、湿度较大(>60%)环境中,长时间工作或强体力劳动,又无充分防暑降温措施时,缺乏对高热环境适应能力者,极易发生中暑。中暑的诱发因素如下。

(1)老年人、体弱者、长期卧床者、营养不良者产妇。

(2)过度劳累。

(3)肥胖。

(4)饮酒、饥饿、失水失盐、水土不服者。

(5)患有某些疾病如糖尿病、心血管疾病,先天性汗腺缺乏征、震颤麻痹、智能低下、甲亢以及广泛性皮肤损害(如硬皮病、皮肤烧伤后瘢痕形成等)。

(6)服用某些药物如阿托品、巴比妥、氯丙嗪等。因此,在室温较高、通气不良、空气潮湿的环境中,上述情况者容易发生中暑。

(二)发病机制

1. 体温调节

正常人体温度相对恒定,是在下丘脑体温调节中枢的控制下,产热和散热处于动态平衡,使体温维持在正常范围。人体产热主要来自体内氧化代谢过程,运动和寒战也能产生热量。当体温升高时,皮肤血管扩张血流量增加。人体皮肤通过以下方式散热。

(1)辐射、对流传导:室温在15~25℃时,辐射是人体散热的主要方式,约占散热量的60%;其次为对流占12%,再次为传导为3%。

(2)蒸发:在高温环境下,蒸发是人体主要的散热方式,蒸发1L汗液散热580kcal。湿度大于75%时,蒸发减少;相对湿度达90%~95%时,蒸发完全停止。

(3)其他:呼吸和排出大小便均可散热。

2. 中暑机制

由于机体散热受阻,虽大量出汗亦不足以散热,过量的热积蓄于体内,引起组织和器官功能障碍,导致体温调节中枢功能失调、汗腺功能衰竭,体温迅速升高,发生热射病。若强烈阳光长时间直接照射头部,可穿透头皮和颅骨,大脑温度增高达40℃以上,引起脑组织充血、水肿,发生日射病。由于散热而大量出汗及皮肤血管扩张,引起失水、失盐、致血容量不足,周围循环衰竭,大量钠盐丢失,引起肌肉痉挛而发生热痉挛。

大量出汗及皮肤血管扩张,又可导致血液重新分布,心脏负荷加重,引起心力衰竭;消化道血流量减少,胃液分泌不足而影响食欲;肾血流量减少,肾小球滤过率下降,引起肾功能不全。高温还可抑制中枢神经系统,导致注意力不集中、反应迟钝、嗜睡甚至昏迷。

(三)临床表现

按病情轻重可分为如下几种。

1. 先兆中暑

高温下工作或生活,出汗较多,可产生疲乏、头昏眼花、胸闷、心悸、恶心、呕吐;体温正常或低热。如及时阴凉处休息,补充水、盐后,短时间可恢复。

2. 轻度中暑

除先兆中暑症状外,尚有面色潮红、皮肤干热,或出现循环衰竭的早期表现,如大汗淋漓、面色苍白、脉搏细速;体温38℃左右。经有效治疗,3~4h可恢复。

3. 重症中暑

按发病机制和临床表现又可分为以下几种。

(1)热射病:由于体内热蓄积过多而引起。主要表现为高热无汗及昏迷。常见于健康年轻人,在高温环境下劳动,因通风不良,防暑降温措施不当,工作数小时后即可发病;年老、体弱、患有慢性疾病者,即使静坐家中,也可在持续高温数天还未完全适应时发病。一般先出现先兆中暑症状,亦可突然发病。体温高达40℃以上;颜面潮红,皮肤灼热、无汗;嗜睡或谵妄,甚至昏迷、惊厥;瞳孔缩小(晚期放大),对光反射迟钝;呼吸浅快;脉搏加速,脉压增宽,血压下降或有心律失常。严重者可出现脑水肿、心力衰竭、肺水肿、肝肾衰竭、休克代谢性酸中毒、弥散性血管内凝血,可在数小时内因并发症而死亡。

(2)日射病:由于头部直接受强烈阳光辐射而引起。主要表现为剧烈头痛,可伴有头晕、眼花、耳鸣呕吐、烦躁不安、甚至昏迷、惊厥。体温正常或略增高。

(3)热衰竭:由于大量出汗及皮肤血管扩张,心血管对高温不能发生相应的反应,引起血容量不足、周围循环障碍。多见于刚从事高温作业,尚未适应气候者;心脏功能不全及血管舒张调节功能不能适应高温者;服用利尿剂或饮水不足的年老体弱者。起病较急,先出现先兆中暑症状,继而面色苍白、冷汗淋漓、脉搏细弱、血压偏低、心律失常;可有昏厥、抽搐、瞳孔散大;重者出现循环衰竭。体温一般不高。

(4)热痉挛:由于失盐过多,引起肌肉痉挛性疼痛。多见于健康青壮年,常在强体力劳动、大量出汗后发病,或在冷水沐浴后出现肌肉痉挛及疼痛。肌肉痉挛好发于活动较多的四肢和腹部,以腓肠肌最多见,呈对称性,为短暂的间歇性发作,可自行缓解。腹直肌、肠平滑肌痉挛可引起腹绞痛;膈肌痉挛可引起呃逆。

在临床上,热射病、日射病、热衰竭和热痉挛可同时存在,不能截然分开。

(四)辅助检查

1. 实验室检查

血常规、尿常规、肝功能、肾功能、血清电解质、心肌酶谱、动脉血气分析,凝血时间等。

2. 功能检查

心电图、胸部X线及头颅CT检查等。

二、急救措施

(一)先兆中暑和轻症中暑

使患者迅速脱离高温现场,转移至阴凉、通风处或电扇下休息或静卧,有条件者最好能移至空调室,以增加辐射散热,还可口服含盐清凉饮料及对症处理,并可选用人丹、十滴水、藿香正气水等,有循环衰竭早期症状者,给予葡萄糖或生理盐水静脉滴注。

(二)重症中暑

使患者迅速脱离高温现场,快速降温,降温速度决定患者预后,通常在1小时内使直肠温度降至37.8~38.9℃。

1. 降温治疗

(1)体外降温:①迅速将患者转移到通风良好的低温环境,脱去衣服,进行皮肤肌肉按摩、促进散热;②冰水乙醇擦浴:在头、颈、腋窝、腹股沟等大血管走行处放置冰袋,用加入少量乙醇(5%~10%浓度)的冰水反复擦拭全身皮肤;③冰水浸浴:患者取半卧位,躯体和四肢浸于4℃水中,水面与患者乳头连线平齐;同时按摩四肢,使血管扩张,血液循环境加快。每15分钟将患者抬出水面,测量肛温,如降至38.5℃以下,暂停浸浴;肛温回升,再次冷水浸浴或冰水擦浴。

(2)体内降温:体外降温无效者,用冰盐水进行洗胃或直肠灌洗,也可用20℃或9℃无菌生理盐水进行血液透析或腹膜透析,或将自体血液外冷却后回输体内降温。此外还可用4℃的5%葡萄糖盐水1000mL经股动脉以200mmHg(26.7kPa)的强压向心性推注,可使体温在15~30分钟后下降3℃左右。体温下降标准:肛温为38℃,防止反跳和过低。此法可使血压上升,仅适用于紧急情况。

(3)药物降温:氯丙嗪能抑制体温中枢,降低代谢,减少产热;能扩张血管,加速散热;能降低氧耗,减少脑缺氧性损害;能松弛肌肉,防止肌肉震颤,抑制机体对寒冷的刺激反应。因此氯丙嗪与物理降温同时应用,可减少或避免物理降温引起的寒战。常用25~50mg加入5%葡萄糖盐水500mL中静脉滴注,1~2h内滴完,以肛温降至38.5℃为宜。

2. 对症治疗

(1)保持呼吸道通畅吸痰供氧;抽搐时注射地西泮。

(2)纠正水、电解质及酸碱平衡紊乱,血容量不足者,补液。

(3)低血压或休克,可用升压药;心力衰竭可用洋地黄类;有感染者选用抗生素;脑水肿患者宜静脉注射甘露醇和呋塞米;弥散性血管内凝血者可用肝素。

(4)必要时,短期内应用糖皮质激素。

(5)肝衰竭合并肾衰竭患者,应早期快速给予20%甘露醇250mL或呋塞米20mg静脉注射,保持尿量在30mL/h以上,必要时可行血液或腹膜透析治疗;肝衰竭者可行肝移植。

三、护理措施

(一)急救护理

1. 降温护理

(1)病室温度应保持在20~30℃,通风良好,需要时用电风扇吹风,病床下放置冰块。

(2)物理降温时,无论擦浴或冰袋、冷敷,均要同时不断按摩四肢及躯干皮肤,使之潮红充血以促进散热。测量肛温,肛表要深插,使之能够反应直肠温度,肛温 38℃ 时应暂停降温,避免体温过低,若体温回升,可再次降温。

(3)药物降温使用氯丙嗪静脉滴注,滴速要严格按医嘱操作,此药易使血压下降,若血压有下降趋势要随时报告医生。用 4℃ 的 5% 葡萄糖盐水经股动脉强压推注,对老年患者应防止肺水肿和心力衰竭的发生。

(4)体温持续在 38.5℃ 以上者可给予口服解热药,如有头痛、恶心、呕吐者,可适当给予镇静剂口服。

(5)用冰袋降温时,放置位置应准确,注意不停更换位置,避免同一部位长时间接触,以防止冻伤。

(6)对昏迷、休克、心力衰竭及年老体弱患者和新生儿,不宜用冰水浸浴,以免发生寒战,加重心脏负担,引起严重心律失常及心力衰竭。

2.加强病情观察

(1)生命体征的观察:降温过程中密切观察患者生命体征,每隔 15 ~ 20 分钟测量一次体温脉搏、呼吸和血压,尤其在冰水浸浴和应用氯丙嗪降温过程中,更应监测血压,同时还应监测患者神志变化,皮肤出汗情况以及尿量变化等,应保持尿量大于 30mL/h。

(2)降温效果观察:应密切监测肛温,根据肛温变化调整降温措施,若体温突然下降伴神志淡漠、大汗、脉搏细速、血压下降、尿量减少,应考虑虚脱或休克的发生;若体温骤高不降而四肢末梢厥冷、发绀、神志模糊者,则提示病情更加严重;若体温下降,四肢末梢转暖,发绀减轻或消失,血压平稳,尿量 30mL/h 以上,则提示治疗有效。

(3)并发症的观察:中暑患者可以并发昏迷、心律失常、心力衰竭、代谢性酸中毒、低血压、肝衰竭合并肾衰竭弥散性血管内凝血等,应加强病情观察,严密监测神志、心率、心律、血压、肝肾功能、血电解质、动脉血气分析、凝血酶原时间(PT)、激活的部分凝血活酶时间(APTT)、血小板计数和纤维蛋白原等。预防并发症的发生,一旦有并发症出现,需采取相应的护理措施。

3.保持呼吸道通畅

昏迷患者采取平卧位,头部偏向一侧,可防止舌后坠阻塞气道,也便于分泌物从口角流出。有呕吐物或痰液时,应及时用吸痰器吸出,必要时可行气管插管、气管切开以避免吸入呼吸道,并保持呼吸道通畅。

4.药物应用及护理

中暑患者主要降温药物为氯丙嗪,使用时应注意如下。

(1)剂量不宜过大(25 ~ 50mg)。

(2)滴速慢。

(3)每 10 ~ 15 分钟测血压一次。

(4)观察患者呼吸频率、节律的变化,如有呼吸抑制、深昏迷、血压下降(收缩压低于 80mmHg),则停用药物降温,同时给予间羟胺(阿拉明)、去氧肾上腺素(新福林)等。

(二)一般护理

1.饮食护理

应鼓励患者摄取足够的营养,维持机体的需要,以利于体力恢复。饮食宜选择高热量、高维生素、高蛋白、低脂肪、细软、易消化的清淡食物为主,少量多餐,细嚼慢咽,避免暴饮暴食,避免过硬、油煎过热、刺激性食物。鼓励患者多饮水,多吃新鲜水果和蔬菜。

进餐前后应漱口,注意口腔卫生,保持口腔清洁,高热患者尤应重视口腔护理以防止感染和黏膜溃破等。

2. 对症护理

高热惊厥者应放置于保护床内,防止坠床和碰伤,为防止口舌咬伤,床边备用开口器等;水电解质紊乱者,补液时速度不宜过快,以免发生心力衰竭;定时翻身,防止压疮形成;注意皮肤清洁卫生,尤其对高热患者在降温过程中伴大汗者,应及时更换衣裤和被褥,保持床单舒适平整。

3. 心理护理

对意识清醒者做好心理护理,表现出高度的同情心,做好解释工作,安慰和鼓励患者积极配合治疗,增强康复信心。

(三)健康教育

(1)加强防暑降温的宣传,夏季向居民介绍防暑知识,居住处要通风,降低室温,老年人、产妇、体弱及慢性病者对高温气候耐受性差,应给予特别照顾,一旦出现中暑症状应及时治疗。

(2)高温作业车间在夏季来临前应为工作人员做体格检查,发现心脏病、高血压病、肝肾疾病等慢性病患者及老年体弱者,要加强观察,下车间巡回医疗,必要时减轻工作。

高温环境应减轻重体力劳动;改善劳动条件,加强隔热,通风等降温措施,补充含盐饮料,每天供水 4 ~ 5L,盐 10g 左右,饮食要增加维生素 C 的含量。

(3)中暑若能及早诊断、及时治疗,短期即可恢复。年老体弱或伴慢性病的重症中暑者,特别是热射病(中暑高热),若抢救不及时,病死率较高,预后不佳。

(颜慧玲)

第二节　淹　溺

一、概述

人浸没于水或其他液体后液体充塞呼吸道及肺泡或反射性引起喉痉挛发生窒息和缺氧,处于临床死亡状态称为淹溺。从水中救出后暂时性窒息,尚有大动脉搏动者称为近乎淹溺。淹溺后窒息合并心脏停搏者称为溺死。

约90%的淹溺者发生于淡水,其中50%发生在游泳池。淹溺是世界上最常见意外死亡原因之一。在我国,淹溺是伤害死亡的第三位原因。

(一)常见原因

淹溺常见病因有:意外落水、游泳时肢体抽搐或被植物缠绕、跳水意外潜水意外、饮酒过量或使用镇静药后入水、患有躯体疾病者入水、自杀淹溺。

(二)发病机制

人体溺水后数秒钟内,本能地屏气,避免水进入呼吸道,由于缺氧,不能坚持屏气而被迫深呼吸,从而使大量水进入呼吸道和肺泡,阻滞气体交换,引起全身缺氧和二氧化碳潴留。

淹溺分两类:①干性淹溺:喉痉挛导致窒息,呼吸道和肺泡很少或无水吸入;②湿性淹溺:

喉部肌肉松弛,吸入大量水分充塞呼吸道和肺泡而发生窒息。大量水进入呼吸道数秒钟后神志丧失,继而发生呼吸和心搏停止。

根据浸没的介质不同,分为淡水淹溺和海水淹溺。

1.淡水淹溺

江、河、湖、池中的水一般属于低渗,统称淡水。低渗水可从肺泡渗入血管中引起血液稀释,血容量增加和溶血,血钾增高,使钠、氯化物及血浆蛋白下降,可使心脏骤停。溶血后过量的游离血红蛋白堵塞肾小管引起急性肾衰竭。

2.海水淹溺

海水含3.5%氯化钠、大量钙盐和镁盐。高渗海水可通过肺泡将水吸出,引起血液浓缩及血容量减少,电解质扩散到肺毛细血管内导致血钾、钠、钙、镁增高,引起肺水肿。高钙血症还可导致心律失常,甚至心脏停搏。此外,高镁血症也可抑制中枢和周围神经,导致横纹肌收缩力减弱、血管扩张和血压降低。

(三)临床表现

尚处于濒死期溺水者获救后,往往表现为神志不清,呼吸停止,心跳脉搏微弱,血压下降或测不到,球结膜充血,上腹部膨隆,四肢厥冷,肌张力增高,甚至心跳停止。患者面色青紫或灰白,面部肿胀,口周及鼻腔内充满泡沫状液体。有的患者还合并颅脑及四肢损伤。经心肺复苏后,常有呛咳呼吸急促,两肺满布湿啰音,重者可出现肺水肿、脑水肿及心搏骤停等。

(四)辅助检查

1.血液和尿液检查

常有白细胞轻度增高。淡水淹溺者,血钾升高、血和尿中出现游离血红蛋白。海水淹溺者,出现短暂性血液浓缩,轻度高钠血症或高氯血症。无论淡水或海水淹溺,罕见致命性电解质紊乱,但溶血或急性肾衰竭时可有严重高钾血症。重者出现弥散性血管内凝血的实验室监测指标异常。

2.心电图检查

心电图常见表现有窦性心动过速、非特异性 ST 段和 T 波改变,通常数小时内恢复正常。出现室性心律失常、完全性心脏传导阻滞时提示病情严重。

3.动脉血气分析

约75%病例有明显混合性酸中毒;几乎所有患者都有不同程度的低氧血症。

4.胸部 X 线检查

常显示斑片状浸润,有时出现典型肺水肿征象。住院 12～24h 吸收好转或发展恶化。疑有颈椎损伤时,应进行颈椎 X 线检查。

二、救护措施

(一)迅速将淹溺者救出水面

救护者应镇静,尽可能脱去外衣裤,尤其是鞋靴,迅速游到溺水者附近。对于筋疲力尽的淹溺者,救护者可从头部接近;对神志清醒的淹溺者,救护者应从背后接近,用一只手从背后抱住淹溺者的头颈,另一只手抓住淹溺者的手臂游向岸边。

救援时要注意,防止被淹溺者紧抱缠身而双双发生危险,如被抱住,应放手自沉,从而使淹溺者手松开,以便再进行救护。

（二）保持气道通畅

迅速清除口鼻腔中污水、污物、分泌物及其他异物；拍打背部促使气道液体排出，保持气道通畅。

（三）倒水处理

可选用以下方法迅速倒出淹溺者呼吸道和胃内积水：①膝顶法：急救者取半蹲位，腿跪地，另一腿屈膝，将淹溺者的腹部置于急救者屈膝的大腿上，头部向下，随即按压背部迫使呼吸道和胃内的积水倒出；②肩顶法：急救者抱住淹溺者的双腿，将其腹部放在急救者的肩部，使淹溺者头胸下垂，急救者快步奔跑，使积水倒出；③抱腹法：急救者从淹溺者背后双手抱住其腹部，使淹溺者背部在上，头胸部下垂，摇晃淹溺者，以利倒水。倒水时间不宜过长，以防延误复苏抢救。

（四）心肺复苏

对于心搏、呼吸停止者，立即现场施行心肺复苏。

（五）迅速转送医院

途中不中断救护。

三、院内救护

（一）吸氧

吸入高浓度氧或高压氧治疗，根据病情可采用机械通气。

（二）复温

体温过低者，可采用体外或体内复温措施。

（三）脑复苏

有颅内压升高者，应用呼吸机增加通气，使 $PaCO_2$ 保持在 $25\sim30mmHg$。同时，静脉输注甘露醇降低颅内压，缓解脑水肿。

（四）处理并发症

对合并惊厥、低血压、心律失常、肺水肿、ARDS、应激性溃疡伴出血、电解质和酸碱平衡失常者进行相应处理。

四、护理要点

（一）密切观察

病情变化严密观察患者的神志，呼吸频率、深度，判断呼吸困难程度；观察有无咳痰，痰的颜色、性质，听诊肺部啰音及心率，测量血压、脉搏；注意监测尿的颜色、量、性质，准确记录尿量。

（二）输液护理

淡水淹溺者以3%生理盐水500mL静脉滴注，从小剂量开始，严格控制输液速度；海水淹溺用5%葡萄糖500~1000mL静脉滴注，或用右旋糖酐500mL静脉滴注，切忌输入生理盐水。

（三）复温护理

对体温过低的患者应注意复温和保暖护理，注意复温时速度不能过快，12h内使体温达到30℃以上，机体温度过低会影响复苏效果。

(四)心理护理

消除患者焦虑与恐惧心理,向其解释治疗措施和目的,使其能积极配合治疗。对于自杀淹溺的患者应尊重患者的隐私权,注意引导其正确对待人生、事业、他人,保持正常的心理状态,配合治疗。同时做好家属的思想工作,以协助护理人员使患者消除自杀念头。

(颜慧玲)

第三节　电击伤

一、概述

一定量电流或电能(静电)通过人体,引起不同程度的组织损伤或器官功能障碍,甚至死亡,称为电击,俗称触电。

(一)常见原因

电击伤事故大多发生于安全用电知识不足及违反操作规程,如违章布线、自行检修带电电路或电线等;电源电线年久失修、电器漏电或外壳接地不良等原因,尤其在高温潮湿场所或雨季,衣裤受潮使皮肤电阻降低,更易导致触电。意外事故中电线折断落到人体以及雷雨时大树下避雨或用铁柄伞而被闪电击中,都可引起电损伤。

(二)发病机制

人体作为导电体,在接触电流时,即成为电路中的一部分。电击对人体损伤程度与接触电压、电流强弱、电流类型、频率高低、接触部位、触电时间长短和所在环境的气象条件都有密切关系。一般而言,交流电比直流电危险,低频率比高频率危险,电流强度越大、接触时间越长,就越危险。

电流对人体的伤害包括电流对细胞的直接损伤和组织电阻产热引起人体组织和器官的损伤,如皮肤及皮下组织不同程度的烧伤;深部组织(肌肉、脂肪和肌腱等)局部水肿,压迫营养血管引起闭塞,发生缺血和坏死;接触超高压电能使组织迅速"炭化"。电流通过中枢神经系统,会立即引起呼吸和心跳停止,导致死亡。

(三)临床表现

1. 全身表现

当人体接触电流时,轻者立刻出现惊慌、呆滞、面色苍白,接触部位肌肉收缩,且有头晕、心动过速和全身乏力。高压电击特别是雷击时,常发生意识丧失、心搏和呼吸骤停,如复苏不及时可致死亡。

幸存者可有定向力丧失和癫痫发作。心电图可出现心房颤动心肌梗死及非特异性 ST 段降低等改变。大面积体表烧伤处或组织损伤部位液体丢失过多时,出现低血容量性休克。肾脏直接损伤和坏死肌肉组织产生肌球蛋白尿、溶血后血红蛋白损伤肾小管,可发生急性肾衰竭,脱水和血容量不足也加速急性肾衰竭的发生。

2. 局部表现

电流在皮肤入口处灼伤程度比出口处重。灼伤皮肤呈灰黄色焦皮,中心部位低陷,周围无肿、痛等炎症反应,但电流通路上软组织的灼伤常较为严重。高压电击的严重烧伤常见于电流进出躯体的部位,烧伤部位组织炭化或坏死成洞,组织解剖结构清楚。

高压电流损伤时常发生前臂骨筋膜室综合征,因肌肉组织损伤、水肿和坏死,使肌肉筋膜下组织压力增加,出现神经和血管受压体征,脉搏减弱,感觉及痛觉消失。由于触电后大肌群强直性收缩,可发生脊椎压缩性骨折或肩关节脱位。

3.并发症

电击后24~48h常出现并发症和后遗症,可出现短期精神异常、心律失常肢体瘫痪、继发性出血或血供障碍、局部组织坏死继发感染、高钾血症、酸中毒、急性肾衰竭、周围神经病、永久性失明或耳聋、内脏破裂或穿孔等。

(四)辅助检查

早期可有肌酸磷酸激酶(CPK)、同工酶(CK - B)、乳酸脱氢酶(LDH)、门冬氨酸氨基转移酶(GOT)的活性增高。尿中查见血红蛋白或肌红蛋白尿。

二、救护措施

(一)现场救护

1.迅速脱离电源

(1)关闭电源:迅速采取拔去电源插座、关闭电源开关、拉开电源总闸刀的办法切断电流。

(2)斩断电路:如因碰触被刮断在地的电线而触电,可用木柄干燥的斧头、铁锹等斩断电线,中断电流。

(3)挑开电线:如果人的躯体因触及下垂的电线被击倒,电线与躯体连接很紧密,附近又无法找到电源开关,救助者可站在干燥的木板或塑料等绝缘物上,用干燥的木棒、扁担、竹竿、手杖等绝缘物将接触人身体的电线挑开。

(4)拉开触电者:触电者的手部如果与电线连接紧密,无法挑开,可用大的干燥木棒将触电者拨离触电处。

2.现场心肺复苏

对已发生或可能发生心跳或呼吸停止者,应立刻分秒必争地进行心肺复苏,可望及时挽救生命,减少后遗症或并发症的发生。

(二)院内救护

1.维持有效呼吸

注意清除气道内分泌物。重症患者尽早做气管插管,给予呼吸机正压吸氧。

2.防治急性肾衰竭

静脉输注乳酸钠林格液,迅速恢复循环血量,维持适当尿量(50~75mL/h);同时静脉输注碳酸氢钠碱化尿液,预防急性肾衰竭。急性肾衰竭者,有指征时进行血液透析。

3.外科问题处理

坏死组织应进行清创术;有继发感染时,给予抗生素治疗。骨筋膜室综合征患者,需行筋膜切开减压术。

(三)护理要点

1.定期监测生命体征

测量呼吸、脉搏、血压及体温。注意呼吸频率,判断有无呼吸抑制及窒息发生。

2.心电监护

在触电过程中,由于电压、电流、频率的直接影响和组织损伤后产生的高钾血症及缺氧等因素,均可引起心肌损害和发生心律失常。故应进行心电监护,及时发现心律失常。最严重的心律失常是心室颤动,常用的除颤方法有电除颤和药物除颤。

3.严密观察有无并发症发生

(1)肾功能监测:对严重电击伤患者,监测尿量,要求每小时尿量大于30～50mL,并严密观察肌红蛋白、血红蛋白尿,发现尿量、尿色异常应及时通知医师处理,避免引起急性肾衰竭。

(2)严密观察电击伤后继发性出血:床边备放止血带、手术止血包及消毒手套;加强巡回,特别是在患者用力、哭叫、屏气时容易出血,夜间患者入睡后更应严密观察;电击伤肢体必须制动,搬动患者时要平行移动,防止因外力引起的出血;出现大出血,应根据出血部位及时给予正确紧急止血后,尽快通知医师。

(3)严密观察受伤肢体远端的血液循环,并抬高患肢;如肢端冷、发绀、充盈差及肿胀严重时,应通知医师早期行焦痂和筋膜切开术,恢复肢体的血液供应,切开后的创面可用碘仿或磺胺嘧啶银冷霜纱条覆盖。

(4)严密观察神经系统并发症:对电击伤伴有短暂昏迷史的患者,观察有无脑水肿、脑出血及脑膨出的征象;观察有无周围神经(正中神经、桡神经、尺神经)的损伤,以便通知医师及早诊断处理。

4.创面护理

保护好电烧伤创面,防止感染。局部坏死组织如与周围健康组织分界清楚,应在伤后3～6d及时切除焦痂;皮损较大时,需植皮治疗,做好一切术前后常规护理。必要时应用抗生素和预防破伤风发生。

5.心理护理

电击伤患者都有不同程度的伤残,要做好对患者的心理护理,鼓励患者增强战胜疾病的信心。

(颜慧玲)

第四节　高原病

一、概述

高原病是由平原进入高原(海拔3000m以上),或由低海拔地区进入海拔更高的地区时,由于对低氧环境的适应能力不全或失调而发生的综合征,又称高山病。随着旅游业发展,高原病发病率与日俱增。高原病是高原旅行者常见病死原因。

(一)常见原因

高原的特点是空气稀薄,大气压低、氧分压低。高原低氧环境引起机体缺氧是急性高原病的主要原因。上呼吸道感染、疲劳、寒冷、精神紧张、饥饿、妊娠等为发病诱因。海拔2400～2700m时,动脉血氧饱和度仅轻度降低;海拔3500～4000m时,动脉血氧饱和度降低到90%以下，人体产生缺氧现象。

高原病发病快慢、严重程度和发病率与所攀登高原海拔高度、攀登速度、高原停留时间和个体易感性有关。

（二）发病机制

人从平原进入高原，为适应低氧环境，身体需要适应性改变，以维持毛细血管内血液与组织间必要的压力阶差。每个人对高原缺氧的适应能力有一定限度，过度缺氧时易发生适应不全。

1. 神经系统

急性缺氧时，最初表现为大脑皮质兴奋性增强，出现头痛、多言、失眠和步态不稳。随缺氧加重，可发生脑细胞内钠、水潴留，发生高原脑水肿。

2. 呼吸系统

低氧刺激外周化学感受器，出现反射性呼吸加深、加快，以使动脉血氧分压增加。过度换气呼出 CO_2 增多，导致呼吸性碱中毒。急性缺氧导致非小动脉痉挛，肺循环阻力增高，肺毛细血管压明显升高，血浆渗出，发生高原肺水肿。慢性高原病者，呼吸中枢对 CO_2 敏感性和外周化学感受器对低氧敏感性降低，肺泡通气不足，出现肺弥散功能障碍。长期处于低氧环境可引起肺小动脉平滑肌肥厚及纤维化导致肺动脉高压，最终发生慢性高原病。

3. 心血管系统

早期心率代偿性增快使心排出量增加；急性缺氧时，体内血液重新分布，以保证重要器官的血液供应。冠状动脉血管代偿性扩张有一定限度，严重和持久性缺氧将引起心肌损伤。长期移居高原者，肺动脉阻力持续增加导致肺动脉高压，使右心负荷加重，出现右心室肥大，即高原性心脏病。缺氧引起继发性红细胞增多又可增加血液黏稠度，进一步加重心脏负荷。缺氧还可使肾素—血管紧张素—醛固酮系统活性增强使血压升高，进一步加重高原性心脏病。

4. 造血系统

进入高原后，低氧可刺激机体出现代偿性红细胞增多和血红蛋白增加。

（三）临床表现

1. 急性高原病

（1）急性高原反应：很常见。未适应者一天内进入高原地区后 6～24h 发病，主要症状有头痛、头晕、胸闷、气短、心悸、食欲减退，恶心、呕吐常见，记忆力和思维能力减退，可伴有失眠、多梦、部分人有口唇发绀，少数人血压暂时升高，一般在登山后第 1～2d 症状明显，以后减轻，一周左右消失，少数人可发展为高原肺水肿或高原脑水肿。

（2）高原肺水肿：是常见且致命的高原病。通常在快速进入高原地区 2～4d 内发病，先有急性高原反应症状，头痛、乏力、呼吸困难，咳嗽逐渐加重，出现发绀、胸痛、咳白色或粉红色痰，端坐呼吸，肺部可闻及干、湿性啰音。劳累、寒冷、上呼吸道感染常为其诱因。

（3）高原脑水肿：是罕见且严重的急性高原病，又称神经性高山病。大多数进入高原地区 1～3d 后发病，出现显著的神经精神症状，如剧烈头痛、头晕、频繁恶心、呕吐、共济失调、步态不稳精神萎靡或烦躁，意识障碍由嗜睡、昏睡以至昏迷，部分患者可发生抽搐或脑膜刺激症状。

2. 慢性高原病

慢性高原病主要发生在久居高原或少数世居海拔 4000m 以上的人。有以下几种临床类型。

（1）慢性高原反应：在发生急性高原反应后，症状持续时间超过3个月以上者属于本症。有的患者可伴肝大，有的出现蛋白尿，症状多样，且时多时少，时轻时重。

（2）高原红细胞增多症：是对高原缺氧的一种代偿性生理适应反应。红细胞计数超过7×10^{12}/L，血红蛋白在180g/L以上，血细胞比容超过60%。由于血液黏滞性增大，可形成脑内微血栓形成，患者常出现头晕、头痛、记忆力减退、失眠或短暂脑缺血发作等。

（3）高原血压改变：起病缓慢，症状与一般高血压病相似。高原低血压（≤90/60mmHg）多发生于移居高原较久或世居者中，常出现头痛、头晕、疲倦和失眠等神经衰弱症状。高原血压异常的类型常有波动和转化，回到平原后可逐渐恢复。

（4）高原心脏病：多见于移居者在高原出生成长的婴幼儿。成年移居者在进入高原6～12个月发病。起病隐袭症状逐渐加重，心悸、胸闷、气短、咳嗽、发绀、颈静脉怒张、心律失常、肝大、腹腔积液和下肢水肿。

（四）辅助检查

1. 血液学检查

急性高原病患者可有轻度白细胞增多；慢性者红细胞计数超过7×10^{12}/L，血红蛋白在180g/L以上，血细胞比容超过60%。

2. 心电图检查

慢性高原心脏病患者表现电轴右偏、肺型P波、右心室肥大、T波倒置和（或）右束支传导阻滞。

3. 胸部X线检查

高原肺水肿患者胸片显示双侧肺野弥散性斑片或云絮状模糊阴影。

高原心脏病者表现肺动脉明显突出，右下肺动脉干横径≥15mm，右心室增大。

4. 肺功能检查

高原肺水肿患者动脉血气分析表现低氧血症、低碳酸血症和呼吸性碱中毒；高原心脏病者表现$PaCO_2$增高和低氧血症。慢性高原病患者肺活量减少，峰值呼吸流速降低，每分通气量下降。

二、救护措施

（一）救治措施

1. 急性高原反应

（1）休息：一旦发生急性高原反应，症状未改善前，应终止攀登，卧床休息和补充液体。

（2）氧疗：给予鼻导管或面罩吸氧，氧流量1～2L/min，几乎全部病例症状可缓解。

（3）药物治疗：头痛者可口服阿司匹林、布洛芬等；恶心呕吐可肌内注射丙氯拉嗪；严重病例给予地塞米松口服。

（4）易地治疗：症状不缓解甚至恶化者，应尽快将患者转送到海拔较低的地区。

2. 高原肺水肿

（1）休息：绝对卧床休息，采取半卧位或高枕卧位，注意保暖。

（2）氧疗：给予面罩高流量吸氧（6～12L/min），可有效缓解呼吸急促和心动过速。

（3）易地治疗：氧疗无效时，应立即将患者转送到海拔较低的地区，一般2～3d后症状即可恢复。

（4）药物治疗：可给予地塞米松 10～20mg 稀释后缓慢静脉注射，每日 1～2 次，可减少肺毛细血管渗出。如无低血压，可舌下含化硝苯地平 5～10mg 降低肺动脉压，如出现右心衰竭，可用毒毛花苷 K 或毛花苷 C，以及利尿剂。

3. 高原脑水肿

（1）易地治疗：立即将患者转送至海拔较低的地区，海拔至少要下降 600m 以上。

（2）氧疗：给予面罩吸氧，氧流量 2～4L/min。不能转送者应行便携式高压气囊治疗。

（3）药物治疗：可静脉注射地塞米松，同时静脉给予甘露醇溶液和呋塞米降低颅高压。保证最初 24 小时尿量在 900mL 以上。

（4）保持呼吸道通畅：昏迷患者注意保持呼吸道通畅，必要时气管内插管。

4. 慢性高原病

（1）易地治疗：如条件许可，应移居到海平面地区居住。

（2）氧疗：夜间给予低流量吸氧（1～2L/min）能缓解症状。

（3）药物：可口服乙酰唑胺或醋酸甲羟孕酮，能改善氧饱和度。

（4）静脉放血：可作为临时治疗措施。

（二）护理要点

1. 密切观察病情变化

密切监测体温、脉搏、心率、呼吸、面色、甲床及血氧饱和度的变化，如发现患者出现咳嗽或原有的咳嗽加重、咳白色或粉红色泡沫痰时要考虑发生了高原肺水肿；若出现头痛、呕吐加剧及意识障碍时要考虑缺氧性脑损害。

2. 吸氧护理

吸氧时应严格遵守操作规程，采用鼻导管或面罩吸氧，根据病情轻重调整氧流量，湿化瓶中可适量加入 50%～70% 乙醇，以降低肺泡泡沫的表面张力，并使泡沫破裂消散，维持正常肺泡通气和血流交换，从而迅速减轻缺氧症状。要注意吸入纯氧时间过久或氧浓度超过 60%，易出现氧中毒症状，如面色苍白、咳嗽、恶心、烦躁及进行性呼吸困难，严重时，甚至造成呼吸停止。一旦发生，应及时报告医师进行处理。

3. 用药护理

遵医嘱准确使用各种药物，并熟练掌握各种药物的使用注意事项；对于高原肺水肿患者，应严格限制液体输入的量及速度。

4. 饮食护理

给予高热量、高蛋白、高维生素易消化的食物，少吃脂肪，多饮水，使体内保持充分的水分，注意饮食卫生，饮食原则以少量多次为宜，晚餐不宜过饱，减轻胃肠道负担，防止脑缺氧；对禁食时间长者应鼻饲给予高热量饮食，以补充营养。

5. 心理护理

高原病患者常常易产生紧张恐惧心理，这不仅可加重患者的病情，同时也影响高原病的治疗效果，因此，必须及时同患者交流沟通，做好解释安慰工作。关心体贴患者，减轻患者的精神负担，消除对高原环境的恐惧心理，增强患者战胜疾病的信心，使患者积极配合治疗，早日康复出院。

（颜慧玲）

第五节　高血糖危象

高血糖危象指的是糖尿病昏迷。糖尿病的基本病理生理为绝对或相对性胰岛素分泌不足所引起的糖代谢紊乱,严重时常导致酸碱平衡失调。特征性的病理改变包括高血糖、高酮血症及代谢性酸中毒,严重时可发展为酮症酸中毒昏迷和高渗性非酮症性昏迷。

一、糖尿病酮症酸中毒

糖尿病酮症酸中毒是糖尿病患者在应激状态下,由于体内胰岛素缺乏,胰岛素拮抗激素增加,引起糖和脂肪代谢紊乱,以高血糖、高酮血症和代谢性酸中毒为主要改变的临床综合征。多发生在胰岛素依赖型患者,是糖尿病的急性并发症,严重者可致昏迷,甚至危及生命。

(一)诱因

任何可以引起或加重胰岛素绝对或相对不足的因素均可成为诱因,多数患者的发病诱因不是单一的,但也有的患者无明显诱因。

(1)感染:是最常见的诱因,以泌尿道感染和肺部感染最多见,其他尚有皮肤感染败血症胆囊炎、真菌感染等。

(2)胰岛素治疗中断或不适当的减量。

(3)应激状态:如心肌梗死外伤、手术、妊娠分娩、精神刺激等。

(4)饮食失调或胃肠疾患:过多进食高糖或高脂肪食物、酗酒、呕吐腹泻、高热等导致严重脱水。

(二)发病机制

糖尿病酮症酸中毒发病的基本环节是由于胰岛素缺乏和胰岛素拮抗激素增加,糖代谢障碍,血糖不能正常利用,导致血糖增高;脂肪的动员和分解加速,生成大量酮体,当酮体生成超过组织利用和排泄的速度时,将发展至酮症以至酮症酸中毒。

(三)临床表现

1. 症状

原有糖尿病症状加重,极度软弱无力,烦渴、多饮、多尿、饮食减少恶心呕吐、腹痛、嗜睡、意识模糊、昏迷。

2. 体征

皮肤干燥无弹性、眼球下陷等脱水征、库斯毛呼吸、呼气有烂苹果味、血压下降、休克等。

(四)急救与护理

1. 严密观察病情

(1)严密观察体温、脉搏、呼吸、血压及神志变化,低血钾患者应做心电图监测,为病情判断和观察治疗反应提供客观依据。

(2)及时采血、留尿、动态监测尿糖、尿酮、血糖、血酮、电解质及血气分析等。

(3)准确记录24h出入量。

2. 补液,纠正电解质及酸碱失衡

(1)补液:迅速纠正失水以改善微循环血容量与肾功能。立即静脉输入生理盐水,补液量及速度须视失水程度而定。失水较重者,可在入院第1h内输入1000mL,以后6h内每1~2h

输入 500 ~ 1000mL,视末梢循环、血压、尿量而定。如血糖已降至 13.9mmol/L 以下,改用 5% 葡萄糖溶液或葡萄糖盐溶液。治疗过程中必须避免血糖下降过快过低、以免发生脑水肿。对老年、心血管疾病患者,输液尤应注意不宜太多、太快,以防止发生肺水肿。

(2)纠正电解质及酸碱失衡:轻症患者经补液及胰岛素治疗后,酸中毒可逐渐得到纠正,不必补碱。重症酸中毒,二氧化碳结合力 <8.92mmol/L,pH <7.1,应根据血 pH 和二氧化碳结合力变化,给予适量碳酸氢钠溶液静脉输入。酸中毒时细胞内缺钾,治疗前血钾水平不能真实反映体内缺钾程度,治疗后 4 ~ 6h 血钾常明显下降,故在静脉输入胰岛素及补液同时应补钾,最好在心电监护下,结合尿量和血钾水平,调整补钾量和速度。

(3)胰岛素应用:多采用小剂量胰岛素治疗,给药途径以静脉滴注和静脉推注为首选。静脉滴注 5 ~ 15U/h,若采用间歇静脉注射,每小时 1 次,剂量为 5 ~ 10U。当血糖降至 13.9mmol/L时,胰岛素改为皮下注射,每 4 ~ 6h 1 次,根据血糖、尿糖调整剂量。临床实践证明,小剂量胰岛素治疗的方法较安全、有效,较少发生低血钾、脑水肿及后期低血糖等严重不良反应。

二、糖尿病高渗性非酮症昏迷

糖尿病高渗性非酮症昏迷是糖尿病急性代谢紊乱的另一种临床类型,特点是血糖高,没有明显酮症酸中毒,因高血糖引起血浆高渗性脱水和进行性意识障碍。多见于老年患者,部分病例发病前无糖尿病史。

(一)诱因

常见的诱因有以下三个方面。

1.引起血糖增高的因素

(1)各种感染并发症和应激因素,如手术外伤、脑血管意外等,其中感染性并发症占糖尿病高渗性非酮症昏迷诱因的首位。

(2)各种能引起血糖增高的药物,如糖皮质激素、各种利尿药、苯妥英钠、普萘洛尔等。

(3)糖摄入过多,如静脉大量输入葡萄糖、静脉高营养等。

(4)有影响糖代谢的内分泌疾病,如甲亢、皮质醇增多症等。

2.引起失水、脱水的因素

(1)使用利尿药进行脱水治疗的患者。

(2)水摄入量不足或丢失过多,如饥饿、限制饮水、呕吐、腹泻等。

(3)透析治疗。

(4)大面积烧伤。

3.肾功能不全

如急慢性肾衰竭,糖尿病肾病等。

(二)发病机制

患者原有不同程度的糖代谢障碍,加上某种诱因,加重原有的糖代谢障碍,胰岛对糖刺激的反应减低,胰岛素分泌减少,组织对糖的利用减少,肝糖原分解增加,因而引起严重的高血糖。但由予患者的胰岛还能分泌一定量的胰岛素,而机体抑制脂肪分解所需的胰岛素远比糖代谢所需的胰岛素量小。因此,糖尿病高渗性非酮症昏迷患者自身的胰岛素虽不能满足应激状态下对糖代谢的需要,却足以抑制脂肪的分解,因而表现出严重的高血糖,而血酮增加不明显。严重的高血糖使血液渗透压升高,造成细胞内脱水,渗透性利尿,同时伴有电解质的丢失。

(三)临床表现

患者常先有多尿、多饮,可有发热,失水逐渐加重,随之出现神经精神症状,表现为嗜睡、幻觉淡漠、迟钝,直至昏迷。

(四)急救护理

1. 严密观察病情

(1)严密观察体温、脉搏、呼吸、血压及神志变化,为病情判断和观察治疗反应提供客观依据。

(2)及时采血、留尿,送检尿糖、尿酮、血糖、血酮、电解质及血气分析等。

(3)准确记录24h出入量。

2. 补液

立即静脉输入生理盐水,以便迅速扩张微循环而补充血容量,纠正血压。

3. 纠正电解质紊乱

纠正电解质紊乱主要补充钾盐。若有低血钙、低血镁或低血磷时,可酌情给予葡萄糖酸钙、硫酸镁或磷酸钾缓冲液。

4. 胰岛素使用

一般使用胰岛素,用量较酮症酸中毒要小,测量血糖每2～4h 1次,当血糖降至13.9mmol/L时停止注射胰岛素,改用5%葡萄糖溶液静脉滴注,防止因血糖下降太快、太低而发生脑水肿。

(刘　辉)

第十七章　肿瘤的病理诊断及放化疗护理

第一节　淋巴样肿瘤

淋巴样肿瘤(lymphoid neoplasm)是一组来源于所有淋巴细胞的恶性肿瘤,包括恶性淋巴瘤、淋巴细胞白血病、毛细胞白血病和浆细胞淋巴瘤(多发性骨髓瘤),其临床表现和生物学行为有很大差异。一部分肿瘤类似于白血病,肿瘤起源于骨髓和外周循环。另一部分肿瘤如淋巴瘤(lymphoma)则在淋巴结或器官中出现肿块。由于淋巴细胞是机体免疫系统的主要成分,故淋巴样肿瘤可以认为是免疫系统的恶性肿瘤。发生肿瘤性增生的细胞为淋巴细胞以及其前体细胞,淋巴样肿瘤可以认为是被阻断在淋巴细胞分化过程中某一阶段的单克隆增生所致。

在正常 B 和 T 细胞分化过程中,都要发生抗原受体基因重排,这一机制确保每一个分化成熟的淋巴细胞具有独一无二的抗原受体。在多数淋巴细胞肿瘤,抗原受体基因的重排先于淋巴细胞的转化,故由肿瘤性祖细胞产生的所有子细胞具有相同的抗原受体基因构型和序列,并合成相同类型的抗原受体蛋白(免疫球蛋白或 T 细胞受体),即单克隆性。正常的免疫反应是多克隆的,其组成的淋巴细胞表达多种不同的抗原受体,因此进行抗原受体基因及蛋白产物的分析可用于区别反应性和肿瘤性淋巴增生。80% ~85% 的淋巴组织肿瘤是 B 细胞来源的,其余的多为 T 细胞来源的。不同的 T、B 细胞淋巴瘤处于分化过程的不同阶段。由于多数淋巴组织肿瘤类似于正常 T 和 B 细胞分化过程中的某个阶段的细胞形态、免疫表型和生物学特性,所以可以在形态学、免疫表型和基因水平上判断肿瘤的属性,从而辅助淋巴样肿瘤的诊断。

世界卫生组织(WHO)制订的淋巴造血组织肿瘤分类,得到了学术界的广泛认可,其特点为:①根据起源细胞将肿瘤细胞分为髓样、淋巴样、组织细胞/树突状细胞和肥大细胞性肿瘤;②综合考虑了肿瘤的形态学特点、免疫表型、遗传特征和临床表现;③每种肿瘤的命名均反映了细胞所处的分化阶段。WHO 将淋巴样肿瘤分为 3 大类:B 细胞肿瘤、T 和 NK 细胞肿瘤以及霍奇金淋巴瘤。在 B 细胞肿瘤、T 和 NK 细胞肿瘤中,又分别包括前体细胞和外周(成熟)细胞肿瘤两大类。

在 WHO 分类表中的淋巴样肿瘤种类繁多,其中一些肿瘤比较少见,我们主要介绍常见的淋巴样肿瘤。

一、霍奇金淋巴瘤

霍奇金淋巴瘤(Hodgkin lymphoma,HL)是一组发生于淋巴组织的恶性肿瘤,具有以下特点:①通常累及淋巴结,尤其以颈部淋巴结为常见。病变往往从一个或一组淋巴结开始,逐渐由近及远地向附近的淋巴结扩散。②肿瘤组织中有形态特异的肿瘤巨细胞,成为 R - S(Reed - Stemberg)细胞,这种细胞与各种非肿瘤细胞型的反应性炎细胞混合存在。③多见于青少年及中年人,男女之比(2~3):1。④由于肿瘤的扩散方式特殊,所以临床治疗上和其他淋巴样肿瘤不同。

HL 由两大类组成,结节性淋巴细胞为主型 HL 和经典型 HL,两种类型的生物学行为、免疫学标记和免疫球蛋白重排等方面有着不同的特点。

(一)病理变化

肉眼观:可见受累淋巴结肿大,相邻的淋巴结可融合成巨块状,切面呈灰白色、鱼肉状,可有灰黄色坏死灶或增生的纤维条索。

镜下观:淋巴结正常结构被破坏而为瘤组织所替代。瘤细胞有多种形态如下。

1. R - S 细胞

典型的 R - S 细胞是一种直径 15 ~ 45μm 的双核或多核的瘤巨细胞。瘤细胞呈圆形或椭圆形,胞浆丰富,稍嗜酸性或嗜碱性。细胞核大,双核或多核,核中央有一个大而圆的嗜酸性核仁,核仁周围有一圈透明晕。双核的 R - S 细胞内,两个大小相等的椭圆形核,状似镜影,故称镜影细胞。典型的 R - S 细胞被认为是诊断本病的主要依据。

2. 不典型的 R - S 细胞

可见于本病的一些特殊亚型。

(1)陷窝细胞,主要见于结节硬化型。该细胞体积大,胞浆丰富而空亮、核多叶而皱褶,染色质稀疏,核仁多个。

(2)L&H 型 R - S 细胞,亦称"爆米花"细胞,见于结节性淋巴细胞为主型。该细胞核皱褶,多叶状,染色质细,核仁小胞质淡染。

(3)多形性 R - S 细胞,见于淋巴细胞消减型。瘤细胞体积大、大小形态不规则,可呈梭形,有明显的多形性。核大,形态不规则,核仁大。核分裂象多见。

3. 非肿瘤性炎细胞

在肿瘤组织内除瘤细胞外还伴有多量的炎细胞,包括淋巴细胞、浆细胞、中性粒细胞、嗜酸性粒细胞、组织细胞等,数量随病程的进展逐渐减少。而纤维间质、嗜酸性无定型物质等则随病程的进展而增多。

(二)组织学分型

在 WHO 分类中,HL 分为 5 种组织学亚型。

1. 结节性淋巴细胞为主型霍奇金淋巴瘤(NLPHL)

结节性淋巴细胞为主型霍奇金淋巴瘤约占所有 HL 的 5%。病变淋巴结呈深染的模糊不清的结节状,典型 R - S 细胞难觅,常见的是多分叶核的爆米花细胞,即 L&H 型细胞。嗜酸性粒细胞、中性粒细胞和浆细胞少见,几乎无坏死和纤维化。瘤细胞表达 B 细胞标记,不表达 CD15,偶表达 CD30。3% ~ 5% 的病例可转化为弥散大 B 细胞瘤。NLPHL 患者多为 30 ~ 50 岁男性,主要表现是颈和腋下肿块,预后极好,10 年生存率高达 80%。

2. 经典型霍奇金淋巴瘤(CHL)

经典型霍奇金淋巴瘤占所有 HL 的 95%,瘤细胞不表达 B 细胞标记和 CD45,表达 CD15 和 CD30。根据反应性背景浸润和肿瘤 R - S 细胞的特点分以下 4 种组织学亚型。

(1)淋巴细胞为主型(lymphocyte predominance type):淋巴结内有大量淋巴细胞和数量不等的组织细胞,呈弥散性浸润或形成结节状。嗜酸性粒细胞、中性粒细胞和浆细胞数量很少;典型的 R - S 细胞少见,可见较多数有多个小核仁的变异型 R - S 细胞。此型 HL 一般只累及一个或一组淋巴结。患者一般无明显症状,预后良好。

(2)混合细胞型(mixed cellularity type):此型是霍奇金淋巴瘤中最多见的类型。病变和预后都介于淋巴细胞为主型和淋巴细胞消减型之间,由多种细胞成分混合而成。淋巴结结构消失,内有多数嗜酸性粒细胞、浆细胞、组织细胞、淋巴细胞和少量中性粒细胞浸润。其间常有多数典型的 R - S 细胞,部分可有小坏死灶和少量纤维组织增生,一般不形成胶原纤维束。

(3)结节硬化型(nodular sclerosis type):此型特点为淋巴结瘤组织内有陷窝细胞和增生的纤维组织条索。淋巴结内纤维组织增生,由增厚的包膜向内伸展,形成粗细不等的胶原纤维条索,将淋巴结分隔成许多大小不等的结节。其中有多数陷窝细胞和多少不等的典型的 R - S 细胞。此外,还可见较多淋巴细胞、组织细胞、嗜酸性粒细胞、浆细胞和中性粒细胞浸润,部分可有坏死。

(4)淋巴细胞消减型(lymphocyte depletion type):本型的特点为淋巴细胞数量减少而变异型多形性 R - S 细胞相对较多。这种类型有两种不同的形态。

1)弥散性纤维化,淋巴结内细胞少,主要由排列不规则的纤维组织和纤细的蛋白样物质替代。其间有少数 R - S 细胞、组织细胞和淋巴细胞,并常有坏死灶。

2)网织型或肉瘤型,细胞丰富,由多数高度未分化的多形性细胞组成。其间可见少数典型的 R - S 细胞。瘤组织内常有坏死灶。淋巴细胞消减型霍奇金病多发生于年长者,进展快,是本病各型中预后最差的。

(三)临床病理联系

本病最常见的临床表现为淋巴结的无痛性肿大,颈淋巴结肿大最常见,其次为腋下、腹股沟淋巴结。肝脾大常见于晚期病例,由于肿瘤细胞累及肝脾而引起。部分患者可有不明原因的发热、体重减轻、盗汗和全身瘙痒等。晚期患者可出现免疫功能低下,贫血、黄疸、腹腔积液、下肢水肿、肝衰竭、呼吸衰竭而死亡。

近年来由于诊断和治疗的进展,本病的预后有显著改善。临床 Ⅰ 和 Ⅱa 期患者的治愈率达 90%,即使是进展性 HL,约 60% ~ 70% 患者可获得 5 年无病生存期,部分患者已经达到治愈。

二、非霍奇金淋巴瘤

非霍奇金淋巴瘤(non - Hodgkin lymphoma,NHL)占所有淋巴瘤的 80% ~ 90%,其中 2/3 > 原发于淋巴结,1/3 原发于淋巴结外器官或组织。与 HL 不同,瘤细胞成分单一,常以一种细胞类型为主,并具有发病部位的随机性或不定性、肿瘤扩散的不连续性、组织学分类的复杂性和临床表现的多样性,在某些 NHL,淋巴瘤与淋巴细胞白血病有重叠,两者为同一疾病的不同发展阶段。

NHL 的诊断依赖于对病变淋巴结及相关组织的活检。病理学诊断应包括组织学分型以及对肿瘤细胞的免疫表型的检测,必要时应进行免疫球蛋白和 T 细胞受体基因重排的分析。此外,肿瘤的遗传学分析也很重要。

在我国发生在成人淋巴结的 NHL 主要是弥三大 B 细胞淋巴瘤;在儿童和青少年则是急性淋巴母细胞白血病/淋巴瘤和 Burkitt 淋巴瘤;淋巴结外淋巴瘤主要有黏膜相关淋巴瘤和鼻型NK/T 细胞淋巴瘤。下面将对当前我国常见的一些 NHL 类型进行介绍。

(一)弥散型大细胞性 B 细胞淋巴瘤(diffuse large B - cell lymphoma,DLBL)

弥散型大细胞性 B 细胞淋巴瘤是一组异质性 B 细胞琳巴瘤,弥散性生长,侵袭性强,约占所有 NHL 的 20%。

1. 病理变化

镜下见大细胞弥散性浸润,其直径为小淋巴细胞的 4~5 倍,细胞形态多样,可以类似中心母细胞、免疫母细胞,或者伴有浆细胞分化。细胞核圆形或卵圆形,染色质边集,核仁多个或单个。胞浆中等,常嗜碱性。也可有间变性的多核瘤细胞出现,类似霍奇金淋巴瘤的 R-S 细胞。

2. 免疫表型和细胞遗传学

肿瘤细胞表达 B 绅胞分化抗原 CD19、CD20 和 CD79a,多数表达表面免疫球蛋白(Ig),不表达 TdT。该组肿痛常见的分子遗传学改变是 Bcl-6 基因突变。肿瘤表达谱 cDNA 芯片的研究,根据不同的基因表型将 DLBCL 分为两组如下。

(1)生发中心 B 细胞来源 DLBCL。

(2)生发中心外活化 B 细胞来源 DLBCL。10%~20% 的 DLBCL 有 t(14;18)。

3. 临床特点

患者常出现淋巴结增长迅速,或有结外组织的肿块。可累及肝脾。但是骨髓受累少见,白血病象罕见。患者如无及时的诊断和治疗,会在短期内死亡,但加强联合化疗的完全缓解率可达 60%~80%,有 50% 的患者可以治愈。

(二)滤泡型淋巴瘤(follicular lymphoma,FL)

FL 是起源于滤泡生发中心细胞的惰性 B 细胞肿瘤。在欧美占 NHL 的 25%~45%,在我国约占 NH 的 10%。常见于中年人 >20 岁以下患者极为罕见。

1. 病理变化

镜下特点是在低倍镜下,肿瘤细胞呈明显的结节状生长方式。肿瘤性滤泡主要由中心细胞和中心母细胞以不同比例混合组成。中心细胞的权有裂沟,不规则,核仁不明显,胞质稀少;中心母细胞较正常淋巴细胞大 2~3 倍或更大,核圆形或分叶状,染色质稀疏,有 1~3 个靠近核膜的核仁。这些细胞更新快,代表肿瘤的增生成分。在多数滤泡型淋巴瘤,中心细胞占大多数。随着病程的进展,中心母细胞数量增多,生长方式从滤泡型发展成弥散型,提示肿瘤的恶性程度增加。

2. 免疫表型和细胞遗传学

肿瘤细胞表达 CD19、CD20、CD10 和单克隆性的表面 Ig。约 90% 的病例之肿瘤细胞表达 Bd-2,几乎所有肿瘤细胞都表达 Bcl-6。t(14;18)是 FL 的特征性细胞遗传学改变,其结果是 14 号染色体上的 IgH 基因和 18 号染色体上的 Bcl-2 基因拼接,导致 Bcl-2 基因的活化,以及 Bcl-2 蛋白的高表达。因此,Bcl-2 蛋也是区别反应性增生的滤泡和 FL 的肿瘤性滤泡的有用标记。

3. 临床特点

患者起病缓慢,早期多无症状。主要表现为反复的无痛性多个淋巴结肿大,尤其以腹股沟淋巴结受累为常见。晚期患者常有发热、盗汗、消瘦、脾大。患者就诊时多数是Ⅲ/Ⅳ期。骨髓累及占 30%~50%。部分病例中瘤细胞可见于外周血。临床上表现为惰性过程,预后较好,5 年存活率超过 70%。但是 30%~50% 的患者可以转化为更加侵袭性的 DLBL。

(三)Burkitt 淋巴瘤(Burkitt lymphoma,BL)

Burkitt 淋巴瘤是 1958 年 Burkitt 首先描述发生于非洲儿童的一种淋巴瘤。可能来源于滤泡生发中心细胞的 B 细胞。临床上有非洲地区性、散发性和 HIV 相关性 3 种形式。EB 病毒的潜伏感染和非洲地区性的 Burkitt 淋巴瘤有密切关系。

1. 病理变化

镜下观,为弥散性的中等大小淋巴样细胞浸润,核分裂象明显增多,肿瘤细胞常变性、坏死。瘤细胞间有散在的巨噬细胞吞噬核碎片,形成所谓满天星图像。

2. 免疫表型和细胞遗传学

瘤细胞表达成熟 B 细胞分化抗原,如 CD19、CD20、CD79a,表达滤泡生发中心细胞标记 Bcl – 6 和 CD10 等。表达 IgM,表达单一 Ig 轻链蛋白。用反映细胞增生活性的 Ki – 67 抗体染色,痛细胞几乎 100% 阳性。所有的 BL 都存在与第 8 号染色体上 C – myc 基因有关的易位。

3. 临床特点

患者多见于儿童和青年人,肿瘤常发生于颌骨、颅骨、面骨、腹腔器官和中枢神经系统,形成巨大的包块。可累及腹膜后淋巴结、卵巢、胃、肝、肠等,一般不累及周围淋巴结,白血病象少见。临床过程是高度侵袭性的,但患者对于大剂量化疗反应好,部分患者可治愈。

(四)慢性淋巴细胞白血病/小淋巴细胞淋巴瘤

慢性淋巴细胞白血病/小淋巴细胞淋巴瘤(chronic lymphocytic leukemia/small lymphocytic lymphoma,CLL/SLL)是由成熟 B 细胞来源的惰性肿瘤。血液中有大量瘤细胞时称慢性淋巴细胞白血病(CLL),没有时称小淋巴细胞淋巴瘤(SLL)。

1. 病理变化

肿瘤占据整个淋巴结,淋巴结正常结构消失。镜下观,成熟小淋巴细胞成片浸润,破坏原有的结构,其间可散在分布由体积较大的淋巴样细胞组成的"假滤泡"。除淋巴结外,肿瘤累及骨髓、脾和肝脏。CLL 患者的周围血白细胞显著增多,增多的白细胞绝大多数为接近成熟的小淋巴细胞,只有少数幼细胞。

2. 免疫表型和细胞遗传学

CLL/SLL 有明确的免疫表型,肿瘤细胞表达全 B 细胞抗原,同时还表达 CD5 T 细胞抗原标记。最常见的是染色体 13q12 – 14 缺失、11q 缺失、12q3 体和 17q 缺失。

3. 临床特点

CLL/SLL 的患者通常在 50 岁以上,男女之比为 2∶1。一般无自觉症状,或出现疲乏、体重下降、厌食。肝脾大和浅表淋巴结肿大见于 50% ~60% 的患者。还可以出现低丙种球蛋白血症和自身免疫异常等。CLL/SLL 的病程和预后差异很大,患者一般的中位生存期为 6 年。随着病程的进展,15% ~30% 的患者可转化为前淋巴细胞性白血病,约 10% 的患者可转化为弥散性大细胞性 B 细胞淋巴瘤。转化后患者一般在 1 年内死亡。

(五)周围 T 细胞淋巴瘤(peripheral T – cell lymphoma,PTCL)

外周 T 细胞发生的肿瘤是一组形态和免疫表型均是异质性的肿瘤。

1. 病理变化

尽管在形态学上具有多样性,但周围 T 细胞淋巴瘤共有的特点是:淋巴结结构破坏,肿瘤主要侵犯副皮质区,常有血管增生,有众多的非肿瘤性细胞由大小不等的多形性细胞组成,常伴反应性细胞,如嗜酸性粒细胞、浆细胞、组织细胞等。

2. 免疫表型和细胞遗传学

瘤细胞表达 T 细胞分化抗原,如 CD2、CD3、CD45RO 和 CD43 等,但约 80% 的病例有部分 T 细胞抗原丢失,如 CD5 和 CD7。大多数病例有 TCR 基因的克隆性重排。常可见染色体数量和结构的异常。

3.临床特点

患者常为成年人,有全身淋巴结肿大,有时还有嗜酸性粒细胞增多、皮疹、发热和体重下降。临床上进展快,是高侵袭性肿瘤。

（冉爱霞）

第二节　急性髓性白血病

急性髓性白血病(AML)是一组异质性非常明显的肿瘤,多见于成人,儿童较为少见。骨髓图片中的原始细胞(母细胞)大于30%。FAB分根据白血病细胞的分化程度和主要的细胞类型分为 M_0 至 M_7 的8种类型。

一、病理变化

特点是骨髓内异常的原始白细胞大量增生,进入周围血可浸润肝、脾、淋巴结等全身各组织和器官。同时抑制正常的骨髓造血细胞,造成贫血、成熟粒细胞减少、血小板减少、出血和继发感染等。

（一）周围血常规

周围血检查出现"三联征":白细胞计数升高,可达 $100 \times 10^9/L$ 以上,但50%的病例在 $10 \times 10^9/L$ 以下。可见原始粒细胞 >30%。同时伴有贫血和血小板减少。

（二）骨髓

镜下观,骨髓内原始粒细胞弥散性增生,红细胞和巨核细胞等正常造血组织受到抑制,数量减少。以椎骨、胸骨、肋骨和盆骨最为显著。

（三）淋巴结

淋巴结一般不肿大或轻微肿大。镜下观,淋巴结结构破坏不明显,肿瘤细胞主要集中在副皮质区和淋巴窦内。

（四）脾脏

脾脏一般呈轻度或中度肿大。肉眼可见肿大的脾脏包膜紧张,切面呈暗红色,质软。镜下观,红髓中弥散性原粒细胞浸润,并可压迫白髓。

（五）肝脏

肝脏中度大,表面光滑。镜下观,白血病细胞主要沿肝窦在肝小叶内弥散浸润。

除上述器官外,AML还可以浸润脑、脊髓、周围神经、心肌、肾脏、肾上腺、甲状腺、睾丸和皮肤等乃至各器官和组织。瘤细胞多首先出现在血管周围,逐渐向周围组织浸润,常不会彻底破坏原有的结构。

粒细胞肉瘤(granulocytic sarcoma)是白血病的肿瘤细胞在骨髓以外的器官或组织内聚集增生而形成的肿块。因瘤组织在新鲜时肉眼呈绿色,当暴露于日光后,绿色迅速消退,用还原剂(如过氧化氢)处理后绿色重现,故也称"绿色瘤"(chloroma)。绿色瘤好发于扁骨、不规则骨,也可发生于皮肤、淋巴结和胃肠道等部位。肿瘤本质是骨髓外局限性原始粒细胞肿瘤。

二、临床特点

AML 的患者主要临床表现是由贫血、白细胞增多和血小板减少引起的。如疲乏、发热、自发性的黏膜和皮肤出血(淤点和淤斑)。由于患者的免疫力和抵抗力低下,常继发细菌和真菌等感染。AML 的治疗主要是化学药物治疗,60% 的患者可达到完全缓解,但 5 年存活率仅为15% ~30% 。骨髓移植是唯一能根治 AML 的方法。

(冉爱霞)

第三节　甲状腺低分化癌

一、定义

甲状腺低分化癌是滤泡细胞起源的侵袭性、恶性肿瘤,其特点是部分丧失甲状腺分化、形态学及生物学行为上介于高分化的乳头状癌/滤泡癌和全部去分化的间变性癌之间。另外一个常用来命名此肿瘤的名词是"岛状癌",但不鼓励应用此名称,因为它着重强调了其生长方式而不是细胞形态,而此生长方式对于该肿瘤并不特异。

二、关于诊断标准的历史观点及沿革

现在称为"低分化癌"的肿瘤开始是由 Sakamoto 及其团队于 1983 年、Carcangiu 及其团队于 1984 年描述的。在首次报道中,Sakamoto 等人研究了日本的 258 例甲状腺肿瘤,发现那些具有实性、小梁状或硬化性间质生长方式者,生物学行为介于乳头状癌和滤泡癌及间变性甲状腺癌之间。他们称伴有这种结构的肿瘤为"低分化癌",但未考虑肿瘤细胞的组织特征。在 Carcangiu 等人的文章中,作者报道了 25 例来自意大利佛罗伦萨医学院的不常见的甲状腺肿瘤。这些肿瘤形成特征性的实性巢状或岛状,其特征为细胞较小、较一致、具有显著核分裂活性、包膜及脉管浸润、肿瘤坏死。作者提出假设,认为此肿瘤的形态学和生物学行为介于高分化的乳头状癌/滤泡癌及间变性癌之间,命名其为低分化或岛状癌。他们指出,此肿瘤类似 1907 年 Langhans 描述为"Wuchernde 甲状腺肿"(Wuchern destruma, proliferating struma) 的疾病。这两组观察明确了分化和行为介于中间的甲状腺肿瘤的概念,但二者做出诊断的组织学标准明显不同。Sakamoto 及其团队仅从肿瘤的生长方式来做诊断,而 Carcangiu 等人尽管没明确指出诊断该肿瘤需要什么样的标准,但描述了肿瘤的特征性生长方式和其他形态学特征。

后来的报道用的标准较 Sakamoto 等人的标准更宽泛,将乳头状癌的不常见亚型也归为了低分化癌,如柱状细胞型、弥散性硬化型,甚至高细胞亚型也归为此类;而有的标准则比 Carcangiu 等人更严格,但仍强调仅凭岛状生长方式即可诊断低分化癌。因此有许多报道用的是这个称谓,但是实际上却有十分不同的形态学特征。大部分是对此标准应用较随便,将较好生物学行为的高分化癌,如乳头状癌的实性亚型也归为此分类。

2004 年的甲状腺肿瘤 WHO 分类认识到低分化癌是一个特殊的类型,阐明其特征为实性、小梁状或岛状结构,浸润性生长,有坏死、脉管浸润。尽管此描述包括的特征不仅仅是生长方式,但仍未明确到底需要以上几条才可以做出诊断。仍有部分学者认为,低分化癌必须仅限于坏死及高度核分裂才可以做出诊断,因为根据这两点对患者预后进行分组比根据生长方式对患者预后进行分组要准确一些。

一个由欧洲、日本、美国甲状腺病理学家组成的国际性工作组(包括前面提到的两位作者)提出了一组关于此肿瘤诊断标准的意见(Dr. Gianni Bussolati 已于 2006 年意大利都灵举办的会议上发表了)。此统一的诊断标准根据不同地区的肿瘤报道,由 12 位甲状腺病理学家进行了综合,同时考虑了生长方式和肿瘤的细胞学特点。此标准与肿瘤行为之间相关性较好,相对简单,在不同观察者之间具有可重复性。本节将以此标准作为依据。

三、发病率

低分化甲状腺癌是一种少见肿瘤。由于过去的诊断标准不统一,因此其确切的发病率较难统计,但可能占甲状腺肿瘤的 1% 以下,最近日本的一项关于 1707 例乳头状癌的报道表明,按照都灵标准,低分化癌的发生率为 0.3%。在同一研究中,按照 WHO 标准,低分化癌的发生率为 0.8%,而根据 Sakamoto 的标准则为 11%。有学者提出,部分地区此肿瘤发病率较高,尤其是在意大利北部的 Piemonte 地区,1970——1980 年间,低分化癌占所有恶性甲状腺肿瘤的 4%~7%。但尚不明确其发病是否与特殊的环境因素有关(如地方性甲状腺肿),还是与诊断标准的不同有关。

低分化癌发病年龄比高分化癌平均晚 10 年,大部分研究中患者平均年龄为 55~63 岁。低分化癌极罕见于儿童和青年,如果发生于 30 岁以下,则诊断时要十分慎重。此肿瘤以女性常见,大部分大样本报道中,女性与男性之比为 2∶1。

四、病原学因素

病因仍未知。部分肿瘤由先前存在的高分化乳头状癌或滤泡癌发展而来,其余的则可能为自发生成。其与良性疾病之间的关系是根据位于阿尔卑斯山的意大利 Piemonte 地区发病率(较高)推测出来的,该地曾是地方性甲状腺肿的高发地区。在该地区,大部分低分化癌患者都有甲状腺肿的病史,几乎所有手术病例都被证实有甲状腺肿。有报道提到,颈部放射线治疗史见于 12% 的患者,但其关系尚不明确。

五、发病机制

现在逐渐认为,低分化癌发病可能有 3 种机制:①乳头状癌的部分去分化;②滤泡癌(包括嗜酸细胞亚型)的部分去分化;③自发生成,不经过高分化癌阶段。低分化癌区域常见高分化乳头状癌或滤泡癌混合,复发的肿瘤中常见由经典的乳头状癌发展为低分化癌。

六、体细胞突变

一般低分化癌中的体细胞突变可分为两组:①也可见于高分化肿瘤成分中的突变,因此是肿瘤发生中的早期事件,导致高分化肿瘤的发生,诱发可能导致肿瘤分化进一步丢失的分子事件;②仅见于低分化肿瘤成分的突变,因此是肿瘤发生中的晚期事件,直接使肿瘤发生去分化。第一组包括 BRAF 和 RAS 突变。第二组为既可发生于低分化癌也可发生于间变性癌,但不见于高分化癌的 TP53 和 β-catenin(CTNNB1)突变。克隆性 RET/PTC 和 PAX8/PPARγ 重排很少见于低分化(及间变性)癌,这说明这些致癌基因并不能产生促进肿瘤去分化的"分子环境"。

（一）RAS 突变

RAS 基因活性点突变发生于约 35% 的伴岛状生长方式的低分化癌或按照 Sakamoto 标准诊断的癌。最常见的突变热点是第 61 位密码子，其次是 HRAS 第 61 位密码子。突变与该肿瘤的类型无关，因为该突变也可发生于滤泡性腺瘤、滤泡癌、滤泡亚型乳头状癌。许多伴 RAS 突变的低分化癌周围含有高分化滤泡癌或滤泡亚型乳头状癌成分。

当通过显微切割将低分化癌和高分化癌的 DNA 分离开时，两种成分中都可以见到同样的 RAS 突变，这可证实该突变是一个早期事件。

突变的 RAS 激活一系列下游信号通路，这些通路可刺激细胞增生和存活，其中在甲状腺细胞中最重要的是 MAPK 和 PI3K/AKT 通路。部分实验数据提示，突变的 RAS 可干预 DNA 损伤应答、增强染色体不稳定性。增强的不稳定性将导致另外的突变产生，这将依次导致肿瘤的去分化。但仅 RAS 的突变似乎不足以使肿瘤去分化，因为它也常见于高分化癌甚至可见于良性甲状腺腺瘤。

（二）BRAF 突变

BRAF 突变是乳头状癌的特征，也可见于约 15% 的低分化癌。大多数 BRAF 突变阳性的低分化癌含高分化乳头状癌成分，尤其是高细胞亚型。当分离出来进行研究时发现，两种成分均为 V600E 突变，这说明它是肿瘤发生中的早期事件。

BRAF 的 V600E 突变的致癌特性与 MAPK 信号通路的激活有关。在转基因小鼠的甲状腺细胞中，由突变的刺激导致的 MAPK 通路信号长期过表达，导致乳头状癌的生成，并随时间向低分化癌进展。在此动物模型中，低分化灶的细胞呈实性片状伴显著一致的核、胞质少，没有乳头状癌的核特征，类似人的低分化癌。

（三）TP53 突变

抑癌基因 TP53 的突变发生于约 35% 的低分化癌。与及 BRAF 突变不同，该突变很少见于高分化甲状腺癌，这说明它是甲状腺癌变中的晚期事件，尤其多见于间变性甲状腺癌。

TP53 基因编码核转录因子，该因子在细胞周期调节，DNA 修复、凋亡中发挥核心作用。它通过其激活编码细胞周期蛋白（如 P21/WAF1）基因表达的作用来发挥作用。突变一般发生于 TP53 第 5 到 8 号外显子，包括非活性点突变、小的缺失或插入。TP53 功能的失活导致基因组逐渐不稳定，其他突变逐渐累积，以及恶性程度更高、分化程度更差的肿瘤克隆的出现。由高分化癌到低分化癌再到间变性癌，TP53 突变急剧增加，这说明 TP53 失活对于甲状腺癌的逐渐进展是起决定性作用的，在肿瘤去分化中起直接作用。

（四）β‑catenin（CTNNB1）突变

β‑catenin（CTNNB1）突变是肿瘤去分化中可能的另一个晚期事件。该种由 CTNNB1 基因编码的胞质蛋白在细胞黏附和 Wnt 通路中起重要作用。通常情况下，Wnt 通路缺失时，此蛋白定位于细胞膜内侧，且在胞质内水平较低，在胞质通过腺瘤性结肠息肉病（adenomatous polyposis coli，APC）多蛋白复合体迅速被降解。Wnt 可稳定此蛋白，使之在胞质内蓄积并转移到核内，在核内可上调不同基因的转录活性。CTNNB1 基因 3 号外显子的点突变通过降低该蛋白对 APC 诱导的降解的敏感性而使之稳定。这导致 β‑catenin 在核内的积蓄，及靶基因的结构性激活。

CTNNB1 的 3 号外显子点突变很少发生于高分化甲状腺癌，但在一项研究中，他们发现

14%～29%（平均25%）的甲状腺低分化癌中有此突变,在未分化癌中发生率更高。大部分带有此突变的肿瘤通过β-catenin抗体免疫组化及免疫荧光检测发现该蛋白有异常的核表达。在另外一项研究中,17例低分化癌中未发现CTNNB1的3号外显子突变。出现矛盾结果的原因尚不清楚,可能是因为在病例选择上采用的诊断标准不同所致。

（五）其他遗传学改变

PIK3CA及PTEN基因突变导致的PI3K/PTEN/AKT通路激活在低分化癌中的作用尚不清楚。相对于高分化甲状腺癌来说,这些基因的改变更常见于间变性癌,但在低分化癌中尚未得到广泛研究。

通过比较基因组杂交(comparative genomic hybridization, CGH)分析染色体片段缺失及插入发现,低分化癌中有大量改变。由Wreesmann等人在甲状腺高分化癌、低分化癌、间变性癌中进行的分析发现,三组肿瘤中存在多种染色体异常。一组为可见于高分化癌、低分化癌及间变性癌的5p15、5q11-13、8q23、19p和19q的插入,以及8p、22q的缺失。另一组为仅见于低分化癌和间变性癌的1p34-36、6p21、9q34、17q25、20q的插入,以及1p11-31、2q32-33、4q11-13、6q21、13q21-31的缺失。3p13-14及11q13的插入、5q11-31的缺失仅见于间变性癌。同一染色体区域的缺失或插入表明肿瘤由高分化向低分化和间变性癌进展。研究显示,没有哪种缺失或插入是特异性针对低分化癌的。

七、临床表现和影像学

患者一般表现为孤立性甲状腺肿块,有时候为多年肿物,但近期迅速增大。部分病例中,可首先表现为与局部转移或远处转移有关的症状。患者甲状腺功能正常。低分化癌者在闪烁扫描时一般为冷结节。超声检查见大的、回声不均、边界不清的实性肿物。CT可用于检查浸润程度,可见浸润颈部周围结构的大的肿块。

八、大体特征

大体检查中,低分化癌常为突破甲状腺包膜的明显浸润性肿物。部分肿瘤可见部分包膜,但完整包膜者罕见。肿瘤大小为1～10cm,一般为4～5cm。切面实性,褐色或灰褐色,常呈多彩外观伴局灶性出血、坏死。周围可见质地均一、胶质丰富的区域,可能为高分化滤泡癌或乳头状癌成分。

九、镜下特征

低分化癌的镜下诊断取决于肿瘤部分去分化的检出。当前的诊断标准(都灵标准)包括以下几个方面:①实性/小梁状/岛状结构;②缺乏乳头状癌的高分化核的特征;③以下几点之一,卷曲的核、肿瘤坏死、每个高倍视野3个或以上的核分裂。

（一）结构

肿瘤呈实性、小梁状或岛状生长方式。实性者肿瘤细胞呈片状,伴数量不等的纤维间质。部分病例中,可见薄的纤维组织插入肿瘤片块,将其分割为境界清楚的巢状或岛状。由于间质制片时造成收缩,巢的周围可见透明间隙。小梁状则是由于肿瘤细胞伸长呈条索状或束状所致。肿瘤常呈3种方式混合。小滤泡状结构可散在于显著的实性细胞巢中,但一般不显著,常含少量胶质或没有胶质。总的说来,低分化癌一般极少有胶质形成,如果有大量胶质的话,一般是高分化癌的残余病灶。

仅凭岛状生长方式或另外两种生长方式不能诊断低分化癌,要明确诊断必须要有标准2和标准3。

(二)细胞

肿瘤细胞较均一,一般较小,伴小圆形、均匀的、边缘光滑的核,染色质颜色较深,散在分布,核仁不明显。无乳头状癌的核特征。尽管核较小,但因为胞质减少,所以核浆比较高。部分肿瘤呈核较大的形态均匀的细胞群,可有较多小泡状染色质及显著核仁,但核仍较圆,边缘光滑。但部分肿瘤也可呈核狭长,伴核周显著不规则。这些细胞中核外形不规则,如乳头状癌中核一样,但是没有其他的乳头状癌的核特征(如没有经典的毛玻璃样核、核重叠拥挤、大量核沟、常见的核内包涵体)。这些都支持将此肿瘤看作乳头状癌的一种实性亚型。部分肿瘤可呈多形性核,但显著的核多形性罕见。没有显著的核非典型性或多核巨细胞,因为这些是间变性甲状腺癌的特征。

(三)细胞核

必须有以下3条中的至少1条。

1. 卷曲的核

卷曲的核较高分化乳头状癌的核稍小,外形轻度不规则,似葡萄干样。但与乳头状癌核不同的是,这些核较一致,染色质深染、均匀分布,极少核沟,没有核内假包涵体。这些指标之下潜在的生物学意义是乳头状癌的细胞去分化,其核失去部分乳头状癌的特征,但仍保留其不规则的外形。因此,这为以下两点提供了形态学证据。

(1)分化的部分丢失。

(2)肿瘤起源于高分化乳头状癌。当这些核发现于邻近高分化乳头状癌区域时,则是此种转变的最好说明。卷曲的核发现于邻近乳头状癌区域或遍布整个肿瘤而没有高分化成分残余,则符合诊断标准第三条。

2. 坏死

滤泡癌从不出现乳头状癌的核的特征,但仅缺乏这些核的特征不能用作肿瘤去分化的诊断标准,可用另外两个标准来代替,即肿瘤坏死或核分裂增强。肿瘤坏死常见于低分化癌,包括那些起源于乳头状癌和滤泡癌者。Carcangiu等人报道的肿瘤中88%可见坏死,而根据都灵的病理学家回顾性研究发现,97%的肿瘤可见坏死。坏死常为实性细胞巢或细胞岛中心的小的、境界清楚的区域(中心性坏死),或比较广泛地包括整个细胞巢或数个细胞巢的坏死。部分肿瘤中,坏死可累及大片肿瘤区,但多避开血管分布,产生所谓的套袖现象。对于此诊断标准,坏死必须是一群肿瘤细胞的坏死(单个细胞的坏死不算),并且要排除继发于FNA损伤的坏死。

(3)核分裂增多:一般低分化癌核分裂数较高分化肿瘤者增多。在Carcangiu等人的报道中,所有病例均可见核分裂,其数目每10个高倍视野为1~30个。要符合此标准,每10个高倍视野至少要有3个或以上的核分裂(400×,即40倍物镜及10倍目镜)。核分裂活性之所以被作为标准是因为根据都灵的病例看,核分裂与预后有关。

十、低分化癌亚型

根据对其起源的假说,低分化癌可进一步分为乳头型、滤泡型、非特殊类型(nototherwise specified,NOS)。当与高分化乳头状癌共存时,乳头状癌起源明显,但见到卷曲核时也要考虑是否是乳头状癌起源。只有当明确看到有高分化滤泡癌区域存在时才可肯定其为滤泡癌起源。两种一般的滤泡癌及嗜酸细胞性滤泡癌都可发生低分化癌。尽管在都灵提出的甲状腺低分化癌诊断标准是针对非嗜酸细胞性癌的,但没有理由认为这些标准不适用于嗜酸细胞性肿瘤。非特殊类型的低分化癌具有圆形的细胞核并无高分化癌成分。大部分此组肿瘤都起源于滤泡癌或为自发形成。二者的区别无临床意义,因为与低分化癌的亚型之间无预后差异。

也有低分化癌伴印戒细胞、横纹肌样细胞和黏液生成等的个案报道。在肿瘤伴有这些少见特征时,仍应用类似的诊断标准。这些表现所蕴涵的预后情况尚不清楚。

十一、伴少量低分化区域的肿瘤

低分化区域一般构成肿瘤的主要部分或占据肿瘤结节的大部分,但有时候仅在高分化乳头状癌或滤泡癌中见小部分。低分化癌所占比例与预后之间的关系尚未完全明了。

少数报道认为,低分化癌成分占50%以上者与低分化癌仅为小部分者一样,生存率都有类似下降。由于低分化癌代表更具有侵袭性的肿瘤类型,此类型更能决定总体生存率,因此要在报告的第一部分报出来而不管其大小及在肿瘤结节中所占的比例。

十二、扩散和转移

低分化癌一般为不规则浸润性边界或广基浸润的膨出性边界。甲状腺外侵犯常见。脉管浸润可见于90%以上的病例,2/3为广泛浸润。约20%的患者诊断时就有转移,有的是颈部淋巴结转移,有的是远处转移。

十三、免疫组化

免疫组化可用来证实低分化癌的甲状腺滤泡上皮起源。肿瘤常呈甲状腺球蛋白阳性,但一般为很局限的局灶性,且局限于含胶质的小滤泡腔。部分学者发现甲状腺球蛋由染色局限于小的核旁空泡。甲状腺球蛋白强的弥散性阳性不太可能出现于低分化癌,一般显示在高分化癌区域。转录因子TTF-1阳性为弥散性,且可出现在几乎所有的低分化癌,但与高分化癌区域相比常为稍弱的阳性。也可见转录因子PAX8和TTF-2的弥散性表达。CK(CK7、CAM5.2、AE1/AE3)的表达为弥散性强阳性。总的说来,低分化癌的免疫组化表达谱Tg/TTF-1/CK介于高分化癌和间变性癌之间。免疫组化TP53表达于40%~50%的病例。免疫组化阳性认为是显示了肿瘤细胞核内突变型TP53蛋白的蓄积,一般与TP53突变的分子检测结果是一致的,但并不完全一致。其他细胞周期蛋白,如细胞周期依赖性激酶抑制因子p27、p21表达的丢失,CyclinD1的过表达,可见于部分低分化癌(常见于间变性癌)。低分化癌细胞的高增生率可通过免疫组化Ki-67(MIB1)来证实,标记指数一般在10%~30%。

十四、分子诊断

当前,通过对分子改变的检测来诊断低分化癌作用有限,因为此肿瘤类型缺乏特异性的突变。检测到TP53或p-catenin突变则一般倾向于低分化癌而不是高分化癌,但它们也常见于间变性癌。

十五、超微结构特征

因为对于低分化癌的诊断标准直到最近才得以标准化,因此低分化癌的超微结构特征尚未完全明确。具有岛状生长方式及描述符合现在诊断标准的肿瘤报道中,关于低分化癌细胞超微结构特征的描述其表面仍具有上皮分化的特征。细胞排列呈片状,伴有微绒毛形成的小管腔形成。可见桥粒、中间连接、紧密连接。核轮廓光滑、规则或者不规则,并有较深的核裂及假包涵体,后者很可能代表了高分化乳头状癌区域的标本。可见大量分泌颗粒,尤其在那些形成滤泡的细胞中。

十六、针吸细胞学特征

低分化癌抽吸标本中细胞丰富,可见坏死背景,可见单细胞及细胞团块。团块呈实性,可呈散在滤泡结构。细胞具有小圆形均一的核,伴细腻分散的染色质及不明显的核仁。胞质稀少,细胞轮廓不清。一般没有核沟及核内假包涵体,若有则很可能是来自残余的高分化乳头状癌。在细胞学中,可以考虑低分化癌的诊断,但不能确定此诊断。

十七、鉴别诊断

低分化癌的鉴别诊断包括:①高分化甲状腺癌伴实性、小梁状、岛状生长方式;②间变性(未分化)甲状腺癌;③髓样癌;④转移性癌。

(一)与高分化甲状腺癌的区别

乳头状癌实性亚型与低分化癌乳头状亚型是主要的鉴别难点。两种肿瘤的结构类型是一样的,都呈实性、小梁状、岛状生长。其区别主要根据乳头状癌核特征的有无。乳头状癌实性亚型细胞核增大,失去极性,偶见重叠,核轮廓更不规则,染色质透明(毛玻璃样核),常有核沟及假包涵体。低分化癌细胞核轮廓可以不规则,但核较小,更加一致,染色质致密,偶见核沟,但无大量核沟或假包涵体。此外,胞质大量减少,核浆比增加,每个细胞中核更加处于中心位置。查见肿瘤坏死和(或)核分裂增多则对诊断为低分化癌可以提供更多的支持,但如果看到卷曲的核则不需要再去证实了。

与常见类型或嗜酸细胞性滤泡癌伴实性、小梁状或岛状结构的区别在于查到肿瘤坏死,或每 10 个高倍视野有 3 个或以上的核分裂。

(二)与间变性甲状腺癌的区别

低分化癌与间变性癌的区别主要是根据均一的细胞、无显著核多形性、无高度非典型的核。此外,与间变性癌中地图样坏死相比,低分化癌中的坏死一般不显著,一般多累及小的区域且更突出。

免疫组化可提供帮助,因为低分化癌显示 CK 弥散性强阳性,一般甲状腺球蛋白和 TTF - 1 呈局灶性或虽弱但可分辨的阳性,而在间变性癌中甲状腺球蛋白和 TTF - 1 均无表达,CK 仅为局灶性阳性。

(三)与髓样癌的区别

当此肿瘤巢状生长并呈一致性细胞核时,也需要与髓样癌鉴别。行免疫组化做甲状腺球蛋白和降钙素可以解决此问题。

由于 TTF -1 在许多髓样癌也呈阳性,因此不能用于鉴别。此外,RET 突变的检出可做出髓样癌的诊断,而或突变的检出则支持低分化癌的诊断。

(四)与非甲状腺恶性肿瘤的区别

偶见可疑转移性癌,尤其是低分化癌中没有胶质形成时。分化型甲状腺癌成分的存在可以排除此可能。甲状腺源性可通过免疫组化中甲状腺球蛋白及 TTF - 1 阳性来证实,但后者并非特异性的仅出现于甲状腺,也可出现在肺肿瘤和其他肿瘤。此外,PAX8 及 TTF - 2 可用于支持其甲状腺起源。

(冉爱霞)

第四节　肝癌的放化疗护理

肝癌是我国常见的恶性肿瘤之一,肝癌恶性程度高,发展迅速,若治疗不及时或治疗方案选择不当,平均生存时间为半年。

一、概述

(一)常见病因

(1)慢性乙型肝炎病毒感染。

(2)黄曲霉毒素。

(3)亚硝胺。

(4)水源污染。

(5)缺乏微量元素。

(6)其他,如饮酒、吸烟、寄生虫、遗传等因素。

(二)常见症状

(1)肝区不适、乏力、食欲减退和消瘦。

(2)肝区疼痛。

(3)肝肿大和肝区肿块。

(4)发热。

(5)黄疸。

(6)肝硬化征象。

(7)全身和消化道症状:有进行性消瘦、发热、食欲缺乏、乏力、营养不良、腹胀等,晚期可有贫血、黄疸、腹腔积液、下肢浮肿、皮下出血及恶病质等。

二、放化疗护理

(一)放疗患者的护理

1. 心理护理

向患者解释放疗前及放疗中可能出现的毒副反应,指导患者少活动、多休息。大多数患者在放疗结束后,虚弱和疲劳也会随之逐渐消失。

2. 饮食护理

肝癌放疗期间往往伴有上腹部不适、食欲缺乏、腹胀等消化道症状,在接受治疗的过程中,由于胃肠道受到一定剂量照射,普遍存在放射性水肿反应,使消化道功能减弱,引起上述症状更加明显,甚至加重。因而在治疗过程中,应鼓励患者少食多餐。多进食高蛋白、高热量、高维他命、低脂肪及清淡食物。多吃含有非常丰富的维他命的蔬菜和水果,忌食生冷、有刺激性及油腻食物。对有腹腔积液患者应限制水的摄取量,给予低钠饮食。伴有肝硬化失代偿时,需给予优质蛋白。必要时,在进食前 30min 给予吗丁啉、莫沙比利等肠胃动力药口服,以减轻消化道症状。

3. 严密观察病情变化

由于肝癌组织本身的影响或射线照射后病灶的杀伤破坏而出现坏死肿瘤组织的吸收反应,以及肝癌患者免疫力较低易合并感染。患者往往伴有发热,对于低烧者给予药物或物理降温。若出现高热不退者,暂停放疗,并酌情使用抗菌素抗感染治疗。发热出汗较多时,及时更换汗湿的衣物和被褥。对于肝区疼痛的患者,应耐心询问患者疼痛的程度和持续时间。对疼痛较剧者,可遵医嘱给予止痛治疗。必要时,给予吗啡等强效镇痛药,同时,随时观察止痛效果及不良反应。肝癌伴肝硬化及门门静脉栓塞易引起门门脉高压,加重消化道粘膜充血、缺氧,引起黏膜糜烂坏死,同时放射损伤也易引起消化道出血。因而在治疗期间应严密观察病情变化,注意患者的精神状态,监测体温、脉搏、血压的变化。询问患者有无腹泻、黑便,以便及时诊断治疗。

4. 出院指导

治疗结束后,应重点做好患者出院指导,嘱患者出院后每 1～2 个月定期检查血常规、肝功能。1 个月后检查腹部 B 超、CT。平常注意休息,养成有规律的生活习惯,保证充足睡眠时间。足够能量饮食,适当的活动锻炼,以利于疾病的康复。

(二)化疗患者的护理

(1)做好心理护理:做好化疗前的卫生宣教,讲解化疗期间可能出现的各种不良反应及能收到的效果,使患者正视治疗,树立信心。

(2)根据医嘱做好化疗前的各项准备,如做肝肾功能检查、出凝血时间检查等。

(3)根据不同的给药途径,做好特殊护理。如肝动脉灌注、应备皮及做好碘试验等。

(4)化疗前患者应加强营养,多食高蛋白、高热量、高维生素食物,必要时按医嘱给予支持治疗。

(5)静脉给药时,选择静脉要有计划,从静脉远端开始穿刺,先用生理盐水冲洗,确定进针在静脉内,给药应缓慢,减少不良反应的发生。

(6)严格执行无菌操作技术,经常更换注射部位,预防栓塞性静脉炎。

(5)注射完毕,再用生理盐水冲管,减少对血管的刺激。

(6)肝内动脉灌注术后应加压包扎伤口,同时患者绝对卧床休息 24h,术侧肢体伸直并保持不动以防出血。

(7)密切观察用药反应,协助医生共同处理各种化疗药的毒性反应。

(8)鼓励进食,肝癌患者常因化疗药物的作用,恶心呕吐,食欲缺乏,指导患者有计划地进食高蛋白、高热量、高维生素的流质或半流质饮食,少量多餐,减少对胃的刺激。

(9)定期监测血常规,对白细胞严重减少和骨髓抑制者,应积极预防感染并采取保护性隔离措施。

(郑丽丽)

第五节 大肠癌的放化疗护理

大肠癌是由生长于肠内壁细小的息肉所形成。这些息肉起初是无害的,但数年后,有部份的息肉产生病变,形成癌细胞。在世界范围内,大肠癌的男女发病率均处于恶性肿瘤的第三位,在发达国家已经排在第二位。我国大肠癌的发病率也呈明显上升趋势。

一、概述

（一）常见病因

（1）饮食因素:高动物蛋白、高脂肪和低纤维饮食是大肠癌高发的因素。

（2）遗传因素。

（3）溃疡性结肠炎、息肉病、腺瘤等,均是大肠癌癌前病变。

（4）寄生虫病。

（5）其他如缺钼、经常接触石棉、便秘、大便量少、肠腔内厌氧菌数量增多、溃疡性结肠炎、高食物脂肪、低食物纤维等因素,也可能与大肠癌的发生有关。

（二）常见症状

（1）便血。

（2）黏液便和脓血便。

（3）排便习惯改变。

（4）腹痛和腹胀。

（5）贫血与消瘦。

（6）腹部包块。

二、放化疗护理

（一）放疗患者的护理

1. 饮食指导

大肠癌放疗期间,多数患者会出现食欲减退、恶心,出现放射性直肠炎时致排便次数增多、黏液便等,饮食宜选用高热量、高蛋白、易消化适量维生素饮食为主。保证能量供给,增强体质,防止因白细胞下降而中断治疗。部分患者因排便次数增多不敢进食,导致营养不良,引起抵抗力下降,白细胞降低,延长住院时间。

因此,做好饮食指导使患者顺利完成放疗是很重要的。易产气的食物,如豆类、牛奶、奶酪、洋葱、啤酒、碳酸饮料等和易致腹泻的食物,如酒、咖啡、绿豆、菠菜、香蕉、辛辣食物等易禁忌,要戒烟酒。

2. 排便性状和次数的改变

大肠癌放疗早期反应为腹痛、大便异常、次数增多,肛门下坠感,肛周疼痛,是由于放疗引起肠道黏膜反应,轻者可口服思密达等黏膜保护剂,待放疗结束后会好转;重者可配合西药（盐水＋庆大＋地塞米松＋云南白药）或中药汤剂保留灌肠,保留灌肠时药量可控制在 $50 \sim 100 \text{mL}$,肛管插入深度 $10 \sim 12 \text{cm}$ 为宜,嘱患者让药物保留时间尽可能延长,灌肠后不要马上起床,应卧床休息 $20 \sim 30 \text{min}$,灌肠后观察腹部和大便的情况。

3.肛周皮肤护理

放疗期间用温盐水或 1/5000PP 溶液坐浴,每天 1~3 次,水温 38~41℃,每天 10~20min,以改善局部循环,促进组织水肿或炎症吸收,解除痉挛,并对局部起清洁作用。保持肛周皮肤清洁干爽,可涂抹少许皮炎平,勿用硬纸擦拭。

4.预防感染

放疗期间放疗野皮肤充血,色素沉着,皮肤瘙痒,应指导患者保持局部皮肤清洁干燥,保持标志线清晰,勿用碱性肥皂和粗毛巾擦洗,避免用手搔抓照射野干燥的皮肤,内裤及用物宜选用柔软、吸水性好的材料。出现外阴炎症患者进行温水坐浴时水温不宜过高,一般为 37~38℃。皮炎干痂要自然脱落,避免用手抓或自行剪切,以防感染。

5.放射性膀胱炎的护理

放疗期间注意患者小便的量及颜色,每次放疗前排空小便,减少治疗时膀胱的辐射受量,应鼓励患者多饮水,每天饮水量达 3000mL,口服维生素 C 及维生素 K,必要时使用尿路抑菌药。

6.人工肛门护理

有人工肛门的患者,放疗后会产生大便性状的改变,每次排便后,用柔软、温湿纱布或小毛巾洗净造瘘口周围皮肤,并涂上一层薄薄的氧化锌软膏以保护皮肤,并保持此处的清洁;放疗结束后,还需进行排便训练,每天定时在早晨、晚上临睡前各进行 1 次排便,耐心、持久、不厌其烦的进行训练,以达到控制大便的目的,养成有规律性的排便,可给生活带来很大的方便。

(二)化疗患者的护理

1.生命体征的观察

化疗期间应注意监测生命体征、血常规、肝肾功能,及时处理各种并发症。当白细胞低于正常时,患者机体抵抗力下降,不能耐受化疗时,应停止化疗,改善全身状况。而血小板下降较晚,应观察患者有无细微出血征兆,如皮肤淤斑、牙龈鼻腔出血、静脉穿刺出血、注射部位有无渗血,发现问题及时处理。当血小板下降时应嘱患者多休息,不做剧烈运动,防止因活动时机体软弱无力、贫血而发生外伤及出血,进行各项护理治疗时动作轻柔,注射后用棉签压迫穿刺部位无出血为止,同时服用升高白细胞药物。

2.饮食护理

化疗前宜进食清淡易消化的食物,避免食用油腻食物及饮冷水,化疗前 1~2h 限制饮水。

3.结肠造口饮食护理

结肠造口患者原则上不需要特殊的忌口,进均衡饮食即可。在尝试新饮食时,一次食入量不宜过多,待无不良反应后,下次可略增多。平时应多食新鲜蔬菜及水果,少食油腻性食物,炎热时应多饮水。大便量少者,可多进粗纤维食品。化疗前后加强营养,给予高蛋白、高维生素、易消化的食物。

4.胃肠道反应的护理

恶心、呕吐是化疗患者最常见的不良反应,应耐心向患者解释,积极鼓励患者克服恐惧心理。化疗期间常规使用止吐药物,对于强致吐化疗药物,静脉注射速度一定要缓慢,静脉滴注时速度控制在 30 滴/min 左右为宜。每日评估患者进食情况,密切观察大便的次数、性质、量、颜色。指导患者化疗期间的饮食,选择易消化、高蛋白质、高维生素、低脂肪的饮食,少量多餐;对食欲缺乏、消化不良、腹泻的患者可辅之以健脾养胃的食品,避免进食刺激性、过冷、过热、产气性食物。腹泻患者遵医嘱给予易蒙停、黄连素等口服,记录腹泻症状有无缓解,做好肛周皮肤护理,防止感染。症状缓解后可给予热饮料以补充丢失的水分,防止脱水。

5.神经毒性的观察与护理

外周神经毒性是草酸铂最显著的不良反应,主要表现为一过性手足麻木和口周、咽喉感觉异常或障碍,常由冷刺激引起和加重,具有剂量蓄积性及可逆性的特点。护理上要嘱患者化疗一周内避免用冷水漱口及洗脸、洗脚或洗澡,不可进食冷的饮料、食物、水果。注意保暖。避免受冷风刺激,外出时戴口罩、手套。冬季输液时垫热水袋。保持室温在20～22℃,病室的门手柄用毛巾套上,如是铁质病床,要提醒患者不可用手触摸,以减少冷刺激。夜班加强巡视,防止患者暴露于盖被外。观察并记录患者步态协调性,测试其四肢感觉功能,为医生调节给药剂量提供依据。在治疗过程中,应严密观察患者的呼吸情况,记录呼吸、脉搏的频率,一旦发现有喉痉挛的征象,立即汇报医生,为抢救赢得时间。

(郑丽丽)

第十八章 血透室护理

血管通路对终末期肾衰竭患者是至关重要的,建立一条有效的血管通路是血液透析顺利进行的前提。临床上将血管通路分为两大类:临时性血管通路(深静脉留置导管)和永久性血管通路(动静脉内瘘和移植血管内瘘)。在慢性肾衰竭早期应积极鼓励患者建立动静脉内瘘,这样可减少临时性血管通路发生各种并发症的危险。

第一节 临时性血管通路

一、经典临时性血管通路

经典临时性血管通路包括:直接动脉穿刺、临时性的中心静脉留置导管(包括股静脉、颈内静脉、锁骨下静脉)。

临时性血管通路的适应证如下。

(1)急性肾损伤患者需要紧急血液透析。

(2)终末期肾脏病患者内瘘未成熟或未建立血管通路前出现各种危及生命的并发症,如高血钾症、急性左心衰竭、严重酸中毒等,需紧急血液透析。

(3)动静脉内瘘失功能、血栓形成、流量不足、感染等。

(4)其他疾病需行血液净化治疗:血液灌流、免疫吸附、CRRT、血浆置换等。

(5)腹膜透析患者出现紧急并发症,需血液透析治疗。

(一)直接动脉穿刺

临床常选择桡动脉、足背动脉、肱动脉。

1. 穿刺技术

(1)穿刺前可先局部用利多卡因皮下少量注射,以减轻疼痛、减少血管收缩。

(2)充分暴露血管,摸清血管走向。

(3)动脉穿刺针可选用较细有侧孔的针(常规穿刺针为16号,动脉穿刺时可选用14号,以减少血管损伤)先进针于皮下,摸到明显搏动后再沿血管壁进入血管。

(4)见有冲击力的回血和搏动,固定针翼。

2. 护理要点

(1)穿刺时尽量做到一针见血,如穿刺不成功、反复穿刺容易引起血肿。

(2)刚开始血液透析时血流量欠佳,大多因为血管痉挛所致,只要穿刺到位,血流量会逐渐改善。

(3)透析结束注意压迫,防止血肿和出血。穿刺点应先指压30分钟,然后用纱球压迫30分钟,再用弹力绷带包扎2~4小时。

(4)宣教和自我护理:注意观察局部穿刺点有无出血、血肿,如有出血即刻采用指压法;出现血肿当日冷敷,次日开始热敷或用多磺酸粘多糖乳膏(喜疗妥)按摩;局部保持清洁,防止感染;穿刺侧肢体不建议提重物、负重;建议穿刺部位 6~12h 进行无菌包扎,不宜包扎过紧,注意肢体温度改变;穿刺前建议用温水清洗穿刺部位。

通过直接动脉穿刺进行血液透析是有争议的。绝大多数学者不主张选用动脉穿刺,特别是桡动脉和肱动脉是动静脉内瘘手术首选的血管,反复穿刺造成动脉血管狭窄,影响内瘘的成功及血液流量,会对手术产生影响。

(二)颈内静脉留置导管

对于熟练掌握置管技术的操作者,颈内静脉是首选的途径。

1. 患者准备

(1)术前介绍置管的重要性,以取得配合。

(2)身体状况许可条件下,先洗头、清洁皮肤。

(3)体位:患者取仰卧位,头部略转向左侧(一般选右侧穿刺),肩下可放置一块软垫,使头后仰。

2. 穿刺技术

以胸锁乳突肌的胸骨头、锁骨头和锁骨构成的三角形顶点为穿刺点,触到颈内动脉搏动后,向内推开颈内动脉,在局麻下用 $6\frac{1}{2}$ 号针头探测到静脉血后,再用连接 5mL 注射器的 16 号套管针,对着同侧乳头方向与皮肤呈45°向后稍向外缓慢进针,边进针边抽回血。刺入静脉后见回血,固定好穿刺针,嘱患者不要深吸气或咳嗽,卸下针筒,快速放入导引钢丝,退出穿刺针,用扩张管扩张皮下隧道后置入颈内静脉留置导管,抽出钢丝。见回血通畅时分别注入肝素生理盐水(临床上常用生理盐水 500mL + 肝素 20mg),夹闭管道。此时颈内静脉内的压力是负压,应注意不要将夹子打开,防止空气进入体内。当患者出现容量负荷过多时,静脉压力升高,血液会回流。缝针固定留置导管,覆盖无菌纱布。

3. 优缺点

(1)优点:操作较锁骨下静脉置管容易,狭窄发生率低,可留置 3~4 周,血流量较好。

(2)缺点:头颈部运动可受限,往往影响患者美观。

(三)股静脉留置导管

最简单、安全的方法,但是容易出现贴壁现象,导致血流量欠佳和感染,适合于卧床患者。

1. 患者准备

(1)术前介绍置管的重要性,以取得配合。

(2)清洁局部皮肤,并备皮。

(3)体位:患者取仰卧位,膝关节弯曲,大腿外旋、外展,穿刺侧臀部垫高,充分显露股三角。

(4)注意隐私部位的保护。

2. 穿刺技术

以髂前上棘与耻骨结节连线的中、内1/3 交界点下方 2cm 处、股动脉内侧 0.5~1.0cm 为穿刺点。左手压迫股动脉,局麻后用 $6\frac{1}{2}$ 号穿刺针探测到静脉血后再用连接 5mL 注射器的 16 号套管针与皮肤呈 30°~40°刺入,针尖向内向后,朝心脏方向,以免穿入股动脉或穿破股静脉。穿刺时右手针筒可呈负压状,见到强有力的回血后卸下针筒,快速放入导引钢丝,退出穿刺针,用扩张管扩张皮下隧道后置入股静脉留置导管,抽出钢丝。见回血通畅时注入肝素生理盐水,夹闭管道。缝针固定留置导管,覆盖无菌纱布。

3.优缺点

(1)优点:操作容易,方法简便,尤其是心力衰竭患者呼吸困难不能平卧时,应首选股静脉。

(2)缺点:由于解剖位置的原因,较颈内静脉容易感染,血流量较差,血栓发生率较高;同时股静脉置管会给患者行动带来不便。

(四)锁骨下静脉留置导管

操作难度和风险较大,易出现血、气胸等并发症。

1.患者准备

(1)术前介绍置管的重要性,以取得配合。

(2)身体状况许可条件下,先洗头、清洁皮肤。

(3)体位:患者平卧于30°~40°倾斜台面,肩胛间垫高,头偏向对侧,穿刺侧上肢外展45°、后伸30°,以向后牵拉锁骨。

2.穿刺技术

以锁骨中、内1/3交界处、锁骨下方1cm为穿刺点。在局麻下进针,与胸骨纵轴呈45°、胸壁呈25°,指向胸锁关节,针尖不可过度向上向后,以免伤及胸膜。穿刺方法同颈内静脉置管。

3.优缺点

(1)优点:不影响患者行动及美观,可留置3~4周,血流量较好。

(2)缺点:置管技术要求较高,易发生血、气胸并发症,血栓和狭窄发生率较高。

二、带涤纶套深静脉留置导管

经典临时性中心静脉留置导管简便、易于掌握,但保留时间短、并发症多。而一些需长期透析的患者因曾实施多次动静脉内瘘术或人造血管搭桥术,无法再用动静脉内瘘作为血管通路。因此,具有涤纶套的双腔留置导管就应运而生,临床上也称永久性(或半永久性)留置导管。

带涤纶套深静脉留置导管的适应证如下。

(1)动静脉内瘘尚未成熟而需立即血液透析的患者。

(2)一小部分生命期有限的尿毒症患者。

(3)无法建立动静脉瘘管且不能进行肾移植的患者。

(4)有严重动脉血管病的患者。

(5)低血压而不能维持透析时血流量的患者。

(6)心功能不全不能耐受动静脉内瘘的患者。

(一)材料特性

外源性材料进入血液可导致血小板黏附、聚集于导管表面,形成纤维蛋白鞘和凝血块,从而激活体内凝血机制。其中,导管的材料和硬度是两个重要因素。目前认为最佳的导管材料是聚氨酯,尤其以聚矽氧烷生物材料较好。目前最常用的是带涤纶毡套的双腔导管,也有使用两根单腔导管进行透析的。近年来,临床上又出现了几种改良的导管,如抗生素(药物)外涂层和肝素外涂层的导管,可以减少导管感染概率和预防导管外纤维蛋白鞘的形成。

（二）体位

患者取仰卧位,颈部置于正中位。

（三）穿刺技术

置管可以在手术室或放射介入室进行。以右胸锁乳突肌内缘环状软骨水平、颈内动脉搏动最显著之右侧旁开0.8cm处作为穿刺点。常规消毒铺巾后,局麻穿刺处及皮下隧道处,穿刺针与皮肤呈30°~45°,针头朝向同侧乳头方向,探及静脉后将导丝从穿刺针芯送入,固定导丝,在导丝出口处做一个1.5cm长的皮肤切口,然后在同侧锁骨下3~4cm做长约1cm的皮肤切口,用隧道针在切口间做一皮下隧道,把双腔管从锁骨下隧道口放入,从另一隧道口拉出,管壁涤纶套距出口2cm,扩张器从导丝处放入,扩张后把双腔管套在导丝外置入颈内静脉,边送边撤去双腔管外硬质层,拔出导丝。抽吸通畅,注入管腔相同容积的肝素钠封管液,肝素帽封管,缝合皮下隧道口(上口),无菌敷料覆盖,10日左右拆除缝线。

（四）特点

（1）手术相对简单,一般术后即可使用,不需成熟期。

（2）每次血液透析时不需静脉穿刺,减少了患者的痛苦。

（3）不影响血流动力学特性,心脏功能较差的患者适用。

（4）与临时置管相比较,留置时间长,而且涤纶套与皮下组织黏合,降低了感染发生可能,并使导管固定合理,减少了因牵拉等外界因素造成的导管移位和滑脱。

三、深静脉留置导管护理流程

（一）换药

1. 物品准备

一次性无菌换药包(内含一次性换药碗、无菌棉球、无菌纱布、一次性镊子等)、无菌手套、无菌贴膜、消毒液、胶布。

2. 患者准备

患者平卧,头侧向一侧,暴露导管穿刺部位皮肤。建议患者戴口罩。

3. 工作人员准备

洗手、戴口罩、帽子。

4. 核对

患者姓名、性别、年龄、透析号、床号、透析时间、治疗模式。

5. 换药过程

（1）取下覆盖导管出口处的敷料和导管口的纱布。

（2）评估导管出口处有无红肿,局部有无渗血、渗液现象,导管周围皮肤有无破溃,导管有无脱出及破损情况。

（3）快速洗手液洗手。

（4）打开无菌换药包,倒入消毒液,戴无菌手套。

（5）以导管入口处为中心,用消毒剂由内向外进行皮肤消毒,消毒范围直径>10cm。清除导管入口处血垢,正反各两遍。

（6）导管消毒:用消毒剂消毒导管的软管部分及动静脉外露部分,同时要彻底清除导管表面血迹及污迹,切忌反复涂擦。

（7）在导管入口处覆盖 2～3 块无菌纱布或贴膜,并给予妥善固定。

（二）上机

1. 物品准备

一次性无菌上机包(内含一次性换药碗、无菌棉球、无菌纱布、一次性镊子等)、无菌手套、消毒液、无菌治疗盘(无菌注射器、抗凝剂)。

2. 工作人员准备

洗手,戴口罩、帽子。

3. 上机护理操作

（1）无菌治疗巾铺于穿刺处。

（2）分离动脉端的肝素帽(注意:动脉夹子必须在关闭状态),用消毒棉球消毒导管横截面和导管螺纹口,连接无菌注射器,抽出导管内的封管液及可能形成的血凝块(2～3mL);注意纱布,观察是否有血凝块;导管口套上注射器。

（3）分离静脉端的肝素帽(注意:静脉夹子必须在关闭状态),用消毒棉球消毒导管横截面和导管螺纹口,连接无菌注射器,抽出导管内的封管液及可能形成的血凝块(2～3mL);注意纱布,观察是否有血凝块;导管口套上注射器。

（4）在静脉端注入抗凝剂(遵医嘱)。

（5）取下动脉端的注射器,连接动脉血路管,打开夹子。

（6）调整血液流量≤100mL/min,开泵,引血。

（7）引血至静脉壶,停泵,夹闭静脉端管路,连接于静脉端(注意排除空气),打开夹子。

（8）开泵,调整治疗参数。

（9）留置导管连接处用无菌纱布或治疗巾包裹,妥善固定。

（三）下机

留置导管下机护理操作可采用一人边回血边封管的方法;也可两人协作,一人回血,一人封管。

1. 物品准备

一次性无菌下机包(内含一次性换药碗、无菌棉球、无菌纱布、一次性镊子等)、无菌手套、消毒液、无菌治疗盘(含 20mL 生理盐水的注射器 2 支、肝素封管液 2 支)、肝素帽 2 个、500mL 生理盐水。

2. 工作人员准备

洗手,戴口罩、帽子。

3. 下机护理操作

（1）评估患者生命体征及治疗参数是否完成。选择回血状态,血液流量≤100mL/min,动脉端连接生理盐水,将管路内血液缓慢回输入患者体内。

（2）戴无菌手套,用消毒棉球消毒动脉端导管横截面和螺纹口,用脉冲式方法在动脉端侧注入 20mL 生理盐水(注射器留于导管),夹闭动脉端夹子。

（3）回血完毕,停泵,夹闭管路静脉端与导管夹子后断离,消毒静脉端导管横截面和导管螺纹口,用脉冲式方法在静脉端侧注入 20mL 生理盐水(注射器留于导管),夹闭静脉端夹子。

（4）在导管动、静脉端侧注入导管相应容量的肝素(肝素浓度视患者的凝血功能而定),夹闭夹子,连接无菌肝素帽。

（5）导管口用无菌敷料包裹妥善固定。

（四）并发症及护理

常见并发症有导管感染、血流不畅、出血。

1. 导管感染

（1）常见原因如下。

1）深静脉留置导管感染分为导管出口部感染、隧道感染和血液扩散性感染或导管相关性菌血症。

2）感染的局部危险因素包括患者皮肤完整性受损和个人卫生习惯差、使用不透气敷料、伤口出汗、鼻腔及皮肤葡萄球菌定植等；感染的全身危险因素包括导管使用和管理不当。

3）感染的其他因素包括出口周围渗血、血液流量不畅或处理血液流量不畅过程中导管的反复开放及导管留置时间过长、创伤性重建手术（如取栓）等。另外，导管留置部位不同，感染发生率也不同，如股静脉置管较锁骨下静脉及颈内静脉置管感染发生率高。

（2）临床表现如下。

1）导管出口部位感染：导管出口处或周围皮肤红、肿、热，并有脓性分泌物。

2）隧道感染：皮下隧道肿胀，轻轻按压出口处可见脓性分泌物。

3）血液扩散性感染：血透开始 15min～1h，出现畏寒、发热。

（3）护理评估如下。

1）透析前、透析中和透析后观察患者体温变化，注意有否发冷、发热、寒战等症状。

2）观察穿刺伤口、隧道出口处有否红、肿或渗出物。

3）评估患者的自我护理及卫生习惯。

（4）干预如下。

1）常规消毒导管周围皮肤，更换无菌敷料，一般用消毒剂由内向外消毒，直径＞10cm，并清除局部的血垢，覆盖透气性较好的伤口敷料，妥善固定。

2）换药过程中应观察穿刺部位有无早期感染迹象，若导管不完全滑脱或感染，应拔除而不应推入；管腔不能暴露于空气中，操作中取下肝素帽应立即接上注射器。

3）告知患者应养成良好的卫生习惯，注意鼻腔护理，勤换内衣，伤口敷料保持清洁干燥。建议操作时患者戴口罩或头侧向一边。

4）工作人员规范洗手可使感染率下降，导管护理时应遵循无菌操作原则。

（5）护理如下。

1）轻微的出口感染不合并菌血症和（或）隧道感染时，局部定时消毒、更换敷料，予局部抗生素治疗或口服抗生素，一般炎症即可消退。

2）隧道感染时临床上必须使用有效抗生素 2～3 周，严重者要拔管，在其他部位重新置管或新隧道换管。

3）血液扩散性感染时应予以拔管，并留取外周血标本和导管血标本进行细菌培养和药物敏感试验。可先予经验性抗生素静脉治疗，血培养阳性者根据药物敏感试验结果选用抗生素，抗生素疗程至少 3 周。

2. 导管血流不畅

（1）常见原因：留置导管使用时间过长；患者高凝状态；抗凝剂用量不足；导管扭曲、移位；导管周围纤维蛋白鞘形成；静脉狭窄；血栓形成等。

（2）临床表现：血液透析开始抽吸不畅,血液透析过程中血液流量不畅或下降。

（3）护理评估如下。

1）血液透析过程不能达到理想的血液流速。

2）抽吸导管过程中,导管有"吸力",出现不畅。

3）推注通畅,回抽有阻力。

（4）预防和护理如下。

1）每次血液透析后准确的肝素封管可以最大限度地降低血栓形成。

2）变换体位或变换导管位置,可改善血液流量。

3）抽吸过程中出现血液流量不畅,切忌强行向导管内推注液体,以免血凝块脱落而引起栓塞。

4）血栓形成或纤维蛋白鞘形成时可采用尿激酶溶栓法。方法：生理盐水 3 ~ 5mL + 尿激酶 5 万 ~ 15 万 U,利用"负压吸引方法"缓慢注入留置导管,保留 15 ~ 20min,回抽出被溶解的纤维蛋白或血凝块。若一次无效,可重复进行(注意：尿激酶溶栓法应在医生指导下进行,患者无高血压、无出血倾向方可使用),如反复溶栓无效,可使用生理盐水 100mL + 尿激酶 25 万 U,导管内维持滴注 7d,每日 4 ~ 6h。如溶栓仍无效,则予拔管。

5）当出现抽吸不畅时,建议血液透析结束时应用尿激酶加肝素封管。

3．导管出血

（1）常见原因和临床表现如下。

1）穿刺经过不顺利,血管因反复穿刺导致损伤,穿刺处局部出现血肿。

2）尿毒症患者由于造血功能障碍,红细胞和血小板大多低于正常,加之血液透析过程中应用抗凝剂等,留置导管伤口处出现渗血、皮下淤血及血肿。

3）留置导管时间太长,造成出血和渗血。

（2）护理评估如下。

1）上机前进行换药时,观察导管局部有无出血倾向,如淤斑、血肿、渗血、出血。

2）了解患者有否贫血、凝血功能障碍。

3）评估患者对留置导管自我护理的认知度。

4）透析前后检查导管的位置、伤口,并做好宣教。

（3）预防和护理如下。

1）穿刺过程如误穿动脉或反复穿刺,应充分按压,防止穿刺点出血；沿皮肤血管穿刺点进行有效按压,再用冰袋冷敷；如需立即透析,应减少或避免使用抗凝剂。

2）严重贫血及红细胞和血小板较低的患者,血液透析过程中少用或慎用抗凝剂,视病情可采用小剂量或无抗凝剂透析。

3）妥善固定导管,告知患者注意留置导管的自我护理,减少穿刺部位的活动,减少牵拉,预防导管的滑出。

4）每次透析应严格检查患者的导管固定、导管位置、导管出口的皮肤等,及时发现问题并解决。

5）穿刺部位出现血肿时,先指压、冷敷,待无继续出血时,再行血液透析,并严格观察抗凝剂使用后的出血并发症。

6）对长期留置导管的患者应加强观察和护理,防止导管滑脱,引起出血。

7)局部血肿较大难以压迫或症状严重者,可平卧后拔管止血,并严密观察。

(4)自我护理及宣教如下。

1)留置导管期间养成良好的个人卫生习惯,保持局部干燥、清洁。如需淋浴,一定要将留置导管及皮肤出口处伤口敷料密封,以免淋湿后感染,如穿刺处出现红、肿、热、痛症状,应立即就诊,以防感染扩散。

2)除股静脉留置导管不宜过多起床活动外,其余活动均不受限制,但也不宜剧烈活动,以防留置导管滑脱;同时还要提醒患者,尽量穿对襟上衣,以免脱衣服时将留置导管拔出。一旦滑脱,应压迫止血并立即就诊。

3)血液透析患者的深静脉留置导管,一般不宜作他用,如抽血、输液等。

(武晓荣)

第二节　永久性血管通路(自体动静脉内瘘)

1943 年,Koiff 发明透析疗法时采用了直接穿刺血管的方法进行血液透析,但是经过几次穿刺后已无浅表的可供穿刺的血管可用,因此患者无法进行长期的血液透析。1960 年,Shields 开创了动静脉外瘘技术,Seribner 和 Quinton 等人不断进行改进,使动静脉外瘘技术更为完善。由于动静脉外瘘技术的应用,使一些慢性肾衰竭患者能够进行较长时间的血液透析,同时也推动了血液透析技术的发展。1966 年,Cimino 和 Brescia 应用显微外科技术建立了动静脉内瘘技术,真正解决了慢性肾衰竭患者的永久性透析问题。本节详述动静脉内瘘技术及护理。

动静脉内瘘是指动、静脉在皮下吻合建立的血管通道,包括自体动静脉内瘘和移植动静脉内瘘。前者是利用自身动、静脉血管直接吻合制成的内瘘,后者是在动、静脉间插入一段移楦血管制成的内瘘。一个理想的血管通路能够为血液透析提供足够的血流量,而且使用时间长,并发症少。相对而言,动静脉内瘘是一种安全且能长久使用的永久性通路,适用于维持性血液透析患者。

一、造瘘手术前后护理

(一)术前评估

1.全身状态评估

应对患者心、肺、肝等重要脏器功能和循环血流动力学状态进行充分评估;检查血常规、出凝血指标,以便评估患者的凝血功能。

2.血管条件评估

选择的静脉直径要≥2.5mm,静脉通路无节段性狭窄或梗阻;选择的动脉直径要≥2mm,两上肢的动脉压差不超过 20mmHg。如患者置有心脏起搏器、有胸部手术应避免选择同侧上肢部位。

有报道,同侧颈内静脉或锁骨下静脉较长时间留置导管可能影响自体动静脉内瘘的血液流量。

（二）手术策略

1. 原则

先上肢后下肢；先非惯用侧手臂后惯用侧手臂；先肢体远心端后近心端；先自体血管后移植血管。

2. 常见部位

（1）腕部：桡动脉－头静脉（首选）、桡动脉－贵要静脉、尺动脉－贵要静脉、尺动脉－头静脉。

（2）肘部：肱动脉－贵要静脉、肱动脉－头静脉、肱动脉－肘正中静脉（亦称高位动静脉内瘘）。其他部位内瘘，如踝部、大腿部内瘘等很少采用。

3. 吻合方式

端侧吻合法（首选）、端端吻合法、侧侧吻合法。

（三）术前护理及患者宣教

动静脉内瘘被视为长期血液透析患者的生命线，建立一个成功的血管通路，使之得以长期使用，必须依靠医患双方的共同努力和重视。循证护理指导临床护士，在疾病早期就应保护患者上肢血管，早期建立动静脉内瘘。

1. 术前心理护理

术前向患者说明造瘘的目的、意义以及该手术对治疗有何帮助，消除患者焦虑不安、紧张恐惧的心理。告诉患者造瘘只是一个小手术，不必紧张，并告知患者一些基本的手术方法及造瘘时可能会出现的一些不适，如疼痛等，让患者做好心理准备，积极配合，坦然面对手术。

2. 术前宣教及护理

（1）嘱咐患者保护好造瘘侧手臂，切勿在造瘘侧手臂进行动、静脉穿刺，以利于手术顺利进行。

（2）平时注意保持造瘘侧手臂皮肤的清洁，切勿抓伤、碰伤皮肤，以防术后感染。

（3）内瘘术前不宜使用肝素等抗凝剂，以防术中或术后出血。

（4）术前用肥皂水彻底清洗造瘘侧手臂，剪短指甲，剃去皮肤毛发。

3. 术后护理及宣教

内瘘术后的护理对今后的使用及内瘘寿命极其重要。

（1）动静脉内瘘成形后，将患者内瘘侧肢体抬高至水平以上30°，以利于静脉血液回流，减少内瘘侧手臂的肿胀。

（2）术后24小时内密切观察内瘘通畅及全身情况，观察以下各项指标。

1）患者心率、心律、呼吸是否有改变，询问患者是否有胸闷、心悸。

2）内瘘侧手臂手指末梢血管充盈情况，注意手指有无麻木、发冷、疼痛、缺血等。

3）内瘘吻合口处有无血肿，局部有无渗血。

4）内瘘血管通畅情况，触摸内瘘静脉端血管有无震颤或用听诊器听诊有否血管杂音，如触摸不到或听不到杂音，应检查是否局部敷料包扎过紧，以致吻合口及静脉侧受压。

（3）更换敷料时要严格执行无菌操作；包扎时敷料不宜过多、过紧，以能触摸到震颤为度。

（4）禁止在造瘘侧手臂测血压、静脉注射、输液、抽血等。

（5）术后患者的宣教。

1）告知患者保持造瘘侧手臂的清洁，保持敷料清洁、干燥，防止敷料潮湿，以免引起伤口感染。

2)防止造瘘侧手臂受压,造瘘侧手臂的衣袖要宽松,睡眠时避免侧卧于造瘘一侧;造瘘侧手臂不持重物,不佩戴过紧饰物。

3)教会患者自行判断内瘘是否通畅的方法,每日触摸内瘘静脉处有无震颤,如扪及震颤则表示内瘘通畅。反之,则应及时报告医护人员。

4)术后2~3日伤口无渗血,可指导患者进行早期功能锻炼,如握拳、松拳、指端活动等。

5)术后2周即可指导患者进行正规功能锻炼,以促进内瘘早期成熟。内瘘侧手臂捏橡皮健身球3~4次/日,时间由短逐渐加长,如刚开始时每次2~5分钟,以后10~15分钟;也可指导用健侧手指轻轻压住内瘘侧手臂的上端,使静脉血管适度扩张充盈,每日2~3次,时间由短逐渐加长至10~15分钟。经过锻炼,血管充盈度不够,可指导患者在内瘘侧手臂的上端(静脉上端)用止血带压迫,并轻轻甩臂,以提高血管充盈度。如有局部肿胀,应指导患者抬高肢体并热敷,以促进回流。

6)内瘘成熟前,若患者病情突然加重,如高血钾症、急性心力衰竭、严重酸中毒、血肌酐指标升高等急需紧急血液透析,不宜过早使用内瘘,可采用临时性血管通路过渡。

7)内瘘的成熟取决于患者血管的自身条件、手术情况及术后患者的配合情况。一般应静脉呈动脉化(血管壁增厚,显露清晰,突出于皮肤表面,有明显动脉震颤或搏动),内瘘直径增粗,能保证成功的穿刺及提供足够的血流量。成熟时间一般需要6~8周,最好在成形术后3~4个月再使用。

(四)穿刺技术要点

熟练、正确的穿刺技术是保护好内瘘,使内瘘能够长期使用的必要条件。

1.穿刺点的选择

(1)动脉穿刺点距吻合口的距离至少要3cm以上,穿刺方向可向心亦可离心。据报道,新内瘘穿刺动脉距离吻合口远,采用离心方向穿刺会降低血肿的发生率。

(2)静脉穿刺点距动脉穿刺点至少要间隔8cm以上,针尖朝向心方向穿刺。

(3)动脉与静脉避免穿刺于同一血管上,以减少血液再循环。

2.穿刺方法的选择

目前常用的穿刺方法有绳梯样穿刺法、扣眼穿刺法、区域穿刺法(纽扣式)。

(1)绳梯样穿刺:这是一种最经典的穿刺方法。优点:可使整条动脉化的静脉血管平均受用,血管粗细均匀。穿刺要点:穿刺部位要轮流更换,切忌定点穿刺;可沿着内瘘的走向,上下交替进行穿刺;每个穿刺点相距0.5~1cm;绳梯样穿刺避免了定点穿刺造成的血管壁受损、弹性减弱、硬节和瘢痕形成等缺点。

(2)扣眼穿刺:近几年有学者认为扣眼穿刺法可减少动静脉内瘘并发症,可有效减轻患者的疼痛,操作简便。扣眼穿刺法包括两个步骤:首先建立扣眼隧道,然后使用钝针进行穿刺。建立扣眼隧道的方法有专人法、图钉法和留置针法。

1)专人法应用最广,但此方法对人员的专一化要求给护理人员排班带来不便。专人法的要点是"三同",即由同一名护士、以相同的穿刺角度和深度行6~10次穿刺后形成扣眼隧道,然后再使用钝针进行穿刺。隧道形成之后,其他的穿刺者也需完全遵循隧道形成者的手法,否则将无法使钝针顺利进入隧道。

2)图钉法不需要专人操作,但因图钉价格昂贵,其使用范围受到一定限制。

3）留置针法建立扣眼隧道简单、易于操作,不需要反复穿刺,对人力安排没有特殊要求。此法用两根聚氨酯套管留置在血管内,皮下通道和血管通道在同一直线上,7～10d 后隧道形成,钝针可顺利进入血管,从而提高钝针穿刺的成功率。

应用扣眼穿刺前需对患者进行严格评估,对于卫生状况较差、自理能力较差、糖尿病患者、皮肤过敏患者等需谨慎。在建立扣眼隧道期,必须做好患者宣教,告诫清洁卫生的重要性。对从事体力工作的患者,应谨慎采用图钉法和留置针法。

（3）区域穿刺:也称定点穿刺,即在一个固定点或区域内反复穿刺,临床上往往会出现受用过多造成的血管壁受损,血管弹性减弱,局部出现硬节或瘢痕形成,周围皮肤松弛或弹性下降,容易渗血,形成动脉瘤,而未受用的血管则出现狭窄。因此不推荐采用。

3. 新瘘穿刺护理及管理

（1）新的动静脉内瘘使用前由资深护士评估,确认动静脉内瘘已经成熟。

（2）首次穿刺应由资深护士执行。

（3）对于新内瘘的第一次穿刺,动脉穿刺点的选择应远离吻合口,距吻合口越近血流冲力越大,容易发生血肿。可暂时选择在肘正中静脉或贵要静脉离心方向穿刺做动脉引血,而静脉穿刺则选择下肢静脉,待内瘘条件进一步成熟时,动脉穿刺点再往下移。采用上述方法,动脉发生血肿的概率就会减小。

（4）国内相关医院血液透析中心在新瘘的管理中,使用了《新瘘穿刺记录跟踪手册》,对新瘘(指动静脉内瘘使用起至 1 月)穿刺情况进行逐项评估与记录,并对穿刺人员资质做了详细规定。

1）穿刺情况评估与记录:皮肤、穿刺部位、穿刺点、进针方向、穿刺过程及止血按压情况;穿刺过程中出现的意外情况和干预,如血肿、渗血、流量达不到标准等。

2）新瘘穿刺人员资质:新瘘第一次穿刺和评估由从事透析工作 8 年以上、穿刺技术过硬的护士执行;1 月内的新瘘由从事透析工作 5 年以上、穿刺技术佳的护士进行穿刺;1 月后视内瘘情况由各级护士进行穿刺(从事透析工作 1 年以下的护士禁止行新瘘穿刺)。

3）跟踪记录:为了对患者的内瘘穿刺情况有连续性了解,该手册于患者行首次穿刺时发放,存放于透析记录单中,每次透析穿刺前由相关护理人员阅读、记录,连续跟踪记录 3 个月,并在 6 个月后做阶段性评估和总结。《新瘘穿刺记录跟踪手册》的设计和应用有效降低了新瘘早期并发症,提高了穿刺成功率,延长了透析患者内瘘的使用寿命,值得临床借鉴、推广。

二、穿刺操作

动静脉内瘘穿刺技术是保证患者接受有效治疗的基础,正确合理的穿刺技术直接关系到患者动静脉内瘘并发症的发生率和长期使用时间。

（一）物品准备

（1）动静脉内瘘穿刺包(治疗巾、胶布、无菌创可贴、消毒棉球、纱布、手套)。

（2）选择合适的动静脉内瘘穿刺针,常规穿刺针为 16～17 号,如果要达到高的血流量则需要选择粗的针头,如 14～15 号。

（3）稀释肝素溶液(500mL 生理盐水含肝素 10mg)、抗凝剂。

（4）压脉带或止血带。

（5）皮肤消毒液(安尔碘或其他消毒液)。

（二）工作人员准备

洗手,戴口罩、帽子。

（三）患者准备

穿刺前穿刺部位用肥皂液和流动清水清洗,暴露穿刺部位。

（四）内瘘评估

1. 望诊

检查有无感染、血肿、皮疹、狭窄等。

2. 触诊

触摸动静脉内瘘是否通畅,检查震颤强弱,摸清血管走向。

3. 听诊

对血管条件较差、通过触诊无法判断动静脉内瘘情况的患者,可使用听诊器听诊血管杂音和走向;对 U 形的移植血管,通过听诊辨别动脉、静脉端。

4. 认证

选择穿刺部位和穿刺点。

（五）操作方法

(1)确定穿刺部位,消毒动、静脉穿刺点各一遍。消毒范围:以穿刺点为中心,半径为 5~6cm 的区域;消毒时间:自然待干。

(2)戴手套,将治疗巾铺于准备穿刺侧肢体下。

(3)用稀释肝素生理盐水预冲穿刺针。

(4)使用止血带。

(5)再次消毒动脉端或静脉端(方法同上)。

(6)穿刺内瘘动脉血管:可以向心,也可以离心方向,离吻合口 3cm,针尖斜面向上穿刺动脉血管。确认穿刺成功,放松止血带,进行固定。一般先横向固定针翼,针尖部用消毒敷贴或无菌纱布保护。

(7)扎止血带,再次消毒动脉或静脉端(方法同上)。

(8)穿刺内瘘静脉血管:穿刺点可选择内瘘血管的静脉端或其他外周静脉;向心方向,针尖斜面向上穿刺静脉端。确认穿刺成功,放松止血带,进行固定(固定方法同动脉端)。

(9)检查动、静脉穿刺通畅情况,询问患者有无出血。确定穿刺成功,按医嘱从静脉端给予抗凝剂。

(10)整理物品,填写穿刺记录。

注意:①须达到消毒液等待时间(自然干燥)。②引血前须达到肝素化时间(3~5分钟)。③建议穿刺顺序可先动脉端,再静脉端;如临床需要也可先静脉端、再动脉端。④抗凝剂必须在动、静脉穿刺结束后从静脉端推注。

三、止血(拔针)技术

（一）物品准备

无菌纱布 2 块或无菌敷贴 2 张、弹力绷带 2 根。

（二）工作人员准备

洗手,戴口罩、戴手套。

（三）操作方法

（1）透析结束进入回血状态。

（2）撕开动脉端固定胶布，左手固定穿刺针，用无菌纱布或无菌敷贴保护穿刺点（如有污染，先消毒）。

（3）左手示指和中指（也可用弹力绷带）轻压于纱布上，右手水平方向将针拔出的同时，左手加力下压，按压力度要适中，以不渗血但能扪及动静脉内瘘震颤为标准。

（4）静脉穿刺针拔针方法同动脉穿刺针，按压的力度可轻于动脉端。

（5）压迫 15～30 分钟，见不出血、渗血，可松开弹力绷带。

（6）建议如下。

1）根据患者的个体因素，如抗凝剂应用、血红蛋白、血小板等，观察并计算患者凝血时间，从而摸索动静脉内瘘止血时间，防止动静脉内瘘过度受压或出血。

2）指导有能力的患者自行指压动静脉内瘘，减少应用弹力绷带止血引起的动静脉内瘘的过度扩张和血栓形成。

3）可采用密闭式回血，回血完毕后分别拔出动、静脉穿刺针，减少操作者的忙乱及针刺伤的发生率。

（四）效果评价

（1）止血压迫点准确，无血肿、无渗血。

（2）压迫力度适中，既不出血又能扪及动静脉内瘘震颤。

（3）止血成功，指导患者注意事项。

四、自我护理

正确、良好的日常护理是动静脉内瘘能够长期使用的一个重要前提。

护士应指导患者正确地进行内瘘的自我护理，降低并发症的发生，使内瘘得以有效、长期地使用。

（1）通过宣教和交流，使患者了解内瘘对其生命的重要性，使患者在主观上重视，积极配合。

（2）日常生活中保持内瘘侧手臂的皮肤清洁。透析前用肥皂水将造瘘侧手臂彻底清洗干净。

（3）透析结束当日穿刺部位避免接触水，并用无菌敷料覆盖 4～8 小时以上，以防感染，如果穿刺处发生血肿，可压迫止血，并用冰袋冷敷；24 小时以后可热敷，可配合喜疗妥按摩消肿。内瘘处如有硬结，可在医护人员指导下进行按摩、热敷等。

（4）造瘘侧手臂不能受压，衣袖要宽松，不能佩戴过紧饰物。夜间睡觉不要将造瘘侧手臂垫于枕后，尽量避免侧卧于造瘘侧手臂一侧。造瘘侧手臂避免持重物。

（5）造瘘侧手臂不能测血压、输液、静脉注射、抽血等。

（6）每 6 小时左右触摸内瘘吻合口或用听诊器听诊血管杂音；如果震颤、杂音消失，局部有触痛或疼痛，应去医院就诊。

（7）避免造瘘侧手臂外伤，建议佩戴护腕，以免引起出血。护腕松紧应适度，不能过紧压迫导致内瘘闭塞。有动脉瘤的患者，应采用弹性绷带加以保护，避免继续扩张及意外破裂。

五、常见并发症及护理

（一）内瘘出血

1. 常见原因

（1）技术原因：手术血管结扎不全；内瘘穿刺失败；拔除穿刺针时未准确压到止血点；长期区域或定点穿刺，皮肤松弛，造成穿刺处出血、渗血、皮下血肿。

（2）治疗原因：抗凝剂应用后，患者凝血功能障碍等。

（3）其他原因：动脉瘤破裂、内瘘感染及外伤引起的出血。

2. 护理干预

（1）使用新的动静脉内瘘应得到护士长或高年资护士的认可，选择合适的穿刺点和穿刺方法，并做好记录。

（2）提高穿刺水平，避免定点穿刺，建议绳梯样或扣眼穿刺，每次穿刺后记录穿刺点，以便更好地选择适当的穿刺点。

（3）因尿毒症患者常有贫血和凝血功能障碍，应密切观察伤口渗血情况；局部动脉瘤、瘘口周围感染等应医护评估后再进行穿刺；透析过程中应密切观察穿刺处有无渗血、穿刺针固定有无松动，发现情况及时处理。

（4）透析结束穿刺针拔除后，用无菌纱布和弹性绷带压迫止血 10～30min（建议指导有一定自理能力的患者自行指压），可减少因弹性绷带压迫而造成的血管损伤。

（5）如出现皮下血肿应充分止血、局部冷敷，24h 后热敷或 50% 硫酸镁湿敷。

（6）指导患者对动静脉内瘘进行自我护理，提高患者对血管维护的信心。

（7）神志不清或配合较差的患者，加强安全护理干预。

3. 穿刺针拔除后出血的护理

（1）确定出血部位，判断出血的原因是由于压迫力度不够还是压迫点出现偏差。

（2）当发生动脉穿刺点渗血时，先压迫吻合口上方血管，阻断血流，暴露穿刺点，更换创可贴与无菌纱布，重新指压穿刺点，按压力度要适中，以不渗血但能扪及动静脉内瘘震颤为标准。

（3）当发生静脉穿刺点渗血时，暴露穿刺点，更换创可贴与无菌纱布，重新指压或使用弹力绷带压迫，原则上静脉点的弹力绷带应松于动脉点。

（4）当发生动、静脉穿刺点周围皮下血肿时，往往无法准确判断出血点，此时必须改为指压，最好用 3 个手指压迫，以扩大压迫范围，当确认止血成功后方可松开。

（二）内瘘感染

1. 临床表现

动静脉内瘘局部红、肿、热、痛，全身表现可见发热、寒战，严重者可发生败血症。

2. 常见原因

（1）内瘘穿刺前穿刺点周围皮肤消毒不规范，穿刺针污染。

（2）患者卫生习惯不佳，透析结束后穿刺点过早接触水或用手搔抓，引起皮肤感染。

（3）内瘘周围皮肤过敏，发生皮肤破损、溃烂，引起皮肤感染。

（4）局部血肿后形成感染。

3. 护理干预

（1）动静脉瘘术后，保持术侧肢体清洁，避免潮湿，不要随意去除包扎敷料，勿抓挠吻合口处。

（2）透析前要求患者用肥皂水清洗穿刺部位皮肤，保持手臂清洁、干燥。沐浴最好在下次透析前进行，并在穿刺部位贴防水创可贴保护。平时要保持内衣干净。

（3）内瘘穿刺时应严格无菌操作，消毒范围要广，穿刺成功后用无菌创可贴覆盖穿刺点，做到一人一单一巾，防止医源性感染。

（4）透析结束后当日穿刺处避免接触水，告知患者切勿抓挠穿刺处。发现穿刺点有轻度发红和局部硬结时，应禁止在该部位进行穿刺，并遵医嘱用药，防止感染发生。

（5）加强对患者的卫生宣教，提高患者自我管理和自我护理的水平。

4. 发生感染后的处理方法

（1）评估感染情况：轻度感染可继续使用内瘘，但必须避开感染部位穿刺；感染严重时，应停止使用内瘘，改为临时性血管通路，同时按医嘱使用抗生素。

（2）轻度感染可表现为局部血管变硬，皮肤外观有轻度的红肿，患者体温正常，此时应加强对局部血管的消毒和护理，告知患者注意卫生，按医嘱口服或静脉滴注抗生素。

（3）重度感染可表现为内瘘处较为严重的红、肿、热、痛或周围有脓性分泌物，波及范围广，患者可有发热、寒战，严重者血培养呈阳性，此时必须改用临时性血管通路。

（三）内瘘血栓形成

1. 临床表现

动静脉内瘘部分血栓形成时表现为血流量不足，内瘘血管处搏动、震颤及杂音减弱，部分患者主诉吻合口周围疼痛；血管完全栓塞时，搏动、震颤及杂音完全消失，此时吻合口处血管可变硬，弹性消失。

2. 常见原因

（1）早期栓塞原因：患者血管条件较差，如高龄、糖尿病患者；术中血管内膜损伤、吻合时动静脉对位不良、血管扭曲成角、术后渗血行补针缝合等。

（2）患者因素：静脉纤维化、静脉狭窄、血管内膜增生肥厚等；血液黏稠度高，属高凝状态；动脉硬化、高血脂；大剂量促红细胞生成素的应用等。

（3）其他原因：内瘘过早使用、反复的定点穿刺、压迫止血时间过长及各种原因引起低血压、局部感染或静脉炎症。

3. 护理干预

（1）术后包扎伤口的敷料不宜过多，压力不宜过大，以能扪及内瘘震颤或听到血管杂音为宜；护士每日 3~4 次检查内瘘是否通畅。

（2）衣袖宜宽松，术侧避免受力；严禁在术侧肢体进行测量血压、输液、抽血及注射等操作。

（3）术后避免各种血管收缩因素的刺激，如寒冷、大量出汗、低血压、疼痛、压迫等，特别是糖尿病患者在季节更换时应注意保暖。

（4）避免过早使用内瘘，动静脉内瘘的成熟一般在术后 6~8 周，老年人、糖尿病患者及血管条件差者适当延长时间。

（5）宣教患者透析间期体重增加控制在干体重的 3%~5%，超滤不可过多；密切监测血压，及时纠正低血压。

（6）科学、合理、个性化地制订穿刺计划，建议绳梯样或扣眼穿刺，力求一针见血。

（7）透析结束时,压迫止血时间不宜太长,避免血管受压时间太长引起局部血栓形成(建议根据患者个体差异摸索止血时间),压迫力度以不出血且能扪及震颤为宜。

（8）正确服用降压药,及时了解血压变化;定期监测血脂,控制饱和脂肪酸和胆固醇食物的摄入,减轻血管粥样硬化,防止血液黏稠度增高;有高凝状态时,根据医生指导合理应用抗凝药等。

4.处理方法

（1）判断血栓形成的程度:早期表现为搏动、震颤及杂音减弱,血液流量不足;如果血栓形成时间较长,动静脉内瘘搏动、震颤及杂音则完全消失,血液颜色变黑。

（2）当发现动静脉内瘘搏动、震颤及杂音减弱时,应立即测血压。若血压偏低,寻找低血压原因,血容量不足时应及时纠正;心源性低血压时应及时纠正心功能;若血压正常,可用喜疗妥轻轻按摩吻合口并给予热敷。

当血管搏动、震颤及杂音增强时可全身肝素化行透析治疗,如无效时按医嘱给予尿激酶25万~50万U溶于生理盐水20mL中,在吻合口缓慢注射(进行局部溶栓,需在医生指导下应用),并轻轻按摩。

（3）当发现动静脉内瘘搏动、震颤及杂音完全消失时,首先询问患者,了解阻塞时间,若阻塞时间<12小时,可在医生指导下进行溶栓治疗。

（4）国内相关医院应用经皮血管成形术治疗动静脉内瘘血栓形成(percutaneous transluminal angioplasty,PTA)成功率达88.9%。与药物溶栓法比较,具有操作简单、创伤小、再通率高、不良反应少、并发症低的优点;透析患者出现内瘘闭塞后72h以内均能施行PTA治疗,而药物溶栓法则必须在12h以内,故PTA切实延长了内瘘的使用寿命,减少了患者的痛苦,有较高的临床应用价值。

（四）动脉瘤

1.临床表现

临床表现为动静脉内瘘血管过度扩张或呈瘤状。

2.常见原因

（1）内瘘手术后没有经过系统锻炼,过早使用,静脉壁太薄。

（2）穿刺点离吻合口过近,血流冲力过大。

（3）反复在同一部位定点穿刺,局部皮肤变薄,血管瘤变大。

3.处理方法

（1）内瘘手术后7~10日指导患者循序渐进地进行锻炼,使血管充分扩张,同时使静脉血管弹性增强,减少血管瘤的产生。

（2）动静脉内瘘的成熟期为术后6~8周,老年人、糖尿病患者及血管条件差者适当延长时间,静脉充分动脉化后方可使用。首次使用内瘘,需有经验的护士长或高年资护士进行规范评估后,选择穿刺时间、穿刺方法及穿刺点。

（3）首次使用内瘘应注意穿刺成功率,防止出现血肿、出血;动脉端穿刺点应远离吻合口,减少血肿和出血的发生。

（4）有计划地更换穿刺点,防止血管壁因使用过多而受损,弹性减弱,血管壁变薄,形成血管瘤。平时可用弹性绷带或护腕轻轻压迫、保护,避免继续穿刺;当血管瘤增大、自发出血、穿刺位置受限或有破裂的危险时可手术处理。

4. 预防护理

透析前避开动脉瘤处穿刺,结束时给予护腕压迫保护;增加心脏负担,有破裂危险时,手术治疗。

(武晓荣)

第三节 永久性血管通路(人造血管移植内瘘)

由于患者自身血管条件差(如静脉纤细、短缺、闭塞等)和多次直接动静脉内瘘吻合术后,自身血管无法再利用的患者,可选用自身、异体及人造血管搭桥造瘘。常见的有自身血管移植、同种异体血管移植、异种血管移植和人造血管移植。

本节着重介绍人造血管内瘘技术及护理。人造血管具有生物相容性好、长期通畅率高、血流量大、口径和长度可任选、能反复穿刺及使用时间长等优点;缺点为价格贵、手术难度高及术后易发生血清性水肿(血清肿)。

常用的人造血管材料有聚四氟乙烯(E-PTEE)和聚醚-氨基甲酸酯(PEU)。PTEE 柔软、多孔、易于穿刺及处理,抗感染性能优于涤纶,所以为目前应用最广泛的移植物假体。最常见的假体规格是内径 6mm、孔间距 10~30μm。

一、血管移植部位和手术方法

(一)部位

首选非惯用侧上肢前臂,然后依次为惯用侧上肢前臂,非惯用侧上肢上臂、惯用侧上肢上臂及下肢大腿。

(二)手术方法

1. 直桥式吻合(直桥式 J 形)

配对动、静脉为前臂桡动脉与头静脉、贵要静脉或正中静脉。直桥式对动、静脉相距大或远端静脉纤细者较适合。移植血管两端通常与动、静脉做端侧吻合或端端吻合。

2. 襻式吻合(襻式 U 形)

配对动、静脉为桡动脉根部与贵要静脉、正中静脉或头静脉;上臂肱动脉与贵要静脉、头静脉、肱动脉或腋静脉;腋动脉与腋静脉。移植血管通过 U 形皮下隧道,两端分别与所选的动、静脉做端侧或端端吻合。现临床上大多应用襻式吻合。

二、术前评估

(1)准备搭桥的动脉必须、有足够的内径(≥3.0mm),保证血流量至少在 300mL/min。通过未前和术中仔细检查(包括物理检查、超声、血管造影和术中观察)确定血管内径。

(2)准备搭桥的静脉流出道内径≥4.0mm,以减少回流阻力,并保证近心端通畅无阻。检查方法包括物理检查、静脉造影、Fogarty 导管法和输液试验等。

(3)对患者病情进行评估,对于既往有上肢深静脉留置导管史(如锁骨下静脉、颈内静脉)的患者,须了解置管时间、方法并排除该静脉狭窄;对有胸部、腋下(如乳腺癌的根治术)等手术的患者,应排除人造血管内瘘术后引起的回流受阻。

三、手术前后护理

(一)术前准备及宣教

详见永久性血管通路(自体动静脉内瘘)。

(二)术后护理及宣教

(1)术后抬高患肢;保持伤口干燥、整洁,不要随意去除包扎敷料,以防止伤口感染;若发现有渗血不止、疼痛难忍时,应及时通知医生,并有效止血、合理使用抗生素。

(2)术后早期,应尽量穿袖口宽松的内衣(如将冬天的内衣、毛衣袖子用拉链缝合,既保暖又不影响治疗)。如出现局部肿胀,可能为血清肿(血浆通过多孔的 PTEE 移植物渗出),应促进其消退;局部红肿明显时,可用 50% 乙醇湿敷。

(3)包扎伤口的敷料不宜太多太厚,压力不宜过大,以能扪及瘘管震颤或听到血管杂音为宜,并避免其他外来压力,如测血压、挂重物或戴过紧的饰物等。造瘘侧血管严禁用于输液或抽血。

(4)造瘘肢体术后 5~7 日可适当做握拳动作或腕关节运动,以促进血液流动,防止血栓形成。若是高凝状态者,应遵医嘱服用抗凝剂。

(5)注意检查人造血管功能状态,教会患者判断瘘管是否通畅的方法,即用非手术侧手触摸手术侧静脉处,若扪及震颤或听到血管杂音,则提示通畅。如无震颤、搏动及血管杂音减轻或消失,或出现辐射性搏动,应立即通知医生,以进一步确定是否有人造血管闭塞。

(6)术后 2 周内常有明显的血清肿,4 周后才能与周围组织愈合。如操作不当,容易引起感染,一旦感染就得将移植血管全部切除,故不建议在 2 周之前使用内瘘。建议手术后 2~3 周,由资深护士长或资深护士评估后再使用。如过早使用,发生隧道内出血时,易形成血肿及假性动脉瘤。

所以掌握好合适的使用时间,对患者人造血管使用寿命的延长是十分重要的。如患者病情严重,需行紧急透析时,在无明显血清肿和局部红肿的情况下亦可使用。

(7)指导患者养成良好的个人卫生习惯,保持手臂清洁。血液透析后应保持穿刺部位干净,当日避免接触水,用无菌敷料覆盖 6~8 小时,防止感染。

四、穿刺技术

人造内瘘血管不同于自体动静脉内瘘,其损伤后需要周围组织参与修复,且修复时间长,故对操作者要求比较高。

(一)穿刺前准备

1. 患者准备

洗手,清洁人造血管侧手臂,暴露穿刺部位。

2. 评估患者血管

查看前次记录或穿刺记录表;望诊,观察局部有无血肿、淤斑、红肿等;听诊或触摸血管,了解通畅和深浅度;明确血流方向,选择准确穿刺点。

3. 物品准备、护士准备

见自体动静脉内瘘穿刺。

4. 明确血流方向

襻形的人造血管在穿刺前应先听诊,杂音响的一侧为动脉,弱的一侧为静脉;穿刺后压力大的一侧为动脉,反之为静脉。压迫人造血管的中点,检测受压点两边血管内的脉搏、震颤,强者为动脉,弱者为静脉。

5. 合理使用血管

由于人造血管价格比较昂贵,修复比较慢,使用寿命有限,穿刺时动脉穿刺可应用人造血管,静脉使用自身血管。据国外报道,对人造血管内瘘进行系统管理,每次治疗时对血管穿刺点有明确标识,可降低穿刺的失误率,提高穿刺成功率,延长血管的使用寿命。

(二)穿刺要点

1. 严格的无菌操作

戴无菌手套,消毒皮肤,铺无菌治疗巾,进针前再次消毒皮肤,消毒面积以穿刺点为中心,直径 >8cm。

2. 穿刺针的方向

动脉穿刺的方向可以顺血流也可逆血流,静脉穿刺顺血流方向即向心方向,使重复循环降至最少。由于人造血管的修复较慢,动脉穿刺可用人造血管,静脉穿刺用周围血管,减少了再循环,从某种意义上讲,人造血管的寿命也延长了。

3. 穿刺角度

穿刺角度在 $40° \sim 45°$ 比较合适,可使人造血管穿刺部位形成"皮片"效应,这种效应可于穿刺针拔出时发挥类似瓣膜的功能,以减少穿刺点的出血。进针角度越大,越容易留下圆形的穿刺孔,不产生"皮片"效应,对人造血管的损伤增大;而贴近皮肤平行进针,则会损伤人造血管外壁。

4. 穿刺针的斜面

有学者认为穿刺针的斜面朝上损伤小,但根据相关学者的经验,斜面朝下损伤较小,主要是穿刺针的切割面与皮肤形成一体,减少了损伤。

5. 穿刺针的旋转

有报道,人造血管穿刺时,可使针头斜面朝下,然后再将针头旋转为斜面朝上。根据相关学者的经验,穿刺时原则上针头斜面朝下,只要血流量好,可以不再旋转针头,以减少损伤。如发现血流量不好,可适当旋转针头。虽然旋转计头可以保护血管后壁不受针尖损伤,但会牵拉穿刺点,造成穿刺点渗血,旋转针头也可使血管内膜受损。

6. 穿刺点的选择

穿刺点轮流替换是非常重要的,切忌定点穿刺。对于人造血管的管理应制订显示穿刺点及穿刺日期的图表,这将有助于穿刺点的合理使用,避免在同部位重复穿刺。沿着人造血管的平行轴每一个穿刺点相距 $0.5 \sim 1cm$,动静脉穿刺间的距离应在 $4 \sim 6cm$ 以上,距吻合口处约 3cm 的位置不能穿刺。

7. 穿刺成功的标志

皮肤严格消毒后,戴无菌手套,选择穿刺点后,沿皮肤平行进针,进血管前提高穿刺角度至 $40° \sim 45°$,突破血管后平行推入针头。有明显的突破感,回血通畅。如回血但流量不佳,可能针头进入人造血管的夹层,也有可能针头斜面贴在血管壁上或者穿透了人造血管。

注意:早期穿刺,由于患者手臂肿胀,血管显露不清晰,可用柔和的压力推开水肿,摸清血管方向后,再将针头推入血管。将针头推入血管时,必须注意进针的角度及手腕的力量,以防止损伤人造血管后壁或刺入血管夹层内。利用皮肤张力保持针的位置,加以固定,减少管腔后壁损伤。

(三)止血方法

临床上常见的止血方法是指导患者自己指压。此方法对人造血管创伤最小,止血效果最好。指压方法是指在拔针的同时在皮肤穿刺点上方0.2～0.3cm处进行指压(此处正好为血管进针点),压迫的力量为既能保持穿刺点两端有搏动或震颤,又能控制出血,以免压力过重导致人造血管闭塞。压力过轻会引起皮下出血或血管穿刺处假性动脉瘤的形成。应做到起针和按压动作协调,以减少血管的损伤。如患者不能自行压迫,则由医护人员协助压迫。压迫时间一般为15～25分钟,为了防止血栓形成而采用抗凝治疗的患者,应注意延长止血时间。必须注意:人造血管内瘘止血,不能采用传统的压脉带压迫止血。

五、并发症的护理

人造血管内瘘的并发症与自体动静脉内瘘基本相同,常见并发症为感染、血栓形成、出血和血肿(详见自体动静脉内瘘的并发症)。最常见的并发症为血栓形成,血清肿仅见于人造血管内瘘。

(一)血栓形成

早期血栓形成与外科手术操作技术有关(3个月内),晚期主要与血管内膜增生性狭窄有关。血栓形成干预和护理要点如下。

(1)人造血管的穿刺有它的独特性,穿刺技术要求高。为了提高人造血管的使用寿命,希望穿刺者是一个资深的、穿刺技能优秀的护士。

(2)宣教患者自我保护,如每日触摸震颤,血红蛋白浓度不要太高,定期随访抗凝指标(凝血酶原时间、APTT),可根据医嘱服用华法令、潘生丁、阿司匹林等抗凝剂。注意个人卫生,保持局部清洁,防止感染。

(3)人造血管手臂不提重物,不受压,不用绷带压迫,不测血压等。特别是不要将造瘘侧手垫于头下或侧睡于造瘘侧。

(4)局部出现血肿时,应立即冷敷,并以喜疗妥按摩,第二天再行热敷。

(5)透析中容易发生低血压的患者注意水分控制,及时调整干体重,或调整透析方法,发现低血压时应及时平卧或补充容量。

(6)发现血管杂音偏低或消失,应立即到医院处理。

(二)血清肿

血清肿是指血清性积液形成的局限性肿物,主要发生于人造血管吻合口处,其中襻式移植的发生率可高达90%以上,表现为移植血管周围弥散性肿胀。血清肿多在术后1～3日开始出现,持续数周可自行消退但也有许多患者持续数月或数年。出现血清肿的患者一般无须做特殊处理,可在术后尽量抬高术侧肢体。对消退较慢的患者,可采用红外线灯照射,每日2～3次,每次20～30分钟。术后1周内肝素化血液透析可加重血清肿,此时透析应采用无肝素或低分子肝素透析。对于较大、长期不消退的血清肿,可行手术清除。

(武晓荣)

第四节　高位动静脉内瘘

当前臂动静脉内瘘因长期反复穿刺造成血栓形成、闭塞或前臂血管条件差,无法行前臂动静脉内瘘术时,可考虑做高位动静脉内瘘术,也称上臂动静脉内瘘。

高位动静脉内瘘是指肘部或肘部以上血管做动静脉吻合术后形成动静脉内瘘。常用配对的动、静脉为肱动脉与贵要静脉、肱动脉与头静脉、肱动脉与肘正中静脉。吻合方式包括端侧吻合法、端端吻合法、侧侧吻合法。

一、术前护理及患者宣教

(1)术前常规护理:同前臂动静脉内瘘术前护理。

(2)术前宣教:同前臂动静脉内瘘术的术前宣教内容。另外需注意的是,行高位动静脉内瘘术的患者,大多因为有一次或几次动静脉内瘘失败的经历,故患者心情特别焦虑、紧张、恐惧,护士应耐心向患者解释和疏导,告知高位动静脉内瘘的护理要点,鼓励患者调整心理,认真对待疾病,并指导患者提高自我护理的水平。

(3)术前应评估做高位动静脉内瘘的肢体是否有颈内静脉或锁骨下静脉留置导管史,因长期留置导管会导致该侧的深静脉狭窄或闭塞,手术后会引起局部肿胀、回流不畅,甚至内瘘闭塞。

(4)因上臂动静脉内瘘相对较粗、血流量较大,术前应做超声检查以确定血管走行、血管内径,防止动、静脉吻合时发生窃血综合征,预防高排出量引起的心力衰竭。

(5)肥胖患者因为静脉位置较深,穿刺困难,不适宜手术。

二、术后护理

(1)高位动静脉内瘘术后常规护理参照永久性血管通路(自体动静脉内瘘)。

(2)由于手术位置不同,动静脉位置较深,上臂动静脉内瘘手术创伤大、手术难度高,故成熟期较前臂动静脉内瘘时间长,一般要2个月左右或更长。

(3)为便于日常生活、便于穿刺,可将衣服的袖子在腋下到袖口之间做一拉链,这样既保暖又便于护理。在血液透析结束后,确定穿刺处已经止血完毕,用弹力绷带包扎固定,防止患者在路途中出血。

三、穿刺护理

(1)由于手术部位的限制,患者的动静脉内瘘长度缩短,给穿刺带来了不便。应将动脉穿刺点选择在距吻合口3cm以上,静脉穿刺于下肢静脉(亦可穿刺于对侧肢体,但会限制患者的活动)。如动、静脉穿刺于同一条血管上,动、静脉间距离较近,形成再循环,影响透析充分性。在上臂动静脉内瘘内侧进行穿刺时,此处神经末梢丰富、痛觉灵敏,患者不易接受。

(2)由于上臂动静脉血管相对比较粗,血管容易扩张,易造成假性动脉瘤(瘤样扩张)。

(3)高位动静脉内瘘穿刺难度大,故应由资深护士加以指导。同时,因为上臂肌肉松弛,血管下没有明显的支撑点,容易出血及引起皮下血肿,故应以手指压迫穿刺点,压迫止血时间较前臂动静脉内瘘时间长。

四、常见并发症及护理

（一）血肿

早期血肿与手术创伤有关，内瘘使用过程中出现的血肿与穿刺技术和止血有关。由于高位动静脉内瘘的特殊性，使其在穿刺中难度增大，血管的脆性增加，往往容易引起血肿；止血过程中由于血管下面没有很好的支撑点，易造成穿刺点的渗血，如渗入皮下则形成血肿。血肿处理同前臂动静脉内瘘。

（二）血栓形成

血栓形成发生率同前臂动静脉内瘘，早期血栓形成与手术技术有关，晚期出现血栓是不可逆的。由于高位动静脉内瘘血管长度不够，血管不可向上或向下扩张，造成穿刺和扩张的局限性，更加容易形成血栓。为防止血栓形成，血红蛋白偏高或有高凝状态的患者应服用抗凝药物，如肠溶阿司匹林、双嘧达莫（潘生丁）、华法令，服药的期间应监测凝血酶原时间或 APTT。

（三）窃血综合征

窃血综合征发生率较前臂动静脉内瘘多见。患者常表现术侧远端肢体有明显的缺血表现，手指疼痛、苍白、溃疡等，大多由于上臂血管内径较粗导致。发生窃血综合征时应将扩张的吻合口通过手术缩小其内径，减少血液的回流，改善手指末梢循环。

（四）血管瘤

血管瘤的发生率较前臂动静脉内瘘高。由于血流量大，血管比较表浅，穿刺方法不当，很容易形成血管瘤。

护理中应注意如下。

（1）变换穿刺点。

（2）虽然血管已经扩张，穿刺时仍应扎止血带，以防止内膜损伤。

（3）血管出现狭窄时，应在狭窄处穿刺，促使狭窄处的血管扩张。

（4）穿刺前尽量将上臂的血管充分暴露，有利于评估和选择穿刺点。

（五）心力衰竭

心力衰竭是由于血流动力学改变造成的。由于肱动脉血流量大，静脉回流速度快且回心血量增加，吻合口扩张，患者心脏承受能力差，加上水分控制不严很容易并发心力衰竭。

护理中应注意如下。

（1）手术吻合口内径 <7mm。

（2）宣教患者严格控制水分。

（3）有明显胸闷、气急时应限制活动并立即就诊。

（武晓荣）

第五节　连续性肾脏替代疗法

连续性肾脏替代疗法（continuous renal replace treatment，CRRT）是采用每日连续 24h 或接近 24h 的一种连续性血液净化疗法，它主要利用弥散和（或）对流的原理，将患者血液中蓄积的毒素排出体外,并维持水、电解质及酸碱平衡,以达到替代受损肾功能的效果。CRRT 可以简易理解为床旁的连续性血液净化(continuous blood purification,CBP)治疗。自 1983 年 Lauer 首先将 CRRT 运用于重症监护室(intensive care unit,ICU)的急性肾衰竭(acute renal failure,ARF)患者后,该技术得以不断深入研究及发展,目前应用范围更超出了肾脏替代治疗的领域,扩展到各种临床上常见危重患者的急救。CRRT 技术的问世,为危重患者的治疗探索了一条新的途径,从而改善了危重患者的预后,也提高了肾功能恢复率及患者生存率。

一、应用指征

(一)肾脏疾病

(1)急性肾损伤(acuterenkl failure,ARF)伴有心力衰竭、肺水肿、脑水肿、严重电解质紊乱、外科手术后严重感染等。

(2)慢性肾衰竭(chronicrenal failure,CRF)合并急性肺水肿、心力衰竭、尿毒症脑病、血流动力学不稳定等。

(二)非肾脏疾病

多脏器功能障碍综合征(multiple organ dysfunction syndrome,MODS)、全身炎症反应综合征(systemic inflammatory response syndrome,SIRS)、急性呼吸窘迫综合征(acute respiratory distress syndrome,ARDS)、急性坏死性胰腺炎、挤压综合征(横纹肌溶解综合征)、乳酸性酸中毒、药物或毒物中毒等。

二、技术特点及潜在优势

(1)良好的血流动力学特性,血浆的渗透浓度变化较小。

(2)较好地控制氮质血症、电解质和酸碱平衡。

(3)高效地清除液体。

(4)能够清除中大分子物质、炎性介质、内毒素、细胞因子、花生四烯酸等。

(5)促进营养和静脉药物(如升压药、血管收缩剂等)治疗。

(6)对颅内压影响较小。

(7)简易,可在床边进行。

三、常用技术及原理

(一)连续性动脉-静脉血液滤过(CAVH)

CAVH 是利用人体动静脉之间所产生的压力差作为体外循环驱动力,以对流的原理清除体内各种物质、水和电解质。它根据原发病治疗的需要补充置换液,通过超滤降低血中溶质的浓度并调控机体容量平衡。CAVH 在模拟肾小球的功能上比血液透析(HD)更接近于肾小球滤过生理。

(二)连续性静脉-静脉血液滤过(CVVH)

CVVH 清除溶质的原理与 CAVH 相同,不同之处是采用中心静脉(股静脉、颈内静脉或锁骨下静脉)留置单针双腔导管建立血管通路。借助血泵驱动血液循环,临床根据需要采用前稀释或后稀释法输入置换液。由于 CVVH 加用血泵可使操作步骤标准化,深静脉留置导管安全性高,故 CVVH 已经逐渐取代 CAVH。

（三）连续性动脉 - 静脉及静脉 - 静脉血液透析（CAVHD/CVVHD）

CAVHD 及 CVVHD 溶质转运主要依赖于弥散及少量对流。当透析液流量为 150mL/min（此量小于血流量）时，可使透析液中全部小分子溶质呈饱和状态，从而使血浆中的溶质经过弥散机制被清除。CVVHD 的原理与 CAVHD 的原理相同，区别在于 CVVHD 采用静脉 - 静脉建立血管通路，用血泵驱动血液。

（四）连续性动脉 - 静脉及静脉 - 静脉血液透析滤过（CAVHDF/CVVHDF）

CAVHDF 及 CVVHDF 是在 CAVH 及 CVVH 的基础上发展起来的，加做透析以弥补 CAVH、CVVH 对氮质清除不足的缺点。CAVHDF、CVVHDF 的溶质转运机制是对流加弥散，不仅增加了小分子物质的清除率，还能有效清除中大分子物质。

（五）缓慢连续性超滤（SCUF）

SCUF 主要是以对流的方式清除溶质和水分。它不补充置换液，也不用透析液，对溶质清除不理想，不能使肌酐保持在可以接受的水平，有时需要加用透析治疗。

（六）连续性高流量透析（CHFD）

CHFD 应用高通量血滤器，不用置换液，透析液逆向输入。CHFD 包括连续性血液透析系统和一个透析液容量控制系统。它由两个泵控制超滤过程，一个泵输送已加温的透析液，另一个泵调节透析液流出量和控制超滤。

（七）高容量血液滤过（HVHF）

持续进行 CVVH，每日输入置换液 50L，应用高通量滤器，面积达 $1.6 \sim 2.2m^2$，则称为 HVHF。

（八）连续性血浆滤过吸附（CPFA）

用血浆分离器连续分离血浆，分离出的血浆进入包裹的炭或树脂吸附装置进行大分子毒素的吸附，净化后的血浆经静脉通路返回体内，无须补充置换液。治疗特点为可以特异性地针对某一种物质进行吸附清除，可选择性地去除炎性介质、细胞因子、内毒素和活化的补体，临床上主要用于消除内毒素和促炎症介质。

四、操作前准备

（一）环境准备

应在一个相对独立的环境中进行治疗（大多数危重患者由于病情原因，在重症监护室或危重患者治疗室接受治疗），地面、桌面可用含氯消毒液擦洗，限制与本治疗无关的人员进入治疗场所等。

（二）操作者准备

操作者应按卫生学要求着装，洗手，戴口罩、帽子。

（三）物品准备

1. 药品准备

抗凝剂，各类抢救药物，配置置换液所需的药物如生理盐水、碳酸氢钠、葡萄糖、10% 的葡萄糖酸钙、硫酸镁等。

2. CRRT 物品

CRRT 机器、配套血路管、血滤器（根据治疗方式选用血滤器或透析器）治疗包等。选择

CRRT 滤器时需要考虑治疗方法的不同,如 CVVHD 时可选用高效透析器,CVVH、CVVHDF 时则通常选用血滤器,其他特殊方法选用相应的滤器。此外,选择滤器时还需要考虑到滤器膜对溶质的清除率、膜的生物相容性和滤器表面积大小等因素。一个良好的血滤器除有出色的生物相容性和出色的溶质清除率外,还可吸附细胞因子及其他脓毒血症相关介质(如血小板活化因子、肿瘤坏死因子等),并能承受长时间的治疗而较少出现凝血现象。与此同时,还应考虑到血滤器的饱和时间,及时更换,以免耽搁治疗效果。

3. 抢救器械

氧气装置、心电监护、吸引器,抢救车、人工呼吸机、必要时配备除颤仪等。

(四)建立血管通路

CRRT 常用的血管通路为临时性血管通路,常见于股静脉、颈内静脉或锁骨下静脉留置导管。

(五)置换液准备与配置

临床上常用的置换液主要分为两大类,一类为乳酸盐置换液(商品),另一类为碳酸氢盐置换液(临床自行配制)。

CRRT 的置换液成分需因人而异。置换液的电解质原则上应接近人体细胞外液成分,根据需要调整钠和碱基成分。

碱基常用碳酸氢钠、乳酸盐和醋酸盐,MODS 及败血症伴乳酸酸中毒或合并肝功能障碍者不宜使用乳酸盐,大量输入醋酸盐也会引起血流动力学不稳定。因此,近年来大多推荐用碳酸氢盐作缓冲剂。

置换液配置注意点如下。

(1)建议在静脉输液配制中心(PIVA)配制置换液,如无此设施,应在治疗室内进行置换液的配制。操作前室内紫外线照射 30 分钟,用含氯消毒液擦洗操作台面等。

(2)严格无菌操作,配制置换液前先洗手,戴帽子、口罩。

(3)严格执行三查七对,配制前应双人核对药物,配制时注意各种药物剂量的准确,配制后应在置换液袋外做好相应标识,双人核对并签名。

(4)碳酸氢钠置换液应现冲现配。

(5)必要时检测置换液的电解质浓度。

(六)治疗前患者护理评估

(1)了解患者原发病及目前病情,了解各项生化指标、生命体征和并发症,包括尿量、血压、心率、心律、呼吸、神志、动脉血气分析、电解质、肌酐、尿素、酸碱度、有否出血现象或倾向等。

(2)了解治疗方案,选择合适的血液净化器材及抗凝剂。

(3)了解患者监护设备的应用情况,如心电监护仪、呼吸机、动态血压监测等。

(4)评估血管通路、患者对治疗的耐受性、治疗过程安全性及并发症和危险因素,并做好相应的护理干预。

五、操作方法与护理

(一)开机

连接电源,开机,对机器进行安全性能检测。

（二）安装和预冲

连接、安装管路（按照机器说明书提示和说明）、透析器或血滤器，进行预冲。推荐密闭式循环，严格准确的预冲和密闭循环可有效防止首次使用综合征，减少凝血和残血的发生。

（三）设置治疗参数

根据医嘱选择治疗模式，设定治疗参数。低血压患者暂时不设置超滤量，待患者上机平稳后再根据血压情况缓慢设置。

（四）连接患者

（1）颈内或锁骨下静脉留置导管，建议协助患者戴口罩；股静脉留置导管者，注意隐私部位的保护。

（2）去除留置导管外部的包裹敷料，初步消毒。

（3）戴无菌手套，取无菌治疗巾铺于导管出口处。

（4）先分离动脉端的肝素帽（注意：动脉夹子必须在关闭状态），用消毒棉球或棉签消毒导管口（建议使用含低浓度乙醇成分的消毒剂），包括内侧、外侧、横截面，用含有生理盐水的无菌注射器抽出导管内的封管液及可能形成的血凝块（注意：导管口应有空针保护，不敞开）。

（5）遵医嘱静脉端注入抗凝剂（大多数危重患者CRRT治疗过程不使用抗凝剂）。

（6）将血泵速度调到50~100mL/min，取下动脉端的空针，连接动脉血路，打开夹子，启动血泵，放预冲液、引血（如患者有低血压等，则根据情况保留预冲液）。

（7）引血至静脉壶，停泵，夹闭透析管路静脉端，将其连接于血管通路静脉端（注意排除空气），打开夹子，妥善固定管路，开启血泵。

（8）再次检查循环管路连接是否紧密，有无脱落、漏水、漏血等。

（9）根据医嘱选择前稀释或后稀释，设定每小时置换液量。

（10）核对患者的透析处方，并做到两人核对、签名。

（11）严密监测患者生命体征后，逐渐调整血流量（根据患者心脏功能及治疗方式制订血液流量，150~300mL/min），机器进入治疗状态，记录血液净化治疗记录单。

（12）清理用物，整理床单位，洗手。

（五）治疗过程的监测及护理

（1）严密观察体温、心率、心律、血压、呼吸、血氧饱和度、中心静脉压、每小时尿量等；严密观察患者的神志和意识，当患者出现神志改变、烦躁等症时，应做好安全性约束；严密观察血液净化技术的并发症，如首次使用综合征等。

（2）根据患者病情随时监测（平稳患者可每30min监测一次）、记录各治疗参数，如静脉压、动脉压、跨膜压、超滤速度、超滤量、置换液速度等，及时发现和处理各种异常情况并观察疗效。

（3）正确采集各类标本，密切监测血电解质及肝、肾功能及动脉血气等的变化，发现异常及时根据医嘱进行调整。

（4）在CRRT治疗过程中，出血是最常见的并发症之一，应用抗凝剂应严格按照医嘱，剂量准确；应用无抗凝剂治疗时可采用前稀释法。严密观察跨膜压、动脉压、静脉压的变化，观察滤器的颜色，必要时使用生理盐水冲洗管路和滤器，以防止管路和滤器凝血的发生。在治疗过程中观察患者静脉穿刺处有无渗血，观察皮肤黏膜及创面的渗血和渗液有否增加，观察引流液的量和颜色等。

（5）患者安全管理及设备运转的监测：治疗途中严密观察 CRRT 设备的运转和报警，及时排除故障；随时检查管路有无扭曲、受压、脱落、堵塞，检查各连接口及滤器衔接是否正常，保持管路的通畅。

（6）患者液体平衡的管理：严密监测患者的每小时尿量、创面渗血和渗液情况、各种引流量、静脉高营养量、抗生素用量、胃肠减压量，正确计算置换液进出量，保证进出平衡，并根据以上情况正确设定及时调整超滤量。

（7）血管通路的管理：维持血管通路的通畅是保证 CRRT 有效运转的最基本要求。治疗期间保证血管管路固定、通畅，无脱落、无打折、无贴壁、无漏血等现象；置管口局部敷料应保持清洁、干燥，潮湿、污染时及时换药，以减少感染机会；注意观察局部有无渗血、渗液、红肿；当动脉端血流有微细气泡现象时，可能是静脉导管内口紧贴血管壁所致，这时应调整患者体位或导管位置，同时快速松动一下动脉管路连接口，可有效改善导管吸壁现象。

（8）置换液补充方法。

1）前稀释法：置换液在滤器前输入，称为前稀释（由动脉端输入）。前稀释法血流阻力小、滤过率稳定，残余血量少，不易形成蛋白覆盖层；同时因为置换液量大（6~9L/h），可降低血液黏稠度，减少滤器内凝血。

2）后稀释法：置换液在滤器后输入，称为后稀释（由静脉端输入）。后稀释法清除率较高，但容易发生凝血，因此超滤速度不能超过血流速度的30%。

（9）置换液的温度设置：置换液的温度应根据实际情况进行设置，一般为 36.5~37.5℃。CRRT 设备通常都有加温装置，但该装置的加热速度有时不能与置换液的补充速度相匹配，难以保证置换液的温度始终接近患者的体温。因此，患者在治疗过程中常会感到寒冷，此时应特别注意患者的肢体保暖。但实际上，CRRT 对血流动力学的益处很大程度上取决于这种冷热效应，长时间采用 CRRT 将导致患者的热量减少，但同时又可以减少发热、感染以及炎症反应引起的体温变化。

六、常见并发症及护理

（一）低血压

由于接受 CRRT 治疗的患者大多合并多脏器功能障碍，病情危重，生命体征不稳定，CRRT 治疗前或治疗过程出现低血压较为常见，故应密切观察生命体征，利用桡动脉测定即时血压。

（1）对低血压患者，上机时从动脉端缓慢引血，血流速度为 50~80mL/min，预冲液不放（对于无抗凝剂患者，将预冲液换成无肝素盐水，必要时可用代血浆、血浆或新鲜血预冲）。

（2）上机成功、血压稳定后逐渐增加血流量至 150~300mL/min，增加超滤量。术中通过调整脱水量及升压药的速度，使血压保持在安全范围。

（3）治疗过程出现低血压，可采取头低位，停止超滤，补充生理盐水，补充置换液或遵医嘱使用清蛋白等。如血压好转，则逐步恢复超滤，同时观察血压的变化。

（二）凝血

接受 CRRT 治疗的危重患者，存在出血或潜在出血的危险，治疗过程大多采用无抗凝剂或小剂量小分子肝素抗凝。由于治疗时间长，容易发生体外凝血，而凝血是 CRRT 治疗失败的重要原因之一。

（1）充分预冲滤器和循环管路,可减少凝血的发生。

（2）采用"肝素吸附法"预冲滤器及管路,即用稀肝素盐水浸泡滤器及管路(出血或出血倾向患者引血前必须去掉肝素盐水液),再开始 CRRT 治疗,这样可有效抗凝。

（3）置换液采用前稀释可有效抗凝,或间隔 15 ～ 30min 从动脉端输入生理盐水 100 ～200mL,使血液在进入滤器前加以稀释,以增加滤器的效率及溶质的清除率,并且通过降低血液黏滞度、增加血流量及静水压而增加滤器的使用寿命和早期识别滤器有否凝血倾向。

（4）无抗凝剂治疗要保持充足的血流量,保持血管通路通畅,在患者血流动力学稳定、心功能允许的情况下可加大血流量。

（5）避免泵前输入高营养液、脂肪乳剂、血制品等。

（6）严密监测静脉压、跨膜压、滤器前压及波动范围,仔细观察滤器盖端上的血液分布是否均匀、滤器的纤维颜色有无变深或呈条索状、滤出液是否通畅、静脉壶的滤网有无凝血块等,通过这些措施及时发现是否发生凝血,以便及早处理。

（三）感染

由于行 CRRT 治疗的患者病情危重,机体抵抗力低下,加之各种侵入性的检查、治疗,容易引起感染。

感染是危重患者死亡的主要原因之二,在 CRRT 治疗时严格执行无菌技术是防止发生感染和交叉感染的一项重要措施,任何一个环节都不能违反无菌操作规程。

（1）环境的管理:治疗过程中限制与治疗无关的人员入室,入室时需戴帽子、口罩、鞋套;地面、桌面用消毒液擦洗,室内每日 2 次紫外线消毒。

（2）做好留置导管的护理:操作时严格无菌,保持穿刺点敷料清洁干燥,局部有渗血、渗液、红肿时应及时换药。

（3）配置和更换置换液必须注意无菌操作,置换液要做到现冲现配。

（4）及时合理应用抗生素:CRRT 治疗会导致抗生素的浓度下降,因此,应根据药代动力学以及抗生素的分子量选择应用时间及剂量,以使抗生素达到有效浓度。

（5）做好患者的基础护理,如口腔护理、压疮护理、呼吸道护理、引流管护理等。

（四）出血

接受 CRRT 治疗的危重患者,原发病与手术、创伤、肝衰竭、凝血功能障碍等有关,往往伴有出血或潜在出血的现象,CRRT 治疗过程中抗凝剂的应用使出血危险明显增加或加重出血,因此对此类患者应加强护理。

（1）注意观察创口、牙龈等出血,注意观察皮肤黏膜的颜色,有否淤斑及出血点。

（2）注意引流液、痰液、大小便颜色,并做好记录。

（3）注意血压及神志的变化,注意颅内出血的危险。

（4）严格抗凝剂的应用,发现出血倾向时根据医嘱及时调整抗凝剂用量或使用无肝素技术,以避免出现由此引起的严重并发症。

（五）心律失常

患者在治疗过程中可因心脏病变、电解质紊乱、酸碱平衡紊乱或血容量改变引起低氧血症、低血压,诱发心律失常。

轻者仅有心慌、胸闷、低血压的临床表现,重者则可能发生猝死。因此,在治疗过程中如遇心律失常应积极治疗原发病,控制血流量,给予氧气吸入并加强心理护理,缓解患者的紧张情绪。

七、下机操作及护理

（一）物品准备

接受 CRRT 治疗的患者大多为临时性血管通路,准备物品有治疗盘、含 20mL 生理盐水的注射器 1 支、与导管相应容量的已配制肝素溶液 2 支(2mL 注射器)、无菌纱布、肝素帽 2 个、无菌手套 1 双、生理盐水 500mL、医疗废弃物盛物筒。

（二）患者准备

颈内静脉、锁骨下静脉留置导管患者接受治疗时,建议戴口罩或头侧向一边;股静脉留置导管患者应注意保护隐私部位。

（三）工作人员准备

洗手,戴口罩、帽子。

（四）下机前评估

(1)确认治疗参数已经达到医嘱要求。

(2)测血压、脉搏、呼吸、心率、心律、体温等。

(3)确认患者所有生化标本已经采集和送检。

（五）下机操作

(1)调整血流量至 50~100mL/min,关闭血泵,动脉端连接生理盐水或置换液,夹闭、断开动脉管路和导管。

(2)开启血泵,翻转滤器(或透析器),使静脉端朝上,并观察其全身情况。

(3)观察滤器(或透析器)和循环管路中的残血状况,可用双手轻搓滤器(或透析器),以促进残血排出。

(4)待静脉管路内的液体为淡粉红色或接近无色时关闭血泵(必须在监测血压以后),夹闭、断开静脉管路和静脉导管。

(5)按《消毒隔离管理规范》处理医疗废弃物,清洁并消毒机器。

(6)准确总结出入水量,对治疗过程进行小结。根据患者病情做好患者安全转运,对相关科室进行书面和床边交班。

(7)关机,关电源。

（六）下机护理

(1)下机过程中必须监测患者各项生命体征和神志变化。

(2)观察滤器(或透析器)和循环管路的残、凝血状况,并记录。

(3)注意患者在治疗过程或治疗结束有否出血现象。

(4)准确计算治疗过程中的出入水量。

(5)做好床边交班。

（武晓荣）

第六节 单纯超滤和序贯透析

一、单纯超滤

排除患者体内多余的水分是透析疗法的主要功能之一。排除水分有两种方法：一是在透析的同时将所要清除的水分利用机器的跨膜压进行超滤；二是超滤与透析分开进行，治疗过程仅仅进行水分清除，这种方法叫单纯超滤（individual ultrafiltration，IUF）。

（一）原理

单纯超滤是通过对流转运机制，采用容量控制或压力控制，经过透析器或血滤器的半透膜等渗地从全血中除去水分。血液引入透析器后，血液中的水经透析膜外的跨膜压而得以清除。单纯超滤因为没有电解质浓度和渗透压方面的变化，有利于组织水向血浆水转移，因此单纯超滤脱水效果好，见效快，患者耐受良好。单纯超滤时没有弥散的作用，仅极少量溶质随水分一起被清除，故与透析存在很大不同。

（二）临床应用

（1）肾功能不全者的水钠潴留。

（2）难治性心力衰竭。

（3）急、慢性肺水肿。

（4）药物治疗效果不佳的各种原因的严重水肿。

（三）操作方法

1. 用物准备

血液透析机、透析器、血液透析管路、穿刺针、穿刺包、抗凝剂、预冲液、止血带、碘伏等消毒物品。

2. 护理评估

（1）评估患者生命体征及意识状态。

（2）评估患者容量负荷状况，如体重增长情况、尿量、水肿程度、卧床体位（能否平卧），测定中心静脉压（CVP）或肺毛细血管楔压（PCWP）。

（3）观察患者皮肤完整性、内脏有无出血及各类引流管的渗血情况，查看相关凝血检验参数。

3. 操作程序

（1）目前应用的透析机器多为容量超滤型装置。打开设备开关，进行机器前冲洗及自检。

（2）选择操作程序，按顺序安装管路，连接透析器，注意将透析器滤出液口放置在上端，避免膜外产生气体。

（3）进行管路、透析器预冲，连接患者等。

（4）根据患者的病情特点，遵医嘱设置超滤量、超滤时间。通常超滤量设定为＜2L/小时，可依据临床实际情况进行调整。

（5）完成目标超滤量后，将血流量调整至 80～100mL/min，用生理盐水回血后下机，结束单纯超滤治疗。

（6）密切观察有无并发症发生（低血压、透析器破膜、透析器及管路凝血、出血、心律失常、猝死等),做到及时发现、及时通知医生、及时处理。

(四)护理干预

1. 低血压的护理干预

控制超滤的量和速度,防止因超滤量过大而诱发低血压。密切观察患者,早期表现为打哈欠、肌肉痉挛或出现便意等,进而可有恶心、呕吐、出汗、面色苍白、呼吸困难和血压下降。此时应降低超滤率,必要时补充生理盐水或清蛋白,经过上述处理后血压仍不能恢复正常的患者应停止单纯超滤,并给予积极救治。

2. 心力衰竭和肺水肿护理干预

吸氧,必要时乙醇湿化吸氧;半卧位,两腿下垂;心电监护,严密观察患者心率、心律变化,监测氧饱和度;观察脱水量与心力衰竭、肺水肿的改善状况;应用降低前负荷和后负荷药物时,注意观察患者血压和心率,注意药物的滴速,防止药物不良反应。

3. 严重水肿患者的护理干预

注意皮肤护理,严重水肿者翻身、按摩时防止皮肤破损,防压疮;穿刺点注意压迫,防止皮下血肿;固定点使用胶布时,注意防止因撕开胶布而导致的皮肤破损、起疱。

4. 心律失常、猝死的护理干预

超滤前做好患者的护理评估,评估其心功能、电解质和酸碱平衡情况。对于心血管状态不稳定的患者,单纯超滤过程中有出现致命性心律失常,甚至猝死的可能。如出现上述情况,应立即停止单纯超滤,并给予积极抢救。对于这样的患者,原则上推荐采用缓慢连续性超滤(SCUF)模式进行治疗。

5. 其他

各种记录完整,特别是对治疗过程的补液量、脱水量应详尽记录并交班。

(五)缺点

1. 溶质清除不足

由于单纯超滤没有弥散功能,没有离子交换,故对溶质的清除率低,可出现高血钾症或氮质潴留。

2. 低血压

单纯超滤虽然对水分清除较快,但如果超滤速度过快,仍会出现低血压。为了防止低血压的发生,建议超滤率最好不超过 30mL/(kg·h)。

二、序贯透析

由单纯超滤和透析(含超滤和弥散)两个程序组成,对超滤和透析的顺序和时间比例没有固定模式。根据患者情况,在治疗中的不同时间段对应不同治疗模式的血液透析方案,称为序贯透析(sequential dialysis,SD)。如透析中因患者病情原因需快速清除水分,减轻患者症状,则先行超滤,待病情稳定再行透析。

(一)方法

评估患者后,发现患者有水负荷增长过多等征象时,可考虑序贯透析。单纯超滤应放在血液透析之前,其优点在于能维持血流动力学的稳定性。若将单纯超滤放在透析后,由于透析的后续作用,弥散影响依然存在,致使机体不能用收缩血管的方法来代偿由于低血容量造成的低血压。

（二）临床应用指征

（1）体重增长过多、过快。

（2）透析过程中血压不稳定。

（3）心血管功能差的急性透析患者。

（4）老年急、慢性维持性血液透析患者。

（三）护理要点

在透析中如应用序贯透析,需补足患者总透析时间,防止溶质清除不足。

（武晓荣）

第七节　高通量透析

高通量透析(high-flux dialysis)是指水通过透析膜的速率高,溶质或溶剂高效率穿过半透膜在血液侧与透析液侧移动。高通量血液透析(high-flux hemodialysis, HFHD)是指用高通量透析器在容量控制的血液透析机上进行血液透析的一种技术。高通量透析器要求透析膜的通透性(透析膜超滤系数)$\geq 20\text{mL}/(\text{mmHg} \cdot \text{h})$, β_2 微球蛋白的清除率大于 $20\text{mL}/\text{min}$。其清除溶质的机制包括弥散、对流和吸附,属于高效血液净化方法之一。

一、技术原理

高通量血液透析依赖高通量透析膜实现溶质的清除,透析膜多为高分子人工合成膜,能有效清除小分子溶质、生物相容性高、膜孔径大,具有很高的扩散性能和水力学通透性,减少了对流传递的阻力。由于透析膜具有不对称、疏水的特性,对微球蛋白等中大分子物质的吸附能力增强,在透析中能将更多的分子质量更大的溶质从血液转移至透析液中,对中大分子毒素有较高的清除率,从而提高透析效果。

高通量血液透析清除中大分子物质的理论基础在于其对流原理,而对流是模拟肾小球的滤过作用进行溶质清除,在滤过膜孔径范围内的所有溶质均以相同的速度跨过滤器。溶质滤过的量在一定的跨膜压范围内(400~500mmHg)与跨膜压呈线性关系,而膜孔大小、超滤率、血流量、透析时间均可对溶质的清除率产生影响。

高通量透析治疗成功的标准为:在适当的时间内清除足够的溶质和水分,使血浆毒素水平接近正常,并达到干体重。高通量透析器由于膜孔径大,可能存在从透析液到血液的反超滤。

二、临床应用

（一）对 β_2 微球蛋白的影响

β_2 微球蛋白是相对分子质量为 11800 的多肽,由于其降解和重吸收部位都在肾脏,所以在尿毒症患者 β_2 微球蛋白浓度较高,这是造成尿毒症患者慢性并发症的主要物质,高通量透析膜可减少 β_2 微球蛋白释放并增加其清除率。高通量透析减少 β_2 微球蛋白释放的机制在于:高通量透析对透析用水和透析液质量要求高,使用带细菌过滤器的透析机进行治疗,可阻止透析液内小分子片段的内毒素弥散入血液中,使炎性因子和氧自由基释放减少,单核细胞分

泌 β_2 微球蛋白减少。

(二)对甲状旁腺素的影响

甲状旁腺素(PTH)是由 80 多个氨基酸组成的多肽,相对分子质量约 9500,是慢性肾衰竭患者心脏纤维化的重要因素之一,也是导致尿毒症皮肤瘙痒的主要物质,更为严重的是,还可导致肾性骨营养不良、软组织和血管钙化,并与心血管事件及病死率增加相关。高通量滤器可清除全段甲状旁腺素(iPTH),使 iPTH 值有效降低。长期高通量透析治疗,可使透析患者血中 PTH 浓度相对较低。

(三)对磷的影响

磷虽然分子量较小,但清除方式类似于中分子物质,所以血磷增高在透析人群中的发生率可达到 50%。血磷增高不仅诱发继发性甲状旁腺功能亢进和肾性骨营养不良,也是透析患者死亡的独立危险因素。高通量透析治疗可增加这些分子量较大物质的清除率。

(四)其他

高通量血液透析可减少氧化应激,有效清除炎性因子和中大分子毒性物质。例如,高通量透析可使患者血液中肿瘤坏死因子 - α(TNF - α)逐渐下降,使微炎症状态得到改善;高通量透析能使患者体内丙二醛(MDA)和超氧化物歧化酶(SOD)释放减少或清除增加,有利于维持体内氧化与抗氧化系统的动态平衡。

很多短期研究的结果认为,实施生物相容性好的高通量透析可达到以下目的:较好地保护残余肾功能、较少引起炎症反应、较高的血清蛋白、较少的脂质代谢紊乱、较低的 β_2 微球蛋白水平和较少的透析淀粉样变。

三、操作技术

护理操作重点如下。

(一)评估

(1)患者无顽固性低血压、心脏扩大等无法承受高通量透析时的高流量、高超滤的并发症。

(2)患者血管通路条件:血流量达到 250mL/min 以上,避免再循环。

(3)设备评估:透析用水必须使用超纯无致热源的碳酸氢盐透析液,反渗水的细菌菌落计数 < 0.1cfu/mL,内毒素 < 0.03EU/mL。

(4)透析液入口装有细菌滤过器,可调钠、可调透析液流量的容量超滤型机器。

(5)高通量透析时,滤器超滤系数 $\geq$ 20mL/(mmHg · h)。

(二)护理干预

(1)规范预冲程序,确保透析器使用的安全有效,减少凝血和残血,去除透析器材中的微粒,预防首次使用综合征的发生。

(2)防止水电解质紊乱,提高透析液中钠浓度以增加毛细血管再充盈率,减少治疗中低血压的发生。宣教患者透析期间控制水分,体重增长不能大于 3kg。

(3)严密观察患者生命体征的变化,重视患者的不适主诉。如肌肉酸痛、畏寒等内毒素反应。

(4)监测透析机的静脉压和跨膜压变化,观察有无反超滤。为防止反超滤的发生,可适当提高血液流量,增加超滤量。

(5)长期高通量透析患者,鼓励其增加优质蛋白质的摄入。

（三）监测尿素清除指数（Kt/V），及时调整治疗方案

(1)血红蛋白的增高影响溶质的清除率。

(2)残余肾功能不同,治疗方案不同。

(3)溶质分布不同,治疗处方不同等。

（武晓荣）

第十九章　常见烧伤急危重症及并发症的护理

第一节　电烧伤的护理

一、概述

电压高于1000V以上的电流称高压电,而高于22万V以上的电流称为超高压电。人体当接近高压电线一定距离时可因产生电弧光造成热烧伤。而真正的与高压电接触产生的电击伤则是我们临床上常说的电烧伤。

二、病因及发病机理

人体是电流的导体,不同组织和器官的电阻不同。各组织电阻大小关系为:骨骼＞脂肪＞肌腱＞皮肤＞肌肉＞血管＞神经。通过组织的电流强度决定机体损伤程度,多数情况下,由于肌肉、血管、神经电阻小,电流经过人体时往往经过电阻小的组织传导,因此在电击伤时,血管、神经及肌肉的损伤往往重于皮肤骨骼等。

同样,机体接触电源的面积大小也直接影响损伤的程度。

接触面积越大,局部电流密度越小,组织损伤越轻。由于在高压电作业中,出口相对较小,因此出口处的损伤往往重于入口处。

三、诊断要点

(1)患者有高压电接触史。

(2)高压电可直接造成全身性损害高压电可立即引起病员出现昏迷、呼吸暂停、心搏骤停,须立即行心肺复苏。电流可直接损伤脊髓和神经末梢系统,可引起心脏迟发型心肌纤维和传导系统的损伤;可导致内脏坏死和穿孔;可引起深部肌肉坏死,大量的肌肉坏死可导致肌红蛋白阻塞肾小管,引发急性肾衰竭。

(3)高压电可造成电流出入口的局部损害一般情况下,电流的出口及入口均显示为局部火山口样组织炭化。入口多大于出口,但出口处深部组织损伤重于入口处。

四、治疗

1.现场急救

(1)迅速脱离电源,发生呼吸心跳骤停的立即行心肺复苏。

(2)了解因高处坠落是否有合并伤。

(3)建立静脉通道,转送至当地医院。

2.创面修复

(1)焦痂及筋膜切开减压术:因电击伤出入口处的深部组织损伤多重于局部皮肤损伤,为防止环形焦痂造成的止血带效应,应尽早行焦痂切开减压术。对于肢体的电击伤,为防止深部血管破裂大出血,床旁常规备放止血带。

(2)深部组织探查、清创及创面覆盖:多在伤后3~7d进行,清除坏死组织,保留间生态组织。如有残留的神经血管及肌腱组织外露,创面多采用皮瓣覆盖,如果无法覆盖的创面,可采用负压吸引装置覆盖创面,待肉芽生长后,植皮覆盖创面。

3.并发感染

由于电击伤创面深,注意并发感染,特别是厌氧菌如破伤风和气性坏疽的感染。

4.预防和治疗

肌红蛋白阻塞性肾功能衰竭。

5.注意

注意迟发型心功能不全及合并其他内脏损伤的救治。

五、主要护理问题

1.焦虑/恐惧

焦虑/恐惧与电烧伤后出现短暂的电休克、担心植皮、截肢(指、趾)、知识的缺乏有关。

2.皮肤完整性受损

皮肤完整性受损与皮肤烧伤,失去皮肤屏障功能有关。

3.心排出量减少

心排出量减少与电烧伤后心律失常有关。

4.体液不足

体液不足与大面积电烧伤后大量体液自创面丢失、血容量减少有关。

5.疼痛

疼痛与电烧伤后创面疼痛及局部炎症有关。

6.潜在的并发症

急性肾功能衰竭、感染、继发性出血、高血钾症。

六、护理目标

(1)患者焦虑/恐惧程度减轻,配合治疗及护理。

(2)患者的创面得到及时治疗,未进一步受损。

(3)患者发生心律失常及时得到处理。

(4)按计划补液维持患者正常的体液,平稳度过休克期循环。

(5)患者疼痛减轻或消失。

(6)患者无并发症发生或并发症能及时发现与处理。

七、护理措施

1.心理护理

(1)安慰患者,告知其治疗方法、治疗过程及效果。

(2)鼓励患者表达自身感受。

(3)教会患者自我放松的方法。

(4)针对个体情况进行针对性心理护理。

(5)鼓励患者家属和朋友给予患者关心和支持。

2.病情的观察

（1）观察并记患者意识和瞳孔，有无恶心呕吐头痛发热等。

（2）观察将小时尿量、颜色、比重，维持尿量在 50～100mL/h，有无肌红蛋白尿、血红蛋白尿。

（3）持续低流量吸氧，改善组织缺氧。

（4）持续心电监护，观察并记录心律、心率、心电图的改变。

（5）观察患肢远端血循环，如颜色、温度、动脉搏动以及有无麻木、胀痛等血运障碍表现。

（6）床档保护防坠床。

3.加强创面护理，促进愈合

（1）清创后创面暴露，有利于随时观察创面。

（2）创面局部涂磺胺嘧啶银混悬糊剂，保持创面干燥，防止糜烂。

（3）观察创面颜色、气味，有无发绀、干性坏死，警惕糜烂坏死组织腐蚀血管致大出血。

（4）床旁备止血带及无菌纱垫，以备血管破裂出血紧急结扎和加压。

（5）保守治疗效果不佳的，应手术治疗，采取游离皮瓣或游离肌皮瓣、游离大网膜覆盖或截肢（指、趾）术。

4.补充液体、维持有效循环

（1）建立有效静脉通路，按计划补液。

（2）监测小时尿量，维持尿量成人 50～100mL/h 以上，小儿 20～30mL/h，清亮淡黄色。

（3）监测生命体征，成人心率＜120 次/分，小儿心率＜140 次/分。

5.抗感染

（1）加强消毒隔离，严格遵守无菌操作规程。

（2）病室定时通风换气，每日用多功能动态消毒灭菌机消毒 2h，有条件者设置层流病房。

（3）遵医嘱合理使用有效抗生素。

6.体位

（1）头面部烧伤患者，采取半卧位，促进静脉回流，减轻肿胀。

（2）肢体烧伤患者应抬高患肢，观察远端血循环。

（3）皮瓣手术后患者体位要制动，防止皮瓣蒂扭转，造成血运障碍。

7.饮食护理

（1）无恶心呕吐给予营养清淡易消化的饮食，早期宜少食多餐，以后逐渐增加进食量。

（2）必要时给全胃肠营养液或静脉高营养补液。

（3）并发急性肾功能衰竭，应限制饮水量。

八、健康宣教

用电安全知识告知患者相关知识，一旦发生电烧伤，应立即切断电源，告知患者电烧伤是人体接触电流引起的组织损伤，电烧伤常导致严重的深部组织损伤，往往有生命危险及严重的功能障碍或器官损伤。

1.预防大出血

翻身幅度不能太大，避免用力大便、咳嗽，以免用力致电烧伤后血管破裂出血，告诉患者及家属紧急呼叫医护人员的方法，告知患者及家属紧急情况下止血带和棉垫加压的使用方法。

2.功能锻炼

伤口愈合后,早期进行肢体被动和主动锻炼。

3.防瘢治疗

创面完全愈合后尽早使用弹力套、防瘢药物,预防和减轻瘢痕的超常增生。

弹力套使用原则:一"早"、二"紧"、三"持久"。

4.复诊

出院后3个月、6个月、1年定期复查,必要时二期整形手术,截肢残端瘢痕稳定后安装假肢。

九、并发症预防及护理

1.急性肾功能衰竭

复苏补液,维持较高的尿量,观察排尿颜色,有无肌红蛋白尿和血红蛋白尿,碱化尿液,遵医嘱使用碳酸氢钠,在补充血容量情况下,遵医嘱使用甘露醇等利尿药,尽早处理创面,减少坏死组织和毒素对肾脏的影响。

2.感染

观察患者有无感染征象:寒战、体温升高、脉搏快,白细胞计数和中性粒细胞升高,创面有脓性分泌物和异味,加强翻身,充分暴露创面,可使用红外线仪照射创面,促进创面干燥。

对症治疗:行物理降温或冰帽降温,必要时药物降温,遵医嘱合理使用抗生素。

3.加强创面处理

继发性出血加强巡视,特别是伤后2~3周,尤其是夜间,避免诱发因素:用力排便、咳嗽、翻身等,床旁备止血带、无菌棉垫、静脉切开包。

出血紧急处理:在出血点近心端扎止血带,不能上止血带的部位用无菌纱垫压迫,并立即通知医生,建立静脉通路,测血压配血,准备手术。

4.高血钾症

动态检测血电解质,以了解血钾浓度,持续监测心电图,对高钾血症有辅助诊断价值,遵医嘱静脉滴注5%碳酸氢钠和10%葡萄糖酸钙,以对抗钾离子对心脏的毒性,减少心律失常的发生。

十、截肢患者的护理

截肢术是指经骨或关节将肢体截除的外科手段,截肢的目的是将已失去生存能力、危害健康和没有生理功能的肢体截除,并通过体疗训练和安假肢使该残肢发挥其应有的作用。

十一、临床表现

(1)肢体缺失。

(2)残肢肿胀。

(3)残肢痛。

十二、主要护理问题

1.自理缺陷

自理缺陷与肢体丧失有关。

2.疼痛

疼痛与外伤、患肢痛有关。

3.自我形象紊乱

自我形象紊乱与肢体离断、身体外观的改变、他人评价有关。

4.知识缺乏

缺乏截肢后义肢的护理知识。

5.组织灌注的改变(周边血管)

组织灌注的改变(周边血管)与血液循环减少有关。

6.潜在并发症

残端大出血。

十三、主要护理目标

(1)患者自理能力逐步得到改善。

(2)患者疼痛消除或减轻,能运用某些方法控制疼痛。

(3)患者能正视现实、进行自我修饰、配合治疗与护理,充分发挥残段的功能。

(4)患者及家属了解功能锻炼的必要性与方法,知道用拐杖及装配义肢的有关事项。

(5)患者残端血液循环逐步得到改善。

(6)患者残端大出血的因素部分被避免,未出现残端大出血或出现残端大出血后能得到及时处置。

十四、术前护理措施

1.心理护理

(1)解释截肢手术的必要性、手术方式、注意事项。

(2)鼓励患者表达自身感受。

(3)教会患者自我放松的方法。做好宣教解释,并给予有效的心理护理是预防术后幻肢痛的有效方法。

(4)针对个体情况进行针对性心理护理。

(5)鼓励患者家属和朋友给予患者关心和支持。

2.术前常规准备

(1)协助完善相关术前检查:心电图、胸部及肢体 X 线片、出凝血试验、血生化等。

(2)术前行抗生素皮试,术晨遵医嘱带入术中用药。

(3)术晨更换清洁病员服。

(4)术晨备皮:范围为距手术区 15～20cm。

(5)术晨与手术室人员进行患者、药物核对后,送入手术室。

十五、术后护理措施

1.全麻术后护理常规

(1)了解麻醉和手术方式、术中情况。

(2)持续低流量吸氧。

(3)持续心电监护。

（4）严密监测生命体征。

（5）保持呼吸道通畅。

2.截肢残端护理

抬高患肢,骨凸处用棉垫垫护,然后用弹力绷带包扎,直到安义肢为止,每日用中性肥皂液清洗残肢,观察残端的皮肤,注意有无压痛、发红或皮肤受到刺激或撕裂现象,对残端给予经常和均匀的压迫,促进残端软组织的收缩。

引导患者注视残端,以加强对肢体截除事实的心理感受,幻肢痛多为持续性疼痛,尤其是术前曾有严重疼痛史的患者更易发生,对病史较长的患者可采取多种理疗方法,减轻幻肢痛,早期装配假肢,早期下床,对残端进行间歇性加压刺激,一般数个月后,幻肢觉、幻肢痛可望消失。

3.术后功能锻炼

日常功能锻炼:术后抬高患肢,促进静脉回流,防止肿胀,均匀压迫残端,促进残端软组织收缩,也可行按摩拍打,用残端蹬踩,由软物到硬物,逐渐增加其负重,强化其韧性和肌肉力量,促进新血管形成。关节活动训练具体方法:在不引起疼痛的情况后下,进行髋关节屈、伸外展、内收等活动,活动时动作要缓慢轻柔。

4.出院指导

（1）出院随访:进行家庭护理及康复指导。鼓励继续康复训练,参加社会活动,真正体现个人价值,保持积极向上的心态。

（2）出院康复指导:加强营养,增加机体能力,保持适当体重,防止肥胖影响假肢的穿戴。保持皮肤和假肢的清洁,更换残肢套以保持残肢皮肤健康。创造安静而舒适的环境,以改善睡眠质量。

（3）定期门诊复查,观察残端情况。

5.健康宣教

（1）为患者选择合适的义肢,帮助装卸,指导义肢使用的注意事项。

（2）告诉患者避免在残肢下垫枕来抬高患肢,应通过加高床脚使截肢端抬高。

（3）避免将患肢长时间悬于床缘,长时间屈膝。

（4）膝上截肢的患者,避免将残肢长时间置于拐把上,以免关节发生挛缩。

十六、并发症的处理

残端出血:床旁准备止血带及足够的沙袋,以便残端大出血时压迫止血。

十七、特别关注

（1）并发症的处理及护理。

（2）截肢患者的护理。

（柴雪珺）

第二节　化学烧伤的护理

化学性烧伤是指常温或高温的化学物质直接对皮肤的腐蚀作用及化学反应造成的皮肤损害,可伴有眼烧伤和呼吸道烧伤。

化学物质经皮肤吸收可造成全身脏器损害。化学烧伤的程度取决于化学物质的种类、浓度接触时间、处理是否及时及是否合并中毒有关。常见的化学性烧伤包括酸烧伤、碱烧伤及磷烧伤。

一、强酸烧伤的临床特点及诊治

（一）病因及发病机理

强酸是工农业中常用的化学剂,烧伤常见的强酸有硫酸、硝酸及盐酸。强酸烧伤的深度与酸的浓度及接触时间成正比。它直接引起皮肤凝固性坏死。

（二）诊断

（1）患者有明确的强酸接触史。

（2）不同酸烧伤创面的颜色略有不同。硫酸烧伤后创面呈青黑色或棕黑色;硝酸烧伤后创面先呈现黄色,以后转为黄褐色;盐酸烧伤的创面则呈黄蓝色。

（3）强酸烧伤的创面一般较深,典型的三度烧伤可见树枝状栓塞,而深Ⅰ度烧伤则不易看见网状的血管栓塞。一般根据创面痂壳的柔软度来判断酸烧伤的深浅。越硬及越坚实的痂壳表明深度越深。

（三）治疗

（1）烧伤后立即给予大量的清水冲洗是最重要的救治措施。一般冲洗30min以上,不必使用中和剂,以避免继发碱烧伤及中和热烧伤。

（2）强酸烧伤一般较深,注意在肢体及躯干部位的环形烧伤要及时切开减压。

（3）创面采用暴露疗法,注意大面积的烧伤要有计划地分期分批切痂植皮。

（4）其余的抗休克、防感染、抗感染及支持治疗同普通烧伤。

二、氢氟酸烧伤的临床特点及诊治

（一）病因及发病机理

氢氟酸作为清洗剂及除锈剂广泛应用于工业领域。它是一种无机酸,具有强烈的腐蚀性,临床上常见该酸烧伤。氢氟酸对机体的损害分两个阶段,首先它可以直接腐蚀与之接触的皮肤,其次,由于氟离子具有强大的渗透力,它可以引起组织液化坏死,骨质脱钙和深部组织迟发性剧痛,另外,它还可以直接与钙离子结合成为不溶性的氟化钙,使血浆钙浓度降低,甚至导致致命的低钙血症。氢氟酸对机体的损害程度与浓度及作用时间成正比。

（二）诊断

（1）低浓度的氢氟酸不立即产生局部症状,作用一定时间才感到局部烧伤疼痛。往往在工作中因手套破裂不能意识到而继续接触产生烧伤。

（2）皮肤表现为红、肿、热、痛,并渐渐发展成白色质硬的水疱,水泡中充满脓性或干酪样物质。如不及时治疗,损伤可进行加深甚至腐蚀到骨组织。大量的氟离子进入体内可造成全身中毒。

（3）创面表现迟发性、顽固性剧烈疼痛。

（三）治疗

（1）一旦发现接触氢氟酸,立即去除污染的衣物、手套等。

冲洗局部,清除水疱。若指甲下有浸润,要拔除指甲。

（2）局部外用钙剂及局部注射钙剂。

（3）大面积的氢氟酸烧伤,在ICU监控下进行烧伤部位动脉钙剂注射,以对抗局部钙离子及防止低钙血症;同时进行积极彻底的扩创治疗。

（4）其余的抗休克、防感染、抗感染及支持治疗同普通烧伤。

三、碱烧伤的临床特点及诊治

（一）病因及发病机理

临床上常见的碱烧伤,如苛性碱(氢氧化钠、氢氧化钾)、石灰和氨水,烧伤中的化学物质在我们的工农业生产中常常用到。

当碱性物质与皮肤接触后,可以使局部细胞脱水;碱离子与组织蛋白形成碱变性蛋白复合物,皂化脂肪组织;皂化时产生的热,可使深部组织继续受损伤。由于碱—变性蛋白复合物是可溶性的,能使碱离子进一步穿透至深部组织,造成深度烧伤。碱烧伤的程度与碱浓度及接触时间成正比。

生石灰烧伤主要是因为生石灰遇到汗液或水生成氢氧化钙并放出反应热,引起皮肤碱烧伤或热烧伤。而氨水易挥发,除接触皮肤引起碱烧伤外,易由于氨水蒸气的吸入导致吸入性损伤。

（二）诊断

（1）患者有碱接触史。

（2）创面呈黏滑或肥皂样变化,深度不易判别。

（三）治疗

（1）烧伤后立即给予大量的清水冲洗是最重要的救治措施。冲洗时间越长越好,可达数小时,局部不使用中和剂。生石灰烧伤更应用大量清水冲洗,以免局部形成氢氧化钙存留及反应热造成进一步损伤。

（2）碱烧伤由于导致组织溶解性坏死,创面一般较深,注意低浓度长时间碱烧伤的病员极易发生深部肌肉及血管的侵蚀,应尽早探查、扩创。在肢体及躯干部位的环形烧伤要及时切开减压。

（3）氨水蒸气导致吸入性损伤。

（4）创面采用暴露疗法,注意大面积的烧伤要有计划地分期分批切痂植皮。

（5）其余的抗休克、防感染、抗感染及支持治疗同普通烧伤。

四、磷烧伤的临床特点及诊治

（一）病因及发病机理

磷在制造业中应用广泛,临床上在化学烧伤中仅次于酸、碱烧伤,居第三位。皮肤上黏附黄磷后,黄磷与空气接触可自燃发生热烧伤,生成 P_2O_5 及 P_2O_3,该两物质遇水生成磷酸和次磷酸,引起皮肤烧伤。磷继续与烧伤创面接触后,可以迅速地吸收入血,引起脏器损害,主要损害肝肾功能。

(二)诊断

(1)患者有黄磷接触史。

(2)磷在空气中燃烧时可见烟雾及闻到大蒜样臭味。

(3)少量接触患者可见皮肤上呈点状黑褐色磷烧伤,大量接触的创面呈棕褐色。

(4)大量的磷燃烧及磷吸收可导致吸入性损伤表现及全身中毒表现。常见的有头疼、乏力、肝区疼痛及肝大、肾功能不全、心功能障碍,低钙及高磷血症,部分患者可出现精神障碍。

(三)治疗

(1)磷燃烧时要立即扑灭火焰,并迅速的用大量清水清洗,如现场缺水时,应用湿布包扎覆盖创面以隔绝空气。

(2)清洗后的创面尽量去除可见的颗粒状磷,然后可用1%～2%的硫酸铜进一步清洗,使残存的磷成为磷化铜,不再燃烧,创面无白烟则停止用硫酸铜冲洗。再用清水冲洗。

(3)创面清洗后采用包扎疗法,以免残余磷与空气接触,包扎时注意不能用油纱布,以免加速磷从创面的吸收。

(4)深度的磷烧伤要尽早探查扩创,彻底清除坏死组织,避免大量磷吸收。

(5)全身治疗主要是保护各脏器功能,碱化尿液,补液利尿、促使磷的排除。

(6)其余的抗休克、防感染、抗感染及支持治疗同普通烧伤。

五、主要护理问题

1. 体液不足

体液不足与烧伤后大量液体自创面丢失、血容量减少有关。

2. 皮肤完整性受损

皮肤完整性受损与烧伤后导致皮肤损伤、组织坏死有关。

3. 焦虑/恐惧

焦虑/恐惧与突发事件的经过的恐惧、担心愈后效果等有关。

4. 自我形象紊乱

自我形象紊乱与烧伤后毁容、肢体残障及功能障碍有关。

5. 窒息

有窒息的危险与头面部、呼吸道或者胸部等部位烧伤有关。

6. 营养失调

低于机体需要量与机体处于高代谢状态、摄入不足及机体抵抗力下降有关。

7. 潜在并发症

感染、应激性溃疡、中毒性肝炎、急性肾功能不全、肺水肿等。

六、护理目标

(1)患者血容量恢复,平稳度过休克期,生命体征平稳,尿量正常。

(2)患者烧伤创面得到有效处理,逐渐愈合。

(3)患者能接受事实,配合治疗。

（4）患者自我认同,情绪稳定,面对伤后自我形象,逐渐适应生活及现状,积极配合治疗及护理。

（5）患者呼吸平稳,无气急、发绀等情况或能及时处理。

（6）患者的营养状况得到改善,体重保持相对稳定。

（7）患者未发生并发症或能被及时发现及处理。

七、急救处理及护理要点

迅速脱离现场,终止化学物质对机体的继续损害,脱去被化学物质浸渍的衣服,立即用大量清水冲洗,根据化学物质的种类性质、浓度、剂量及与皮肤接触的时间采取有效的解毒措施,防止中毒,进行全面体检和化学检测。

（一）常见酸烧伤的急救及护理

1.硫酸

脱离现场,用大量清水冲洗致伤部位,一般不使用中和剂,必要时用2%～5%的碳酸氢钠、2.5%的氢氧化镁或肥皂水处理创面,中和后再用大量的流动清水冲洗,加强创面护理,酸烧伤清创后宜采用暴露疗法,持续低流量氧气吸入,观察有无吸入性损伤,观察呼吸频率、节律改变,有无声嘶、有无肺水肿情况,必要时行气管切开。

2.氢氟酸

脱离现场,脱去污染的衣服,立即用大量清水冲洗创面,去除大量残留氢氟酸,用3%～5%碳酸氢钠湿敷或冲洗20～30min,再用清水冲洗。

钙剂中和:遵医嘱静脉注射10%葡萄糖酸钙,或直接注射于创面局部及四周,减轻疼痛和继发损害。

3.石碳酸

迅速脱离现场,用大量清水冲洗,遵医嘱增加补液量,并使用甘露醇等溶质性利尿剂,促进石炭酸代谢产物苯二酚的排泄,保护肾功能,观察并记录尿量,石碳酸中毒患者尿液呈棕黑色。

4.铬酸

脱离现场,用大量清水冲洗,入院后用1%磷酸钠或硫酸钠溶液湿敷,注意观察病情,有无全身中毒症状,缺氧症状,有无肝脏损坏。

5.氢氰酸及氢氧化物

迅速脱离现场,立即吸入亚硝酸异戊酯15～30s,数分钟内可重复1～2次,缓慢静脉推注3%亚硝酸钠10～20mL,推注速度为2～3mL/min,同时监测血压,防过快注射致血压下降,静脉推注25%～50%硫代硫酸钠25～50mL,创面用大量清水冲洗或用1∶1000的高锰酸钾冲洗后再用5%硫酸铵湿敷,加强创面护理,因氰化物毒性大,中毒时病情凶险进展迅速,必须争分夺秒,先治疗后行检查。

（二）常见的碱烧伤的急救及护理

1.强碱

脱离现场,立即用大量清水持续冲洗创面,一般不用中和剂。若用应在冲洗后进行,防中和过程中产生大量的热加深组织损害,早期创面处理及护理,对症处理。

2.生石灰

脱离现场,刷除创面上的残留石灰,大量的清水长时间冲洗创面,中和剂:5%枸橼酸,3%硼酸。

眼部的处理、创面处理及护理。

3. 氨水

脱离现场,立即用大量清水冲洗,继用2%~3%硼酸湿敷观察有无口、鼻、咽喉部黏膜烧伤,保持呼吸道通畅,观察有无吸入性损伤,床旁备气管切开用物,必要时行气管切开术,按吸入性损伤护理。

(三)其他化学烧伤的急救及护理

化学物质急救及护理措施。

1. 磷

立即扑灭火焰,脱去被污染的衣服,用大量的水冲洗创面及周围的正常皮肤,冲洗时间在半小时以上,在现场缺水无法冲洗时,应用浸透的湿布包扎或掩覆创面,以隔绝磷与空气接触,防止其继续燃烧加重组织损害,转运途中采用湿敷包扎方法,以免复燃。及时清创:用清水或2%碳酸氢钠冲洗后再用1%硫酸铜溶液冲洗,于暗室内清除残余磷颗粒,清创后创面采用湿敷包扎疗法,禁用油质敷料,以免磷溶解吸收,观察有无吸入性损伤,尽早及时进行气管切开,观察有无肝、肾及血液系统的损害,补液抗休克,维持尿量在50mL/h以上,保护肝肾功能,补充大地维生素,禁用对肝肾有损害的药物。

2. 镁

立即脱离现场,并用大量的清水冲洗创面及周围皮肤,由于镁向皮肤四周扩大,对已形成的溃疡,在局麻下将其表层用刮匙搔刮,必要时全部切除受伤组织,中和剂:10%葡萄糖酸钙。

早期创面的处理及护理。

3. 沥青

立即脱离现场并冷疗:用冷水或冰水冲洗或浸泡迅速降温,在休克复苏稳定后,及早清除创面沥青,沥青清除剂:松节油、汽油等,清除后再用清水冲洗,大面积沥青烧伤应观察有无全身中毒症状,急性肾衰竭是其主要死亡原因,早期创面的处理及护理,注意观察有无眼部损伤。

4. 水泥

脱离现场,脱去被污染的衣物,刷除创面上的残留水泥,早期用清水冲洗,清除水疱及腐皮,必要时弱酸或枸橼酸溶液湿敷,早期创面的处理及护理。

八、化学烧伤的一般护理

1. 心理护理

解释化学烧伤的处理原则、注意事项,取得配合和理解,鼓励患者表达自身感受,接受事实,敢于面对,针对个体情况进行针对性心理护理,鼓励患者家属和朋友给予患者关心和支持。

2. 病情观察

观察创面的颜色和深度,以间接判断化学物质的种类,观察生命体征,密切关注患者呼吸频率、节律的变化,观察患者排尿量颜色、性状等。

动态监测肝肾功,了解有无肝肾功损害以及电解质紊乱,及时报告医生处理。

3. 创面护理

早期彻底冲洗创面,时间足够,观察创面有无化学物质残留。

观察创面有无污染,必要时进行创面培养。

4. 饮食护理

进食新鲜的高蛋白、高热量、高维生素食物,促进创面愈合,有肝肾功损害者作相应饮食结构的调整。

5. 基础护理

做好口腔护理、气管切开护理、雾化吸入、尿管护理、定时翻身做好患者的清洁等工作。

6. 疼痛护理

治疗和护理动作轻柔,集中进行,减少刺激,向患者讲解化学烧伤引起疼痛的原因以及缓解疼痛的方法,必要时遵医嘱使用止痛剂,体液渗出期、感染期、恢复期护理见烧伤各期的护理。

九、并发症的处理及护理

1. 感染

加强消毒隔离制度,加强创面护理,常规做创面,细菌培养,局部及全身抗感染治疗,加强营养支持,增加抵抗力,监测体温及血常规。

2. 应激性溃疡

密切观察病情变化,监测生命体征,对症处理:保护胃黏膜,抑制胃酸分泌应用止血剂。

3. 中毒性肝炎

密切观察上述症状,监测生命体征和肝功能,加强营养,卧床休息,使用保肝药物及促肝细胞,生长药物,降低总胆红素。

4. 急性肾功能不全

控制感染,避免使用对肾功能有损害的药物。

5. 利尿

保护胃肠道,维持水电解质酸碱平衡,必要时血液净化治疗,监测肾功能,加强营养支持。

6. 急性肺水肿

立即端坐位,双腿下垂,心理护理,使患者镇静,吸氧,加入 25% ~ 30% 乙醇湿化,6~8L/min,使用镇静剂、强心剂、利尿剂、糖皮质激素药物等。

7. 心电监护

去除诱因,保持呼吸道通畅。

十、出院指导

(1)接触化学制剂时,按规定穿戴防护口罩、衣服,防止化学烧伤及化学中毒。

(2)教会化学烧伤后自救处理的常识,如创面的冲洗。

(3)保持新愈合皮肤的清洁,避免刺激性的肥皂清洗。

十一、特别关注

(1)急救处理及护理。

(2)创面的护理。

(3)并发症的处理及护理。

(柴雪珥)

第三节　瓦斯爆炸伤的护理

一、概述

　　瓦斯是井下煤层中释放出的有害气体的总称。主要成分是甲烷、二氧化碳、一氧化碳、氮气、硫化氢等。它们无色、无味,扩散速度快,具爆炸性。通常造成成批的烧冲复合伤,其多发伤、并发症多见,病死率、致残率高。

二、病因及发病机理

　　(1)瓦斯爆炸可产生高热,但燃烧时间短,多造成浅度烧伤,如果引燃衣物可造成深度烧伤。

　　(2)由于煤矿操作多在密闭环境中,加之瓦斯中含有的有害气体,常常引起吸入性损伤。

　　(3)爆炸发生后,患者持续吸入有害气体,常常造成中毒。

　　(4)爆炸产生的冲击波可导致全身多处的复合伤,这常常是致命伤。

三、诊断要点

　　(1)有经历瓦斯爆炸历史。

　　(2)全身暴露部位的不同程度烧伤,多为浅度烧伤,创面污染严重且多为煤渣污染。

　　(3)可有一氧化碳或二氧化碳中毒的表现。

　　(4)可伴有吸入性损伤。

　　(5)检查伤员时注意可能伴有头、胸、腹及四肢的复合伤。

四、治疗

　　(1)现场救治将伤员迅速转移到通风良好的地方。

　　(2)立即吸入高浓度氧,促使血中 CO 解离,对抗 CO 中毒。

　　(3)注意及时手术救治严重的头、胸、腹复合伤。

　　(4)密切观察呼吸功能,因中毒呼吸中枢抑制及吸入性损伤双重作用,患者易出现呼吸障碍,必要时早进行预防性气管切开术。

　　(5)创面采用暴露疗法。

　　(6)其余的抗休克、防感染、抗感染及支持治疗同普通烧伤。

五、主要护理问题

　　1. 焦虑与恐惧

　　焦虑与恐惧与经过突发事件产生的恐惧、担心愈后效果等有关。

　　2. 皮肤完整性受损

　　皮肤完整性受损与烧伤后导致皮肤屏障功能破坏、组织坏死有关。

　　3. 自我形象紊乱

　　自我形象紊乱与烧伤后毁容、肢体残障及功能障碍有关。

　　4. 有窒息的危险

　　有窒息的危险与头面部、呼吸道或者胸部等部位烧伤有关。

5. 潜在并发症

感染、低血容量性休克、低氧血症、低碳酸血症、多器官出血、骨折等。

6. 营养失调

低于机体需要量与机体处于高代谢状态、摄入不足及机体功能抵抗力下降有关。

六、护理目标

（1）患者能接受事实，敢于面对，主动配合治疗及护理。

（2）患者烧伤创面得到有效处理，逐渐愈合。

（3）患者自我认同，情绪稳定，面对伤后自我形象，逐渐适应生活及现状，积极配合治疗及护理。

（4）患者呼吸平稳，无气急、发绀等情况或能及时处理。

（5）患者未发生并发症或能被及时发现及处理。

（6）患者的营养状况得到改善，体重保持相对稳定。

七、急救措施

（1）立即阻断致伤因素，迅速脱离现场，或迅速卧倒，脸朝下，胸部紧贴地面，以减轻冲击伤程度。

（2）用口罩或湿手帕掩住口鼻部，以免吸入性损伤，如果衣物着火时，尽快脱去衣物或就地滚动灭火，并用厚布、衣物遮盖暴露的皮肤，以免引起烧伤。

（3）迅速转移伤员到通风地带。

（4）吸氧。

（5）建立静脉通道，补充血容量。

（6）检查伤员有无合并伤，如有骨折，应迅速固定，保护好创面及内脏，转运时避免再次损伤及污染创面。

八、护理措施

（一）瓦斯爆炸伤的一般护理措施

1. 心理护理

解释瓦斯爆炸伤的处理原则、治疗方法、注意事项，鼓励患者表达自身感受，接受事实，敢于面对，针对个体情况进行针对性心理护理，鼓励患者家属和朋友给予患者关心和支持。

2. 创面护理

保持创面清洁，进行清创后暴露创面，持续红外线治疗仪照射创面，严格无菌操作，局部及全身使用抗生素。

3. 饮食护理

忌食辛辣食物，进食新鲜的高蛋白、高热量、高维生素食物，必要时行肠内或肠外营养支持治疗。

4. 基础护理

做好口腔护理、尿管护理、定时翻身、做好患者的清洁等工作。

5. 疼痛护理

向患者讲解缓解疼痛的方法，必要时遵医嘱使用止痛剂。

6. 体液渗出期、感染期、恢复期护理

见烧伤各期的护理。

7. 出院指导

定期来院复查,避免紫外线照射,进行功能锻炼,防瘢治疗。

(二)并发症的处理及护理

1. 一氧化碳中毒

心电监护,密切观察病情变化,吸氧,对重症患者可用高频吸氧或高压氧治疗,防止脑水肿。遵医嘱使用地塞米松、皮质醇、甘露醇等,有呼吸衰竭时遵医嘱使用呼吸兴奋药,有抽搐者遵医嘱使用镇静药,监测血中碳氧血红蛋白含量。

2. 急性肺水肿

立即停止输液,保留静脉通路,端坐卧位,双腿下垂,高流量吸氧,酒精湿化,心电监护,必要时四肢轮扎,加强心理护理。

3. 多器官出血

密切观察生命体征,判断出血部位及出血量,使用止血药物,补液扩容,必要时手术治疗。

4. 骨折

结合影像学检查确定有无骨折,早期清创及固定、复位。

九、特别关注

(1)急救处理。

(2)并发症的处理及护理。

(柴雪珺)

第四节　放射性损伤的护理

一、概述

放射性损伤是指机体受到某种射线的辐射,受照射的部位及全身组织器官发生的形态或功能损害。由于皮肤位于体表,在受到辐射时首当其冲,其受伤后临床表现及后期创面覆盖类同普通烧伤,因此也称为放射性烧伤。

二、病因及发病机理

引起放射性损伤的常见射线有 X 线、γ射线、β射线、高能电子束和中子等。临床上最常见的放射性损伤是肿瘤放射治疗后局部皮肤的坏死。放射性损伤也可见于核工业生产、核电站、核试验及原子能反应堆的核泄漏引发的损伤。放射性损伤的严重程度与照射剂量及照射间隔时间相关,照射剂量越大,间隔时间越短,所致损伤越重。射线的种类不同,所致损伤的深度不同。β射线和软 X 线能量低,穿透能力弱,多被皮肤吸收,易引起皮肤损伤。硬 X 线、γ射线和高能电子束能量高,易透过皮肤表层造成深部损伤。

三、诊断要点

（1）病员有遭受电离辐射的病史。

（2）急性皮肤放射性损伤临床上一般可分为4期：初期反应期、假愈期、症状明显期和恢复期。

（3）急性皮肤放射性损伤严重程度不同，临床表现不同。临床上分4度。Ⅰ度：脱毛反应；Ⅱ度：红斑反应；Ⅲ度：水疱反应；Ⅳ度：溃疡反应。

（4）病员多伴有不同程度的全身症状，如头晕、乏力、食欲缺乏、恶心呕吐、白细胞减少等。

（5）如果皮肤长期慢性接触放射源，可引起慢性皮肤放射性损伤，主要表现为放射性皮炎、皮肤硬结及水肿、慢性放射性溃疡及放射性皮肤癌。

四、治疗

（1）脱离放射源。

（2）保护损伤部位，Ⅰ度多自行愈合无须处理，Ⅱ度损伤避免皮肤受外界刺激如摩擦及紫外线照射等，外用清凉软膏。Ⅲ度损伤除保护创面外可用促上皮生长及防止感染药物，促使自行愈合。

（3）对于不能愈合的Ⅲ度及Ⅳ度损伤采用手术治疗，根据局部血供、创底情况及肿瘤有无复发可能选择植皮或皮瓣移植。

（4）对于慢性放射性损伤皮肤病变可采用局部切除，创面直接缝合、植皮或皮瓣转移。

五、主要护理问题

1. 焦虑与恐惧

焦虑与恐惧与突发事件的恐惧经过、担心愈后效果等有关。

2. 皮肤完整性受损

皮肤完整性受损与伤后导致组织损伤有关。

3. 疼痛

疼痛与皮肤损伤有关。

4. 潜在并发症

潜在并发症有造血功能障碍、免疫功能低下等。

六、护理目标

（1）患者能接受和面对事实，配合治疗。

（2）烧伤创面得到有效处理，逐渐愈合。

（3）疼痛感减轻。

（4）患者未发生并发症或能被及时发现及处理。

七、急救措施

（1）尽快脱离致伤源，消除放射性污染。

（2）保护皮肤的损伤部位，防止外伤和理化刺激。

（3）吸氧。

八、护理措施

1. 心理护理

解释放射性损伤的处理原则、治疗方法、注意事项,鼓励患者表达自身感受,接受事实,敢于面对,针对个体情况进行针对性心理护理,鼓励患者家属和朋友给予患者关心和支持。

2. 创面护理

保持创面清洁,清创后根据受伤深度采取包扎或暴露疗法,加强翻身,防止同一部位长时间受压,必要时创面植皮,采取保护性隔离措施,补液抗感染护理同普通烧伤护理。

3. 出院指导

定期来院复查,复查肝肾功能、免疫系统、造血系统。

九、并发症的处理及护理

造血功能障碍密切观察皮肤有无淤血、大小便颜色,遵医嘱使用止血药,动态监测血常规,遵医嘱采取成分输血。

十、特别关注

(1)现场急救。
(2)并发症的处理及护理。

（柴雪珺）

第五节　头面部烧伤的护理

一、头皮烧伤的临床特点及救治

头皮是人体的皮肤仓库,有丰富的毛囊、皮脂腺及汗腺,利于愈合,但也容易夹藏细菌,造成感染。在处理时注意以下几点。

(1)由于头皮有丰富的毛囊、皮脂腺及汗腺,所以头皮的深Ⅱ度烧伤也能很快愈合不留瘢痕。

(2)对于大面积烧伤,头皮是供皮区,可以反复多次取皮,取皮后防止感染最重要。

(3)头皮要时常剃光,保持创面引流通畅;头部变换体位,避免一处长期受压,皮肤感染及坏死。

(4)头皮的深度烧伤未累及骨膜患者,可等待溶痂后创面行韧厚植皮术。

(5)如果头皮烧伤深达颅骨导致骨外露,根据外露骨的大小可选择局部皮瓣转移术或行颅骨钻孔术,待肉芽生长后再植皮覆盖创面。

(6)如果颅骨全层坏死,甚至缺失,伴硬脑膜及部分脑组织坏死,可清除坏死颅骨或深层的坏死组织,人工硬脑膜修复硬脑膜缺失,再根据创面部位及大小选用局部随意皮瓣、斜方肌肌皮瓣、前臂逆行桡动脉皮瓣及游离大网膜或皮瓣移植。

二、面部烧伤的临床特点及救治

面部为人体最常暴露的部位,易于烧伤。面部烧伤时有以下特点。

(1)面部血供丰富,但因有五官开口,因此也相对容易感染,在面部烧伤时要做好五官护理。

(2)面部深度烧伤,由于有眼、口的存在,常常造成深部压力从此处释放使结膜及口腔黏膜外翻。因此,口唇呈"鱼嘴样"改变是面部深度烧伤的表现。

(3)面部烧伤由于五官的存在,需用暴露疗法。

(4)面部Ⅲ度烧伤,由于面部血供丰富,切痂层面不清,一般不采用切痂植皮。

(5)面部烧伤创面植皮可行中厚皮移植以减少术后挛缩及五官变形的程度。

(6)严重的睑外翻畸形,即使烧伤创面未愈,也可行整形手术,以保护眼球功能。

(7)面部深度烧伤所遗留的畸形,一般等待伤后6~12个月瘢痕软化后进行手术,但功能障碍严重的瘢痕畸形,如睑外翻及小口畸形可早期手术。

(8)面部深度烧伤愈合后,尽早进行康复锻炼,鼻孔及口唇定做支撑器,防止鼻孔狭窄及小口畸形。面部外用瘢痕贴及弹力套进行防瘢处理。

三、眼烧伤的临床特点及救治

眼烧伤患者常常极度恐慌,应做好解释工作,并及时请眼科医师配合治疗。临床救治注意以下几点。

(1)眼球烧伤后立即用大量清水清洗,降低温度及洗净化学物质,这是救治的关键。

(2)眼球烧伤后常常有疼痛、流泪、畏光、异物感及视力减退等症状,要及时告知患者。

(3)移除眼球异物。

(4)局部抗生素预防感染。

(5)做好五官护理,如有结膜烧伤,需用玻棒分离粘连2~3次。

(6)使用阿托品散瞳,防止并发虹膜睫状体炎。同时可加用改善角膜营养及血供减轻局部组织坏死及炎性反应的药物。

四、耳烧伤的临床特点及救治

耳郭突出于头颅两侧,易遭受烧伤。烧伤时有如下特点。

(1)耳郭组织菲薄,烧伤时易累及耳软骨,严重烧伤或电击伤时,常常使整个耳郭干性坏死。

(2)耳郭烧伤常易并发化脓性耳软骨炎,重在预防,主要是避免耳受压,保持创面引流通畅。一旦发生软骨感染,因软骨坏死易导致小耳畸形。

(3)注意保持外耳道的清洁,外耳的局部感染可引发鼓膜穿孔,甚至中耳炎。

五、主要护理问题

1.焦虑

焦虑与烧伤后疼痛、担心愈后有关。

2.疼痛

疼痛与烧伤的深度、个人耐受力有关。

3．自我形象紊乱

自我形象紊乱与颜面部烧伤有关。

4．潜在并发症

潜在并发症有感染、窒息。

六、护理目标

（1）焦虑减轻或消除主动表达自身感受。

（2）疼痛减轻，配合治疗。

（3）创面得到有效的保护和治疗。

（4）减少并发症的发生或并发症发生后能得到及时的治疗和护理。

七、护理措施

（一）心理护理

（1）开导患者主动表达自身感受，针对不同的原因给予相应的支持。

（2）介绍烧伤后创面水肿、吸收、愈合的过程，让其对较长时间的治疗过程有正确的认识。

（3）对深度烧伤可能导致毁损伤的患者，在沟通中注意把握言语的分寸，激励其战胜疾病的信心。

（4）了解患者家庭成员、工作情况、社会关系和经济情况等，取得亲人和朋友的支持，消除其顾虑。

（二）饮食护理

1．中、小面积无休克者

早期进流质或半流质，以后逐渐过渡为高营养的普食。

2．大面积伴休克者

有明显消化道并发症宜暂禁食，无恶心、呕吐患者，伤后适当进流质饮食，以后根据情况，逐渐进高热量、高蛋白的半流质和普食。

3．特别注意

患者口渴应口服含盐液体或烧伤饮料（常用口服补液盐），切忌饮入大量白开水，特别是小儿。

（三）体位护理

1．有休克的患者

取平卧位，适当抬高头部。

2．无休克的患者

取半坐卧位，利于静脉回流，减轻头面部水肿。

3．有颈部烧伤者

取肩下垫枕颈过伸位，充分暴露创面。

4．颈部烧伤未合并其他部位烧伤者

白天取坐位头后仰，夜间肩下垫枕颈过伸位。

5．大面积烧伤伴头面颈烧伤者

休克期平稳后睡翻身床，定时翻身。

(四)颜面部各部位烧伤的特殊护理

1. 眼部烧伤

及时清理眼部分泌物,遵医嘱滴眼药水、涂眼膏,眼睑外翻者用无菌油纱布覆盖,防止角膜感染,取俯卧位时额部垫棉垫悬空眼部,防止眼部受压。

2. 鼻部烧伤

用0.9%氯化钠溶液棉签清洗灰尘、分泌物,保持鼻腔清洁、通畅,必要时用镊子取出异物和痂壳,鼻腔内分泌物粘结、干燥可涂少量的液状石蜡,鼻黏膜水肿时,可使用麻黄碱滴鼻剂滴鼻,以利通气。

3. 耳郭烧伤

用无菌干棉签或棉球拭干渗液及脓性分泌物,保持外耳创面干燥,防止渗液流入耳内引起感染,侧卧位时,可用海绵圈或棉圈等悬空耳郭,以避免受压。

4. 呼吸道吸入性损伤

严密观察有无声嘶、呼吸困难等咽喉部水肿的表现。持续吸氧。心电监护,特别是血氧饱和度的监测,静脉用地塞米松预防咽喉部水肿,床旁备气切包、吸痰盘、负压吸引装置,必要时协助行气管切开术,行气管切开者按气管切开护理常规进行护理,特别注意在水肿回收期,颈部周径变细,应及时调整气管导管系带的松紧度,以防系带太松而滑脱。

(五)健康宣教

1. 陪护

严格限制探视人员。

2. 创面

保持创面清洁干燥,防止不洁的手去摸、抓、搔。

3. 饮食

饮食以软食为主,进食时注意保护口周创面,防污染。

4. 防瘢

创面愈合后用瘢痕贴、抑瘢灵、弹力套预防瘢痕的增生,弹力套使用原则:"一早"、"二紧"、"三持久"。

5. 随访

坚持门诊随访(一般为1个月、3个月、半年、一年)。

八、并发症的预防及护理

1. 感染

病情观察:观察创周有无红、肿、热、痛;患者有无反复持续高热,创面上有无脓点及霉斑等感染征象,保持创面清洁干燥,高热者予对症处理,加强病房消毒管理工作,常规行创面分泌物培养＋药敏试验,根据需要局部或全身使用抗生素。

2. 窒息

保持患者呼吸道通畅,随时清除呼吸道分泌物,颈部深度烧伤应及时行焦痂切开减压术,观察患者有无口唇发绀、进行性呼吸困难等呼吸道梗阻症状,气管切开,随时吸痰。

九、特别关注

(1)心理护理。

（2）体位护理。

（3）呼吸道吸入性损伤的早期观察。

十、前沿进展

眼部碱烧伤时，由于碱与组织中脂类发生皂化反应，形成化合物很快穿透眼组织，造成深部损伤，同时造成角膜穿孔。眼部碱烧伤后，首先是彻底清洗，局部辅以葡萄糖维生素C滴眼，同时加用皮质激素，可以为角膜提供能量，减轻局部炎性反应。新鲜的羊膜透明，有一定的韧性且无血管、神经及淋巴组织；它能防止角、结膜融解及角膜穿孔，防止睑球粘连及减少新生血管形成。烧伤后早期进行羊膜移植手术可以阻止角膜坏死，为进一步复明手术打下良好基础。

（柴雪珺）

第六节　手烧伤的护理

双手占体表面积的5％，是人体操作的执行者且多处于暴露部位，常常因各种原因导致不同程度的烧伤。

一、手烧伤的特点

（1）手背皮肤薄而松弛，易造成深度烧伤。手背创伤愈合后，多因瘢痕挛缩导致"爪形手"畸形。表现为指间关节过度屈曲，掌指关节过度背伸，拇内收畸形及掌横弓消失。

（2）手背深度烧伤后，因皮肤滑动功能差，甚至瘢痕与肌腱、关节囊直接粘连，导致手的功能障碍。在电击伤及热压伤则易直接伤及皮肤全层甚至骨骼，导致手指坏死。

（3）手掌皮肤较厚，加之手的功能位为半握拳状，手掌受伤的概率及深度小于手背，且多数深度烧伤多能自行愈合。

（4）手掌的皮下脂肪多，烧伤时多不易伤及屈肌腱，但易于累及大小鱼际肌肉。

（5）手掌深度烧伤后，因瘢痕挛缩导致手指屈曲，多伴有指蹼粘连及指蹼过浅，重者手掌消失，呈"拳样手"畸形。

二、手烧伤的处理原则

（1）尽快消灭创面，最大限度地保存手的功能。

（2）减轻水肿，抬高患肢。

（3）早期功能锻炼。

（4）保持手的功能位。手背烧伤时宜掌屈，手掌烧伤时宜背伸，全手烧伤时保持中间位。

（5）预防感染，确保浅度烧伤自然愈合，防止创面加深。

（6）手、腕、前臂及上臂的深度环形烧伤，及时实行焦痂切开减压术，减少截肢率和截指率。注意在施行手指切开减压术时，切开焦痂即可，痂下采用钝性分离，勿伤及指血管及指神经。

三、手深度烧伤的手术处理

（1）手掌的深度烧伤多能自行愈合，但手掌的瘢痕挛缩会导致功能障碍，因此早期可采用积极的切痂术。切痂后的创面植皮，如有肌腱及骨骼暴露可采用皮瓣覆盖。

（2）手背的深Ⅱ度或仅累及皮肤全层的Ⅲ度烧伤，由于皮下组织及肌腱等未累及，手的基本结构功能为破坏，在病情稳定的情况下，应早期（伤后2～5d）行切、削痂植皮术。

（3）肌腱、骨骼广泛毁损的Ⅲ度烧伤，多采用保守疗法。积极地保痂、预防感染，待后期采用蚕食脱痂植皮。

（4）手背切、削痂手术时注意以下几点。

1）深Ⅱ度烧伤削痂平面达到健康的真皮层即可，即创底的真皮层呈现出有光泽的瓷白色。削痂后创面立即用大张的薄皮片覆盖，手包扎时各指分开，拇指处于外展对掌位，各指屈曲如握拳状，包扎完毕松止血带。

2）切痂后创面如有肌腱、骨、关节暴露，需用局部软组织覆盖后再用皮片覆盖，确保肌腱等不坏死、皮片存活。

3）如切痂后有广泛的骨关节、肌腱外露，可采用前臂逆行皮瓣、交腹皮瓣、游离皮瓣移植。通常手部的热压伤及电击伤创面较深，需用皮瓣覆盖。

4）选用皮瓣覆盖创面时，腹部的带真皮下血管网的超薄皮瓣为手背创面覆盖首选。它有薄、断蒂时间早等优点，能尽早地恢复手的外形及功能。

5）手背切、削痂的范围根据焦痂的面积来定，但原则上指端可达到第二或第三指节，两侧达侧中线即可。

四、主要护理问题

1. 焦虑

焦虑与烧伤后疼痛，担心手功能恢复有关。

2. 疼痛

疼痛与烧伤的深度、个人耐受力有关。

3. 自理缺陷

自理缺陷与烧伤后疼痛、功能障碍有关。

4. 自我形象紊乱

自我形象紊乱与烧伤后手部瘢痕畸形功能障碍等有关。

5. 潜在并发症

潜在并发症有感染、血循环障碍。

五、护理目标

（1）焦虑情绪减轻或消除，主动配合治疗和护理。

（2）疼痛减轻，面对疾病配合治疗。

（3）掌握手部康复训练的方法，全部或部分恢复手的功能。

（4）创面得到有效的保护和治疗。

（5）未发生并发症或并发症发生后能得到及时的治疗和护理。

六、护理措施

1. 心理护理

(1)介绍手部烧伤的深度、面积、目前采取的治疗方案和护理方法,让患者能积极配合治疗。

(2)同情、关心和理解患者,介绍手部烧伤愈合过程,深度手烧伤的患者应加强沟通,强调手术的必要性和重要性。

(3)对可能致残者,及时得到亲人和朋友的支持,正视现实,珍惜生命。

2. 体位和活动

(1)抬高患肢患肢抬高,手高过肘,肘高过肩,利于静脉回流,减轻水肿。

(2)保持功能位无论暴露或包扎疗法,均应保持手部的功能位,即腕背屈30°或中位,分开各指,拇指对掌位,第2~5掌指关节屈20°,指间关节伸直。用翻身床翻身时注意手的保护,防止手滑出加重损伤。

(3)活动伤后48h内制动,48~72h后逐渐进行被动或主动活动手指各关节,鼓励患者自己穿衣、吃饭、大小便等日常生活训练,植皮术后8~10d开始理疗和功能锻炼,以免关节僵硬残疾。

(4)禁忌禁止在患肢输液、抽血、测血压和做有创操作等。

3. 病情观察和护理

(1)保持暴露创面和创面敷料清洁干燥,随时更换,松紧适宜。

(2)密切观察患手指端血循环:颜色、温度、疼痛、肢端肿胀等情况。

(3)采用包扎疗法的患者,3d后可去除外层敷料,只留下内层油纱布从而改为半暴露疗法。

(4)密切关注有无痂下积液积脓以及创周有无红肿等感染征象,及时发现及时处理。

4. 健康宣教

(1)功能锻炼:维持手部功能位2~3个月,进行主动和被动功能锻炼,以手指最大限度屈伸和虎口张大为主。

(2)自理生活:鼓励患者独立完成吃饭、洗脸、梳头、刷牙、拿书等日常生活动作。

(3)防瘢治疗:使用弹力手套、瘢痕贴、抑瘢灵等进行防瘢治疗,疗程3~6个月,甚至1年以上。

(4)复查:一般为1个月、3个月、半年、一年各复查一次,检查并指导手的功能恢复情况,必要时行整形手术治疗。

七、并发症的预防及护理

1. 感染

保持创面清洁干燥,随时更换浸湿的敷料,深度烧伤采用暴露疗法者,清创后涂磺胺嘧啶银,保护焦痂完整,观察患者创周有无红、肿,痂下有无积液积脓;创面上有无脓点及霉斑;患者有无反复持续高热等感染征象,监测体温和血常规的变化,高热者予对症处理,必要时根据药敏实验结果局部或全身使用抗生素。

2. 患手血循环障碍

抬高患肢,观察远端血循环,异常情况及时通知医生处理,特别是手的深度烧伤应重点关注,必要时行患手切开减压手术,改善血运。

八、特别关注

(1)体位和活动。

(2)康复训练。

(3)患手血循环障碍的早期观察。

九、前沿进展

手背深度烧伤切削痂后创面,可选用脱细胞异体真皮基质覆盖后外用韧厚皮片覆盖,创面愈合后可以达到近似正常的皮肤形态,手背有较好的弹性,供皮区不留瘢痕。国外常用的脱细胞真皮基质产品是 Integra,但它和人体的正常皮肤结构不同,没有皮肤附属结构,长期观察真皮层有一定程度吸收。

(柴雪珺)

第七节　会阴烧伤的护理

会阴部较隐蔽,烧伤相对少见。除了全身多处大面积烧伤有会阴烧伤外,小儿会阴烧伤相对较多。常见原因有小儿洗澡跌入热水盆中,玩耍时跌坐入热汤锅及电炉上等。

一、救治特点

(1)会阴部包扎不便,多采用暴露疗法。暴露疗法时常常红外线治疗仪照射不到位,需加用辅助干燥设备促使创面干燥。

(2)会阴部有二便及生殖器开口,容易污染,创面导致感染,便后需及时护理。

(3)会阴部深度烧伤不切痂,采用蚕食脱痂后植皮覆盖创面。

(4)会阴的深度烧伤可导致男性阴茎部分,甚至全部缺失。

会阴前部阴毛区烧伤愈合后因毛囊反复发炎,易于形成瘢痕疙瘩;而会阴中心烧伤可导致生殖器及肛门移位变形、排便及性功能障碍;累及臀部、大腿的会阴部瘢痕挛缩常常导致下肢外展和坐蹲困难,严重者伴有行走困难。

(5)会阴烧伤植皮后,为确保植皮存活,患者应术前流质饮食、灌肠,术后肠内无渣营养或静脉营养 5~7d。

(6)植皮的创面在病员麻醉清醒后,采用暴露疗法,便于创面清理。在清除分泌物和护理时要格外小心,勿移动皮片。为防止小儿术后乱动,可采用人字夹板固定髋及双下肢。

二、主要护理问题

1. 焦虑、恐惧

焦虑、恐惧与烧伤部位的特殊性及担心愈后有关。

2. 自理缺陷

自理缺陷与特殊部位烧伤致如厕困难等有关。

3.潜在并发症

潜在并发症有感染。

三、护理目标

1.焦虑情况

焦虑情况有减轻或消除,能主动配合治疗和护理。

2.患者合理需求

患者合理需求得到满足,使其感觉舒适,逐渐恢复自理。

3.减少并发症的发生

减少并发症的发生或并发症发生后能得到及时的治疗和护理。

四、护理措施

(一)心理护理

(1)加强与患者和家属的沟通。

(2)对患者的担心(性功能、大小便等)给予理解、同情和解释,加强对隐私的保护。

(3)介绍疾病相关知识以及治疗和护理的注意事项,取得患者和家属的配合。

(4)了解其社会关系,取得亲朋好友的情感支持。

(二)饮食护理

1.非手术患者

高营养、易消化的普食,饮食要新鲜、清淡,忌辛辣。

2.手术患者

术前2d进无渣流质,术前晚及术晨按麻醉要求禁饮禁食,术后进无渣流质4~5d,加强肠外营养。

(三)体位

(1)仰卧位,大腿外展充分暴露会阴部创面。

(2)大面积伴会阴部烧伤者:睡翻身床,便于创面暴露和大小便的护理。

(3)保护隐私:尽可能将其安置在单、双间病房,或用屏风遮挡。

(四)创面护理

1.彻底清创

剃除阴毛,采用暴露或半暴露疗法,反复冲洗皱褶和凹陷处,去除腐皮和污物。

2.保护创面

随时用棉签拭去渗液和分泌物,保持创面干燥,用红外线仪治疗或吹风辅助治疗。

3.二便护理

睡翻身床或有孔床,小儿睡大字架,双下肢外展位,大便后用0.9%氯化钠溶液清洗肛周,减少污染,必要时安置尿管,按留置尿管护理进行护理,男性生殖器烧伤者,应托起阴囊,用无菌接尿器接尿,避免污染创面,便器专用并消毒,防交叉感染。

4.合并外生殖器烧伤

男性:用纱布卷托起阴囊和阴茎,防潮湿和水肿。女性:双大腿充分外展,分开阴唇,防止粘连和阴道闭锁。

（五）健康宣教

1. 康复训练

循序渐进地进行大腿外展和下蹲训练。

2. 日常生活护理

饮食清淡，忌辛辣，瘢痕瘙痒忌抓挠，防裂开出血感染。

3. 防瘢治疗

坚持瘢痕贴、抑瘢灵和弹力裤的使用。

五、并发症的预防及护理

1. 感染

保持创面清洁干燥。

2. 二便护理

每次大便后用0.9%氯化钠溶液清洗肛周并保持干燥，视病情置保留尿管接于床旁，高热者予对症处理，严格控制陪护人数，加强病房消毒工作，局部或全身抗感染治疗。

六、特别关注

（1）心理护理。

（2）二便护理。

（3）创面护理。

（柴雪珺）

第八节　吸入性损伤的护理

一、概述

吸入性损伤是热力和（或）烟雾引起的呼吸道以至肺实质的损害。是烧伤早期患者死亡的主要原因之一。

二、病因及发病机理

1. 病因

（1）热空气直接损伤呼吸道黏膜和肺实质。

（2）烟雾中的颗粒和有害气体吸入气管及肺泡引起组织损害。

（3）烧伤后环境缺氧及有害气体吸收入血，可立即导致患者死亡。

2. 发病机制

（1）呼吸道黏膜水肿、坏死致气道阻力增加。面颈部及胸廓的深度烧伤会明显限制呼吸动度，导致呼吸困难。

（2）烧伤局部毛细血管通透性增加，加重呼吸道水肿并可诱发肺水肿。

（3）肺泡表面活性物质异常导致肺泡表面张力降低，产生肺萎缩。

（4）烧伤休克和吸入性损伤可引起心排出量减少、肺灌流不足，加之上述原因可导致肺换气障碍。

（5）在气道梗阻及分泌物增加，肺萎缩、水肿情况下，极易并发肺部感染。

三、诊断要点

1. 患者有下列情况者，考虑有吸入性损伤可能

（1）在密闭环境内发生的烧伤。

（2）面颈部及口鼻周围深度烧伤者。

（3）鼻毛烧焦，口唇肿胀，口腔、口咽部有灼伤者。

（4）刺激性咳嗽，痰中带炭屑者。

（5）进行性加重的声嘶及吞咽困难者。

2. 吸入性损伤深度不同，临床表现不同

（1）轻度吸入性损伤：病变仅限于口、鼻腔和咽部，多数伴有面部烧伤。临床表现主要为鼻毛烧焦，口、咽部发红，刺疼。

（2）中度吸入性损伤：病变累及喉、咽和气管。常有声嘶、刺激性咳嗽，痰中带炭末和上呼吸道梗阻症状。

（3）重度吸入性损伤：除上述吸入性损伤表现外，患者有严重缺氧，如伤及小气道及肺，行气管切开后缺氧仍不能改善。双肺闻及干、湿啰音患者烦躁不安或意识障碍。

（4）吸入性损伤随着呼吸道水肿状况改变，黏膜脱落创面修复等进展，临床上分早期、水肿期、肺部感染期及黏膜脱落修复期。注意除在水肿期最易发生呼吸道梗阻外，在黏膜脱落期可因坏死脱落的黏膜突然阻塞呼吸道引发支气管痉挛及梗阻。如放松警惕可致病员突然死亡。

3. 检查

（1）纤维支气管镜检查是确诊吸入性损伤的直接方法，可以明确吸入性损伤的程度观察其病情发展。在怀疑黏膜脱落时，及时协助黏膜排除以防呼吸道梗阻。

（2）胸部 X 线检查有助于重度吸入性损伤的诊断，可见肺部斑片影及肺水肿影像。但不能因为诊断而影响早期治疗。

四、治疗

（1）吸氧。

（2）保持呼吸道通畅、解除气道梗阻。

（3）重度吸入性损伤早期进行气管内灌洗，清除气道内原发及继发性致伤物，预防并发症。

（4）吸入性损伤已出现轻度呼吸功能衰竭或已确诊为重度吸入性损伤者，应尽早采用机械通气。

（5）定时做痰培养，灌洗液及创面分泌物也应送培养，根据结果及临床表现及时调整抗生素。

（6）伤后 2～4 周，当发生呼吸道黏膜脱落时，要迅速地利用吸痰器、镊子及纤支镜协助脱落黏膜排出。

（7）合并大面积烧伤者，注意抗休克、抗感染、全身营养支持治疗。

五、主要护理问题

1. 焦虑/恐惧

焦虑/恐惧与患者对受伤的场景恐惧、担心预后有关。

2. 清理呼吸道功能

清理呼吸道功能低下或无效与呼吸道受损、分泌物增多及肺部感染等有关。

3. 气体交换受损

气体交换受损与呼吸道受损等有关。

4. 潜在并发症

窒息、感染、低效性呼吸形态等。

六、护理目标

(1)患者焦虑/恐惧程度减轻,配合治疗及护理。

(2)患者有效清除呼吸道分泌物,保持呼吸道通畅。

(3)患者缺氧症状减轻或消失。

(4)未发生相关并发症或并发症发生后能得到及时治疗与处理。

七、护理措施

(一)心理护理

(1)解释吸入性损伤的病变过程及伴随的不适、告知治疗的方案和注意事项。

(2)气管切开术后的患者可通过手势、文字等方式和医护人员沟通,及时了解患者需求。

(3)针对个体情况进行针对性心理护理。

(4)鼓励患者家属和朋友给予患者关心和支持。

(二)饮食

(1)非气管切开的患者口服流质或半流质。

(2)气管切开的患者行鼻饲或全胃肠外营养。

(三)体位与活动

1. 单纯的吸入性损伤

半卧位。

2. 轻度的吸入性损伤

半卧位或仰卧头高位。

3. 合并其他损伤者

其体位根据具体情况进行调整。

(四)气管切开护理

1. 气管导管更换

内导管一般应 8～12h 清洁消毒一次,若呼吸时有阻塞声音,应立即更换,外导管可于 1 周左右更换。

2. 保持切口清洁

一般 6～8h 清洁切口一次,随时更换覆盖开口纱布,气管导管的固定气管导管应固定牢靠、防止滑脱,水肿回吸收期,套管系带变松时,应及时调整,尤其是睡翻身床的患者。

3. 呼吸道的湿化

用湿纱布覆盖气管导管口,随时保持湿润,每 4 ~ 6h 超声雾化一次,持续气管内滴入湿化液。

4. 严格无菌操作

严格消毒、洗手,使用一次性吸痰管,经口腔、气管导管、吸痰管严格分开,吸痰护理盘 4h 更换一次。

5. 气管内灌洗法

灌洗时应认真细致、有效,两人同时操作,做好给氧等急救准备,灌洗时出现青紫时,应立即停用,每日依情况可灌洗 3 ~ 4 次。

(五)健康宣教

吸入性损伤患者出院后要定期行肺功能检查,及时进行防治。

八、并发症的预防及护理

1. 呼吸道梗阻

床旁备气管切开包,严密观察呼吸情况变化,采用气管内插管,定时更换体位,翻身拍背,湿化呼吸道,气管内灌洗,严格掌握上翻身床的时间和指征,避免发生呼吸道梗阻。

2. 低氧血症

严密监测血氧饱和度及血气分析结果,常规吸氧,氧流量一般为 4 ~ 6L,一氧化碳血红蛋白增高者,立即给予高浓度吸氧,血红蛋白接近正常者,吸氧浓度不宜超过 40% ,吸入性损伤后并发的低氧血症需辅助机械通气,吸痰时可采用充氧—吸痰双腔管。

3. 肺水肿

早期补液时,加强心、肺功能监测,并发呼吸衰竭,肺水肿严重时,酌情给予利尿剂和少量多巴胺类药物。

4. 肺部感染

严格遵守无菌操作原则,接触呼吸道的器械或各种管道定时消毒,及时清除呼吸道内分泌物,促进引流,湿化呼吸道。

九、特别关注

(1)吸入性损伤后体位护理。

(2)气管切开术后的护理。

(3)并发症的早期观察及处理。

十、前沿进展

近年来,随着对吸入性损伤发病机制的研究进展,认识到吸入性损伤发生后病情发展规律,医疗救助可以有效地帮助病员度过或中断某些环节。为此,更新治疗理念,采取如下措施。

(1)伤后立即吸入 100% 氧,纠正低氧血症,清除一氧化碳,防止一氧化碳中毒。

(2)重度吸入性损伤伤后 6h 前建立人工气道,防止气道梗阻。

(3)纠正传统早期限制补液概念,及时有效纠正休克。

(4)早期进行气道灌洗,清除残存的原发或继发行损伤的因素,减轻继发损害,防止气道感染。

(5)有低氧血症时采用机械通气。

(柴雪珺)

第九节　老年烧伤的护理

一、老年烧伤的特点

(一)老年解剖生理特点

1. 神经系统

老年人中枢神经系统退行性改变,脑萎缩、脑血管病变,对麻醉药较敏感。

2. 呼吸系统

老年人咽喉部和下呼吸道反射明显减弱,肺弹性回缩力下降,胸廓顺应性降低。机体对缺氧和二氧化碳蓄积的反应能力差。

3. 循环系统

老年人心肌纤维萎缩,动脉壁弹性减弱,冠状动脉硬化,心排出量下降,储备量减少。高血压、冠心病发病率较高。

4. 泌尿系统

老年人肾小球率过滤及肾小管重吸收功能降低。肾功能不全时,尽管肌酐清除率下降,但由于老年人体内磷酸肌酸贮量减少,血肌酐来源减少,血清肌酐浓度变化不明显,故老年人血肌酐不是反应肾功能的良好指标。

5. 消化系统

老年人肝脏萎缩、硬化及脂肪肝等较青壮年多,肝脏的代谢能力下降。胃肠道吸收功能减弱,较多伴有胃肠道疾病,如溃疡、出血及肿瘤。在遭受低血容量休克时,容易诱发胃肠道功能障碍及应激性溃疡。

6. 内分泌及免疫系统

老年人肾上腺皮质功能低下,蛋白合成能力减弱;胰岛功能减退,糖尿病发病率较高,创伤后应激性高血糖发生率高。老年人的免疫能力低下,抗感染能力下降。

7. 老年皮肤的特点

老年人皮肤弹性减弱,皮肤及皮下各层次变薄,皮肤色斑增多。皮肤的感觉、体温调节和分泌功能降低。

烧伤时容易导致深度烧伤,取皮时应控制好厚度,易于切取过深。

(二)老年烧伤的救治特点

(1)老年人由于机体功能减退,代偿能力差,烧伤时易发生休克对补液的耐受性差,容易发生多器官功能衰竭。年龄越大,救治越困难。

(2)烧伤是一个长时间卧床治疗过程,加之老年人咽喉部反射减弱,易误吸,并发坠积性肺炎,合并吸入性损伤时更易引发肺部感染,其病死率较高。

（3）老年人由于皮肤菲薄,烧伤的深度往往较深,加之机体组织生长及愈合的能力减弱,创面愈合速度明显降低。

（4）老年人免疫力低下,抗感染能力低下,因此,感染是老年烧伤的重要死亡原因。

（5）老年人休克期易引发消化道黏膜屏障功能破坏,易导致应激性溃疡和早期肠源性爆发性败血症。

（6）老年人机体器官代偿能力差,在液体复苏治疗时,忌快速补液或冲击试验,以免导致肺水肿和心功能不全。如果患者延迟复苏,快速补液需在监测血流动力学指标下进行。

（7）老年人机体代谢能力减弱,在全身用药时,注意保护脏器功能;由于脏器功能减弱,注意调整用药剂量。

（8）老年人胰岛功能减弱,注意高血糖的发生,时常监测血糖;输注葡萄糖时,加用胰岛素。老年人肾上腺皮质功能减退,应激能力减弱,可早期短期应用,增强应激能力及蛋白质的合成,减轻负氮平衡。

（9）由于长期卧床,注意防止压疮。尤其要关注脑萎缩及老年痴呆的患者。

（10）老年人伤前可能伴有营养不良,伤后多有胃肠道功能紊乱,注意营养支持。

二、老年烧伤体液渗出期

（一）主要护理问题

1. 体液不足

体液不足与烧伤后微血管通透性增加体液大量渗出有关。

2. 疼痛

疼痛与烧伤所致的创面深浅度有密切关系。

3. 皮肤完整性受损

皮肤完整性受损与烧伤所致的皮肤损伤有关。

4. 焦虑/恐惧

焦虑/恐惧与突然的外伤打击和烧伤本身对生命的威胁等有关。

5. 潜在并发症

肺水肿、心律失常、急性肾功衰。

（二）护理目标

（1）及时有效的补充血容量,纠正体液不足。

（2）患者能够主诉疼痛有所减轻或能耐受。

（3）创面得到及时的保护和治疗。

（4）让患者的焦虑/恐惧程度有所减轻,积极配合治疗和护理。

（5）未发生相关并发症或发生时得到及时的治疗和护理。

（三）护理措施

1. 心理护理

（1）烧伤对老年患者来说不仅仅是皮肉之苦,而且还有心理和精神损伤,关注老年患者的焦虑和恐惧心理、消除其顾虑,使其积极的配合治疗和护理。

（2）老年患者常常会有因经济困难和需要家人照顾而产生内疚和负罪感,感觉拖累家人,医务人员加强患者和家属的沟通,充分发挥家庭和社会的支持协同作用,使其在较好的氛围中、保持良好的心情积极配合治疗和护理。

（3）多与老年患者沟通、讲解伤情，使其对疾病有所了解，帮助老年人正确的看待伤残，提高生活的信心。

2. 饮食护理

（1）小面积烧伤常规饮食。

（2）中面积烧伤无恶心呕吐者，可进食流质或普食，有恶心呕吐者，暂禁食，根据病情逐步进食。

（3）大面积烧伤无恶心呕吐者，可在第一个24h内进食流质，以后逐步改为软食和普通饮食。有恶心呕吐者，暂禁食，根据病情逐步进食。

（4）特别指导注意避免刺激性强的食物，宜少量多餐，清淡易消化的食物，以免出现腹部不适，如腹胀、呃气，不吸烟、不饮酒，不随意改变老年患者的饮食规律。

3. 体位护理

（1）四肢烧伤抬高患肢，促进静脉回流，减轻水肿。

（2）头面部烧伤平卧位，病情允许可以半卧位或坐位。

（3）会阴部烧伤可以取截石位，充分暴露创面，应注意患者隐私保护。

（4）大面积烧伤先取平卧位或中凹卧位，酌情床上翻身，病情平稳后翻身床翻身。

（5）吸入性损伤肩下垫枕，取颈部过伸位，开放气道，必要时可行气管切开术。

4. 创面护理

（1）创面保护保持创面清洁、干燥避免受压，换药时注意严格的无菌技术原则，对创面采取包扎疗法的患者，观察创面敷料渗出液的颜色、气味和量，有肢体烧伤的患者还要注意肢端的血液循环。

（2）红外线仪治疗充分利用红外线治疗仪的热作用，使血管扩张，促进血液循环和上皮生长。

（3）翻身床治疗对使用翻身床的老年患者因其耐受性差，翻身间隔时间适当缩短，特别是上翻身床的初期和俯卧位时，应加强观察，俯卧位时间不宜超过2～3h，警惕俯卧位时因喉头水肿引起窒息。

（4）观察和记录协助医生做好创面处理，及时的观察和做好记录。

5. 补液抗休克治疗

（1）补液通道的选择粗直的血管，确保输液通路通畅，留置针固定妥善，对体表烧伤严重血管不宜穿刺者，或短时间内需大量补液者，立即通知医生行静脉切开或深静脉置管术。注意观察导管是否固定、通畅以及穿刺点皮肤的变化，不宜在环形烧伤肢体的远端进行静脉穿刺，电击伤肢体浅表静脉大多已烧坏，故不宜在患侧肢体穿刺。

（2）尿量老年患者代偿能力下降，每小时尿量维持在30mL左右即可。

尿少时切勿盲目的加快补液，以免加重心肺负担，出现血红蛋白尿或肌红蛋白尿时，及时通知医生，适当加快补液、碱化尿液，同时观察尿量和尿色的改变。

（3）脉搏老年患者心功能降低，心储备能力下降，严重时引起心律失常和衰竭。

（4）神志老年患者多反应迟钝，加强对神志的观察有助于判断休克是否纠正。

（5）血压正常老年人的血压随着年龄的增加而增加，烧伤后血压也会发生变化，加强血压监测，必要时监测CVP（中心静脉压），正常值5～12cmH_2O。

（四）并发症的预防及护理

（1）肺水肿吸氧，保持气道通畅，严密监测尿量或 CVP（中心静脉压）值，控制输液速度。

（2）心律失常立即吸氧和纠正休克，遵医嘱用毛花苷 c、普鲁卡因胺阿托品等。

（3）急性肾功衰竭避免使用对肾脏有损害的药物，动态监测肾功能变化，必要时血液透析。

（五）特别关注

（1）老年患者的呼吸道护理。

（2）患者的创面护理。

（3）患者的补液护理。

（4）并发症的早期观察及处理。

三、老年烧伤急性感染期

（一）主要护理问题

1. 舒适的改变

舒适的改变与烧伤所致疼痛，换药、手术、体位改变时疼痛有关。

2. 营养失调

营养失调与创面修复时基础代谢率增加和患者胃肠功能减退有关。

3. 有感染的危险

有感染的危险与皮肤完整性受损有关。

4. 焦虑

焦虑与患者担心疾病的预后和大量的医疗费用有关。

5. 潜在并发症

急性呼吸窘迫综合征、应激性溃疡。

（二）护理目标

（1）患者主诉疼痛减轻或能耐受。

（2）保证患者足够的营养摄入。

（3）创面未发生感染并逐渐愈合。

（4）让患者焦虑、担心程度有所减轻。

（三）护理措施

1. 心理护理

（1）老年患者常常会因创面长时间不愈合以及伴随的食欲下降、高热、胃肠不适和多次手术及换药所致的疼痛而产生消极想法，对治疗没有信心，要与患者多沟通，关心、理解和接受他们，鼓励患者树立信心。

（2）老年患者还会因拖累家人和住院费用的支付困难而产生负罪感，容易产生消极想法，多与患者和家属沟通，充分发挥亲人和朋友的支持作用，让患者在心理和生理都得到满足。

（3）用一些康复患者的病例鼓励患者，让老年患者保持乐观向上的心情，以正确的心态对待治疗和护理中的不适。

2. 饮食护理

（1）少食多餐老年患者烧伤后常常会出现食欲下降、腹胀等不适，应指导其合理进食、由少到多、逐渐加量形成规律。

（2）营养丰富烧伤患者的代谢率高,创面修复同时需要大量的营养,应鼓励患者进食高蛋白高维生素、高热量、易消化的食物。

（3）合理搭配注意色、香、味的搭配,刺激和增加病员的食欲。

（4）就餐环境消除病房异味,提供舒适的就餐环境,注意卫生。

（5）特殊患者对于进食差或不能进食的患者可以采取鼻饲、或胃肠外静脉高营养。

3. 体位和创面护理

（1）根据烧伤的部位的不同而采取不同的体位,目的在于充分暴露创面。

（2）老年患者长时间卧床和皮肤修复功能减退,容易发生压疮,加强翻身。

（3）保持完整皮肤清洁、干燥,做好基础护理。

（4）伤后创面大量渗液是细菌良好的营养,应随时更换浸湿的敷料和棉垫。

（5）创面换药时,注意严格的无菌技术原则。

（6）保证烧伤红外线治疗仪的正常使用,促进创面干燥结痂。

（7）对于创面包扎的患者要注意观察渗出液的量、颜色和气味。

4. 病情观察

（1）体温老年患者体温调节功能下降,易出现高热（40～42℃）或体温不升（<36℃）,高热时给予降温,必要时可用冰毯和冰帽,体温不升时应注意患者的保暖。

（2）神志在发生脓毒血症时容易出现神志改变,多表现为一些精神症状,早期表现为烦躁、幻觉、谵语等,后期表现为嗜睡、神志不清、定向力障碍,甚至昏迷,老年患者发病时其临床表现不明显,应注意加强观察。

（3）呼吸当患者出现呼吸浅快、粗糙的呼吸音、张口呼吸或点头样呼吸时,应注意患者呼吸道的支持,必要时使用呼吸机辅助呼吸。

（4）胃肠道烧伤后会有消化系统方面的反应出现,常常表现为食欲下降、腹胀、腹泻、恶心、呕吐等。

（四）并发症的预防及护理

（1）应激性溃疡暂禁食行胃肠减压,严密观察生命体征的变化,遵医嘱使用胃肠道黏膜保护剂及止血药物,做好心理护理,缓解紧张情绪。

（2）急性呼吸窘迫综合征吸氧,做好呼吸道的护理,观察患者吸氧效果,治疗原发病,控制感染,严重时呼吸机辅助呼吸。

（五）特别关注

（1）老年患者的营养护理。

（2）患者的创面护理。

（3）患者的病情观察。

（4）并发症的早期观察及处理。

四、老年烧伤创面修复期

（一）主要护理问题

1. 躯体移动障碍

躯体移动障碍与烧伤创面瘢痕愈合及挛缩畸形有关。

2. 自我形象紊乱

自我形象紊乱与烧伤后创面瘢痕形成有关。

3. 舒适的改变

舒适的改变与瘢痕所致的瘙痒和功能锻炼时的疼痛有关。

4. 焦虑/恐惧

焦虑/恐惧与担心如何回归社会和后期整形手术所需的大量费用有关。

（二）护理目标

（1）让患者知道功能位的摆放、创面如何保护，自觉地执行康复计划，坚持不懈。

（2）重塑生活的信心，坦然面对现实。

（3）让患者瘙痒和疼痛症状有所减轻。

（4）让患者恢复肢体功能以及生活和劳动的能力。

（三）护理措施

1. 心理护理

（1）鼓励老年患者表达自身的感受。

（2）多与老年患者交流、沟通、解释功能锻炼的重要性和注意事项。

（3）教会老年患者学会自我放松的方法。

（4）鼓励家属和朋友多给予支持和关心，充分发挥家庭和社会的支持作用。

（5）用康复出院患者的榜样示范作用为例增加其战胜疾病的信心。

2. 饮食护理

（1）进食清淡、营养丰富的普通饮食。

（2）食物准备时应注意色香味的搭配，增进患者的食欲。

（3）注意避免进食辛辣、刺激性强的食物，如酒、辣椒等。

（4）饮食要注意卫生和规律。

3. 体位和锻炼

（1）复期的锻炼对保持各关节：功能位置及预防瘢痕挛缩有着非常重要的意义。

（2）颈部瘢痕：仰卧位时取颈过伸位，俯卧位时抬头。

（3）颈侧瘢痕：头部可做转颈运动和向键侧牵拉。

（4）腋窝瘢痕：活动上肢高举过头，上肢外展尽量超过 90°。

（5）肘部瘢痕：肘部可做内旋、外旋、伸、屈动作。

（6）手部瘢痕：做握拳运动和五指的对掌运动，休息时保持功能位。

（7）髋部瘢痕：髋部的内收和外旋。

（8）会阴瘢痕：做跨步运动和"大"字练习。

（9）膝部瘢痕：做下蹲运动可使膝关节和腘窝伸直。

（10）踝部瘢痕：做踝关节的内收和外展运动。

（11）足部瘢痕：做足背的外展、内收、背伸运动。

4. 健康宣教

（1）时间宜短：老年患者随着年龄的增加，容易感觉疲劳和恢复缓慢。

（2）动作宜轻：锻炼时间不宜太久，锻炼时动作应轻柔，逐步加大力量，以老年患者感到能耐受为宜。

（3）预防瘢痕：坚持使用防止瘢痕生长的药物或弹力衣、弹力套。

（4）色素沉着：外出时尽量避免阳光直晒和紫外线的照射，注意皮肤的清洁，穿棉质衣物，瘙痒时注意不要抓伤皮肤，必要时使用止痒药。

（5）家庭督导：鼓励家属参与康复训练的培训。

（6）制订计划：督促患者每天有计划的运动，在锻炼时要有家属或朋友的陪同，如有异常立即停止和就医。

（7）复查：出院后3个月、6个月、1年分别门诊复诊，若有瘢痕影响功能时及时就诊。

（四）特别关注

（1）老年患者的营养护理。

（2）患者的体位和锻炼。

（3）患者的健康宣教。

（柴雪珺）

第十节　小儿烧伤的特点

一、小儿解剖生理特点

小儿的全身各个系统均未完全发育成熟，因此在受到全身性打击时，其机体及各个器官系统的调节能力及承受能力均不及成人，我们要救治小儿烧伤就需了解小儿的解剖生理特点。

1. 神经系统

小儿体温调节中枢发育不成熟，环境温度对体温影响较大。皮质下中枢兴奋性高，容易引起高热、呕吐和惊厥。对药物的耐受性与成人不同，如吗啡对婴儿呼吸中枢有明显的抑制作用，而中枢对巴比妥的耐受却比成人大。

2. 呼吸系统

小儿肺泡至2岁才发育健全。肺容量少，至5岁时才接近成人。年龄越小，呼吸频率越快。在缺氧或发生吸入性损伤情况下，肺代偿能力差，易发生呼吸衰竭。小儿1岁内是腹式呼吸，4岁后以胸式呼吸为主，所以，4岁内的小儿腹部有创面时不宜包扎过紧。

3. 循环系统

小儿全身血容量较成人少，所以成人的少量失血量在小儿可引起休克。小儿正常心率快，在烧伤休克时，心率低于140次/分，是循环稳定的指标。小儿细胞外液量大，可占体重的25%～47%，维持体液及酸碱平衡的功能较成人差。

皮肤不显性失水量大于成人，因此，每日需水量较多。

4. 消化系统

小儿肠道对糖和蛋白质的消化较好，对脂肪的分解利用能力差，故不宜过多进食脂肪。在烧伤后易于发生腹泻及肠道功能紊乱。

5. 泌尿系统

新生儿的肾脏浓缩和稀释能力较低，对体液平衡的调节能力差，1岁后肾功能日趋完善。

肾血流量低,在休克时更易导致肾脏缺血,引发急性肾衰竭。

6. 免疫系统

小儿无论是细胞免疫还是体液免疫系统均不及成人完善,对细菌的易感性高于成人。

7. 小儿皮肤及体表面积

小儿皮肤薄,附件少,烧、烫伤时易造成深度烧伤,创面感染后可迅速加深。取皮时要掌握好取皮厚度,否则易造成供皮区瘢痕或不愈合。

小儿有头大、腿短的特点。年龄越小,头越大,下肢越短。

在用九分法计算烧伤面积时,头、面、颈的面积较成人大,占全身总面积的$[9 + (12 - 年龄)]\%$;而双下肢及臀部面积较成人小,占全身总面积的$[46 - (12 - 年龄)]\%$。

8. 小儿新陈代谢

小儿代谢率高,每公斤体重所需的热卡及蛋白质均较成人高。

二、小儿烧伤严重程度分类

1. 小儿烧伤严重程度分类

1970 年全国烧伤会议制订小儿烧伤严重程度分类如下。

(1)轻度烧伤:总面积5%以下的Ⅱ度烧伤。

(2)中度烧伤:总面积5%~15%或Ⅲ度烧伤面积在5%以下。

(3)重度烧伤:总面积15%~25%或Ⅲ度面积在5%~10%,或烧伤面积不足15%,但有下列情况之一者:①全身情况严重或有休克;②复合伤(严重创伤、冲击伤、放射伤、化学中毒等);③中、重度呼吸道烧伤(吸入性损伤波及咽喉以下者);④婴儿头面部烧伤超过5%。

(4)特重烧伤:总面积25%以上或Ⅲ度烧伤面积达10%以上者。

2. 临床分类法

根据临床经验总结,发现小儿烧伤面积在10%、30%、50%几个临界点,其休克的发生率、脓毒症的发生率及病死率有明显的阶梯型变化,因此,对于小儿烧伤在很多专科医院沿用该分类法。

(1)轻度烧伤:总面积10%以下的烧伤。

(2)中度烧伤:总面积10%~29%的烧伤。

(3)重度烧伤:总面积30%~49%的烧伤。

(4)特重烧伤:总面积50%以上的烧伤。

三、小儿烧伤休克特点

(1)小儿烧伤休克的发生率明显高于成人,年龄越小,休克的发生率越高。环境寒冷会加重休克。

(2)小儿烧伤常常伴有高热、惊厥抽搐,一旦发生,要立即处理。

(3)小儿哭闹时脉搏明显增加,观察脉搏时以安静状态为准。

(4)小儿休克时,皮肤发绀、四肢厥冷较成人明显。

(5)小儿休克发展快,预后差,病死率高。

(6)儿烧伤休克的临床观察指标主要是尿量、脉搏及意识状态。

(7)小儿烧伤休克的液体复苏原则同成人相同。

四、小儿烧伤创面处理特点

（1）小儿体温调节中枢发育不完善,在创面采用包扎或暴露疗法时,注意环境温度对小儿体温的影响。

（2）创面用药浓度及一次清创面积不宜太大,以免药物吸收中毒。

（3）小儿皮肤薄,感染后创面极易加深。

（4）小儿手术操作时,要特别注意止血,防止失血过多。手术操作范围及时间相对于成人应该严格控制。

五、小儿烧伤感染特点

（1）小儿烧伤脓毒血症及创面脓毒症的发生发展规律及致病菌与成人相同,但发生率及病死率高于成人。

（2）脓毒症发生时,呼吸的改变比心率早。由于心率、体温影响因素较多,呼吸的变化更具有诊断意义。

（3）消化系统的症状也较成人出现早,较为常见。初期为腹胀、食欲缺乏、腹泻,后期多见肠麻痹及水电解质失衡。

（4）皮疹、瘀斑、出血点及荨麻疹较成人常见。

（5）小儿创面脓毒症发生时,创面变化多、快,可见创面污秽,深度明显加深,有坏死斑等。

（6）创面脓毒症的防治原则与成人一致。

（柴雪珺）

第十一节　小儿烧伤体液渗出期

一、主要护理问题

1. 体液不足

体液不足与创面渗出丢失有关。

2. 体液过多的危险

体液过多的危险与短时间内输入液体过多、过快有关。

3. 疼痛

疼痛与创伤本身有关。

4. 皮肤完整性受损

皮肤完整性受损与各种热力因素对皮肤的侵蚀有关。

5. 恐惧

恐惧与环境的改变及疼痛的刺激有关。

6. 潜在并发症

感染。

二、护理目标

(1)患儿平稳度过休克期,尿量维持在正常水平。

(2)患儿疼痛感有所减轻,心率、呼吸正常,能够配合治疗。

(3)预防并控制并发症的发生。

三、护理措施

(一)烧伤早期护理

1.病情评估

询问患儿受伤时间、原因、伤后处理情况等,特别关心患儿伤后有无饮水、饮水成分、饮水量,伤后有无排尿、排尿量,评估有无休克表现:兴奋躁动、神志淡漠、嗜睡、脉搏增快、尿量少、烦渴、皮肤苍白,甚至出现花纹斑、肢端冰凉,评估烧伤面积深度以及部位,评估有无合并伤,特别是头面部烧伤应警惕呼吸道吸入性损伤。

2.防治休克抢救程序

迅速建立有效的静脉通道补液,吸氧,改善组织缺氧,留置尿管,观察小时尿量。保暖:采用空调、暖气等,使用红外线仪升高局部创面温度,镇静止痛,有颅脑损伤、吸入性损伤等合并伤慎用持续心电监护,合并头面部烧伤,床旁被气管切开包、负压吸引器等,建立烧伤观察记录,观察并记录患儿神志、心率、小时尿量、肢端血循环、创面情况,24h 出入量。

3.基础护理

更衣、剃除烧伤部位邻近毛发、清洁完好部位皮肤等。

(二)休克期补液的护理

1.补液方式

口服补液:适用于烧伤面积在 10% 以下(头面部烧伤面积<5%)的患儿;采用口服补液盐,即 ORS 液。静脉补液:大面积烧伤的患儿应立即建立静脉通道补液。

防治休克,必要时建立静脉双通道;应根据患儿的年龄和病情来选择,1 岁以上的患儿按常规选择手背或足背静脉,如常规部位静脉隐匿或受损,可选择内踝部位的大隐静脉;对脱水较严重,需快速补液处理患儿,可选择肘窝部位的静脉或颈静脉;婴幼儿由于不合作,易活动,不易固定,可选择头皮静脉;保持静脉补液通道通畅,妥善固定,防止患儿自行将输液管拔除。

2.补液血管选择

应根据患儿的年龄和病情来选择,1 岁以上的患儿常选择手背或足背静脉,如该部位静脉隐匿或受损,可选择内踝部位的大隐静脉,对脱水较严重,需快速补液的患儿,可选择肘窝部位的静脉或颈静脉。婴幼儿由于不合作,易活动,不易固定,可选择头皮静脉,保持静脉补液通道通畅,妥善固定,防止患儿自行将输液管拔除。

3.补液速度及量

晶体、胶体、水分交替输入,不可在短时间内输入大量同一品种液体,防止患儿并发脑水肿、心力衰竭等,根据患儿体重、烧伤面积等计算补液量,再制订详细的输液计划,分配好每小时输液量及每分钟滴数,根据患儿每小时尿量及生命体征的变化等随时调节输液速度。

4.补液效果观察

尿量:是反应补液效果的最可靠指标。记录每小时尿量、尿色、尿比重,尿量维持

1mL/（kg·h），则提示补液有效；否则应适当加快补液速度，若仍然少尿或无尿，应仔细检查尿管是否通畅，膀胱是否充盈，排除以上因素影响后，患儿仍尿量＜1mL/（kg·h），及时报告医生进行处理。

生命体征：每小时观察并记录一次生命体征。通过有效的补液治疗，患儿的生命体征趋于平稳，一般患儿心率＜140次/分，收缩压维持正常，即年龄×2＋80mmHg，否则应根据每小时尿量、中心静脉压及全身情况等，考虑是并发心力衰竭、肺水肿，还是有效循环血容量不足所致，若为前者需强心、利尿、控制输液速度及量，后者应加快输液速度。

神志：休克期患儿可因循环血量不足，脑组织灌注不足，造成脑缺氧，表现出躁动、谵妄，通过增加补液速度，增加输入量后，患儿转为安静，提示补液有效。周围循环：如患儿足背动脉搏动细弱，毛细血管充盈时间延长，肢体远端冰凉，应加快补液速度，检查肢体包扎的松紧度，若包扎过紧，可适当放松，口唇颜色红润，皮肤温暖，口渴症状缓解，提示补液有效。

（三）症状护理

1.口渴

患儿较早出现口渴症状，不可无原则的满足患儿饮水的要求，应多次少量口服含盐液体，过急过多可能诱发呕吐、腹胀等，要有计划有记录患儿口服的液体量。

2.高热

高热常在伤后早期出现，有的患儿甚至出现惊厥，及时告知医生积极处理，首选冰袋物理降温如冰敷、温水或酒精擦浴等，遵医嘱采取药物降温，特别注意用药后反应，防出汗过度致脱水，加强口腔护理，保持患儿口腔清洁卫生，及时更换患儿汗湿的衣服，警惕感冒。

3.疼痛

尽量减少对患儿创面的刺激，集中操作或治疗，必要时遵医嘱使用镇静止痛药。

（四）药物护理

1.抗生素

正确按量使用对患儿肝肾功能影响小的抗生素，观察用药效果及不良反应，监测肝肾功能、血常规等，观察有无皮疹、发热、胃肠道反应等，一般采用静脉滴注给药，创面外用药避免使用刺激性大的药物，以免刺激正常皮肤引起皮炎、湿疹等，外用药物浓度不可过浓，涂抹面积不宜过大，警惕药物吸收中毒。

2.镇静药

血容量尚未补足时，不宜使用镇静药，以免引起血压骤降，协助家长做好患儿的安抚工作，排除因恐惧引起的哭闹，否则即便给予患儿镇静药效果也欠佳，休克时最好采用静脉滴注给药，增强药物的吸收，使用镇静药后，若小儿仍然烦躁哭闹，应检查是否因补液量不足引起，不能盲目增加药物剂量。

（五）心理护理

（1）护士应和蔼热情接待患儿，主动与其沟通，给予鼓励、安慰，适当留家长，尽量消除患儿的恐惧心理。

（2）护理操作应尽量轻柔集中进行，以减少对患儿的刺激或搬动。

（3）给予患儿家长同情及安慰，耐心解释烧伤的治疗过程及预后等，取得家长的理解配合，促进患儿的康复。

（六）健康宣教

1. 饮食

早期进食，休克期患儿无恶心、呕吐，可给予营养均衡的流质或半流质，少量多次进食，如米汤、豆浆等。

肠道吸收功能完好而消化功能不佳者，可给予要素饮食，以维持胃肠道的功能，禁止大量饮用不含盐的饮料或白开水，可遵医嘱少量多次饮用含盐溶液。

2. 体位

大面积烧伤的患儿应取平卧位，适当抬高头部，以减轻头部水肿，臀部烧伤生命体征稳定的患儿可采取俯卧位，中、小面积或伴有呼吸道损伤的患儿应给予半坐卧位，以促进静脉回流，减轻创面水肿，肢体烧伤的患儿应适当抬高患肢，注意四肢关节处于功能位，注意早期活动，防止关节僵硬。

3. 家长的宣教

向家长解释伤后72h是渗出较多、水肿严重的休克期，医护人员主要是观察患儿的生命体征及给予患儿补液治疗，使其心中有数，积极配合治疗，向家属说明休克期患儿虽口渴，但禁止给予患儿大量饮水，否则会引起患儿脑水肿、肺水肿、心力衰竭等并发症，饮水和进食按医嘱进行。

四、并发症的预防及护理

1. 感染

积极补液抗休克，让患儿平稳度过休克期，鼓励早进食，有助于胃肠道功能恢复，减轻肠黏膜屏障功能的损伤，降低肠源性感染的发生率，遵医嘱使用抗生素，保持创面敷料及床单位干燥清洁，敷料被渗液浸湿应及时更换，使用红外线灯照射创面，促进创面干燥结痂，定时翻身，充分暴露创面，每2～4h翻身一次，避免创面长期受压而造成创面感染或创面加深等。

2. 加强二便的护理

做好病室清洁及空气消毒，接触创面需戴手套，操作前后洗手，严格无菌操作。

（柴雪珺）

第十二节　小儿烧伤急性感染期

一、主要护理问题

1. 体温过高

体温过高与感染、创面包扎过厚致散热不良等有关。

2. 营养失调

营养失调低于机体需要量与摄入不足和消耗过多有关。

3. 疼痛

疼痛与创面本身有关。

4. 潜在并发症

感染、消化功能紊乱等。

二、护理目标

(1)患儿生命体征平稳,创面愈合良好。

(2)患儿疼痛感有所减轻,能配合治疗。

(3)减少并发症的发生或发生后得到了很好的处理。

三、护理措施

(一)病情观察及护理

1. 生命体征

应每2h观察并记录一次,病情平稳后可4h一次。

体温:观察患儿有无感染的重要指标之一。大面积烧伤的患儿体温维持在38℃左右为宜,过低、过高、骤降或骤升都是感染的标志。高热(39℃以上)、寒战、低体温(36℃以下)时应及时告知医生,给予处理。

心率:严密监测心率的变化,若出现脉搏短绌,除测量脉搏外还应听心音,若患儿出现脉搏与体温分离的现象时,警惕有严重感染,应及时报告医生。

呼吸:注意呼吸的节律、频率和幅度的变化,感染发生时,呼吸的改变比心率早,应随时清除呼吸道分泌物,保持呼吸道通。

2. 神志

当患儿出现梦呓、幻觉、烦躁不安时应警惕脓毒血症的发生,注意保持病室环境安静,光线柔和,尽量减少对患儿的刺激,适当使用约束带约束患儿四肢,放置床档,防止患儿坠床,必要时遵医嘱使用镇静药物,注意镇静效果的观察。

3. 创面护理

创面有无分泌物、分泌物的气味和量,创面色泽有无水肿、出血点、坏死斑,创周有无炎症反应等,常规做创面分泌物培养+药敏试验,必要时创面采用抗生素湿敷换药,暴露创面应保持创面干燥,随时拭干渗液、更换烧伤垫定时翻身,防创面长时受压致感染加深,会阴部烧伤的患儿,应加强二便护理,随时保持干燥严格消毒隔离措施,防医院内感染。

4. 口腔护理

注意口腔黏膜及舌象的变化,此变化往往是脓毒血症或创面脓毒症的最初症状,如舌苔津少、焦黄有芒刺等。

加强口腔护理,2~3次/天,防止腮腺炎及口腔炎的发生,头面部烧伤的患儿应做好五官护理,2~3次/天。

5. 体温异常护理

高热护理:降低室温。

物理降温:如温水擦浴、酒精擦浴、冰敷,但高温伴寒战时,不宜用冰敷或酒精擦浴。

药物降温:当物理降温效果不好时应遵医嘱使用药物降温。遵医嘱适当增加补液量,多饮水。

低温护理:提高室温,注意保暖。局部可采用红外线烤灯照射保暖。

（二）营养护理

1. 口服营养支持

合理调配膳食,提供足够的热量、蛋白质、维生素等,满足患儿口味,给予新鲜、易消化的流质、半流质饮食。

2. 少食多餐

提供舒适的就餐环境,去除病房异味,在进餐前尽量避免治疗护理操作。

家属宣教:科学认识饮食与烧伤愈合的关系,走出饮食种类与烧伤皮肤愈合是否留疤的误区,静脉营养支持进口摄入不足,遵医嘱静脉补充清蛋白、血浆、全血等,随时复查肝肾功,异常情况随时纠正,静脉通道选择粗而直的血管,防高渗性静脉炎发生,必要时采取深静脉置管。

（三）健康宣教

1. 饮食

以高蛋白高热量、易消化、清淡的饮食,加强营养,以增强患儿机体的抵抗力,少食多餐,同时应注意饮食卫生,能口服者以口服的营养方式为主,也可用静脉高营养及鼻饲,应给予种类丰富的食物,以增进食欲,腹胀时应禁食牛奶、糖类等产气食物,必要时遵医嘱。

2. 禁食

严重腹泻时应禁食。

3. 体位

根据不同的烧伤部位,采取不同的体位,应以置于功能位为原则。

4. 家长的宣教

加强对患儿家长病房探视制度及隔离重要性的宣教,降低感染的发生率。

四、并发症的预防及护理

消化功能紊乱恶心、呕吐:不可勉强进食,应采取随意饮食;遵医嘱静脉补充营养或采取鼻饲给予营养液。腹泻、腹胀:及时留取大便标本进行大便检查,并适当调整饮食结构,针对可能原因应用相应抗生素。

腹痛:评估腹痛的性质、部位程度、伴随症状等,严密观察疼痛的进展,及时告知医生;在疼痛性质尚未确定之前,不能使用哌替啶等止痛药。

（柴雪珺）

第十三节　小儿烧伤创面修复期

一、主要护理问题

1. 瘙痒

瘙痒与烧伤创面愈合结痂有关。

2. 自我形象紊乱

自我形象紊乱与烧伤创面遗留瘢痕有关。

3. 焦虑

焦虑与担心瘢痕影响美观有关。

4. 睡眠形态紊乱

失眠。

二、护理目标

（1）瘙痒不适感减轻。

（2）预防和治疗肌肉萎缩和关节僵硬。

（3）患儿及家属明确功能锻炼的重要性，掌握康复训练的方法。

（4）患儿及家长能够正确的面对畸形，以平静的心情面对未来的挑战。

三、护理措施

（一）功能锻炼的护理

1. 锻炼方法

早期正确摆放体位，以利于对抗关节畸形，肢具牵引及夹板固定，保持患儿关节的活动度，体疗按摩，增加患儿各关节的活动，鼓励并协助患儿主动活动各关节，增强患儿的肌力，注重日常生活训练及物理疗法。

2. 注意事项

主动与被动锻炼相结合，以主动锻炼为主，时间适宜，切忌患儿疲劳，锻炼度由小到大，范围逐渐扩大，功能锻炼前，应对患儿及家长做好解释工作，以取得患儿及家长的配合，大面积烧伤的患儿，因为长期卧床，在初次坐起或下床时可能会出现面色苍白、出冷汗等虚脱症状，应特别注意，一旦出现上述情况应立即平卧或休息，行走后应抬高患儿的双下肢，以防下肢水肿，注意观察患儿家长是否因害怕患儿疼痛或因没有意识到功能锻炼、生活锻炼的重要性，而未坚持执行康复锻炼措施，应随时提醒和配合。

3. 复诊

创面愈合后定期门诊复查，指导功能锻炼方法，及时纠正不正确方式，复查有无功能障碍和外观的改变，必要时整形手术治疗。

（二）瘢痕的预防及护理

1. 预防

使用预防或软化瘢痕的乳膏，将乳膏均匀的涂在愈合的创面上，轻轻按摩，使其充分吸收，也可使用喷雾剂或瘢痕贴预防瘢痕的增生，使用弹力绷带压迫增生的瘢痕，抑制其生长，24h持续使用，从创面愈合后开始，一般使用半年至 1 年。

2. 疼痛瘙痒

瘢痕疼痛瘙痒可采用物理疗法，如超声波治疗等，可达到止痛、止痒、软化瘢痕的作用。

（三）心理护理

1. 患儿

年龄稍大的患儿因担心出院回到学校或社会时可能会收到歧视，往往会产生自卑感，因此，护士及家长应给予患儿帮助，使其能够正确的认识自我，珍惜生命、不断充实自己，增强内在美来弥补外在的不足，指导并教会功能锻炼的方法，自觉坚持，勇敢面对，介绍整形美容新技术、新信息,让患儿增强生活的信心。

2. 家长

正确引导家长,不要一直沉湎于过去的自责之中,消除其自责感,使其振作精神,抓住现在,坚持不懈的帮助孩子进行功能锻炼,争取最大限度的恢复功能,家长不要过分溺爱患儿,不能因害怕患儿受苦或惧怕患儿疼痛而减少或放弃锻炼。

(柴雪珺)

第十四节　体液渗出期

烧伤的临床过程划分为四期:体液渗出期、急性感染期、创面修复期及康复期。这四个时期在临床上并不是截然分开的。在临床上,烧伤越重,各阶段的交错越多,临床分期越不明显。

一、概述

烧伤早期,由于烧伤局部炎性递质的释放,引起毛细血管壁通透性增加,导致血管内液向第三间隙渗透,这段时间称为体液渗出期。体液渗出的速度一般以伤后 6~12h 内最快,持续时间多达伤后 24~36h,可延至伤后 48h 或更长。

二、临床特点

(1)由组胺、缓激肽、5-羟色胺、氧自由基、花生四烯酸等炎性递质的作用下,毛细血管通透性增加,血管内液及小分子蛋白质渗漏到第三间隙,导致低血容量或失血浆性休克。

(2)全身组织进行性水肿,创面局部渗出多。

(3)如果患者伤后及时进行液体复苏,则病员临床表现以组织水肿为主。

(4)如果患者延迟复苏,则临床上患者有不同程度的休克表现,如烦躁不安、肢体发凉、口渴少尿、脉搏加快、脉压差缩小或血压下降等。严重的可导致心、肺等多器官功能衰竭。

(5)有吸入性损伤的患者,可出现进行性加重的声嘶。

三、治疗

(1)及时有效的液体复苏,监测水电解质平衡。

(2)休克相对平稳时,进行创面简单清创。

(3)有吸入性损伤病员,注意呼吸道水肿导致窒息,对于中重度吸入性损伤的患者,可早期进行预防性的气管切开术。

(4)对于肢体、躯干环形深度烧伤的患者,为防止组织水肿导致筋膜间隙压升高,引起肢体远端缺血或限制呼吸动度,应及时行筋膜切开减压术。

(5)严重烧伤患者需静脉预防性使用抗生素。

四、体液渗出期液体复苏的计算及相关注意事项

1. 补液成分

(1)晶体:0.9% Nacl、1.25% NaHCO$_3$。

（2）胶体:新鲜血浆、血浆代用品(低分子右旋糖酐、6%羟乙基淀粉)、5%人体清蛋白、全血。

（3）水分:5%葡萄糖液。

2.补液量

补液量的计算有多种公式,目前国内最常用的是 Evans 公式。

具体公式如下。

（1）烧伤后第一个 24h,补液总量为晶胶体总量 + 基础水分晶胶体总量 = 烧伤面积(仅Ⅱ～Ⅲ度%)×体重 kg×常数(成人为 1.5)

基础水分 =5%葡萄糖溶液 2000～3000mL

在伤后第一个 24h,晶胶体总量中晶胶体比例为 2:1 或 1:1。在晶体成分中 0.9% NaCl 与 1.25% NaHCO$_3$ 通常为 2:1;胶体则输注新鲜血浆和血浆代用品。一般在第二个 24h 输注新鲜血浆和清蛋白,而随着血液浓缩状态的改善和血液黏滞度的改善,一般在第三个 24h 或以后开始输注全血。

（2）伤后第二个 24h,输液总量根据第一个 24h 实际输入量来定。晶胶体总量输入第一个 24h 实际输入量的一半,水分量不变。

（3）伤后第三个 24h,液体输入视病情而定,一般情况下可按日需量给予。

（4）小儿因体液占机体组织的比例不同,在上述补液公式中的常数为 1.8,婴儿为 2.0。基础水分小儿为体重(kg)×60～80(mL),婴儿为体重(kg)×100(mL)。

3.补液原则

（1）先快后慢:由于烧伤休克是毛细血管通透性增加的结果,在伤后第一个 24h,血管内液向第三间隙渗漏的速度是先快后慢,因此补液时也采用先快后慢。具体来说,24h 晶胶体输入总量的 1/2 在第一个 8h 内输入,而另一半在后 16h 输入,基础水分均匀输入。

（2）先晶后胶:由于血液黏滞度高,首先输入一定量的晶体,8h 后血容量扩充后再给予胶体。

（3）交替输入:各种成分按比例尽量交替输入。

4.补液注意事项

（1）液体复苏开始越早越好。

（2）补液时不能片面依赖公式,要根据休克监测指标调整输液速度。

（3）不要片面强调快速补液,尤其对于老人、小儿及既往有心肺疾患的患者要根据休克监测指标控制补液速度和补液量。

（4）对于延迟复苏的患者要及时快速的补液,对于伤后 8h 入院未输液的患者,入院后可在 1～2h 内快速输入 24h 液体总量的 1/3～1/2,根据休克监测指标调整输液速度。

（5）根据临床经验,Evans 公式对于烧伤面积 30%～50%的患者做出的输液计划量基本符合实际输入量,而随着面积的增加,计算量小于实际输入量,差别越大面积越大。所以,临床上强调按休克监测指标调整输液速度和输液量。

五、主要护理问题

1.体液不足

体液不足与大面积烧伤,创面大量渗液致低血容量有关。

2. 皮肤完整性受损

皮肤完整性受损与热力化学、电流等侵蚀有关。

3. 舒适的改变

舒适的改变与烧伤组织严重水肿和渗出，疼痛、肢体活动受限等因素有关。

4. 有窒息的危险

有窒息的危险与吸入性损伤后呼吸道黏膜充血、水肿、坏死、分泌物增多有关。

5. 自我形象紊乱

自我形象紊乱与面部烧伤后毁容、家庭关系失调等因素有关。

6. 潜在并发症

感染肺水肿、脑水肿。

六、护理目标

(1) 休克期得以平稳渡过。

(2) 未发生窒息或得到及时处理。

(3) 患者自述不适感减轻或消失。

(4) 患者以积极的心态面对疾病。

(5) 未发生相关并发症或并发症得到及时发现及时处理。

七、护理措施

（一）心理护理

烧伤往往是意外发生，容貌的改变及功能障碍，财产损失及治病费用，使早期烧伤患者表现出惊吓、恐惧、担忧、焦虑等心理反应。护士应了解其心理反应及需求，给予同情、安慰、开导的同时，鼓励患者将痛苦说出来，针对不同的原因给予相应的支持。并提供整形美容信息，消除患者不必要的担忧，激发患者对生命、对家庭的责任感，树立战胜疾病的信心。并做好患者亲人、朋友及同事的工作，以寻求到家庭、社会支持。

（二）一般护理

1. 体位

大面积烧伤取平卧位，适当抬高头部。头面颈部烧伤，取高肩仰卧位，以开放气道，并利于充分暴露颈部创面。四肢烧伤者抬高患肢，以促进静脉回流，注意四肢关节置于功能位。

生命体征平稳后予以翻身，必要时上翻身床。

2. 饮食护理

有休克症状时禁食禁饮，生命体征平稳后早期进食，从口服电解质液开始，逐步向流质、半流质、软食过渡。

病情允许时，鼓励进食高热量、高蛋白、高维生素饮食。有消化道症状，如恶心、呕吐、腹胀等暂停进食，必要时予胃肠减压。口服营养不足时，可予静脉补充。

3. 保暖

大面积烧伤后由于皮肤被烧毁，保暖屏障破坏，患者常感寒冷，故需保持室温：冬天 32 ~ 34℃，夏天 28 ~ 30℃，湿度 50% ~ 60%，可使用红外线治疗仪局部保暖，或采用空调、暖气等调节室温。

4. 留置导尿

置保留尿管,保持引流通畅,准确观察并记录每小时尿量、色泽及比重,间接判断血容量情况。

5. 保持呼吸道通畅

密切观察呼吸情况,每小时测量一次生命体征。

遵医嘱予持续低流量氧气吸入,观察吸氧效果,注意用氧安全,必要时行气管切开。

6. 用药护理

遵医嘱使用抗感染、抗水肿、利尿、镇静、镇痛、防应激性溃疡药物,肌内注射吸收障碍,一般常采用静脉滴注。观察药物效果及不良反应。镇静止痛药、利尿药应在补足血容量的情况下遵医嘱使用,老年患者、颅脑损伤患者、呼吸道烧伤患者及 1 岁以下的婴儿禁用镇静止痛药。

(三)补液护理

1. 原则

迅速建立有效的静脉通道,按时、按质、按量输入所需液体,防时松时紧。先快后慢、先晶后胶、先盐后糖、交替输入。

2. 穿刺部位

一般采用表浅静脉穿刺,尽量远离创面。特大面积患者表浅静脉被烧伤,宜行深静脉置管或 PICC 置管。电击伤患者患肢表浅静脉大多栓塞,故不宜在患肢行静脉穿刺。四肢环行烧伤患者不宜在远端穿刺。经创面作深静脉置管的患者,24h 内覆盖置管处,以后改为暴露,局部涂磺胺嘧啶银局部出现炎症反应应立即更换输液部位。

3. 注意事项

全面了解 24h 输液计划的总量、成分,计算每小时入量,特别注意第一个 8h 入量。不能在较长时间内输入一种液体,或短时间内快速输入同一种液体。

小儿输液时,尤其应警惕脑水肿、肺水肿发生。注意应以受伤时间开始计算,而非入院时间。

4. 休克期体液复苏有效监护指标

神志清楚、无烦躁、烦渴有好转。

心率成人在 120 次/分、小儿在 140 次/分以下、收缩压 90mmHg 以上、呼吸规则、无呼吸困、无发绀,尿量成人在 30～50mL/h,小儿 1mL/(kg.h),若有血红蛋白尿或肌红蛋白尿者需在 50mL/h 以上,老年患者、心血管疾患或合并呼吸道烧伤者可稍偏低。

周围循环良好、肢端温暖、毛细血管充盈良好。监测中心静脉压维持在 8～12cmH$_2$O。

符合以上指标,则表明补液有效,休克纠正。

(四)创面护理

1. 病室要求

定时消毒、通风。同一病房最好安排同期或同病种患者有条件应住层流病房,必要时重度烧伤患者安置在单人或双人病房定期监测病室空气菌落数。

2. 用物

病床上用物需消毒后使用床单、棉垫、敷料浸湿需及时更换。

3. 保持创面清洁干燥

躯体环行烧伤创面暴露疗法的患者,应每 2～4h 翻身一次,防止创面受压潮湿,减少病原菌的繁殖。翻身幅度不宜过大或过快。浅度暴露创面经常用消毒棉签拭去渗液。

包扎疗法者,渗液湿透外层敷料应及时更换。

八、并发症的预防及护理

1. 肺水肿

严密观察有无呼吸增快、呼吸困难、胸前紧迫感、阵咳、大量粉红色泡沫痰等肺水肿表现。予以4~6升/分氧气吸入,并经20%~30%乙醇湿化后吸入(但毒性气体引起的肺水肿禁用)遵医嘱应用脱水剂、强心剂、激素。

2. 脑水肿

观察有无神经、精神症状以及肌肉抽动、昏迷、呕吐、眼球震颤、呼吸困难等表现,禁止口服大量不含盐的水分和集中一段时间内大量输入水分等。停止水分摄入,输入适量胶体。遵医嘱给高渗盐水输入。

在纠正血容量的基础上给脱水剂:常用20%甘露醇量遵医嘱。

镇静:必要时可用地西泮、苯巴比妥等。

九、特别关注

(1)体液渗出期的饮食护理。

(2)体液渗出期的呼吸道护理。

(3)体液渗出期的补液护理。

(4)体液渗出期的创面护理。

(5)并发症的早期观察及护理。

十、前沿进展

近年来,有人提出烧伤休克期切痂。一部分学者认为,烧伤休克的始动因素是创面局部炎性递质的释放的结果,早期切痂可以有效地去除炎性递质的进一步释放入血,从而有效地降低血管内液的渗漏,降低休克程度。同时,早期切痂可以去除坏死组织,减少创面感染机会,加快创面愈合,缩短病程。但有学者认为,早期切痂会加重患者的创伤,难以维持休克期的血液动力学和内环境的稳定,从而加重病情。因此,对严重烧伤患者是否应采取休克期切痂尚无定论,需要根据病员情况和医疗机构的诊治水平综合考虑。

(柴雪珺)

第十五节　急性感染期

一、概述

所谓急性感染期,系指烧伤后短期内所发生的局部或全身性感染。一般为伤后1~2周。在急性感染期所发生严重感染,是导致烧伤病员的早期死亡的主要原因之一。

二、临床特点

（1）发生时间在伤后 1~2 周。

（2）肠源性感染可发生于伤后 3~6h。它的特点如下。

1）常见于大面积烧伤早期液体复苏延迟的患者。

2）原因是早期肠道黏膜屏障功能破坏,肠道内细菌移位,异位定植的结果。

（3）多为革兰阴性细菌感染,感染来势凶猛,迅速加重早期休克症状,病死率极高,救治困难。

（4）创面感染是烧伤早期感染的主要原因。感染来源可能如下。

1）烧伤创面周围正常皮肤或烧伤创面残存皮肤附件中的常驻细菌。

2）烧伤发生时外周环境导致创面污染。

3）患者自身分泌物或排泄物污染。

4）急救人员的接触污染。

5）各种有创操作及植入管道引起感染。

（5）创面感染根据创面上病原菌的密度及侵犯深度可分为侵袭性感染和非侵袭性感染。

1）非侵袭性感染特点如下:①烧伤创面仅有少量病原菌定植;②创面有大量细菌检出,仅限于分布表面;③创面病原菌已穿透焦痂,但菌量较少（ $<10^5$CFG/g）,仅产生局部炎性反应,或未侵袭到有活力的组织;④患者临床表现主要是创面有局部感染,但全身反应较轻。通过局部创面的清理,坏死组织的去除,大部分感染能有效的清除。

2）侵袭性感染的特点如下:①根据病原菌侵入的深度分局灶性、普通性及微血管性侵袭三型,侵袭深度越深,感染越重;②创面显示出明显的感染征兆,水肿严重、分泌物增多,或凹陷、出现坏死斑;③伴有全身感染症状;④最终可引起创面脓毒症及败血症。创面脓毒症的诊断应具备 3 个标准:病原菌穿透焦痂并侵入活力组织而诱发微血管炎及淋巴管炎,细菌定量培养超过 10^5CFG/g 组织和全身脓毒症症状。

三、治疗

1.积极有效的液体复苏

早期及时有效的液体复苏可以避免休克导致的多器官功能障碍,特别是有效的减轻或防止肠黏膜屏障功能受损及免疫防御功能受损,从而降低肠源性败血症及创面侵袭性感染的发生率。

2.及时有效的进行创面清理

休克相对平稳就可以及时清理创面。清除污染物坏死腐皮,创面涂以磺胺嘧啶银糊剂,根据受伤部位、创面污染情况及烧伤严重程度将创面采用包扎疗法或暴露疗法。

3.免疫调理

目前,许多抗炎性反应的单克隆抗体或受体阻滞剂尚在动物实验阶段。对于严重烧伤伴有明显侵袭性感染或肠源性感染症状的病员,可早期给予静脉补充大量的人体免疫球蛋白,通过提高被动免疫有效的预防感染。

4.尽早切除创面坏死组织

休克相对平稳后,尽早的去处坏死组织可以有效的降低创面毒素的吸收,去除感染来源,缩短病程。

5. 营养支持

休克相对平稳后,鼓励患者早进食。早期胃肠营养有助于胃肠道功能恢复,减轻肠黏膜屏障功能的损伤,降低肠源性感染的发生率。进食量不足的患者可辅以静脉营养。

6. 生长激素的应用

在患者休克期度过后,可考虑使用生长激素。生长激素可以促进蛋白质的合成,增进食欲,减轻机体的负氮平衡状态,增强机体免疫力。

但在使用中可引起血糖增高,注意控制血糖。

7. 抗生素的应用

在预防和控制侵袭性感染时,不容易做到有针对性的使用抗生素,但不能滥用抗生素。早期抗生素的给予是经验性的,一般根据临床表现和本病室近期细菌调查结果综合考虑。一旦创面培养及血培养有阳性发现,要及时调整抗生素的类型及用量。

四、主要护理问题

1. 焦虑

焦虑与烧伤后毁容、截肢、医疗费用、家庭关系失调等因素有关。

2. 舒适的改变

舒适的改变与长时间卧翻身床、疼痛、肢体活动受限创面大换药等因素有关。

3. 体温过高或过低

体温过高或过低与创面脓毒血症、创面脓毒败血症有关。

4. 意识障碍

意识障碍与毒素吸收人血有关。

5. 营养失调及休克

营养失调及休克主要与食欲差、胃肠道吸收差、持续高代谢状态等因素有关。

6. 自理缺陷

自理缺陷与大面积烧伤活动受限有关。

7. 潜在并发症

感染、应激性溃疡、MODS、急性肾衰竭及 ARDS。

五、护理目标

(1)患者以积极的心态面对疾病。

(2)患者不适感减轻或消失。

(3)患者体温、意识恢复正常,营养状况良好。

(4)患者合理的生活需求得到及时满足。

(5)患者对烧伤愈合过程有初步认识,学会烧伤基本相关护理配合知识。

六、护理措施

(一)心理护理

护理人员应关心理解患者,多与之接触交流。认真分析导致患者心理行为改变的压力源,针对不同的压力源给予相应的指导。使患者及家属了解烧伤治疗的各个环节,正确理解治疗过程中的发热、食欲减退等不适。

（二）体位护理

1.头颈部烧伤

若患者生命体征平稳,取半坐卧位,有利于头面部消肿。颈部烧伤患者取高肩仰卧位。耳郭烧伤患者侧卧时垫棉圈,使其悬空,严防耳郭受压。

2.双上肢烧伤

外展90°,充分暴露腋下创面。若上肢伸侧为深度烧伤则保持屈肘位,前臂置中立位,不要旋前、旋后。

3.手部烧伤

保持腕背屈,虎口张开,掌指关节屈曲。包扎时注意各指间用油纱分隔开,即用油纱逐个手指分别包扎,切忌用一张油纱将所有手指包裹在一起。

4.双下肢烧伤

保持双下肢外展,膝前深度烧伤保持屈膝位,双踝保持背屈位,防止出现足下垂。

（三）营养护理

1.营养供给

途径胃肠道营养是烧伤患者能量摄入的主要来源胃肠功能尚好但进食困难者,可采用鼻饲营养胃肠道摄入,可辅以静脉高营养。

2.营养物种类

口服营养以提供高蛋白、高维生素、高热量清淡易消化饮食为主。

静脉高营养成分早期以碳水化合物、维生素、电解质及微量元素等为主,逐步以能量蛋白质、脂肪、乳化剂、氨基酸均衡供给。

3.原则

多样化,少量多餐。注意改进烹调色、香、味,以刺激患者食欲解除或减少影响患者食欲的不良因素,减少餐前治疗。鼻饲营养注意现配现用,避免污染变质。静脉营养期间定时测定体重、上臂周径、血浆清蛋白等。每日准确记录出入量,计算氮平衡,保持体液平衡。观察患者对营养物的耐受性,配合医生做好患者营养评估。

（四）病情观察及护理

1.体温

每30min测一次体温,观察有无持续高于39℃或低于35℃以及寒颤等。

高热护理:体温>40℃,使用降温措施:降室温、物理降温、药物降温;对症治疗无效遵医嘱使用强有力抗生素及激素等;增加水分的补充。

低温护理:注意保暖,体温<35℃可用水温计或半导体测温计测肛温。

2.脉搏

大面积烧伤患者除测脉搏外,还应常做心脏听诊,以便及时发现心律失常。

3.呼吸

密切观察呼吸变化,保证呼吸道通畅,准备好气管切开包气管插管器械、呼吸机和呼吸兴奋剂。

4.神志

尽量减少对患者的刺激,保持室内安静,光线不宜太强。

烦躁严重时,按医嘱给予镇静药物。防止患者坠床,可置护架栏,必要时四肢上约束。

5.消化道

腹胀时停牛奶、糖类等易产气的食物,密切观察胃肠道蠕动及排气情况,如果腹胀加剧、肠鸣音消失时,需禁食,必要时行胃肠减压、肛管排气。

腹泻时注意观察大便性质和颜色,记录排粪便次、数和总量,送大便常规和细菌培养及涂片检查,每次便后用温水清洁肛门及周围皮肤。肛周可用氧化锌软膏保护。

6.舌象

舌象变化往往出现在败血症的其他症状之前加强口腔护理。细致观察舌象和霉菌感染症状。有烧伤创面脓毒症、败血症时,舌象呈红绛紫色,舌苔焦黄、干裂,有芒刺。

(五)预防烧伤感染的护理

1.创面护理

保持环境干燥:相对湿度在18%~28%(平均24%),必要时可用去湿机。

严密观察:①观察创面有无坏死斑、健康皮肤有无出血点和坏死斑;②暴露的创面应经常细心观察痂下有无感染积脓;③采用包扎疗法的患者,如体温升高、创面疼痛加剧或有持续性跳痛或出现烦躁不安者,均应及时更换敷料、检查创面。

保持创面干燥:①定时翻身,使前、后、侧创面交替暴露,有条件可上翻身床,勿因受压不透气而导致霉菌感染;②可应用热风疗法,使背侧创面保持干燥;③早期创面尚未结痂,要随时用棉签棉球吸干创面渗液;④创面发现霉菌斑,用5%碘酊涂擦创面局部。

根据血培养加药敏选用敏感抗生素。定时进行病室空气通风消毒,有条件的医院设置层流病房。

2.吸入性损伤护理

严密观察呼吸情况。保持呼吸道通畅,随时吸痰、翻身拍背。持续低流量吸氧。床旁备气管切开包,必要时协助医生及时行气管切开术。遵医嘱予雾化吸入或气管内持续滴入0.9%氯化钠。

3.保护肠黏膜功能

鼓励患者经口进食。

4.注意饮食卫生

遵医嘱使用胃黏膜保护剂。

5.医源性侵入性

静脉留置针或深静脉置管:①保持输液通畅,管道护理;②严格无菌技术操作;③留置时间在规定安全时限内;④严密观察有无局部渗漏、炎症反应导管脱出等,如有异常及时更换输液部位。

气管切开:①严格无菌操作,预防肺部感染;②保持呼吸道通畅,随时吸痰,鼓励咳嗽、协助翻身拍背;③湿化气道:导管外口覆盖0.9%氯化钠溶液湿纱布2层,遵医嘱予雾化吸入或气管内滴药。

保留尿管:①保持引流通畅;②加强会阴护理;③严格无菌操作,防止逆行感染。

(六)药用护理

(1)严格掌握抗生素的使用时机,严密观察其治疗效果及不良反应。

(2)烧伤治疗中抗生素的使用原则是及时、联合、有效。

(3)用药过程中严密监测药效及不良反应。

（4）发现严重肝、肾功能损害者,及时报告医师,停药或改药。

（5）轻度肝肾功能损伤而病情又需要不便更换者,适当延长给药时间及减少给药剂量。

（七）翻身床的应用与护理

1. 优点

使创面充分暴露,促进干燥,避免长时间受压。便于更换体位、减轻患者痛苦。便于处理大小便、运送患者、清理创面。便于进行切痂、植皮手术。

2. 缺点

能变换的体位仅限于仰卧与俯卧,俯卧时伤员多感不适等。

适应证多用于大面积烧伤,特别是有躯干环状烧伤的患者。

3. 禁忌证

休克、呼吸障碍、烦躁、心血管系统不稳定等年老体弱者慎上翻身床。

4. 注意事项

解释:初次翻身前要向病员介绍翻身的目的、意义及可能的不适感觉,解除疑虑,取得合作。

检查:翻身床使用前一定要检查各部件是否灵活、牢固、安全。

病情观察:翻身前后测定心率、呼吸,观察病情变化,危重患者准备急救物品。

翻身时间:初次俯卧时间不宜过长,一般以 1～2h 为宜,适应后 4～6h 翻身一次。如有头面部烧伤患者或吸入性损伤者,特别是面颈部水肿严重者,俯卧时间宜短,以半小时为宜,以免发生咽喉部坠积性水肿而影响呼吸足部保持功能位,防止足下垂。

安全保证:①有气管切开者,翻身前应检查气管导管是否通畅,翻身前后皆应清理气道的分泌物,检查系带松紧度,翻身俯卧后检查气管导管口有无堵塞,妥善固定氧气管;②有静脉输液者,妥善保护输液管道;③每次翻身前,必须移除附件、杂物等,检查床片固定螺丝是否安放妥当等;④翻转时速度不宜过快或过慢,以防发生意外。

充分暴露:翻身后病员姿势固定为"大"字形,以充分暴露腋下、会阴及双大腿内侧创面。

翻身床使用后应彻底消毒备用。

七、并发症的预防及护理

1. 感染

严密观察全身及局部症状。严格执行消毒隔离制度。尽量避免感染的危险因素。遵医嘱准确及时应用敏感抗生素。保持创面清洁干燥,及时处理创面。

保持引流通畅。加强营养支持,提高抵抗力。

2. 应激性溃疡

根据病情尽早指导进食,恢复肠道功能。观察有无腹痛、呕血、黑便等消化道出血表现。积极补液防治休克。保护胃黏膜:应用抗酸疗法或黏膜保护疗法。

留置胃管,抽空胃液,灌注止血药物。静脉滴注氨甲苯酸、奥美拉唑、促胰液素、生长抑素。必要时内窥镜直视下止血。做好手术治疗准备。

3. 急性肾衰竭

准确记录24h尿量,测量尿比重。控制液体入量,量出为入。控制高钾血症:停止补钾,使用钾拮抗剂、蛋白合成剂、抗生素,必要时予透析治疗,停止使用对肾功能有损害的药物。

4. ARDS

机械通气可改善肺顺应性,增加动脉氧含量,糖皮质激素的应用:可稳定溶酶体,改善微血管通透性,但对已发生的急性肺损伤无效。

吸入低浓度氧化氮:可使缺氧或血栓烷 A_2 引起的肺动脉高压患者的肺动脉压下降。

八、特别关注

(1)急性渗出期的营养护理。

(2)急性渗出期的呼吸道护理。

(3)急性渗出期的消化道护理。

(4)急性渗出期的创面及管道护理。

(5)并发症的早期观察及护理。

九、前沿进展

早期切削痂手术:近年来主张患者一旦休克平稳,可施行早期(伤后 7 ~ 10d 内)切削痂手术。该手术可以减轻创面毒素吸收及感染来源,缩短病程,为特大面积的烧伤患者提供更多供皮区恢复、再次供皮的机会,有效地提高了重度烧伤的救治率。

早期进食:以前,因为担心休克期患者呕吐导致误吸而主张早期禁食,近年来研究证实,休克相对平稳后即可进食。早期进食,可有效地恢复肠道黏膜的屏障功能,维持水电解质平衡,降低肠源性感染的发生率。

生长激素近年来也应用于临床治疗烧伤患者,有促进蛋白合成,促进创面愈合的作用。

(柴雪珺)

第十六节　创面修复期

一、概述

创面修复期在临床上没有固定的时间阶段。创面深度越浅,修复发生越早。

二、临床特点

(1)创面的修复期贯穿到临床的整个过程。

(2)除 Ⅰ 度烧伤外,所有的创面都有渗出,极易发生感染,创面一旦感染其深度会加深,创面修复将延迟。

(3)浅 Ⅱ 度烧伤愈合时间在伤后 2 周左右,残留的表皮基底细胞和皮肤附件是自发性愈合的基础。愈合后创面不留瘢痕,皮肤的质地结构正常,仅有色素沉着,一般在数周或数月内消退。

(4)深 Ⅱ 度烧伤愈合时间在伤后 3 ~ 4 周,残留的皮肤附件是自发性愈合的基础。愈合后创面留有瘢痕。头皮由于大部分毛囊分布于皮下组织,即使是深 Ⅱ 度烧伤创面也可因毛囊表皮细胞再生而迅速覆盖创面。所以,头皮深 Ⅰ 度烧伤愈合后可不留瘢痕。

（5）Ⅲ度烧伤不能自发性愈合。一般在伤后 3~4 周创面开始溶痂,当创面基底健康肉芽组织长出,则可以行刃厚植皮手术。

三、治疗

（1）Ⅰ度烧伤无须特殊治疗,伤后 5~7d 创面脱屑愈合。

（2）浅Ⅱ度烧伤要尽力保护创面,避免继发性感染,促使自发性愈合。

（3）深Ⅱ度烧伤对于特重烧伤的病员,应尽力保护创面,避免继发感染,促使自发性愈合。将残留的有效的供皮源(正常皮肤或Ⅰ度及浅Ⅱ烧伤愈合后的皮肤)用于Ⅰ度烧伤创面的植皮。

对于轻、中度或重度烧伤患者、病情平稳且有足够皮源的患者,则可在面部及关节等部位肉芽创面行中厚植皮,以保证愈合后有良好的功能。手背的深Ⅰ度烧伤,可在烧伤早期(伤后 3~10d 内),行手背削痂,薄中厚皮植皮术。以尽量恢复手部功能。

（4）小面积的Ⅰ度烧伤创面,可以直接行切痂植皮手术,可大大缩短病程。对于重度或特重烧伤的患者则需要做治疗计划,分期分批对创面进行切痂、削痂或蚕食脱痂,有计划地利用有限的供皮源对创面行植皮手术。这一时期预防供皮区及创面感染非常重要。

（5）在烧伤患者的救治过程中,一旦发生了创面脓毒症,应及时检查创面,再次清创。必要时可在全身麻醉下行坏死组织削除或切除术,彻底引流创面,待创面肉芽形成后及时覆盖创面。为避免暴露创面过多,时间过长,机体组织液丢失过多,创面可用异体皮、异种皮或人工皮覆盖。

（6）对于肢体及躯体深度环形烧伤,注意避免止血带效应,应在烧伤后 24h 内及时行焦痂及深筋膜切开减压术。

（7）在整个创面修复期要注意预防全身性感染,全面的营养支持及免疫支持,注意水电解质平衡及保护心、肝、肺、肾等脏器功能。

四、主要护理问题

1. 瘢痕

瘢痕与严重烧伤瘢痕愈合有关。

2. 瘙痒

瘙痒与瘢痕组织形成有关。

3. 疼痛

疼痛与瘢痕粘连、功能锻炼有关。

4. 自我形象紊乱

自我形象紊乱与容貌改变、瘢痕粘连、关节变形有关。

5. 功能障碍

功能障碍与瘢痕粘连关节变形有关。

6. 知识缺乏

缺乏功能锻炼相关知识。

五、护理目标

（1）患者的容貌、功能得到改善。

（2）患者的疼痛、瘙痒等不适感减轻或消失。

（3）患者对烧伤有了初步认识，学会功能锻炼基本知识。

六、护理措施

（一）心理护理

烧伤后期，患者面临频繁的换药、手术。新生皮肤颜色的改变与瘙痒、日益突出的瘢痕增生挛缩所致的功能障碍和畸形；出院前的烧伤患者，面临重新适应家庭、社会环境的局面，必须应对来自自身与环境的压力。此时，医护人员要主动关心患者，及时发现患者的心理变化.有针对性地介绍自我护理的知识及整形美容的新信息，并及时解除患者的痛苦，鼓励患者正视现实。而对盲目乐观，对整形效果抱有过高的期望值的患者，应采用适当的方式把手术后可达到的实际效果告知患者。同时，鼓励患者坚持进行功能锻炼，激发其主观能动性和改善功能的希望，积极配合治疗。

（二）营养护理

1. 饮食类别

鼓励进食高蛋白、高热量、高维生素，易消化饮食，禁食辛辣刺激食物。

2. 饮食卫生

注意饮食卫生，防止腹泻。

3. 就餐环境

创造整洁、无异味的就餐环境，及时清理污染物等，就餐前不宜进行换药、清洁卫生等操作。

4. 增进食欲

少食多餐，注意食物的色香味，了解患者的饮食习惯，病情允许时尽量满足，以增进患者的食欲，必要时遵医嘱使用生长激素。

5. 营养摄入方式

经口进食为主，不能经口进食者予管饲，必要时予静脉补充。

（三）体位与活动

1. 颜面部烧伤

面部消肿后，训练眨眼、转动眼球等预防睑外翻，张大口或叼黄瓜、胡萝卜在嘴里预防小口畸形，仰卧时头居中，侧卧时用棉圈使耳部悬空。

2. 颈部瘢痕

颈前瘢痕：取高肩仰卧位或俯卧时抬头，使颈前过伸。

颈侧瘢痕：头向健侧倾斜和转动。

3. 腋部烧伤

上肢外展90°，或上举过头；仰卧位时，双手交叉于脑后。

4. 肘部烧伤

练习伸、屈、旋转运动，休息时保持在伸位，用患肢提重物，手拉门柄等。

5. 手部烧伤

锻炼握拳动作及拇指与其他四指做对掌运动，休息时置于功能位置。手背烧伤时用夹板使腕背伸、掌指关节屈曲、指间关节伸直，拇指外展。掌侧烧伤时腕、指、掌、指间关节均伸展，以夹板固定。

全手烧伤时,腕置微背伸位,掌指关节屈曲80°~90°,指间关节微屈5°~10°位,平时以夹板固定,活动时取下,出现挛缩时以动力夹板牵引。手部烧伤患者最有效的活动方式是日常生活训练,应鼓励患者自己洗漱、吃饭等。

6. 膝部烧伤

使膝伸直,腘窝伸展,并做屈膝动作。

7. 下肢烧伤

髋关节膝关节保持伸直位,膝前瘢痕做屈膝活动、练习下蹲,踝关节保持中立位,防止足下垂。

(四)器官功能的保护

1. 水电解质平衡

严密观察病情变化,监测血生化,及时纠正水电解质失衡。

2. 心、肺功能

观察有无心悸、心律失常、脉搏短促、大动脉搏动微弱、呼吸困难、发绀等表现,定期行心肺功能测定,老人及小儿适当控制输液速度,必要时遵医嘱使用强心药。

3. 肾功能

观察并记录尿量,定期抽血查肾功能,避免使用肾损害大的药物,病情需要时,应减小剂量、加大稀释量、短时使用。

出现肾功能不全或肾衰竭应限制入量,量出为入。

4. 脑功能

注意观察有无喷射性呕吐、头疼、高热惊厥等症状,密切监测体温变化,必要时予冰帽保护脑组织,积极处理创面,防止发生颅内感染。

(五)感染预防

1. 创面护理

注意观察创面情况,有无创周炎、坏死斑、出血点等,保持创面清洁干燥,定时协助翻身,防止创面受压,加强创面浸浴及换药,严格无菌技术操作,积极改善全身及局部营养状况,适时手术清创植皮,消灭创面。

2. 浸浴疗法

深度烧伤后新愈部位常反复形成水泡,上皮被细菌吞蚀,采用浸浴治疗,可以彻底清洁创面,清除创面分泌物及痂皮,减少细菌数量,有利于减轻或控制。

3. 感染

同时温水浴可以改善局部血液循环,促进创面愈合,感染控制、肉芽创面新鲜后,进行切削痂植皮手术。

4. 输液护理

严格无菌技术操作,保持输液管道通畅、密闭、无污染,输液通道尽量远离创面,一旦发生静脉炎立即更换部位,并积极处理。

5. 尿管护理

加强会阴护理,每天2次,尽量保持尿管系统密闭,减少开放次数,每周更换引流袋,每月更换尿管,出现膀胱刺激征及时处理。

6. 气管切开护理

加强气管切开护理,每天 2 次,随时吸痰,严格无菌操作,遵医嘱予雾化吸入或气管内滴药,以稀释痰液,预防和控制肺部感染,鼓励患者有效咳痰,协助翻身拍背,以利痰液排出。

7. 病室环境

病室定时行空气消毒、开窗通风,有条件最好是单人病房或层流病房。

8. 手卫生

医护人员操作前后按六步洗手法洗手,接触每个患者前后均需洗手,防止由医护人员的手导致院内感染的发生,戴手套、口罩。

9. 陪伴管理

陪伴管理:限制陪伴,每床限留陪护一人,教会陪护人员基本的院感防控知识,有条件最好取消陪护。

(六)健康宣教

1. 注意事项

保护新愈合皮肤,保持清洁,避免使用刺激性的肥皂清洗,避免日晒。

2. 瘙痒

皮肤瘙痒时,避免搔抓,可遵医嘱口服止痒药,如马来酸氯苯那敏、阿司咪唑,外用 0.075% 的地乳止痒。

3. 功能锻炼

坚持功能锻炼,维持关节部位功能位置。

4. 饮食

避免进食刺激性食物。

5. 随访及复查

门诊随访,分别于半个月、1 个月、3 个月、半年后复查。

七、特别关注

(1)修复期患者的心理护理。

(2)创面修复期的饮食护理。

(3)创面修复期器官功能的保护。

(4)感染的预防及处理。

八、前沿进展

(1)对于 I 度烧伤创面,外用表皮细胞生长因子及成纤维细胞生长因子,或巨噬细胞刺激因子可有助于创面愈合,预防创面感染。

(2)大面积的切削痂术后,采用异体皮、异种皮或人工皮覆盖,较之传统的油纱、棉纱覆盖,可以减轻创面的渗出,减少换药次数。

(柴雪珺)

第十七节 康复期

一、概述

不同深度的创面愈合后可能留有不同程度的瘢痕,瘢痕可以迅速增生,继之挛缩,影响功能。康复期主要目标是通过防瘢治疗,功能锻炼,理疗、体疗或手术整形恢复肢体、躯干的功能。

二、临床特点

(1)小面积深度烧伤患者,可以选择早期手术以缩短病程,尽早进入康复期。

(2)大面积烧伤患者,往往部分创面愈合、部分创面还没溶痂或等待植皮。康复多需分部位进行。

(3)烧伤患者住院时间长,长期卧床引起肌肉失用性萎缩及关节强直。

(4)深Ⅱ度或植皮愈合的创面,因下地行走或摩擦等原因,创面易起血疱或糜烂溃疡。长期瘢痕溃疡不愈可诱发瘢痕恶变。

(5)肢体、躯体等活动部位较大的关节,如颈部、肘部、髋部及膝部,一旦发生深度烧伤,极易引起躯体、肢体关节挛缩屈曲畸形,临床常见的颏胸粘连及肘部瘢痕挛缩屈曲畸形就是典型的例子。而在腕、踝及手指足趾等部位,腹侧或背侧均可引起屈曲畸形,临床上最常见的就是爪形手畸形。

(6)大面积深度烧伤后,患者即使痊愈出院,由于皮肤泌汗功能丧失,体温调节功能发生紊乱,需经过几年时间才能适应。

(7)患者在烧伤康复期,由于躯体功能障碍,美观因素、反复手术打击、工作,甚至治疗经费等问题,可引起心理异常或精神失常。

三、治疗

(1)严重烧伤的病程可达1个月至数个月,由于长期卧床,患者易发生肌肉废用性萎缩。在治疗过程中,不可忽视对肢体的主动运动及被动运动锻炼,以防止肌肉萎缩及深静脉血栓形成。

(2)在院卧床治疗期间,除鼓励患者躯体可动的部位自行主动运动外,应注意各关节保持在功能位。

(3)深Ⅱ度烧伤创面在伤后3周即可愈合,愈合后要及时对创面进行防瘢及抗挛缩治疗。同样,Ⅰ度烧伤后植皮创面也需要相同治疗。可采用外用弹力套、抑制瘢痕生长的硅酮类贴剂或喷剂,康复师协助功能锻炼,及各种对抗瘢痕挛缩的支具、支架、可塑夹板等。

(4)对于泌汗功能差的患者,夏天应安置在空调房内康复治疗,以防止中暑。

(5)康复期患者,躯体康复治疗时,注意心理康复治疗。

四、主要护理问题

1. 废用综合征

废用综合征与瘢痕挛缩致残有关。

2. 自我形象紊乱

自我形象紊乱与精神心理躯体创伤有关。

五、护理目标

(1)能自我调节情绪,正确面对伤残。

(2)瘢痕增生得到抑制。

(3)恢复日常生活。

六、护理措施

(一)心理护理

1. 心理关怀

根据患者的心理特点,给予安慰、疏导,消除不良。

2. 心理因素

鼓励患者面对现实,树立战胜疾病的信心,以坚强的毅力、最佳的心态接受治疗和训练。

3. 心理精神康复

烧伤常超越患者心理承受和精神负担的能力,大面积深度烧伤,治疗周期长,愈后瘢痕瘙痒,功能障碍,使患者承受巨大的心理压力,患者常表现为压抑、淡漠或烦躁、哭闹、不配合,甚至拒绝治疗。严重者产生轻生念头。

护士要以高度同情和负责的精神,及时给予适当的治疗,使患者心理上的不平衡及早得到调整,精神上的紊乱尽快得到治疗。

(二)瘢痕预防的护理

1. 可塑性夹板

具有可随意塑形的特点,起到良好的制动和对抗挛缩的作用。适用于身体各部位的固定。

适应证:①深度烧伤创面愈合后;②植皮后关节制动;③拆线后固定;④指间关节有挛缩趋向时,即对抗位牵引。一般疗程 3~6 个月,抗挛缩、防畸形时可白天功能锻炼,夜间固定,神志不清者或植皮后固定者,应连续固定。

2. 压力疗法

穿用弹性织物对烧伤愈合部位持续压迫可预防和减轻瘢痕增生,是局部深度烧伤愈后防止瘢痕增生的治疗方法,应尽早实施。

弹力服应紧身、符合治疗部位体形,穿着弹力服应持之以恒,要持续 6~12 个月,对局部皮肤菲薄者,特别是骨突部位,应用优质细软纱布平铺两层作为衬垫,以防受压破溃。

小儿用弹力服应注意到限制发育的问题。尤其是面部下颌持续压迫会限制下颌骨和齿槽的发育,影响牙胚发育,造成齿列不齐,咬合不全,面容随之变形。

男性青少年穿弹力裤会影响睾丸发育,成为日后不育的原因。应予以充分注意,弹力服久用弹力减小、体型变化者,应予以改制或新制,功能部位穿在弹力套中,会限制功能活动,应努力坚持锻炼,以防肌肉废用和关节僵硬。

3. 按摩疗法

按摩以按、摩、揉为主,对老的瘢痕应增加推、提、捏等手法,按摩前涂液状石蜡以减少摩擦,并不断变换按摩位置,以防产生水疱,按摩力垂直于瘢痕挛缩方向,螺旋状移动,用力循序渐进。

加压治疗时注意:①加压治疗应尽早;②压力适中,以能忍受、无血液循环障碍为佳;③持续加压 6~12 个月。

4.被动活动

被动活动能放松痉挛肌肉、活动关节,同时牵伸相应组织,起到防止挛缩和粘连的作用,活动时注意手法及力度,由弱到强,循序渐进,活动量视病情而定,逐渐扩大活动范围、增加活动频率及强度,植皮术后 1 周内暂停运动,1 周后恢复。

5.主动活动

主动活动既增加肌力,促进血液循环,又可防止关节粘连和钙化,活动度由小到大,从不痛部位开始,逐渐扩展到疼痛部位,鼓励患者坚持各个部位循序活动。

卧床期间练习闭眼、张口;双臂上举、外展,屈伸肘、腕,前臂旋前、旋后,握拳,伸指,双下肢练习静力肌肉收缩,外展,直腿抬高,屈伸,髋、膝、踝,尤其注意练习足背伸,每天 2~3 次,每次 15~30min。

可下床活动时则练习穿衣、洗脸、梳头、吃饭、如厕等,指导家属做好监督工作。

6.温水疗法

水的浮力使患肢容易活动,温水中运动疼痛明显减轻,同时可减轻瘢痕挛缩,促进瘢痕成熟,一般水温 38~39℃,每天 1~2 次,每次 20~30min。

7.病情观察

康复治疗过程中,严密观察病情变化,如有不适应立即停止,症状缓解后再行康复治疗。

8.康复练习

下床前先练习双下肢下垂坐在床边,每天 2~3 次,每次 20~30min,下床时下肢使用弹力套,先练习站立,逐步发展到走路、弯腰转体、下蹲、爬楼梯等,注意防止摔伤,行走后抬高双下肢,防止下肢水肿。

9.瘢痕贴与弹力套合用

预防和压迫增生的瘢痕,抑制其生长,24h 持续使用效果更佳,从创面愈合后开始使用,使用时间一般为半年至一年,甚至更长时间。

10.瘢痕疼痛瘙痒

可选用物理疗法,如音频电疗、超声波治疗,可以止痛、止痒、软化瘢痕。

11.预防为主

功能康复的原则是防治结合,预防为主,烧伤早期即应采取有效的预防措施:①保护烧伤创面,防止创面加深;②各关节保持在功能位和对抗挛缩位;③早期主动与被动锻炼;④创面愈合即开始弹力压迫等。

深度烧伤创面,愈合过程必然导致瘢痕增生,为阻止或减轻这种病理过程的转化,手术是最有效的手段。

手术包括早期切痂植皮和晚期残余创面植皮,术后仍需坚持功能锻炼,防止皮片挛缩。

(三)药物治疗的护理

1.外用药

使用预防和软化瘢痕的乳剂,如肤康霜、醋酸去炎、舒松霜、氯倍地霜、康瑞宝等,均匀地涂在已愈合的创面上按摩,使其充分吸收,也可用喷雾剂(如抑瘢灵)或口服肤康片。

2.注射用药

将醋酸去炎舒松和局麻药注入和浸润到瘢痕组织中,是药效发挥最好的方法。

3.激素类药物

利用其消炎、减少供血和抑制成纤维细胞胶原蛋白合成、促使成纤维细胞退行性变等作用来抑制瘢痕增生。

(四)整形手术和美容治疗护理

1.整形手术

应用整形外科手术,切除或松解烧伤瘢痕,恢复功能。组织缺损创面,用 Z 字成形、游离皮片移植、带蒂皮瓣和游离皮瓣移植等方法修复。

2.美容治疗

将护肤美容技术用于治疗烧伤治愈后的皮肤缺陷,如局部色素沉着和表浅瘢痕等,表浅瘢痕采用磨削术予以消除,促使局部愈合后改善原有缺陷。对烧伤治愈后局部色素沉着,可采用青花素离子导入法治疗。

有表浅瘢痕者,可同时予软化瘢痕治疗,烧伤后眉毛阙如者,可予文眉,烧伤后的容貌缺陷用舞台化妆法掩盖。运用黏膜、塑垫和油彩等进行美化,缺发、斑秃者戴发套,眼部缺陷戴墨镜等。

(五)健康宣教

1.加强营养

给予高热量高蛋白饮食,同时注意补充维生素和微量元素。

注意不吃含胶原纤维多的食物,如猪蹄、肉皮等,少吃辛辣食物,防止加重瘢痕的疼痛、瘙痒。

2.注意事项

避免各种不良因素刺激,创面愈合后,禁搔抓、碰撞,避免日晒。

3.固定

关节部位应用热塑夹板维持在功能位置固定。

4.压力治疗

创面大部分愈合后尽早开始压力治疗,并要坚持用弹性绷带固定,穿弹力套、弹力衣,以不影响静脉血流为宜。

手、颈、腋部必须同时结合夹板治疗对抗瘢痕挛缩。

5.功能锻炼

早期开始活动,首先进行日常生活的训练,从小范围活动开始,逐渐扩大活动范围和增加活动频率,瘢痕成熟时,鼓励患者进行职业训练,以简单形式的劳动为主,如持锤子敲打操作,按职业工种和体力选择训练内容,如写字、打字、打算盘电脑、编织等。

特别强调循序渐进,持之以恒。

七、前沿进展

(1)严重烧伤的救治是一个长期的过程。从早期的抗休克直到后期的康复,甚至是下一步的整形手术,对一个患者来说是数年至 10 年,甚至是数十年的过程。疾病治疗涉及范围也从一个患者蔓延到一个家庭或数个家庭。作为医务人员要想与患者建立良好的医疗合作,需要对每个患者进行评估,做到个体化健康教育,鼓励病员充分发挥主观能动性,了解康复医疗,主动配合康复治疗,将疾病带来的伤害降低到最低程度。

(2)传统的康复治疗主要在于防瘢痕治疗,目前烧伤救治进入"再生医学"时代,提出瘢痕皮肤结构不同于正常皮肤,也不具有泌汗功能;而干细胞治疗在创面的再生修复中发挥重大作用。在皮肤严重受损的修复与再生中,应用 MSCs 移植可加速创面愈合,提高愈合皮肤的质量,还可以诱导 hBM – SCs 分化为汗腺样细胞,移植到创面,使新生皮肤具有泌汗功能。

(柴雪珺)

第十八节　应激性消化道溃疡的护理

一、概述

烧伤后并发应激性溃疡,以黏膜糜烂和急性溃疡为特征。常见部位为胃和十二指肠,也可发生于食道下端、小肠和结肠。其发病率与烧伤的程度及烧伤后液体复苏是否及时及有效密切相关。不同程度的烧伤其文献报道应激性溃疡的发病率为 0.93% ~83.5%。

二、病因及发病机理

(1)烧伤后液体延迟复苏导致胃肠道组织血液灌流不足,胃肠道黏膜屏障功能破坏。

(2)烧伤创伤应激反应导致炎性递质的释放,这些炎性递质可以直接或间接地破坏胃肠道黏膜的屏障功能。

(3)烧伤感染,细菌的内毒素可以直接降低肠黏膜的局部血流,直接作用于胃肠道黏膜上皮细胞,破坏肠道黏膜屏障功能。

(4)烧伤后低蛋白血症可引起胃肠道黏膜水肿;烧伤后放置胃管及胆汁反流等均可以导致胃黏膜损伤,破坏胃黏膜屏障功能。

三、诊断要点

(1)严重烧伤患者如果有液体延迟复苏,要警惕应激性溃疡及上消化道出血的发生。

(2)患者可出现上腹疼痛、腹胀、恶心、呕吐、反酸等消化系统症状,但可比一般胃十二指肠溃疡症状轻。

(3)患者胃管抽出咖啡色液体或呕出咖啡色液体及呕血,继之出现黑便,或直接出现黑便。

(4)纤维胃镜检查是目前唯一准确可靠的诊断手段。

(5)对于内镜检查阴性而出血严重患者,可考虑进行腹腔动脉后选择性血管造影,明确出血部位及制订治疗方案。

四、预防及治疗

1. 预防

(1)及时而有效的液体复苏,避免休克的发生。

（2）积极救治烧伤,避免严重感染,尽早覆盖创面。

（3）应用制酸剂和胃黏膜保护药物。可用 H_2 受体阻滞剂及谷氨酰胺、维生素 A 等胃肠道黏膜保护剂。

2. 治疗

（1）口服或静脉注射 H_2 受体阻滞剂:如甲氰米胍 200～400mg 口服,每 6～8h 一次;或法莫替丁 20mg 静脉注射,每 12h 一次。

（2）保留胃管,持续胃肠减压:冰盐水（每次 60mL）或血管收缩剂（去甲肾上腺素 8mg 加入 100mL 冰盐水）胃灌洗。

（3）口服胃黏膜保护剂:如牛奶、氢氧化铝片及铝镁合剂等。

（4）胃镜下止血:可采用胃镜下喷洒止血剂或高频电凝、激光止血等方法。

（5）上述治疗无效者,可以行腹腔动脉选择性造影,明确出血部位,进行选择性的血管栓塞。

（6）手术治疗:对于内科治疗无效患者,明确出血部位后,可选择单纯缝合结扎止血、选择性迷走神经切断术及胃大部切除术,如为肠道出血,可行部分肠段切除术。手术指征为:①大量呕血或便血,迅速发生休克;②内科治疗无效,血红蛋白无明显回升迹象;③出血持续 48h,输血及抗休克反应不佳;④伴有穿孔或动脉硬化不易止血者;⑤患者近期内有反复消化道大出血历史者。

（7）积极治疗原发病:如抗休克、控制严重感染、纠正低蛋白及贫血、纠正负氮平衡等。

五、主要护理问题

1. 疼痛

疼痛与消化道黏膜溃疡有关。

2. 营养失调

低于身体需要量。

3. 焦虑

焦虑与疼痛,担心预后有关。

4. 潜在并发症

窒息、低血容量性休克。

六、护理目标

（1）疼痛减轻或消失。

（2）营养状况改善,机体抗病力及手术耐受力增强。

（3）焦虑减轻,舒适感增强,能配合治疗与护理。

（4）未发生相关并发症或并发症发生后能得到及时治疗与处理。

七、护理措施

（一）饮食护理

1. 大出血患者

禁食,置保留胃管（三腔双囊管）,遵医嘱胃管内注药,注药后夹管 1h,以保证药效。禁高温（食物）或药物。

2. 少量出血患者

流质饮食,或根据情况禁食,病情好转后逐渐进食。

3. 未出血患者

流质饮食或软食,早期少量多次口服肠道营养,如牛奶或要素饮食等。

(二)护理常规

1. 心理护理

有出血时,医护人员沉着冷静,积极正确处理。避免因医护人员的慌乱加重患者及家属的紧张情绪,教会患者自我放松的方法,做好患者家属心理护理,避免家属情绪影响患者,进行适当的健康宣教,分散转移患者注意力,鼓励家属和朋友给予患者关心、支持和帮助,对需要手术的患者解释手术的必要性、手术和麻醉的方式、术中术后注意事项与配合要点,使患者及家属以良好的心态接受手术。

严密观察病情测量生命体征。同时观察神志、面色的变化,观察患者有无呕吐、呕吐物和排泄物的颜色量。

2. 药物护理

按医嘱使用止血药,胃管内注药温度宜冰或凉,严密观察止血药物的不良反应及止血效果。

3. 体位

取头低足高侧卧位,以保证头部血供及防止窒息。

4. 基础护理

做好口腔护理、尿管护理、皮肤清洁等工作,留置胃管者保持胃管通畅,定时翻身、雾化。

(三)健康宣教

1. 饮食

避免刺激性强及高温食物,进食有规律,不吸烟、饮酒。

2. 休息

适当休息,避免过度劳累。

3. 复诊

定期复查。

八、并发症的处理及护理

1. 窒息

持续 4~6L/min 吸氧,加强呼吸道护理,及时清除分泌物、呕吐物,防止误吸,取头低足高侧卧位,密切观察病情变化。

发现异常情况及时协助医生施行气管切开术或气管插管,头面颈部深度烧伤,宜行预防性气管切开术以防窒息。

2. 低血容量性休克

遵医嘱建立双路或多路静脉输液、输血通道,保持通畅。

每 10~15min 测量一次生命体征,准确记录 24h 液体出入量,准确记录每小时尿量和各种引流物的性状、颜色和量。

九、特别关注

（1）应激性消化道溃疡饮食护理。

（2）并发症的早期观察及处理。

（柴雪珺）

第十九节　脑水肿的护理

一、概述

烧伤后并发脑水肿较多见，尤其在头面部烧伤的患者。一般说来，烧伤越重，脑水肿的发生率越高，小儿特别容易发生。

脑水肿可发生于烧伤的各个时期，但最常见于烧伤早期。

二、病因及发病机制

（1）头面部烧伤，局部炎性递质的释放引起颅内毛细血管扩张，产生脑水肿。

（2）烧伤的吸入性损伤及继发肺部病变导致缺氧，脑水肿。

（3）烧伤的代谢紊乱及严重感染可引发脑水肿。

（4）烧伤补液速度过快诱发"水中毒"，导致脑水肿。

三、诊断要点

（1）详细询问病史，注意有无头面部烧伤及吸入性损伤，有无补液过度现象。

（2）早期有颅内高压表现，嗜睡、反应迟钝、恶心呕吐等。

（3）后期有脑疝的表现，双瞳不等大。

（4）注意小儿较早表现为肌肉抽搐，也可出现高热（中枢神经系统发育不完善）。

四、预防及治疗

（1）重在预防：注意防治休克，纠正内环境紊乱，保持呼吸道通畅，预防感染。头面部烧伤患者，注意易发生脑水肿。

（2）脱水疗法：是防治脑水肿最常用的方法。多用甘露醇脱水，注意其利尿作用强。在合并低蛋白血症时，要及时纠正低血清蛋白状态，有利于减轻脑水肿。

（3）吸氧、改善通气功能。

（4）水中毒诱发脑水肿可限制输液量，用利尿剂、透析等方法脱水。

（5）肾上腺皮质激素可减轻脑水肿。常用地塞米松 5～10mg 静脉滴注，每日 4～6 次，注意使用激素时加强预防感染。

五、主要护理问题

1. 有意识障碍的危险

意识障碍与颅内压增高有关。

2.有受伤的危险

受伤与意识障碍有关。

3.有窒息的危险

窒息与意识障碍及呕吐有关。

4.体液过多

体液过多与口服大量非电解质液或输液不当有关。

六、护理目标

(1)神志清楚或意识障碍程度减轻。

(2)知晓引起受伤的危险因素,未发生外伤。

(3)未发生窒息,呼吸道通畅。

(4)调整输液量和速度,水肿减轻或消退。

七、护理措施

(一)常规护理

1.心理护理

神志清楚的患者进行语言交流,了解并满足患者要求,护理患者细致入微提供安静、舒适的环境,加强沟通,减少患者躁动不安与紧张情绪,从而降低耗氧量。

2.体位

采取半卧位,一般床头抬高 20°~30°。

3.饮食

限制盐水摄入并补充蛋白质,昏迷患者禁食水,待意识清醒或好转后,给予营养丰富的清淡饮食。

4.指标监测

肾功能、水电解质平衡监测,检查血清肌肝、尿素氮、尿比重. pH、蛋白定量等,并做好记录。

5.基础护理

昏迷患者用油纱布覆盖眼球,定时滴眼药水,防止暴露性角膜炎,定时翻身,按摩骨突出部位,注意皮肤清洁,防止压疮形成,注意耳、鼻、口腔护理,保持管道通畅,妥善固定,安全放置,注意无菌操作,防止逆行感染。

(二)脑水肿观察及护理

1.脱水疗法护理

控制输液量和速度,既要保证脱水有效,又要防止液体总量过多,准确记录24h 出入量。

2.低温疗法护理

头部用冰帽,遵医嘱使用冬眠药物,高热惊厥患者,使用镇静剂等。

3.意识状态

使用脱水疗法,降低颅内压,合理使用保护用具,防止意外发生。

4.呼吸道护理

及时吸出呼吸道分泌物,吸氧,呕吐时头偏向一侧防误吸,必要时气管切开。注意头部使用冰帽时间不得超过 30min，防止产生继发效应。

八、特别关注

（1）脑水肿患者的观察与护理。

（2）脑水肿患者的基础护理。

（盛云姣）

参 考 文 献

[1]吕忠船,姜爱华,柳尧林.临床外科常见病诊疗学[M].长春:吉林科学技术出版社,2012.

[2]杨维建.临床外科疾病诊治精要[M].北京:科学技术文献出版社,2015.

[3]张咏新,马振东,魏学明,等.新临床外科诊疗与进展[M].长春:吉林科学技术出版社,2015.

[4]王敬东.急危重症医学诊疗[M].上海:同济大学出版社,2014.

[5]森来庆,尹红,范国华.胸外科疾病并发症鉴别诊断与治疗[M].北京:科学技术文献出版社,2012.

[6]王爱平.现代临床护理学[M].北京:人民卫生出版社,2015.

[7]曹允芳,刘峰,逯传风.临床护理实践指南[M].北京:军事医学科学出版社,2011.

[8]赵庆华.危重症临床护理实用手册[M].北京:人民卫生出版社,2014.

[9]熊旭东,胡祖鹏.实用危重病急救与进展[M].北京:中国中医药出版社,2014.

[10]李小寒,尚少梅.基础护理学[M].北京:人民卫生出版社,2014.

[11]宋秀红,张芙蓉,李岩.现代临床常见疾病护理[M].北京:科学技术文献出版社,2015.

[12]俞森洋,孙宝君.呼吸内科临床诊治精要[M].北京:中国协和医科大学出版社,2011.

[13]陈顺萍,谭严.妇科护理学[M].北京:中国医药科技出版社,2015.

[14]艾学云.儿科护理[M].北京:人民卫生出版社,2014.

[15]何蕾,张文智,戴玉.肝胆外科重症监护手册[M].北京:人民军医出版社,2012.

[16]李卡,许瑞华,龚姝.普外科护理手册(第2版)[M].北京:科学出版社,2015.